高等医学院校康复治疗学专业教材

Therapeutic Exercise
Clinical Applications

临床运动疗法学

（第二版）

● 张 琦 主编

华夏出版社
HUAXIA PUBLISHING HOUSE

图书在版编目(CIP)数据

临床运动疗法学/张琦主编. —2 版 . —北京:华夏出版社,2014.1(2023.4 重印)

高等医学院校康复治疗学专业教材

ISBN 978 – 7 – 5080 – 7825 – 0

Ⅰ.①临… Ⅱ.①张… Ⅲ.①运动疗法 – 医学院校 – 教材 Ⅳ.①R455

中国版本图书馆 CIP 数据核字(2013)第 232943 号

临床运动疗法学

张 琦 主编

出版发行	**华夏出版社有限公司**	
	(北京市东直门外香河园北里 4 号　邮编:100028)	
经　　销	新华书店	
印　　刷	三河市少明印务有限公司	
装　　订	三河市少明印务有限公司	
版　　次	2014 年 1 月北京第 2 版	
	2023 年 4 月北京第 4 次印刷	
开　　本	787 × 1092　1/16 开	
印　　张	44.75	
字　　数	1089 千字	
定　　价	79.90 元	

本版图书凡有印刷、装订错误,可及时向我社发行部调换。

高等医学院校康复治疗学专业教材（第二版）组织委员会与编写委员会名单

组织委员会

顾　　问	吕兆丰				
主 任 委 员	李建军				
常务副主任	董　浩	线福华			
副主任委员	王晓民	高文柱	张　通	梁万年	励建安
委　　员	李义庭	付　丽	张凤仁	杨祖福	陆学一
	马小蕊	刘　祯	李洪霞		

编写委员会

学术顾问	卓大宏	周士枋	南登昆	吴宗耀	
主　审	纪树荣	王宁华			
主　编	李建军				
副主编	董　浩	张　通	张凤仁		

编　　委（以姓氏笔画为序）

江钟立	刘克敏	刘　璇	纪树荣	华桂茹
朱　平	乔志恒	李建军	李胜利	陈立嘉
陈小梅	陈之罡	张　琦	金　宁	赵辉三
恽晓平	贺丹军	桑德春	敖丽娟	付克礼

办公室主任　杨祖福　　　**副主任**　李洪霞

《临床运动疗法学》（第二版）编委会名单

主　　编　张　琦

副　主　编　常　华

编　　委（以姓氏笔画为序）

王　东　牛志馨　叶　淼　朱　琳　刘建华

刘建宇　李洁辉　李德盛　励建安　沈　莉

张　琦　庞　红　胡春英　郭　辉　黄　薇

黄　澎　常冬梅　常　华　戴　红

文字整理（以姓氏笔画为序）

马婷婷　叶　淼　朱晓敏　张　倩　陈　聪

岳　青　胡晓诗　熊　攀

高等医学院校康复治疗学专业教材
再版序言

高等医学院校康复治疗学专业教材第一版是由首都医科大学康复医学院和南京医科大学第一临床学院联合组织编写,一大批具有丰富临床和教学经验、有高度责任感、有开创精神的老教授和康复医学工作者参与了教材的创建工作。本套教材填补了我国这一领域的空白,满足了教与学的需要,为推动康复治疗学专业快速发展做出了巨大贡献。

经过自2002年以来的各届学生使用后,根据教学反馈信息、康复医学的发展趋势和教育教学改革的要求,首都医科大学康复医学院又组织在临床教学、科研、医疗第一线的中青年教授、学者,尤其以康复治疗学专业一线的专家为主,继承和发扬老一辈的优良传统,借鉴国内外康复医学教育教学的经验和成果,对本套教材进行修订和改编,力争使修订后的第二版教材瞄准未来康复医学发展方向,参照国际PT和OT教育标准,以培养高素质康复治疗专业人才为目标,以满足教与学的需求为基本点,在阐述康复治疗学理论知识和专业技能的同时,紧密结合临床实践,加强了教材建设改革和创新的力度,形成了具有中国特色的康复治疗学专业教材体系。

二版教材的修订和编写特点如下:

● 在对教师和学生广泛与深入调研的基础上,总结和汲取了第一版教材的编写经验和成果,尤其对一些不足之处进行了大量的修改和完善,充分体现了教材的科学性、权威性与创新性,并考虑其在全国范围的代表性与在本土的适用性。

● 第二版教材坚持了"三基(基本理论、基本知识、基本技能)、五性(思想性、科学性、启发性、先进性、适用性)和三特定(特定对象、特定要求、特定限制)"的原则,以"三基"为重心、以临床应用为重点、以创新能力为培养目标,在继承和发扬第一版教材优点的基础上,保留经典且注重知识的更新,删除了陈旧内容,增补了新理论、新知识和新技术。

● 第二版教材的内容抓住了关键,突出了重点,展示了学科发展和教育教学改革的最新成果,体现了培养高素质康复治疗学专业人才的目的。因其层次分明,逻辑性强,结构严谨,图文并茂,并且做到了五个准确——论点准确、概念准确、名词术语和单位符号准确、语言文字准确、数据准确且材料来源可靠,所以属于现阶段的精品教材。

● 第二版教材共计19种,根据康复治疗学专业要求,新增《职业关联活动学》1种。

1.《康复医学导论》由李建军教授主编,主要介绍康复与康复医学的基本概念、基础理论知识、康复医学的基本方法、康复医疗服务体系、康复专业人员教育和培养,以及残疾人康复事业等相关问题,是学习康复医学的入门教材。

2.《人体发育学》由江钟立教授主编,是国内第一部以新的视角论述人体发育与康复治疗理论的专著。

3.《运动学》由刘克敏主任医师和敖丽娟教授主编,是康复治疗理论的基础教材,内容包括:生物力学、正常人体运动学、运动障碍学、运动生理学、运动生化学、运动心理学。

4.《物理疗法与作业疗法概论》由桑德春主任医师主编,主要介绍物理疗法和作业疗法的发生、发展过程,与之有关的基本概念、基本理论、基本特点及学习、运用的基本方法。

5.《康复疗法评定学》由恽晓平教授主编,全书系统介绍康复评定学概念及理论、相关基础知识、评定原理、评定所需仪器设备和方法,以及临床结果分析,理论与临床操作相结合,兼顾学科新进展,是国内外首部,也是唯一一部全面、详尽论述康复评定理论与实践的专业著作。

6.《运动疗法技术学》由纪树荣教授主编,是国内第一部运动疗法技术学专著,详细介绍运动疗法技术的基本理论、常用的各种治疗技术及其在实际工作中的应用方法。

7.《临床运动疗法学》由张琦副教授主编,根据国际上运动疗法发展的新理念,结合国内运动疗法及其临床应用编写而成,是国内目前内容最全面的临床运动疗法学教材。

8.《文体疗法学》由金宁主任技师主编,主要介绍利用体育、娱乐项目对患者进行治疗的方法,是PT和OT的补充和延伸,也是国内第一部文体康复治疗的专著。

9.《理疗学》由乔志恒教授和华桂茹教授主编,内容包括物理疗法概论、各种电疗法、光疗法(含激光)、超声疗法、磁场疗法、温热疗法、水疗法和生物反馈疗法等。

10.《基础作业学》由陈立嘉主任医师主编,主要介绍现代作业疗法的基本理论、基本技术和基本方法,也是第一部此领域的专著。

11.《临床作业疗法学》由陈小梅主编,国内和日本多位具有丰富作业疗法教学和临床治疗经验的专家共同撰写,涵盖了作业疗法的基本理论、评定和治疗方法等内容,并系统地介绍了脑卒中、脊髓损伤、周围神经损伤、骨科及精神障碍等不同疾患的康复特点和作业治疗方法,内容全面,具有很强的实用性。

12.《日常生活技能与环境改造》由刘璇副主任技师主编,是我国国内有关残疾人日常生活动作训练,以及患者住房和周围环境的无障碍改造的第一部专著。

13.《康复心理学》由贺丹军主任医师主编,从残疾人的角度入手,论述其心理特征及康复治疗手段对康复对象心理的影响,将心理治疗的理论和技术运用于心理康复,是国内第一部康复心理学方面的专著。

14.《假肢与矫形器学》由赵辉三主任医师主编,内容包括:与假肢装配有关的截肢,截肢者康复的新观念、新方法,常用假肢、矫形器及其他残疾人辅具的品种特点、临床应用和装配适合性检验方法。

15.《中国传统康复治疗学》由陈之罡主任医师主编,内容主要包括中国传统医学的基本理论、基本知识,以及在临床中常用且比较成熟的中国传统康复治疗方法。

16.《言语治疗学》由李胜利教授主编,借鉴国际言语康复的现代理论和技术,结合国内言语康复的实践经验编写而成,是国内第一部内容最全面的言语治疗学教材。

17.《物理疗法与作业疗法研究》由刘克敏主任医师主编,是国内第一部指导PT、OT专业人员进行临床研究的教材,侧重于基本概念和实例分析,实用性强。

18.《社区康复学》由付克礼研究员主编,是PT、OT合用的教材,分上、中、下三篇。上篇主要介绍社区康复的最新理论、在社区开展的实践活动和社区康复管理知识;中篇主要介绍社区实用的物理疗法技术和常见病残的物理治疗方法;下篇主要介绍社区实用的作业疗法技术和常见病残的作业治疗方法。

19.《职业关联活动学》由吴葵主编,主要介绍恢复和提高残疾人职业能力的理论和实践方法。

在本套教材的修订编写过程中,各位编写者都本着精益求精、求实创新的原则,力争达到精品教材的水准。但是,由于编写时间有限,加之出自多人之手,难免出现不当之处,欢迎广大读者提出宝贵的意见和建议,以便三版时修订。

本套教材的编写得到日本国际协力事业团(JICA)的大力支持,谨致谢忱。

高等医学院校
康复治疗学专业教材编委会
2011 年 6 月

《临床运动疗法学》
再版前言

　　运动疗法是物理疗法的重要组成部分，是康复医学的重要内容。随着康复理念在国内不断普及，运动疗法得到了全面的、科学的、快速的发展。物理治疗师是临床运动疗法专业的实施者，此专业人才的培养，已越来越受到各地院校、医院、康复机构和社区服务中心等机构的高度重视。本书适用于高等医学院校康复治疗学专业的学生，旨在提高其在未来临床实践中灵活应用运动疗法技术的能力以及解决临床实际问题的能力。此外，本书也可为各类康复专业技术人员提供参考，以深入、细致地掌握康复治疗学的全面内容。

　　本教材在内容上，涵盖了运动疗法及其在临床常见各种疾患中的应用，主要包括三部分内容。第一部分介绍了运动疗法与康复、运动疗法的临床实践基础、运动疗法的评定和治疗方案的制定、ICF评定在临床运动疗法实践中的应用以及康复伦理问题。第二部分为临床常见各种疾患及其运动疗法的应用，其中包括物理治疗师所必须掌握的临床常见疾患的基础知识、评定内容、治疗目标和治疗方案的制定与技术的具体实施，并结合大量的图片进行了详细的、系统的、科学的描述。另外，对于特殊人群的运动疗法，如儿童疾患与老年病的运动疗法，书中也作了详细的阐述，以方便学生科学、系统地掌握运动疗法的基础理论与操作技术，并在各自实际的工作环境中，能有效、灵活地加以应用。第三部分为临床运动疗法实施过程中，如何更好地控制和预防危险因素的发生。

　　在本教材的编写过程中，由于时间仓促，涉及范围较广、篇幅有限，再加上临床运动疗法的迅速发展，因此，书中难免出现一些过时、遗漏和不足之处，敬请广大读者在使用过程中发现问题，并提出宝贵意见，以便再版时修订完善。

　　在本教材的编写过程中，牛志馨、陈聪等同事精心绘制了大量的插图，特此表示感谢。

编　者

2012 年 5 月

目　　录

第一章 临床运动疗法实践基础

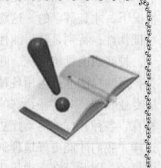

第一节　运动疗法与康复

一、基础知识

（一）运动疗法

1. 定义　运动疗法（therapeutic exercise）是物理疗法（physical therapy，PT）的重要组成部分，它是指以运动学、生物力学和神经生理学为基础，通过运动对身体的功能障碍和功能低下进行预防、改善和恢复的治疗方法，主要包括被动运动、主动运动、辅助运动、抗阻运动等各种运动方式，以维持和扩大关节活动范围，强化肌肉力量和肌肉耐力，改善瘫痪肢体运动功能和肌张力，将异常运动模式转变为正常或接近正常的运动模式，并诱发患者的主动运动和平衡反应，预防和治疗肌肉萎缩、关节僵直、骨质疏松、局部或全身畸形等并发症。

2. 发展理念及简史

（1）发展理念：运动疗法是一门专业，有特殊的专业知识以及相关的科学研究，专业职责是使每位患者恢复其最佳功能，达到最大生活自理能力。运动疗法主要依靠手法操作能力，通过物理治疗师掌握的运动疗法治疗技术来改善患者的健康和身体功能。对于健康水平因疾病、损伤、老龄化以及环境因素而下降的人，运动疗法是用来改善其健康的最重要方法之一。

第十四届世界物理治疗联盟大会对物理疗法专业进行了如下描述：运动疗法的本质是为人们提供服务，使他们在有限的生命中发展、维持和重新获得最大的运动功能和能力。运动疗法主要是为运动或功能由于老龄化、损伤和疾病而遭受威胁的患者提供服务。完全的功能性活动是健康的第一要素。此外，运动疗法必须由物理治疗师（physiotherapist，PT）进行或者在物理治疗师的指导或监督下进行。运动疗法包括评定、诊断、制定治疗计划、确定治疗措施。1999 年 5 月第十四届世界物理治疗联盟（World Confederation for Physical Therapy，WCPT）会员大会通过了运动疗法的定义，2003 年 7 月的特别大会上确定了最终版本。大会还决定，运动疗法和理疗作为同义词来区别该职业。

运动疗法是一门科学。依照 Karl Popper 的经验错误主义理论，如果它的理论不能被证伪，则需要重新测试和更改。Popper 推断，任何一个假设、命题或理论只有在能被证伪的情况下，才是科学的。这就是说，可证伪性是科学观念的一个必要但不充分的评判标准。可证伪性，特别是其可测性，是科学和哲学领域的一个非常重要的观念。

神经肌肉骨骼系统、呼吸系统、循环系统疾病以及心理因素都会影响到人们的操作行为，运动疗法通过运用各种徒手操作技术来改善由于这些因素导致的相关问题。在运动疗法专业领域，对这些特殊的徒手操作技术进行研究和治疗也属于"运动"的范畴。在体育教育、各种各样的运动疗法等所有的运动疗法技术中，对运动的理解最为重要，因为只有这样，我们才能更好地理解运动疗法，理解将运动用于改善健康、预防疾病、治疗及康复的目的。因此，在运动疗法的科学研究中，运动既是需要达到的目标，也是为了达到目标而采用的方法。

总的来说，运动疗法专业里的研究项目包括：对健康状况、运动和功能的研究以及对为达到和保持健康的有利因素和不利因素的研究等。此外，对评定方法和评定工具的研究，对运动疗法效果的研究也是比较重要的临床研究。

其他研究项目还包括：研究人们对健康和疾病的认识，以及人们对促进身体健康的认识。同时，也研究影响人们健康的环境因素，如学校环境、工作环境、娱乐环境等。这就包括劳动研究和公共卫生研究。

（2）发展简史：纵观历史，运动疗法和体育锻炼均与健康相关。在过去的几个世纪里，人们利用各种各样的被动和主动运动来获得和维持身体健康。运动疗法是人类在与自然及疾病的长期斗争中不断吸取教训、总结经验而形成，并随着社会的进步，科学而系统地发展。

早在公元前，古代人们就已经认识到运动对维持身心健康和防止疾病有重要的价值。如公元前 4 世纪，古希腊 Hippocrates 在其著作中谈到利用矿泉、日光、海水及运动可以防病健身、延缓衰老、保持健康等。16 世纪初始，运动疗法开始进入系统的发展阶段。法国著名外科医师 Ambroise Pare 提倡应用运动疗法来促进骨折的愈合。18 世纪时，瑞典的 Ling 教授在对体操训练规范化的过程中，首次提出了"等长运动、离心性运动、向心性运动"等名词术语。20 世纪初期，运动疗法获得了较快的发展。1904 年 Klapp 开始应用运动疗法矫正小儿脊柱侧弯。1907 年运动疗法被引入脊髓灰质炎后遗症瘫痪肢体的康复训练中，波士顿 Lovett 和他的助手 Wright 提出了徒手肌力检查法（manual muscle testing，MMT），后经许多专家多年临床实践和科学论证，至 1946 年才得以确定，并沿用至今。

20 世纪中期，随着神经生理学疗法发展理念逐渐成熟，运动疗法治疗技术也得到发展和完善。最初的本体感觉神经肌肉促进技术（proprioceptive neuromuscular facilitation，PNF）治疗方法，是由美国生理学教授和内科医生 Herman Kabat 通过总结治疗脊髓灰质炎后遗症的运动疗法技术，根据神经相互支配和扩散的神经生理学原理而形成，随后在 Margaret Knott 和 Dorothy Voss 等人的积极推广下，此技术逐步成熟，主要用于截瘫、偏瘫等中枢神经系统障碍患者的康复治疗。英籍德裔的 Bobath 夫妇总结了 30 多年的临床经验，通过仔细观察与分析脑瘫患儿及脑外伤后患者，创建相关治疗技术用于抑制异常姿势、病理性反射或异常运动模式，促进正常运动模式的出现。

而瑞典的物理治疗师 Signe Brunnstrom 也通过对大量偏瘫患者的临床观察与治疗，创建了中枢系统损伤后偏瘫患者运动功能恢复的 6 阶段理论。随着神经生理学发展理念的成熟，澳大利亚的 Carr 和 Shepherd 提出了运动再学习（motor relearning program，MRP）的发展理念，把中枢系统损伤后的运动功能的恢复视为一种再学习或重新学习的治疗方法。

我国的运动疗法主要开始于 20 世纪 40 年代。随着康复理念被逐渐引入我国，运动疗法在许多大医院开始应用并逐渐发展成熟。与此同时，我国在运动疗法的实践中发展出了两门专业，一种是体育康复，主要指导健康人的体育训练，另一种是物理疗法，主要帮助病人和残疾人进行运动疗法，形成了我国特有的运动疗法形式。随着国内康复理念的不断发展，运动疗法在治疗原则、服务对象、工作流程、操作技术、学术交流、教学科研和管理等方面，都得到快速的发展，已逐步成为现代医学中一门新兴的、必不可少的学科。

3. 运动疗法服务对象及作用　运动疗法的实施涵盖临床、康复、教育、预防损伤、保健及科研等范畴。其服务对象包括各年龄段人群、市民大众及各类疾病患者。其中包括：运动系统疾病、神经系统疾病、呼吸系统疾病、循环系统疾病、代谢系统疾病、儿童疾患、老年病和亚健康状态的预防与治疗等。

（1）骨科疾患运动疗法：针对骨科疾患，如软组织损伤、肌肉与肌腱损伤、手外伤、骨折、关节病变和损伤、骨性关节炎、类风湿关节炎、关节置换术后、截肢、颈椎病、腰椎间盘突出症、强直性脊柱炎和骨质疏松等疾患，运动疗法可帮助减轻疼痛，以恢复或提高运动水平，预防再度创伤。治疗方法包括牵引治疗、手法治疗、肌肉伸展及强化肌肉力量的训练等。针对腰、颈疼痛问题，运动疗法可提供缓解疼痛、脊椎康复和预防复发等治疗方法，如徒手操作治疗技术、肌肉伸展及强化肌肉力量等，使患者减轻疼痛和恢复日常活动。

（2）神经疾患运动疗法：对神经系统疾病，如脑血管疾病、脑外伤、脊髓损伤、脊髓灰质炎后遗症、周围神经损伤、帕金森病等患者，物理治疗师可为其提供全面的运动疗法，包括肢体运动及功能训练、预防并发症、家居环境评定和安排，帮助患者克服活动和生活上的障碍，务求尽量恢复患者的独立活动和生活能力。

（3）肺部疾患运动疗法：为患心肺系统疾病、手术前后和 ICU 重症病房等患者提供运动疗法，如指导患者进行舒缓的呼吸方法及提供心肺功能训练，减轻并发症和增强心肺功能，提高患者痊愈的速度及生活质量。

（4）心血管疾患运动疗法：主要包括冠状动脉粥样硬化性心脏病、慢性充血性心力衰竭、高血压、周围血管病变等疾病的运动疗法。

（5）儿科疾患运动疗法：主要包括脑性瘫痪、孤独症、注意缺陷多动障碍、脊柱裂、臂丛神经损伤、进行性肌营养不良、佝偻病等疾患的运动疗法。对象为初生婴儿、儿童及青少年，针对影响他们的健康、成长和身心发展的问题，提供康复治疗。同时，为超体重的儿童提供减肥运动，为身体发育迟缓等儿童提供运动疗法，协助儿童健康成长和促进身体运动功能发育。

（6）老年病运动疗法：主要包括老年运动系统、呼吸系统、循环系统、代谢紊乱综合征和神经精神系统等疾患的运动疗法。运动疗法可为老年人提供包括心、智、体能检查和运动治疗，以缓解身体疼痛，改善平衡。通过进行跌倒风险评定及预防以及相关专题健康讲座等，提高老年人健康、生活自理能力及生活质量。

（7）临床其他疾患运动疗法：主要包括糖尿病、烧伤、产前产后、癌症等疾患的运动疗法。运动疗法可为糖尿病患者提供降低血糖的运动方法。针对烧伤患者，运动疗法的目的主要是促进愈合和瘢痕的处理，如按摩手法舒松瘢痕，通过对烧伤关节周围组织进行牵伸运动以保持肌腱等的柔韧性，防止关节僵硬和肌肉挛缩，提高患者的活动能力。运动疗法可为孕产妇提供完善的产前及产后运动指导，并在孕产妇产前产后或住院期间提供合适的运动疗法服务，如治疗腕部疼痛、腰背及骨盆疼痛、失禁等。

（8）常见功能障碍运动疗法：常见功能障碍包括痉挛、挛缩、慢性疼痛、膀胱障碍以及直肠障碍。运动疗法针对不同障碍的主要问题制定训练方案，如缓解肌肉痉挛、减轻疼痛及盆底肌强化等。

（9）亚健康人群的运动疗法：针对此类人群，运动疗法主要是以预防为主，包括纠正不良的立位姿势与力线，维持正常的关节活动范围与肌纤维长度，提高肌力以防止身体肌力分布与发展的不平衡，改善生活或工作环境以避免身体损伤的发生等。

（二）康复和功能

1. 康复　所谓康复（rehabilitation），是指采取一切有效措施，预防残疾的发生和减轻残疾所造成的影响，以使残疾者重返社会。世界卫生组织（World Health Organization，WHO）明确规定，对残疾患者进行康复，目标是使他们能够达到和获得最佳的身体的、感觉的、智力的、心理的和社会的功能水平。

（1）残疾：残疾（disability）是概括性术语，是指由于障碍或某些疾病所造成的人体功能降低或丧失，使患者不能以正常的方式从事正常范围的日常生活活动。

（2）健康：健康（health）是运动疗法专业领域一个比较科学和专业的基本概念。WHO指出，"健康是指在身体上、精神上、社会生活上处于一种完全良好的状态，而不仅仅是没有患病或衰弱现象"。也就是说，健康是生理、心理和社会诸因素的一种完善状态。同时我们也应认识到，人是一个身体的、精神的、社会的完整体，具有终生改变自我、学习和发展的能力，并能与周围环境相互作用。物理疗法学科的理论基础来自于许多学科，如：人类学、医学、社会学、行为学等。这些理论基础与特殊医疗体操有着密切的联系，并构成一个整体，从而形成物理疗法专业自己的理论基础知识，使物理疗法成为一个独立的学科。

2. 功能：功能（function）是一个概括性术语，指所有的身体功能、活动和参与。功能正常，则是指健康和与健康相关的状态。运动和功能在运动疗法专业中密切相关，甚至很多时候用来表示相同的意思。

概括地说，在运动疗法专业中，功能这一专业术语涵盖了很多内容，包括人们对自身身体的体验、运动、呼吸、姿势保持、行走、运动模式、日常生活活动以及工作和社会参与的能力。此外，机会获得、各种能力和行为也可以用来表示功能。2001年颁布的《国际功能、残疾和健康分类》(International Classification of Functioning, Disability and Health, ICF) 很大程度上决定了人们对功能这一概念的理解，不仅在卫生保健领域，在其他社会领域也是这样。

3. 康复、功能和运动疗法　运动疗法的主要研究对象之一是残疾患者，治疗的目的是改善由于残疾引起的肢体功能障碍、生活自理能力障碍以及参与社会生活能力的障碍等。在康复过程中，运动疗法主要是针对运动和功能的练习，通过身体锻炼和活动，重新获得最佳功能。另外，WHO 还强调，康复是给残疾患者提供获得独立和自主权的工具。

运动疗法的目的之一是运用不同的工具和辅助器具，通过身体锻炼，使残疾患者获得独立能力和最佳功能。残疾患者的功能障碍随着疾病的治疗而逐渐消失或减轻，而许多疾病和损伤造成的功能障碍会永久遗留，并导致患者身体结构和心理出现缺陷，导致个体生活能力和对社会环境的适应能力降低，甚至完全丧失，也就是说将出现不同程度的残疾。而运动疗法是通过治疗手段有针对性地解决和处理这些问题的过程。

为帮助患者达到此目标，除了要进行仔细的诊断和治疗外，还要对其功能障碍方面的问题进行分析并做出评定，确定近期和远期治疗目标，制定个性化的治疗方案，采取针对性的康复治疗措施，以促进运动功能的改善。

（三）康复预防与运动疗法

运动疗法的目的之一是预防病损、功能受限、残疾或由于外伤、疾病或其他原因导致的身体功能障碍。

一级预防就是预防能致残的病损和发育缺陷等的发生，即预防"身体组织和结构损伤"的发生，它是人们保持身体健康、灵活、强壮的重要手段。促进健康和疾病的一级预防是很多国家和社会卫生当局义不容辞的责任。一般情况下，人们通过各种体育活动来促进健康，如放松运动及学校的体育活动等，这都是很重要的一部分。由于目前正处于老龄化社会，卫生服务的成本越来越高，更需强调一级预防对个人健康的重要性。

二级预防，即对于已经存在的疾病，在疾病的初期阶段就进行相应的诊断和治疗，防止产生进一步的恶化，即在患者发生伤病后预防"活动受限"的发生。在这一阶段，主要目标是使患者重新恢复功能和获得独立能力。康复和运动疗法是达到这一目标的重要手段。例如，通过运动疗法，患者可以重新行走、转移，获得上肢功能和灵活性。

三级预防的目的是，对于已经固定了的疾病，要使患者重新获得最佳功能，减少并发症的发生，即在患者发生残疾后采取措施，预防"参与局限性"的发生。通过运动疗法来保持现有功能是这一阶段的重点，如牵伸运动可以防止挛缩，同时，运动疗法还可以促进血液循环，防止静脉血栓和/或压疮形成。此外，运动疗法还可以调动和激发残疾患者的积极性来保持现有功能，减少患者的痛苦。在这种情况下，运动疗法变得尤为重要，因为这一阶段的患者通常在运动和生活活动方面严重受限。

二、国际功能分类系统

（一）发展起源

1980 年，世界卫生组织出版《国际损伤、残疾和障碍分类》(international classification of impairments, disabilities and handicaps, ICIDH)，把残疾按其性质、程度和影响分为

残损、残疾、残障三个层次，认为三者间有递进关系，对三者间的作用关注不足。2001 年 5 月，在第五十届世界卫生大会上，将 ICIDH 修改为《国际功能、残疾和健康分类》，简称为国际功能分类（ICF）。此分类模式是从生物、心理和社会角度认识损伤所造成的影响而提供的一种理论模式，是康复治疗人员的重要工具。

（二）ICF 基本内容

ICF 包括 3 个关键部分（图 1 - 1 - 1）。第一部分，身体功能和结构，分别指生理功能和解剖部位，缺失或偏离正常的身体功能和结构称为损伤。第二部分，活动，是指个体的执行情况，"活动受限"是指个体在执行中可能遇到的困难。第三部分，参与，是指与生活状态有关的方面，"参与局限性"是个体投入到生活情境中可能体验到的问题。涵盖性术语"功能和残疾"总结了这 3 个部分，它们与健康状况（障碍或疾病）以及个人因素和环境因素有关，并且可能互相影响。

而健康状况（health condition）是对疾病、障碍、损伤的一个概括性术语，也包括妊娠、衰老、应激、先天畸形/遗传变异等状况。人体由于受到各种疾病的侵袭，导致功能障碍或损伤，从而将面对这种健康状况对日常生活所造成的影响，即人体将直接经历这种障碍或疾病及其导致的身体功能和结构损伤、活动受限和参与局限性。

ICF 表明残疾和健康均属于人体的生活状况，处于不同的功能水平。如果某人的身体、活动和参与各种功能均正常，即为健康（health）。反之，这三种因素任何一项不正常即为残疾（disability）。

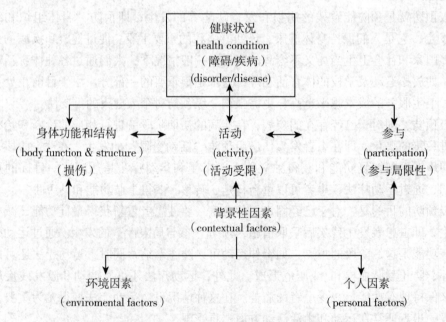

图 1 - 1 - 1　ICF 的"功能和残疾"模型

图 1 - 1 - 1 中标明了健康及健康相关状态与功能和残疾情况之间的关系。针对障碍和疾病，必须从"损伤"、"受限"和"参与局限性"等不同范畴去考虑。健康状况、功能和残疾情况以及背景性因素之间，是一种综合的、双向互动的关系。此三者彼此密切相关，而又相互独立，在患者身上可同时存在，又可相互转化。因此，在临床实施运动疗法

时，物理治疗师应从患者功能的角度，即从损伤、活动受限和参与局限性三个不同的水平综合考虑患者的主要问题。

（三）相关概念

1. **身体功能和结构正常及损伤**

（1）身体功能（body function）：是身体各系统的生理功能，包括心理功能。

（2）身体结构（body structure）：是身体的解剖部位，如器官、肢体及其组成成分。

（3）身体功能和结构正常（functioning）：是指健康和与健康相关的状态。

（4）身体功能和结构损伤（impairment）：是指身体功能或结构出现问题，如身体出现显著的异常或缺失。结构损伤包括四肢和躯干出现异常、缺失或丧失等。

2. **活动及活动受限**

（1）活动（activity）：是由个体执行一项任务或行动。活动是个体水平上功能的性质和范围，活动可能有性质、持续时间和质量的限制。活动与个体日常生活活动相关，这种日常活动是个体完成日常任务的作业，如行走、购物、完成工作等。对活动的评定，应在不同情况下去完成，如在个体、职业性、行为性、法律或其他情境下对人体完成的活动进行评定。

（2）活动受限（activity limitation）：是个体在进行活动时可能遇到的困难。完成活动时有可能发生困难，使用辅助器具不能去除损伤，但可以消除个体的活动限制。如果没有辅助器具，个体将不能完成某项活动。由于执行功能的损伤是一种特殊的损伤，有可能使人体组织和功能出现缺损，导致复杂任务难以完成。

3. **参与及参与局限性**

（1）参与（participation）：是个体投入到一种生活的情境中。参与可能有性质、持续时间和质量的限制。

（2）参与局限性（participation restriction）：是个体投入到生活情境中可能经历到的问题，其是否出现要通过比较在相同的文化或社会中，残疾个体和无残疾个体的参与有无差距来判断。

4. **背景性因素** 代表个体生活和生存的全部背景，包括环境因素和个人因素，这些因素对具有健康问题的个体的健康和与健康有关的状况可能会产生影响。

（1）环境因素（environmental factors）：指生活、工作的客观环境，包括物质环境和人文环境，例如是否有污染或者发生事故的隐患，单位的氛围是否和谐，人际关系如何等。

（2）个人因素（personal factors）：是个体固有的因素，如年龄、性别、社会阶层、生活经历等。

（张　琦）

第二节　运动疗法临床实践基础

一、实践基础

（一）基础理论

Shumway-Cook 和 Wollacott 引进了 4 个重要元素，他们认为这 4 个元素可以充实临床运动疗法实践的基础理论。它们分别是：

1. 临床症状决定运动疗法治疗流程　首先收集与患者有关的重要信息，然后根据患者存在的问题和需要制定出运动疗法流程，包括：分析评定结果、制定治疗计划、确定近期和远期治疗目标、制定治疗计划和方案、实施治疗方案，并对患者和治疗效果进行重新评定。

2. 以假设为目的的临床实践　参考临床医生对功能和功能障碍原因和特点的理论认识，物理治疗师对运动控制障碍原因和特点的假设进行系统的检查。

3. 应用残疾模型　利用该残疾模型，物理治疗师可以了解疾病对患者造成的影响，并将问题罗列出来，以指导治疗。世界卫生组织制定 ICF，即关于功能、残疾和健康的国际分类，就属于此模型之一。此外，Jette 等提出的残疾流程也是同样目的。

4. 运动控制理论　包括对正常和异常运动的原因及特点的一些假设，以反射为基础的神经易化技术，或系统的任务指向性训练方法。

（二）与临床实践相关的基本概念

1. 人体　运动疗法中人体（human body）这一概念并不只停留在其表面意思，还包括人们的经历以及进行的具有认知、情感、社会特点的活动。身体是人们追求生命热情的源泉，也是人们存在和发展的基础。通过对自己身体和体征的认识，相信自己的身体，人们才能有条不紊地生活下去。反之，疾病或任何事故对身体造成的损害都会给人们的生活带来一定程度的限制。而物理治疗师的主要任务则是解决人们身体的残疾和痛苦。在进行运动疗法之前，治疗师首先要弄清楚患者实际的身体功能以及患者对自身身体和活动的认识。物理治疗师要通过对患者身体的实际接触来了解患者的身体状况。

2. 运动　古往今来，描述运动疗法最核心的一个概念就是运动（movement/mobility），但这里的"运动"应该从多方面来理解，通过运动和身体活动，人们可以实现自己的生活目标，保持和改善身体健康，并最大限度地减少疾病的发生。身体解剖结构、生理或心理状态等是人们运动必不可少的因素，运动能力是人体神经肌肉骨骼系统的协调作用与人的意志、认知、物质资源和环境相互影响的结果。

运动行为是人们对周围环境表现出的适应能力，也是生活的中心目标。同时，运动行为还是健康的必要条件。为了保持健康，每个人都会采取不同的运动方式和运动量。人们在自己实际运动能力的基础上，渴望达到一个超过现有水平的更佳的运动能力，这就需要进行运动疗法。

3. 交流　交流（interaction）包括语言交流和非语言交流。患者与治疗师之间的交流，不同个体之间或不同群体之间的相互影响都属于运动疗法学科中的交流。通过交流，物理治疗师对患者的身体情况有所了解，从而为患者制定相应的治疗方案。

交流是运动疗法实施过程中不可或缺的一部分。通过交流，激发患者的内在能力，这是患者进行学习和改变的先决条件。同时，交流也包括人们如何受环境的影响以及怎样影响自己所生活的环境等，即与环境之间的"交流"。

（三）运动疗法实施者及工作形式

1. 实施者　运动疗法的实施者是从事运动疗法的康复治疗人员，称为物理治疗师

（physiotherapist，PT）或物理治疗士。

（1）主要职责：使残疾患者得到康复服务，改善患者的身体、心理和社会功能，特别是粗大运动功能的恢复。

（2）必备的医学知识和技能：与运动疗法专业相关的专业知识主要包括人体解剖学、生理学、人体运动学、人体工效学、人体运动学基础（涉及到运动学、生物力学、运动技能发育和控制学等理论）、物理治疗学技术、理疗学等。专业课包括理论课和临床实践部分，其中临床实践部分是专业课程中相当重要的一部分。

通过对患者系统的专业化评定，物理治疗师必须能够独立分析患者存在的主要问题，为患者制定个性化的治疗目标和治疗方案，并确定治疗措施，即为患者选择适合的治疗技术，并需具备通过信息反馈调整或终止治疗的判断能力。另外，随着科研的发展，物理治疗师也必须走向以科研为基础的发展方向，掌握一定的科研技能。

（3）实施环境：物理治疗师实施运动疗法的环境主要包括：综合医院的康复科、专科医院、康复中心、社区医院、社会福利保障结构、社区保健站、家庭病房、健身场馆和私人诊所、相关康复教学和科研机构等。

1）综合性医院康复科：在一般综合性医院里，物理治疗师主要针对医院内大多数的临床科室，如内科、外科、骨科、神经内/外科、儿科、ICU 等，患者多为急性期或术前术后患者。因此，运动疗法的主要目的是预防早期并发症发生，并促进患者运动功能得到最佳的康复。

2）康复中心/康复医院：均属于专科康复结构，与综合医院紧密合作。康复中心或康复医院所接收的患者多处于恢复期，患者的病情相对稳定。物理治疗师临床实践的目的是帮助患者改善其运动功能，尽可能使患者以最大的功能恢复回归家庭或社会。因此，针对患者状况，治疗师在制定治疗方案时，应着重强调患者在日常生活方面的训练，如转移、翻身、坐起、站立和行走等方面的能力。

3）社会福利保障结构（以养老院为例）：在养老院工作的物理治疗师的工作主要内容是维持或改善老年人现有的运动能力，无论从生理还是心理上提高其自我照顾的功能，防止残疾的发生或残疾程度的加剧，充分调动老年人参与活动、参与社会发展的积极性。

4）社区保健站（或其他相应的机构）：康复医疗是社区保健站的基本工作之一。在此工作的物理治疗师主要负责所辖社区内的有康复需求的人群，工作范畴较广，涵盖预防保健、卫生宣传教育、康复咨询等服务。由于社区康复对应的服务量大，将成为物理治疗师实施临床运动疗法的主要方向。

总之，物理治疗师不论在何种环境内工作，其职责均是帮助有康复需求的患者，使患者在身体功能和结构、活动受限以及参与局限性方面获得综合性康复。

2. 工作形式　物理治疗师临床实践的工作方式是以康复团队（team work）的模式实施。即采用"多专业和跨学科性工作形式（interdisciplinary approach）"，改善患者的功能障碍，实现患者全面康复的目标。康复团队成员包括：康复医师（physiatrist）、物理治疗师（physiotherapist，PT）、作业治疗师（occupational therapist，OT）、言语治疗师（speech therapist，ST）、康复护士（rehabilitation nurse，RN）、假肢/矫形器师（prothesis & ortho-

sis，P&O）、心理治疗师（psychologist）、社会工作者（social worker，SW）等。

定期召开康复团队会议是康复团队的主要工作方式。首先由康复医师召集，各位团队成员从各自不同专业角度讨论患者的主要功能障碍、治疗计划、治疗目标以及下一步的治疗方案等。

二、临床实践中常用运动形式

（一）按运动方式分类

1. 被动运动（passive movement）　由外力作用于人体某一部分所引起的动作称被动运动。被动运动一般用于维持正常或增大已受限的关节活动范围，防止肌肉萎缩和关节挛缩。适用于有轻度关节粘连或肌肉痉挛、肌肉瘫痪的患者，在神经功能恢复前应及早进行关节的被动运动。

2. 辅助主动运动（active assistive movement）　肌力达不到3级以上时，可由物理治疗师徒手、健侧肢体或运动器械帮助患者进行活动。适用于肌力较弱尚不能独自主动完成运动的肌肉。

3. 主动运动（active movement）　指患者主动以肌肉收缩形式完成的运动。运动时既不需要助力，亦不用克服外来阻力。训练中应采取正确的体位和姿势，将肢体置于抗重力位，防止代偿运动；适用于肌力达3级以上患者。

4. 抗阻运动（resistive movement）　指在肌肉收缩过程中，需克服外来阻力才能完成的运动。适用于肌力已达到4级以上，能克服重力和外来阻力完成关节活动范围的患者。抗阻运动有徒手抵抗和器械抵抗两种形式。在训练中，应注意避免患者进行持续的握力训练，防止血压过度增加；在增强负荷训练时避免长时间憋气；负荷较重、危险性较大的训练应在治疗师监督下进行，并且负荷量要缓慢逐渐增加。肌肉或关节出现炎症或肿胀、训练时或训练24小时后仍感到关节肌肉疼痛、关节不稳定或有Ⅱ级以上高血压或其他心血管合并症的患者禁忌进行抗阻训练。

5. 等长运动（isometric movement）　肌肉收缩时，无肌肉缩短或关节运动，用于肌力2~5级；肌肉不做功（功 = 力×距离），但能产生相当大的张力。等长运动是增强肌力的最有效的方法。具体训练方法：指示患者全力或接近全力收缩肌肉并维持3~10秒，一般为保持6秒，每个动作训练3次，中间休息2~3分钟，每日训练1次。将肌肉收缩并维持6秒所加的最大重量称为1RM（repetition maximum，RM），以1RM为基准进行等长训练，每周测定一次1RM，再逐渐增加负荷的重量。

（二）按肌肉收缩的方式分类

1. 等长收缩（isometric contraction）　肌肉收缩时，肌肉的起止点之间的距离无变化，其肌纤维长度基本不变，亦不发生关节运动，但肌张力明显增高。例如下肢被石膏固定于伸直位时，鼓励患者进行主动收缩股四头肌，即为等长收缩运动。

2. 等张收缩（isotonic contraction）　指在有阻力的情况下进行的肌肉收缩，收缩过程中肌张力基本保持不变，但肌长度发生变化，产生关节运动。等张收缩分为向心性收缩（concentric contraction）和离心性收缩（eccentric contraction）。例如用手持哑铃屈伸肘关节的动作，即为等张收缩的运动。肌肉的等长收缩与等张收缩不同，二者的区别见表1-2-1。

表 1 - 2 - 1　肌肉收缩运动形式的区别

	等长运动	等张运动
肌肉长度	不发生变化	肌肉变长或缩短
肌肉张力	加强	不变
关节运动	无	有
适用范围	固定、疼痛、肿胀	主动运动、抗阻运动
方法	肌肉全力收缩并维持 3～10 秒	肌肉反复收缩、放松
举例	立位，股四头肌收缩，绷直大腿维持站姿	手持哑铃，肘关节屈伸动作

3. 等速收缩（isokinetic contraction）　即肌肉收缩时速度不变。等速收缩需要借助专门的仪器设备，随着肌肉的收缩产生相应的阻力，保持肌肉收缩时的角速度不变。CYBEX 是临床常用来进行等速运动的设备，其基本特点是由仪器限定了肌肉收缩时肢体的运动速度，使受训练的肢体在运动全过程中始终保持角速度相等，做到在运动全过程任何时刻肌力都有较大的增加，从而使肌肉得到有效的训练。

（三）根据运动疗法发展历史分类

根据运动疗法的发展历史、运动疗法专业的治疗原则，运动疗法的分类方法如表 1 - 2 - 2，表中所述内容主要基于 ICF 分类，即从身体功能、活动和参与上探索运动疗法的发展，将运动疗法分为被动疗法（passive treatment）和主动疗法（active treatment）两种主要治疗方式。

表 1 - 2 - 2　运动疗法的发展观与 ICF 分类的相关性

治疗原则	针对治疗方向	治疗方法
被动疗法	身体功能	按摩 水疗
被动疗法 - 主动疗法	身体功能	应力适应 - 健身器械 主动运动 手法操作 被动运动 电疗
主动疗法 - 被动疗法	身体功能和活动	PNF 疗法 Brunnstrom 疗法 Bobath 疗法 运动再学习疗法（MRP） 系统疗法（system approach）
循证性实践 主动疗法（被动疗法）	身体功能、活动和参与	在特定环境下任务指向性训练方法 纵向：预防、治疗、随访 多学科小组合作 治疗效果的评定

1. 被动疗法　物理治疗师在治疗中起主导作用，患者被动接受治疗的一种治疗过程。它通常用于准备性或预备性治疗，如放松和 / 或缓解疼痛性治疗。徒手操作技术在运动疗法中占有非常重要的地位，尤其是被动疗法的治疗过程中。操作、触摸和"感觉"是非常重要的徒手操作技术，每位物理治疗师均要求熟练掌握，这样才能够区分患者是处于病理状态还是健康状态。当然，这些手法技巧带有一定的主观性，因人而异，很难进行总结和归纳。但是，它又是运动疗法专业所必备的"默会经验"，是本专业不可缺少的一部分。同时，也是物理治疗师需要掌握和继续发展的一门重要治疗技术。被动疗法常用治疗技术以扩大和维持关节活动范围为目的，主要包括：

（1）按摩：是一种针对软组织，包括浅层和深层肌肉及连接组织的操作技术，主要用来增强功能，使身体放松，促进健康。它通过手法或器械设备的辅助，利用自然的或人为的压力、固定的或变化的牵张、运动、振动等在身体上进行操作。肌肉、肌腱、韧带、皮肤、关节、连接组织，甚至淋巴管和胃肠系统，都可以进行按摩。一般情况下，可以利用手、手指、肘关节、膝关节、前臂和脚等进行按摩操作。目前公认的按摩方法超过八十多种。经典的或瑞典式按摩主要采用五种按摩方法，它们分别是：轻擦按摩法（滑动）、揉捏法（揉捏）、叩击法（节律性叩击）、摩擦法（与纤维垂直）及振动 / 摇动。

据文献报道，患有膝关节骨关节炎的患者，接受经典的或瑞典式按摩治疗 8 周后，可以减轻疼痛，改善关节的强直状态，增强功能。按摩可以缓解疼痛，减轻气质性焦虑和抑郁，并能够暂时性地降低血压和心率，减轻焦虑状态。因此，对于心血管术后的患者来说，按摩治疗是促进愈合的一种重要治疗方法。按摩会使身体产生一些反应，如：阻滞伤害感受（闸门控制理论），激活副交感神经系统再刺激内啡肽和血清素的分泌，防止产生纤维化或瘢痕组织形成，增加淋巴回流，改善睡眠等。不过，这些作用还需进一步的临床研究的支持。另外，在进行按摩治疗时，治疗师与患者之间的关系也是治疗的一部分。按摩治疗的禁忌证有：深静脉血栓，出血性疾病，服用抗凝血剂如华法林，血管破损，因肿瘤、骨质疏松或骨折造成的骨损害，挫伤，发热。

（2）被动运动：即患者被动完成的关节运动。我们将它定义为在关节的可动范围内进行重复的关节运动。它通常可作为一种治疗技术用于防止挛缩，或用于重症监护病房的患者。

（3）手法治疗技术：其中包括关节松动术、关节推拿技术和软组织按摩技术等。其中软组织按摩技术在前面已提到，这里不多作叙述。

关节松动和推拿技术是直接针对关节力学改变和受限的关节囊组织的治疗技术。

关节松动术常用来治疗由于囊性组织造成的关节受限，它在关节活动范围末端进行被动的用力挤压。此治疗技术必须在无痛范围内使用，使关节从错误的位置矫正过来。在进行关节松动术时，速度要慢，有时会运用振动或牵张（以非常慢的速度）。常用的关节松动术包括：牵引、滑动/平移和挤压。牵引主要是分离关节面。滑动 / 平移则更强烈一些，速度较快，一般在关节活动范围末端快速操作。使用关节松动术时，要特别谨慎，实习生必须清楚这点，并且要会检查解剖结构，掌握关节运动学和神经肌肉骨骼系统的病理特点，清楚什么时候应该运用这些治疗技术，什么时候使用其他治疗技术，以选择适合患者的治疗技术，使治疗对恢复运动功能更加有效。

下列情况应禁止使用关节松动术和关节推拿技术：

有严重的骨关节炎或骨质疏松症时不能对脊柱使用；该关节区域有肿块或恶性肿瘤；椎动脉供血失调时，禁止对颈部使用；关节部位有出血；关节活动范围过大；全关节置换术后；生长板周围；关节退化；在没有进行全面的诊断之前。

2. 主动疗法　主动疗法与被动疗法恰好相反，患者积极主动，而治疗师仅作为指导者或"教练"。主动疗法也可以由患者独自完成，例如家庭训练计划。同时，还可以应用一定程度的徒手操作治疗技术。物理治疗师必须清楚怎样正确完成训练计划，在指导患者训练和纠正患者姿势时，要让患者尽可能主动完成训练项目又不过于疲劳。常用治疗技术包括改善协调和平衡功能的运动疗法、强化肌力和耐力的运动疗法以及恢复身体耐力的运动疗法等。

病人的能力不及健康人，为了改善并重新获得功能，病人必须利用残存的能力进行训练，不能过于疲劳，否则可能适得其反。因些治疗师要把握训练难度和技巧。物理治疗师在为患者制定功能活动训练方案时，要仔细衡量重建功能的训练方法及其原则，使患者各方面的能力既得到改善，又不会超过极限而过量训练。过量训练将导致较差的运动表现。与健康人不同的是，有病理性改变的患者，他们的残存能力更容易受到损害，对运动量（强度、频率、时间和运动类型）的平衡更脆弱。因此，对物理治疗师来说，不但要掌握专业的徒手操作技术，更重要的是要根据运动原理，并且针对特殊的病例和特殊的目标制定合适的训练方案。治疗目的与患者希望达到的目标和生活所需能力相关。就这方面而言，物理治疗师同样可以被看作是"教练"，就是说物理治疗师可以根据患者希望达到的目标，给其提供一些建议，并为其制定个体化的训练方案。

训练的目的应针对患者身体组织和结构、活动和参与层面，诊断不同，治疗方案不同。针对身体功能的训练包括：对身体虚弱的老人进行力量训练，对慢性阻塞性肺疾病患者进行呼吸训练等。

器械和健身设备在主动疗法中同样占有非常重要的作用，如跑台、红绳悬吊器械和康复机器人等。有越来越多的相关资料显示，使用这些器械具有重要意义。

在训练过程中，要遵循美国运动医学学院的一些基本建议和原则。对于65岁以上的老人，或年龄在50~64岁之间，但患有慢性疾病如关节炎的患者，建议做一些中等强度的有氧运动，每天30分钟，每周5天，或者做强度大一点的有氧运动，每天20分钟，每周3天。另外，还建议做8~10组力量训练，每组重复10~15次，每周做2~3次。如果有潜在的跌倒危险，还应在结合运动疗法的治疗方案的基础上，增加平衡训练。

三、实施流程

运动疗法的实施贯穿于疾病的发生、发展和恢复的整个过程。在疾病发生的早期，由主管医生对患者进行全面细致的检查，根据患者的疾病诊断、障碍诊断及相关临床影像与实验室检查结果，在患者或其家属签署康复治疗同意书之后，以处方的形式，下发到各相关的康复治疗科室。物理治疗师接到运动疗法康复治疗申请单之后，就可依据工作流程（图1-2-1）开始着手对患者实施运动疗法。

临床实践中，运动疗法的实施流程主要是根据运动疗法的治疗流程而展开的，此流程将涉及与运动疗法专业相关的检查、运动疗法专业诊断、确定治疗目标、确定治疗方案和选择治疗技术、参与初期评定会、实施运动疗法、判断治疗目标是否达到、参与中期评定和末期评定以及出院后家庭随访等。

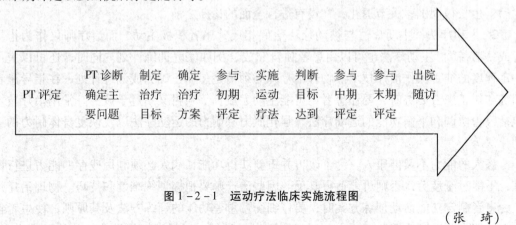

图 1 - 2 - 1 运动疗法临床实施流程图

（张　琦）

第三节　临床运动疗法评定内容

一、概述

（一）运动疗法评定定义

运动疗法评定是指在临床检查的基础上，物理治疗师对病伤残患者的运动功能状况及其水平进行客观、定性/定量的描述，并对结果做出合理解释的过程。

（二）临床意义

对患者进行详细和准确的评定是 PT 治疗的基础，治疗必须建立在评定的基础上。虽然临床评定已包括患者相关的一般病史和身体检查的所有内容，涵盖范围广、综合性强，但运动功能障碍与患者既往和现存的临床问题同时存在，因此，运动疗法评定具有其独特的临床意义。

（三）评定流程

1. 收集运动疗法专业相关检查，如收集患者病史及各方面的相关资料，得出相应的诊断。

2. 治疗前的诊断和预后判断是达到治疗目标的基础。

3. 对检查和测量结果进行详细记录、分析、比较、统计，找出其内在的联系，确定患者目前存在的主要问题点，做出运动功能障碍诊断。

4. 对于患者所存在的问题，物理治疗师从身体功能和结构、活动及受限、参与及局限性、个人因素和环境因素等方面，对患者进行指导，并选择治疗技术进行干预和治疗。

5. 中期评定包括对已实施的治疗方法及其效果的系统分析和说明，在评定之前，要对功能障碍的性质、部位、范围、程度进行客观、准确的检查和测量。结合观察和问诊，参考 ICF，决定是否接受进一步治疗或尝试别的活动。

（四）运动疗法评定目的

运动疗法评定分为初期评定、中期评定和末期评定 3 个阶段，各阶段评定目的见表 1 - 3 - 1。

表 1 - 3 - 1 运动疗法各阶段评定目的

	初期评定	中期评定	末期评定
评定时间	实施运动疗法前	实施运动疗法中期	患者出院前
评定目的	全面了解患者身体状况、运动功能障碍程度、致残原因、康复潜力，确定治疗目标，制定治疗计划及方案	比较患者治疗前后的运动功能变化，判定疗效，设定新的治疗目标，制定新的治疗计划	评定患者总的康复治疗后的效果；提出重返家庭和社会或做进一步康复治疗的建议；总结经验，整理数据

二、运动疗法评定内容

（一）主观检查

在运动疗法评定中，治疗师一般通过与患者和家属面谈来获得病史。对伴有交流和认知障碍的患者，可通过配偶、家庭成员和保姆等获取有临床意义的信息。病史的内容主要包括患者或家属的主诉、现病史、运动功能史、既往史、个人史和家族史。

1. 目的　从患者的病历中获得进一步的资料，如患者的症状、部位和行为，以及与患者的一般情况、精神、心理、智力、语言等的相关性；培养和建立良好的医患关系。

2. 主观检查的实施

（1）信息的收集：即通过查阅病历收集患者信息，主要内容包括：①患者一般情况，如年龄、性别、身高、体重、职业、婚姻、家庭、经济状况和社会背景等。②发病原因、病期及经过。③疾病诊断、治疗手段以及治疗方法。④与疾病相关的 CT、MRI 或 X 线检查结果。⑤实验室检查结果。⑥精神、心理、语言、智力状态等。⑦有无基础性疾病或并发症等。

（2）问诊：通过与患者及其家属的直接接触，了解患者功能障碍出现的时间、持续的时间和发展过程以及对日常生活、工作、学习的影响等第一手资料。同时，将针对患者的治疗方案以及治疗时的注意事项告诉患者及其家属，获得他们的信赖，取得他们对治疗的积极支持和配合。

1）问诊前准备：对话的导入包括对患者的问候、自我及本专业的介绍、询问患者对康复的预期目标及简要的专业所能提供的服务领域等。

2）问诊技巧：问诊包括开放式提问、闭合式提问和迂回式提问三种形式。在问诊过程中，治疗师应始终注视患者，用标准的普通话，适度的语音、语调、语速与患者进行交流，语气应充满关爱。另外，治疗师应注意自己的形体语言，态度要和蔼可亲，与患者的距离适中。

3）问诊注意事项：要创造一种宽松和谐，令患者心情愉悦、自由叙述的气氛。治疗师应尊重患者的文化与社会背景，态度和蔼可亲，语言文明、诚恳，服装整齐；避免诱导式提问、逼问或质问，尊重患者的权利；避免重复提问；避免使用专业术语，使患者误解，影响资料收集的准确性；尊重患者的隐私权，包括学历、家庭、职业和经济状况等；

向患者亲属收集资料。

4）问诊步骤：问诊内容主要包括患者主诉、现病史、既往史、治疗经过及现在的治疗方法，日常生活活动动作能力的状况，个人、家庭背景，居住环境，社会状况，经济状况，社会保障制度，患者对康复的期望值等。

（3）评定内容

1）基本情况：①主诉：是患者以自己的语言表达的最困扰自己的障碍；根据患者就医的经过可获得现病史，包括患者病损的过程、症状及其对功能的影响。②现病史：根据患者就医经过获得现病史，通过询问引导患者叙述其损伤过程、造成的运动功能障碍的结果，以及障碍对生活、工作造成的影响。另外，患者现用药情况也必须了解。康复的患者常用各种药物，而药物的副作用可能会影响到患者的认知、心理状况、平衡、直肠和膀胱控制以及肌肉的协调等，有可能会加重现有损伤导致的运动功能障碍。

2）功能史：即患者在各方面活动的独立水平，主要包括交流、进食、修饰、洗澡、如厕、穿衣、床上活动、转移、轮椅移动和步行等方面。通过了解患者的功能史，治疗师可分析患者疾病导致的功能障碍状况和类型，并确定患者的残存能力。患者的功能史在PT评定中占有很重要的地位，特别是床上活动、转移、轮椅移动和步行等方面：①翻身坐起等移动功能是床上最基本的活动能力。坐位撑起等动作可减轻身体局部压力，减少骨突部位产生压疮的危险性，同时可加强坐位平衡能力，因某些日常生活活动的完成均需患者具有良好的坐位平衡。床上搭桥运动有助于日常生活护理。从仰卧位至翻身坐起可提高床上的独立活动能力。②从轮椅转移至床、坐厕、浴凳、普通座椅或汽车座椅等功能动作是轮椅依赖患者独立活动的必备条件。此动作中，包括了从坐位至站起的移动能力、双上肢向下用力撑起动作的能力，因此需较强的臂力。③坐轮椅出行对于步行功能较差的患者是一种较好的代偿移动的方式。由于轻质金属材料的出现和轮椅开关的有效控制，在平地上操纵轮椅的能量消耗仅比步行稍微增加，因此，上肢末端肌力较弱的人群也能够较好地完成轮椅的移动。④步行是人体最高的移动水平，通常是指人体从某地移动到其他地方的能力。步行功能包括人体完成的步行距离、到不得不休息时步行持续的时间、步行速度等。可通过询问以下问题获得患者步行功能的信息：询问步行时是否需借助拐杖、助行器，可获知患者的步行稳定性；询问一次能走多远，可了解到患者的身体耐力；询问是什么原因导致患者不能走得更远，治疗师可分析患者存在的步行功能障碍，如肌力、疼痛、平衡等因素。通过询问患者在绿灯亮的时间里能不能自己通过马路可获知患者的步速情况。

3）既往史：应记录患者的重大疾病、创伤和健康状况。患者的疾病有可能延续甚至影响到患者目前的功能状况，许多疾病对康复预后具有潜在的不良影响。了解患者的既往史有助于治疗师确定患者将来的康复目标和判断预后。

治疗师应着重询问患者有关神经系统、心肺系统和肌肉骨骼系统疾病等的病史。神经障碍方面，患者存在的认知障碍及触觉、痛觉或关节位置觉丧失等感觉障碍，将延迟患者获得新的功能性技巧，而当患者伴有视力或听力障碍，功能的恢复将受到更大的阻碍。患有心肺疾患的患者由于运动障碍而增加能量消耗，容易产生新的功能障碍。肌肉骨骼系统方面，残存的运动功能将由于痉挛、肌肉无力或耐力降低而限制新的运动学习能力。由于既往关节损伤造成的无力、关节僵硬或不稳，截肢和其他肌肉骨骼功能障碍均影响患者的功能。

4）个人史：根据患者的心理和精神状态，判断患者是否能顺利进行康复治疗。根据患者的家庭及家居环境，可判断家庭成员的照顾能力，了解患者回归家庭和社区后的建筑障碍物、距离康复服务结构的远近、进家的阶梯数量、门前或房间入口的坡道，以及是否可进入厨房、浴室、房间和起居室等，将有助于确定患者的治疗方案。根据患者的职业类型，判断患者是否能够顺利回归社会并胜任以往的工作，是否有接受进一步教育和培训的必要。

（二）客观检查

1. 目的 通过观察、触摸、测试和检查以及了解患者医疗的背景信息，确定患者功能障碍的程度，以及损伤后导致的活动受限和参与的局限性。PT 评定主要着重于骨科和神经科的检查。

2. 内容

（1）视诊：即对身体整体和局部进行观察，特别是与功能障碍相关的一些体征。观察的形式包括：局部观察和全身观察，即以障碍部位为中心观察全身；静态观察即形态观察，如观察姿势、体位等情况；动态观察即功能观察，是在活动时进行观察，如了解步行时是否存在异常步态等。

要着重观察患者在活动中所表现出的完成生活动作的能力。既往的损伤或关节炎造成的肢体无力、关节僵硬或不稳，截肢和其他肌肉骨骼功能障碍均影响患者的运动功能。但轻微的功能障碍只有通过仔细的观察才能发现。

从患者的行为举止中了解其性格、智力、经济及社会背景等。在视诊过程中，治疗师应仔细记录疼痛患者的任何试探性活动，诈病患者的夸大和矛盾行为，以及癔病患者的古怪行为。

视诊内容包括：①皮肤状态：应仔细观察骨结节处较易破损的部位以及较易破裂的瘢痕组织部位。这是因为许多患者由于某些疾病，如外周血管病变、感觉障碍、制动和意识改变等，容易使皮肤处于持续压迫状态，导致皮肤和皮下组织损害，产生压疮。一旦皮肤破损造成压疮，将影响患者在治疗时的体位变换，治疗时间延后，导致患者心理状态出现问题，如焦虑、失败、治疗信心降低。因此，对于那些使用假肢、矫形器和其他装置的残疾人，应注意详细观察皮肤状态。观察时，可仔细检查骨突部位的皮肤以及假肢和矫形器接触的皮肤有无苔藓样变、水肿或损伤；检查擦伤部位的渗出和溃疡，观察血管疾病患者的下肢末端有无色素沉着、毛发脱失及损伤，观察痴呆患者的手、足末端有无未被发现的损伤。②头颈：观察头部既往或现有损伤体征；有无头颈的异常姿势，有无颈部生理角度改变等。③胸部：观察胸廓是否对称，有无畸形，如桶状胸、鸡胸等；观察胸壁呼吸频率、幅度以及节律，某些限制呼吸运动的疾病导致浅而促的呼吸；检查有无辅助肌活动，并记录有无咳嗽、打嗝、呼吸困难等。④骨骼：观察患者有无脊柱侧凸、后凸、前凸，关节畸形，截肢，躯体缺损和不对称（下肢长度不对称），有无软组织肿胀、肥大、瘢痕和缺损，有无肌肉成束、萎缩、肥大和断裂等。⑤肌肉：对于神经系统疾患，观察患者面部肌肉是否对称，令患者做睁眼、皱眉、闭眼、露齿、鼓腮以及吹哨等动作。观察患者有无不自主控制的动作，包括强烈的舞动到细微的束性颤动等。还要注意患者的动作有无减少，部位和姿势有无变化；肌肉体积和轮廓有无萎缩或肥大。可观察共济失调患者的日常活动，如穿衣、系扣、取物、进食等。此类患者在空间和时间上对肌肉收缩的控制障碍表现为辨距不良，各肌群在时间上不能很好地配合，动作变成许多孤立的收缩阶段。在观察肌张力的变化时，治疗师应注意观察肌张力强度是恒定的还是变换不定的，是否随着体位的改变而强度发生改变，变化时是否双侧肢体对称，肌张力的变换与一天中的时间是否相关，在进行功能运动时，肌张力是否加强等。

（2）触诊：通过触摸鉴别身体局部的异常，确定身体结构性器官的质地和畸形。具体内容包括：①皮肤状态：触诊水肿范围有无凹陷。②头颈：轻触头部损伤部位或神经外科手术部位、分流泵和头部其他部位是否异常。③胸部：触诊胸部确定其柔韧度、畸形和声音的传导等。④肌肉骨骼：对于发现的异常，首先确定存在问题的是软组织还是骨骼，以及是否正常的解剖结构。针对软组织的异常，需要进一步鉴别是水肿、滑膜炎还是肿块等以及水肿范围有无凹陷。

（3）特殊测试和测量：对患者的功能状况用统一的标准进行量化，其结果便于比较。治疗师进行测试和测量必须经过良好的培训，通过仔细检查，获得患者重建功能独立的基础。通过测试和测量，确定患者的疾病引发的活动受限和参与局限性，确定残存的身体的、心理的和智力的能力。

1）具体方法：评定结果应具有可信性、有效性、灵敏性和统一性。具体的评定方法包括：①利用仪器的评定方法：优点是评定方法准确、客观，可以精确计量并用数字表达指标；而缺点则是仪器、设备费用昂贵，如步态分析仪、表面肌电图、平衡测试仪等。②其他非仪器评定方法：利用等级或者分类指标，例如症状或体征分级、疗效等级、徒手肌力分级和心功能分级等。优点是评定较为简易、实用、经济、相对全面，但客观性和精确性差，并且需要治疗师具备丰富的经验和知识的积累。另外，许多评分量表、问卷等，在应用前更需经过严格的信度、效度校验。因此，治疗师应根据患者具体病情、家庭背景和经济条件等因素，为患者选择合理的评定方法，为制定康复治疗计划提供客观依据。

2）具体内容：在运动疗法评定中，骨科和神经科的检查以及功能测量将作为重要内容。具体的评定内容包括：①人体形态评定：掌握身高、体重、围度、肢体长度和围度以及残端长度、围度的测量方法。常用的姿势检查方法是利用重锤测试法。患者直立，双足并起站立。②肌力评定：肌力决定患者潜在的运动功能水平，特别是脊髓损伤患者，如胸大肌是否残留，肌力级别将决定患者是否能完成翻身动作；肱三头肌的保留，使患者能完成所有的日常生活活动。肌力评定主要采用徒手肌力检查或测力计，针对躯干、上肢和下肢的肌力和耐力进行评定；盆底肌则利用表面肌电图评定。③感觉评定：所有部位均应进行痛觉、温度觉、触觉以及本体感觉的检查，一般从感觉丧失部位查至正常区域。检查时，患者可闭目，治疗师要注意忌用暗示性体温，并注意左右侧、远近端对比。感觉缺失将影响患者协调性，使自我护理和日常生活活动更加困难，此类患者学习新的运动技巧需要较长时间。另外，应同时评定患者对感觉缺失的意识能力以及对感觉缺失的代偿能力。④肌张力评定：肌张力即肌肉放松状态下遇到的阻力大小，主要检查肌张力强度及其质量变化。检查时，让患者尽量放松，避免紧张，检查者握住患者的肢体，以不同速度和幅度来回活动其各个关节，注意受到阻力的大小，并比较两侧。根据肌张力检查结果，治疗师可判断患者日常生活活动能力是增强或减弱。肌张力强度大，压疮也较易出现，保持良好体位会变得很困难，任何肢体的移动也都会相应增加难度。另外，由于肌张力的升高，使皮肤拉紧，导致骨结节更加突出明显。⑤关节活动度评定：治疗师要评定各关节所有活动。对于脊髓损伤患者，特别要注意那些较易产生肌肉挛缩的部位，特别是肩关节、膝关节及手指关节等肌群。在临床检查中，肩伸展动作的关节活动范围须仔细测量，这是因为，患者在急性期进行被动活动较困难，通常受限。但是由于轮椅依赖的患者需要借用此动作维持坐位的稳定性，因此，对于四肢瘫患者来说，保持肩关节的伸展处于全范围尤其重要。⑥平衡功能评定：主要包括保护性伸展反应及平衡反应的评定，以及静态平衡相对于动态平衡的评定。⑦协调功能评定：主要评定患者运动时的身体感觉、时间及准确性，并了解患者损伤前的协调性。治疗师通过加强指令、重复解释和口头指令等促进患者反复学习，掌握新的技巧。⑧疼痛评定：了解急性疼痛和慢性疼痛的区别，熟悉疼痛评定的常用方法。⑨步态评定：掌握正常步态的特点，熟悉常见的异常步态及其临床表现。评定步态时，可让患者按平常方式行走，根据需要，也可以做直线行走、后退行走、横向行走、绕着椅子走、脚尖对脚跟的直线行走、跑步和闭目行走等。检查者主要观察行走的起止情况、迈步和着地姿势、步幅、节律和方向、神情等。⑩日常生活活动评定：熟悉日常生活活动评定的内容，重点掌握 Barthel 指数和 FIM 的评定方法，了解评定时注意事项等。

（张　琦）

第四节　运动疗法治疗方案的制定

一、制定治疗方案的目的

制定个性化的治疗方案必须由物理治疗师和患者的密切配合才能实现。治疗方案的制定包括对康复治疗目标和治疗计划的制定以及对治疗措施的选择。其主要目的是：

（一）为患者选择适合的治疗技术

通过评定了解患者存在的功能障碍，如损伤、活动和受限以及参与和参与局限性，根据患者具体的问题，如关节活动受限、肌力低下、异常痉挛模式等，确定患者应采取的康复治疗计划和选择的治疗技术。

（二）判断治疗目标是否达到

观察患者在治疗中和治疗前后的变化，判断治疗效果，对患者的问题重新分析和评定，调整治疗计划。

（三）判断患者代偿能力

确定患者的残存功能以及代偿能力。通过制定治疗方案，确保患者通过治疗能够发挥残存功能的最大代偿作用，以提高其生活和社会适应能力。

二、制定治疗方案的步骤

（一）分析评定结果

随着国际康复医学的发展，随着现代生物、心理和社会医学模式的发展，ICF观念的形成，运动疗法将逐步采用损伤、活动及活动受限、参与及参与局限性以及健康的新理论开展ICF评定流程（具体内容详见本章第五节）。目前临床上运动疗法的功能诊断主要包括损伤和活动受限的范围，如上肢痉挛性瘫痪、不能转移、不能独立维持坐位平衡等。

通过运动疗法的系统评定，综合患者病史和观察所得，结合测试和测量结果进行科学的整理、分析并做出解释，是评定过程的必要环节。因此，治疗师应将评定过程中获得的资料以简要的方式列出，以清楚地了解患者的主要临床症状及存在的运动功能障碍，并对其主要问题进行分析，为临床运动疗法的实施建立基础。

治疗师对评定结果进行整理分析的主要目的是对患者的运动功能进行诊断，即确定患者存在的主要问题，以确定患者的治疗目标和治疗计划。

（二）确定患者存在的主要问题

物理治疗师通过对患者所有相关资料进行整理和分析，并根据重要程度先后列出患者存在的所有问题。例如：一例偏瘫患者，现处于恢复期内，不能独立行走。分析问题具体思路（图1－4－1）如下：

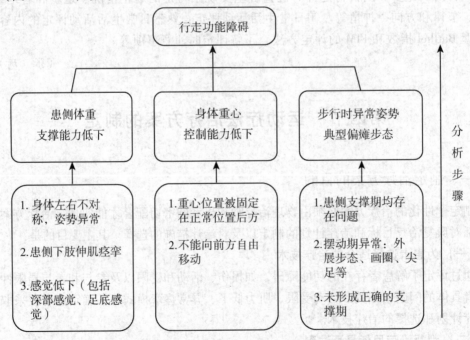

图1－4－1　行走功能障碍偏瘫患者的分析思路

1. 列出评定结果，找出患者目前急需解决的问题　治疗师通过PT专业性的评定，首先列出此患者在感觉、运动功能、协调、平衡、步行能力以及日常生活活动能力等方面存在的问题，从患者目前运动功能的水平出发，找出其目前急需解决的问题。通过分析，此患者的目前急需解决的问题是行走功能障碍，即不能独立行走，其步行稳定性、步行速度和耐力均存在障碍。

2. 找出患者行走功能障碍的具体原因　治疗师需要重新分析并整理患者的相关资料。经过分析，确定此患者行走功能障碍的原因包括三方面：患侧体重支撑能力低下、身体重心控制能力低下以及步行时异常姿势明显，呈现典型的偏瘫步态。

3. 进一步细化分析患者身体组织结构损伤而导致的问题　在评定过程中，患者某一具体动作不能完成，治疗师应从每一动作完成所需的前提条件出发，逐一找出与正常动作完成过程中的不同、缺陷或不足之处。对于此患者，目前急需解决的问题不是教会他如何步行或是直接进行步行训练，而是帮助患者解决影响步行功能障碍的原因。针对患侧体重支撑能力的低下，可具体分析其原因，是否存在患侧下肢足部异常支撑平面问题，如足部的痉挛或挛缩导致足内翻、跖屈畸形，是否存在足底感觉低下及其程度等。若痉挛是主要原因，则需具体分析肌张力升高的肌肉和肌张力下降的肌肉。对于身体重心不敢转移的问题，治疗师可通过对患者运动功能各方面和其他功能的评定中找出答案，如：患者躯干的活动范围是否正常，是否存在肌肉挛缩或痉挛现象，患者能否感觉到躯干前后左右移动的变化，躯干肌群有无主动活动能力以及患者是否存在严重的心理问题等。

总之，治疗师分析患者的问题时应以逆向思维（与评定顺序相反的方向）的方式，重新分析并整理所收集到的资料。然后，可按照人体神经生理和神经发育的顺序，对躯干活动能力进行早期的、自主的活动训练。应用这种分析问题的方法，再对患者其他不能完成的动作，如活动受限和参与及局限性问题加以分析，找出所有问题间的相互关联性，对其加以总结、归纳，确定患者目前存在的主要问题点。

三、治疗方案具体内容

（一）制定康复治疗目标

运动疗法的康复目标一般分为短期康复目标和长期康复目标。根据患者存在的功能障碍类型，确定短期和长期康复目标。短期目标（short-term goal），即患者在短期内可达到的目标或短期内可解决的问题，通常是在治疗 1 ~ 3 周内可能解决的问题；长期目标（long-term goal）即患者出院后回归家庭和社会所能达到的水平。长期目标的制定可预测患者日后康复效果以及回归家庭或社会的能力。

短期目标要依据患者现存的主要问题而制定，以上述偏瘫患者为例，其短期目标之一就是在近期加强身体重心转移能力，从而改善在步行中躯干的控制能力，增加步行稳定性。因此在近期就需要帮助患者改善躯干稳定性和柔韧性问题以及坐位、立位时身体重心转移问题等。短期目标不是恒定不变的，它是结合患者或家属自我康复的意愿，随着患者身体的状况、存在的主要问题点的变动、运动疗法效果的推进而随时发生变化。同样，它也是达成远期目标的基本单元和具体步骤。

制定长期目标前要对患者的背景性因素，包括环境因素，如经济、家庭、社会等，个人因素，如年龄、性别、自我愿望以及其综合能力等方面进行系统分析。另外，对由于经济状况窘迫或某种特殊原因，不能在医院或康复中心进行一段较长时间治疗的患者，物理治疗师在为其制定长期目标时，应充分考虑其所面临的困境和自身及家属的愿望，尽可能地在有限的时间内帮助其恢复最大的活动能力，使其重新适应家庭生活或工作环境，全面提高患者的生活质量和参与社会的能力。

（二）确定治疗计划

在运动疗法临床实施中，治疗计划应根据治疗师和患者的具体情况而定。通常应针对患者存在的主要问题制定治疗计划，以便为其选择个性化的治疗措施，即为其选择准确有效的治疗技术。在制定康复治疗计划前，应首先确定患者的需要。患者、家属和物理治疗师均需参与此过程。在临床治疗过程中，治疗师应定期对患者进行再次评定并调整治疗计划，共同探讨治疗计划的有效性和可行性。

治疗计划应分阶段制定。首先，应根据为患者制定的康复目标制定治疗计划。在运动疗法实施中，物理治疗师可参考 4 个基本康复对策，即"SPREAD"确定治疗计划，即：S（specific）：根据临床特征制定个性化治疗计划；P（prevention）：预防二次并发症；RE（re-education）：对自理能力低下的患者，应以日常生活功能动作制定治疗计划；AD（adaptation）：对日常生活自理能力低下的患者，应考虑调整周围环境以适应患者具体情况。制定治疗计划时应明确治疗目标，详细考虑疾病诊断、发病持续时间、年龄、并发症、社会背景以及各人因素等对治疗计划实施产生的影响。

在制定治疗计划时，物理治疗师应遵循以下基本原则：

1. "循序渐进"治疗原则　为患者选择运动量时，应根据患者的身体状况来确定，以保证患者身体对运动负荷的逐步适应。总的原则是治疗量应遵循"循序渐进"的基本原则，运动量由小逐渐加大、运动时间逐渐延长、动作变化由简单逐渐复杂；训练时间段上，要注意由初始的休息次数较多逐渐变少、训练的重复次数由少到多等，使患者的心理和生理逐步适应，避免出现额外负担。

2. 个性化治疗原则　为患者制定个性化治疗计划是运动疗法成功应用的基本条件，也是运动疗法在临床实施中最重要的原则。治疗师应尊重患者个人要求，认真仔细考虑患者的个人因素，包括性别、年龄、障碍程度、受教育程度、经济条件以及个人康复目标等。

3. 综合康复治疗理念　如前所述，运动疗法可帮助患者恢复其最佳的运动功能，但是，由于其单一的特性，并不能改善患者其他方面的功能障碍，如心理、职业、教育及辅助器具的应用等。对于老年病患者，由于其存在多器官、多系统和多组织的功能障碍，导致心肺、肌肉、骨骼和心理等方面异常。因此，在制定治疗计划时，要注意不仅要考虑心功能，还要兼顾其他系统的功能。

总之，物理治疗师在为患者确定治疗计划时，应全面、客观、具体、实用并具有科学性，同时还需有所侧重；训练时间分配应合理、有序；训练强度的分配应劳逸结合，循序渐进，不宜引起患者的疲劳；还应考虑到其他专业的特点，使患者得到全方位的康复服务。

（三）选择治疗技术

为患者选择准确有效的治疗技术是运动疗法专业的重要方面。其中，有很多治疗技术已经通过有效性研究，并在不同的病例上使用。

1. 临床常用治疗技术

（1）维持和扩大关节活动范围的运动疗法：是指维持正常或现存关节活动范围和防止关节挛缩、变形的一种运动疗法。其治疗目的是防止关节周围软组织挛缩、神经肌肉性挛缩以及软组织粘连等造成的关节活动障碍。临床常用治疗方法包括牵张训练（stretching exercise）、牵引训练（traction exercise）及关节松动术（joint mobilization）等。

（2）增强全身耐力的运动疗法：是指能改善人体持续做功能力的一种运动疗法。通常所说的耐力训练则是指有氧运动（aerobic exercise）。主要作用是提高机体心肺功能、改善运动时氧供给能力，是以身体大肌群参与、较低强度、持续较长时间、有规律运动形式为主的训练方法。临床常用治疗方法如步行、慢跑、游泳、自行车、太极拳和健身操等。

（3）增强肌力和耐力的运动疗法：肌力是指肌肉收缩时所能使出的最大力量，而耐力则是指有关肌肉持续进行某项特定任务（作业）的能力。增强肌力和耐力的训练可统称为力量练习，常用于训练肌肉萎缩无力的患者，包括因伤病固定肢体或长期卧床、活动少所致的肌肉废用性萎缩和骨关节及周围神经疾患所致的肌肉软弱或轻瘫，从而恢复运动功能。在临床运动疗法的实施中，常根据肌肉现有肌力水平，分别采用辅助主动运动、主动运动、抗阻运动和等长运动等运动方式。

（4）恢复平衡和协调能力的运动疗法

1）平衡能力训练：是指增强人体平衡能力的各种训练措施。其目的是激发姿势反射，增强前庭器官的稳定性，从而改善平衡功能。平衡训练主要包括根据 Bobath 理论进行的平衡训练，增加复杂性训练，利用仪器进行平衡反馈训练，体重对称分布训练以及诱发协同运动模式训练。

2）协调能力训练：是指让患者在意识控制下训练，在神经系统中形成预编程序，产生自动的多块肌肉协调运动的记忆印迹，从而使患者能够随意再现多块肌肉协调的主动运动形式，而且比单块肌肉随意控制所产生的动作更迅速、更精确、更有力。训练方法：单块肌肉训练法，即训练单块肌肉的控制和协调能力；多块肌肉协调动作的训练，即同时进行多块肌肉的协调训练。根据患者的不同情况，可分别在仰卧位、坐位、站立位和步行时进行 Frenkel 训练法。

（5）恢复步行能力的运动疗法：是指恢复独立或者辅助步行能力的训练方法。其基本原则应以步态分析为依据，将患者异常步态的关键环节作为训练重点，同时注重下肢关节、肌肉、平衡能力等训练。训练中需适当使用矫形器和步行辅助具。

（6）神经生理学疗法（neuro-physiological therapy，NPT）：是一类针对中枢神经损伤引起的运动功能障碍的治疗技术。它依据神经正常生理及发育过程，运用诱导或抑制的方法，使患者逐步学会以正常的运动方式完成日常生活动作。

1）Bobath 技术：此技术适用于脑瘫和偏瘫患者，其治疗原则是通过一定手法抑制异常姿势，促进直立反射与平衡反射，形成自主反射，以促进肌肉系统的协调发展，使患者能不断地获得正常运动的感觉，逐步获得正常的运动模式，如翻身、爬行、独坐、站立等运动功能。

2）Brunnstrom 技术：此技术应用于偏瘫患者的康复治疗，遵循恢复六阶段理论。首先诱导患者利用和控制异常的运动模式以获得一些运动反应。随着时间的推移，运动功能恢复阶段递增，共同运动能够较随意并且自由地进行，再训练患者摆脱共同运动模式，逐步完成向分离运动及随意运动的过渡。

3）本体感觉神经肌肉促进技术（proprioceptive neuromuscular facilitation，PNF）：此技

术是利用牵张、关节压缩、牵引和施加阻力等本体刺激和应用螺旋形对角线式运动模式来促进运动功能恢复的一种治疗方法。它依据运动控制能力的发育，即活动性—稳定性—控制性—技能，通过对本体感觉和神经肌肉的干预，诱发患者运动功能的恢复。

4）Rood 技术：此技术通过刺激传入神经末梢所支配的区域，诱导骨骼肌运动，使之完成对某一动作或姿势的控制过程，从而达到治疗目的。目前该疗法多作为辅助方法应用。

5）运动再学习技术（motor relearning programme，MRP）：将中枢神经系统损伤后运动功能的恢复训练作为一种再学习或再训练的过程。此技术更加注重患者的主动参与能力，把训练动作与日常生活活动紧密联系，通过多种反馈来强化运动训练的效果。

（7）运动疗法新技术

1）强制性运动疗法（constraint-induced movement therapy，CIMT 或 CIT）：此疗法是20 世纪 80 年代兴起，基于动物实验和神经心理学成果而来的一种新的康复治疗方法，是目前针对偏瘫上肢运动功能障碍最有效的治疗方法之一。该方法通过限制健侧上肢的活动，达到强制使用和强化训练患肢的目的。该方法突破了传统运动疗法的观念，对慢性脑卒中患者实施强制性治疗，仍能显著提高患者上肢的运动功能。

2）减重步行训练运动疗法：此技术主要作用是预防下肢肌肉萎缩，恢复患者的步行功能，适用于脑卒中偏瘫患者、脊髓损伤患者以及各种神经肌肉关节疾病导致的步行功能障碍。此技术通过将患者身体吊起一定幅度，根据患者实际情况，不同程度地减轻患者步行中身体重量，减少下肢负荷，再配以先进的平板技术，指导患者进行步行训练，以帮助患者尽早恢复步行能力及正常步态。

（8）综合运动疗法：指全身多部位、多肌群共同参与的运动。

1）医疗体操（therapeutic exercise）：指有针对性的体操活动，常常以小组形式进行，包括中国传统形式的太极拳等。主要作用是改善骨关节、韧带、肌肉、心肺功能以及平衡功能状态等。

2）水中运动（aquatic therapy）：指利用水的浮力和阻力，改善患者的肢体运动功能。此疗法适用于各种瘫痪、严重骨关节疾患、老年病患者，通过对水温的调控，缓解肌肉痉挛。

3）放松疗法（relaxation therapy）：常用于缓解情绪紧张、肌肉兴奋过度或痉挛的患者。主要包括两种形式：①采用静默、生物反馈等方式，放松靶肌肉。②使靶肌肉进行等长收缩活动，通过反馈逐渐使肌肉放松。

4）文体活动（recreational therapy）：指有医疗针对性的球类运动等各种娱乐性活动，包括乒乓球、羽毛球、篮球等。

2. 选择治疗技术的基本原则

（1）根据患者损伤情况：对于损伤较重并伴有认知障碍的患者，其活动和参与局限性的程度较为严重，则治疗技术与一般患者将大不相同，有可能选择被动疗法，即治疗师主动引导的方式，帮助患者促进运动功能的恢复。

（2）根据患者的临床诊断：诊断不同，治疗技术选择也不同，如脑瘫患儿和髋关节骨折患者的运动疗法则大不相同。前者可选神经生理学疗法如 Bobath 治疗技术，而后者则将选择强化肌力和恢复身体耐力的运动疗法。身体虚弱的老人可选择恢复身体耐力的运动疗法；慢性阻塞性肺疾病患者选择改善心肺功能的运动疗法，如呼吸训练等。

（3）根据运动疗法康复治疗目标：可分为促进健康性治疗、预防疾病性治疗和康复性治疗。为减轻患者不同的损伤状态，有很多相应的治疗方法，若损伤程度较轻，患者有可能重新获得功能。针对预防跌倒，可选择平衡训练；对心肺功能障碍患者，呼吸排痰训练等运动疗法不仅可以改善人体功能，还能使患者重新获得相应的活动能力和功能；针对正常人群，为其选择有氧运动等训练方式，可起到促进身体健康的作用。

（4）根据患者自身的康复期望：老年人和青壮年希望康复的目标不在同一水平上。对于老年人，其希望将来回归家庭，可采取小强度运动方式，主要以安全为主；而对于康复目标是回归社会的青壮年患者，则应考虑为其选择较高强度的训练方式。

（5）根据患者是否有主动性：患者的主动参与能力，影响物理治疗师对治疗技术的选择，如运动方式是主动疗法还是被动疗法。有严重认知障碍的患者、不能保持注意力集中的患者或对治疗过程有抵触情绪的患者，在治疗过程中主动参与和配合能力较差，因此，只能选择被动运动方式，不能达到超量恢复效应，导致治疗效果远远低于那些无严重认知障碍的患者。

（6）根据患者所处恢复阶段：患者所处疾患的阶段不同，治疗计划和治疗技术的选择也有所不同。卧床期患者的治疗目的是维持和扩大关节活动范围以预防关节畸形、促进肢体的主动运动以预防肌肉废用性萎缩、改善肺功能以预防肺部感染等。因此，在治疗技术上应选择被动运动方式或辅助运动方式等。而对于恢复期患者，由于患者病情稳定，应注重强调激发患者的康复潜力，因此，需选择负荷量较大的抗阻运动方式等。

（四）运动疗法的实施

运动疗法强调治疗过程和评定过程同时进行，如临床常用的徒手操作技术，在手法实施过程中，治疗师可观察到患者的反应、出现的问题以及治疗后的改善情况等。针对治疗实施时所出现的问题，治疗师可随时变换治疗手法。随着治疗时间的延长，治疗效果日益明显。也就是说，治疗实施的过程也是评定治疗效果的过程。根据患者治疗效果的变化，调整治疗计划和重新选择治疗技术。

（五）判断康复治疗目标是否达到

运动疗法实施后，物理治疗师应判断患者的康复治疗目标是否达到。在治疗过程中，治疗师可根据需要随时对患者状况进行评定，对治疗目标进行再次修订，并修改治疗计划，变更治疗技术，以期取得更好的康复治疗效果。如患者每天或每次治疗后均有改善，那么治疗师应对治疗目标进行变更，并重新修订治疗计划。若患者的康复目标在一定时期内未达成，治疗师应分析患者的治疗计划是否有针对性，所选择治疗技术是否准确、合适，患者是否能配合、主动参与能力如何，是否有其他因素影响了患者的治疗效果等。

一旦需要变更治疗目标，物理治疗师可依据初期评定时所收集的患者信息，结合主观检查和客观测量的数据指标等，并根据治疗前、中、后的运动功能变化情况，重新确立新的治疗目标并制定新的治疗计划。

（六）确定患者出院后去向

运动疗法结束，应对患者进行全面评定，确定患者出院后去向，如回归家庭、回归社会工作岗位或转介至其他康复结构，如康复中心、养老院，或转至社区保健站等继续康复治疗等。

（张　琦）

第五节　ICF 评定在临床运动疗法中的应用

一、ICF 分类与临床运动疗法实践

运动疗法的诊断与国际功能分类（残损、活动受限、参与局限性、环境因素及个人因素）有一定的联系。ICF 注重患者的功能，将功能和残疾的形式进行分类，得到了卫生专业人士、教育者、研究人员、行政官员及卫生政策制定者的采用。

ICF 提供了一个理论框架，有了通用的语言和术语。若在临床实践中利用这种通用的语言来定义和记录患者的健康、功能、发育等问题，就能跨越不同学科、不同公共领域甚至不同国家之间的交流障碍。这就为分析和确定人类功能的各个要素提供了一个工具，而这也是运动疗法所必须要研究的。在临床实践中，物理治疗师可用它来记录患者的健康和功能特点。

使用 ICF 对概念和术语进行统一和标准化，不仅可以有助于我们在国际上进行物理疗法专业的交流，还可以促进不同学科之间的合作。该分类可以帮助我们辨别患者哪一环节存在问题或障碍：是身体功能和结构，还是活动，或是参与局限。同时，ICF 对治疗和评定系统的标准化和分类也有帮助，因些它对运动疗法实践和治疗流程的制定也有帮助。此外，通过 ICF 里提到的评定，可以明确患者进行运动疗法时的有利因素和不利因素。尽管使用 ICF 有如此多的好处，但 ICF 并不能全面涵盖运动疗法对人体功能的全面理解。因此，运动疗法里有关"功能"这一含义的术语有待进一步的分析和定义。但现在，运动疗法治疗流程和 ICF 还是物理疗法专业临床实践的基础。

二、ICF 评定方法——临床案例示范

将 ICF 理念应用于临床 PT 实践中，其目的主要是使治疗师能够系统了解患者的运动功能，确定 PT 干预所需要解决的问题。以下应用一例具体案例描述 ICF 的评定方法，显示如何将 ICF 理念应用于临床运动疗法实践中。表 1 - 5 - 1 和表 1 - 5 - 2 按照 ICF 理念，对评定结果进行总结，主要包括三部分内容：①描述患者的主要问题和相关信息。②制定治疗目标。③确定治疗计划。

姓名：王×× 性别：女 年龄：19 个月。

现病史：双胞胎，妹妹。怀孕 34 周早产。羊水早破剖腹产。1900g。生后发现"呼吸窘迫综合征，缺血缺氧脑病"，住院 12 天。

生长发育史：4 个月抬头，10 个月会坐，12 个月翻身，15 个月会说话，辅助下站立和行走。

诊断：脑瘫，痉挛型双瘫。

父母主诉康复目标：①趋近正常模式独行。②回归学校、社会。

表 1-5-1 患儿 ICF 评定结果

ICF 国际分类	障碍或疾病：脑瘫、痉挛型、双瘫	
	有利因素	不利因素
身体功能和结构	1. 上肢 ROM 正常 2. 上肢肌张力无明显增高 3. 能独立翻身 4. 能腹爬 2 米 5. 手膝位能保持数秒 6. 辅助下能站立数分钟 7. 辅助下能行走数米 8. 手眼协调性和精细活动好 9. 有自己吃饭的意识 10. 注意力时间短	1. 内收肌角 80°，直腿抬高仅 60° 2. 改良 Ashworth 内收肌、小腿三头肌张力 I⁺级，股四头肌 I 级 3. 独坐能力差，无后方保护性伸展，侧方可伸展但不能支撑体重。躯干僵硬无旋转 4. 腹爬时无下肢交替屈伸动作 5. 手膝位保持能力差，运动时联合反应明显 6. 不能独站 7. 辅助下步行呈现剪刀步态
活动	1. 双手能在中线位操作玩具 2. 可自己进行看书、敲鼓、插棍儿、画画等活动 3. 可握勺，并能用勺从碗里取糖 4. 穿衣服时出现向前伸手动作 5. 可自己喝水 6. 能把袜子从脚上拽下来	1. 只能画单一方向的斜线 2. 不会拧瓶盖 3. 取糖时，会在中途撒落，不能将糖送入口中 4. 穿脱衣服时不会自己拉袖子 5. 1 岁 7 个月仍用奶瓶喝水 6. 不能将袜子脱至足跟处 7. 出行、如厕等都需帮助
参与	1. 能让不熟悉的阿姨抱，能和阿姨分享食物 2. 能和小朋友一起玩儿，并分享糖果和食物 3. 能和哥哥一起玩	1. 只能坐在原地和小朋友玩，不能走到其他地方 2. 大部分时间在室内玩 3. 很少到较远的公园，如游乐场玩 4. 哥哥也有运动障碍，在一起玩的项目很少 5. 和正常同龄儿在一起玩耍的机会少
环境因素	1. 住 6 人病房，有小病友一起训练一起玩 2. 奶奶是医生，有康复意识，可照顾其日常生活和训练 3. 病房内有适合儿童的小桌椅 4. 康复中心为无障碍环境 5. 医院交通便利，附近有超市 6. 出院后应考虑周边环境	1. 住 6 人病房，有时奶奶和患儿休息不好 2. 奶奶年岁大，身体容易疲劳 3. 始终在医院，和正常社会生活脱离 4. 两个孩子都在进行综合康复，经济压力大 5. 医院门前是车多的大街，带患儿出行不便 6. 应考虑出院后家庭和周围环境
个人因素	1. 对玩具、食物有兴趣。最喜欢看书、吃糖 2. 自主发音多，喜欢模仿发音 3. 不排斥陌生人 4. 年龄小，1 岁 7 个月	1. 稍不顺心就发脾气 2. 对一个玩具或活动一会儿就厌烦了 3. 年龄小，1 岁 7 个月

表 1 – 5 – 2　根据 ICF 分类确定 PT 短期治疗目标及治疗计划

ICF 分类	主要问题	短期治疗目标	治疗计划
身体功能和结构	1. 直腿抬高，内收肌角受限 2. 内收肌、小腿三头肌和股四头肌张力过高 3. 独坐能力差，平衡能力差，躯干无旋转，保护性伸展反应不充分 4. 不能爬行，不能独站，不能独行	1. 扩大直腿抬高，内收肌角 ROM 2. 降低内收肌、小腿三头肌和股四头肌张力 3. 提高独坐能力，增加躯干旋转，诱导保护性伸展反应 4. 提高手膝位支撑和站立平衡能力，诱导独站	1. 被动牵伸扩大 ROM 2. 被动活动，拮抗肌主动运动降低肌张力 3. 横坐位一手支撑，一手敲鼓，套圈 4. 手膝位支撑在治疗师双腿上前后左右移动重心，逐渐到独立保持 5. 辅助站立重心转移 6. 躯干旋转套圈，敲鼓，听音乐跳舞，双手投球
活动	日常生活大部分借助他人（吃饭、饮水）	辅助下独自进食（米饭），用双耳杯喝水	保持稳定端坐位，练习进食、双耳杯喝水
参与	外出、交往少	增加到户外和正常儿玩耍的时间和机会	鼓励家长带她到麦当劳、翻斗乐等设施与正常儿童交往

三、ICF 评定量表

ICF 评定量表是以日本卫生部资料为基础而制定，综合描述了患者的功能状态，列举了在特定情况中需要测量的所有相关问题，主要包括 9 部分内容：患者基本信息收集、身体功能 & 结构评定、活动和受限评定、参与和参与局限性评定、环境因素评定、个人因素评定、评定结果总结、目标制定以及康复治疗措施的制定。因此，应用此表可避免在评定时遗漏功能的重要方面，特别是经验不足的治疗师。

此表由康复治疗团队成员共同完成，团队成员对评定项目和治疗目标达成一致后，便可开始实施康复治疗措施。

（一）患者基本信息的收集

通过与患者本人和家属交流，采集患者主诉、期望以及家属的康复期望是至关重要的，能够为制定康复治疗目标以及确定康复治疗计划提供重要的信息。患者基本信息列表如表 1 – 5 – 3。

表 1 – 5 – 3　患者基本信息

性别：男/女	年龄：	身高：	体重：	利手：右/左	
PT：	OT：	ST：	Ns：	SW：	其他：
临床诊断： 患病原因：		合并症/危险管理： 言语障碍		康复史： 损伤日期	
患者主诉：		患者期望：		家属期望：	

注：PT，物理治疗师；OT，作业治疗师；ST，言语治疗师；Ns，护士；SW，社会工作者。

（二）身体功能与结构评定

评定内容包括患者的身体功能（包含患者心理状态）以及由于身体结构发生变化而导致的常见障碍和残疾（表 1-5-4）。

表 1-5-4　患者身体功能与结构评定

身体功能和结构	运动功能分级（上肢：　　　　下肢：　　　　）	意识障碍：
	肌力低下（部位/MMT：　　　　　　　　）	构音障碍/失语症及种类：
	肌张力升高（肌肉/级别：　　　　　　　）	高级脑功能障碍（失用/失认/其他：　　）
	感觉障碍（视觉/浅感觉/深感觉/足底感觉/其他：　　　　　　　　　　　　　　）	认知障碍：
		吞咽功能障碍：
	关节活动受限（部位/度数：　　　　　）	大小便障碍：
	平衡反应（坐位/跪位/立位：　　　　　）	呼吸障碍：
	（Borg 量表级别：　　　　　）	循环障碍：
	不随意运动/协调运动障碍：	挛缩（部位：　　　　　　　　　　　）
	协调功能：	压疮（部位：　　　　　　　　　　　）
	指鼻试验：右侧：　　　　　左侧：	疼痛（部位：　　　　　　　　　　　）
	跟膝胫试验：右侧：　　　　　左侧：	
	基本动作　立位保持：□独立　□部分辅助　□全辅助 平行杠内步行：□独立　□部分辅助　□全辅助 室内步行：□独立　□部分辅助　□全辅助	
心理状态	障碍接受期：□震惊期　□否认期　□愤怒/憎恨期 □悲观/抑郁期　□努力解决问题期　□接受期 对于改善功能意愿：□强　□中等程度　□普通 □弱	依赖心理：□强　□中等程度　□普通 □弱 独立心理：□强　□中等程度　□普通 □弱

（三）活动和活动受限评定

评定患者日常生活活动能力、运动功能和交流内容，确定患者的活动能力和受限障碍（表 1-5-5）。针对日常生活活动能力评定项目，本表选择两方面进行评定，包括在日常生活中正在进行的活动和在临床治疗中能够完成的活动。当患者的活动受限，不能独立完成时，可选择 4 个备选项："监护"、"部分辅助"、"全辅助"和"不能完成"来记录患者的活动受限程度。若患者需在辅助下完成活动，则需纪录所使用矫形辅助器具的名称、使用时的姿势、实施场所以及辅助内容等。

表 1 – 5 – 5　活动和活动受限评定

自理程度	日常生活实际能力（正在进行的活动）							在临床执行能力（能够完成的活动）					
	独立	监护	部分辅助	全辅助	不能完成	使用矫形辅助器具名称	姿势/实施场所/其他	独立	监护	部分辅助	全辅助	不能完成	使用矫形辅助器具名称	姿势/实施场所/其他

活动

自理项目
室外步行
上下楼梯
室内步行
轮椅驱动
轮椅到床的移乘
椅子上座位保持
从床上站起
吃饭
排尿（昼）
排尿（夜）
排便
洗漱
更衣
穿脱矫形辅助器
入浴
交流

活动程度　白天卧床：无/有（时间段：　　　　　　　　　　　　　　　　　　　　　　　）

　　　　　白天座位：□椅（靠椅背/不靠椅背）　　□轮椅　□普通床　□能将上身升高的病床）

（四）参与和参与局限性评定

参与和参与局限性评定如表 1 – 5 – 6。表中有关患者职业一项，可确定患者某种生活情境和社会参与能力。通过描述患者参与社会活动和闲暇活动的情景，可评定患者参与社会活动的潜在能力，并找出患者参与局限性的主要原因。

表 1 – 5 – 6　参与和参与局限性评定

参与	职业：□无业　□病假中　□停职中　□发病后退休　□退休	社会活动（内容/频率等）：
	职务/行业/工作内容：	空闲时间（内容/频率等）：
	家庭中作用：无/有	

（五）环境因素评定

环境因素评定如表 1 – 5 – 7。表中评定内容包括影响患者个体功能的所有相关的生活背景的外部因素。表中同居家庭的家庭成员，要注明亲戚关系，亲属对患者的态度及照顾程度会直接影响患者的治疗效果。另外，通过对患者所住房间及周围环境以及出行方式等的了解，治疗师可直接掌握患者的参与局限障碍，为给患者制定个性化的康复目标提供重要的信息。

表 1 - 5 - 7　环境因素评定

环境	同居的家庭成员：	住房：
	亲戚关系：	住房周围：
	经济状况：	交通方式：

（六）个人因素评定

个人因素评定如表 1 - 5 - 8。个人因素是指患者生活与生存的特殊背景（如患者性别、种族、年龄、健康情况、生活方式、习惯、教养、社会背景、教育、职业、过去与现在经历、整体行为方式和性格类型、个体心理素质和其他特征等），以及由于疾病而导致家庭发生的变化，即对他人产生的影响。这些变化因素对患者是否能够顺利康复起着至关重要的作用。

表 1 - 5 - 8　个人因素评定

个人因素	发病导致家庭变化：	对心理的影响：
	社会生活：	对兄弟姐妹的影响：
	对健康的影响：	

（七）评定结果总结

通过收集患者基本信息以及 5 项（身体功能和结构、活动、参与、环境因素和个人因素）评定内容，治疗师对所有评定内容进行总结。并根据患者存在的有利和不利因素，以及各项内容之间的相关性和彼此的关系逐一进行分析，列出患者现在迫切需要解决的问题，从而为患者制定个性化的治疗方案（图 1 - 5 - 1）。

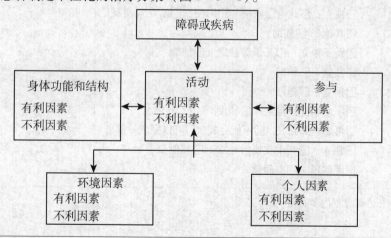

图 1 - 5 - 1　评定结果总结

（八）制定康复治疗目标

康复治疗目标包括短期目标和长期目标。短期目标是指患者经过一个月的治疗应达到的目标，长期目标应考虑患者治疗 3 个月后所要达到的目标。

（九）制定康复治疗方案

治疗师可根据患者的短期目标，为其制定个性化的治疗方案（表 1 - 5 - 9）。

表 1 - 5 - 9　康复治疗方案

	目标（到达时期）	PT 治疗措施
参与	出院前：　□住宅　□家属住宅　□医疗结构　□其他： 再就业：　□到原先工作单位　□调工作　□不可　□其他： 　　　　（工作内容：　　　　　　　　　　　　　　　） 上下班方法的变更：　□无　□有 家庭内作用： 社会活动： 兴趣：	
活动	室内步行：　□不可　□独立　□辅助 　　（矫形/辅助器具等：　　　　　　　　　　　） 室外步行：　□不可　□独立　□辅助 　　（矫形/辅助器具等：　　　　　　　　　　　） 应用交通设施：　□不可　□独立　□辅助 　　（种类：　　　　　　　　　　　　　　　　） 轮椅：　　　□无　□电动　□手动 驱动能力：　□独立　□辅助 移乘能力：　□独立　□辅助 排便：　　　□独立：形式　□座便　□蹲便　□站立式便器 　　　　　　□其他　　□辅助 吃饭：　　　□筷子独立　□叉子等独立　□辅助 洗漱：　　　□独立　□辅助 更衣：　　　□独立　□辅助 洗澡：　　　□家庭中洗澡独立　□辅助 家务：　　　□可以全部完成　□不能完成　□可以完成一部分 写字：　　　□独立　□利手交换后独立　□其他 交流：　　　□无问题　□有问题	
身体功能和结构	基本动作（训练室内步行等）： 肢体功能障碍（挛缩/麻痹等）：	

续表

环境	目标（到达时期）		PT治疗措施
	家庭改造：　　□不要　□要		
	辅助器具：　　□不要　□要		
	社会保障服务：□不要　□要		
对他人的影响	出院后护理人员：　□不要　□要		
	家庭构成的变化：　□不要　□要		
	家庭内作用的变化：□不要　□要		
	家属的社会活动变化：□不要　□要		
预测患者治疗后能达到的目标/时间：			

备注：对患者本人和家属解释。　　　　　　　　　　　　　　　　　　年　月　日

（张　琦　牛志馨）

第六节　临床运动疗法实践中伦理问题

一、概述

运动疗法专业是一门与道德紧密相关的专业，在临床运动疗法的实施中涉及大量的伦理道德问题。受其影响，制定具有良好有效性的康复治疗计划较为困难，尤其是在制定康复治疗目标、治疗计划和治疗技术的选择方面，患者、家属和物理治疗师常会有不同的观点，难以达成一致。在临床实践中，常有些患者不同意康复团队成员为其制定的康复目标和治疗计划，想尽早回家开始新的工作，而家属则担心患者在家中无人照顾，耽误最佳康复时间，希望患者能继续留在医院进行康复治疗。面对此类现象，康复治疗人员难以制定能够满足各方面要求的治疗计划。在为患者制定康复治疗目标时，物理治疗师既要考虑患者希望回家的愿望，也要尊重患者家属的意见，根据对患者病情的了解及患者的愿望，制定治疗计划，以达到促进患者最大功能恢复的目的。因此，作为物理治疗师必须作出选择，使治疗决策与道德伦理相一致。

（一）伦理定义

道德（moral）和伦理（ethical）是密切相关的。二者均强调人的行为方式、习俗和特性，但二者的现代用法则反映出二者之间的差别。伦理着重于价值观的理论和静态的描述，而道德则指品行，即一个人的行为是对的或错的。

（二）伦理原理

1. "德行"原理　"德行"包含善良、慈善和做好事，主要强调帮助而不是伤害，尽量减少损害。在医疗方面，德行则指促进患者的健康，预防疾病、损伤、疼痛和折磨。当患者的价值观和传统医学观不一致时，德行问题将变得较为复杂，很难在道德范围内使许多不一致的利益平衡，如患者、患者家属和康复治疗人员对患者的最大利益和生活质量会有不同意见。

2. "自主性"原理 "自主性"原理即人类有隐私权和自主权,有权利作个人选择和拒绝他人的介入。在医疗方面,根据自主性原理,医生有义务告知患者诊断和治疗方案,在治疗前取得患者的同意,即使患者的决定不理智或不利于自己的病情,仍须得到尊重。

3. "德行"原理和"自主性"原理的关系 "德行"原理要求治疗人员以患者的最大利益为原则,"自主性"原理要求尊重患者的选择。当治疗人员认为患者的某些决定对他们自己不利时,平衡这两个原理是相当困难的。

4. "公正"原理 平均分配社会生活的付出和收益,要求社会对所有的成员分享医疗机会和平等待人。资源的缺乏或竞争意识对所有人员将造成矛盾。以公正的社会政策为基础发展和完善医疗保健系统是十分必要的。

(三) 康复医学伦理的发展阶段

1. 第一阶段 在公元前 5 世纪,由于受到宗教的影响,希波克拉底 (Hippocrates) 描述了医学的科学性 (scientific)、技术性 (technological) 和伦理性 (ethical)。他指出在行医中应该努力保持自己的纯洁性和神圣性,不给患者致死性药物;医生应帮助患者而不是伤害患者,只有这样的医生才有资格决定如何治愈患者。由于中世纪主要是僧人在行医,医学伦理的发展受到了宗教传统影响。天主教将道义观融入到医疗决策中;新教派将医学伦理与系统理论相结合;而正教派主张将以上理论联合应用于医学实践,重点强调"维护生命是神圣的"的价值观。

2. 第二阶段 在 18 世纪,非宗教哲学理论取代了宗教对医学伦理道德的影响。1789年,由于受到大型传染病伤寒的影响,美国的一位退休医生为医生们制定了新的行医法规,阐述医生的职责是悉心照顾患者、关心患者,以诚恳、尊重和有信心的方式感悟患者;并教导医生要考虑患者个体的需要,而不是较大团体的需要。

3. 第三阶段 在过去的 40 年里,医学技术得到了巨大进步,许多疾病得到了治愈。生物学、护理学和医疗保健的发展也带来了复杂的道德问题,医学伦理问题的研究也取得了很大进展,并贯穿于各个不同的学科。Daniel Callahan 阐述医学伦理发展包括五方面论点:第一,医学技术的发展使医生可干预范围更广,如肾透析、器官移植、基因工程和胚胎移植等,医疗保健强烈的社会责任要求应用一切可能的技术服务于患者,因此,高科技不会在医学领域的应用方面受到限制。第二,医疗资源的昂贵性。先进的医疗设备和技术可以挽救许多危重患者,如早产的新生儿、胎儿等,但医疗费用也急剧增加。第三,公众推动了对医学伦理问题的认识。希波克拉底的医学独立性和隐蔽性观点随着现代环境的发展而改变,公众也逐渐介入到医疗过程中,如许多患者死在医院中,医患纠纷越来越多;政府和纳税人支持医学研究;学术监测委员会的成立使人体实验制度化等。第四,人权 (human right) 的重视。患者人权是一个备受瞩目的论点,康复治疗人员已认识到患者有权为自己作决定,这是基于对尊重自我决定和个人尊严的考虑。第五,生存质量 (quality of life, QOL) 的重要性。随着医学技术的发展,许多患者的生命被延长了,但生活质量是否有意义呢? 当患者身心受到伤病愈合后所残留的后遗症以及并发症所带来的折磨时,生活质量将明显地比疾病本身更糟糕。

二、临床运动疗法实践中所面临的伦理问题

运动疗法的服务对象是残疾人，而残疾人的残疾是永久的，虽然经过各种康复治疗可以减轻残疾的程度，改善功能，消除不利影响，但不能根治，残疾会终生存在。因此，残疾人康复需要长期和终生的治疗，缺少起死回生的治疗效果，且需要多专业人员的共同合作，但无任何专业负责患者的伦理问题。在临床康复治疗实践中，物理治疗师以及康复团队成员所面临的伦理问题需要综合考虑，如物理治疗师的责任、如何制定患者的治疗目标、治疗人员与患者之间的关系、患者本人的权益、家属的责任和期望等。

（一）制定康复治疗目标所面临的伦理问题

1. 制定康复治疗目标的原则　在设定康复治疗目标前，要确定患者的需要，患者、家属和康复团队成员均参与此过程。物理治疗师通过对患者病史、各项检查结果以及与患者和家属的交流等，为患者制定适宜的治疗目标和治疗计划。在治疗过程中，物理治疗师应定期对患者进行评定并调整治疗计划，共同探讨治疗计划的有效性和可行性。

2. 与患者相关因素　在制定康复治疗目标时，患者和家属参与讨论是十分重要的。康复治疗人员应鼓励所有患者积极参与治疗计划的制定，但有的患者对自己的康复目标很模糊，不了解自己康复治疗的目的。残疾患者除遭受疾病的痛苦，还同时出现外观上的残损，有些难以恢复。考虑到以后的生活、工作，常常表现出以下心理状态：否认、抑郁、愤怒、自责、依赖、过分关心康复、多疑、自卑等，也有部分患者有较好的心理素质。慢性病患者长期患病，到处就医，对治疗缺乏信心，常有抑郁、焦虑、怀疑、烦躁、自卑等心态。老年人各组织器官生理功能衰退加速，多合并慢性多脏器疾病，记忆力、智力减退、语速较慢、言语重复、行动迟缓、孤独感强，易表现情感脆弱、易怒、多疑、抑郁、固执等。初诊时部分患者对治疗师不信任，怀疑治疗效果，抱着试一试的态度。再加上由于身体残疾或功能障碍导致的疼痛、肌肉无力、疲劳、压抑和焦虑的状态，对康复病房环境不熟悉，不能接受自己的病情以及家属不方便探访而缺少交流等，在这种状况下患者很难主动参与康复治疗目标和治疗计划的制定。

3. 治疗师的作用　在制定治疗计划时，即使患者的选择是错的，但根据尊重患者自主权原理，尊重患者自我决定仍是非常重要的。治疗师不能将自己的价值观强加给患者，因为患者对自己的情况是最清楚的，了解什么才是自己能做到的。有的患者拒绝做那些耗费时间长、需要持久的耐力和注意力的事情。治疗师应与患者交流，告诉患者治疗计划的花费及疗效、不进行康复治疗的后果和危险性等。随着时间的推移，患者对自己的病情能够正确看待，同时保持良好的心理状态，乐观向上，信任康复治疗人员，顺畅地交流、沟通。患者的信任可以增强物理治疗师的自信心，而治疗师的自信又可作用于患者，对治疗有利；再加上患者积极配合治疗，有利于早日康复。

（二）与患者治疗权益相关的伦理问题

1. 影响患者治疗权益的因素

（1）患者本身因素：许多因素均影响到患者的选择，例如：医疗保险不支付患者的康复治疗费用；患者病情太重或无明显功能损伤，不适合进行康复治疗；患者在社会中所承担的角色不同，对康复的了解程度不够。患者的学习能力和获取信息的能力被认为是康复

的关键，也是康复团队成员考虑的因素，因为康复治疗需要患者学习和应用改良或代偿的技能去解决问题。

（2）医学诊断及预后因素：患者的医学诊断和预后是应考虑的因素之一。治疗师通常认为脊髓损伤、截肢和中风患者，比其他病种的患者更有疗效，特别是在功能恢复方面。

（3）患者家庭、经济情况以及康复结构特色等因素：患者家属能在情感上和经济上支持患者的康复治疗，再加上强有力的社会支持，会产生良好的疗效。康复治疗结构的特色也会影响患者的选择，例如，某些康复治疗结构的专长是治疗某些特定的功能损伤，局限性较大；而着重于患者重返工作的康复结构则对患者潜在的职能恢复能力要求较高。康复结构收治患者的能力主要取决于病房床位数或专科治疗师的数量，康复治疗人员与患者比例的不协调以及在不同级别医院康复资源的分配不均等均将影响患者的治疗权益。

2. 康复治疗人员选择患者所面临的伦理问题　因为现在尚缺乏一套普遍认可的入院标准，康复治疗人员在判断是否选择某患者入院进行治疗或何时出院，均具有较大的灵活性，可能由于康复治疗人员的偏见或主观性而影响决定的公正性。治疗师的判断通常是基于个人的经验、信仰以及每个患者不同的价值观；如果治疗师在选择患者时缺乏经验，也没有考虑到社会在康复费用方面希望尽可能少花钱的原则，就会影响到选择患者的适当性。康复治疗人员在临床实践中面临许多问题，例如，是应该选择一个需要康复治疗但预后不良的患者呢，还是选择一个功能受损较轻但预后较好的患者？是应该选择一个年轻的患者，在较长的生命周期中应用康复治疗，还是选择一个年老的患者，在有限的时间内提高他们的生活质量？是应该选择一个因自身原因造成功能损害的患者，还是选择治疗一个先前治疗效果较差的患者呢？

3. 解决方法和建议　康复团队成员对患者进行康复评定，包括患者是否有恢复的潜力，并充分了解患者较适宜哪些康复治疗等。但应该注意，对患者进行预后测试时，要了解患者是否存在其他并发症或缺陷等。因此，当决定选择患者时，康复治疗人员应该向患者解释选择患者的过程，解释不适合治疗的原因，以及对患者承诺今后将对患者进行重新评定和治疗。也就是说，治疗人员在患者病程早期所做的不适合治疗的决定，并不代表将来也不适合康复治疗。康复团队成员也可以通过集体讨论，一起制定客观的、一致的选择患者的标准。

（三）与患者家属责任相关的伦理问题

家属在帮助患者康复方面起着非常重要的作用。一定程度上家属决定患者是否入院进行康复治疗；在患者入院后康复治疗期间，家属与康复团队成员一起参与患者的治疗计划和出院后的安排。

1. 家属在患者康复治疗中所面临的伦理问题　因患者伤病，家属必须面对一些未曾预料的和无法选择的情况，容易对患者的病情感到焦虑、悲哀和消沉，为患者预后不明确而感到不安，对患者即将面临的永久残疾或病痛感到压抑。家属认为这将危及到其自身的利益和幸福。有些家庭尽管乐意照顾患者，但没有能力提供足够的照顾；有些则没有足够的经济能力或情感意愿；也有些家属虽然乐意照顾患者，但并不愿意因此而放弃自己的人生计划、希望和梦想等。

2. 家属在患者康复治疗中的责任和义务　在康复治疗中，家庭成员首先应当给予患者亲人的关爱，心理上的抚慰，日常生活的照顾，为患者营造一个安逸、祥和、温馨的家庭环境。为患者提供经济支持，提供家庭环境改造及一些简易的康复设施，帮助患者完成一些康复训练，鼓励患者独立完成日常生活活动，让患者做一些简单的家务，使其感到自身的生存价值，从而对未来充满信心。家属应与患者多进行交流沟通，为患者提供有关的康复治疗信息，也可以向患者提一些合理化建议，以提高康复疗效。

3. 解决家属所面临的问题

（1）康复团队成员所面临的伦理问题：当康复治疗人员劝说家属照顾患者，把握恰当的尺度较难。例如，当患者在日常生活中需要的帮助较少，而家属表现出不想花费太多时间和精力时，工作人员可鼓励家属要尽义务；而当患者所需帮助较大，并且需要家属牺牲较大时，治疗师强力劝说家属照顾患者就显得不公平了，特别是社会对这些照顾者没有任何回报和荣誉。

（2）社会的责任和义务：社会应该建立一个能为患者提供经济和精神支持的体制和结构，以减轻家属的压力，帮助患者，例如：日间的托老中心、疾病末期服务中心、咨询和患者组织以及相应的其他结构。只有这样，社会才可能期望每一个家庭成员愿意照顾严重残疾的患者。

（四）康复团队成员面临的伦理问题

1. 康复团队在临床实践中的伦理问题　康复团队由多专业康复治疗小组组成。团队的共同目标是改善患者的功能障碍、社会心理和职业需求等，为患者提供综合治疗，是各治疗组单独进行工作所不能替代的。

（1）患者和家属方面：患者和家属可能对这种康复团队的工作模式不了解，过多的治疗人员会使他们不适应。患者或家属可能将所谓的秘密告诉其中的一位治疗成员，并嘱咐别告诉其他成员，各个治疗组成员会从患者和家属那里得到不同的信息。

（2）康复团队成员：各成员为患者制定的治疗目标可能不一致，从而引起成员间谁可作为负责人的争议，同时在治疗计划的制定方面也会引起争议。有关患者治疗时间安排方面也会有所冲突。

2. 解决康复团队各成员间伦理问题的建议

（1）应用"公共道德语言"来规范有关伦理的决定：康复团队需要硬性的管理条例及时发现和解决冲突，团队成员必须为团队作出贡献，并具备对团队成员可能伤及患者利益的行为提出质疑的能力。团队成员必须尊重所有的患者，特别是对那些难以管理或不配合的患者。

（2）团队成员应向患者和家属解释康复团队的功能和各成员的责任和权限：成员间应进行交流沟通，减少患者的焦虑，同时治疗人员应保护患者的隐私和机密，但是应告知患者和家属：与团队成员间交换有关治疗方面的信息是必要的。若在必要的情况下，患者的机密需要告知他人，要首先征得患者的同意，使患者完全了解并决定治疗过程中其家庭成员的实际参与情况。

3. 康复团队各成员的职业道德　康复治疗的对象主要为各类残疾人、老年人、慢性病患者及一些急性期、恢复早期的患者。疾病与患者、患者与社会是一个整体，内因和外因相互作用。疾病引起生理失衡，而生理的不平衡会导致心理、家庭和社会等问题。慢性病、引起功能障碍的疾病对病人的影响较为长远而又无法预测。患者的人生观、价值观、认知程度、情感忍受能力、家庭关系、文化背景、医疗史、社会关系等会投射到就医行为过程中，影响同康复医学团队人员之间的关系，进而影响康复治疗效果。

（1）物理治疗师的伦理道德：物理治疗师的伦理道德是指在运动疗法实践中与患者之间以及与社会之间的行为准则和规范。其实质是要求治疗师认真履行职责，为患者提供优质的康复服务。伦理道德作为一种特殊的社会意识，对医学、康复治疗学科的发展，对提高治疗质量、提高生命质量都具有很重要的能动作用。因此，物理治疗师必须系统学习伦理学，提高伦理道德水准，不断自我完善。

（2）伦理道德对治疗师工作的重要性：康复治疗效果的好坏受很多因素影响，很大程度上取决于治疗师的技术水平和道德水平。康复质量的优劣与治疗师水平的高低有着极其密切的关系。治疗师在工作中，应该掌握和不断学习专业知识及相关学科知识，热爱本职工作，富有同情心，对患者满腔热情，为患者着想，注重培养医学伦理道德。工作期间，注意自身形象，衣着庄重，言谈举止大方得体，在病区和治疗室避免吃喝、喧嚣，尊重患者及家属，态度热情、和蔼，为患者营造一个舒适、安静、和谐的治疗环境，使患者消除紧张、恐惧的心理，有方便、安全的感觉。患者初次入院或进行治疗时，治疗师有必要同患者交谈，了解病情，介绍治疗计划及注意事项。认真指导患者日常生活活动及康复训练，对患者认真评定和治疗，避免发生意外。对于一些脾气暴躁的患者，应态度温和、宽容大度、适当谦让。认真观察有高血压、心肺功能不全等疾患的患者，发现问题及时处理。同时应安慰患者及家属，不断地鼓励患者的每一点进步。对患者及家属普及健康教育，介绍相关预防、保健、康复知识，鼓励患者不要放弃治疗。对于患者诉说的不融洽的家庭及社会关系，可作适当的调解、规劝。总之，治疗师要具备良好的医德修养，视救助患者为自己的神圣天职，尽最大努力去促进患者康复。

（五）患者与康复团队成员间的伦理问题

患者与康复团队成员间的关系是长期的，它不同于临床医学急性期的医患关系。在急性期中，一个医生将进行全程治疗；而在康复治疗过程中，是以康复治疗团队的方式工作。

1. **患者与康复团队成员合作模式的特点** 在康复医学中，一种新型的、较为平等的医患关系称合作模式，它代替了传统医学中的家长式的医患关系。这种合作模式要求康复团队成员尊重患者的自主权，告诉患者实情，治疗中以维护患者的利益为己任，为患者提供正确和中立的治疗方式。康复团队成员尊重患者隐私是保持信任和平等医患关系的关键。而在康复治疗实践中，这种模式的医患关系较为复杂，因为每位患者同时与多专业康复治疗人员相关，家属在其中也起着重要的作用。因此，康复治疗团队成员在为患者进行康复治疗时应考虑到患者和家属的关系和特点。为减少在治疗中产生的医患矛盾，治疗前签署知情同意书是关键。首先确定由具体的某位康复团队成员负责对应患者的知情权，对所有的治疗项目均要有知情同意，并要随着治疗进展重新签署知情同意书。

2. **解决患者与康复团队成员间伦理问题的建议** 康复教育可改善患者与康复团队成员间的伦理问题。这一康复教育模式要求得到患者的理解和合作，而不是命令患者，并要注意患者和康复团队成员间复杂而长期的关系；强调康复治疗人员应向患者介绍残疾情况，并鼓励患者积极参加康复治疗。

（六）终止康复治疗所面临的伦理问题

1. 决定终止康复治疗的因素　有许多因素影响到患者停止康复治疗，康复治疗结构和患者自身因素是重要的两个方面。

在治疗过程中，患者的病情稳定地向康复治疗目标进展。康复治疗人员考虑的是治疗的疗效，而患者和家属则希望继续康复治疗，达到康复治疗人员认为是不重要的或不切实际的治疗目标。

当患者康复治疗进展明显减慢，或患者功能已有明显改善时，康复团队成员则将重新考虑是否有继续治疗的价值；患者的医疗保险有限；某些康复结构因缺乏治疗师而停止对某些长期患者的治疗；患者的家庭情况和参与程度也对患者终止治疗有影响。

2. 解决影响因素的建议　康复治疗人员应向患者和家属解释停止治疗的标准，如患者功能进展的参数以及决定患者是否进行继续治疗的标准。同时，康复治疗团队成员应考虑和尊重患者和家属的意见，并告知他们康复团队关于治疗终止的决定。

三、与政策、法规相关的伦理问题

（一）资源分配政策与康复医疗

1. 康复对社会的重要作用　随着康复患者数量的增加，社会对康复的需求也急剧增加。由于康复医学的快速发展，以前因早产或先天异常而死亡的儿童现在可以存活下来，但常伴有严重的功能残疾；许多受伤或生病的人也能从濒临死亡的状况中抢救过来，但也留下各种后遗症。随着人口数量的增加、平均寿命的延长、老龄化以及急症医学的发展，许多患者需要康复服务以改善、提高他们的功能活动。

2. 康复医疗费用支出和医疗服务的有限性

（1）康复医疗服务费用急剧增加：医务人员对昂贵技术的依赖和对以医院为主的医疗服务的大量应用；对身体健康的追求和对患者提供微小疗效的医疗；过去因严重外伤可能死亡的患者现可接受价格昂贵的早期救治等。由于以上种种原因，对医疗费用和康复资源的需求大幅度增加。

（2）医疗服务的有限性：不是所有需要医疗服务的患者均能得到医疗服务，这是医疗服务的有限性造成的。许多贫穷的城市和农村人口只得到很少的医疗服务；许多收入在贫困线以下的特困人员，由于有限的医疗支付项目和收入的限制，得不到相应的医疗服务；医疗结构的地理分布不均也限制人们得到同等的医疗。这是由于缺乏一个连贯和综合的方案以满足不同年龄、不同收入水平和不同疾病类型和程度的各种需要。

3. 医疗服务体系的公平原则　一个医疗服务体系只有做到平等和公正后，在道德上才能被接受，这是公平性原则。公平的原理认为服务的给予应该基于需要，并强调为大多数人提供最好的服务，即满足个人的愿望和喜好的需求。但是医疗服务资源是有限的，不可能满足社会全部需要。当医疗服务资源分配不均等时，将有损患者利益，使某些患者得不到足够的医疗服务，而某些患者医疗服务过度而浪费资源。要解决这些问题，应该采用通用的标准，建立相关条例，避免存在个体间的区别对待，保证患者得到最基本的和主要的医疗服务。至于是否给予某些患者更多的诊治，则应根据这些诊治的效果和效率而定，而对于那些具有微小疗效而花费较多的诊治则不应该提倡。

康复治疗专业应明确康复疗效，并指出如何改善患者的功能、如何预防疾病和畸形并获得相应的功能。那些被证实有效的康复治疗方法将被认为有价值而获得资金的投入。

（二）医疗保险政策对康复的影响

1. 控制性医疗对患者康复的影响　　控制性医疗是基于实利主义的概念和假说，即医疗费用的支付者比患者和医疗人员更有资格监督治疗。控制性医疗是在寻找一个综合性、互相配合并且花费合理的医疗制度。这种医疗体系明显改变了医疗实践，并已影响到保险公司、医生和患者的关系。患者所期待的、医生想提供的和保险公司愿意支付的治疗，形成了明显的不协调。许多控制性医疗保险计划不支付重要的康复服务，而康复是一个重要性尚未被认明的领域，由于医疗保险对医疗资源的限制，因此控制性医疗很难满足重度残疾患者的康复。

2. 康复治疗人员在控制性医疗服务中的角色　　在理想的医疗体系中，康复治疗人员只需提供治疗，而现在他们必须在治疗前就要考虑患者的治疗目标，同时也要考虑患者和家属、保险公司对治疗结果的要求，以及和保险公司商讨患者康复治疗的费用。患者治疗结果的好坏是平衡伦理上所需要的服务和医疗费用多少、时间长短的重要依据。即康复治疗人员在控制性医疗服务中成为"把门人"的角色，必须在控制医疗费用和建议患者选择其他有效治疗手段之间进行选择。因此，康复治疗人员必须告诉患者所有有关治疗的信息，让患者在获悉全部信息的情况下做出治疗选择。

四、康复治疗技术专业的职责

（一）科学研究的重要性

1. 康复治疗方法的临床研究　　许多研究结果指出，应用于临床实践的康复治疗方法有效，也证明了康复治疗能改善患者的生活技能，减轻患者的残障程度，并能减轻患者家庭的负担。为了学科的发展和临床疗效的提高，康复治疗人员需要进一步探索更多的康复治疗方法是否能够应用于临床治疗中并且有效。以往的康复医学中，很多康复治疗方法是根据经验而不是科学证据。近年来，针对康复治疗效果的研究得到了逐渐发展，许多好的研究方法，如双盲对照的金标准方法已被康复治疗人员所接受，而研究方法的有效性是确保正确应用理论知识指导临床实践的必要条件。

2. 影响康复治疗人员申请研究基金支持的因素　　随着康复医学专业被学界所接受，康复治疗人员成功申请科研基金的机会也随之加大。科研基金是否支持康复治疗人员进行研究，主要有三方面的影响因素：①对残疾者的自理潜力和对社会经济效益无足够认识。②对减轻损伤而不是治愈损伤有所质疑。③认为研究将生产出过于复杂和昂贵的科研产品。为争取国家对康复科研的经费投入，康复治疗人员必须证明康复治疗新疗法的疗效，以严谨的科学方法进行临床实验和研究，并提供有说服力的病例。

（二）康复科学研究中的道德伦理问题

参与科学研究的患者只有获得知情同意书才会符合治疗的道德规范原则。但当科研涉及到的患者伴有严重的认知、躯体、感觉和发育障碍时，康复治疗人员将面临伦理道德问题。此时需要考量患者是否能达到真正的知情同意，因为残疾的严重程度将影响患者作出理性的判断和决定。

在临床中应用高科技的医疗设备越来越受到患者和治疗人员的重视，康复治疗人员也因此面临更多的道德问题。康复治疗人员既要学会如何利用高科技为患者服务，又不能过度依赖高科技设备，必须制定一定的入选标准，以决定为哪类患者提供特定的环境控制系统、复杂的运动疗法和作业疗法，并对那些过度依赖设施服务的患者做好解释工作。

（三）康复治疗人员的职责

康复治疗人员有义务保持自己专业和领域的职责标准。现伦理法规没有涉及到各科参加治疗的专业人员在一起工作时所出现的问题。因此，康复团队成员需要有恰当的自我保护措施，了解其他治疗人员的工作进展情况，确定他们是否在进行团队所要求的工作，以便在必要时可以质疑其他部门的治疗人员的工作情况。

（四）康复专业人员的伦理教育

1. 课程培训情况　近些年，许多学校和专业学会在教育课程中加进了伦理课，而只有少数康复医学、护理专业、社会工作者开设了伦理课程。在教学和科研中也没有鼓励教师注重伦理问题，而康复专业方面的论文和病例讨论中也很少涉及道德规范原则。

伦理学对于康复治疗专业学生的教育与其他学科的学生同等重要，因此教师本身需要有教材和时间去熟悉和教授伦理学，有效的教学需要有能力、有责任感的专业教师。随着专业教师人数的增加，康复治疗专业学校和专业培训班的教师将有正式的伦理课程证书。在美国，已有一些专业，如护士和家庭医生、内科医生，已将伦理要求列入他们的执业资格要求。随着伦理学问题日益受到重视，主管康复教育的部门也应加强正式的伦理教育，康复工作人员也应在学生的专业培训计划中加入正式的有关伦理的资格要求。

2. 继续教育情况　康复的继续教育也应重视伦理学习。在美国，有些结构已开始"基础伦理教育"，讨论各类伦理问题；有些康复医院成立了类似于许多传统医院的伦理委员会，进行教育宣传和讲座等活动。芝加哥康复医学院和伊利诺斯大学有一个为期一年的兼职课程，主要培训传统医学伦理、残疾研究和临床实践问题等课程，经过培训选择医生，完成此课程培训可获得残疾伦理资格认证。康复治疗专业人员应与伦理工作人员紧密配合，重视伦理问题。所有这些方面的项目和课程均会促进专业伦理学的研究。

（五）物理治疗师面临的道德挑战

物理治疗师在未来几年将面临严峻的道德挑战。在保证给予患者优良服务的同时，治疗师应该以富于同情心和尊重的态度对待患者，特别是在当今以经济为主导和科技高度发展的社会环境中。治疗师要时刻注意自己的素质、工作的方式方法和每天的临床实践工作，应认真倾听不同个性患者的感受并能与患者进行沟通，在医院的规章中应强调患者与治疗人员间的舒适感和信任感。

物理治疗师有责任观察并提出医疗系统中存在的问题和不平等现象。竞争市场经济结构的变化促进了营利性医疗服务结构和商业保险的发展，最近几年，医院投资建设化验室、影像中心和运动疗法诊所有增加的趋势。这些结构中心的收费较高，运动疗法诊所收费高且服务质量较差，有执照的物理治疗师较少，每个诊所给患者治疗的时间也较短，因患者较多，所以可从患者身上赚取更多的收入。而一些营利结构，针对那些支付医疗费用较困难的患者，只提供较少的服务。许多保险公司也只选择健康状况较好的人投保，而对那些预计需要花费较多医疗费用的人，如有慢性疾病的人，则有可能拒绝投保。

物理治疗师在临床实践中要保证治疗质量和足够的治疗时间，了解在医疗实践中的利益冲突，并建立高标准的职业行为准则。同时，治疗师有责任考虑在有限的医疗服务中康复医学的作用，认清社会不满足大众对医疗需要的原因，对于那些康复疗效微弱而需要花费昂贵的情况要严格限制。同时，治疗师也有责任使患者了解重要的康复治疗需求，以帮助社会平衡个人和社会的医疗需求。

（张　琦）

思考题

1. 什么是运动疗法及其服务对象？
2. 什么是康复？
3. 简述国际功能分类（ICF）的基本内容。
4. 简述残疾的三级预防与运动疗法。
5. 简述物理治疗师的工作形式。
6. 什么是被动疗法？包括哪些常用治疗技术？
7. 根据运动疗法发展观，从 ICF 理念出发，简述运动疗法的分类。
8. 简述运动疗法评定的三个阶段及其目的。
9. 运动疗法评定中主观检查和客观检查的目的是什么？
10. 简述确定治疗计划应遵循的基本原则。
11. 简述选择治疗技术的基本原则。
12. 简述 ICF 与临床运动疗法实践的关系。
13. 什么是伦理和道德？
14. 简述伦理原理的内容。
15. 什么是物理治疗师的伦理道德及其实质？
16. 简述物理治疗师所面临的挑战。

第二章 临床神经疾患运动疗法

学习目标

1. 掌握临床实践中常见神经系统疾病，如脑卒中、脑外伤、脊髓损伤、脊髓灰质炎、多发性神经根炎、帕金森病和周围神经损伤患者的评定方法和运动疗法。

2. 了解运动疗法对神经系统的影响、常见神经系统疾患的基础知识及康复治疗方案。

3. 熟悉运动疗法在神经系统疾病患者中应用、神经系统疾患常用运动疗法、神经系统疾患常见功能障碍及临床表现。

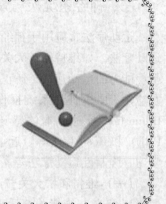

第一节 概 述

一、运动疗法在神经系统疾病康复中的应用

运动疗法是神经系统疾病康复的重要组成部分，特别是在促进功能恢复与重建的临床康复中是一种最常用的治疗手段。运动疗法对神经系统疾病康复的适用范围非常广泛，如偏瘫、截瘫、脑瘫、脑外伤后遗症、周围神经损伤、帕金森病、多发性硬化、神经衰弱、神经官能症等。针对神经系统疾病导致的主要问题，如肢体瘫痪、平衡差、无行走能力、功能独立性丧失和眼部受损等，特别是运动功能障碍导致患者日常生活活动能力受限，运动疗法有明显疗效。因此，运动疗法在神经系统疾病的康复中越来越受到重视。

二、运动疗法对神经系统的影响

神经系统对全身器官的功能起着调控作用，同时又需要周围器官不断传入信息以保持其紧张度和兴奋性。而运动是中枢神经系统最有效的刺激形式，日常生活中的任何运动均可向中枢神经提供感觉、运动和反射性传入。随着反复多次学习和运动复杂性的增加，大脑皮质将建立暂时性的联系和条件反射，使躯体的运动更为灵活、协调、有力。

据文献报道，运动疗法对缺血性脑梗死患者在改善感觉、运动和行为能力等方面有明显的疗效。一些基础研究也表明，运动疗法可激活脑梗死大鼠大脑梗死灶周围和对侧相应皮质神经元功能，促进运动功能恢复。Ding 等认为，运动训练可增加脑梗死区的微血管数量，以及神经再生相关因子，如神经生长因子（nerve growth factor, NGF）和脑源性神经营养因子（brain derived neurotrophic factor，BNF）水平，从而加快神经修复。Matteis 等应用经颅多普勒超声研究发现，患侧上肢的关节分别进行被动活动与主动运动时，对侧大脑中动脉平均血流速度的增加值是相同的，提示脑卒中早期进行肢体被动活动可以促进脑功能的恢复。运动疗法可以促进脑梗死大鼠的运动能力和学习记忆能力的恢复，其机制可能在于运动促进了大脑相应区域的突触结构和传递的可塑变化，使神经系统发生功能重组和代偿。因此，运动疗法在中枢神经系统疾病中起着重要作用。

三、神经系统疾病康复中常用的运动疗法

运动疗法常应用于神经系统损伤引起的运动功能障碍和心肺功能疾患，其中包括基础运动疗法，如维持和扩大关节活动度的运动疗法、增强肌力和肌肉耐力的运动疗法、恢复平衡能力的运动疗法、矫正步态的运动疗法、增强心肺功能和全身耐力的运动疗法等，以及应用于中枢神经系统损伤后促进运动功能恢复的神经生理学方法，如：Bobath 疗法、Brunnstrom 疗法、本体感觉神经肌肉促进疗法（proprioceptive neuromuscular facilitation，PNF）和 Rood 疗法等。近年发展的新技术也常应用于神经系统疾病的 PT 治疗，如运动再学习、强制性运动疗法等。

（一）维持和扩大关节活动度的运动疗法

1. 定义　维持关节活动范围的训练是以维持正常或现存关节活动范围和防止因关节挛缩或肌肉痉挛等多种因素引起的各种关节功能障碍为目的，借助他人、器械或自我肢体辅助来完成的一种训练方法。

2. 神经系统疾病导致关节功能障碍　由于神经系统疾病导致的肌张力亢进，将进一步导致肌肉痉挛而引起挛缩，称为痉挛性挛缩。例如，关节的主动肌进行运动时，因拮抗肌不能放松，导致关节的运动范围受限。因末梢神经疾患所致的弛缓性瘫痪造成的挛缩，称为弛缓性挛缩。由于肌张力低下，患者身体在抗重力、阻力的情况下不能完成某种动作，因此将影响关节的主动运动，不能达到关节的最大活动范围。因此，应在可以耐受的条件下，尽早开始轻柔的关节被动或主动活动，以达到维持关节周围组织灵活性、防止粘连发生的作用，从而缩短功能恢复的时间。

3. 常用训练方法　通过保持肢体良好的体位、定时进行体位转换、被动运动以及徒手体操或利用器械扩大关节活动范围；通过牵伸训练缓解肌肉痉挛，从而扩大关节活动度的训练等。

（二）增强肌力和肌肉耐力的运动疗法

1. 定义　增强肌力和肌肉耐力的训练统称为力量训练，肌力增强训练是指通过训练加强肌肉进行最大力量收缩的能力，而肌肉耐力训练则是指通过训练加强肌肉持续收缩进行某项特定任务（作业）的能力。

2. 神经系统疾病导致的肌肉功能障碍　脑血管病、脑瘫、小脑障碍等中枢神经障碍将导致偏瘫或四肢瘫等，由于初期卧床时间较长，不活动或较少活动，将导致肌力明显下降。偏瘫患者的最初表现往往是患侧肌肉出现明显的肌肉萎缩，肌力下降。肌肉萎缩是由于肌原纤维减少而导致的肌纤维萎缩。主要原因有废用性肌萎缩、去神经性肌萎缩和缺血性肌萎缩。制动及无功能状态所产生的以生理功能衰弱为主要特征的肌萎缩为废用性肌肉萎缩，这是由于心脑血管疾病后保持安静而导致运动减少所产生的一些障碍。在完全卧床

休息的状态下，肌力每周减少 10% ～15% ，即每天减少 1% ～3% ；如卧床休息 3～5 周，肌力即可减少一半。肌肉也出现废用性萎缩，在股四头肌、胫骨前肌处尤为明显。肌肉耐力也逐渐减退。肌肉容积缩小，肌肉松弛，肌力、耐力下降，但通过适当的运动，肌肉的容积可复原。由于长期卧床关节制动，韧带得不到牵拉形成自动短缩，关节周围肌肉失去弹性，形成关节挛缩畸形。常见的有：手指屈肌痉挛性挛缩、足下垂合并足内翻。

3. 训练方式　被动运动、辅助主动运动、主动运动和抗阻运动。

4. 痉挛肌肉的肌力增强训练　在 20 世纪 90 年代初期，神经疾病的康复理念认为，对痉挛肌肉进行肌力强化可加重痉挛的异常模式，因此禁止对痉挛肌肉进行力量训练，这种加强运动控制的理念一直延续至今。而近年来的研究报道指出，痉挛肌本身存在肌力下降的现象，特别是肌肉收缩速度的减慢。Canning 等研究指出，中风后 6 周的偏瘫患者，肘关节屈伸肌力相当于正常组的 1/2，产生相当于 90% 最大力矩所需时间延长了 2～3 倍，这种肌力的降低影响了肢体的运动功能。一些研究报道指出，痉挛肌肉进行肢体抗阻训练可提高肢体的运动能力，中风后 6 个月的患者进行递增负荷踏车运动并没有加重肌肉的痉挛和运动控制障碍的现象。中风患者痉挛肢体进行等速肌力训练可增强瘫痪下肢肌力，步行速度得到明显提高。这些研究均支持中风患者进行短期肌力训练可改善瘫痪肢体的肌力，从而改善肢体的运动功能。

（三）恢复平衡能力的运动疗法

1. 定义　恢复平衡能力的运动疗法是指采取各种措施激发姿势反射，改善前庭器官稳定性，提高患者维持身体平衡的能力。

2. 神经系统疾病导致的平衡功能障碍　正常人体的平衡控制是中枢神经系统和运动系统在不同水平的整合作用。中枢神经系统损伤导致患者正常的神经突触联系被破坏，高位中枢失去了对低位中枢的控制，患者出现平衡反射减弱、肌紧张反射亢进及肌群间相互协调能力丧失，无法维持正常的姿势控制。主要表现为静态和动态平衡障碍，如无法独立保持端坐位或站立位；患者由卧到坐、由坐到站、由站到走以及步行等移动过程中表现出躯干重心向健侧偏移，身体失衡，严重影响患者的日常生活自理能力。平衡功能减退可进一步导致病理性损害（如病理性骨折、废用性肌萎缩和痉挛等）的进行性加重，并影响身体运动功能的残存状态。

3. 训练方法　可利用平衡板、平衡木或窄道上步行、身体移位运动、平衡运动等方式进行练习。

（四）改善协调功能的运动疗法

1. 定义　协调性（coordination）指身体肌群活动的时机（timing）正确、动作方向及速度恰当，平衡稳定且有韵律性。协调的运动功能会产生平滑的、准确的、有控制的运动。这种协调必须有适当的速度、距离、方向、节奏和肌力来配合进行。而不协调的运动则是指笨拙的、不平衡的和不准确的运动。在运动疗法中，改善协调功能的训练最为困难，因为影响协调性的因素除了与遗传和患者心理有关外，尚与肌力与肌耐力、技术动作纯熟度、速度与耐力、身体重心平衡、动作韵律性、肌肉放松与收缩有关，甚至还与柔软度等相关。

2. 神经系统疾病导致的协调功能障碍　当大脑和小脑发生病变时，四肢协调动作和行走时的身体平衡发生障碍，此种协调功能障碍又称为共济失调。根据中枢神经不同病变部位导致的功能障碍不同，可分为共济失调和不随意运动，其中共济失调包括小脑共济失调、基底节共济失调、脊髓后索共济失调。

（1）小脑共济失调：此类患者表现为四肢与躯干失调为主，四肢和躯干不能灵活、顺利、准确地完成动作。患者对运动的速度、距离、力量不能准确估计，导致辨距不良、动作不稳，行走时两脚分开较宽、步态不规则、稳定性差，称蹒跚步态。

（2）基底节共济失调：此类患者肌张力发生改变，随意运动出现功能障碍，如：震颤、肌张力过高或低下、随意运动减少或不自主运动增多。

（3）脊髓后索共济失调：此类患者表现为不能辨别肢体的位置和运动方向，行走时动作粗大，迈步不知远近，落地不知深浅，抬足过高、跨步宽大、踏地加重，而且需要视觉补偿，总看着地走路，闭目或在暗处步行时容易跌倒。

（4）不随意运动：帕金森病等导致的不随意运动，即由随意肌不由自主地收缩所发生的一些无目的的异常动作，主要表现为：主动肌和拮抗肌交替收缩引起肢体不自主的摆动，出现震颤动作；一种快速、不规则、无目的、不对称的舞蹈样运动；手足徐动和手足抽搐等。

3. 训练方法　包括上下肢协调、左右侧协调、速度协调、位相协调等训练，具体如手精细功能训练，肢体协调性训练及步态训练等。

（五）易化技术

神经生理学疗法（neurophysiological therapy，NPT）或易化技术是一类改善由于神经系统疾病造成的肢体运动功能障碍的治疗技术。它是依据神经系统正常生理功能及发育过程，即由头到脚、由近端至远端的发育过程，运用诱导或抑制的方法，使患者逐步学会以正常的运动方式去完成日常生活动作的训练方法。在神经系统疾病的康复治疗中常用的易化技术包括：Bobath 疗法、Brunnstrom 疗法、本体感觉神经肌肉促进技术（proprioceptive neuromuscular facilitation，PNF）、Rood 疗法等。

四、神经系统疾病常见功能障碍及运动疗法

（一）常见感觉功能障碍及运动疗法

1. 患侧皮肤感觉感退　由于皮肤感觉减退导致此类患者较易出现伤口，例如由于火或热蒸汽而导致的烧伤、与粗糙平面摩擦而出现的皮肤磨损或者由于长时间与支撑面接触而导致压疮等。针对此类患者，避免皮肤损伤是最基本的策略之一。治疗师应使患者充分了解其潜在的危险性，并熟悉日常生活注意事项。

（1）随时随地通过视觉观察：预测、发现危险因素，提前注意易发生的危险状况等。

（2）避免出现摩擦伤和压疮：在容易产生压疮的部位垫上缓解局部压力的软枕；若下肢和踝关节部位的皮肤感觉障碍，系鞋带应注意掌握适当的松紧程度。体重较重的患者可应用羊皮垫和床垫缓解重力过大而导致的压疮。对严重感觉障碍的患者，可利用带有波纹的床垫，或进行频繁体位转换，避免皮肤的损伤。

（3）定时检查皮肤状况，定时缓解皮肤压力：患者应注意检查皮肤并预防皮肤损伤发生，并采取措施随时缓解压力。例如，长期坐在轮椅上的患者应努力利用上肢力量频繁撑起身体以缓解臀部压力。对于臀部周围皮肤感觉丧失的患者，由于他们不能准确感受到臀部受压的刺激，因此应鼓励他们定时变换体位，并定时提醒他们在轮椅上进行撑起动作。

2. 身体影像缺失和患侧肢体失用　此类障碍的治疗比较重要。永久性拒绝身体影像

的形成在周围神经损伤中不易发生，但在中枢神经损伤中较常见。这种障碍较为严重，在治疗上很难取得成功。但重要的是让患者形成正确的身体影像，可帮助患者进行肢体的活动，去触摸和感觉身体的不同部位。例如一旦提到手部的作用，患者应记起手能接触面部、鼻子、嘴和头发等，这些功能动作是十分重要的。

（1）肢体的被动运动：通过进行直接模拟日常生活动作中较为常用的被动活动，例如用手触摸面部、捋顺头发等，允许身体患侧接触到其他正常部位。

（2）注意患者体位摆放：应使患者能够看见自己的患侧部位，并能频繁地吸引他的注意力。

（3）关节的持续挤压作用：随着时间的推移，已接受运动疗法的患者，如果发生身体影像缺失或拒绝，就意味着较难完成治疗任务。有文献报道，持续刺激感觉缺失部位，对患侧模拟正常的活动十分有帮助。例如，患侧肢体负重下重复进行关节的挤压有利于感觉的恢复。但对于此类患者的康复，治疗师需要付出较长时间的治疗和耐心。

（4）拍摄训练动作：若患者在训练时将不正常体位认为正常，治疗师必须向患者指出，并解释此动作的正确体位。对近期所学的训练活动进行拍摄，可以帮助学习动作困难的患者，通过看自己的动作录像，更好地改善自己的训练动作。向患者暴露自己的训练影像前必须谨慎，因为有些患者不能接受。但针对适合的患者，此方法的再教育效果比较明显，患者所有的注意力可用在学习训练动作上，并与别的患者进行比较。

（5）训练镜的应用：训练镜常普遍用于观察训练姿势等，但镜子中的影像易使人混淆，不适合于所有患者，对于那些有视觉问题或方向感严重缺失的患者并无明显效果，甚至会产生困扰。因此，需在慎重考虑之后再应用此项训练方法。

3. 错误信息输入导致方向性迷失　输入信息不完全或中断时会发生此类问题，患者将接收到错误信息。例如，一些患者有可能触觉和压力觉降低，若发生在患者足底，即当足部接触到硬地面时，将会出现"踩在棉花上的感觉"，对于较软的地面，如沙滩，甚至会没有任何感觉，这将导致患者日常生活活动出现障碍。有的患者将形成特殊步态，如高抬腿或足部过度用力接触地面等产生声音来提醒自己足部已经落地。

若此障碍是永久性的，要鼓励患者应用替代物。建议患者穿木跟鞋，以便产生较大的着地声音，并鼓励患者通过视觉来代替感觉器官。另外，应避免行走时的高抬腿或过分负重，否则容易造成关节损伤。

4. 感觉再训练　许多伴有感觉障碍的患者对感觉再训练有所反应，这些感觉再训练包括一些刺激方法，例如冷热交替浴、涡流浴、暴露身体部分与不同质地的物体相接触，如粗糙的麻布、细致的绸缎、棉布、毛料、皮毛和毛巾等，指示患者通过感觉指出材料的质地和不同质地的区别。

物体的形状和大小较难分辨，应鼓励患者触摸相同形状但不同大小的物体，例如大的沙滩球和小的乒乓球，并比较二者之间的区别。环圈或绳圈可用来比作孔洞，通过孔洞进行传球游戏，能够训练患者选择适当的球穿过相对应大小的环圈。

（二）常见运动功能障碍及运动疗法

脑血管病患者约有80%遗留不同程度的运动障碍，主要是偏瘫痉挛模式，也就是常见的上肢屈曲、下肢伸展的痉挛模式。通过肢体的主动运动、被动运动，可有效地改善运动障碍。在脑血管病卧床期，主要进行体位转换、被动运动、保持良肢位、起坐训练，以减少压疮、关节挛缩等并发症，为日后康复训练打好基础；在离床期应进行坐位训练、平衡训练、起立训练等，促使肢体功能提高；在步行期则主要以步行训练改善步态为主。为了促进运动功能的恢复，常采用多种治疗技术综合的方法及运动再学习疗法，以达到恢复肢体运动功能的目的。

1. 运动功能失调　主要目的是促进运动功能的恢复，而促通方法可加强患者的运动和功能质量。

（1）治疗原则

1）功能活动模式的选择：所有促通方法是由于功能活动以模式的形式而产生，包括功能活动的运动模式，被看作是一个活动的屈曲/伸展共同作用的平衡体。良好的运动模式应以"好的、协调的"运动模式出现，并完成人体高效率的功能性需要，将生物力学压力减到最小。因此，这些运动模式经济、高效、安全，并具有协调性。Signe Brunnstrom 描述的运动模式是整体运动的产生，包括屈肌和伸肌的共同作用。所有功能性运动是这些共同运动的平衡体，而不是单独的屈肌或伸肌群的运动（图2-1-1）。

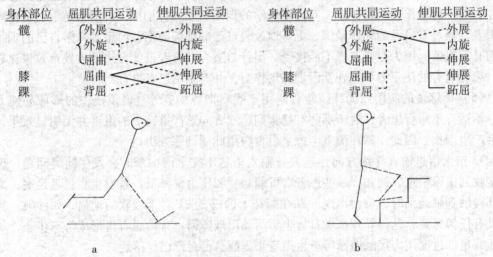

图2-1-1　功能活动模式
a. 肢体是共同运动的平衡体——跑；b. 肢体是共同运动的平衡体——上楼梯。

Bobath 描述的运动模式与运动发展的发育顺序相关，是基础功能活动的根本。尽管 Margaret Rood 对运动模式还没制定清晰的定义，但是她认为活动模式的成分与其他系统相关。

2）感觉输入模式：感觉输入模式对运动输出有重要的影响，这是由于人体在空间的方向感主要依据从骨骼、肌肉和关节感受器，皮肤、眼睛和耳朵的传入刺激。视觉、声音、平衡、加速度、压力、牵拉、牵引或挤压等模式对身体的姿势机制有规划的效果。物理治疗师需要熟悉各种类型的刺激方法及其效果，以便能够有效地支持或阻碍特定类型的反应。例如，足趾脂肪垫部位受压可能引起踝关节跖屈的"推出"（push-off）效用，因为这是阳性支撑反射机制的一部分。反之，作为平衡反应，足跟部位受压可能会导致踝关节的背屈出现。

对肢体进行牵拉将可能促进屈曲，反之，挤压关节可能引起肢体出现伸展。Margaret Rood 指出深入了解输入刺激的详细情况很可能是解决许多运动失调的关键。

所有促通方法均认为头颈部的姿势控制非常重要，这是由于颈部关节和内耳存在感受器。而这些对姿势、肌张力和这些组织的活动以及他们相关的反射有重要影响，根据患者的需要，有可能被促进或被抑制。人们通常认为头颈部的姿势控制是促通方法成功的关键，主要原因包括：①头颈部的特定位置会激发意想不到的反射活动，引起屈肌和伸肌的共同运动，从而导致肢体畸形、压疮和全身僵硬的发生。而由于患者整体的灵活性降低，再加上头部控制能力低下，患者将处于关节脱位和半脱位等危险中。②功能性喂食反射需要婴儿具备头部姿势的控制能力以及舌、面颊和下颌的独立活动能力。头部控制是有效完成吞咽动作、降低食物堵塞和预防呕吐发生的关键。③咳嗽反射对控制头部位置较为有效。因此，食物吸入的危险性大大降低。④目光能聚焦，同时也促进了空间定位。⑤如果头部不能控制，将出现说话的协调问题，交流时面部表情僵硬。⑥如果头部在空间控制较好，即使只有极低的视觉，也可引导患者自己在空间定向和交流，同时更能保持心理上的清醒。⑦所有以上因素都对残疾人社交的可接受性有所帮助。

3）准确的反馈：感觉输入正常的患者能够判断他们的努力结果达到何种程度，而有感觉障碍的患者则需要在治疗师的帮助下才能获得准确的反馈。因此，当训练获得较好的效果时，治疗师应给予称赞，而由于患者身体劳累而导致的运动质量降低，则不宜称赞，否则将会出现"重复的、同样的、不好的"运动。同样，生物反馈仪器也可用于帮助患者控制他们的活动质量。

4）牵伸反射机制：众所周知，治疗师及其制定的训练计划是维持姿势张力以及产生精细技能型运动的关键。造成异常牵伸反射机制的因素对正常运动模式的产生有破坏性效果。大部分促通过程通过牵拉反射机制进行有效的控制，根据患者的需要选择抑制或促进技术。有许多患者，在某部位进行抑制、其他部位进行促进活动，以便获得促进/抑制的平衡。

5）正常运动发育顺序：当准备为患者制定基本的平衡和运动技巧时，了解人体正常运动发育顺序是十分必要的，特别是治疗儿童患者。治疗成人患者时有时也非常明显，患者的神经系统可能已退化到较低级的原始水平，一些发育顺序暂时"丢失"或忘掉。对于此类患者，人体运动发育的知识能帮助治疗师辅助患者恢复特定技巧。

（2）运动疗法：应用神经肌肉本体感觉促进技术中的手法和语言技巧。

1）"休息"姿势的选择：尽量减少诱发张力反射的活动或体位，以免产生不必要的效果。

2）"冷刺激"的应用：肌肉长时间浸入冷水中，或毛巾包裹住冰袋冷敷，主要目的是降低肌肉肌梭活动。沿着脊神经支配的皮节区域进行短时间冷刺激，可易化肌肉反应。

3）"放松的"被动运动：应用慢牵拉和运动模式中的旋转成分，降低肌梭的活动。

4）"反射抑制模式"的应用：利用机械刺激感觉器官和肌梭，促进感觉刺激的输入，辅助中枢神经系统规划出适当的运动传出。

5）特定的放松技巧：通过刺激高尔基腱器官，对肌肉或肌肉群产生抑制作用，例如控制和放松技巧等。

6）运动的启始：应用反逆转模式抑制拮抗肌，使运动朝着一个方向进行。此运动完成后，可应用通常所说的相继诱导（successive induction）手法，刺激拮抗肌收缩，使之成为主动收缩肌。

7）擦刷相应的皮节区域：可激活相应的皮节区域。

8）触摸相应的皮节区域：通过敲打、拍打和在皮肤上加压激活相应的皮节区域。

9）关节挤压：最好通过肢体的负重促进肢体的伸展和肌肉的共同收缩。

10）牵引关节：促进肢体的屈曲反应。

11）肌肉牵伸：短时间的快速牵伸可刺激被牵伸肌肉中的原始感受器。慢速的持续牵伸通过减少原始感受器活动和刺激高尔基腱器官反应对肌梭起到抑制作用。牵伸模式非常重要，这是因为：①姿势伸展肌的缓慢持续牵伸可刺激肌梭的副感受器。在这些肌肉中，副感受器的输入纤维被认为有抑制作用，而对拮抗肌则有刺激作用。②躯干肌肉进行持续性牵伸，特别是旋转和侧方牵伸将促进翻正和平衡反应，帮助抑制姿势性张力机制。

12）特殊的前庭刺激：对患者进行摇动、翻转和旋转动作，可起到降低肌张力的作用，而对于某些病例，也可起到促进正常姿势活动的作用。可以利用吊床、摇椅、旋转椅子或大的训练球，将患者向各方向移动。

13）口令和口令时序：对于某些病例，当需要患者付出最大努力时，治疗师必须用力喊出清晰简短的口令。而在其他场所，柔和的声音、简短的口令则较为适合。

14）对肌腹部位施加压力：通过扭转肌肉纤维形状并造成牵伸的状态，可起到激活肌梭的作用。

15）对肌肉进行震动刺激：对肌梭起到激活作用，而通过负重对肢体进行震动也可引起肌肉的共同收缩。

16）肢体抖动：从肢体末端对肢体进行牵拉并抖动，有抑制效果。

2. 周围神经疾病导致肌力低下和肌无力

（1）治疗原则：如果神经完全受损且不能恢复，则不必过多应用运动疗法去恢复肌肉的功能。然而，如果运动神经元受损，那些保留完整的细胞需要较高的刺激阈值，应用特定生理刺激可加强运动神经元的兴奋。用这种方式，剩余的细胞及其神经纤维可用来向肌肉传递神经冲动，此过程称为募集。同样地，如果运动神经元细胞或纤维短暂受损，患者最终会获得传递神经冲动的能力。在治疗初期较为困难，因为需要逐渐升高肌电活动的阈值。在此情况下，治疗师必须应用所有对运动神经元有促进或抑制作用的方法，使各种效果相互结合，达到能够引起兴奋的阈值水平。

（2）运动疗法：能引起肌肉兴奋而且恰当的刺激方法较多，主要包括：

1）正常运动模式的应用：适用于虚弱肌肉群。在发育过程中反复刺激虚弱肌肉，常用的神经肌肉通路将被促通，即有意识的神经冲动将会传递到运动神经元，从而影响运动神经元的分枝，进一步也将影响到其他相关的运动神经元池。

2）牵拉刺激效果的应用：通过传入神经的分支，肌肉的牵拉将引起运动神经元以及肌肉间互相刺激。这是由于运动神经元池的兴奋状态会短时间内增强那些团队中较弱的成员。这种刺激性的影响力足够引起下运动神经元将神经冲动传到较弱肌群。

3）阻力的应用：这是一种对肌肉持续牵拉的促进方法。应用阻力的程度应该是肌肉能够克服的尽可能大的力量。

4）牵引力的应用：如果产生的运动模式是屈曲模式，则可应用牵引力。此效果加上牵拉、阻力和患者信心等，将进一步改变运动神经元池的兴奋状态。

5）关节挤压的应用：这是一种与肢体伸展相关的姿势性刺激，因此适合于负重刺激下的任何情况。伸展模式最适合于应用关节挤压方法进行促通。这种关节挤压刺激与牵引力一样，应与阻力、牵拉和患者的决心等一起应用。

6）触摸的应用：此方法常应用于正在收缩的肌肉，或运动发生的肌肉表面，起到促进运动神经元兴奋的作用。

7）视觉和听觉刺激的应用：好的口令促进患者的努力意志。如果感觉信息存在障碍，患者的视觉和听觉则变得极其重要。但是，当应用牵伸、牵引或挤压方法和听觉刺激时，在时间方面的掌握则非常重要。如果患者想获得最大的促通，这些方法应该同时应用，如果各种刺激应用不当则将导致降低应用效果。

8）冷刺激的应用：对皮节区域进行短时间冰块刺激可引起运动神经元池的兴奋。由于在冷刺激应用和期盼结果之间有迟滞现象，因此，此方法通常在其他方法应用前使用。

9）擦刷的应用：对皮节区域进行擦刷能对皮节下肌肉起到促进作用。通常擦刷的反应有迟滞现象，因此应在其他刺激方法前使用。

10）翻正和平衡反应的应用：如果患者平衡存在障碍，可以应用此方法。姿势控制和平衡机制将影响到与执行反应相关的肌肉运动神经元池。有效地应用这些反应进行治疗，治疗师必须掌握相关知识，如大部分常见的反射及其机制，以及可能刺激的肌肉活动模式。

11）身体其他部位的应用：当应用身体其他部位时，可以看到没有受到刺激的其他部位会出现强烈的联合反应。此现象是由于控制运动的神经通路会影响到肌肉平衡或其他相关肌群的运动神经元池的变化。因此，如果受损肌肉在右侧下肢，可进行左侧肢体或双上肢甚至头颈部、躯干等训练，以期通过运动神经元池的控制对患侧肢体产生放射效果。

12）逆转模式的应用：Sherrington 发现，如果伸肌突伸反射（extensor thrust reflex）产生，则屈肌逃避反射（flexor withdrawal reflex）较为强烈。此现象称为"相继诱导"，与随意运动相关。如果治疗师期望应用此现象促进肢体的伸展，可应用相反的方法。

3. 中枢神经系统疾病导致的肌力低下和共济失调

（1）临床症状：中枢神经系统疾病导致的肌力低下和共济失调紧密相连，因此治疗原则应一致，是由于牵张感受器敏感度低下导致锥体外系活跃度的缺乏。由于是中枢性神经疾病，关节周围肌肉姿势控制能力低下，运动的精确性和姿势稳定性丧失。平衡反应和调整反应出现较慢，一旦发生，会产生过度反应，运动开始时动作较慢、僵硬、不平滑，甚至出现痉挛或共济失调等。

（2）治疗原则：治疗师必须制定计划重新促进患者正常的运动模式，使患者充分感受正常运动模式的感觉，体会正常运动姿势和平衡反应。治疗师根据发育顺序理论，鼓励患者进行姿势稳定性和协调运动训练。训练时应遵从训练开始时低重心和宽支撑面的原则，逐渐增加难度进行训练。

（3）运动疗法：

1）姿势稳定性训练：患者肩胛带周围肌肉肌力低下，头部控制能力差，治疗师应为患者选择稳定的支撑体位进行训练（图2-1-2），如俯卧下双肘、前臂支撑体位，如果患者由于年龄或关节僵硬导致俯卧体位不适，可选择坐位下肘支撑体位。

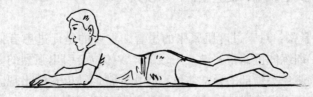

a

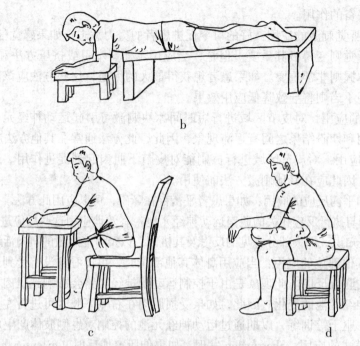

图2-1-2　肘关节和前臂的支撑方法

a. 俯卧下双肘支撑体位；b. 俯卧下前臂支撑体位；c. 坐位下前臂支撑体位；d. 坐位下肘支撑体位。

训练时，沿着关节负重的方向进行挤压，可强化重力对关节产生的刺激，加强锥体外系的活跃性，使在负重体位下的关节周围肌肉产生共同收缩。

在促进正常运动模式的同时，对关节进行轻微震动刺激，可帮助诱发姿势和调整反应，通过手的压力指示患者向各个方向活动，并鼓励患者主动参与。

2）协调性训练：应用 Frenkel 方法进行协调性训练。应用训练镜十分必要，患者可以利用视觉、听觉代替其他传入信息的输入，较硬的支持面帮助强化训练效果。训练时配合计数或其他有规律的声音，在较安静状态下训练更为有效。垫上训练，如训练患者从侧方坐位到四点跪位时，可伴随有规律的计数或在垫上画上四点标志，帮助患者将肢体准确摆放在合适的位置。

3）功能性活动训练：针对下运动神经元损伤的患者，应强调患者的活动功能。适当的功能与患者的能力相关。当患者掌握立位平衡后，治疗师应为患者考虑步行训练，初期需要借助各种助行器，以确保患者训练中的安全。

4. 肌肉过度紧张

（1）治疗目的：针对痉挛状态患者，主要目的是抑制肌肉的过度紧张，使患者获得正常体位和正常运动模式的感觉，促进正常运动模式。

（2）运动疗法：

1）抑制过度肌紧张：对于过度肌紧张的患者，重要的是促进患者抑制反射机制释放的异常活动模式。①训练体位非常关键，头颈部异常体位会引出强烈的姿势反射机制。因此，在训练中应强调避免头颈部的异常体位，防止异常运动模式的出现。②如果在足趾脂肪垫上施加压力，较易引出伸肌冲出反射，导致患者出现病理模式，如髋关节的伸展、内收和内旋合并踝关节跖屈。这是过度肌紧张造成的典型的痉挛模式。反之，在足跟部位施加压力，则将出现有用的肌肉收缩，引出适当的支撑反应。治疗师必须熟悉各种反射类型及其特征，以便训练时避免出现异常模式。③通过矫正身体重量平衡分布、头和肩胛的体位和激励患者完成准确的平衡旋转活动，从而促进正常运动模式的出现。治疗师通过手法牵伸使患者形成平衡的坐位模式以便于重新获得正常的平衡反应（图2-1-3）。反复多次被"模制"（moulding）后，患者将习惯运动的感觉，这时治疗效果开始显现。图中所示患者身体向侧方移动时出现的平衡反应，主要目的是为日后立位和行走时身体重心平衡分布做准备。④长时间冷热刺激也是缓解肌紧张的方法之一。此方法适合需要较大治疗面积的患者。全身浸入冰水中可以治疗某些病例，如对缓解多发性硬化患者的痉挛等较为有效，特别是在改善运动功能方面有明显作用。⑤在肌肉止点处进行长时间、缓慢牵拉对于某些患者非常有效。但是应用此方法时，要注意牵拉的力度，如果进行暴力牵拉，对痉挛程度较重的患者将造成骨膜和肌腱的损伤。⑥有韵律、缓慢的模拟正常运动模式的被动运动可以缓解中等程度的痉挛，且有较好的疗效。需要注意的是，快速、突然地实施被动运动，再加上嘈杂的训练环境，易导致患者的痉挛程度加重。

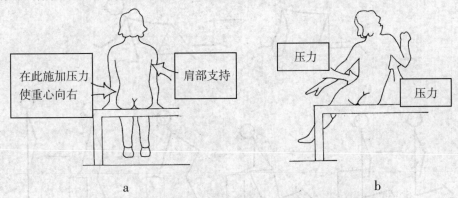

图2-1-3　治疗师通过手法牵伸使患者形成平衡的坐位模式

a. 治疗师手法辅助患者坐位平衡；　　b. 当身体重心移向右侧时，治疗师
通过对腋窝和躯干施加压力"模制"患者的躯干出现平衡反应。

2）使患者获得正常体位和正常运动的感觉：使患者获得正常体位和正常运动模式的感觉是十分必要的。下肢伸肌痉挛的患者从未体验过正常运动和正常体位的感觉，这是因为此类患者常见痉挛模式主要表现为髋伸展、内收、内旋，膝伸展和踝关节跖屈，因此站立或坐位时很难感觉到那种通过足跟的负重。如果通过适当刺激，使患者足跟充分负重，将诱导出患者的支撑反射，从而导致髋、膝、踝伸肌和屈肌肌肉共同收缩，加强患者立位的稳定性。训练中，如果异常体位作为训练体位将导致患者出现异常的运动模式，如果一旦形成固定的运动模式，矫正起来非常困难。因此，患者应尽早开始康复治疗，以保留正常的运动感觉。

3）促进正常的运动模式：当反射机制优势减少至最小时，正常运动模式即将产生。因此，当患者肌肉张力缓解后，应及时做促进肢体正常运动的活动。如果运动模式是正确的，运动本身将降低肌痉挛。通常情况下，自主调节的体位比有意识的随意运动较易产生。某些运动模式和体位应该促进（图2-1-4），而某些体位或运动模式应注意在日常生活中避免出现（图2-1-5）。应该鼓励患者进行躯干和肢体的旋转动作，包括头、肩胛带、骨盆和肢体的运动模式。

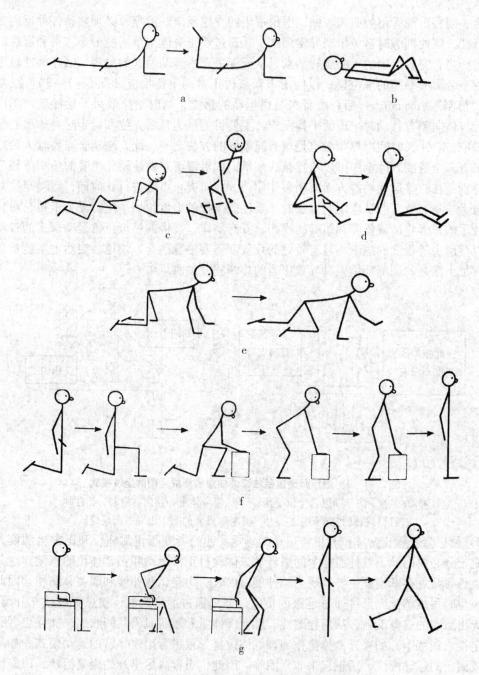

图 2 - 1 - 4   日常活动中应促进的运动模式

a. 肘支撑俯卧位伴双下肢伸展模式转换至伸髋屈膝；b. 仰卧位伴屈髋屈膝体位；
c. 一侧肢体屈曲的肘支撑俯卧位转换至躯干伸展伴双下肢屈曲跪位；d. 双手侧方支
撑转换至双手后方支撑的长坐位；e. 四点跪位时一侧上肢和对侧下肢的屈曲交替爬
行模式；f. 双膝跪位→单膝跪位→躯干前倾，身体重心前移→双上肢支撑伴下肢的
伸髋伸膝→躯干伸展伴伸髋伸膝→立位；g. 坐位→躯干前倾，双上肢支撑伴一侧下
肢屈曲→躯干充分前倾伴上肢撑起伸髋伸膝→立位→四肢交替行走。

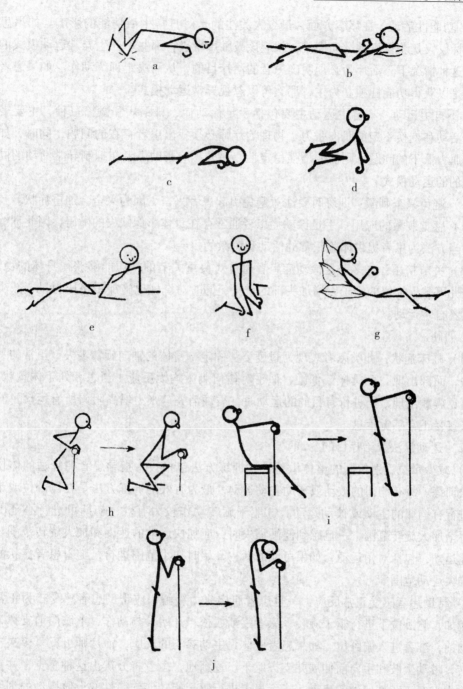

图 2-1-5　日常活动中应避免出现的运动模式

a. 俯卧位肢体屈曲模式；b. 仰卧位双上肢屈曲伴双下肢伸展交叉模式；c. 俯卧位双上肢屈曲伴下肢伸展模式；d. 双上肢伸展支撑体位下伴下肢的屈曲模式；e. 肘支撑俯卧位伴双下肢伸展交叉模式；f. "W"式坐位模式；g. 髋屈曲不充分的坐位模式；h. 双膝跪位转换至单膝跪位伴髋伸展不充分的模式；i. 坐位站起时，躯干过度伸展伴髋屈曲不充分和踝跖屈模式；j. 双下肢伸展伴踝关节跖屈的立位转换至头颈躯干及双上肢过度屈曲，双下肢过度伸展的模式。

4）功能性活动：在痉挛方面，最令人关注的是对日常生活功能的影响。如果患者治疗的目标仅仅是获得正常运动模式，就应该鼓励患者进行那些不产生异常运动模式的功能动作。这种情况下，治疗师必须明确患者的治疗目的，从而决定训练动作。如果患者的治疗目的是以获得功能性独立为主，那么可以忽视异常运动模式。

5. 不自主运动　不自主运动主要包括手足徐动症、舞蹈病和颤搐三种，主要表现为不自主活动和变换不定的肌肉张力。物理治疗师必须找出患者存在的问题，同时，如果患者存在肌力低下的问题，则需要增强稳定性。另外，应帮助患者在抑制异常活动的同时采用有目的的运动模式。

（1）避免兴奋刺激：训练时要注意避免引起患者兴奋，因为兴奋会加重症状。

（2）感觉刺激的应用：手足徐动症患者通常存在身体影像缺失的障碍，因此训练时应选择适当方法为患者提供体验正常的活动和刺激的机会。

（3）关节挤压：许多手足徐动症患者通过对负重关节的挤压能够获得身体的稳定性。一些患儿可戴上加铅的帽子以增加头部的重量，同时对脊柱也施加了挤压力量，减少患儿头部的不自主运动。

6. 僵硬

（1）临床症状：此类患者表现为过度姿势固定，身体的轴向旋转丧失，正常的平衡反应缺失，面部出现"面具样"僵硬，似乎对任何刺激均无反应。当患者处于休息状态时，通常可见震颤出现，当进行有目的的运动时，震颤消失。张力增高阻碍所有运动，同时阻碍患者接受正常感觉信息。

（2）运动疗法及治疗目的

1）减少牵拉反射机制的整体敏感性：训练方法包括：①指导患者在舒适的体位做整体放松训练。②有韵律的被动或辅助主动运动，最为有效的训练方法是在侧卧位或半侧卧位下进行有韵律的主动或被动运动。③躯干旋转动作较为有效，初期可进行小范围的旋转，逐渐加大旋转范围，一旦感到僵硬消失时，应加快运动的速度和加大旋转范围。④鼓励肢体运动，包括对角运动，如果可能的话，开始时在小范围进行，随着患者症状的缓解逐渐加大运动范围。

2）帮助患者感受正常反应：一旦患者肌肉张力缓解，应帮助患者感受较为正常的反应。例如，侧卧位下进行躯干旋转，患者逐渐放松，开始参与动作，上肢向前支撑，随着躯干向前，准备进入俯卧位。如果患者肢体无主动参与的反应，治疗师可反复多次进行躯干旋转，带动上肢和手向前伸展并支撑躯干。逐渐地，患者将分辨出这种感觉，并参与到此动作中。对于背部僵硬的患者，指示患者进行躯干旋转伴韵律性的上肢摆动的训练，效果非常明显，行走时，患者会获得肢体摆动的感觉。在训练初期，治疗师可利用体操棒辅助患者进行肢体的摆动，治疗师和患者各拿体操棒的一端，随着治疗师上肢的摆动，带动患者出现肢体的摆动以及躯干的旋转。

3）鼓励跟随正常运动模式进行大范围活动和自由的运动：主要训练方法如下：①伴随韵律进行螺旋状旋转或滚动。②鼓励患者侧方坐位，然后转移成四点跪位，再回到侧方坐位。此活动促进患者躯干和肢体旋转，从而帮助患者缓解全身的肌肉僵硬。③伴随韵律爬行，鼓励患者身体重心前后移动。④手支撑下的单膝跪位，伴随韵律变换另侧下肢。⑤立位活动包括：伴随韵律下的行走。最好在开始训练阶段旋转患者肩部以便出现上肢的摆动，同时鼓励患者下肢向前进行有韵律的踏步动作。⑥行走训练应包括转身、向后走、交叉步等。

（三）继发障碍及运动疗法

1. 肢体关节畸形

（1）预防措施：一旦患者接受了习惯性体位，可能会发生软组织的适应性短缩。对于神经疾患障碍患者，如果肢体无任何运动，肌肉将处于不平衡的牵拉状态，从而出现肌肉的短缩。有许多方法可预防肢体关节畸形，主要包括：

1）被动运动：当进行肢体的被动运动时，物理治疗师应注意以下两点：①必须使运动关节的肌肉保持生理性长度。即被动运动时必须牵伸以延长肌肉组织。例如，维持小腿三头肌的长度，必须进行膝关节伸展下的踝关节背屈动作。②必须使运动关节的韧带保持生理性柔软度。即进行"双关节"的肌肉运动时，治疗师必须小心，这是由于在韧带充分牵伸之前，"双关节肌肉"的运动限制了关节的运动范围。例如，如果膝关节处于伸展时进行踝关节的背屈，则小腿三头肌将限制踝关节的背屈动作。因此，如果踝关节的主动运动消失，关节的韧带将得不到充分牵伸。如果能保持踝关节背屈，再进行膝关节的屈曲动作，小腿三头肌的张力可放开，即可获得较大范围的关节活动。

2）体位摆放：避免采用一个体位不变，在各种体位下，肢体和躯干应该充分支撑。

3）夹板的应用：各种各样的动力夹板可以用来牵伸畸形的关节。根据神经生理学原理设计的可动性夹板的应用越来越多，由于其允许进行肢体的运动，较休息夹板更具功能性，而且设计上符合 Bobath 的反射抑制模式，如使腕背屈 >30°，掌指关节屈曲 <45°，指间关节可稍屈曲，可进行伸展、手指分开和拇指外展/伸展的动作。每天需戴夹板 8 小时，可以明显减轻痉挛、降低肌张力。

（2）应用促进技术：有些患者，特别是下运动神经元损伤的患者，由于主动肌的瘫痪，导致拮抗肌形成适应性挛缩，物理治疗师可设法帮助患者改善挛缩肌肉的长度，主要方法如下：

1）冷刺激的应用：将冰敷袋包裹住已发生挛缩的肌肉，持续 10~20 分钟。冰袋必须延伸至整个肌肉长度。此方法可使肌肉放松，容易延长肌肉长度。

2）"控住-放松"技巧的应用：首先将挛缩的肌肉摆放至牵伸体位，进行肌肉的等长收缩，即"控住"，指示患者尽可能维持较长时间，直到肌肉无力时再放松。当患者肌肉完全放松时，治疗师再进一步牵伸挛缩的肌肉。最好是在冰敷袋包裹住的同时进行"控住-放松"技巧。此方法最适合于完全由于拮抗肌张力造成的适应性肌肉挛缩。

3）"慢逆转-控住-放松"技巧的应用：当患者挛缩的肌肉完全放松后，开始进行拮抗肌等张收缩，反复多次后，再进行主动肌的等长收缩。此方法最适用于拮抗肌开始出现一些肌肉活动时。

以上技巧仅适用于关节运动受限是由于肌肉长度发生变化造成的情况，如果是由于韧带或骨的变化造成的肌肉挛缩或肌肉长度变短，则无任何明显改善。

2. 循环障碍

（1）原因：许多患者伴有循环障碍，其中有些是由于缺乏运动造成的。对于下运动神经元损伤的患者，肌肉的"泵"功能丧失，导致患侧部位的血液循环变慢。

（2）运动疗法

1）温热疗法：对于此类障碍，可通过促进身体其他部位的活动，加速全身的血液循环。对患侧部位进行漩涡浴或交替冷热浴非常有用，可明显改善患侧部位肌肉的循环。

2）吊带的使用：许多偏瘫患者存在肩胛带的姿势问题，导致腋窝下血管受压、扭结，使患者出现水肿。由于上肢缺乏应用，并且长时间处于受重力体位，上述症状将进一步加重。这种情况可以通过正确使用吊带缓解上肢的重量，减少对腋窝血管的挤压。然而，吊带的使用将限制上肢的活动，因此，吊带不要长时间佩戴，一旦患者肩胛带姿势改善，就应立即停止吊带的使用。

3. 呼吸障碍

（1）原因：许多患者存在呼吸障碍，主要包括呼吸肌瘫痪或由于残疾程度较为严重而导致严重运动障碍的患者。

（2）运动疗法

1）辅助性咳嗽/吸痰：呼吸肌瘫痪的患者需要住在 ICU 病房，需要呼吸机辅助进行呼吸。此类患者需要治疗师帮助患者进行辅助性咳嗽，有的甚至需要吸痰来清除肺部的分泌物。

2）呼吸训练：中枢神经系统进展性损伤的各类患者，随着疾病的进展，易产生呼吸系统疾病。胸廓肌肉有可能肌力低下，呼吸时对胸廓产生吸附作用，导致胸腔所容纳的空气量逐渐缩小。此类患者有可能还存在吞咽问题，易吸入食物造成肺炎。甚至较轻的残疾患者也可能出现呼吸肌运动能力低下，需要治疗师的帮助。

呼吸训练应与严重残疾患者的治疗方案相融合，应用适当的上肢运动模式或通过进行呼吸肌重复收缩训练改善下运动神经元损伤患者的呼吸状况。呼气和吸气阶段训练均应强调使患者获得最大的呼吸量。

3）抗阻训练：病情较重的多发性硬化患者，多伴有胸廓肌肉力量低下和吞咽障碍，可通过进行抗阻的头颈部运动模式、头颈部的稳定性训练或混合两种伴呼吸运动模式等以改善呼吸功能，减少肺部并发症的发生。

4. 肩关节疼痛

（1）疼痛原因

1）患侧肩部的处置不当：是引起肩关节疼痛的原因，如肱二头肌长头腱腱鞘炎、肩袖肌腱和喙肱韧带的损伤、冈上肌肌腱的损伤、肩峰下滑囊炎和关节囊炎。另外，当患者治疗时或体位转移时，若治疗师或家属忽视肩胛骨向前旋转（即前伸运动）和肱骨外旋，将导致关节囊、滑囊或肌腱受压损伤，而损伤可引起肩部疼痛。

2）肌张力异常：在肩关节囊和喙肱韧带上通常有丰富的神经感受器，关节周围组织的过度牵拉可引起肩痛。而造成肩痛的主要原因是肩袖肌肌张力降低、肌肉松弛。由于缺少肌肉的支撑，手臂的重量过度牵拉关节囊、韧带及受累的肌肉，从而导致半脱位和严重疼痛。

肩胛带肌群痉挛导致肩胛骨后撤和肱骨内收、内旋，因而影响盂肱关节外展时所必需的正常肩胛骨和肱骨的协调活动，故在被动抬举痉挛的肩部时，也可造成肩部软组织的受压和疼痛。

3）肩关节半脱位：肩关节半脱位对肩袖肌及上关节囊产生牵拉，从而通过非特异性机制产生疼痛。

4）关节囊挛缩：不能正常地活动偏瘫手臂可以导致关节囊挛缩。由于肌肉的不活动，使得静脉血和淋巴液淤滞，血液循环缓慢，发生组织水肿，内有纤维性渗出物，产生关节囊和肌腱粘连。无功能性活动的后果是粘连和关节僵硬。当向与挛缩相反的方向移动手臂时，可因牵拉而引起肩痛。

5）肩 - 手综合征：又称反射性交感神经营养障碍，其特征是患侧肩痛，运动受限（被动活动患肩时尤为剧烈），患侧手痛（屈曲患侧手指可引起或加重疼痛），手浮肿，皮温上升，消肿后手部肌肉萎缩，直至挛缩畸形。

6）丘脑综合征：少数偏瘫性肩痛患者与丘脑损害和丘脑外侧核的损害有关。丘脑性疼痛的偏瘫患者，患侧（包括肩部）均有感觉丧失、痛觉过敏和/或自发性灼样疼痛，对患侧的微小刺激便可引起疼痛。

7）臂丛损伤：臂丛损伤是肩痛的可能原因，且常与肌肉弛缓有关。在肌肉松弛状态下，对手臂的牵拉可致臂丛损伤，而周围神经损伤可导致疼痛。

（2）运动疗法

1）正确的体位摆放：注意患肢正确的体位，不仅能预防肩关节半脱位、肩胛骨回缩、防止肩痛，还能抑制偏瘫的异常运动模式。仰卧位时，患侧肩胛骨下垫枕，使其处于前伸位，肘关节伸展，前臂旋后，腕关节和手指伸展；患侧卧位时，患侧肩前伸，前屈，伸肘，前臂旋后；健侧卧位时，患侧肩和上肢充分前伸，肘关节伸展；坐位时，在患肢前方放置一平桌，将患肢托起；立位，对肩部吊带的使用存在争议，目前，临床上多用 Bobath 腋托代替肩吊带，它不仅对患肩有支持作用，而且不妨碍患侧上肢的活动。

2）被动运动：肩关节的早期活动可以防止因制动引起的关节粘连性病变，但不适当的活动又可引起肩关节周围软组织损伤和肩痛。在软瘫期，以无痛范围内的被动运动为主。

3）手法活动肩胛骨：患者仰卧位时，治疗师一手从患侧腋下伸向患侧肩胛骨后，手掌托住患侧肩胛骨；另一手扶住患肩，作肩胛骨向前、向外、向上的运动。握住患手，使患侧肘伸展，向患者肩前屈方向牵拉患肩。患者坐位时，治疗师一手托住患侧上肢，一手放在肩胛骨后，将上臂向前伸及外展方向牵拉。

4）抗痉挛运动：在痉挛期，患侧上肢常表现为肩胛骨回缩、上肢屈曲性痉挛模式。因此，上肢伸肌的主动活动和抗阻训练可降低屈肌的张力，减轻挛缩。

5）患侧负重：患侧上肢负重的训练既可增加肩关节的本体感觉刺激，又可抵抗上肢的屈曲痉挛。

（张　琦）

第二节　脑卒中

一、概述

脑卒中（stroke）又称中风，是一种急性脑血管疾病，是由于缺血或出血引起的急性局部、短暂或持久的脑损害。它源于脑血管的急性神经性障碍，在临床上所表现出的症状和体征与脑损伤部位相一致。

脑卒中是全球人口死亡和致残的首要原因，年平均发病率为 140/10 万～200/10 万人口，我国发病率约为 250/10 万，在亚太地区列首位，居世界第二位，而且每年约以 9% 的速率快速递增。脑卒中患者的病死率约为 20%～30%，世界卫生组织也因此预测，如果发病率维持不变的话，到 2030 年我国每年将有 400 万人死于脑卒中，如果发病率仅增加 1% 的话，到 2030 年我国每年将有 600 万人死于脑卒中。我国目前有脑卒中患者 950 万人，其中约有 60%～80% 的患者留有后遗症或存在不同程度的残疾。脑卒中复发率非常高，以北京的脑卒中患者为例，其临床复发率约为 40%，居全球之首，而且 45 岁以下的发病人群已占到 10%，这意味着脑卒中正向年轻人扩散。

（一）脑卒中的发病机制及分类

脑卒中的发病机制是由于脑血管阻塞或破裂而引起的脑血流循环障碍和脑组织功能或结构的损害，一般按其性质分为缺血性和出血性脑卒中，其中缺血性脑卒中约占 80%，出血性脑卒中约占 20%。

缺血性脑卒中又称脑梗死，是因各种原因引起脑部血液供应障碍，使局部脑组织发生不可逆性损害，导致脑组织缺血、缺氧性坏死，主要包括脑血栓形成和脑栓塞。脑血栓形成是缺血性脑卒中最常见的类型，主要由于脑动脉主干或皮质支动脉粥样硬化导致血管增厚、管腔狭窄闭塞和血栓形成，引起脑局部血流减少或供血中断，脑组织缺血缺氧导致软化坏死，出现局灶性神经系统症状体征。脑栓塞则是由于各种栓子随血流进入颅内动脉使血管腔急性闭塞，引起相应供血区脑组织缺血坏死及脑功能障碍，如某些心脏病患者心腔内栓子脱落所引起的脑栓塞。另外，还有一些患者脑血管没有真正堵塞，只是暂时性缺血，也可以造成一过性脑损害的症状，称之为短暂性脑缺血发作（transient ischemic attack，TIA）。

出血性脑卒中根据出血位置的不同，可分为脑出血和蛛网膜下腔出血。脑出血是由于脑内动脉破裂，血液溢出到脑组织内。最常见的病因是由于高血压合并细、小动脉硬化，血压突然升高时，脑动脉破裂。蛛网膜下腔出血则是脑表面或脑底部的血管破裂，血液直接进入容有脑脊液的蛛网膜下腔和脑池中，其病因多为：颅内动脉瘤、脑血管畸形和脑底异常血管网病（Moyamoya 病）等。

（二）临床表现与诊断要点

缺血性脑卒中与出血性脑卒中的临床表现与诊断要点详见表 2－2－1。

表 2 - 2 - 1　常见脑卒中临床表现与鉴别诊断

	缺血性脑卒中		出血性脑卒中	
	脑血栓形成	脑栓塞	脑出血	蛛网膜下腔出血
发病年龄	老年人多见（60 岁以上）	青壮年多见	中老年人多见（50~65 岁）	各年龄组均见，以青壮年为多
常见病因·	动脉粥样硬化	各种心脏病	高血压及动脉硬化	动脉瘤（先天性、动脉硬化）、血管畸形
TIA 史	较多见	少见	少见	无
起病时状态	多在静态时	不定，多由静态到动态时	多在动态（激动、活动）时	同左
起病缓急	较缓（以时、日计）	最急（以秒、分计）	急（以分、时计）	急骤（以分计）
意识障碍	无或轻度	少见、短暂	多见、持续	少见、短暂
头痛	多无	少有	多有	剧烈
呕吐	少见	少见	多见	最多见
血压	正常或增高	多正常	明显增高	正常或增高
瞳孔	多正常	多正常	患侧有时大	多正常
眼底	动脉硬化	可见动脉栓塞	动脉硬化，可见视网膜出血	可见玻璃体膜下出血
脑膜刺激征	无	无	可有	明显
脑脊液	多正常	多正常	压力增高，含血	压力增高、血性
CT 检查	颅内低密度灶	颅内低密度灶	颅内高密度灶	蛛网膜下腔高密度影
局灶性神经体征	有颅内动脉系统和椎基底动脉系统症状和体征	同左	偏瘫及其他症状	多有脑膜刺激征，少数有颅神经损伤及轻偏瘫

（三）主要功能障碍

　　脑卒中患者在感觉、运动、言语、认知、社会参与能力等方面所出现的、不同程度的功能障碍，取决于脑部受损的部位、范围与程度。

　　1. 感觉障碍　脑卒中患者感觉障碍表现为：浅感觉、深感觉、复合感觉（皮质感觉）和特殊感觉在不同程度上的丧失或异常。感觉障碍与患者脑部病变部位及相关动脉损伤有着直接关系（表 2 - 2 - 2），它不但影响到患者对外界刺激的感知能力，而且随着缺失或异常感觉信息的传入，机体也将不断地产生出相应的异常运动模式，这种异常的反应又会加剧异常感觉信息的传入，使运动功能障碍变得更为严重。

表 2 - 2 - 2　常见脑卒中患者感觉障碍与病变部位及有关动脉损伤的关系

感觉障碍	病变部位	相关血管
偏身感觉缺失或减退	对侧皮质感觉区、内囊后支、丘脑、脑干	大脑中动脉主干或其皮质以及深分支、大脑后动脉或椎基底动脉
深感觉丧失	同上	大脑中动脉皮质以及深分支、大脑后动脉或椎基底动脉
实体觉丧失	对侧顶叶或丘脑皮质束损伤	大脑中动脉主干或其皮质分支
同向性偏盲	对侧额叶、顶叶深部视放射（多为象限偏盲）、枕叶距状裂、两侧纹区皮质	大脑中动脉主干或其皮质分支、大脑后动脉其皮质分支
两眼同向侧视障碍	额中回后端刺激时，两眼向病灶侧侧视，损伤时视向病灶侧	大脑中动脉、基底动脉

2. 运动功能障碍　由于脑卒中患者脑部病变的部位不同，所以导致其临床表现也存在差异（表 2 - 2 - 3）。

表 2 - 2 - 3　常见脑卒中患者运动功能障碍与病变部位及有关动脉损伤的关系

运动障碍	病变部位	相关血管
单瘫（下肢）	对侧运动皮质	大脑前动脉
偏瘫	对侧运动皮质区、脑干、内囊后支	大脑中动脉主干或皮质分支或椎基底动脉
交叉性瘫	脑干	椎基底动脉
四肢瘫	两侧大脑半球、脑干	椎基底动脉、两侧颈内动脉系

在脑卒中早期阶段，患者受累的肢体和/或面部肌肉出现弛缓性瘫痪，通常在 1～2 周或是更长的时间后，肌张力出现异常增高，使得患者的运动模式变为异常（表 2 - 2 - 4）。这些异常状态不但使患者无法主动协调地完成日常生活中的各种功能活动，而且当身体的平衡受到破坏或偶遇突发状况时，身体的各部也不能及时地做出快速反应。这些状况加剧了患者心理的不安感和肌张力的异常增高，异常的运动模式也随之得以强化，随着时间的推移，不但患者运动功能的活动能力逐步降低，而且还可以引起受累部位肌纤维走向的偏离与短缩、关节挛缩或变形等现象的发生，这些又加剧了患者运动功能的障碍。

表 2 - 2 - 4　偏瘫患者患侧上、下肢屈曲和伸展的异常动作模式

	上肢	下肢
屈曲模式	肩胛带：内收、上提 肩关节：后伸、外展、外旋 肘关节：屈曲 前臂：旋后	髋关节：屈曲、外展、外旋 膝关节：屈曲 踝关节：背屈、内翻 足趾：背屈
伸展模式	肩胛带：外展 肩关节：屈曲、内收、内旋 肘关节：伸展 前臂：旋前	髋关节：伸展、内收、内旋 膝关节：伸展 踝关节：跖屈、内翻 足趾：跖屈

3. 知觉与认知障碍　知觉障碍是指在感觉传导系统完整的情况下，大脑皮质联合区特定区域对感觉刺激的解释和整合出现障碍，多见于各种原因所致的局灶性或弥漫性脑损伤患者。而认知障碍则是脑卒中发生后患者所出现的神经心理学的症状。患者日常生活活动能力恢复的程度或预后，在很大程度上取决于其运用和处理所获得的外界信息进行解析、整合、思考和做出相应行动的能力。这些外界的信息包括：对语言的表达与理解，浅感觉、深感觉和特殊感觉的信息反馈，动作的解析、模仿与学习的过程等（详见本章第三节相关内容）。

4. 言语障碍　人体大脑功能受到损伤后，会引起语言功能的丧失或受损，称为失语症。失语症总的表现为似乎失去语言或语言功能不全，临床上失语症的主要类型见表2-2-5。

表2-2-5　常见失语症的类型与病变部位及有关动脉损伤的关系

类　型	病变部位	支配血管
运动性失语（Broca失语）	左额叶、顶叶下部	大脑中动脉主干或其皮质分支
感觉性失语（Wernicke失语）	左颞叶上回或左顶叶	大脑中动脉主干或其皮质分支
传导性失语	左颞叶或不确定	大脑中动脉
命名性失语	左颞中回后部或颞枕交界处	大脑中动脉
经皮质运动性失语	优势半球Broca区前部、上部、额下回中部或前部	大脑中动脉
经皮质感觉性失语	优势半球后部、顶颞或额顶分水岭区	大脑后动脉或大脑后中动脉边缘带

除此之外，由于神经病变、与语言有关的肌肉麻痹、收缩力减弱或运动缺乏协调，还可引起患者出现构音障碍。当患者下颌、双唇、舌、软腭、喉、食管上括约肌或食管功能受损时，还可引起患者吞咽功能出现障碍。而吞咽功能的障碍除了可引起患者营养不良、脱水和造成一定的心理障碍以外，极易引起吸入性肺炎甚至窒息等并发症的发生。

5. 心理障碍　脑卒中是一种突发性疾病，由于脑部受损的部位、范围和程度的不同，导致患者身体各个方面不同程度的障碍，这些障碍使患者的心理在短时间内受到严重的打击。脑卒中患者的心理发展一般分为：震惊期、否认期、抑郁期、反对独立期和适应期。大多数患者的心理发展不是按照顺序进行的，约有90%的患者有过否认期，30%~65%的患者经历过抑郁期，26%的患者在反对独立期内停留过，而约有60%的患者随着时间的推移和身体各方面功能不断康复，能够慢慢地接受事实，进入适应期。

6. 社会参与能力的障碍　脑卒中患者由于在感觉、运动、言语、认知或心理等方面都存在着不同程度的障碍，使其在家庭和社会环境中的活动能力都受到了极大的影响。在家庭环境中，以往熟悉的日常生活中的自理活动、功能转移性活动和维持独立生活所必需的一些与外界接触性的活动等，脑卒中患者都受到很大的限制，不能如以往一样完成看似平常的、简单的动作，这些又加剧了患者心理方面的障碍。另外，由于脑卒中疾病的发生，多数患者失去了从事原有工作的能力，再加上与外界沟通和适应能力等方面功能活动的降低，使得他们对于自我生存的价值产生了怀疑。

二、评定内容

运动疗法评定的目的：一方面通过系统的评定发现患者在功能活动方面存在的潜能；另一方面对患者的残存活动能力进行专业的解析。对脑卒中患者的评定一般分为如下过程：查阅病历与相关信息的采集、专业性评定、资料的整理与分析、康复训练目标的制定与计划的实施。

（一）查阅病历与相关信息的采集

主要通过阅读患者的病历和与患者或家属、临床主管医生面谈获得，内容如表2-2-6。

表2-2-6　查阅病历与相关信息采集的内容

项目	包含的内容
一般性资料	·姓名、性别、年龄、受教育背景、职业、家庭住址、利手、体温、血压、心率、呼吸频率和入院日期等
现病史	·发病时间、当时的症状、疾病演变的过程、相关影像学检查与神经系统体格检查、临床诊断及治疗的方法、过程与疗效等 ·目前患者身体各方面的状况，有无并发症等
既往史	·有无与脑卒中相关的病史，如：心脑血管疾病、高血压、糖尿病、风湿病、外伤史等
个人状况	·患者的职业（具体工作内容、工作环境、出行方式等）、兴趣、爱好、性格、每日生活的规律与方式等
家庭状况	·婚姻状况，家庭成员，患者在家庭中的位置、作用及与其他家庭成员的关系等 ·居住环境状况：居室、客厅、厨房与卫生间的结构、面积、布局与设施，居住周边环境状况等
经济状况	·经济收入、来源，有无经济负担等 ·医疗费用状况
康复愿望	·患者自身或其家属主观的康复愿望与需求等

（二）专业性评定

物理治疗师除了对脑卒中患者的感觉与运动功能残存能力进行详尽的、专业性的评定以外，还应对患者言语、认知、心理障碍和社会参与能力等方面进行评定。

1. 感觉评定　感觉检查主要是对脑卒中患者在清醒状态下对感觉刺激的感知能力的检查。脑卒中患者由于脑组织受损部位的不同，感觉障碍可能出现在感受器在接受感觉刺激的能力方面，也可能出现在感觉传导通路过程中的某一阶段或大脑对信息的整合能力等方面。在感觉检查中，治疗师应根据已掌握的理论知识，通过专业性的评定方法，解析感觉障碍发生的真正原因，为随后患者评定资料的整合与分析、问题点的找出、康复目标的确立和治疗方法的实施等方面工作做准备。感觉评定的内容包括：

（1）浅感觉检查：包括痛觉、温度觉和触觉的检查。

（2）深感觉检查：包括运动觉、位置觉和振动觉的检查。

（3）复合感觉（皮质感觉）检查：包括皮肤定位觉、两点辨别觉、实体觉、图形觉和感觉忽略的检查。

（4）特殊感觉的检查：如嗅觉、视觉、味觉、听觉的检查等。

2. 运动功能评定 运动功能评定主要包括人体形态学、关节活动能力、肌肉功能状况和运动控制能力等方面的评定。

（1）人体形态学评定：一方面通过测量评定患者的体重或肢体的长度、周径、外形等方面有无异常；另一方面，通过对患者在不同体位下静态与动态姿势的观察，发现其身体的力线与正常状态下相比，在肢体摆放和运动轨迹等方面有无异常的偏离等。

（2）关节活动能力评定：主要包括对受累肢体关节的对线、位置（如有无肩关节脱位，脱位的程度等）、范围（如被动和主动关节活动范围、关节有无挛缩现象的发生等）和运动过程中关节运动的轨迹与方向、有无异常状态（如疼痛等）等方面的评定。

（3）肌肉功能状况评定

1）肌纤维长度、走向、弹性和伸展性等方面的评定。

2）肌张力的评定：应用专业术语对肌张力的程度、表现、分布、在运动过程中的变化和易诱发的因素等进行描述，也可采用一些量表对异常肌张力的程度进行评定，例如改良的 Ashworth 痉挛评定量表等。

3）肌肉主动收缩能力：肌肉主动收缩能力的程度能否抵抗痉挛或抵抗肢体的重力，收缩的范围，收缩力的分布，能否与拮抗肌或身体其他部位完成协同收缩，收缩的耐力、速度如何等。

（4）运动控制能力评定：应依据运动控制能力发展的四个阶段进行评定，即活动性、稳定性、控制性和技能。

1）活动性：对于脑卒中患者而言，运动控制能力的活动性评定包括两个含义：一是在运动开始前肢体的关节有无一个可动的范围，二是能否主动地在这一范围内完成正常的运动。

2）稳定性：一是评定患者能否保持静态姿势或肢位稳定的能力；二是评定患者在任何体位或肢位下，主动肌与拮抗肌之间协同收缩的能力。

3）控制性：主要是评定患者从静态到动态的转变、身体重心的改变与动作之间的转换等过程中，运动的控制能力。

4）技能：评定患者是否具有把运动控制能力的活动性、稳定性和控制性有机地整合为日常的功能性活动的能力。

3. 协调性评定 包括协调运动的神经学检查（如指鼻试验、跟膝胫试验等）、粗大协调运动的评定和精细运动的评定。

4. 平衡能力评定 包括对患者在不同体位下静态、动态平衡能力的评定和功能性活动下身体平衡能力的评定，如 Berg 平衡量表等。

5. 功能性活动评定 现阶段患者能够完成哪些功能活动，以何种方式完成这些功能性活动，在完成活动的过程中有无使用辅助器具。治疗师在进行这类评定时，应注意对患者所能完成的动作及方式进行详细分析，也可用一些评定量表进行评定，如 Barthel 指数、

FIM 量表等。

6. 知觉与认知功能评定　脑卒中患者感知功能的评定主要包括失认症与失用症的评定，认知功能的评定主要包括注意、记忆与执行功能等方面的评定。具体评定方法详见本套教材《康复疗法评定学》。

7. 言语功能评定　通过其他相关专业人士的评定，治疗师应了解患者目前言语的障碍属于失语症还是构音障碍。如果是失语症，属于什么类型，感觉性失语还是运动性失语。患者言语功能方面的障碍不但直接影响到物理治疗专业性评定的准确性，而且在日后康复训练中，患者对训练动作与治疗师指令的理解也会存在一定程度的障碍。

8. 心理功能评定　主要包括对患者情绪状态（如抑郁、焦虑等）和目前心理处于疾病发生后的阶段性判定，即震惊期、否认期、抑郁期、反对独立期或适应期。

9. 社会参与能力评定　如对患者居住与工作环境的评定、与他人交流沟通能力、生活质量与满意程度等方面的评定。另外，还可以利用 ICF 中对活动能力（表 2-2-7）与参与能力（表 2-2-8）的评定方法，得到一个较为全面、客观、量化的评定结果。活动能力与参与能力的评定分为五个阶次，评分标准为 0 到 4 分，分值越低表明患者的活动与参与能力越强。

表 2-2-7　ICF 活动能力评定

分值	能力阶次	参考内容
0	一般性自立	任何环境都能自立（包括出差、旅行等）
1	一定条件下自立	在特定的环境下可自立（家中、医院、居住周边环境等）
2	部分受限	部分活动必须在他人帮助下完成（包括监护、提醒）
3	全部受限	所有活动都要他人的帮助才能完成
4	完全不能进行	无论在什么情况下都不能完成（包括被禁止活动）

表 2-2-8　ICF 参与能力评定

分值	能力阶次	参考内容
0	积极参加	一般能全面参加（不考虑是否有他人帮助）
1	部分性参加	部分性参加（无人帮助下）
2	部分参加受限	在他人帮助下部分性参加（他人帮助、监护等）
3	整体参加受限	所有活动都需要帮助才能参加
4	完全不能参加	完全不能参加（包括被禁止的情况下）

（三）资料的整理与分析

治疗师收集到患者全部的评定资料后，应根据自身的专业知识和临床经验，对手中的资料进行系统地、科学地分析，找出患者现存的主要问题点或急待解决的问题，然后确立康复训练的目标，为下一步康复计划的制定与治疗方法的实施做准备。

1. 根据已获得的评定资料，先把患者身体各方面存在的障碍，按照 ICF 分类的方法，即身体功能和结构、活动能力、参与能力进行划分，找出各个部分和部分间相互影响的因素或内在的、必然的联系。以运动功能障碍为例：脑卒中患者由于脑部组织受到损伤，通常在身体功能与结构方面表现出肌张力、神经交互支配和运动模式等异常状态，这些状况直接影响到患者主动或随意性动作的出现，尤其是当身体的平衡受到破坏时，肢体不能做出快速的、保护性的反应动作。这使得患者惧怕移动，日常生活活动能力也随之大大降低。再加上身体其他方面存在的功能障碍，患者的主观能动性降低，自主活动能力减小，可控制的活动范围也相应缩小，最终导致其社会参与能力的降低（图2-2-1）。

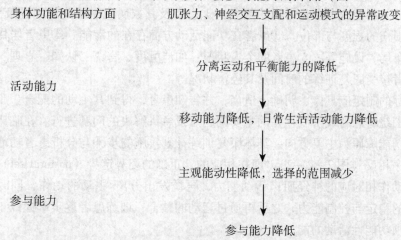

图2-2-1 中枢神经系统损伤后在 ICF 各个方面产生的障碍

2. 以患者功能障碍为导向，分析其发生的原因。如：患者在穿衣、入浴的动作完成、步行到厨房/卧室的能力方面表现出没有信心，不能独立地完成上述动作。治疗师应依据已掌握的患者的评定资料，一方面分析出患者是在动作完成的哪个步骤或阶段上出现能力的问题；另一方面，还应从运动能力、运动模式、运动范围和与此相对应的神经生理学出发，进一步分析出导致患者该项日常生活活动动作不能独立完成的真正原因，如神经肌肉功能性活动障碍等（图2-2-2）。由此，也可以罗列出患者目前急待解决的主要问题。

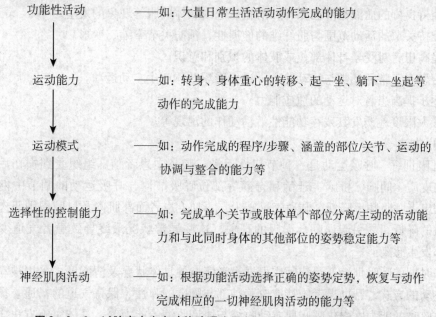

图2-2-2 以脑卒中患者功能障碍为导向，分析导致其发生原因的步骤

（四）康复训练目标的制定与计划的实施

康复治疗的目标分为短期目标和长期目标。短期目标一般是指在短期内（一次、一周或一个月等）所能达到的目标或短期内可解决的问题。长期目标是治疗师凭借专业知识与丰富的临床经验对患者经过康复训练后的康复效果进行预测，并根据患者的具体状况，最终判定其能否回归家庭或社会。

康复目标的制定应考虑几方面的因素：①患者及其家属急需解决的问题及康复愿望。②患者脑部损伤的程度与部位。③患者在功能活动方面存在的潜能。④患者居住与工作环境的结构、布局、设施等。⑤患者的个人状况：如清醒度、言语、认知、心理、主观能动性等。⑥患者接受康复训练的时间及其经济状况等。

康复目标的制定应具体、明确、适当，并告知患者，得到其主动的配合。康复训练计划的实施应围绕着患者现阶段存在的主要问题点或急待解决的问题进行。在临床上，通常以解决患者功能障碍为主要方向，具体康复训练计划实施的步骤与分析患者功能性活动障碍步骤的顺序相反（图2-2-2），即在相应的、正确的姿势定势（postural set）下，先提高与功能性动作相对应的神经肌肉活动能力，再诱发出分离/主动的动作，同时提高身体或肢体姿势的稳定与控制能力，之后再通过运动的整合，训练患者逐步掌握以正常的运动模式完成该项功能性活动的能力。

三、急性期运动疗法

当脑卒中患者的生命体征稳定、神经学症状不再发展48小时后或无再次出血或梗死的迹象发生时，物理治疗师就应尽早介入进行康复治疗，以缩短患者卧床的时间，减轻功能障碍产生的程度，逐步增强患者的体能，防止并发症与废用综合征的发生。

（一）目的

1. 保持呼吸道畅通，提高肺活量，防止发生肺部感染。

2. 维持良好的血液与淋巴循环，防止压疮或肢体肿胀等现象的发生。

3. 维持关节的活动范围与肌纤维的伸展性，预防关节挛缩、变形。

4. 提高患者对受累身体部位或肢体的识别和意识。

5. 给患者正常的感觉与运动输入，诱发受累肢体产生主动运动。

6. 逐步提高患者对运动的适应能力。

7. 最大限度地诱发其残存功能性活动动作的出现等。

（二）方法

1. 呼吸训练　呼吸运动是一种节律性运动。脑卒中患者脑部组织受到损伤后，会引起从大脑皮质、间脑、桥脑、延髓和脊髓等部位呼吸节律与呼吸运动的调节中枢发生异常，导致患者呼吸频率降低、肺通气量减少，再加上患者面部肌肉及口腔周围肌肉收缩与控制能力的降低，易引起误咽、误吸的现象，这些异常状况最终导致患者气道变窄或堵塞，肺部发生感染。

这一时期的呼吸训练，治疗师应根据患者病情的具体状况及清醒度，采用被动、辅助主动或主动的方式，帮助患者维持或改善肺部与胸廓的弹性、保持气道的畅通、提高肺活量和有效咳嗽的能力、强化呼吸肌主动收缩与协调收缩的能力等。具体实施方法详见第五章：临床肺部疾患运动疗法。

2. 体位与肢位的摆放　对于急性期的脑卒中患者，体位与肢位的摆放可以有效地维持软组织的长度，增强低负荷对肌肉的牵张刺激，保持身体的关节处于合理或功能性的位置，避免异常的运动模式和肌张力的出现。在具体操作时，治疗师应注意：患者头和颈的对线，躯干的对线，肩胛骨的位置，肩关节的力线，上肢应维持外展、外旋、肘伸展和手指张开的位置。这些都有助于保持关节周围组织与肌肉的伸展性，为日后康复训练提供一个良好的、可动的范围。

（1）各种床上体位的摆放如表 2-2-9 和图 2-2-3 所示。

表 2-2-9　各种床上体位的摆放

	仰卧位	健侧卧位	患侧卧位
头/颈	·轻微前屈	·中立、对称	·中立、对称
躯干	·伸直、对线良好	·伸直、对线良好	·伸直、对线良好
患侧上肢	·肩关节前伸、轻度外展、外旋 ·腕关节中立位 ·手指伸展	·肩关节下方垫枕以支撑，前屈 ·腕关节中立位 ·手指伸展、拇指外展	·肩关节下、后方垫枕以支撑，前屈 ·肘关节伸展、前臂旋后 ·腕关节中立位 ·手指伸展、拇指外展
患侧下肢	·髋关节下垫薄枕以维持屈曲、中立位 ·膝关节下支撑，微屈曲 ·足底无支撑物	·髋关节屈曲，并予以支撑 ·膝关节屈曲，并予以支撑	·髋关节中立位、对线良好 ·膝关节屈曲 ·非受累侧下肢屈曲，并予以支撑

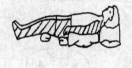 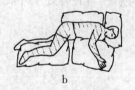 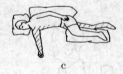

a　　　　　　　　　b　　　　　　　　　c

图 2-2-3　体位摆放

a. 仰卧位；b. 健侧卧位；c. 患侧卧位。

1）仰卧位体位摆放的注意事项：患侧肩胛骨被垫起处于内收位时，一定保持患侧肩关节处于微屈曲的位置，同时注意对患手的支撑，以防止手部肿胀现象的发生；应防止患侧下肢呈伸展、外展、外旋的位置，足部不宜放置支持物来维持跟腱的伸展性，否则将会引起患侧下肢伸肌的紧张。由于仰卧位受紧张性颈反射和迷路反射的影响，易引起伸肌张力的增高，因此，痉挛程度较严重的患者不宜在此体位下进行长时间的休息。

2）健侧卧位摆放的注意事项：对患侧上肢予以前屈位的支撑，防止患侧肩胛骨呈上提、内收位；患侧下肢呈屈曲位，并用枕头予以支撑，特别是患足也应给予良好的支撑。由于侧卧位支撑面积与仰卧位相比有所减少，所以，对于躯干控制能力较差的患者，可采取半侧卧位或在患者后背垫枕等方式来帮助其维持体位。

3）患侧卧位的摆放可增强患侧躯干与肢体的感觉输入，同时，由于躯干侧屈向健侧，对患侧躯干的肌群有缓慢牵拉的作用，再加上身体重量对患侧躯干产生的压力，从一定程度上可以起到缓解躯干痉挛的目的。在具体摆放时，应注意对患侧肩关节的保护，使其处于前伸的位置，同时防止肩关节受到过度的挤压与牵拉。

（2）不同坐位下体位与肢位的摆放

1）床上长坐位摆放的注意事项：对于病情较严重或体质较差的患者，床上坐位的角度应循序渐进地增加至90°，一般以10°~15°、每一角度停留3~5分钟的速度递进，同时，在该角度下患者无异常状态（如头晕、眼花、心跳加速、血压异常等）时，才可提高坐起的角度。患者头部与躯干的支撑，应保持其对线处于正常的位置，防止头或躯干有侧屈现象的发生。支撑的部位或力度可根据患者具体的状况适时地予以减少，特别是头部的支撑，最好不予支持，这样才能最大限度地给患者提供对头部活动与躯干控制能力的学习机会。患者的躯干尤其是腰部，应尽可能地保持正常的生理弯曲，双侧髋关节在中立位下（无外展、外旋）屈曲90°，双膝关节微屈曲，双侧上肢放置于身前的小桌或枕头上。其目的是：一方面可诱发躯干处于伸展位，另一方面，使患侧肩胛骨外展，同时防止上肢重力对患侧肩关节长时间的被动牵拉，从而引起患侧肩关节不适，如肩关节疼痛、肩关节半脱位和肩手综合征等现象的发生（图2-2-4）。

2）轮椅/有靠背座椅上坐位保持的注意事项：患者头部与躯干的对线处于正中位，防止患者的躯干出现侧屈的现象；臀部尽可能地坐向椅座的里侧，即靠近椅背处，这样才能尽可能地保持躯干处于直立或伸展状态，如果椅背过于柔软或患者姿势保持困难时，还可利用靠垫/枕头之类的物品支撑腰部，使其躯干处于伸展位。患者的双侧髋关节、膝关节应处于屈曲90°位，防止患侧下肢处于外旋的状态，必要时可用毛巾或小型靠垫予以固定（图2-2-5）。同时，双侧足部应给予良好的支撑，使其保持在中立位。双侧上肢可以放置于轮椅的扶手或小桌上，以维持患侧肩胛骨处于外展、上肢处于前屈的位置。

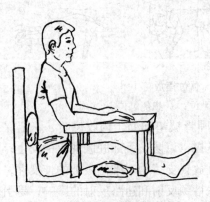
图2-2-4　床上坐位的保持

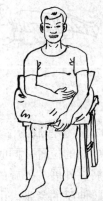
图2-2-5　椅上坐位的保持

3. 关节活动范围训练　早期对身体各关节开展被动或辅助主动关节活动范围训练，不但可以防止制动引起的身体关节活动范围受限、肌纤维伸展性与弹性降低，同时也有利于患者早期对受累身体部分或肢体的认知能力与运动能力的提高，为日后运动功能的恢复及康复训练打下良好的基础。

（1）早期关节活动范围训练的注意事项

1）在进行关节活动范围训练时，不应引起不适或疼痛等症状的加剧；治疗师还应通过语言解析动作来从感觉上增强患者对肢体运动的认识。如果患者处于清醒状态，治疗师还应鼓励患者感知运动本身，并努力地逐步学会这一动作。

2）对于暂时不能活动的关节，在进行活动时应避免过度牵拉，只需维持其正常的活动范围即可。

3）治疗师在具体实施操作时，动作应缓慢，力的施加尽可能地靠近关节的轴心，每次活动时，应在保持关节对线处于正常位置的情况下，一次只针对一个关节、围绕着关节的轴心、按着一个运动方向、沿着一个运动平面进行，避免对关节实施复合运动的被动训练。

4）对于制动易引起某些肌群长期处于短缩位或跨越两个关节的肌群，治疗师应在完成正常关节活动范围训练后，再对其进行缓慢地牵拉，以防止肌纤维短缩或挛缩现象的发生，如患侧上肢内收肌群、前臂旋前肌，下肢髋关节外旋肌群、腘绳肌和跟腱等。

（2）早期关节活动范围训练的内容

1）胸廓活动范围的训练：急性期的脑卒中患者由于长时间处于卧床制动的状态，其肺通气量与换气量受到极大程度的影响，胸廓外部阻力加大，活动范围减小，呼吸肌肌力也随之降低。因此，治疗师在注重对胸廓纵向与横向整体活动范围扩大的同时，还应注意保持胸大肌肌纤维的伸展性，以防止患侧上肢因长期处于内收位而引起日后胸大肌肌腹或肌腱发生短缩。胸廓伸展活动范围的训练可根据患者的清醒度，适时地与辅助主动或主动呼吸训练相结合，这样才能使呼吸训练更为有效（具体操作方法详见第五章：临床肺部疾患运动疗法）。

2）躯干活动范围的训练：躯干是脑卒中患者运动功能恢复的核心部分，因此，在早期保持其对线与旋转、屈/伸活动范围的正常，对日后日常生活活动能力的训练是极其重要的。具体操作方法包括对躯干整体各个方向活动范围的训练和局部各个方向活动范围的训练。

3）上肢各关节活动范围的训练：在对患侧上肢进行关节活动范围训练时，治疗师应注意对患侧肩关节的保护，防止在进行运动时对肩关节的过度牵拉或疼痛等不适症状的加剧。对于有肩关节脱位的患者，在训练前应先把关节复位后，再沿着肩关节的轴心进行各个方向的活动。

4）下肢各关节活动范围的训练：由于患者在日常休息体位下，下肢常处于外旋位，治疗师在对患者进行其他下肢关节活动范围训练之外，还应注重对髋关节外旋肌群的牵拉。同样，在对患侧腘绳肌与跟腱进行牵拉时，应保证其牵拉的力线与下肢纵轴的平行。

4. 床上功能性活动的训练　早期床上功能性活动的训练，一方面可以缩短患者卧床休息的时间，加速患者运动能力的恢复，提高其生活的自理能力；另一方面，对脑卒中后患者心理的康复也起到积极的作用，使其重获自信心，更加努力地、主动地参与日后的康复训练。床上功能性活动的训练按借助力的大小可分为被动、辅助主动和主动；按活动目的或动作又可分为床上翻身、坐起、移乘等动作的训练。

（1）床上翻身动作的训练：早期床上翻身动作的训练不但可以缩短身体局部受压时间，防止肢体肿胀与压疮发生，同时，也是躯干早期运动功能恢复与基本日常生活活动能力（activities of daily living, ADL）康复训练的一个重要阶段。床上翻身动作的训练一般分为：被动、辅助主动与主动翻身动作的训练。

1）被动翻身动作的训练：当患者意识处于不清醒的状态时，治疗师应对患者实施被动地翻身。翻身之前，治疗师应先确保翻身一侧有足够的空间和该侧上肢肢体处于外展位，具体操作方法详见本套教材《运动疗法技术学》第二章：常规运动疗法技术。

在对脑卒中患者实施被动翻身时，治疗师还应注意在整个操作过程中对患侧肩关节的保护，例如：在向患侧翻身之前，治疗师应先用双手把患者患侧的肩胛骨向外牵拉，防止其处于内收位，之后，再托住患侧上肢把肩关节摆放于外展位，防止在随后的翻身过程中对患侧肩关节的挤压。

2）辅助主动与主动翻身动作的训练：治疗师通过对患者翻身动作的分析，了解其运动功能残存的状况，通过向患者解析动作完成的过程及要领，鼓励患者尽最大努力、尝试着自主完成整个动作。治疗师只是在必要时适时地给予辅助，同时，辅助力量或动作的给予应随着患者翻身能力的提高而及时减少。

①健侧翻身动作的训练：患者向患侧翻身动作的学习要较易于向健侧翻身。翻身之前，应先令患者把患侧上肢摆放于外展位，然后，头部与健侧躯干用力转向患侧，健侧下肢横跨身体的中线，即可完成翻身动作。

②患侧辅助主动与主动翻身动作的训练：治疗师在训练患者向健侧翻身动作训练之前，先被动地帮助患者翻身 3～5 次，让其感受翻身动作应如何完成，同时，治疗师也可由此来判定患者躯干的活动范围与残存能力。如果患者存在着躯干活动范围的受限或肌张力异常增高时，治疗师应首先利用相应的治疗手法来扩大躯干的可动范围（特别是旋转的范围），缓解患侧躯干的肌紧张后，再在不引起躯干痉挛加剧的范围内，通常是从侧卧位开始，鼓励患者努力地实施翻身动作，并逐步地提高患者躯干在这一范围内旋转的运动能力，之后，再逐步把翻身的活动范围扩大至仰卧位，直至患者能够主动地完成翻身的整套动作。治疗师双手辅助的部位与力的施加，可依据患者躯干残存运动能力的状况，放置于患侧肩胛带附近，也可放置于患侧骨盆或辅助患侧下肢向健侧摆动。

当患者能主动完成翻身动作后，治疗师也可通过强化躯干旋转的活动来进一步提高躯干的运动功能。例如：治疗师可以通过对患侧肩胛带与骨盆向前（阻力施加于肩胛带前部和同侧的髂前上棘）或向后（阻力施加于肩胛骨和同侧的坐骨结节）旋转的动作施加阻力来强化患侧躯干旋转的运动能力，也可分别通过对患侧肩胛带或骨盆向前/向后旋转动作施加阻力来强化躯干上（肩胛带）、下（骨盆）分离旋转活动的运动能力（图 2-2-6）。

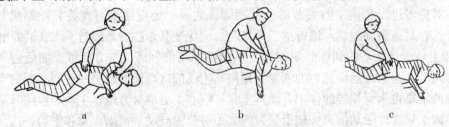

图 2-2-6　翻身动作的强化训练

a. 对躯干整体强化翻身动作的训练；b. 通过肩胛带的旋转来强化翻身动作的训练；c. 通过骨盆的旋转来强化翻身动作的训练。

（2）床上坐起动作的训练：当患者生命体征稳定，并在 90°坐位下无脸色苍白、眩晕、眼前发黑或意识丧失、血压下降、心悸、耳鸣、恶心或四肢活动不灵活等症状的发生时，治疗师就可依据患者运动能力残存的状况，开展被动或辅助主动、主动的坐起动作的训练。

　　1）被动坐起动作的训练：先把患者被动地从仰卧位翻身至侧卧位，然后，治疗师一只手从患者的颈下绕到其背的后部，另一只手放置于双侧膝关节的外侧及后部，双手围绕患者身体的中心同时做顺时针（右侧坐起）或逆时针（左侧坐起）旋转，使患者从侧卧位被动地坐起（图2-2-7）。

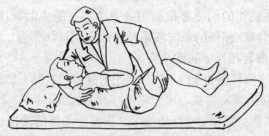

图2-2-7　被动坐起动作的训练

　　2）辅助主动与主动坐起动作的训练：与被动坐起动作的训练手法相近，治疗师根据患者运动功能残存的状况，适时地减少辅助的力量，直至患者掌握坐起动作的技巧，能主动完成坐起的动作。

　　①健侧辅助主动与主动坐起动作的训练：患者先从仰卧位翻身至健侧卧位，然后，用健侧下肢辅助患侧下肢外移至床边，再用健侧肘部与手逐步把躯干支撑至坐位（图2-2-8）。

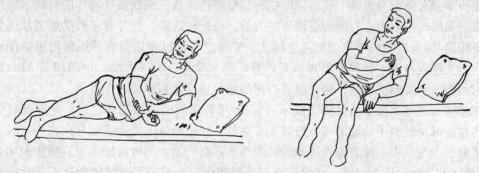

图2-2-8　健侧辅助主动与主动坐起动作的训练

　　②患侧辅助主动与主动坐起动作的训练：患者先用健侧上、下肢辅助患侧上、下肢从仰卧位翻身至患侧卧位，然后，用健手支撑躯干坐起（图2-2-9）。在此过程中，治疗师可根据患者运动功能残存的状况，适时地辅助或鼓励患者的躯干与患侧上肢最大限度地参与到整个坐起动作的训练中，直至患者能轻松、自如地完成整套坐起动作。

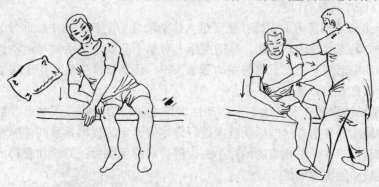

图2-2-9　患侧辅助主动与主动坐起动作的训练

（3）床－轮椅/座椅之间移乘动作的训练：床－轮椅/座椅之间移乘动作的训练，一方面可直接提高患者生活自理能力的程度，扩大其生活活动的范围，另一方面，也是一种早期躯干运动控制能力与患侧下肢在非完全伸展位下负重能力的训练方式。患者对移乘动作掌握程度的高低，直接影响到其下一步坐位平衡、站起及立位平衡的康复训练进展程度。床－轮椅/座椅之间移乘动作的训练可根据患者主动参与能力的程度分为：被动、辅助主动和主动。以下将床至轮椅/座椅的单向移乘动作的训练详加解释，轮椅/座椅至床的反向移乘动作的训练方法与前者相反，在此从略。

1）被动床至轮椅/座椅移乘动作的训练：当患者身体的状况不允许其主动地参与移乘动作的训练时，治疗师应对患者实施被动床至轮椅/座椅之间的移乘，具体方法详见本套教材《运动疗法技术学》第二章：常规运动疗法技术。在整个动作的操作过程中，治疗师应先把患者的轮椅摆放于床边，然后，用自己的双侧膝关节帮助患者锁定患侧的膝关节，用双脚夹住患足使其固定于地面，这样，才能在随后的旋转动作中，起到支撑的作用。如果患者身体状况较差或体重过重时，治疗师也可借助滑板辅助床至轮椅之间移乘动作的完成。

2）辅助主动和主动床至轮椅/座椅之间移乘动作的训练：当患者有意识地主动参与床至轮椅/座椅之间移乘动作的训练时，治疗师就应适时地减少辅助的力量与部位，必要时减缓动作完成的速度，让患者有足够的时间去感受动作完成的要领，尽最大努力参与其中，逐步学会对躯干与患侧下肢运动的控制，最终达到自主完成整个动作的目的。治疗师只是在必要的时候给予患者辅助或诱导的力量。在最初阶段，治疗师可鼓励患者从健侧完成床至轮椅/座椅之间的移乘动作，这样，一方面患者可以利用健侧手抓握轮椅的扶手及下肢用力支撑起身体，自我辅助患侧完成整个移乘动作，另一方面，也能使其 ADL 能力在短时间内得到大幅度提高，这对患者心理的康复也会起到积极的作用。

在患者很好地掌握了从健侧完成床－轮椅/座椅之间的移乘动作之后，治疗师就应鼓励患者逐步减少健侧手的辅助与下肢的支撑力量，并把身体的重心逐步移向患侧下肢，使患侧下肢也参与其中。随着患者移乘能力的逐步提高，治疗师可鼓励患者开展患侧床至轮椅/座椅之间移乘动作的训练。在此动作训练过程中，治疗师可通过辅助患者骨盆旋转或固定患侧下肢等方式来诱导患者逐步学会整套移乘动作。

5. 早期床上诱发主动活动动作的训练　治疗师在早期诱发患者主动活动动作之前，需对将要活动的肢体或部位做一个详尽的评定，以准确掌握患者残存运动能力的状况，分析出导致其不能主动完成这一动作或在动作完成过程中某一环节出现问题的原因，然后制定出相应的、有效的训练计划。

（1）躯干主动活动能力的训练：躯干是人体活动能力的核心或中心部分，也是一切日常生活动作能力训练的基础。因此，早期在床上对躯干开展主动活动与运动控制能力的训练，无论是对日后患侧上肢、下肢的主动活动训练，还是日常生活动作中功能性活动能力的康复训练等都有着极其重要的作用。

1）躯干活动性训练：在开始躯干活动性训练之前，治疗师必须对患者躯干的力线及患侧躯干的伸展性和各个方向的活动范围进行详尽的评定，找出导致其伸展性与活动范围受限的原因和部位，并采用相应的治疗手法缓解受限的程度后，方能在获得的活动范围内开展诱发主动活动能力的训练。

①躯干旋转活动的训练：早期对躯干开展旋转活动的训练可采用侧卧位（健侧卧位）

下进行，治疗师可先通过被动牵拉的手法提高患侧躯干旋转的伸展性或缓解局部的痉挛，然后采用训练患者主动翻身动作的方法，提高患者躯干与患侧肩胛带、骨盆的旋转能力（图2-2-6）。

　　治疗师除了采用上述方法对患者躯干旋转活动进行训练以外，还可采用让患者在屈膝-仰卧位下，令其双侧膝关节合并在一起进行左右的旋转。训练的难度可以通过逐步扩大左右旋转的角度、降低旋转的速度等方式来调节，治疗师也可通过对患者双膝关节旋转活动施加阻力来进一步增强躯干旋转的能力等。

　　②躯干屈伸活动的训练：在早期的康复训练中，治疗师可利用患者健侧躯干残存的能力来辅助患侧躯干进行屈伸活动的训练。例如：在屈膝-仰卧位下，令患者主动抬起臀部，即"桥"式运动。在"桥"式运动中，治疗师应避免患者伸肌活动过度增强、后背呈弓形，正确的方法是诱导患者下腹和臀部进行运动。当患者掌握动作完成的要领之后，即可令患者健侧下肢处于伸展位或健侧下肢交叉置于患侧下肢之上，令患侧下肢做单侧"桥"式运动，也可通过治疗师施加相应的阻力等方式来进一步加强躯干屈伸活动的能力。

　　2）躯干运动控制能力的训练：当躯干拥有了一定程度的主动活动能力之后，可开展躯干运动控制能力的训练。训练方法与躯干活动性训练方法相近，不同之处在于此时的训练应注重患者对动作控制能力的训练，即躯干双向肌群协同收缩与各自离心性收缩相互配合的能力训练。例如：单侧"桥"式运动，治疗师可通过令患者骨盆抬起后，做有节律的左右摆动或旋转，也可通过延长患者双足或单足与骨盆间的距离，再缓慢地做"桥"式运动等方式来提高患者腹肌与背肌离心性收缩的能力等。

　　（2）患侧上肢主动活动能力的训练：应着手从患侧肩胛带主动活动能力训练开始，可采用躯干上部旋转动作的训练方式（如前所示），开展肩胛带内收、外展主动活动能力训练，同时，对其他方向活动的训练也应着手进行。当患者肩胛带周围活动能力有所增强时，治疗师就可把训练的重点从肩胛带的活动逐步移向患侧肩关节。

　　1）患侧上肢活动性训练：在开展患侧上肢活动性训练之前，治疗师必须对将要活动的肢体或关节做详尽的评定，找出制约患侧上肢活动的因素，如：肩关节周围的痉挛、挛缩和疼痛等。先利用特殊的治疗手法或物理因子的方法，尽可能地把这些影响的因素降到最低，得到一个较为理想的肢体可动范围，然后，在确保关节位置准确、对线正常的情况下，诱发患侧肢体沿着正常运动轨迹或方向，以正常的模式实施运动。例如在患者仰卧位下诱发患侧肩关节主动屈曲：治疗师应先对患侧上肢在屈曲活动中的残存能力进行评定，然后依据患侧上肢运动能力残存状况，先令患者在能力所及的范围内（如肩上举90°位）实施屈曲的主动活动，同时，治疗师给予其适时的辅助或诱导，待患者在这一范围内活动能力有所增加后，再逐步扩大范围或缓慢移向患者感觉难以完成的范围，如此反复训练，直至患者能够主动完成全范围的屈曲活动。

　　2）患侧上肢运动控制能力的训练：患侧上肢有了一定的主动活动能力之后，可开展运动控制能力的训练。训练方法可通过对患侧上肢各个肌群实施等长肌力收缩、离心性收缩、主动肌与拮抗肌协调性收缩等方式。同时，还应加强躯干与上肢间的协同运动、近端与远端关节的协同运动等方面的训练。这样，与患侧上肢活动能力相结合，最终使之变为功能性活动。

　　（3）患侧下肢主动活动能力的训练：与患侧上肢主动活动能力的训练相似，下肢主动活动能力的训练也应从患侧骨盆活动能力训练开始，再逐步过渡到患侧髋、膝、踝的主动活动训练。

1）患侧下肢活动性训练：与患侧上肢活动性训练方法相似，在开展患侧下肢活动性训练之前，治疗师也应确保将要活动的肢体部位或关节有一个可动的范围，尤其是髋关节的活动范围。待患侧下肢主动活动能力增强时，治疗师就可适时地把辅助的力量减少，甚至还可以施加相应的阻力于患侧膝关节与足背部，达到在进一步提高下肢屈曲活动能力的同时，诱发患侧踝关节背屈动作的出现。

2）患侧下肢运动控制能力的训练：对患侧下肢运动控制能力的训练早期多采用仰卧位下进行。训练方法可采用下肢活动能力训练的方式，只是在动作完成的过程中，治疗师可通过减缓动作完成的速度与强化动作的精准程度等方式来提高患侧肢体对运动的控制能力。例如：在"桥"式运动训练中，当患者抬起患侧臀部后，除了在同一体位下，通过减缓其左右旋转或摆动动作完成的速度或令其有目的地在活动范围内实施定向的控制能力的训练，还可通过改变患者臀部抬起的幅度、扩大患足与骨盆的距离等方式，来进一步提高躯干与患侧骨盆的协调运动能力及患侧髋关节的控制能力。

6. 早期坐位平衡的训练　应从坐位静态姿势保持训练开始，即从躯干中立位姿势维持能力的训练开始，先提高其躯干中立位的感知能力和相应肌群等长收缩的能力，再逐步开展坐位下躯干的活动性与运动控制能力等方面的动态平衡训练。

（1）坐位下躯干活动性训练：当患者在卧位下躯干获得了一定的主动活动能力之后，就可着手开展在坐位下躯干的主动活动训练。训练时的注意事项：应保证躯干力线处于正常的位置；躯干在向各个方向运动之前，先有一个可动的范围；如果患者在坐位下，患侧躯干出现肌张力异常增高或有肌纤维挛缩的现象时，治疗师应先用相应的手法或训练方法使之缓解，然后方可诱发患者躯干进行各个方向的主动活动训练。例如：治疗师可通过固定患者的上肢来诱发其躯干进行各个方向的主动活动（图2-2-10）。在开始时，治疗师可先通过被动的手法给患者一正确运动的感觉输入，之后，鼓励患者跟上动作完成的节奏，治疗师诱导或辅助的部位/力量随着患者能力的提高而逐步减少，活动的范围也应随着患者对动作掌握的程度而逐步地扩大。最终，使患者能够主动地完成躯干各个方向的动作。

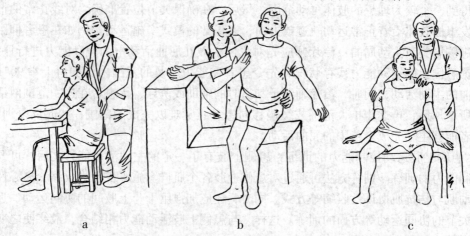

a   b   c

图2-2-10　通过固定患者的上肢来诱发其躯干进行主动活动的动作训练
a. 躯干屈伸训练；b. 躯干侧屈训练；c. 躯干旋转训练。

（2）躯干运动控制能力的训练：当脑卒中患者躯干能自如地进行各个方向的主动活动，并具有维持相应的静态平衡的能力后，治疗师就可通过减少支撑的面积、改变支撑的方式和与上、下肢主动运动相结合等方式来开展躯干运动控制能力的训练。例如：治疗师可以通过令患者上肢完成不同方向及物动作来提高其躯干运动控制能力，也可被动地把患者双下肢进行左/右、上/下或旋转等方向摆动来改变骨盆的位置，从而提高其躯干对运动的控制能力（图2-2-11）等。

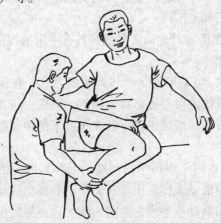

图2-2-11　躯干运动控制能力的训练

7. 站起动作的训练　　站起动作的训练是患者下肢在负重体位下早期开展的一种常用的伸展动作的训练方式。在开展此动作训练之前，患者的躯干必须具有一定的活动与运动控制能力，尤其是躯干向前倾的活动能力，同时，患侧下肢也应具有一些自主的活动。

在开始此动作训练时，治疗师根据患者具体的情况，可选用先从较高的床边站起，也可选用从轮椅或座椅的高度完成站起的动作。在具体操作时，治疗师应注意患者身体各部位在整个站起动作完成的过程中力线与运动轨迹的正常，包括：躯干、髋关节、膝关节和踝关节。如果患者运动能力不足，治疗师应降低训练的难度，或给予适当的辅助或诱导的力量，确保其动作完成的正确性。当患者逐步学会站起的动作之后，治疗师应及时地减少辅助或诱导的力量，改为口令上的指引，或通过降低坐的高度、减缓站起动作完成的速度、逐步增加患侧负重能力等方式来进一步提高患者站起动作的完成能力。

另外，当患者能够自如地完成站起动作之后，治疗师还应训练患者反向动作，即坐下动作。与站起动作相比，坐下动作对患者运动控制能力的要求较高，特别是患侧股四头肌离心性收缩的能力，因此，在进行坐下训练时，治疗师除了要关注患者身体各个部位力线与运动轨迹是否正常以外，还应注重对患者坐下速度、方位及身体各部协同活动等方面控制能力的训练。

8. 早期站立与步行训练

（1）早期站立的训练：可在患者生命体征稳定，并在起立过程中无体位性低血压等症状发生时，利用起立床或站立床等方式，通过逐步增加床倾斜的角度来达到完全站立。在这一过程中，治疗师应注意保持患者躯干与下肢力线，尤其是患侧踝关节位置的正常，这样才能给患侧身体一正常的负重感觉输入，同时也诱发了与姿势维持相对应的肌群产生稳定与协调的收缩，并对患者早期心理康复起到积极的作用。

早期患者被动站立的方法，可依据患者当时身体具体的状况及运动功能残存的程度来加以选用。如：令患者扶桌或升降床站立，患侧下肢佩戴相应的支具以维持直立的姿势，治疗师在患者的身后，先诱发其躯干与骨盆在立位下的姿势控制，具体训练方法可采用坐位下躯干活动与控制能力的训练方法。之后，随着患者躯干与骨盆运动控制能力的不断提高，治疗师便可通过减少患者上肢的支撑，或减少辅助与诱发的力量或部位等方式来进一步提高患者躯干与下肢近端关节对立位姿势的控制能力。当患者身体中心部位运动控制能力逐步提高后，治疗师就可以把训练的重点转向对患侧膝关节与踝关节姿势的维持，直至患者能够独立维持立位的平衡。

（2）早期步行训练：在患者对立位姿势维持具有一定的控制能力之后，方可开展步行中支撑期与摆动期的动作训练。

1）支撑期的动作训练：可采用站立动作训练的方式，在保证患侧下肢力线与关节位置正常的前提下，令患者身体的重心逐步移向患侧，以进一步提高患侧下肢髋、膝、踝关节的控制能力。还可以通过逐步增强患侧下肢在负重下的伸展能力来提高患侧下肢在单足站立时的支撑作用。

2）摆动期的动作训练：对于步行中摆动期的动作训练，治疗师一方面可以通过加强患侧下肢各个部位主动屈曲活动来提高患者步行中下肢摆动的能力，另一方面，也可利用变换患者的体位来增强其屈曲动作完成的能力。例如：在侧卧位下患侧下肢屈曲活动的训练，治疗师待患者能主动抵抗其施加的阻力，并能顺利完成屈髋、屈膝和踝背屈的动作之后，就可把患者的体位改变为坐位，然后再从主动逐步过渡到抗阻下完成患侧下肢主动屈曲动作，以此类推，直至立位下患者也能主动完成患侧下肢的屈曲动作。

当患者掌握了立位下患侧下肢主动屈曲的动作之后，治疗师就应把整个下肢的动作与身体重心的移动、躯干的旋转及骨盆等方面的运动相结合，使之真正在步行中起到摆动的作用。

3）步行中辅助器具的应用：对下肢活动能力较差的患者，在其步行时，给予其相应的辅助器具，也可以在短时间内提高其行走的能力与活动的范围。例如：佩戴踝足矫形器帮助患者踝关节在步行中维持于中立位，给患者提供助行器以提高其步行的稳定性等。

四、恢复期运动疗法

脑卒中恢复期的运动疗法主要是急性期运动疗法的延伸与扩展，除了要进一步减轻患者各方面功能障碍的程度，逐步提高患侧肢体主动活动与运动控制能力以外，还要增强其运动的耐久性和身体各部间的运动协调能力，使之更加具有实用性与功能性，从而真正达到提高患者生活质量和活动参与能力的目的。

（一）目的

1. 维持与改善关节的活动范围，保持肌纤维的伸展性，防止关节挛缩与受限等问题的发生。

2. 缓解疼痛与异常肌张力，重建正常肢体或关节的对线。

3. 加强正常的、功能性的运动模式，进一步提高运动活动的能力。

4. 增强主动与功能性活动能力的耐久性与协调性。

5. 加强平衡能力等方面的训练，防止跌倒等危险的发生。

6. 进一步提高患者日常生活活动动作完成的能力。

（二）方法

1. 患侧肢体主动活动能力的强化性训练　训练方法可选用早期患者肢体活动能力的训练方式，在进一步提高患侧肢体各项动作完成能力的同时，提高其动作完成的耐久性与身体各部协调运动的能力。例如：当患者在保持肩关节前屈 90°位置的同时，做肘关节主动屈/伸与前臂旋前/旋后的动作等。当患侧肢体各部间活动能力、运动控制能力、协同运动能力等方面得到一定程度的提高后，治疗师就应及时地把日常生活动作融入训练中（如：吃饭、洗漱动作等），使患者更加直接地把所学到的动作应用于实际生活中，从而达到提高其生活自理能力的目的。

2. 坐位下功能性活动的训练　当患者具有一定的维持坐位平衡的能力时，就应开展坐位下功能性活动的训练。

（1）患侧上肢支撑动作的训练：坐位下患侧上肢支撑动作的训练，一方面可以缓解患侧上肢肌紧张，对负重关节、特别是患侧肩关节，可刺激本体感觉，诱发关节周围肌肉的收缩，提高关节稳定与控制的能力；另一方面，也是上肢功能性活动中不可缺失的运动成分。例如：在患侧上肢支撑下，健手完成不同方向取物的动作；在患侧肘关节支撑下，完成弯腰取鞋、穿袜等动作。

治疗师除了训练患者患侧上肢在不同方向的支撑动作之外，还应训练其在遇到突发情况时，患侧肢体能够快速做出相应的支撑反应动作的能力。这样，才能把支撑动作的训练真正地变为功能和实用。

（2）患侧上肢功能性活动训练：坐位下对患侧上肢进行功能性活动的训练，应该先从训练其上肢在运动轨迹上每一个点的控制能力开始。当患侧上肢能掌握好对每一个点的姿势控制之后，就可以把这些点性控制连接起来，变为一个正常的运动活动。在具体训练中，治疗师应注意防止患者代偿动作的出现，保证运动模式与轨迹的正常。同时，还应与躯干的活动及日常生活动作相结合，使之逐步变为功能性活动。例如：可采用与训练患侧支撑动作相反的方法，即健侧上肢支撑，患侧上肢实施各种功能性活动等。

（3）功能性移乘动作的训练：患者除了要掌握床－轮椅的双向移乘动作以外，还需掌握轮椅至其他设施（如：马桶、浴盆、矮凳、高床等）的转移动作。同时，在转移的过程中还应学会利用患侧上肢的主动活动来辅助转移动作的完成。

3. 立位下功能性活动的训练　一方面与坐位下功能性活动的训练相近，立位下的功能性活动涉及躯干与患侧上肢在立位下实施不同方向的功能性活动；另一方面，还包含躯干与患侧上、下肢协同运动后所产生的功能性活动。例如：患者弯腰拾起地上的物品等。治疗师在训练立位下功能性活动时，应注意患者身体重心移动的轨迹、与各个部位或肢体协调运动的能力，防止代偿动作或身体过度前倾动作导致患者失去平衡、发生跌倒的现象。

4. 步行能力的训练　除了延续早期步行能力的训练之外，在恢复期对患者的步行能力训练应注重步态的矫正、步行的耐久性与稳定性、提高步行速度及室外步行能力训练等。

（1）步态矫正的训练：脑卒中患者步态异常的程度或类型取决于脑损伤部位和所累及的系统，如运动、感觉、协调、平衡、感知、认知、视觉系统等。大多数患者在步行时，表现出：在支撑期，躯干侧屈向患侧、骨盆侧向位移超出支撑的下肢、膝关节过伸展、胫骨后移在足后；在摆动期，骨盆上提代偿、屈髋与屈膝动作不充分、踝关节跖屈伴内翻。对于这些动作的纠正，应该采取"逐一训练、再整合"的训练方法，即先提高患者患侧下肢各个部位的运动能力，然后再把这些动作整合成支撑期或摆动期的连贯性动作。

在进行各个部位运动活动能力的训练时，应根据患者对该动作掌握的程度或运动功能残存状况，先选用其残存能力之所及或能够以正常的运动模式完成的训练方式训练，待患者对该动作的运动活动与控制能力有所提高后，再通过其他方式增加训练的难度。例如：改变训练时的体位、抵抗痉挛的运动方向、整合其他部位的活动等。具体实施的训练方法可沿用早期步行训练的方式，也可在立位下对步行周期中患者残存运动功能所不能完成的动作进行有侧重点的训练，必要时也可通过支具或其他辅助器具来帮助患者修正局部难以纠正的动作（如佩戴 AFO 用以修正患侧踝关节跖屈、内翻的现象等），使其在患者步行中不影响到身体整体的运动。

（2）步行的耐久性与稳定性训练：步行耐久性与稳定性的训练，除了延长患者步行时间、提高患侧下肢单足站立的时间和加强患侧髋、膝、踝关节运动控制与活动能力以外，还应进一步加强患者立位动态平衡、双侧下肢协调性和当身体平衡受到破坏时，患侧下肢能及时做出保护性动作等方面的训练。

例如：利用平衡板对患者实施立位动态平衡的维持性训练。在训练初期，治疗师可以利用此种训练方法诱发患者身体重心的移动，提高躯干与下肢协调运动及姿势控制的能力。当患者在平衡板上对其各个方向的运动控制能力有所提高后，可尝试加快改变平衡板倾斜角度的速度，或突然人为地给予外力破坏患者的平衡等方式，来进一步提高患者身体各部间快速地协同运动的能力与应急反应速度。

（3）室外步行能力的训练：室外独立步行能力的训练是基于室内独立步行能力的进一步提高，即对患者步态的矫正、耐久性与稳定性等方面的强化训练。之后，治疗师还应在室内加强步行速度、转弯或急停疾走、跨越不同高度障碍物、上下不同高度的坡路和分散患者步行时的注意力等方面能力的训练。例如：让患者边行走边用双侧上肢拍打治疗球，这样，在训练患者步行的同时，也提高了双侧上肢主动运动的能力与协调性，同时促进手眼协调、躯干与上肢、躯干与下肢、上肢与下肢间协调运动的能力，使步行的动作更加具有功能性和实用性。

当患者能在室内环境中完成各项步行能力的训练动作后，治疗师就可逐步带领患者在人多密集或较为复杂的环境中实施更为复杂或对患者活动能力要求较高的步行训练。例如：带领患者在不同质地（如砂石路面等）或坑洼不平的路面上，或是选用更加接近患者生活环境的条件下行走。在具体训练时，治疗师应注意环境的选择或附加动作的施加要适宜目前患者所具备的步行能力，不应引起患者肌张力的增高或太多代偿动作的出现。对于那些经过康复训练也无法纠正的动作，如在摆动期内，患足内翻、跖屈的动作等，可采用给患者佩戴相应的支具或提供辅助器具等方式，来辅助患者完成室外独立步行活动。

（4）上、下楼梯动作的训练：应根据患者患侧下肢残存运动能力的状况，先选用高度较低的台阶进行训练，再把台阶的高度逐步增加至正常。在具体训练时，治疗师应通过骨盆来诱导患者把身体的重心前移至患侧下肢，同时，在完成整个上、下楼梯的动作过程中，令患者掌握躯干、骨盆、髋、膝、踝关节力线的变化、协同运动、活动控制等各方面的能力，防止膝外翻、踝外翻等现象的发生。当患者能够主动完成上、下楼梯的动作后，治疗师就可通过减缓动作完成的速度或增加动作重复的次数等方式，进一步提高患者动作完成的能力。

五、辅助器具的应用

脑卒中患者支具应用的利与弊在康复专业人士中一直存在争议。支具应用的优势在于：①能够维持或增加受累组织的伸展性。②纠正生物力学上对线的异常，恢复肌肉正常的静息长度，保护关节的完整性，同时降低相应骨骼肌的过度兴奋。③由于支具把患者肢体固定于某一位置，并在功能性活动中发挥辅助作用，极大地提高了患者日常生活动作自理的程度，扩大了患者活动的范围，有效地改善了患者的生活质量。支具应用的弊端在于：①它对所固定部位产生了异常触觉与牵拉的刺激，这有可能加剧痉挛的产生。②支具把身体的某一部位加以固定，使其失去了原有的活动能力，破坏了正常的运动模式与动作完成的程序等。优势与弊端都客观存在，应在应用时注意发挥优势减少弊端。早期应用时，主要以稳定地支持体重、功能恢复、补充和代偿为目的；而恢复期则以抑制痉挛和畸形的矫正、预防为目的。在支具选用方面，治疗师应根据患者病程的发展与运动功能残存的状况，选用适合患者目前状况的支具，并在必要时给予佩戴。当患者运动活动与控制能力有所提高后，就应及时撤除支具的辅助，让先前被支具固定的部位有充分学习运动活动与控制能力的机会。

治疗师为患者选用支具时，应考虑以下几个方面的因素：患者运动能力残存的状况、患者的主观能动性、支具矫正的程度与应用的范围、佩戴的时间等。除此之外，治疗师还应考虑对患者而言，支具是否轻便、易穿戴、穿着舒适、外观美观与实用性等。经过穿戴支具后相应的康复训练，最终使支具真正起到辅助患者完成各种日常生活动作的作用（图2-2-12）。

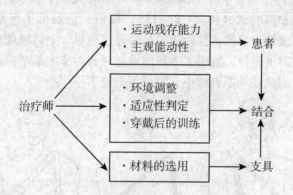

图2-2-12 治疗师对患者支具的选用

（一）上肢支具的应用

上肢支具应用的主要目的是：功能的补充和代偿、预防和矫正畸形的发生、保持与固定肢体处于功能性位置、辅助和控制运动的活动等。上肢支具按其固定部位的不同分为：手部支具、前臂与腕部支具和肩部吊带。

1. 手部支具 临床上常用于偏瘫患者的手部支具如图2-2-13所示。其中：a是根据Bobath理念设计的用于缓解患侧手指屈曲和对掌肌痉挛的支具，固定部位为患侧掌指关节，矫正手指处于外展与伸展位；b是在a款的基础上加以改良后的支具，着重了对患侧拇指位置的固定，适用于手部痉挛程度较严重的患者；c用于那些具有一些手部主动活动能力的患者，蜘蛛式的钢琴线可辅助患者进行主动伸展手指的活动。

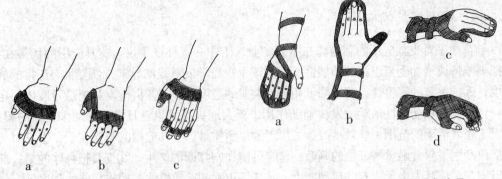

图 2 - 2 - 13　手部支具　　　　　　　　图 2 - 2 - 14　前臂与腕部支具

2. 前臂与腕部支具　前臂与腕部支具主要用于缓解前臂与腕/手部痉挛的程度、防止关节挛缩/畸形、手部屈肌肌纤维短缩等现象的发生。临床上常采用的支具如图 2 - 2 - 14 所示。其中：a 放置于掌侧，腕关节固定于中立位，手指处于伸展与外展位，一定程度上可抑制腕部屈曲肌痉挛；b 放置于前臂与手的背侧，可有效地抑制屈曲肌痉挛和牵张反射；c 为较常用的一种缓解前臂与腕部痉挛的支具，腕关节固定于背屈约 30°的位置，掌指关节屈曲约 45°，指关节处于伸展位，拇指处于中度外展、伸展位。当患者腕部痉挛程度较严重或有关节挛缩的现象时，还可适时地调整腕部关节固定的角度；d 用于那些痉挛程度较低的、腕部和手指具有一些主动活动能力的患者，可使他们在佩戴支具的情况下也可进行一些主动的运动。

3. 肩部吊带　肩部吊带常用于预防或改善患侧肩关节半脱位，缓解肩关节疼痛等。常用品种分为屈肘式和伸肘式（图 2 - 2 - 15）。屈肘式的肩部吊带能保持肩关节处于内收、内旋位，患者穿脱较为容易；伸肘式的吊带通过对肩、上臂或前臂的固定，再利用吊带的方式把患侧上肢斜上提拉，减缓了上肢的重量对肩关节上部牵拉的程度，同时又没有限制肩关节的活动，因此在功能训练中有时可不必脱下。

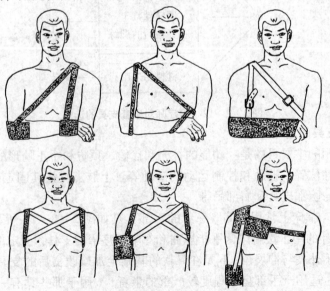

图 2 - 2 - 15　肩部各种吊带

（二）下肢支具的应用

下肢支具应用的主要目的是辅助患者早期进行离床后的各项训练，在支撑期内可获得相应的稳定，使步行的模式更加接近正常，同时还可预防畸形等现象的发生。临床上通常根据患者下肢运动功能残存的状况、肌痉挛的程度与应用范围，把用于偏瘫患者的下肢支具分为：足部简易型支具、踝足矫形器（ankle foot orthosis，AFO）和膝踝足矫形器（knee ankle foot orthosis，KAFO）。

1. 足部简易型支具　常用于脑卒中早期或足部肌张力较低的患者，可采用弹力绷带或在鞋上缝制吊带等方式，起到固定踝关节处于中立位的作用（图 2 - 2 - 16）。此种支具，患者通常感觉穿着方便、舒适，而且经济实用，但是对于痉挛程度较高的患者，矫正程度较为不理想。

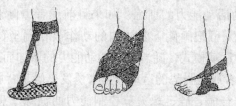

图 2 - 2 - 16　足部简易型支具

2. 踝足矫形器　是偏瘫患者最常用的下肢矫形器。通常使用的踝足矫形器包括塑料踝足矫形器和金属条踝足矫形器，其主要功能是在步行中的支撑期内辅助控制踝关节跖屈、背屈的活动，同时控制距下关节内、外翻的活动，在摆动期内控制足部下垂。塑料踝足矫形器可矫正的痉挛程度为轻或中等程度，而金属条踝足矫形器则多用于痉挛程度较严重的患者。

3. 膝踝足矫形器　多用于重度迟缓型、感觉障碍、病情较严重或运动功能障碍较严重的患者。膝踝足矫形器不但固定踝关节的位置，而且把膝关节固定于轻度屈曲 15°～25° 的位置上，这样可以促进患侧下肢以正常的力线加以负重，同时刺激和诱发股四头肌的收缩活动。膝踝足矫形器在脑卒中早期的康复训练中无论是对身体功能的康复还是患者心理的康复都起到了极大的辅助作用。

附：病历讨论和思考题

某患者，男，53 岁，因左基底节区出血合并脑内多发梗死导致右侧偏瘫。患者浅感觉减退，本体感觉与复合觉消失；上、下肢运动功能按 Brunnstrom 运动功能恢复分级为 IV 级；痉挛程度采用改良的 Ashworth 分级：上肢 II 级，下肢 I 级；平衡能力采用 Berg 量表评定为 26 分；功能性活动方面的检查：采用 Barthel 指数评分为 50 分。

讨论：目前患者残存的运动功能较好，上、下肢均属于 Brunnstrom 运动功能恢复分级 IV 级，表明患者已出现部分分离运动。平衡功能 Berg 量表评定为 26 分，提示患者有一定的平衡能力，可在辅助下步行。生活自理能力也较好，Barthel 指数为 50 分，表明患者需要部分帮助。步行能力方面，患者只能在平行棒内，依靠健手抓握扶手，可独立步行约 20 米。

根据患者资料采集的信息得知患者家住小区六层，有电梯，屋内无门槛等障碍物。但是，在进电梯之前有 4 级台阶，有扶手。另外，为了达到社区内实用性步行，其需要上下台阶的能力。因此，给患者采取以下项目的康复训练：

1. 进一步强化患侧上肢主动活动能力的训练 患者取坐位，治疗师把患侧上肢被动放置于前屈 90°，令患者努力保持这一肢位，同时防止肩胛带代偿动作的出现。待患者能够维持这一姿势约 3～5 分钟时，再令其围绕 90°位置做上下（前屈、后伸）、左右（水平内收、外展）60°范围内的肩关节主动活动能力的训练。随着患者运动能力的逐步提高，逐渐地扩大肩关节活动范围或动作完成的耐久性。

2. 提高患侧上肢功能性 在训练肩关节运动控制能力的同时，附加肘关节主动屈曲、伸展与前臂旋前、旋后的动作。患者动作完成的能力有所提高后，还可增加患侧手部的主动活动，使之更加接近吃饭、喝水等动作的完成。

3. 提高患者下肢主动活动能力的训练 如果目前患者患侧下肢能在仰卧位下完成屈髋、屈膝和足背屈的动作，可把患侧下肢屈曲的动作放在端坐位下进行。治疗师可利用 PNF 的手法，选用 D1F 的运动模式，随着患者运动能力的增加而适时地施加阻力。在具体操作过程中，也可利用患者屈髋强势的运动能力来诱发患侧足背屈动作的出现。

4. 患侧下肢负重能力与髋、膝、踝关节控制能力的训练 患者在立位下患侧髋关节的控制能力较好，但膝关节易反张。因此，训练的重点应在膝关节的控制上。首先，在平行棒内，治疗师先纠正患者患侧下肢的力线，再把膝关节摆放于屈曲 15°～30°的位置，令其感受到正确的位置后，再尝试着努力自主地学会控制住这一位置。之后，可通过提高在此体位下患侧膝关节屈曲的活动能力、负载更多身体的重量等方式，来进一步提高患侧膝关节运动的控制能力。

5. 步行训练 在每次进行完患侧下肢主动屈曲动作与负重能力的训练后，治疗师通过骨盆的诱导来训练患者如何把两者的动作相结合，变为正常的步行动作的训练。

经过两个多月的物理治疗，患者上、下肢运动功能恢复由 Ⅳ 级提高为 Ⅴ 级，平衡能力由 Berg 量表评定的 26 分提高到 49 分，提示患者平衡功能较好，可独立步行。扣分项目为上肢向前移动、转身 360°、将一只脚放在凳子上、两脚一前一后站立、单脚站立。功能性活动方面的检查：采用 Barthel 指数评分为 85 分，提示患者在家中的生活基本可以自理，主要扣分项目为进食、洗澡和上厕所。但是，要想达到走出家门，活动范围扩大到社区，还需进一步提高运动能力，特别是上、下楼梯动作的能力。

（常　华）

第三节　脑外伤

一、概述

脑外伤又称颅脑损伤（traumatic brain injury，TBI），是指因各种原因致使脑部组织受到钝力或锐器的开放性或闭合性损伤，导致脑部功能发生改变，意识、认知、感知和肢体运动功能等方面出现不同程度的障碍。据世界各国不同时期的统计显示，其发病率均居于创伤的首位，或仅次于四肢骨折，占全身各部位创伤的9%～21%，战时发生率更高。脑外伤多因交通事故、工伤、运动损伤、跌倒和撞击等所致，是一种常见的神经外科疾病。相关流行病学调查资料显示，当今我国颅脑外伤的发病率已经超过100/10万人口，接近西方发达国家150～200/10万人口的水平，而且，重型颅脑外伤的病死率和致残率居高不下，总病死率高达30%～50%，男女比例大致为1.7～2.5:1。在年龄分布方面，脑外伤呈现出三个年龄高峰，即幼年、青春期的后期/成人早期即青壮年期、75岁以上的老年期，相关流行病学研究显示发病最高峰出现在40～49岁（每年97/10万），这可能与中国经济的快速发展与生活水平不断提高有关。

（一）脑外伤的发病机制与分类

关于脑外伤的分类，文献中有多种分类的方法，例如：

1. 根据病情轻重（即昏迷时间、阳性体征和生命体征）分为轻、中、重及特重型。

（1）轻型：伤后昏迷时间0～30分钟，有轻微头痛、头晕等自觉症状，神经系统与脑脊液检查无明显改变。

（2）中型：伤后昏迷12小时以内，有轻微的神经系统阳性体征，体温、呼吸、血压、脉搏有轻微改变。

（3）重型：伤后昏迷12小时以上，意识障碍逐渐加重或再次出现昏迷，有明显神经系统阳性体征，体温、呼吸、血压、脉搏有明显改变。

（4）特重型：脑原发损伤重，伤后昏迷深，有去大脑强直或伴有其他部位的脏器损伤、休克等。

2. 根据昏迷程度进行分型，目前最广泛实用的是格拉斯哥昏迷量表（Glasgow Coma Scale，GCS），即采用睁眼、言语、肢体运动的不同反应，共计15项检查结果，将脑外伤分为轻、中、重型（表2-3-1）。

（1）轻型：13～15分，伤后昏迷20分钟以内。

（2）中型：9～12分，伤后昏迷20分钟～6个小时。

（3）重型：3～8分，伤后昏迷6小时以上。

表2-3-1　格拉斯哥昏迷量表

睁眼反应		言语反应		运动反应	
自动睁眼	4	回答正确	5	按指令运动	6
呼唤睁眼	3	回答有误	4	刺痛能定位	5
疼痛睁眼	2	语无伦次	3	刺痛能躲避	4
不能睁眼	1	只能发音	2	刺痛肢体屈曲	3
		无反应	1	刺痛肢体过伸	2
				不能运动	1

3. 根据脑损伤方式的不同，分为开放性和闭合性脑损伤。开放性脑损伤是指直接和间接的致伤力作用于头部而引起硬脑膜破裂、脑脊液外流、颅腔与外界相通。而闭合性脑损伤则是指脑组织没有与外界相通的脑损伤，临床上又分为原发性和继发性脑损伤。

在闭合性脑损伤中，又根据脑外伤的病理改变与发病机制的不同分为原发性和继发性脑损伤。原发性脑损伤是致伤力作用于头部对脑组织立即产生的伤害，可引起的病变为脑震荡、脑挫伤和脑裂伤。而继发性脑损伤则是在原发性损伤的基础之上逐步出现脑组织的病变，如脑水肿、脑出血和脑血肿等。

4. 根据脑外伤的特点与发病机制的不同，把脑外伤又分为局部脑损伤和弥漫性脑损伤。局部脑损伤是指创伤导致脑挫伤和血肿的发生，从而出现颅内占位效应，导致脑移位、脑疝和继发性脑干损伤的发生。而弥漫性脑损伤则是由于致伤力导致轴索膜功能障碍，失去神经传导的功能，导致广泛神经功能障碍，其受伤的程度以受力点为中心，脑组织结构直接被破坏，周围的组织通常有继发性损伤。

（二）临床表现与诊断要点

临床诊断上应明确脑部损伤的程度与类型，注重事故的性质、发生部位与时间，有无昏迷现象与持续时间的长短，呕吐、抽搐等现象的发生。在体检时，除了对患者呼吸、脉搏、血压与心率的检查之外，应注重头部与神经系统的检查，如：患者的意识状况、昏迷程度、瞳孔大小、对光反应、眼球的位置与活动、四肢的活动能力状况等。同时，还可通过脑电图及诱发电位的检查、CT 与 MRI 神经影像学检查、腰椎穿刺、脑血管造影等辅助检查手段，得到较为快速、可靠、全面的诊断。

在临床表现方面，脑损伤后由于发病机制、受伤部位与程度的不同，临床表现存在较大差异。常见症状有：

1. 意识障碍　脑外伤后常见的临床症状为意识障碍，是由于损伤后引起脑部广泛的皮质功能障碍或脑干网状结构的功能发生了紊乱。临床，通常表现为嗜睡、昏睡、浅昏迷、深昏迷 4 个程度。

2. 头痛和呕吐　头痛和呕吐是由于局部头皮、颅骨的创伤或蛛网膜下腔出血、颅内血肿、颅内压改变、脑血管痉挛等引起。

3. 眼部症状　双侧瞳孔大小不等，示中脑受损；双侧瞳孔极度小，光反应消失，伴中枢性高热，示桥脑受损；一侧瞳孔先缩小再散大，光反应差，意识障碍加重，可提示脑疝等。

4. 锥体束征　如果对侧脑半球损伤，表现为：单侧上肢或下肢或一侧上下肢感觉、运动障碍；若双侧大脑半球或脑干损伤，则表现为：四肢感觉、运动障碍；伤后没有，继而症状逐步出现，躁动与意识障碍严重，表明颅内继发血肿；四肢强直伴角弓反张，则提示脑干损伤。

5. 脑疝　脑疝是由于颅内压增高后，各腔室压力不均，推压部分脑组织向解剖腔隙移位，使得患者生命体征出现紊乱，危及生命。最常见的是小脑幕切迹疝和枕骨大孔疝等。

6. 全身性改变　严重脑外伤患者还有可能出现全身性功能紊乱，如生命体征的改变，水、电解质代谢紊乱，脑性肺水肿，应激性溃疡和凝血机制障碍等。

（三）主要功能障碍

由于脑外伤患者脑部致伤机制、受伤部位、伤情程度、昏迷时间及脑部组织病理性改变等方面的不同，因此，在运动、感知觉、认知、言语、社会参与能力等方面所表现出的功能障碍与脑卒中患者所存在的障碍有些类似，但也有些不同之处。

1. 运动功能障碍　脑外伤患者在运动功能方面存在的障碍是由原发性脑损伤和伴随并发症导致的继发性脑损伤所造成。在临床上，因脑损伤的机制、程度和部位等方面的不同，患者所表现出的运动功能障碍与脑卒中的障碍相比，一些障碍的表现相似，而另一些存在着较为复杂和特殊的性质，如：因锥体束损害表现为偏瘫、单肢瘫、双侧瘫的同时，也可能有帕金森病、共济失调、舞蹈样动作等锥体外系表现。不仅如此，脑外伤的患者还常伴有认知、行为和情绪等方面的障碍，有时还合并复合伤，如周围神经损伤、脊髓损伤、骨折、关节损伤等，这些诸多因素叠加起来无疑会造成患者较为复杂的、多种的运动功能障碍。

2. 感知觉障碍　感知觉是感觉和知觉的统称，都是刺激物直接作用于感觉器官的结果。不同之处在于感觉是指人脑对直接作用于感觉器官的刺激物的个别属性的反映，而知觉是人脑对直接作用于感觉器官的事物的整体反映，是对感觉信息的组织和解释过程。脑外伤后，患者在感觉方面存在的障碍与脑卒中患者的障碍相似，可见本章第二节表2-2-2；而知觉方面存在的障碍，大致表现为：躯体构图障碍、空间关系紊乱、失认症和失用症（表2-3-2）。

表2-3-2　常见脑外伤患者知觉障碍的种类与病变部位的关系

知觉障碍的种类		支配血管
躯体构图障碍	·躯体失认	·主侧顶叶
	·单侧忽视	·次侧顶叶
	·左右分辨困难	·主、次侧顶叶
	·手指失认	·主侧顶叶
	·疾病失认	·次侧顶叶
空间关系紊乱	·图形与背景区分障碍	·次侧顶叶
	·形态辨认障碍	·次侧顶叶
	·空间关系紊乱	·次侧顶叶
	·空间位置紊乱	·次侧顶叶
	·地形方位辨认困难	·次侧顶叶、枕叶
	·深度和距离感障碍	·次侧顶叶、枕叶、颞叶
	·垂直定向障碍	·次侧顶叶
失认症	·触觉失认	·次侧顶叶
	·听觉失认	·主侧颞叶
	·视觉失认	·主、次侧枕叶
失用症	·意念运动性失用	·主侧顶叶
	·意念性失用	·主侧顶叶
	·结构性失用	·主、次侧顶枕叶
	·穿衣失用	·次侧顶叶或枕叶
	·步行失用	·次侧顶叶

（1）躯体构图障碍：是指人体缺乏对自身的视觉和心理的印象，包括对自身的感觉，特别是与疾病相关的感觉，不能辨别躯体结构和躯体各个部位间的关系。临床上常见的躯

体构图障碍有：躯体失认、单侧忽视、左右分辨困难、手指失认和疾病失认等。

（2）空间关系紊乱：是指人体对空间的物与物、自己与物之间的关系、距离、方位辨认的能力发生了障碍。临床上常见的障碍有：图形与背景区分障碍、形态辨认障碍、空间关系紊乱、空间位置紊乱、地形方位辨认困难、深度和距离感障碍和垂直定向障碍等。

（3）失认症：是人体对事物、身体等方面感知能力的丧失，这种能力的丧失不是由于感觉障碍、智力衰退、意识不清、注意力不集中所致，而是因大脑损伤，使得患者所获得的感觉信息向概念化水平的传输和整合过程受到了破坏。临床上常见的失认症有：触觉失认、听觉失认和视觉失认等，而视觉失认又分为：颜色失认、物品失认、视空间失认、面容失认等。

（4）失用症：是人体因脑的一定部位病变导致目的性运动的执行能力丧失或运动功能障碍。它与运动瘫痪、感觉丧失、共济失调、语言理解困难、注意力差或不合作等情况无关，在临床上常表现为：意念运动性失用、意念性失用、结构性失用、穿衣失用和步行失用等。

3. 认知障碍　认知功能属于大脑皮质的高级活动范畴，是人体对自身和外界刺激（如视、听、触、痛等刺激）有意识的情感和反应，其牵涉面广泛而复杂，包括：感觉、知觉、注意、记忆、思维、言语、理解等功能。认知障碍是脑外伤后常见的功能障碍，也是影响脑外伤康复治疗效果的重要原因之一。在临床上多表现为：注意力降低、记忆减退、动作起始与终止能力障碍、安全感降低和判断力受损、反应迟钝、执行功能困难和抽象思维能力障碍、概括归纳障碍等。

4. 言语及吞咽功能障碍　脑外伤可导致失语、构音障碍或言语失用等言语功能方面的障碍，其中失语症最为常见。失语症的定义与分类详见本章第二节脑卒中主要功能障碍中的言语障碍。

吞咽障碍是脑外伤患者常见的一种导致其生存质量下降、病死率升高的重要功能障碍。临床表现为液体或固体食物进入口腔后，吞下过程发生障碍或吞下时发生呛咳、哽噎，可引起营养不良、脱水、心理障碍、吸入性肺炎、窒息等并发症的发生。

5. 性格、精神、心理和情感障碍　脑外伤除了使患者的神经功能发生障碍以外，还可出现各种类型的性格、精神、心理的异常和情感障碍。

（1）性格障碍：常见于脑外伤的恢复期，患者通常会有焦急、易怒的攻击状态，而且这种激动没有目的性，持续时间短，更多的时候是由于患者不能够正确理解身边环境中所发生的事情。患者的这些行为不受大脑控制，而且发生过后很快遗忘。

（2）精神障碍：多见于广泛的脑挫裂伤、脑干损伤等重型脑外伤患者。精神障碍在急性期的临床表现为：谵妄、幻觉、运动性兴奋、狂躁不安和攻击破坏性行为等，这些症状经过治疗后通常在短期内逐渐恢复。而在恢复期或慢性期的精神障碍则都伴有器质性损害的病理基础，如：脑瘢痕、囊肿、脑膜粘连、脑萎缩等，临床上常表现为：妄想、幻觉、癫痫样发作、人格和性格改变、记忆力减退、言语不清、寡言、计算与判断力减退等，严重时还可导致外伤性痴呆。

（3）心理和情感障碍：一方面是由于伤病本身所导致的心理变化，另一方面则是因脑部器质性损伤使得神经系统完整性受到破坏而造成的心理障碍。临床上多表现为：沮丧、情绪不稳定、焦虑、抑郁、呆傻和神经过敏等。

6. 社会参与能力的障碍　与脑卒中患者相似，脑外伤患者由于感知觉、运动、言语、认知、性格、精神和心理等方面都存在着不同程度的障碍，使得其自我的观念发生改变，深感无论是在家庭环境还是在社会环境都无法独立生存。随着时间的推移，患者的病情趋于稳定，身体各方面功能的障碍已无明显的改善，家人和朋友对其的关注与包容也随之逐步减少；脑外伤的患者多为青壮年，无论在家庭还是社会所承担的角色和责任都比较重要，而现实使患者无力再承担这些角色和责任；脑外伤患者除了运动功能方面的障碍以外，多数还伴有认知、语言和精神等方面的障碍。以上种种使得患者对未来的生活产生恐惧与迷茫，时常会觉得孤独或被遗忘，失去了重新生活的勇气和信心，变得更加依赖他人，社会参与能力也随之降低。

二、评定内容

与脑卒中运动疗法评定的方法相近，治疗师也应通过对患者病历的查阅与相关信息的采集后，实施专业性的评定，再通过对手中资料的整理与分析，制定出康复训练目标，然后实施与之相应的康复计划。

（一）查阅病历与相关信息的采集

在查阅病历与相关信息采集方面，治疗师除了要收集患者的一般性资料以外，对其现病史的采集，与脑卒中患者的不同之处在于：应更加注重患者致伤的原因、过程、受伤的部位、程度、昏迷与救助的时间等，同时还应详细了解其有无继发性脑损伤和其他合并症，如：周围神经损伤、脊髓损伤、骨折、关节损伤等。

（二）专业性评定

对于脑外伤患者实施专业性的评定与脑卒中患者的评定相近，只是更加强调对患者感知、认知、行为和情绪等方面的评定。

1. 脑外伤损伤程度的评定　在急性期对于脑外伤损伤程度的评定多采用格拉斯哥昏迷量表（表2-3-1），即采用睁眼、言语、肢体运动三种不同反应，共计15项检查结果，得分最高为15分，表示为正常状态。如脑外伤在伤后20分钟的GCS得分为13~15分，表明患者属于轻度脑损伤；伤后20分钟~6个小时，得分9~12分，为中度损伤；低于8分者，为重度损伤，康复效果较差；伤后6小时内"睁眼反应"项得分小于3分者（除外面颌部及眼受损者），伤后6个月会有40%~50%死亡或成为植物状态；伤后72小时"运动反应"项得分仅为1~2分者，死亡或成为植物状态的可能性很大。

在恢复期主要是依靠创伤后遗忘（post-traumatic amnesia，PTA）的时间、神经心理学测试和洛文斯顿作业疗法认知评定成套实验（the Loewenstein occupational therapy cognitive assessment battery，LOTCA）等方式来评定脑损伤的程度。例如：PTA是指脑外伤后有一段失去意识，同时伴有失定向、意识混乱以及情绪受损等症状所持续的时间。对PTA最简单的评定是询问患者在外伤后能够记起的第一件事以及伤前的最后一件事，以此来判断PTA的持续时间。PTA持续时间越短，脑损伤的程度越轻，康复效果就越好，反之，脑损伤程度较严重甚至极重，康复效果也就不会太理想。

2. 认知障碍的评定　多采用洛文斯顿作业疗法认知评定成套实验。与其他类似方法相比，效果更加肯定、项目简单、费时较少，约为 30 分钟。LOTCA 成套实验包括：定向、知觉、视运动组织和思维运作四个方面，共 20 项，每一项可得 4 或 5 分，通过评定治疗师即可了解患者每个领域的认知情况。也可以采用韦氏记忆量表（Wechsler memory scale, WMS）对患者的记忆障碍等进行评定。

3. 其他方面的评定　如：感觉、运动、知觉与认知、言语、心理和社会参与能力等方面的评定内容及方法，与脑卒中患者的相似（详见本章第二节：脑卒中）。

（三）资料的整理与分析

由于脑外伤患者伤后常出现意识不清、行为异常和认知、记忆等障碍，因此，治疗师在患者资料整理与分析方面，除了像对脑卒中患者资料的整理那样，以患者功能障碍为导向，分析出其在感觉、运动功能等方面障碍的原因以外，还需把患者在感知、认知、性格、精神、心理和情感等方面的障碍融入对患者现存功能障碍的整体分析之中去。这样，才能得到一个较为全面的、清晰的分析结果，为日后康复目标的制定与治疗方法的选择，提供充分的依据。

（四）康复训练目标的制定与计划的实施

在康复训练目标的制定方面，治疗师除了像为脑卒中患者制定目标那样需考虑的诸多因素以外（详见本章第二节：脑卒中），还应把患者的感知、认知能力与精神、行为、心理等方面的状况考虑其中，尤其是在制定长期康复目标时。如果患者行为异常或存在严重的精神障碍、认知障碍等，那么，要达到同样的康复目标，所花费的时间要比没有这些障碍的患者或程度较轻的患者长，康复效果也将略差。同样，治疗师在对患者实施肢体康复训练时，不能只注重运动能力的康复，还应把患者其他方面功能障碍的康复治疗整合其中。只有这样，才能真正有效地取得良好的康复治疗效果，尽快提高患者的活动与参与能力。

三、运动疗法

脑外伤患者身体各方面功能以及心理、社会参与能力等障碍大部分与脑卒中患者相似，但是，运动功能障碍的临床表现要较为复杂，如：躯体表现为偏瘫、单肢瘫或双侧瘫的同时，也可能有帕金森病、共济失调、舞蹈样动作等，对这些问题的运动疗法可借鉴本书其他章节的相关内容，在此不做详细解释。由于脑外伤患者活动能力方面除了具有上述较为复杂的运动障碍以外，多数还伴有严重的认知、行为、性格和情感等方面的障碍，这些障碍的叠加使得治疗师必须改变原有的传统治疗方案或手段，在康复训练中除了要加强与其他学科或专业人士的配合，还需把其他专业康复治疗的方法或理念融入日常的康复训练之中，这样，才能收到较为全面的、理想的、显著的康复效果。

（一）目的

脑外伤运动疗法的目的大部分与脑卒中的相近，只是在急性期或患者处于意识不清醒的状态下，除了保持其呼吸道的畅通、防止肺部发生感染、定时变换体位或保持良肢位以防止压疮或肢体肿胀等现象的发生，对受累肢体实施被动关节的活动范围与肌纤维伸展性的训练以预防关节挛缩、变形、肌纤维短缩以外，还应着重对患者感知、认知、言语等方面的刺激训练，以提高和改善患者的觉醒程度。

在肢体运动功能恢复训练方面，除了给患者早期正常的感觉与运动输入，诱发其受累肢体产生主动的运动、提高患者对运动的适应能力与耐受力以外，还应加强患者感觉与运动、认知与运动等方面的统合训练。另外，对于那些行为、性格和情绪较为异常的患者，在日常的运动功能恢复训练中，还需融合其他专业的治疗方法，才能真正快速地、有效地提高其运动功能。

（二）治疗方法

脑外伤患者的运动疗法，如：呼吸训练、体位与肢位的摆放、关节活动范围的训练、平衡与功能性活动能力等方面的训练，在方法、内容和注意事项方面，大部分与脑卒中患者急性期与恢复期的运动疗法相近（详见本章第二节：脑卒中），但也有一些特殊或在训练中应着重注意的方面，如知觉与运动整合的功能性训练，认知与运动整合的功能性训练、行为与运动整合的功能性训练等。

1. 知觉与运动整合的功能性训练　知觉障碍是脑外伤后常见的一种功能障碍，在急性期时，治疗师除了对患者实施呼吸训练、体位与肢位摆放、被动关节活动范围训练等常规康复治疗以外，还应着重利用视觉、听觉和触觉等方面的感知刺激来提高患者的反应水平和对自身、周围人物和环境的认识能力。临床上常采用的方法如：在对患者实施常规的运动疗法训练的同时，利用语音/语调刺激患者的听力，令患者注视动作发生的部位及过程，通过一些特殊的手法给予患者皮肤、肌腹、肌腱或关节刺激等，在强化患者对自身肢体和动作本身的认识程度的同时，也提高患者的觉醒程度。除此之外，常见的知觉与运动整合的功能性训练还包括躯体构图障碍、失认症与失用症与运动整合的功能性康复训练。

（1）躯体构图障碍与运动整合的功能性康复训练：躯体构图障碍多见于左大脑半球损伤，包括：躯体失认、单侧忽视、左右分辨困难、手指失认和疾病失认。每一种躯体构图障碍在与运动疗法相整合时，治疗师都应根据其障碍具体的临床表现与患者运动功能残存状况，利用各种感觉刺激的方法，在改善障碍的同时，诱发患侧肢体产生出正常的功能性活动。以躯体失认为例，训练的重点应是提高患者对患侧肢体的注意力，训练的方法：

1）通过适当的、不同的触觉－运动觉的感觉输入，增强患者对患侧肢体感觉的同时，也利于早期正常运动模式的输入和动作的出现。

2）在最初训练时，应在比较单一的环境内实施较为简单的动作训练，待患者对肢体认识的能力有所提高后，再逐步改变训练的环境或增加动作完成的复杂性。

3）训练动作的选取，可先诱导患侧肢体协同健侧肢体一起去完成一些共同的、简单的动作，再逐步训练患者完成一些日常生活中需要双侧肢体一同参与才可完成的动作。

4）动作活动的方向和范围：最好选用能跨越身体中线（如 PNF 运动模式）的运动方向，并在接近身体中线的小范围内进行相应动作的训练，待患者能力有所提高后，再逐步与各个方向的功能性活动相结合。

5）当患者躯体失认障碍的程度有所改善后，应适时地减少感觉刺激的程度与种类，充分利用各种环境因素或物品，使患者动作的训练更加接近日常生活中的功能性活动。

（2）失认症与运动整合的功能性康复训练：失认症简单地说就是指人体不能认识感觉的刺激，临床表现多为一个特殊感觉通路（如视觉、听觉或触觉）的缺损。失认症在临床上很少单独出现，因此，康复治疗通常集中在训练患者利用正常的感觉通路来弥补发生障碍的感觉。例如：视觉失认又分为视物体失认和视空间失认。视物体失认是指不能通过视觉来识别物体，而视空间失认包括空间关系、地形定向和深度视觉的缺损。对于视觉失认的患者，在康复训练中，应注重其他完好感觉系统的训练，以避免对视觉信息的依赖，如步行时加强踝关节的控制与足底感觉的训练等。

（3）失用症与运动整合的功能性康复训练：失用症是目的性运动的功能障碍，但不是源自于运动、感觉或理解的缺损。在临床上常见的失用症为：结构性失用、运动失用和穿衣失用。训练方法：

1）在活动前和活动中适时地提供相应的触觉、运动觉和本体感觉的输入，以诱导患者产生运动。

2）每项动作训练前，先让患者对将要做的动作及步骤有所了解，必要时示范动作，使患者在视觉中先形成对动作的感性认识，以便在稍后实际动作的训练中以此为参考。

3）训练动作的选择应从简单的或自发性的动作开始，以便患者能在短时间内掌握，同时也增强患者康复的信心。

4）在每一项动作训练前，先把将要实施的动作及步骤解释给患者，而训练中则应尽量减少多余的话语，保持简单的指令。

5）在训练中，应合理地利用目标导向的活动或训练设备、物品等，以提示患者动作完成的先后顺序，减少患者在动作完成过程中的困惑。

2. 认知与运动整合的功能性训练　认知障碍与知觉障碍一样，也是脑外伤后常见的一种高级脑功能障碍。认知的过程是由人对感觉输入信息的获取（知觉）、信息的选择（注意）、信息的储存（记忆）、信息的提取（思维）、信息的使用（语言）等基本因素组成。在康复训练方面，通常采用治疗性/恢复性方法和功能性/适应性方法进行康复治疗。治疗性/恢复性方法强调的是动作完成的过程，即通过各种康复训练方法来促进受脑组织损伤影响的实际认知技能的恢复；而功能性/适应性方法强调的是动作完成的技巧，即通过不同的康复训练方法帮助患者适应缺损，或通过改变一项活动的环境因素来促进功能的恢复，以及利用患者本身正常的功能活动来代偿所失去的功能。上述无论哪一种治疗方法在具体应用时都有其优势和劣势，治疗师应根据患者身体各方面功能残存状况，具体问题具体分析，合理地利用两种治疗方法，再整合其他方面功能障碍的康复治疗于一体，以期得到更加合理、科学、有效、全面的康复训练效果。

例如在急性期患者在认知功能方面的障碍常表现为缺乏自知力、否认疾病、拒绝治疗，这极大地影响到康复治疗的进展。因此，在此阶段治疗师应与治疗小组的其他相关专业人士积极合作，使得患者能够早日正视疾患本身以及由此带来身体各方面的功能障碍，改善患者对目前和近期或远期康复目标之间差距的认识，让患者充分了解到自身残存的活动能力有哪些，还有哪些有待改善，使得患者能逐步地从异常或无效的行为中分离出正常或有效的行为，积极配合康复治疗。除此以外，无论在急性期还是恢复期，脑外伤患者还在注意、记忆和思维能力等诸多方面存在着不同程度的障碍，在此主要就注意和记忆障碍与运动整合的功能性康复训练中可遵循的方法做一简单的介绍。

（1）注意障碍与运动整合的功能性康复训练：注意障碍虽然只是认知障碍的一个方

面，但其康复不仅是认知障碍康复的中心问题，也极大地影响患者运动功能的恢复，只有改善了注意障碍，记忆、学习、交流与问题的解决等认知障碍的康复才能有效地进行，同时，运动功能的恢复也可得到快速地进展。训练方法：

1）在最初训练时，应选择一个较为安静的环境或在患者熟悉的病房内实施一些较为简单的动作训练。当患者注意力有所提高后，再令其到训练室内实施康复训练。

2）每次训练一个动作时，应确保患者在实施动作的过程中能够注意到治疗师给予的口令或提供的信息，使患者的注意力与有目的的动作相结合。

3）动作的设计应该从简单到复杂，并按照一定的逻辑顺序实施，患者在训练中应关注动作完成过程中的每一步骤与相互之间的联系。

4）动作训练时间的长短应依据患者注意力所能维持的时间而定，当治疗师发现患者注意力不集中时，就应及时改变训练的动作或向其提及一些感兴趣的事或话题，使其能够快速地重新回到训练中去。

5）每次训练中要注意给予患者适当的、阶段性的暂停时间，以使其有足够的时间转移焦点和处理已获得的信息

6）当患者注意力有所提高后，训练动作应逐渐接近其所熟悉的日常生活活动，并逐步增加干扰的因素，以进一步提高其注意能力与应变力。

（2）记忆障碍与运动整合的功能性康复训练：记忆障碍多发生在闭合性脑外伤或弥漫性脑疾病的患者。康复训练的总体目标是逐渐增加或延长刺激与回忆的间隔时间，最终使患者能在相对较长的时间后，仍能够记住应当执行的特定动作或活动，以提高患者生活自理的程度。训练方法：

1）通过动作的示范或视觉的反馈来辅助患者记住所学的动作。

2）增加训练动作的重复性，以强化患者对动作的记忆。

3）把训练动作解析成步骤，治疗师在必要时或从某一阶段的开始，给予患者简单的言语提示来唤醒其对整套动作的记忆。

4）充分利用环境因素或相应的训练设备或设施，使患者在动作完成的过程中得到及时的提示，而这种提示的次数或种类应随着患者记忆能力的提高而逐步减少。

3. 行为与运动整合的功能性训练　脑外伤患者常见的行为障碍通常表现为发作性失控和额叶攻击等。发作性失控是一种突然的、无预谋和无计划的发作，直接作用于附近的人或物，如抓伤他人，向他人吐口水，打破训练器材等。这些表现往往是额叶部损伤的结果，发作时间短，发作后有自责感。额叶攻击是因额叶受损引起，渐发，特点是对细小的诱因或挫折发生过度的反应，其行为直接针对诱因，最常见的是间歇性的激惹，并逐步升级为一种完全与诱因不成比例的反应。对于存在这类行为障碍的患者，在实施运动疗法训练时，应与其他相关专业人士配合，必要时给予一定的药物以稳定患者的情绪，或采取隔离、作业治疗中的行为疗法等方式来缓解患者的异常状态。对于物理治疗师而言，在日常对此类患者的康复训练中，应注意以下几个方面：

（1）对于那些行为障碍程度较严重的患者，最好选用相对隔离的环境实施康复训练。

（2）训练器材或设备的选用应确保安全、不易移动或拿动。

（3）当治疗师暂时离开时，必须确保有患者的家属或其他人员在其身边陪伴。

（4）在训练中，应密切观察患者情绪的变化，防止或尽可能地减少引起患者行为异常的诱因的产生。

（5）当患者行为异常时，应尽可能地分散其注意力或及时转换其感兴趣的动作或活动进行训练。

（6）当患者有一定的控制能力时，应及时地给予言语或动作上的奖励；反之，给予相应的惩罚。

四、辅助器具的应用

详见本章第二节：脑卒中。

（常　华）

附：病历讨论和思考题

某患者，男，11 岁，因车祸致脑外伤，头部 CT 显示"硬膜下血肿，脑挫伤，原发性脑干损伤"。患者深浅感觉正常。运功功能方面：共济失调型双侧偏瘫，右侧较重；右侧上下肢肌张力略高（改良 Ashworth 分级测定为 I 级），左侧正常。各项协调性评定：右侧为中/重度，左侧为轻/重度。平衡功能评定：坐位静态稳定，动态较稳；立位静态平衡稳定，动态不稳。步行能力：可独立步行约 50 米，但稳定性较差，且动作僵硬。Barthel 指数评分为 90 分，表明患者生活基本上能自理。高级脑功能评定：智力为中下水平（韦氏儿童智力测试 80 分），认知障碍主要表现在结构性失用为重度，注意力不集中，言语功能障碍为运动性失语。

讨论：通过评定发现该患者的感觉、肌力和关节活动范围均正常，虽然右侧上下肢肌张力略高，但不太影响其主动的、粗大的活动。可是，坐位与立位动态平衡仍不稳定，坐到站起的动作出现失调的运动模式，步行欠稳定，无双侧上肢的摆动，上下楼梯的动作虽能完成，但稳定性差。同时，由于患者还伴有智力与认知的障碍，注意力不集中，再加上患者年龄较小，因此，康复训练的方法除了紧密结合日常功能性活动以外，还应简单、有趣。例如：

1. 立位静态姿势调整训练　让患者立于姿势镜前，提醒其纠正右肩下沉和下肢内旋的异常姿势。患者虽能自我调节下肢内旋的动作，但肩部的调整时，出现右侧过度耸肩的动作。治疗师从后方给予辅助调整，先令患者双手放松，治疗师双手置于患者躯干两侧刺激左侧肌肉的收缩，并使右侧肌肉放松。当患者能维持正确的姿势后，可让患者闭目再体会姿势维持的感觉。

2. 立位动态平衡的训练　患者面向墙壁站立，然后双侧上肢上举伸直后，用力去摸贴在墙上的贴画。最初，可见患者右手抖动明显，身体轻微晃动。当患者能控制上肢的抖动，再让患者原地旋转 90°，身体左侧朝向墙壁，之后，采用 PNF 技术中上肢 D1 屈曲的运动模式，令其用右手屈曲，并跨越身体的中线去摸墙上的贴画。

3. 踢球训练　在患者左前方放置球门，选用 PNF 技术中下肢 D1 屈曲的运动模式，令患者把球踢入门中。随着患者对该动作掌握程度的提高，可通过增加球的重量或减小球门的尺寸等方式来加大训练的难度。此训练对患者来说既有趣，可吸引患者的注意力，同时也加强了患者右侧下肢正常运动模式的输入和协调性训练。

4. 平衡板训练　患者立于平衡板上，面向姿势矫正镜，保证正确的站立姿势，身体的重心缓慢地进行左右和前后的移动。在训练中，治疗师应注意对患者骨盆的旋转和前/后倾，以及下肢与躯干的协同运动。

5. 步态矫正训练　上下肢的协调性训练：令患者迈大步行走时，治疗师在其他方向协助其躯干旋转，双臂摆动；步态整合训练：让患者一边行走一边缓慢地踢球，这样，在吸引患者步行的注意力的同时，也加强了步行稳定性与协调能力的训练。

经过近一个月的康复训练，患者右侧上肢失调的状况有所改善，例如用右侧上肢摸墙上贴画的训练，患者已能轻松、准确地完成。右侧下肢负重与协调活动能力也有所提高，表现在踢球动作的命中率明显地提高，步行中右侧支撑的时间也有所延长。但是，当患者步行速度较快时，身体摇晃的程度还是很明显，右下肢仍有内收、内旋的现象。因此，下一步的康复训练仍应注重提高步行的实用性。

第四节　脊髓损伤

一、概述

（一）脊髓损伤定义

脊髓损伤（spinal cord injury，SCI）是由于各种原因引起的脊髓结构、功能的损害，造成损伤水平以下运动、感觉和自主神经功能障碍。颈部脊髓损伤引起四肢和躯干的运动、感觉功能障碍，称为四肢瘫；胸段以下脊髓损伤造成的躯干及双下肢瘫痪，称为截瘫。脊髓损伤患者残存能力的强弱取决于损伤平面。

脊髓损伤是一种严重致残性疾病，给家庭和社会带来沉重的经济负担。据调查，2002年北京地区脊髓损伤发病率为60/百万，在美国年发病率为50/百万左右。据美国国家脊髓损伤资料研究中心统计，每位患者从入院到出院需耗资23万（截瘫）至40万（四肢瘫）美元，全年耗费在所有脊髓损伤患者身上的金额达到24亿美元。由于脊髓损伤所造成的受伤平面以下的运动、感觉的丧失，绝大多数人生活不能自理，需要有人照顾，由于缺乏必要的康复护理知识，许多并发症，如压疮、泌尿系感染、骨质疏松、痉挛疼痛、关节挛缩、异位骨化等也随之出现，给患者造成很大痛苦，严重影响生活质量。

（二）造成脊髓损伤的原因

主要包括创伤性和非创伤性因素。

1. 创伤性因素　造成脊髓损伤的原因较多，包括交通事故、工业事故、运动损伤、高处坠落、暴力砸伤以及刀伤和枪伤等。最常见的造成脊髓损伤的因素是严重车祸。枪伤或刀伤导致脊髓出血爆裂伤、血管损伤，也可由于子弹穿过或骨折片刺破脊髓所致。

与成人相比，儿童及青少年发生脊髓损伤概率较小，占全部脊髓损伤的1%～10%。在儿童期，引起脊髓损伤的最常见的原因是坠落伤（56%），其次是车祸伤（23%），其余为运动损伤,如跳舞,因下腰动作导致脊髓损伤的儿童所占比例有明显升高趋势,且女性患儿多见。在成人,常见的损伤部位是胸腰段,其次是颈椎;而在儿童,最常见的脊髓损伤水平是颈髓(57%),其次是腰段(16.5%),胸段脊髓受肋骨和骨性胸廓的保护支撑,受伤的机会较少。

2. 非创伤性因素 包括脊髓受压造成局部缺血、肿瘤和血管意外、横贯性脊髓炎及脊髓前动脉血栓等。脊髓组织可因血液循环障碍发生缺血、缺氧而坏死、液化,最后瘢痕形成或出现萎缩,使脊髓功能永远不能恢复。若受伤后脊髓硬膜内外血管出血,如出血量较大,则可使椎管内压力升高,压迫脊髓,而出现截瘫症状。若血肿被吸收,患者感觉、运动功能可有一定程度的恢复;如果出血量大,血肿有可能沿椎管向上蔓延,扩大脊髓受压范围,使截瘫平面逐渐升高。

(三) 脊柱及脊髓的解剖学

1. 脊柱和脊髓功能 脊柱的功能主要是支撑躯干和保护脊髓,由25个脊椎组成,包括颈椎7块、胸椎12块、腰椎5块及骶椎1块。而脊髓属于中枢神经系统,其活动受脑的控制。它的主要功能是神经活动的上传下达,即来自四肢和躯干的各种感觉冲动,通过脊髓的上行纤维束传达到脑,再进行高级的综合分析;而发自脑部的冲动,又通过脊髓的下行纤维束下传,调整脊髓神经元的活动。

脊髓是一条柱形构造的柔软易损伤的组织,主要存在于脊柱的椎管内,因此,脊髓是一种极易损伤的组织且不易恢复。脊髓是脑的延续,从枕骨大孔延伸至最下部的圆锥处,止于L2椎体前缘。脊髓有两处膨大,从颈膨大发出的脊神经与相应的上肢神经连接,从腰膨大发出的脊神经与相应的下肢神经连接。除颈和腰段脊髓明显膨大外,其余部分仅占据脊椎管内一半的空间,借助齿状韧带悬浮于椎管内。脊髓的横断面看上去像一只张开翅膀的蝴蝶(图2-4-1),中间灰色部分是脊髓灰质,主要包括脊髓运动、感觉神经和中间神经元细胞,而旁边是白质,白质是神经传导束。如果脊髓受损,仅损伤了白质,而中间的灰质部分完好,则脊髓存在部分中枢功能,患者出现一系列脊髓损伤后表现,如肌肉瘫痪等。另外,脊髓从脊柱两侧的椎间孔处向左右分出31对脊神经,每对脊神经借前根和后根与脊髓相连。前根从脊髓灰质的前角分出,后根从后角分出,两根于椎间孔处结合成为一支神经根,前根为运动神经,即离心性纤维,后根为感觉神经,即向心性纤维。

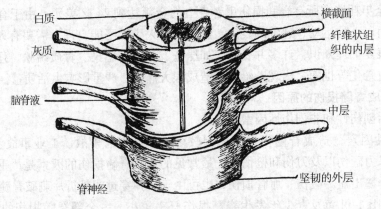

图 2 - 4 - 1　脊髓横断面

2. 脊髓和脊椎的关系　了解脊髓与脊椎之间的对应关系，对确定脊髓损伤和病变的部位有重要价值。脊髓节段的数字和脊椎骨的序数不一致。脊髓节段分为8个颈段、12个胸段、5个腰段、5个骶段和1个尾段。脊髓节段和脊椎的长度不等，脊髓长度实际上比脊椎要短，因此脊髓平面和脊椎骨节段是不一致的。例如，第5颈髓节段位于第4颈椎水平，第5胸髓节段位于第3胸椎水平，第11胸髓节段位于第8胸椎水平。

3. 脊髓神经皮区图　为了更好地了解脊髓受损后的症状和体征，首先介绍一下脊髓的节段分布情况。脊髓某一节段的感觉所支配的体表分布区称为皮区。图2-4-2所示为脊髓神经皮区图，代表脊神经主要负责的身体特定部位的运动控制和感觉区域的分布。人体随意肌的大多数肌群系由两个或两个以上的脊髓节段所支配。脊髓功能存在重要平面（表2-4-1），表中所列被保留的肌肉、骨骼功能与该脊髓节段完整时的功能和所有近端脊髓节段的功能相符。

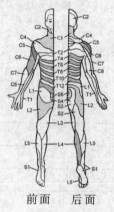

前面　　后面

图2-4-2　脊髓神经皮区图

表2-4-1　肌肉的节段性神经支配

部位	肌肉活动	平面
颈	屈曲 伸展 旋转	C 1、C 2、C 3、C 4
肩	屈曲 伸展 外展 内收	C 5、C 6 C 5、C 6、C 7、C 8 C 5、C 6 C 5、C 6、C 7、C 8
肘	屈曲 伸展	C 5、C 6 C 5、C 6
前臂	旋前 旋后	C 6、C 7 C 6、C 7
腕	背屈 掌屈	C 6、C 7 C 6、C 7，T 1

部位	肌肉活动		平面
手指	伸展（粗大运动）		C 6、C 7、C 8
	屈曲（粗大运动）		C 6、C 7、T 1
	精细手指运动		C 8、T 1
背部			C 4、L 1
胸部呼吸肌			T 2～T 12
膈肌			C 2、C 3、C 4
腹部肌肉			T 6～L 1
髋	屈曲		L 2、L 3、L 4
	伸展		L 4、L 5、S 1
	外展		L 4、L 5、S 1
	内收		L 2、L 3、L 4
	旋转		L 4、L 5、S 1、S 2
膝	伸展		L 2、L 3、L 4
	屈曲		L 4、L 5、S 1
踝			L 4、L 5、S 1、S 2
足			L 5、S 1、S 2
膀胱			S 3、S 4、S 5
肠（直肠和肛门括约肌）			S 2、S 3、S 4
生殖系统	勃起（骶髓）		S 2、S 3、S 4
	射精（腰髓）		L 1、L 2、L 3

（四）脊髓损伤的分类

1. 按脊髓损伤的程度　分为完全性脊髓损伤和不完全性脊髓损伤。

（1）完全性脊髓损伤：脊髓全部受到挫伤，感觉和运动均呈瘫痪状态，即为完全性脊髓损伤。主要表现是瘫痪区域腱反射消失，出现弛缓性瘫痪；由于瘫痪区域动脉扩张，导致皮温升高、血压降低、出汗功能低下；尿意及自主排便排尿完全消失，膀胱充满尿液，呈尿闭状态；肠管运动瘫痪，表现为腹部膨满，呈麻痹性肠梗阻状态。另外，早期治疗不当，易出现早期压疮或出现生命危险信号，如呼吸困难和体温异常升高。

（2）不完全性脊髓损伤：损伤平面以下包括最低位的骶段（S 4～S 5）保留部分感觉和运动功能。其中，感觉功能包括肛门黏膜及肛门周围存在部分感觉，而进行肛门指检时，肛门外括约肌可收缩。但一些不完全性脊髓损伤具有特殊表现，主要包括：

1）中央束综合征（central cord syndrome）：即脊髓中央部位受损，常见于颈髓血管的损伤，如颈部过伸展造成爆裂骨折而导致的脊髓损伤。患者主要表现为上肢神经受累和功能障碍重于下肢。患者有可能恢复步行能力，但上肢出现部分或完全瘫痪。

2）半切综合征（brown-sequard syndrome）：即脊髓一侧受损，主要由刀伤或枪伤所致。患者主要表现为损伤同侧肢体本体感觉障碍和运动功能丧失，对侧温痛觉丧失。

3）前束综合征（anterior cord syndrome）：即脊髓前部受损，主要由椎体爆裂骨折所致，或椎间盘压迫脊髓前动脉导致脊髓前部缺血受损，此类损伤较少见。患者主要表现为损伤平面以下运动功能和温痛觉丧失，而本体感觉存在。

4）后束综合征（posterior cord syndrome）：即脊髓后部受损。患者主要表现为损伤平面以下本体感觉丧失，而运动功能和温痛觉存在。

2. 按脊髓损伤平面分

（1）颈段脊髓损伤：上颈椎段损伤主要为脊髓 C 4 节段；中下颈椎段损伤常发生在脊髓 C 5 ~ C 8 节段。

（2）胸腰段脊髓损伤：此段损伤大部分为屈曲型旋转脱位或骨折脱位造成，胸段损伤主要发生在胸髓 T 1 ~ L 1 节段而胸腰段的损伤常常发生在 T 11 ~ L 2 或 L 2 ~ S 1 节段。

（3）腰骶段损伤合并马尾神经损伤：L 3 至骶骨骨折脱位将导致马尾神经损伤，此节段损伤常出现圆锥综合征（conus medullaris syndrome）和马尾损伤综合征（cauda equina syndrome）。脊髓骶段圆锥损伤即为圆锥综合征，主要表现为排尿功能障碍，引起膀胱、肠道和下肢反射消失，偶尔保留骶段反射，而运动功能无明显障碍。马尾综合征是椎管内腰骶神经根的损伤，可引起膀胱、肠道及下肢反射消失，感觉和运动障碍表现为外周神经损伤的特征，如弛缓型瘫痪，但没有明确的神经损伤平面。

3. 按脊髓损伤病理分类　包括原发性脊髓损伤和继发性脊髓损伤两种。

（1）原发性脊髓损伤，主要包括：

1）脊髓震荡（spinal concussion）：脊髓短暂性功能障碍，多为不完全性，感觉和括约肌功能仍可存在，伤后数分钟或数小时脊髓功能即完全恢复，无明显病理变化。

2）脊髓休克（spinal shock）：指脊髓受到外力作用后短时间内损伤平面以下脊髓功能完全消失。持续的时间一般为数小时至数周，但也可持续数月。一旦脊髓休克结束后，脊髓功能可有不同的预后。

3）脊髓挫裂伤（spinal contusion & laceration）：在显微镜下可见片状出血、水肿、软化坏死，常可累及 1 ~ 3 个节段，挫裂较严重时，出现中央部位出血坏死。

4）脊髓压迫（spinal compression）：大多数骨折和脱位的椎体将压迫脊髓前方，另有少数来自后方压迫。

（2）继发性脊髓损伤，主要包括：

1）原脊柱损伤不稳定：多由搬运不当所致。

2）脊髓缺血损伤：脊椎骨折、脱位及椎间盘等软组织移位造成脊髓缺血损伤，而脊髓会因缺血导致坏死、液化，形成瘢痕，甚至形成萎缩。脊髓功能永远不能恢复。

3）伤后神经递质变化/水肿及能量代谢：创伤性反应等多种因素会导致脊髓水肿，而持续水肿将造成脊髓功能障碍。水肿减轻或消失后，其功能可恢复，但神经组织间渗出物的变化可影响神经传导功能。

二、脊髓损伤患者常见功能障碍

（一）感觉障碍

脊髓损伤的感觉障碍包括浅感觉（触觉、痛觉和温度觉）和深感觉（压觉和本体感觉）的障碍。

1. 完全性脊髓损伤感觉障碍 损伤平面以上可有痛觉过敏，而在损伤平面以下所有感觉完全消失。

2. 不完全性脊髓损伤感觉障碍 由于损伤部位不同，感觉障碍表现不同。前束综合征患者损伤部位在前方，主要表现为痛觉、温度觉障碍；后束综合征患者的损伤部位在后方，则出现触觉和本体感觉障碍；半切综合征患者的损伤在一侧，则表现为对侧的痛觉、温度觉障碍及同侧的触觉及深部感觉障碍。

（二）脊髓反射功能障碍

脊髓的基本反射包括 6 种，即牵张反射、屈肌反射、血压反射、膀胱反射、排粪反射以及阴茎反射等，这些反射均受脑部控制，一旦脊髓损伤，反射活动则消失。

（三）运动功能障碍

脊髓损伤后损伤平面以下运动功能发生障碍，在脊髓休克期表现为损伤平面以下运动消失、肌张力下降、肌腱反射减弱或消失，浅反射如腹壁反射、提睾反射、肛门反射、足趾反射消失；而脊髓休克期过后，会出现肌腱反射亢进，肌张力增高，病理反射阳性。

（四）循环系统障碍

脊髓损伤后交感神经系统功能低下，而迷走神经功能则处于优势地位。患者可出现心动徐缓、脉压差加大、血压下降等。此变化与脊髓损伤平面相关，平面越高，变化越明显。血压降低对患者不利，因缺血可加重脊髓损伤，而且当血压回升时，可因血管渗透性增强而加重脊髓的局部出血坏死。另外，颈髓及高位胸髓损伤患者，在直立位时可发生血压下降、脉率增快，这是因为四肢肌肉瘫痪，失去泵作用，下肢静脉淤血的缘故。

（五）呼吸系统障碍

高位脊髓损伤可引起呼吸功能下降。主要是由于呼吸动力肌的瘫痪，如部分肋间肌和呼吸辅助肌瘫痪。再加上气管及支气管腔变窄，分泌物聚积以及膈肌功能减退等，均导致胸腔及肺容积变小。进一步导致患者呼吸动力不足，肺活量下降。而气体交换不足的患者，会出现呼吸频率加快、呼吸效率降低等。

（六）排便功能障碍

脊髓损伤后患者自主神经功能紊乱，消化功能低下，肠道蠕动减慢，直肠松弛，大便潴留，可数天不能排便，需定时协助患者排便。

（七）排尿功能障碍

损伤水平高于 T11～S4 节段的脊髓损伤患者，均有不同程度的膀胱功能障碍。脊髓休克期，膀胱呈完全弛缓状态，全部反射功能和肌肉收缩功能均消失，可发生尿潴留，达到一定程度后尿液从膨胀的膀胱内溢出，形成被动性尿失禁。T10 以上损伤平面的患者，排尿中枢（L2、L3 和 S2、S3 及 S4 节段）可支配膀胱逼尿肌，形成反射功能，即一定程度的膀胱充盈可引起反射，完成排尿。这种逼尿肌的反射收缩可以通过叩打耻骨联合上方及刺激股内侧肌引发。脊髓排尿中枢以下损伤的患者，膀胱反射性收缩功能丧失，导致膀胱逼尿肌不能反射性收缩而呈弛缓状态，此时可通过压迫耻骨上区使膀胱尿液排出。但此方法易造成膀胱压力增大，尿液反流至输尿管及肾脏，从而引发其他并发症。

（八）体温调节障碍

正常情况下，当人体感觉体温高时，皮肤会出汗，皮下血管舒张。而对于高位脊髓损伤患者，此种体温的主动调节机制部分瘫痪。脊髓损伤患者在室温急剧变化时调节体温以适应环境较为困难，而且受损平面越高，体温调节越困难。但其机制尚不清楚。

（九）代谢及内分泌改变

长期卧床不仅可引起肌肉萎缩，而且骨丢失矿物质速度较快。对于脊髓损伤患者的瘫痪部位，此种倾向更加明显，尤其是脊髓损伤平面以下的骨结构。近端股骨骨质疏松的患者，非常容易发生外伤，甚至是在床上进行翻身一类的日常动作均有可能引起髋部骨折。

（十）心理障碍

长期严重的功能障碍导致多数脊髓损伤患者均存在不同程度的心理障碍。患者生活难以自理，职业、经济、家庭关系等受到影响，有的家庭破裂。有些患者难以承受残疾，出现焦虑、抑郁甚至痛不欲生。因此，对于脊髓损伤患者，克服心理障碍往往是康复治疗的重要前提。

（十一）其他并发症

脊髓损伤后可导致患者身体多系统、多器官功能紊乱，出现各种并发症，对患者危害较大，使患者的住院时间延长，增加了医疗费用支出，有的并发症甚至可危及生命。临床常见并发症包括：压疮、关节挛缩、尿路感染、痉挛、疼痛、骨质疏松、异位骨化、病理性骨折以及深静脉血栓形成等。

三、评定内容

（一）临床基本检查

1. 身体检查　包括患者身高、体重、脉搏、年龄、性别、职业及血压等。

（1）明确患者的年龄：年龄将影响 ADL 能力的发挥，如与年老患者相比，年轻患者可进行许多功能性动作，更容易适应变化。

（2）清楚患者的身体结构：①主要包括身高、体重、比例等。应考虑患者发病前的体重，这是因为经过恢复后患者通常会回到发病前的体重。②临床意义：身材消瘦型患者骨结节较为突出，较易产生皮肤方面问题，如压疮；而身材肥胖患者可能会有身体移动困难等问题，将增加身体易受伤的面积；由于身材高大或肥胖，定制的轮椅通常会增加许多附属问题，如加高的座位不适合放在桌子下，超大型轮椅因需较长的旋转半径，不适合通过大门；在陪护护理方面，肥胖患者独立性差，需要较多人帮助完成日常生活动作，治疗师应考虑患者的家人是否能护理，是否需要陪护护理，是否需要为患者配备特制的支具等。

（3）了解患者发病前的个性和生活方式：①考虑因素：患者的个性是否严厉，是否容易改变，是否能对自己的行为负责，是喜好运动还是静处，受教育水平和工作情况等。②临床意义：制定康复治疗目标时，应适合患者的生活方式。性格怪异、依赖型的患者，改变其生活方式较困难，因这些患者不可能通过自己的努力获得 ADL 独立能力。

（4）清楚患者的家庭背景：①考虑因素：家人中是否有其他方面的问题，家庭经济情况如何等。②临床意义：为患者制定出院计划，判断患者是否回归家庭，是否需要特殊家庭训练，是否需要特殊支具或辅助器具（经济状况是否影响决定）等。

（5）明确损伤原因：可帮助患者诊断病情，制定治疗计划，判断是否有其他并发症出现的趋势，如骨质疏松等。

（6）明确损伤类型：帮助诊断病情，制定治疗计划，帮助预测内科并发症发生的可能性。

（7）明确患者身体健康状况：帮助确定患者日常生活自理能力：①异位骨化造成关节的活动度受限可能会影响到转移能力的发挥，训练时体位变化也将受到限制，如俯卧位不能进行；呼吸问题也会影响训练中俯卧位姿势的应用。②心、肺功能问题可能会影响身体耐力，若训练时患者经常需短暂休息，会导致训练时间延长。耐力的下降也将使某些功能性动作受到限制。

2. 检查皮肤状况

（1）评定内容：包括骨结节处较易破损部位的皮肤状况、较易破裂的瘢痕组织等。

（2）临床意义：①有压疮的患者，在治疗中会影响体位的变化，训练和治疗常受到拖延。由于训练时间的拖延和训练技巧受到限制，将使患者产生烦躁不安、甚至失败的情绪，从而导致治疗信心降低。②由于某些脊髓损伤属于高危患者，存在潜在的皮肤问题，因此预防措施需极为重视。

3. 肌力评定　　目的是判断神经平面损伤和功能恢复情况。应评定所有残留肌肉的力度。

（1）影响关节活动度评定的因素：①身体穿戴制动器具会影响正确体位摆放、姿势维持和肌力检查的准确性。②由于全身肌力的低下，近端关节和躯干的控制能力将受到影响。如患者肩部屈肌肌力达到 4~5 级，但由于躯干控制能力差，则会表现为 2 级左右肌力。③代偿作用明显：如患者用肩部旋转肌和抵抗重力的体位进行肘关节的伸展而没有应用肱三头肌的力量。因此，评定肌力时，治疗师必须触摸肌肉的收缩部位。④疼痛因素。

（2）评定肌力的临床意义：判断患者的 ADL 能力。肌力决定患者潜在的运动功能水平。

（3）注意事项：脊柱尚未稳定时，避免躯干和颈部的屈伸动作。另外，对于颈髓损伤患者，不要对肩和髋部施加抵抗力量。

4. 感觉功能评定　　此评定对判定外伤程度及压疮的预防极其重要。

（1）评定内容：所有感觉部位均应进行痛觉、触觉、温度觉及本体感觉的检查，对感觉缺失意识能力的评定和对感觉缺失补偿能力的评定。

（2）临床意义：①感觉反馈的降低使患者较易发生淤血、烫伤等。②感觉的缺失将影响患者的协调性，使自我护理和 ADL 的完成更加困难。③由于感觉反馈的低下，患者学习新的运动技巧需较长时间。④感觉低下的患者应用任何辅助器具，如夹板、支具和其他辅助器具等，必须仔细检查皮肤状况。⑤将定时减压方法运用到患者日常生活中缓解坐骨和骶骨的压力。⑥经常检查患者臀部后方的口袋里是否有坚硬物品（如钥匙等）和日常所穿的衣服，内衣里有较粗的接缝以及穿较紧的鞋等均可导致压疮。

5. 关节活动度评定　　关节活动范围受限将成为日常生活功能动作的极大障碍，脊髓损伤患者维持并改善关节活动范围是非常重要的。应评定各个关节的所有活动，特别是那些较易产生挛缩的肌肉，如下背部肌肉、腘绳肌以及手指长屈肌。

（1）影响关节活动度评定的因素：①身体某部位有制动器具，通常会限制关节的全范围活动，导致体位转换困难，因此评定的准确性也会受到质疑。②疼痛因素。

（2）临床意义：由于在日常活动中肌力的低下会导致 ADL 能力低下，因此，关节具备全范围的活动，特别是关节的末端活动范围具有重要意义。①评定肩关节屈曲、外展合并外旋活动范围的临床意义：肩关节屈曲、外展和外旋的活动常用于患者床上的移乘动作和双上肢穿脱衣服等活动，如俯卧肘支撑位。但由于早期颈部制动器具的应用，四肢瘫脊髓损伤患者常存在肩关节屈曲、外展及外旋活动的受限。②评定肩关节伸展活动范围的临床意义：脊髓损伤患者的肩关节伸展是否能保持全范围非常重要，尤其是四肢瘫患者，因为在轮椅上借用此动作能够维持坐位的稳定；俯卧肘支撑位是达到许多高水平技巧的最基本的体位，许多脊髓损伤患者需借用此体位完成床上坐起等功能动作。另外，当肩关节伸展并处于肩外旋动作时，可为四肢瘫患者提供锁住肘关节的作用，以达到双上肢维持长坐位的作用。③评定髋膝屈曲、内外旋转活动范围的临床意义：脊髓损伤患者髋、膝关节屈曲及旋转动作的活动范围非常关键，尤其是需要自己穿脱裤子的患者；为完成床上的移乘动作，需要患者髋关节屈曲至少要达到90°，而四肢瘫患者则需超过90°。

（3）注意事项：脊柱尚未稳定的患者，评定时避免躯干屈伸动作。评定膝关节屈曲活动范围时，避免将髋屈曲90°以上，以防止出现躯干的屈曲；评定下肢腘绳肌活动范围时，需将骨盆牢固固定，避免牵伸背部肌肉。

6. 肌张力的评定

（1）根据肌张力强度可分为：①轻度增强：被动牵伸有阻力，但不影响关节的活动范围和运动功能。②中度增强：被动牵伸感到阻力较大，全范围关节活动不受限，但是肌张力影响运动功能，如患者需花费较长时间完成移乘动作。③重度增强：关节活动范围减小，许多功能性技巧动作不能完成，如将患者摆放成长坐位，但患者自己不能维持此体位。

（2）根据肌张力质量变化可分为：①是恒定的，还是变换不定的。②是否随体位姿势转变而发生变化。③肌张力的变化是否对称。④肌张力的变化与一天中的时间变化是否相关。⑤功能运动时肌张力是否增强。

（3）改良 Ashworth 分级评定标准（表2-4-2）：治疗师被动牵伸痉挛肌，根据在牵伸过程中感觉到的阻力及其变化情况评定痉挛的程度。

表2-4-2　改良 Ashworth 分级评定标准

分级	评定标准
0	肌张力不增加，即被动活动肢体在整个 ROM 范围内均无阻力
1	肌张力稍增加，即被动活动肢体到终末端时有轻微阻力
1$^+$	起始50% ROM 有轻微"卡住"感，终末50% ROM 有轻微阻力
2	肌张力轻度增加，即被动活动大部分 ROM 均有阻力，但仍可活动
3	肌张力中度增加，被动活动在整个 ROM 内均有阻力，活动比较困难
4	肌张力高度增加，患侧肢体僵硬，阻力很大，被动活动十分困难

注：ROM（range of motion），关节活动度，又称关节活动范围，是指关节活动时可达到的最大弧度。

（4）其他方面的考虑因素：①患者所处的恢复阶段：上神经元损伤患者，脊髓休克持续3~6个星期，受伤后前两年肌张力有加强的趋势，然后消失。通常初期屈肌张力占主导地位，6个月后伸肌张力开始加强。②药物的作用：治疗前或是否定期服用降低痉挛的药物。

（5）评定肌张力的临床意义：①根据肌张力出现的部位，ADL 独立能力有可能加强或降低。②由于肌张力的增强，患者的皮肤经常处于收缩拉紧状态，使骨结节更加突出，从而导致压疮较易出现；中重度痉挛的出现导致患者较难变换体位，甚至导致任何运动均不能完成。③其他的测试检查也较难完成。

7. 平衡功能评定　由于感觉消失、不能辨认位置，患者保持姿势能力低下，易摔倒、发生外伤，甚至出现压疮。

（1）评定内容：包括保护性伸展反应的评定、平衡反应的评定以及静态平衡相对动态平衡的评定。

（2）临床意义：①除非伴有头部损伤，通常症状是由于周围运动和感觉障碍造成的，患者知道自己什么时候要跌倒，但是，他们损伤前所用的肌肉不能正常工作，因此，患者必须学会利用其他肌肉和运动模式来代替。②需要借助躯干支撑维持平衡。③由于患者进行日常活动时需要一手固定，因此，训练患者的"一手运动"的多种技巧是十分必要的。双手运动不再是惟一的选择。

8. 协调功能评定

（1）评定内容：包括运动时身体感觉、时间及准确性的评定，患者损伤前的协调性技巧等。

（2）临床意义：①强调反复学习重复性动作。②加强指令、解释等，口头指令可促进患者学习新的技巧。③掌握 ADL 能力的下降趋势。

9. 身体耐力的评定

（1）评定内容：包括心肺功能状态的评定，如最大呼气量、吸气量以及肺活量等。特别是对于肺活量低下、咳痰能力及耐久力低下的颈髓损伤患者，需定期评定。

（2）临床意义：①患者可进行各种 ADL 活动，但是由于身体耐力的下降，不能在合理的时间内完成活动。②由于有些患者需较长时间休息，而仅有较短时间参与运动，因此，应适当增加患者的运动时间。

（二）脊髓损伤程度评定

根据脊髓损伤患者的感觉和运动功能障碍确定损伤程度。

1. 完全性脊髓损伤的评定　按照 ASIA 的标准，损伤的评定根据最低骶段（S4~S5）是否有残留功能为准。残留感觉功能时，刺激肛门及皮肤与黏膜交界处有反应，或者刺激肛门深部有疼痛。残留运动功能时，肛门指诊时肛门外括约肌有随意收缩。完全性：S4~S5既无感觉也无运动功能；不完全性：S4~S5有感觉或者有运动功能。

2. 脊髓损伤程度的分级　常采用美国脊髓损伤学会（ASIA）分类表（表2-4-3）判定损伤程度。此量表通过对 Frankel 功能分类量表4 次讨论修改而成。此表不仅可作为脊髓损伤类型的分类，且可作为恢复情况的判断，由 A→E 方向示好转，跨越级别越大，恢复越明显。

表2-4-3　脊髓损伤程度分级

ASIA 分级	临 床 表 现
A 完全性损伤	S4~S5无感觉和运动功能，亦无骶残留
B 不完全性损伤	在损伤平面以下包括 S4~S5存在感觉功能，但无运动功能
C 不完全性损伤	在损伤平面以下存在运动功能，且平面以下至少一半以上的关键肌肌力小于3级
D 不完全性损伤	在损伤平面以下存在运动功能，且平面以下至少一半的关键肌肌力大于或等于3级
E 正常	感觉和运动功能正常

（三）脊髓损伤平面评定

神经损伤平面是指脊髓损伤后在身体两侧有正常感觉和运动功能的最低脊髓节段，如C6损伤，则意味着C6及以上C5～C2仍然完好，C7以下出现功能障碍。

1. 运动神经平面的评定

（1）关键肌确定运动神经平面：关键肌是指确定神经平面的标志性肌肉。根据神经节段和肌肉的关系，用肌力3级以上的关键肌确定运动神经平面，但该平面以上的关键肌的肌力必须达到4级（表2-4-4）。

表2-4-4　运动神经平面的关键肌

平面	关键肌	代表性肌肉
C 5	屈肘肌	肱二头肌、旋前圆肌
C 6	伸腕肌	桡侧腕伸长肌和短肌
C 7	伸肘肌	肱三头肌
C 8	中指屈指肌	指深屈肌
T 1	小指外展肌	小指外展肌
L 2	屈髋肌	髂腰肌
L 3	伸膝肌	股四头肌
L 4	踝背屈肌	胫骨前肌
L 5	长伸趾肌	趾长伸肌
S 1	踝跖屈肌	腓肠肌、比目鱼肌

（2）运动功能评定级别：采用运动功能指数评分（表2-4-5）标准评定运动功能。按MMT的结果记录，将肌力0～5级作为分值，如1级肌力为1分，5级肌力为5分，把各关键肌的分值相加。正常时左右侧各50分，两侧运动平面总积分100分。由于疼痛、体位及肌张力过高或过低等，无法进行MMT检查，则该肌肉的肌力可用NT表示。

表2-4-5　运动功能指数评分表

评分（右侧）	髓节	运动关键肌	评分（左侧）
	C 5	肱二头肌	
	C 6	桡侧腕伸肌	
	C 7	肱三头肌	
	C 8	中指固有肌	
	T 1	小指外展肌	
	L 2	髂腰肌	
	L 3	股四头肌	
	L 4	胫骨前肌	
	L 5	拇长伸肌	
	S 1	腓肠肌	

2. 感觉神经平面的评定　关键点是标志感觉神经平面的皮肤标志性部位。

（1）检查内容：包括身体两侧28对皮节区关键点（表2-4-6），每个关键点的检查包括针刺觉和轻触觉。

（2）感觉功能评定级别：应用感觉指数积分评定标准（表 2 - 4 - 6）评定感觉功能。分 3 个等级：0 分为缺失；1 为部分障碍或感觉改变，包括感觉过敏；2 分为正常；NT 即无法检查。正常者两侧针刺觉和轻触觉的总积分为 112 分。积分可敏感反映感觉损伤程度的细微变化。

表 2 - 4 - 6　感觉指数积分评定表

左侧		神经平面	感觉关键点	右侧	
痛觉	轻触			痛觉	轻触
		C 2	枕骨粗隆两侧		
		C 3	锁骨上窝		
		C 4	肩锁关节顶部		
		C 5	肘前窝外侧面		
		C 6	拇指		
		C 7	中指		
		C 8	小指		
		T 1	肘前窝尺侧面		
		T 2	腋窝		
		T 3	第三肋间		
		T 4	第四肋间（乳线）		
		T 5	第五肋间（T 4 ~ T 6 之间）		
		T 6	第六肋间（剑突水平）		
		T 7	第七肋间		
		T 8	第八肋间（T 7 ~ T 9 之间）		
		T 9	第九肋间（T 8 ~ T 10 之间）		
		T 10	第十肋间（脐水平）		
		T 11	第十一肋间（T 10 ~ T 12 之间）		
		T 12	腹股沟韧带中部		
		L 1	T 12 与 L 2 之间上 1/3 处		
		L 2	大腿前中部		
		L 3	股骨内上髁		
		L 4	内踝		
		L 5	足背第三跖趾关节		
		S 1	外踝		
		S 2	腘窝中点		
		S 3	坐骨结节		
		S 4 ~ S 5	会阴部		

（四）功能恢复的预测

1. 损伤程度与功能恢复的预测 损伤程度与功能预后有相关性，损伤程度重则预后差。完全性脊髓损伤患者仅有大约1%的概率恢复损伤水平以下肌力；而保留部分皮肤感觉的不完全性脊髓损伤患者，在皮肤感觉保留区有50%的可能性恢复肌力。

2. 损伤平面与功能恢复的预测 运动功能的恢复与脊髓损伤平面有相关性（表2-4-7）。损伤水平高，则预后差，即患者最终能恢复的运动功能则较差。

表2-4-7 脊髓损伤平面与功能恢复的关系

平面	不能步行	轮椅依赖程度			轮椅独立程度		独立步行
		重度	中度	轻度	基本独立	完全独立	
C1~C3	√						
C4		√					
C5			√				
C6				√			
C7~T1					√		
T2~T5						√	
T6~T12							√*
L1~L3							√**
L4~S1							√***

注：*可进行治疗性步行；**可进行家庭性步行；***可进行社区性步行。

（五）ADL评定

常采用截瘫改良巴氏指数评定表（Modified Barthel Index，MBI）和四肢瘫功能指数表（Quadriplegic Index of Function，QIF）评定患者的日常生活活动能力。

四、康复治疗方案

（一）治疗原则

1. 卧床早期

（1）避免不稳定脊柱产生任何运动。

（2）维持肺功能。

（3）防止皮肤和关节损伤。

（4）注意膀胱和肠道功能的护理。

（5）帮助患者和家属接受现状。

2. 后期恢复阶段 即脊柱可承受负荷的阶段。

（1）强调训练患者能获得活动能力的运动。

（2）获得坐位和立位姿势的调整能力，因此，需训练患者的平衡和姿势训练。

（3）提醒患者注意检查自己皮肤、关节、膀胱和肠道状况。

（4）获得安全转移的能力，即在转移过程中不损伤皮肤、关节及软组织。

（5）帮助患者选择适合自己的移动方式，如自己驱动轮椅方式还是电动轮椅移动的方式；某些患者需学会应用辅助器具和拐杖的行走方法。

（6）家居重新布置，建立家庭和社区无障碍设施。

（7）为出院患者提供出院后康复计划并定期随访；建立康复治疗的上门服务系统，派出受过专业训练的护士或治疗师定期上门进行康复治疗和评定，对许多脊髓损伤患者的长期康复非常有帮助。

（二）治疗方法

1. 预防手术治疗后并发症　手术治疗的目的是降低脊髓进一步损伤的危险，并起到稳定脊柱的作用。但术中的全身麻醉有可能会增加呼吸系统问题，术后将增加额外的护理以避免并发症的发生。

2. 正确体位摆放

（1）目的：体位正确摆放的首要目的是对脊柱进行制动，即将脊柱控制在稳定位置以预防进一步的脊髓损伤。在随后的治疗中，应持续管理体位，直到脊柱已确保稳定，能进行躯干运动并且能在直立位承受负荷为止。此过程一般需 8 ~ 12 星期。在所有影像检查中、洗漱、膀胱和肠道功能护理过程中以及进行肺部排痰、体位变化或肢体被动活动时，均需确保体位的正确摆放。体位正确摆放的第二个目的是预防循环系统的并发症，预防关节畸形以及预防皮肤、关节或软组织发生损伤。

（2）影响体位选择的因素：脊髓损伤水平是影响体位摆放选择的主要因素。对于早期的颈髓损伤患者，可利用沙袋支撑颈部，或在颈部垫圈或用特制头靠等使头颈处于中立牵伸状态。而腰背部脊髓损伤水平的患者，没有必要给予颈部支撑，但是躯干下半部必须防止发生移动，在临床治疗中，可通过利用软枕将腰椎维持在前凸位。所有治疗团队成员应该熟知不同患者的体位以及每位患者选择此体位的原因。

经特殊设计的治疗床，不仅能帮助患者维持适当体位，而且能帮助完成自主或持续翻身。以临床常用 Rota-Rest 床为例，可通过机械电动程序将床体缓慢旋转，身体任何骨突部位所受压力均可得到缓解，还可起到调节肺或肾功能作用，也可将患者保持在任何需要的体位以便于实施 PT 治疗。此类型训练床的优势之一是所有团队成员无需亲自帮助患者翻身，因此，当治疗团队成员较少或患者出院后在家中时，尤其是不能完成独立翻身动作的四肢瘫患者较为适用。

3. 翻身　在卧床初期，患者从右侧卧位翻身至仰卧位或从左侧卧位翻身至仰卧位是十分必要的。初时，每 2 小时翻身一次；若没有皮肤破损或髂骨、股骨大转子没有受压症状时，再逐渐增至每 3 ~ 4 小时翻身一次。在翻身过程中，必须注意保持脊柱制动。另外，患者家属和护工以及所有治疗团队成员需应用特定的指令和统一的翻身方式，以便于在任何时间帮助患者完成翻身动作。定时检查皮肤状态以便发现是否有发生压疮的可能。在每次翻身后应将肢体重新摆放，以便缓解骨突处受压的同时，帮助维持肢体的血液循环以及关节和软组织的灵活性。通过电动床自主翻身的方式存在缺点，即翻身时，有可能肢体没有随着翻转。因此，治疗师在临床治疗中，应注意帮助患者增加翻身的频率。

4. 呼吸训练　许多因素会导致脊髓损伤患者产生呼吸道并发症，如损伤前患有慢性呼吸道疾患、身体免疫力低下、吸气肌或完成有效咳嗽所需的肌肉瘫痪。肋间肌瘫痪引起的异常呼吸模式也是产生呼吸道并发症的因素之一。运动疗法的主要目的是改善肺通气，预防体内分泌物感染引起的阻塞。所有脊髓损伤患者均应进行定期呼吸功能测试，将训练结果进行比较。通过肺活量计测试患者的肺活量（vital capacity，简称 VC），赖特（氏）呼气最大流速测量仪或肺活量描记器可测试峰值。肺活量降低主要是由于血胸、气胸、麻痹性肠梗阻或由于颈髓损伤造成的膈肌力量低下等因素造成。

5. 膀胱和肠道的护理　尽管此护理程序基本上是护士和临床医生的责任，但治疗师可帮助患者预防由于大小便失禁引起的并发症，并且让患者意识到此类护理是维持身体健康的重要保证。另外，治疗师需要了解患者的治疗计划以避免由于膀胱和肠梗阻引起的感染，且应注意避免在体位摆放、其他活动中或使用夹板时由于粗心的操作而损伤或用力拽拉尿袋等。

五、完全性脊髓损伤运动疗法

（一）截瘫

1. 卧床早期

（1）被动运动

1）治疗原则：在损伤后 3～6 星期内，双下肢被动运动应每天至少 2 次；随着患者状态的改善，若双下肢血液循环较好，并能维持正常的关节活动范围，被动运动可减少至每天 1 次。对于某些经过多个关节的肌肉组织，维持其有效长度十分重要，主要目的是预防损伤后形成的关节畸形而导致日后的运动功能受限。对关节周围软组织进行过度牵伸将有损关节的结构，然而软组织的功能性长度又必须维持，尤其是肌肉、肌腱、韧带和筋膜等组织。为保持长坐位，腘绳肌长度必须保证，这是各种转移训练和床上活动的基础。为保证稳定的站立位，维持小腿三头肌及其筋膜的有效长度十分重要，以保证髋、膝关节处于完全伸展位，且踝关节至少能保持在 90°中立位，足底能平放在地板。但治疗师要注意保持足趾充分伸展。

对于血液循环障碍的患者，每侧下肢的被动运动需至少保持 3 分钟。但应避免过度髋屈曲动作以引起脊柱活动。治疗后，可利用软枕支撑下肢和足部。如果被动运动时发现肢体肿胀，应仔细测量并记录小腿三头肌的周径，以便随后将治疗结果进行比较，并通过血液化验检查估计凝血时间。在此期间应立即停止下肢活动，并报告临床医师。

每天所需治疗频率应根据患者的某些因素而定，如护理和翻身的方式、年龄、是否有循环系统疾患以及可能发生的并发症等。利用电动床进行自主翻身的患者与用人工帮助翻身的患者相比，肢体的被动运动次数应适当增加，这是因为后者双下肢在每次翻身时均可变换体位。

随着脊髓休克逐渐消失，双下肢肌张力有所恢复。痉挛患者应缓解痉挛后再进行被动运动。治疗师应小心操作以避免诱发痉挛的发生，避免引起屈肌逃避反射或伸肌冲突反射（图2-4-3）。对足底和下肢进行长纵轴施压后，再进行缓慢而平滑的运动，可促进踝、膝关节周围所有深部肌群出现姿势反射，从而加强关节的稳定性，痉挛模式将受到抑制。

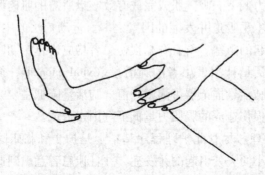

图2-4-3　伴有痉挛的下肢进行被动运动时治疗师双手摆放的位置

2）注意事项：针对胸椎下段或腰椎有骨折的患者，髋、膝关节屈曲被动运动时要格外小心，勿引起腰椎的活动；髋关节外展要限制在45°以内，以免损伤内收肌群。

双下肢被动运动时要注意动作轻柔、缓慢而有节奏，活动范围应达到最大生理范围，但不可超过，以免拉伤肌肉或韧带。若用力不当，很容易造成关节周围软组织的损伤，特别是当患者处于脊髓休克阶段。因此，治疗师必须学会去体会关节和软组织活动范围到达终末端的感觉。被动运动应处于正常运动模式，而且要控制在无痛范围内。

（2）呼吸训练：患有慢性呼吸系统疾患或胸部有创伤的患者，有可能需要呼吸训练以维持或改善肺功能。

（3）肌力强化训练：双上肢的肌力强化训练应尽早开始，为患者日后生活自理能力打好基础。①肩胛固定肌群：能促进患者的独立转移能力，肩胛外展及内收肌群的力量尤其重要。②胸大肌：翻身的需要。③肱二头肌：此肌肉常用于完成床上的转移动作，以及维持轮椅上的稳定坐位。④腕背屈肌：当手部肌肉丧失功能时，可利用腕背屈肌提供功能性抓握动作，如肌腱固定术后。也可用于在轮椅上的向前推动作用，或作为"钩子"用于其他的ADL功能，如患者把手腕放在膝关节下方，向上拉起下肢完成坐位的动作。⑤肱三头肌：保留肱三头肌非常重要，几乎所有的ADL功能均能较易完成，如独立完成轮椅上的支撑动作。在有无滑板的情况下，侧身的转移动作也较易完成。

2. 后期恢复阶段　即脊柱处于可承受负荷的阶段。随着患者活动量的增加，治疗计划也应重新制定。当患者能够在床上坐起，即可开始加强坐位平衡能力，通过双上肢将身体上提以减轻臀部压力。一旦患者可以在轮椅上独立维持坐位时，对患者的治疗目的如下：

（1）姿势感觉和平衡反应的重新调整：此类患者必须学会保持良好的姿势，而且在无背部和双手支撑下也能维持多种不同体位（图2-4-4）。物理治疗师必须教会患者，并使其体会第一次无支撑下坐位的感觉，或用头、躯干或上肢接触支撑面的感觉，这是由于患者还没有充分意识到身体下部感觉缺失所造成的后果。

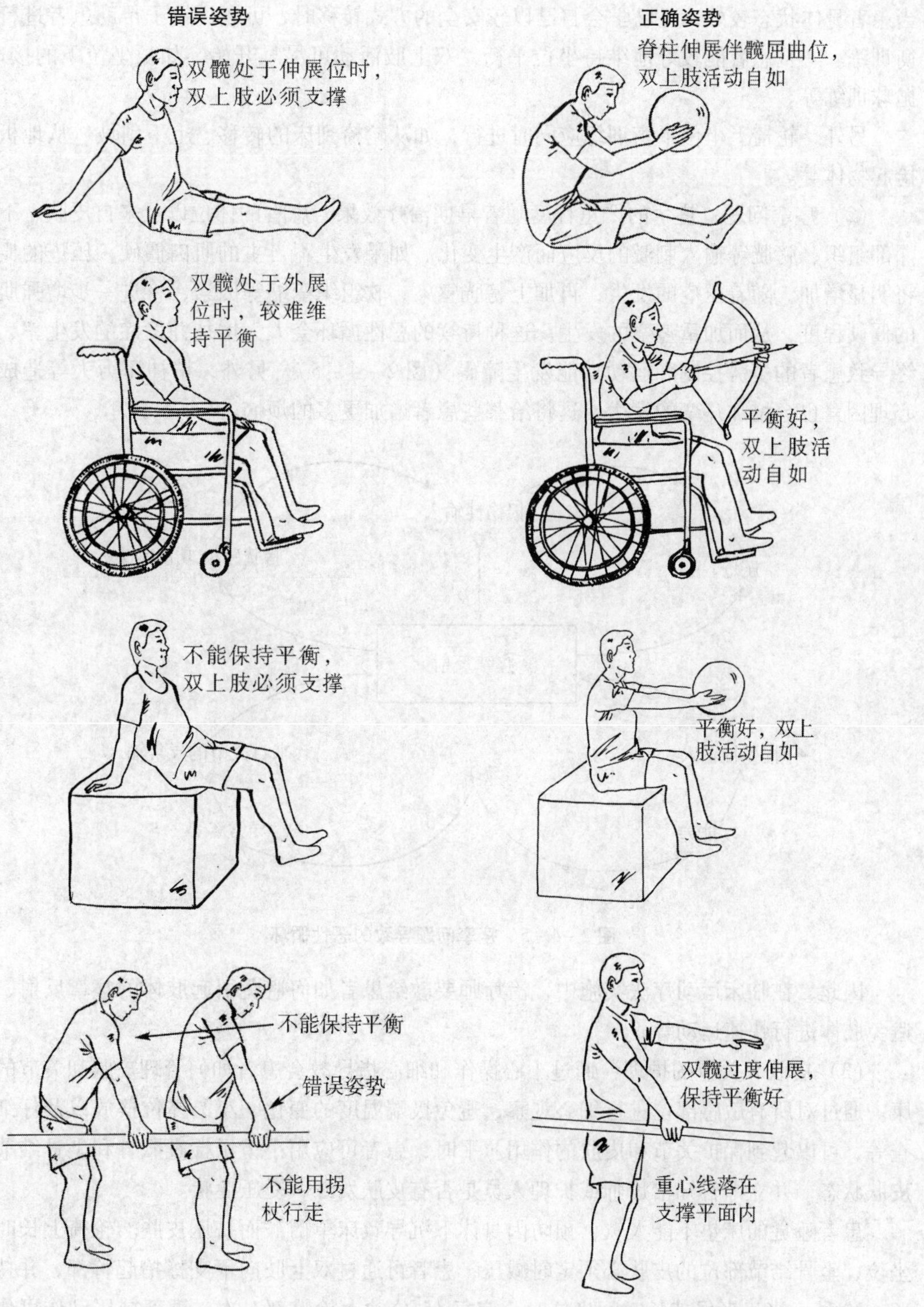

错误姿势

双髋处于伸展位时，双上肢必须支撑

双髋处于外展位时，较难维持平衡

不能保持平衡，双上肢必须支撑

不能保持平衡

错误姿势

不能用拐杖行走

正确姿势

脊柱伸展伴髋屈曲位，双上肢活动自如

平衡好，双上肢活动自如

平衡好，双上肢活动自如

双髋过度伸展，保持平衡好

重心线落在支撑平面内

图 2-4-4 日常生活中常见错误姿势及应保持的正确姿势

患者的坐位姿势矫正和平衡训练应首先从较矮的训练床开始，以便使患者双脚支撑在地面，即髋、膝和踝关节处于90°屈曲位。但要特别注意避免摔倒或损伤患者臀部或下肢。

当患者身体状态较好，且已学会自己以较安全的方式转移时，可利用镜子帮助患者进行平衡训练。一旦患者能较好地维持坐位平衡，双上肢活动可尽早开始，如长坐位下的接球、抛球训练等。

另外，轮椅上坐位平衡训练应同时进行，如从轮椅到床的转移、上下斜坡、从地板上捡起物体等。

（2）痉挛问题：痉挛的严重程度随着早期治疗效果、患者的体位以及来自皮肤、下肢深部组织、膀胱等输入刺激的反应而产生变化。如果发生不自主的肌肉僵硬，压疮的概率将明显增加。随着压疮的发生，再加上膀胱感染、软组织挛缩等因素，将进一步增强肌肉的僵硬程度，从而加重痉挛的发生。这种持续的恶性循环会大大增加并发症的发生率，最终导致患者的姿势控制和运动功能发生障碍（图2-4-5）。另外，精神压力大等造成的心理因素也会增加痉挛的发生，这将给某些患者增加更多的烦恼。

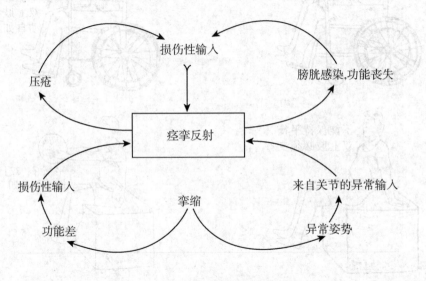

图2-4-5　痉挛问题导致的恶性循环

因此，在临床运动疗法实施中，治疗师要教给患者如何避免引起肢体的痉挛反射，如避免肢体进行快速运动等。

（3）皮肤和关节的护理：通过小心操作和细心指导教会患者如何管理皮肤和关节的健康。通过对所有敏感部位进行细心观察、避免极端温度的变化、小心体位摆放以及仔细检查等，可以起到保护关节和皮肤的作用。平时，患者可应用小镜子检查骶骨和坐骨结节的皮肤状态，并立即告知治疗师或护理人员是否有皮肤发红、受压症状。

患者睡觉的床垫不能太软，预防因身体下沉导致床单褶皱而挤压皮肤。轮椅上长时间坐位，坐骨结节部位的皮肤必须定时减压，患者可通过双上肢向下支撑抬起臀部，并持续15~30秒。当患者保持长时间坐位时，应每15分钟上抬臀部一次。臀部减压动作可作为患者每天缓解臀部压力的必备动作。

患者还应学会床上的自主翻身动作并建立定时翻身的习惯，夜里也可通过定时提醒功能，进行自主翻身。从仰卧位翻身至俯卧位也是非常必要的，应保证每天俯卧至少半小时以缓解骶骨的压力。随着患者状态的改善，训练时间可逐渐延长，但必须教给患者在体位转移过程中注意双下肢的体位，且在双腿移动时要注意小心提起放下。

（4）自我护理技巧：患者必须学会洗漱、穿脱衣、大小便自理、通过自我被动运动维持双下肢的关节活动范围以及穿脱支具等。因此，必须尽早学会长坐位平衡，以促进最大功能的恢复。

（5）转移方式：治疗师教给患者如何从轮椅转移至训练床、训练垫、厕所以及汽车里，最重要的是教给患者在每个治疗时间内如何安全转移。最好先尝试不同的转移方式，最后为患者选择最佳和最适合的转移方式。

安全转移的原则是：将轮椅摆放在正确的位置，并确保轮椅车闸完全锁住，再将下肢从轮椅的脚踏板上提起放到垫子上；在转移过程中，注意不要撞击双腿或在较硬的地面上拖拽下肢；待下肢摆放好，将身体上提带动臀部离开轮椅。

从轮椅转移到训练床的方法包括从训练床一侧或床尾开始两种方式。前者的转移方式是将轮椅沿着训练床的一侧呈45°角摆放，把靠近床边的轮椅扶手拆下，锁住车闸，接着将下肢提起放到床上，有时也可将外侧下肢与另侧下肢相交叉。然后，患者将近侧手放到床上，向下用力撑起身体，将臀部旋转并越过轮椅缓慢坐到床上（图2-4-6）。

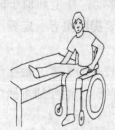 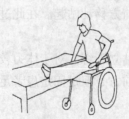 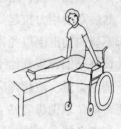

a. 将一侧轮椅扶手拆下，　　b. 外侧下肢也上提到床　　c. 双上肢用力撑起身体，
　轮椅沿着训练床一侧摆　　　垫，双上肢准备向下　　　臀部越过轮椅
　放，将靠近床边的一侧　　　支撑
　下肢提起放到床上

图2-4-6　从轮椅至训练床的转移方法

无论应用何种方式进行转移，如果轮胎破损或地面湿滑均会导致轮椅晃动摔倒。患者必须注意防止转移中的跌倒损伤。因此，每次转移动作开始前，应确保将轮椅正确摆放，并避免轮椅和训练床之间地面湿滑，在臀部越过轮椅的一瞬间，避免远侧手用力推轮椅扶手使身体过度摇晃导致轮椅向侧方滑倒。

（6）参与训练和各种活动：主要目的是强化所有残存肌力。训练方式多种多样，包括垫上活动（图2-4-7）、轮椅转移、利用重物抗阻或应用PNF技术中的躯干和肢体对角线运动模式等，均可有效地提高患者的运动功能。

（7）站立和步态训练：一旦患者能较好地掌握坐位平衡，即应开始站立和步行训练。首先，治疗师要教给患者如何利用平衡杠并穿戴长下肢支具进行站立。

截瘫患者站立姿势有其特殊性，即必须保证稳定且花费较少的能量即可维持直立位。通常截瘫患者良好的站立姿势为：身体重力线必须落在双脚支撑面积内，即髋关节稍过伸

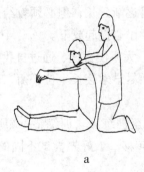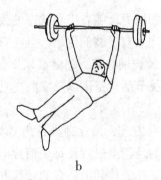

图 2 - 4 - 7　垫上训练
a. 长坐位平衡训练；b. 重物上举训练。

展、躯干轻度向后。在训练过程中，患者应体会上半身的感觉以及双下肢和下半身的平衡反应丧失后所出现的代偿功能。经过训练，许多患者双手不抓握也可维持良好的站立平衡。此技巧的掌握对截瘫患者非常重要，这是掌握摆至步、摆过步所必须具备的基本技巧。

为完成从轮椅上站起，患者首先需要被动伸展双膝穿戴长下肢支具，并将膝关节锁在伸展位。刹住车闸；指示患者双手抓握平衡杠，将臀部提起向前移动，并坐到椅子的前方；然后双手用力拉起身体，并向前方移动站起。在此过程中，需要提醒患者一定要注意双脚不要向前滑倒以免摔伤。

训练早期即应开始平衡杠内的站立训练。对于体力较弱或上臂较短的患者，治疗师可给予辅助力量。治疗师应站在患者前方，双足固定患者足尖。可能的话，治疗师可握住患者腰带部位辅助患者站立。

当患者能独立维持站立平衡时，可开始平衡杠内的步行训练。随后，再改用助行器辅助行走。随着患者自信心增强以及身体状况的改善，可改用一侧手扶拐，另侧手抓握平衡杆。最后，利用双拐上下台阶、楼梯、坡道、成功越过路边台阶及粗糙的地面等。四点步态是最省力、而且转身时需要的占地面积最少的步行方式。因此，在人多较拥挤的地方，建议应用此步态。但是，这种方式的摆过步、摆至步步行速度较快，适合于上臂力量较强，平衡能力较好的年轻患者。

对于那些有潜力利用拐杖行走的患者，治疗师可结合自己的临床经验帮助患者学习拐杖步行。首先应教会患者如何从座椅上站起、转身及向前行走等，为拐杖步行打下稳定的基础。在训练前需要为患者制定个性化的治疗计划。参与此项活动的患者上臂和上半身需具备较强的肌力，站起时需有良好的平衡反应。

转移和轮椅上站起的方式可根据患者情况而定。在训练中，患者可选择最适合于自己且省力和安全的方式完成转移和站起等动作。拐杖应尽可能靠近轮椅摆放，使之处于患者伸手可及的范围。同时，治疗师也应鼓励患者自己总结训练中所取得的成果和遇到的困难。小组活动对改善截瘫患者的心理状态也非常有效。在训练中能够克服运动功能障碍可使患者获得自信，会有巨大的成功感，与一般人经过努力成功掌握一项新技能后的感觉是一样的。

一般情况下，损伤水平较低的截瘫患者（T 10或以下）经过训练，可利用长下肢支具和双拐进行四点步态行走，但很难掌握具有功能性的步态模式，主要是由于髋关节不稳定，行走中会出现髋关节内收、屈曲和旋转，这些异常问题较难控制。应用髋关节矫形器，如改进往复式截瘫矫形器（advanced reciprocating gait orthosis，ARGO）可解决此问题，在行走中，背阔肌（C 6、C 7、C 8神经支配）须连同上肢和手部肌肉共同收缩使用拐杖进行步行。此矫形器能为高位和低位损伤水平的截瘫患者提供安全、低氧耗的四点步态。高位的截瘫患者，穿戴后能够完成实用性步行，在步行中为患者提供助动功能；膝部有弹性装置，可直接站起或坐下。T 4~T 9损伤患者在行走中应用，氧耗低，行走距离增加。

（8）参与运动项目和娱乐活动及交通方面：患者参与的活动项目包括游泳、轮椅上球类游戏、射箭及田径运动等，主要目的是强化双上肢肌力，加强平衡功能，改善患者的身体耐力以及增加平时的社交活动。

在交通方面，鼓励患者使用轿车解决交通问题，根据患者情况对小轿车进行特殊改造。治疗师的主要职责是训练患者的转移技巧，如从小轿车移至轮椅或从轮椅移至小轿车等。

（9）重新安置和家庭随访：在患者参与活动期间，社工和作业治疗师将一起与家属讨论患者将来所需进行的作业训练或家中所需进行的无障碍改造。物理治疗师教给家属如何帮助患者进行皮肤护理及维持关节和软组织活动范围的治疗技巧。

对于患者来说，每天进行具体的训练计划是非常重要的。随着掌握各种运动技巧熟练度的加强，大多数患者每天均安排训练课程，每星期至少5~6天，这样不仅能确保患者掌握各种运动技巧，而且能形成巨大的心理支持。另外，指导患者记录每天所参与的训练时间、训练内容以及掌握的程度也是非常必要的，可帮助患者恢复自尊心以及生活自理能力。

在出院前，可先让患者回家度周末，以便使他们逐渐适应家中的生活。当患者回到医院后，可与治疗师讨论在家中遇到的活动和参与功能障碍。随着患者在家中适应程度的提高，可增加在家中停留的时间，如增加至一星期甚至更长一些。

患者出院后，治疗师可定期进行家庭随访，以便为其提供帮助。每次随访应检查以下项目：关节和软组织的活动范围，膀胱和皮肤的健康状况，夹板、拐杖和轮椅的状态。患者在家中出现的任何问题或障碍均应仔细讨论并制定解决方案。

（二）高位截瘫和四肢瘫

1. 卧床早期

（1）被动运动：双上肢没有主动控制能力的颈髓损伤患者，所有关节均应尽早开始被动运动。发现手指关节活动范围受限再开始被动运动，则为时已晚。如果肱二头肌有残存肌力，但肱三头肌瘫痪，那么肘关节将出现屈肌挛缩。因此，用夹板维持肘关节的伸展十分必要，临床中常用夹板为：矫形塑料夹板、充气夹板、熟石膏或压力绷带等。

C 6完全性脊髓损伤患者仅有少数存在腕关节桡侧偏及伸展，即当腕关节处于主动背屈时，手指的被动屈曲可起到肌腱固定术后的作用。对于肌腱移植术后的患者，此肌腱的固定作用可使指长屈肌处于轻度牵伸状态，又能保持足够的肌纤维长度，因此，经过训练大多数患者可取得满意的治疗效果。指长屈肌、腕关节屈肌以及肱二头肌肌腱应保持足够的功能性长度，训练时，治疗师可帮助患者将手掌放平作为支撑来完成肘关节的伸展。如果长坐位时双上肢在身体后方支撑，那么肱二头肌必须确保其长度，使其能完成肩、肘关节伸展以及前臂旋后动作。另外，维持肩胛带和肩关节的活动范围是十分必要的。在某些脊髓损伤病房，治疗师可通过利用某些悬吊设备，将患者上肢放置在上举的全关节活动范围并保持一定时间，也可将上肢交叉胸前来维持肩关节的范围，但注意不要限制患者的呼吸功能。另外，颈髓损伤患者进行腕关节的被动运动，应禁止同时屈曲（或伸展）腕关节和手指。

（2）检查肢体末端循环：颈髓损伤患者手指末端的血液循环非常差，有可能会导致营养不良、肢体肿胀以及外伤后骨质疏松等。控制手部肿胀的方法之一是使用充气的塑料夹板，使其围绕手腕以及前臂，但注意要确保整个手腕和前臂被包裹。夹板充气量为患者感到轻柔挤压为止，治疗师也可通过将手指放入夹板内感觉挤压量的大小来帮助确定充气程度。随后，将充气夹板放置 20 分钟，每天 2 次。一般情况下，气泵应连接夹板的阀门以便获得间歇的抽吸作用。但需注意挤压力量不能太大，这是由于某些患者手部感觉存在问题，不能很好地防范这些较大压力。有些护理人员将患者的手用绷带裹成"拳击手套样"。随着手部情况好转，白天可将手放开，夜晚再利用绷带持续控制水肿。

（3）呼吸系统护理：若四肢瘫患者伴有严重的呼吸系统并发症，如肺部感染或肺不张，这是由于呼吸肌瘫痪、呼吸量减少和排痰不畅，容易引发肺部感染。这也是引起四肢瘫患者死亡的主要原因，需要康复治疗团队成员一起合作进行控制。

四肢瘫患者主要开展腹式呼吸训练。重点是增加每次换气量，主要是尽可能延长呼气时间。对肋间肌、腹肌瘫痪的患者，治疗师双手张开置其两侧肋部，患者吸气后用力挤压帮其呼气，吸气时松开双手。对能随意支配呼吸者，可开展缩唇呼吸训练（吹蜡烛等）以增加呼气阻力，使气体缓慢呼出，压力增大，肺泡扩张。

物理治疗师必须熟练掌握胸部触诊以确定气体进入时出现的异常问题。如果需要的话，应每天测试呼吸功能。在患者每次翻身前后，治疗师可与护士合作清除分泌物。对于某些气管造口术后患者，可通过气管内导管进行吸痰。

排痰训练前应先做 X 线检查以了解痰的部位，做雾化吸入使之易于排出；再根据痰所在部位取适当体位（如侧卧位、半平卧位、坐位等）进行排痰训练。物理治疗师可通过双手叩击（轻叩、快速拍打、重拍、指尖拍打等手法）配合手部加压、震动，促进痰的排出。排痰过程中，治疗师可将双手或一手和前臂放置在上腹部或下胸部，当患者用力呼气时，通过持续稳定的挤压帮助患者咳痰。此治疗程序需要具备一定临床经验的治疗师来操作，以确保治疗效果，而且治疗中要注意避免对胸廓或腹部内容物的大力挤压。

（4）膈肌力量强化：某些 C3、C4 水平以上的颈髓损伤将导致膈肌力量丢失。对于这些患者，可通过植入电极刺激膈神经，使膈肌产生收缩，主要目的是使患者脱离机械通气的依赖，这是因为大多数此类损伤水平患者通常终生依赖呼吸设备以维持生命。

（5）肌力强化训练：对双上肢所有残存肌力均应尽早进行强化，可利用手法作为外部阻力，但应避免引起颈椎的过度活动。

2. 后期恢复阶段　即直立位时脊柱可承重负荷的阶段。

四肢瘫患者需用颈圈来支撑颈部。对于此类患者，体位性低血压的发生几乎是不可避免的，但可通过在腹部缠绕绷带辅助性控制此问题，而且对支撑躯干也可起到一定作用。另外，带弹力的长筒袜也可用于辅助下肢的静脉回流。倾斜床上站立对缓解体位低血压十分有效。但倾斜床站起前，须仔细检查，确保一旦患者出现昏厥可立即放平。起初直立位仅可维持较短时间，但随着患者对直立体位耐受力的增强，站立时间可逐渐增加。

（1）姿势性训练（postural training）：姿势和平衡反应的调整必须进行训练。就治疗师而言，注意力必须高度集中，确保训练安全进行，以免患者因摔倒而产生心理障碍。另外，治疗师要告知患者，训练中头部会产生微妙变化，一旦患者的平衡和稳定性受到干扰，头部会产生迅速代偿动作，以保持平衡功能。轻微的头部运动以及上肢伸展运动将有效矫正身体的力线以达到维持体位稳定性的作用或促进上肢出现保护性反应。

下肢良好体位的摆放也非常重要。例如将双脚平放在地面，与双膝成90°，双膝、髋部以及下肢轻度外展。尽管患者无运动控制能力，而且颈部下方无任何感觉，但下肢的良好体位摆放可给予躯干稳定性的支撑。

一旦患者获得足够自信、血压调节机制改善后，则可开始长坐位和轮椅上的平衡反应训练。利用站立架（图2-4-8）可帮助患者在双下肢无控制的情况下站立，同时加强平衡能力以及缓解下肢痉挛，并使患者从长时间的站立中获得自信。

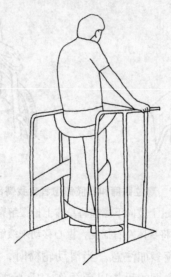

图2-4-8　利用站立架站立训练

注：最下边的带子放在双脚后方，双膝前方用带子绷住；最高的带子围绕臀部后方。患者在独自站立下进行平衡训练、抛球游戏等。

（2）皮肤护理：对高位截瘫和四肢瘫患者来说，若自己不能护理皮肤，将会造成严重后果。因此，患者的一个重要任务是定时频繁地抬高身体，缓解压力。治疗师或护理人员可帮助患者上提臀部缓解坐骨结节压力，方法如下：患者双臂交叉，治疗师站在患者身后，双上肢从后方插入患者双肩腋下，用双手握住患者前臂（图2-4-9）。治疗师可利用此方法有效地帮助患者上提臀部，至少持续15秒，使臀周的血液充分回流。此动作应定时进行以保持皮肤处于健康状态。同时教给患者自己缓解臀部压力的方法，如上提臀部或左右摇晃身体，先将身体重心移向一侧臀部，然后再向另侧移动（图 2 – 4 – 10）。

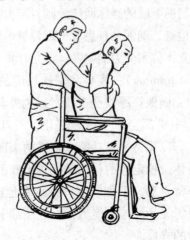

图 2 - 4 - 9　治疗师帮助患者臀部减压

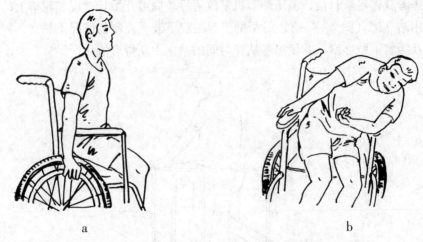

a　　　　　　　　　　　　　　　　b

图 2 - 4 - 10　高位截瘫和四肢瘫患者自我臀部减压方法

a. 患者通过上肢向下撑起将身体上抬缓解臀部压力；

b. 患者通过将身体左右摇晃，重心移动来缓解臀部压力。

　　另外，手部皮肤的护理也应多加注意。当滑动轮椅时，应注意戴上手套或特制的连指手套。吸烟的患者要注意保护拿烟的手指以免烫伤。千万注意不要把温度较高的汤盘或杯子放到患者手里或靠在下肢的旁边以免烫伤。天气较冷或参加外出活动、特别是滑动轮椅时，一定要注意提醒患者戴上手套以防冻伤或皮肤磨损。

　　（3）自理能力：脊髓损伤水平将影响患者的生活自理能力。残存主动肘关节伸展的患者与无此动作的患者相比，在自理能力方面有很大区别。尽管已丧失了手部肌肉力量，但是肘关节有控制能力的患者仍可通过双手或单侧上肢将身体安全撑起并上提。若肱三头肌有部分肌力，腕关节的背屈动作即可完成，这是因为两块肌肉均为 C 7 神经皮节支配。用带子将各类工具与手缠绕在一起，即可完成喂食、剃须、抽烟、个人卫生以及头发的整理等动作。

　　（4）转移活动：通过训练，有些低位颈髓损伤患者能完成无辅助下的转移动作，而有些患者仅通过利用滑板即可转移。

（5）参与训练和各种活动：根据颈髓损伤水平的不同为患者制定个性化的肌力强化训练是非常重要的。手部残存肌力的患者可通过绷带将手缠绕来操作重锤滑轮的方式强化肌力。C6完全性脊髓损伤患者由于伸展肘关节、背屈腕关节能力缺乏，手功能丧失，躯干和下肢完全瘫痪，翻身只能依靠自己上肢甩动时产生的一种惯性。

一旦患者能坐起，即应开始各种活动，以改善患者的自理能力，如长坐位平衡训练、改良的双腿交叉坐位等，但患者进行垫上活动时需注意小心上提并放下身体。

某些患者，尤其是肘关节有主动伸展、腕关节背屈动作的患者，经过训练，在控制各种活动能力方面，有可能会取得显著进展。而某些患者能将拇指插入裤带中，然后利用肩关节的内收及伸展动作坐起，再用同样的方式伸直躯干。

肘关节无控制能力的患者活动能力会更加受限，此类患者必须依赖重力作用伸展肘关节，但是很难维持较好的稳定性，除非尽可能将手打开平放在地面上，并垂直处于肩关节下方。但由于肩关节内收肌力量较弱，上臂不能充分用力向手掌施压。

（6）站立训练：所有高位截瘫和四肢瘫患者均应进行站立训练，利用长下肢支具或特制的站立架辅助站立。患者从站立中可提高自信，这对于正常人，或从来没有尝试过长期卧床的人是难以理解的。站立对生理功能的主要作用包括：改善肾功能；保持双下肢骨骼强壮；站立的体位能维持髋膝屈肌、小腿三头肌的肌纤维长度，因此，也可作为降低痉挛的方法之一；对许多患者，站立可加强颈部和躯干上部姿势性肌肉的活动。

（7）参与运动项目和各种娱乐：通过特殊改造的小设备，四肢瘫患者可进行射箭、乒乓球和游泳等运动项目。艺术疗法有一定用处。利用小配件，患者可用嘴咬住铅笔、牙刷、刷子或特制的牙具等完成某些日常生活动作。患者也可通过操作某些设备，如操作可选择性器械（patient-operated selection mechanism，POSM），即通过气压操纵用嘴控制，可帮助患者开关灯、操纵电器、打开收音机或电视、控制电话，也可作为页面转换器完成翻书动作，甚至敲击电脑键盘或电动打字机等。另外，有些特制的设备也常用于四肢瘫患者，主要包括滚珠轴承喂食装置（ball-bearing feeding device）、对掌夹板（opponens splint）（图2-4-11）以及屈肌铰链手夹板（flexor hinge hand splint）等。

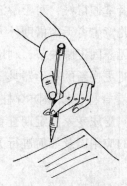

图2-4-11　对掌夹板加强患者拇指和食指对指动作

（8）交通方面：肘、腕关节有主动控制能力的四肢瘫患者能控制电动交通工具，如小轿车或电动轮椅等，但需要利用升降机出入汽车或轮椅。

（9）重新安置和定期家访：颈髓损伤患者的重新安置可能会面临许多困难，家属在护理方面必须进行系统培训，以便在家中能够顺利护理患者。这是康复治疗团队所有成员的责任，从患者入院初期开始，就应尽快考虑患者出院后的问题。随访和定期评定是必须进行的，有经验的治疗师家访对患者的康复非常有价值。

通常，尽管四肢瘫患者需要专人护理，但回归社区的四肢瘫患者与那些留在护理结构中、整天处于封闭环境的患者相比，前者的预后会更好一些。而那些重度依赖的四肢瘫患者，特别是年轻人，他们的前途将更加渺茫。

（三）女性截瘫患者

与男性患者相比，女性截瘫患者的 PT 治疗是相同的，但是针对女性生理特点，有其特殊性。一方面，大多数女性截瘫患者双上肢相对较短、骨盆较大，导致双下肢较为沉重，这些因素均将影响转移动作的完成。另一方面与大小便失禁相关，迄今为止还没有满意的方法可解决此问题。因此，膀胱训练对于女性患者是十分重要的。在护理方面，应尽可能帮助女性患者建立定时自主神经反射以清空尿液。可能的话，应学习用手按摩膀胱部位以确保尿液清空。喝水也应注意规律，特别是要保证饮水质量和定时饮水的习惯。

另外，女性月经也会带来特殊问题，可能会搅乱自主膀胱功能。尽管女性截瘫患者存在许多身体方面的问题，但是大多数患者均表现出较强的坚忍不拔的毅力和决心，因此，许多女性患者最终获得了独立生活的能力。

（四）儿童截瘫患者

儿童截瘫患者的 PT 治疗对于治疗师来说将会面临许多挑战。与成人相比，儿童脊髓损伤患者 PT 治疗的主要目的是预防肢体的畸形，确保正常的关节活动范围和软组织的长度。损伤后患者的身体发育将明显落后于正常儿童，正常使用的部分也会受到阻碍，因此，儿童截瘫患者主要表现为双下肢生长发育较慢，长度变短。但是此问题对于截瘫儿童来说又是其优势，这是因为双上肢较长，而下半身比成年人轻，是促进转移和步行的良好条件。

许多儿童截瘫患者对身体的残缺具有较强的适应性，而且能非常用心地去学习新的运动技巧。他们的轮椅技巧较成人患者掌握得好，对于游泳也非常喜欢，在水中学习步行和各种游泳姿势，并很快掌握。许多儿童患者无需借助外力即可从地板上坐起，并掌握了立位平衡技巧。许多年龄较小的儿童无需固定膝关节，利用双拐便可行走。

随着儿童的身体发育，需要定时更换新的矫形器具，年龄稍大的儿童需有固定支具以确保正确站立。另外，必须定期查看脊柱，以预防脊柱侧弯的形成。与成人截瘫患者一样，膀胱训练是最基本的治疗项目。泌尿专家需定期查看肾功能是否正常。家长必须学会皮肤、膀胱的健康护理，矫形器具的应用以及如何进行关节被动活动以保证关节和软组织的活动范围等。

根据患儿情况，应尽量安排正常的学校生活，但是必须提醒学校主管部门注意避免此类学生出现皮肤损伤，如肢体接触极度高温或出现磨损等。

六、不完全性脊髓损伤运动疗法

（一）不完全性外伤性截瘫

1. **卧床早期**　不完全性截瘫患者的运动疗法，在早期阶段，与完全性截瘫患者的治疗原则是相同的。但是，残存肌肉活动以及早期出现的痉挛问题很可能导致躯干的控制能力丧失。当患者能坐起时，即应开始评定以尽快确定患者存在的主要问题，并预测每位患者运动功能恢复的潜力，找出造成痉挛、肌力不平衡或感觉障碍的原因。治疗师指示患者移动下肢，并观察这些动作是否有分离运动出现或仅出现痉挛模式。无意识的、易引发的踝关节阵挛或快速牵伸反射等均表明患者存在痉挛。另外，皮肤和本体运动感觉也应详细检查并仔细记录。

一般情况下，不完全性截瘫患者的运动疗法应遵循前述的完全性截瘫患者的治疗原则，但具体的治疗方案取决于痉挛的严重性和肌肉活动残存的程度。对于痉挛明显的患者，伸肌突伸反射（extensor thrust reflex，ETR）模式通常占优势，但对于那些主动活动少，且伴有严重膀胱并发症或压疮的患者，其屈肌逃避反射（flexor withdraw reflex，FWR）模式将占主导地位。若髋屈肌、腹部肌肉无力或完全丧失了神经支配，则屈肌逃避反射也将减少。有时，来自于基底节、网状结构以及前庭神经核的上运动神经束仍然保持部分完整，因此释放的紧张性反射将会影响到脊髓反射。若患者在仰卧位出现较强的伸肌突伸反射，则意味着出现了紧张性迷路反射。

如前所述，若不尽快控制痉挛，任由其发展导致压疮和肌肉挛缩，将形成恶性循环。

由于是部分脊髓损伤，有可能随着炎症的消退，神经症状很快发生变化。治疗师为患者进行肢体的被动运动时必须仔细观察，如肌张力的任何变化、是否出现主动性控制或感觉有无恢复等均应认真记录并及时向临床医师汇报。患者的预后主要取决于损伤后一个星期内神经功能恢复的范围和速度。

如果患者感觉功能有少量恢复，治疗师帮助患者进行被动运动时应鼓励患者想象肢体在进行活动。同样地，如果肢体出现少量主动运动，也应鼓励患者在治疗师的帮助下一起将下肢抬起或放下。另外，治疗师应尝试着向患者解释一下痉挛问题。由于痉挛的肢体较难控制，将出现不平滑的肢体运动，而对于某些患者来说，宁肯接受瘫痪的肢体，也不愿意出现有缺陷的运动。

2. **后期恢复阶段**　即在直立位时脊柱可承重负荷的阶段。

同完全性截瘫患者一样，不完全性脊髓损伤损伤患者应掌握坐位平衡能力，学会对皮肤及关节的护理，以及如何避免引发肢体痉挛的出现等。

（1）体位摆放：体位摆放对缓解下肢的痉挛有一定作用，如改良的交叉坐位，即髋关节屈曲、外旋外展，膝关节屈曲，双足足底相对。但是此体位需脊柱保持竖直，不出现圆背状态。

（2）肌力强化训练：对于不完全性脊髓损伤患者，应强化所有残存肌肉，如：①髋屈肌：若无此肌肉，患者的功能性行走便不能完成。②膝关节伸肌和屈肌群：利用短下肢支具，使功能性行走成为可能。③踝背屈肌：在无需支具的情况下，患者可完成功能性行走。

另外，需要考虑的一个因素是，非瘫痪部位进行肌力强化时，造成脊髓的下节段信号过强，有可能引发肌肉僵直或促进痉挛。因此，在进行上肢训练时，肌力强化的训练方式应进行改良。

（3）牵伸训练：为取得良好的坐位、跪立位和站立姿势，治疗师需要为患者制定训练计划。患者必须学习诱发姿势反应，而不是痉挛运动模式。例如，小腿三头肌痉挛是最令人困扰的，它使患者不能处于良好的站立位，从而影响行走功能，导致患者几乎不能行走。比目鱼肌的肌纤维长度是否充分至关重要，因此，患者在进行站立前，治疗师必须缓慢牵伸以保持此肌肉的长度。即使患者佩戴了长下肢矫形器进行站立，甚或是站立前，均应首先有效控制肌肉痉挛。如果患者不需要矫形器，应处于良好的坐位，双脚平放在地面，可对膝关节施压，通过胫骨力线加强对地面的压力。此压力最好维持 5 分钟，或持续至腓肠肌放松为止。

（4）坐位平衡训练：髋关节屈曲不充分，导致躯干的重心靠后，若患者伸肌突伸反射较强，再加上座椅后背过低，容易导致错误坐姿。因此，患者必须学会身体前倾，并保持脊柱伸直，头部处于中立位。当患者能保持正确的起始体位时，若患者需要站起，治疗师可指示并帮助患者足跟向下踩压，髋部向前，双肩保持向上向后。治疗师通过下肢的力线对髂骨向下挤压以帮助患者维持站立的稳定性。

（5）站立平衡训练：一旦获得良好的站立姿势，患者躯干可前后左右移动，并保持身体直立。治疗原则主要是保持足跟受压，并避免突然牵伸脚趾。

利用平衡杠或站立架，患者可穿戴长下肢矫形器练习站立，在降低痉挛的同时也可为双足、双下肢和躯干提供良好的力线。有些患者有可能不需要长下肢矫形器，据文献报道，踝足矫形器可以很好地控制踝关节的位置。在训练阶段，膝关节支具（swedish knee cage）（图 2-4-12）对于控制痉挛肢体也非常有用。

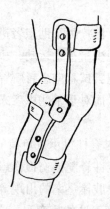

图 2-4-12　Swedish 膝关节支具

（6）行走训练：对于不完全性脊髓损伤患者，要根据残留肌力的情况确定步行的预后。许多不完全性低位脊髓损伤的患者最终能够行走，但是仍然需要利用拐杖、手杖或粗笨的助行器等辅助行走。通常患者能学会上下楼梯、跨越障碍物等，但是长距离的路程仍然需要依赖轮椅。

行走功能的基础是具备稳定的坐位和站位平衡、身体的重心转移以及髋、膝、踝关节控制能力。若下肢关节控制肌的肌力经过训练仍然不能达到 3 级以上者，则需要考虑使用适当的矫形器以代偿肌肉的功能。患者首先应从平行杠内站立及行走开始，逐步过渡到利用助行器或双拐行走。根据患者损伤不同，步行训练的目标也不同，主要包括：①社区功能性行走：终日穿戴矫形器并能耐受，能上下楼，能独立进行日常生活活动，能连续行走 900 米以上。②家庭功能性行走：能完成上述活动，但行走距离不能达到 900 米。③治疗性步行：上述要求均不能达到，但可借助矫形器进行短暂步行。

（7）重新安置和家访：不完全性脊髓损伤患者的重新安置问题与完全性脊髓损伤患者相似。对于不完全性脊髓损伤患者，家访必须进行，而且须进行认真系统的评定。评定内容主要包括：痉挛或由于痉挛而导致的问题，详细评定软组织的长度以确保有无形成挛缩等。对患者来说，获得良好的运动功能是预防身体功能退化的最好方法。

（二）不完全性四肢瘫

由于颈椎相对灵活且较易受伤，因此，颈髓损伤非常普遍且频繁发生，常导致不完全的颈髓损伤。正如前面所讨论的，不完全性脊髓损伤患者之间会出现较大的差异。因此，准确有效的治疗方案需要根据患者的临床症状而定。

对于不完全性四肢瘫患者，特别是损伤较轻的患者，有可能残留部分手功能，但是手的操作技巧基本丧失。再加上躯干控制和下肢痉挛问题，将使患者陷入令人沮丧的局面。应用拐杖或手杖行走对于那些手部无力或感觉迟钝的患者几乎不可能完成。若患者双手功能正常，则患者可通过自我牵伸以缓解双下肢痉挛。但对于不完全性四肢瘫患者，自我牵伸活动也不可能完成。

对于所有不完全性脊髓损伤患者，均应评定患者的能力及存在的问题，并制定相应治疗计划。物理治疗师应与康复团队其他成员一起合作，帮助每位患者意识到自己潜在的功能恢复。

（三）儿童不完全性脊髓损伤

造成儿童不完全性脊髓损伤的原因较多，主要包括创伤、身体发育问题、感染或严重的骨疾患等。

对于儿童脊髓损伤，尤其是年龄较小的，应进行系统的评定。检查者需了解正常儿童运动行为的基础知识，且有相关治疗儿童神经疾患的临床经验。

临床医师应对患儿的预后进行推测，但由于一般较难在较短时间内完成对患儿习惯性的姿势和反应评定，通常临床医师可根据治疗师的评定报告来确定患儿的功能预后。治疗师可通过在临床中对患儿的仔细观察及长时间治疗经验的总结，获得有价值的相关信息。

（张　琦）

第五节　脊髓灰质炎后遗症

一、概述

（一）定义

脊髓灰质炎（poliomyelitis）后遗症是一种病毒侵犯脊髓前角灰质，即运动神经中枢，遗留的后期躯干及四肢畸形。某些患者还存在疲乏、疼痛、呼吸或吞咽问题等。

近年来由于重视预防使脊髓灰质炎发生率明显降低，仅在农村偶有散在发病。本病多见于小儿，且部分患儿可发生弛缓性麻痹（或称下运动神经元瘫痪）。

（二）病因

人是脊髓灰质炎病毒唯一的自然宿主，本病主要通过直接接触传染，以粪－口感染为主要传播方式，密切生活接触及不良卫生习惯均可使之播散，是一种传染性很强的接触性传染病。通常，发病前 3 ~ 5 天至发病后 1 周内，患者鼻咽部分泌物及粪便内排出病毒，少数病例粪便带毒时间可长达 3 ~ 4 月；瘫痪病例中，90% 以上发生于 5 岁以前，故又称小儿麻痹症（infantile paralysis）。许多年长儿和青年人仍然是易感者，夏季流行在年长小儿中越来越多。由于疫苗的广泛使用，脊髓灰质炎目前已基本消灭。

（三）病理及发病机制

1. 病理　脊髓灰质炎是一种急性病毒性传染病，其临床表现多种多样，包括程度很轻的非特异性病变、无菌性脑膜炎（非瘫痪性脊髓灰质炎）和各种肌群的弛缓性无力（瘫痪性脊髓灰质炎）。

病毒在神经系统中复制导致了病理改变，复制的速度是决定其神经毒力的重要因素。病变主要在脊髓前角、脑髓质、桥脑和中脑，开始是运动神经元的尼氏体变性，接着是核变化、细胞周围多形核及单核细胞浸润，最后被噬神经细胞破坏而消失。但并不是所有受累神经元都坏死，损伤是可逆性的，起病 3 ~ 4 周后，水肿、炎症消退，神经细胞功能可逐渐恢复。引起瘫痪的高危因素包括过度疲劳、剧烈运动、肌肉注射、扁桃体摘除术和遗传因素等。

2. 发病机制　病毒通过宿主口咽部进入体内，因其耐酸故可在胃液中生存，并在肠黏膜上皮细胞和局部淋巴组织中增殖，同时向外排出病毒。此时如机体免疫反应强，病毒可被消除，为隐性感染；否则病毒经淋巴进入血循环，形成第一次病毒血症，进而扩散至全身淋巴组织中增殖，出现发热等症状。如果病毒未侵犯神经系统，机体免疫系统又能清除病毒，患者不出现神经系统症状，即为顿挫型；病毒大量增殖后可再次入血，形成第二次病毒血症，此时病毒可突破血脑屏障侵犯中枢神经系统，故约有 1% 患者有典型临床表现，其中轻者有神经系统症状而无瘫痪，重者发生瘫痪，称瘫痪型。

（四）临床表现

1. 潜伏期　一般为 5 ~ 14 天，可 3 ~ 35 天，无临床表现。本病临床上可表现多种类型：①无症状型：占全部感染者的 90% ~ 95%。②顿挫型：约占 4% ~ 8%，疾病终止于前驱期。③无瘫痪型：疾病终止于瘫痪前期。④瘫痪型。

2. 前驱期　①病毒血症的症状：发热、乏力、食欲不振、多汗、烦躁等。②上呼吸道症状：鼻炎、咳嗽、咽痛、咽渗出物等。③消化道症状：恶心、便秘、弥漫性腹痛、腹泻等。④持续 1 ~ 4 天。若病情不发展，即为顿挫型。

3. 瘫痪前期

（1）特点：①可从前驱期直接发展至本期，也可呈双峰热（热退后 1 ~ 6 天体温再次上升）。②中毒症状。③中枢神经系统感染表现。④自主神经功能紊乱，全身感觉过敏，皮肤发红，短暂膀胱括约肌障碍，颈后肌群、躯干及肢体强直灼痛，常有便秘，颈背肌显著痉挛，病儿不愿他人抚抱。

（2）体征：①三角架征（tripod sign）：患者坐起时需用两手后撑在床上如三角架，以支持体位（图2-5-1）。②头下垂征（head drop sign）：病儿仰卧，手置患者肩下，抬起其躯干时，正常者与躯干平行。患者出现头向下垂，因颈肌及背肌受累所致（图2-5-2）。③吻膝试验（kiss-knee test）阳性：患者坐起弯颈时唇不能接触膝部。病情不进展，3~5天后热退，为无瘫痪型。病情继续进展，则进入瘫痪期，在瘫痪前12~24小时出现浅、深反射抑制。此表现有重要临床诊断价值。

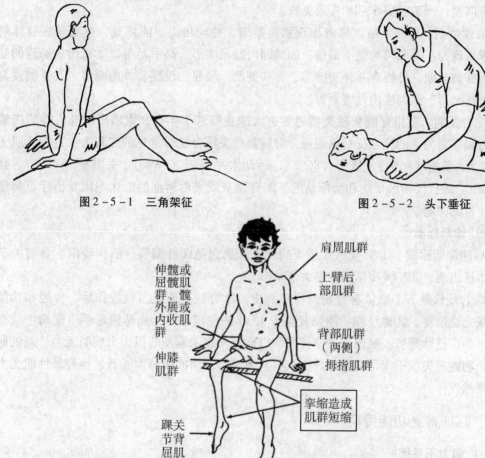

图2-5-1　三角架征　　　　　　　　　图2-5-2　头下垂征

图2-5-3　脊髓灰质炎患儿弛缓性瘫痪常见肌群

4. 瘫痪期　根据病变部位分4型：

（1）脊髓型：最常见，呈弛缓性瘫痪（图2-5-3）。特点：①可累及任何肌群，但多见于四肢，以下肢为多见，其次为上肢，颈背肌、膈肌、肋间肌亦可瘫痪。②四肢大肌肉瘫痪多于手足小肌肉，近端大肌群如三角肌、胫骨前肌瘫痪较远端小肌群出现早而重。下肢伸肌瘫痪多于屈肌瘫痪。③瘫痪肌群分布不规则、不对称，同侧上下肢均瘫者少见。④不伴有感觉障碍。⑤发生上行性瘫痪者，即又由下肢向上蔓延腹、背、颈而达延髓者，则预后严重。⑥瘫痪出现后，腱反射减弱或消失。

（2）延髓型：又称球型，占瘫痪型的5%～10%，系颅神经的运动神经核和延髓的呼吸、循环中枢被侵犯所致。①颅神经受损，以第Ⅶ对颅神经和第Ⅹ对颅神经损伤多见。②呼吸中枢麻痹。③血管运动中枢麻痹。

（3）脑型：少见。表现为高热、烦躁不安、惊厥或嗜睡昏迷，有上运动神经元痉挛性瘫痪表现。

（4）混合型：以上几型的表现同时存在，常见脊髓型合并延髓型。

5. 恢复期　瘫痪后1～2周从肢体远端开始恢复，持续数周至数月，一般病例8个月内可完全恢复，严重者需6～18月或更长。

6. 后遗症期　即两年后，患者出现肌肉萎缩，神经功能不能恢复，造成受累肢体畸形。临床表现为：①肌肉功能不平衡：如马蹄内翻足畸形、高弓足等。②肌肉、筋膜的变性挛缩：如髋屈曲、外展合并外旋畸形，脊柱侧凸，膝屈、反屈、外内翻等。③骨骼发育畸形、短缩畸形、肌肉废用性萎缩等。

7. 综合征期　是指脊髓灰质炎后遗症进入静止期若干年后，重新出现进行性肌肉萎缩、无力和疼痛为主的综合征。据报道，脊髓灰质炎综合征最常见的症状为：进行性肌无力（87%）、肌痛（86%）、疲劳（86%）、活动水平降低（78%）、关节痛（77%）、背痛（70%）。综合征期的预防和治疗是近年来脊髓灰质炎后遗症的临床与康复治疗范畴最为引人注目的课题。

（五）诊断标准

1. 后遗症期诊断　①患脊髓灰质炎病史。②肌肉弛缓性瘫痪、肌肉萎缩、骨与关节畸形等体征出现。③X线片显示骨骼关节畸形。

2. 综合征诊断　①确认有脊髓灰质炎病史。②脊髓灰质炎急性发作后，神经和功能有部分或完全恢复。③神经和功能恢复至少15年的稳定期。④病情稳定后出现两个或多个问题，如广泛性疲劳、肌肉或关节疼痛，以前受累或未累及的肌肉出现肌无力、新的肌肉萎缩、功能丧失或不能忍受寒冷。⑤没有其他医学方面的解释。⑥新的神经源性肌无力逐渐或突然发作。

二、临床常见功能障碍

（一）肌力不平衡

由于脊髓前角运动神经损害，肢体出现弛缓性瘫痪。任何肌群均可能受到累及，受累肌肉的瘫痪程度不同，残存肌力不同。通常受累肌肉力量较弱，肌肉萎缩明显，影响患者的步行或日常生活活动能力。脊髓灰质炎后遗症常见的瘫痪肌有：胫前肌、胫后肌、腓骨长肌、腓骨短肌、股四头肌、阔筋膜张肌和臀肌等。上肢较少发生，仅以三角肌瘫痪较多见。脊柱周围肌瘫痪者更少见。

（二）骨骼发育畸形

脊髓灰质炎患者由于肢体瘫痪影响发育，导致下肢长度缩短和畸形，肌腱挛缩、关节囊肥厚、韧带挛缩、关节液减少等，致使关节活动范围缩小，加重了畸形。患肢的使用不当和负重不均匀，以及骨骼在异常体位发育和生长迟缓等也会造成挛缩畸形。脊髓灰质炎患者典型挛缩畸形（图2-5-4）包括足部的马蹄内、外翻足，高弓足，仰趾、爪形趾，膝部的膝内、外翻，膝反屈，髋部屈曲、外展、外旋。上肢外展功能丧失，肘部畸形较少。脊柱以侧凸为主。通常早期畸形尚能纠正，晚期由于关节挛缩，使畸形固定，难以纠正，最后可发展为骨关节变形。

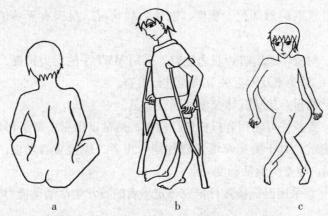

图2-5-4　脊髓灰质炎患儿典型关节挛缩畸形

a. 脊柱侧弯；b. 膝过伸展；c. 胸廓畸形、马蹄足、内翻或外翻足。

（三）呼吸困难

少数患者由于胸廓畸形和呼吸肌麻痹，使肺扩张不良，肺通气功能下降。另外，当脊髓的颈膨大受累时，可出现颈肌、肩部肌肉、上肢及膈肌瘫痪。当脊髓的胸段受累时，可出现颈部肌肉、肋间肌、上腹部肌肉及脊椎肌肉瘫痪。两种情况皆可导致患者出现呼吸困难。

（四）身体耐力减退

有些脊髓灰质炎后遗症患者身体疲乏症状明显，多表现为流感样症状，而且每天都在进展。这种疲乏也可表现在运动疗法时加重，且可引起集中注意力困难和记忆障碍。另外，有些患者肌肉乏力，这是肌无力的一种类型，活动时加重，休息时减轻。

（五）疼痛

据文献报道，脊髓灰质炎后遗症患者50%以上有日常疼痛，大部分在体力活动时，平均目测类比定级法（visual analogus scale，VAS）测得值为55mm，下肢绞痛最为常见，包括非受累下肢。上肢和躯干最常见症状为酸痛，特别是受累部位。

（六）心理障碍

患病后较年长患儿可能出现情绪危机，表现为紊乱、焦虑、自卑和抑郁，导致心理障碍。

（七）日常生活活动能力下降

由于肢体的瘫痪和畸形，脊髓灰质炎后遗症患者的运动功能受限明显，日常生活活动能力明显下降，如洗澡、洗漱、做饭、打扫、购物及开车等都可能受限。手杖、拐杖、助行器、轮椅或电动车等辅助工具对于有些患者是必需的。若症状严重的话，患者可能需要更换工作或停止工作。

（八）其他

尿潴留患者易并发泌尿系感染，长期卧床者易发生压疮、骨质脱钙、肌萎缩等。

三、评定内容

1. 一般检查　观察畸形部位、程度、肢体力线情况、肌肉有无萎缩、各种动作特点及姿势等。

2. 肌力评定　对身体肌肉进行肌力检查，采用 MMT 手法肌力检查，Lovett 肌力分级。

3. ROM 评定　对受累及附近关节功能进行检查。

4. 身体形态学测量　包括肢体长度和周径测量。

5. 步态分析　有条件可使用分析仪进行检查，通常以目测法观察和分析步态。

6. 心肺功能测试　对于胸廓畸形或脊柱侧弯患者，应检查肺功能。用皮尺测量深吸气和深呼气时胸围，检查胸廓活动度。

7. ADL 评定　常采用巴氏指数评定表评定患者的日常生活活动能力。

8. 其他检查

（1）神经肌电图检查：是最有用的辅助检查，可帮助判定损伤的程度和恢复程度，判断预后和评定治疗效果。如果在 10 个月神经肌电图检查显示仍有失神经支配现象，则基本上没有恢复的可能。在疾病的后遗症期做神经肌电图检查也能了解肌肉的神经支配情况。

（2）残疾评定：参照我国对运动系统残疾的分级标准，脊髓灰质炎后遗症的残疾分级划分如下：①一级残疾：四肢功能严重障碍，或两个肢体功能极严重障碍，同时另一个肢体功能严重障碍。②二级残疾：两个肢体功能极度障碍或三个肢体功能严重障碍；脊柱软弱严重，不能保持坐位。③三级残疾：一个肢体功能严重障碍，同时另两个肢体功能中度障碍；三四个肢体功能中度障碍，脊柱软弱、坐立有困难者。④四级残疾：一个肢体功能中度障碍或两个肢体功能轻度障碍者；两腿长度相差 3 公分以上者；有足内翻、足外翻、马蹄畸形或髋关节脱位者。

（3）X 线检查：可显示骨与关节的结构、骨质情况、畸形程度等，可作为骨性矫形术的依据。

（4）心理测试等。

四、康复治疗方案

（一）治疗原则

本病预防容易，治疗困难，发病后无特殊治疗方法，只能按其病程对症处理。

1. 瘫痪期　治疗的原则是保护肢体，避免产生挛缩和畸形，促进肌肉的恢复及适应瘫痪后的康复治疗，不同阶段按不同的重点和要求给予治疗。

2. 后遗症期（二年后）　通过各种运动疗法使残存的肌肉纤维收缩能力提高，减少关节僵硬和挛缩，改善运动功能。治疗原则是运动疗法、辅助器具的使用和选用适当的手术治疗（如软组织手术、肌腱移位术、骨性手术等）。

3. 脊髓灰质炎后综合征　是指脊髓灰质炎后遗症进入静止期若干年后，重新出现进行性肌肉萎缩、无力和疼痛为主的综合征。据报道，脊髓灰质炎综合征最常见的症状为：进行性肌无力、肌痛、疲劳、活动水平降低、关节痛及背痛。治疗原则是预防肌肉萎缩、无力，改善运动功能。治疗措施包括：步态训练、能量节约技术（计划活动、使用轮椅或电动车）、轻柔牵伸和力量训练、使用支具等。

（二）治疗方法

1. 运动疗法

（1）牵伸训练：主要目的是牵伸挛缩的肌肉、韧带，训练方法包括手法牵伸和关节牵引，严重的挛缩畸形还需依赖手术。牵引需要反复进行，以逐渐产生结缔组织的形态重塑。

1）手法牵伸：一般由物理治疗师实施。治疗师用一只手固定或控制患者被治疗关节的近端肢体，另一只手对患者关节远端缓慢施加压力或牵拉力，每次维持 5 分钟左右，可以重复多次。例如进行跟腱牵张时，治疗者坐在患腿外侧，用手握住足跟，前臂置于脚掌，用上身的重力通过前臂将患足向患者头部牵拉。手法牵伸应尽早进行，可以维持关节活动度，最大程度地减少关节僵硬和挛缩畸形的发生。

2）关节牵引：可以采用重量与滑轮方法。患者取坐位或卧位，固定被牵张关节的近端肢体，牵拉远端肢体，牵引力一般与被牵张的远端肢体垂直。牵引一般每次 10 ~ 20 分钟，可重复多次。牵引重量以产生适度紧张但无显著疼痛为度。也可以采用自身重量牵引，例如令跟腱挛缩的患者采用扶肋木站立，放松小腿，将重心移向患肢，引起跟腱紧张。牵引时在活动障碍的关节进行热疗（辐射热或透热）有利于结缔组织弹力纤维的延伸，提高治疗效果。

牵引注意事项：牵引力应稳定而柔和，并应持续一定的时间；牵引时要根据患者的疼痛限度及忍耐程度调整牵引的强度。若患者的肌肉关节疼痛或酸麻感持续 24 小时以上，表明牵引时用力过大，应该减少负荷。正常的感觉应是患者除了一时性的压痛感以外不应再有任何其他不舒服的感觉。

（2）肌力增强训练：通过训练使残存的肌纤维收缩能力提高，改善运动功能。其原则为：

1）根据肌肉现存的肌力水平，分别采用辅助主动运动、主动运动、抗阻运动和等张运动等运动方法。

2）1 ~ 2 级的肌力可作辅助运动、水中运动、配合肌电反馈训练等；3 ~ 4 级的肌力应作抗阻练习，但是必须遵循个体化和循序渐进的原则。

3）抗阻练习的运动量必须在患者可以耐受的范围内，其时间、强度和频率以及运动的速度、次数、间歇等要根据患者的实际情况给予。大强度练习可能造成过度疲劳和功能损害，而中等强度的练习更能对肌肉产生适宜刺激。间歇性的抗阻练习也是值得推荐的方法，练习和休息交替可避免肌肉疲劳。反之，若练习量不够则又会造成肌肉萎缩、耐力下降和心肺调节能力的减退。所以，必须寻求运动和休息的最佳平衡，使它们形成优化组合。

(3) 耐力训练：脊髓灰质炎后遗症患者由于长期身体活动障碍，往往导致心肺功能失健和耐力运动能力降低，这是过去忽视而又十分重要的康复治疗方向。耐力训练一般采用步行、骑车、游泳、上肢运动等，靶强度运动时间至少 10～15 分钟，加上适当的准备和结束活动。由于脊髓灰质炎后遗症患者肌肉瘫痪不规律，因此耐力训练的动作尽量选择无瘫痪的肌肉，以避免瘫痪肌肉的过度训练。耐力训练的目标是提高全身耐力、运动能力和心肺功能，所以应该以正常神经支配的肌肉训练为主，以保证足够的训练强度。本病患者下肢瘫痪较多，因此上肢活动会是主要的耐力训练手段。慢跑对本病患者不适合，因为运动损伤的机会比较高，而且需要矫形器的患者一般不能跑步。

(4) 呼吸训练：少数患者有呼吸肌麻痹后呼吸功能障碍、胸廓畸形等，导致肺通气功能降低，产生呼吸困难。此技术训练要点是建立膈肌呼吸，减少呼吸频率，协调呼吸，调节吸气与呼气的时间比例。其目标是：改善换气，改善呼吸肌的肌力、耐力及协调性，保持/改善胸廓活动度，建立有效呼吸方式，促进放松，增强患者整体的功能。呼吸肌训练和脊柱/胸廓牵伸训练是重要的基础治疗，如呼吸模式训练。

1) 采取体位放松训练：患者通过采取舒适放松的体位可以使膈肌充分运动，从而进行有效的腹式呼吸，或部分代偿因膈肌运动的减弱或丧失所致的通气障碍。如下肢抬高时仰卧位和半仰卧位使腹肌放松，因而有利于膈肌下降，腹部膨隆；前倾坐位或立位时，患者双上肢支撑于腿上、床边或桌面上，其目的均为固定肩胛带，将胸廓向上、向外提拉，增加胸廓容量。

2) 肌肉放松训练：肩胛带及上胸部肌肉的放松训练方法如下：①取坐位，耸肩，收缩所有上臂肌肉，然后慢慢放松，延长放松时间。②取坐位，头及肩部尽量向前低（第一相），然后伸展躯干、颈部及头部（第二相）。第一相时呼气，第二相时吸气。③取坐位，躯干保持伸展并稍前倾，手指置于肩上做环绕肩部运动，吸气时肩部向前、向上，呼气时肩部向后、向下。④取坐位，双脚分开，躯干伸展，双手放在膝上，左侧上肢外展，躯干向左旋转，同时吸气，然后放松呼气，恢复至起始位姿势。以同样动作完成向右旋转的动作。

3) 膈肌阻力训练：①患者仰卧位，头稍抬高。②首先让患者掌握膈肌吸气。③在患者上腹部放置 1～2 公斤的沙袋。④让患者深吸气同时保持上胸廓平静，沙袋重量必须以不妨碍膈肌活动及上腹部鼓起为宜。⑤逐渐延长患者阻力呼吸时间，当患者可以保持膈肌呼吸模式且吸气不会累及辅助肌大约 15 分钟时，可增加沙袋重量。

4) 吸气阻力训练：为吸气阻力训练特别设计的呼吸阻力仪器可以改善吸气肌的耐力及肌力，并减少吸气肌疲劳。①患者经手握式阻力训练器吸气。吸气阻力训练器有各种不同直径的管子提供吸气时气流的阻力，气道管径越窄，阻力越大。②每天进行阻力吸气数次，每次训练时间逐渐增加到 20 分钟或 30 分钟，以增加吸气肌耐力。③当患者吸气肌的耐力有改善时，再逐渐将训练器的管子直径减小。

5) 诱发呼吸训练器：诱发呼吸训练器是一种低阻力的训练方式，可强调最大吸气量的维持。具体方法如下：①患者仰卧位或半卧位处于放松舒适体位。②让患者做 4 次缓慢、轻松的呼吸。③让患者在第 4 次呼吸时做最大呼气。④然后将呼吸器放入患者口中，经由呼吸器做最大吸气并且持续吸气数秒钟。⑤每天重复数次，每次训练 5～10 下。

训练中避免吸气肌较长时间的抗阻，若颈部肌肉参与吸气动作，则表明膈肌疲劳。

6）下部胸式呼吸肌训练：采用系布带法，取幅宽约 5 cm 的柔软布带，在患者胸廓下部缠绕，于腹前交叉，非训练侧的布带末端绕到对侧臀部下方固定，另一端由对侧手从正中线向远端牵拉，吸气时轻轻牵拉可以产生促进效果，用力牵拉即可产生抗阻运动，呼气时牵拉可以起到辅助呼气的作用。如双侧下部胸式呼吸肌训练，则双侧同时牵拉布带加压。

7）腹式呼吸训练：患病时间较长的慢性患者掌握腹式呼吸有一定困难，因此可以吸气、呼气分别训练，掌握后再进行吸气、呼气结合训练，鼓励患者利用膈肌进行呼吸运动，尽量不采用胸式呼吸。注意事项：由于吸气时的压迫不是抗阻运动，因此不要限制吸气运动而使患者过早地出现疲劳。此外，患者为抵抗压迫而过度用力则将强化胸式呼吸、躯干伸展及腹压代偿，故治疗师的压迫手法要轻柔，让患者尽量放松，体会要领。

8）胸廓活动度扩大训练：胸廓的节律性运动是实现正常肺通气的动力，因此胸廓弹性是呼吸时能否达到最大吸气和最大呼气的重要因素。利用手法使肋骨进行上下和旋转的活动，使胸椎维持伸展和旋转、肩胛带下沉和内收方向的活动度，是恢复和维持胸部扩张性和胸廓弹性的重要手段。常用手法包括肋骨扭转法、胸廓扭转法及背部过伸法。

（5）步态训练：如果条件允许，可在站立位开始训练，如练习身体重心转移，单腿支撑，原地踏步，逐渐起步行走。训练过程中要求患者尽量做到身体直立，使用矫形器、拐杖或助行器帮助患者步行。

（6）医疗体操：包含肌肉/韧带牵拉、关节灵活性训练、肌力训练等功能，用于改善肌力不平衡、关节活动障碍、脊柱侧弯畸形等，也常用于各种康复训练的准备和结束活动。脊髓灰质炎患者的医疗体操强调动作缓慢持续，避免突然过分的牵伸动作，避免关节撞击性动作，以防止发生运动损伤。

（7）理疗：电刺激在恢复期有利于肌肉的神经再支配。电刺激治疗时，应注意进行肌电图检查，以发现是否有神经再支配。还可采用水疗、蜡疗、光疗等促使病肌松弛，增进局部血流和促进炎症吸收。

2. 矫形器和辅助器具的应用

（1）矫形器具：矫形器具对脊髓灰质炎后遗症患者的主要作用包括支撑作用和矫形作用。如果短肢缩短在 3～3.5 cm 之内，行走时骨盆摇摆和跛行不明显，可用垫高足跟来矫正。另外，矫形器还可以用于治疗挛缩的关节，采用抗阻矫形器，给挛缩的组织以适当的压力，保持在过度矫正位，以逐步改善挛缩和关节畸形。两种矫形器的功能可以互相交叉，目的在于防止畸形的发展，改善步态，降低步行能耗。而支撑作用可采用下肢矫形器完成，如固定踝关节、膝关节或髋关节，适用于下肢肌力 <3 级的患者，可帮助患者在步行支撑相维持关节稳定承重，或在摆动相改善下肢廓清能力。

（2）辅助具：对于生活动作困难的患者，可以采用各种辅助具来完成实际动作。例如对于单侧麻痹采用的盘子、刀叉、铅笔、脸盆架、梳子、剃须刀、遥控器、家具和沐浴用具等。

（3）轮椅：下肢畸形合并严重脊柱侧弯畸形的患者往往无法使用矫形器和助行器行走，因此轮椅是必要的代步工具；使用髋或膝矫形器的患者，由于步行时能量消耗过大，在长距离移动时也需要使用轮椅；四肢均瘫痪的患者则可以采用声控或下颌控制的方式驱动电动轮椅。

3. 作业治疗　作业治疗强调患者通过日常生活、工作和娱乐活动来进行肌力、肌肉耐力、全身耐力、关节活动等方面的训练；同时强调患者采用代偿和替代的方式提高生活、工作和学习的独立性。其中，能量节约技术是指在日常生活或工作活动中，尽量采取省力的方式，完成特定的任务。例如使用手推车移动重物，长距离行走应用轮椅，完成程序性任务时使用有序的物品摆放或合理的动作顺序、减少重复动作等。由于过度使用残存的肌肉可以导致脊髓灰质炎后综合征，目前越来越强调在日常活动中采用能量节约技术，以保护患者的残存功能。

4. 教育和就业　脊髓灰质炎患者的智力正常，由于学习比较专心，成绩会较普通儿童更好，无疑应该接受与健全人同等的教育。同时，患者也面临就业问题。因此，就业前训练，并通过政府和社会支持实现就业，是康复医学的工作内容之一。由于患者的大脑功能正常，通过各种训练、代偿和替代的途径使患者具备工作能力是完全可能的。

5. 手术治疗　目的是预防和矫正畸形，恢复平衡，稳定瘫痪的关节。手术分为四类：畸形矫正术、肌腱移位手术、关节稳定手术、下肢等长术。各种手术的方法和时间的选择应根据具体情况而定，尤其要考虑整个肢体的功能来决定手术计划和具体方案。以下为常用手术后康复训练方法：

（1）髋关节松解术：术后固定期做足趾运动及下肢各肌群的等长收缩，上肢肌、躯干肌和呼吸肌的练习。固定去除后，着重于下肢关节活动度练习和肌力训练（尤其臀肌和伸膝肌），并进行步态训练。另外，为防止挛缩复发，必要时可以实施髋关节伸展的牵引。

（2）踝部肌腱移位术：固定期及早做足趾运动，数天后行髋部及膝部相关肌力训练。术后两周后进行移位肌轻度的主动运动，并逐渐过渡到拐杖下的无负重步行。固定去除后，针对移位肌进行肌力训练、踝关节活动度训练以及步态矫正训练。

（3）股骨髁上截骨术：固定期做足趾运动和相关肌群的等长收缩训练，有长下肢石膏固定的可进行髋关节屈伸的主动训练。一旦固定去除后，可开展肌力训练、膝关节活动度训练以及步态矫正训练。

（4）三关节固定术：固定期及早开始主动运动，如髋部及膝部相关肌力训练及固定部位小腿肌肉的等长收缩训练。一个月后可带石膏（加跟）在双拐下进行步行练习。一旦固定去除后，可开展下肢各肌群的肌力训练以及步态矫正训练。

6. 心理治疗　脊髓灰质炎后遗症患者存在不同程度的心理障碍，将大大影响其康复训练的主动性，也对其最终的康复目标产生关键的影响，心理治疗是不可忽视的基本治疗内容，应鼓励患者向他人倾诉，学会缓解心理压力的控制技术。

7. 传统中医治疗

（1）针灸治疗：适用于年龄小、病程短、肢体萎缩不明显者。可根据瘫痪部位取穴。

（2）推拿疗法：在瘫痪肢体上以滚法来回滚 8~10 分钟，按揉松弛关节 3~5 分钟，揉搓脊柱及肢体 5~6 遍，并在局部以擦法擦热，每日或隔日 1 次。

（3）其他：可用拔火罐（水罐、气罐）及中药熏洗、外敷以促进瘫痪肢体恢复。

（三）脊髓灰质炎后综合征运动疗法

1. 定义 脊髓灰质炎后综合征（post-polio syndrome，PPS）是脊髓灰质炎后遗症进入静止期若干年后，重新出现的进行性肌肉萎缩、疼痛和无力。在某些病例中，还可发生脊髓灰质炎后肌萎缩，与进行性肌萎缩症相似。不过，在大多数病例中，新出现的症状并非是由于远隔的脊髓灰质炎的重新进展，而是由于附加发生的第二种情况，例如糖尿病、椎间盘脱出或关节变性疾病。

2. 运动疗法

（1）肌力增强训练：有氧训练以活动平板最为常见，通过提高生物力学效率、缓解继发性心肺和肌肉功能减退，从而改善脊髓灰质炎后综合征患者的症状，避免传统牵伸训练的某些危险。Agre 等根据其大量的临床经验，开展针对股四头肌力量的家庭肌力增强训练：每周一和周四进行 3 组，每组 4 次股四头肌最大等长收缩训练，每次收缩持续 5 秒；周二和周五进行 3 组，每组包含 12 次抗阻膝关节伸展训练。研究结果显示，膝关节伸展的抗阻力量增加 47%，最大伸膝等速力矩增加 15%，总做功增加 15%，最大自主收缩（maximal voluntory contraction，MVC）力增加 36%，肌肉等长收缩的耐力（40% MVC 的持续时间）增加 21%。

（2）心肺功能训练：心肺功能障碍是脊髓灰质炎后综合征最常见的表现。某研究对脊髓灰质炎后综合征患者进行 16 周上肢有氧训练。训练为每周 3 次，每次 20 分钟，强度为 70%~75% 最大心率。训练后训练组与对照组相比，前者最大吸氧量、时间肺活量、运动做功和运动时间均得到明显改善。

（3）恢复步行能力训练：与正常健康人相比，脊髓灰质炎后综合征患者的步速明显较低、步长较短，每天步行距离较短。利用矫形器具或助行器可以降低步行能耗，减轻疼痛，减少下肢肌肉过度负荷，增强步行能力。

（4）危险因素管理

1）疼痛管理：由于肌力失平衡，关节承重面异常、缺乏等容易导致肌腱、韧带损伤，较易出现关节炎及筋膜炎而导致疼痛。因此，在日常活动中避免导致疼痛的活动，即不能过度使用肌肉，尤其是不能过度训练或者疼痛时仍然坚持训练，但要坚持那些不会导致症状恶化的训练。

2）疲劳管理：脊髓灰质炎后综合征患者易疲劳，肌力低下，从而导致工作能力降低及运动后疲劳恢复能力降低。因此，在训练过程中，不能过度使用肌肉，避免活动引起疲劳超过 10 分钟，避免不必要的工作以节约能量。

（张琦 刘建宇）

第六节　多发性神经根炎

一、基础知识

（一）概述

1. 定义　急性脱髓鞘性多发性神经根炎即格林巴利综合征（Guillain Barre syndrome，GBS），是一种急性起病的一组神经系统自身免疫性疾病。以神经根、外周神经损害为主，伴有脑脊液中蛋白－细胞分离为特征。任何年龄和男女均可得病，但以男性青壮年为多见。

2. 病因　病因尚未完全阐明。根据起病形式和病程，GBS 又可分为急性型、慢性复发型和慢性进行型。急性格林巴利综合征又名急性感染性多发性神经根神经炎或急性感染性脱髓鞘性多发神经根神经病（acute inflammatory demyelinating polyneuropathy，AIDP）。多数病人于发病前数天至数周有上呼吸道感染，尤以流感病毒感染较多，其中包括麻疹病毒、乙肝病毒和各种肠道感染诱发，约占60%以上。其次为各种细菌感染，支原体肺部感染也有报道。此外，疫苗接种、外科手术、恶性肿瘤以及妊娠等均可诱发本病。

3. 临床表现　半数以上患者发病前 2~4 周有轻度发热、咽痛、鼻塞或腹泻等呼吸道及消化道症状。继之出现急性或亚急性起病，出现手指、足趾无力及麻木，一天内症状迅速加重，出现双下肢无力，为双侧对称性，3~4 天可进展为站立及步行困难。不同程度的双上肢、颜面、咽部肌肉均受累，肢体麻木以肩胛带肌和骨盆肌为重，10%~30% 出现呼吸肌麻痹。常见疼痛，多累及双下肢近端姿势肌或背肌。自主神经功能障碍常见心动过速、体位性低血压、血压升高、括约肌功能障碍。一般症状可在 1~2 周后缓解。

（二）临床分类

1. 临床分型

1）急性脱髓鞘型：此型有前驱症状，起病急，进行性对称性肢体麻木或无力。临床病理检查以脱髓鞘为中心，电生理检查以运动神经传导速度减慢为主要特征，预后良好。

2）急性轴索型：少数重症患者起病急，肢体麻木瘫痪重，电生理检查运动传导速度正常，运动神经传导速度检查 M 波（动作电位）振幅降低，病理检查以轴索变性为中心。发病机理为免疫介导巨噬细胞侵入郎飞氏节，破坏轴索而髓鞘相对保留，预后不良。

3）亚型（Fisher 综合征）：其临床表现是双侧眼肌麻痹、眼球震颤、瞳孔改变、小脑性失调、腱反射减弱或消失，伴有或不伴有肢体无力和感觉障碍。脑脊液可见蛋白、细胞分离。神经电生理检查可见运动传导速度减慢和肌电图神经元性改变，神经活检可见炎性脱髓鞘性改变以及治疗的可逆性等可诊断。

2. 根据重症度分类　格林巴利综合征的重症程度可分成 6 级：①0 级：健康。②1 级：仅有轻微症状。③2 级：不用借助下可独立步行 5 米。④3 级：在步行器的借助下可步行 5 米。⑤4 级：卧床或轮椅生活。⑥5 级：必须借助呼吸机辅助呼吸（至少每天部分时间借助）。⑦6级：死亡。

（三）诊断标准

1. 肯定诊断

（1）一侧肢体以上进行性麻痹，轻度失调可有可无，运动麻痹从一侧下肢轻度肌力下降开始，到四肢肌完全麻痹，四肢、眼球以及颜面麻痹，甚至眼外肌麻痹。

（2）深反射一般全部消失，远端的肱二头肌反射和膝腱反射减退。

2. 参考诊断　根据神经电生理检查结果：

早期有80%病例肌电图F波延迟或消失，随着疾病的进展可出现运动神经传导速度减慢，以上提示脱髓鞘病变性质。由于本病病变广泛侵犯周围神经发生脱髓鞘改变，所以神经传导速度的减慢常弥散存在于下肢，且远端传导速度减慢较近端明显。但有时病变仅限于近端，此时传导速度可正常，因此，传导速度的变化可反映本病的病理改变部位。

二、临床常见功能障碍

（一）运动功能障碍

四肢和躯干肌瘫痪是本病的最主要症状。一般从下肢开始，逐渐波及躯干肌、双上肢和颅神经，可从一侧到另一侧。通常在1～2周内病情发展至高峰。瘫痪一般近端较远端重，肌张力低下。如呼吸、吞咽和发音受累时，可引起自主呼吸麻痹、吞咽和发音困难而危及生命。

（二）感觉障碍

一般较轻，多从四肢末端的麻木、针刺感开始。也可有袜套样感觉减退、消失或过敏，以及自发性疼痛，压痛主要以腓肠肌明显。偶而可见节段性或传导束性感觉障碍。

（三）反射障碍

受累部位，如四肢腱反射多为对称性减弱或消失，少数轻症病例仍可较活跃。腹壁、提睾反射多正常。少数患者可因椎体束受累而出现病理反射征。

（四）自主神经功能紊乱

初期或恢复期表现为出汗过多，且汗臭味较浓，可能是由于交感神经受刺激所致。少数患者初期可有短暂尿潴留，主要是由于支配膀胱的自主神经功能暂时失调或支配外扩约肌的脊神经受损所致；大便常秘结；部分患者可出现血压不稳、心动过速和心电图异常等。

（五）颅神经障碍

半数患者有颅神经损害，以舌咽神经、迷走神经和一侧或两侧面神经的外周瘫痪较为多见，其次为动眼神经、滑车神经、外展神经的损害。偶见视神经乳头水肿，可能为视神经本身炎症改变或脑水肿所致，也可能和脑脊液蛋白的显著增高，阻塞蛛网膜绒毛、影响脑脊液吸收有关。本病根据感染性疾病后突然出现对称性四肢远端感觉、运动及营养障碍和腱反射消失即可确诊。

（六）呼吸肌麻痹

重症患者可因呼吸肌麻痹而出现周围性呼吸麻痹。延髓的呼吸中枢受累将导致中枢性呼吸困难。呼吸肌麻痹分为三度：①Ⅰ度：语音减弱，咳嗽无力，无呼吸困难，但呼吸频率稍快，上胸廓运动有代偿性增强，哭闹或深呼吸有矛盾呼吸。X 线透视下肋间肌或膈肌运动稍减弱。②Ⅱ度：语音及咳嗽力弱，有呼吸困难，呼吸频率更快，上胸廓运动有明显代偿性增强，说话时有矛盾呼吸。X 线透视下腹肌明显力弱，上下活动幅度小于 1/2 个肋间。③Ⅲ度：明显呼吸困难，咳嗽反射几乎消失，呼吸频率比正常增快一倍以上，安静时即有矛盾呼吸。

（七）其他障碍

由于神经营养障碍、关节活动受限而导致关节僵硬、变形，最终导致挛缩，再加上瘫痪和肌无力，导致步行功能障碍。另外，深感觉障碍也是导致平衡和日常生活能力低下的主要原因。

三、评定内容

（一）生命体征

包括自主神经功能障碍、体位性低血压、血管神经异常、上呼吸道感染、发烧以及胃肠功能障碍等症状。

（二）运动功能评定

1. ROM 检查　由于运动功能障碍，关节易发生挛缩，被动关节活动度和主动关节活动度的测量都是必要的。

2. 徒手肌力评定　在患者急性期，出现四肢远端的弛缓性肌力低下，重症情况下因呼吸肌麻痹需进行人工呼吸管理，因此，躯干肌、四肢肌，特别是手部肌群的检查非常重要。

3. 反射检查　包括深反射、浅反射及病理反射。腱反射是否有减弱或消失，病理反射是否出现，特别是末梢性面神经。

4. 感觉检查　包括深、浅感觉的检查。此类患者浅感觉障碍发生率较高，因此触觉、温度觉及痛觉的检查非常重要。作为深感觉检查，位置觉及震动觉也是必不可少的。

5. 身体形态测量　包括身高、体重以及肥胖程度等检查。由于肌萎缩导致四肢周径的变化，又因心肺功能的障碍，可导致胸围及腹围缩小，因此，通过四肢周径、胸围及腹围的测量可及时掌握患者的状况。

6. 疼痛检查　疼痛和麻木发生率较高，治疗师需详细了解患者的疼痛部位及性质（安静痛、运动痛、压痛、麻木等）。

7. 呼吸功能检查　以测定肺活量为主。

7. 步行能力检查　包括步行姿势、是否有折膝现象、步行速度或步行耐力的测试等。

8. ADL 检查　以起居动作和转移、移乘等动作为中心，重点检查进食、排便、排尿、梳洗及穿脱衣服等动作。

（三）临床辅助检查

1. 脑脊液检查　绝大多数患者脑脊液蛋白含量增高而细胞数正常，脑脊液蛋白增高多于发病后 1 周出现，至 3 周最高，之后逐渐下降，一般为 1~5 g/L，在后期可达 28 g/L，脑脊液细胞大多正常，轻度增高的细胞为 T 淋巴细胞。脑脊液蛋白－细胞分离现象对格林巴利综合征的诊断有特定的意义。

2. 肌电图检查　早期可见 F 波或 H 反射反应延长，继而出现传导速度减慢，末梢潜伏期延长及波幅降低等。以下四条标准中符合三条者考虑为脱髓鞘病变：

（1）2 条以上运动神经的传导速度减慢：①如波幅高于正常下限的 80% 时，传导速度低于正常下限的 80%。②如波幅低于正常下限的 80% 时，传导速度低于正常下限的 70%。

（2）1 条或 2 条运动神经传导阻滞或异常的一过性离散：腓骨头至踝之间的腓神经、肘至腕之间的正中神经或尺神经的任何一条均可。

（3）2 条以上神经的末端潜伏期延长：①如波幅高于正常下限的 80% 时，潜伏期延长需超过正常上限的 125%。②如波幅低于正常下限的 80% 时，潜伏期延长需超过正常上限的 150%。

（4）F 波消失或 2 条以上运动神经轻微的 F 波潜伏期延长：①如波幅高于正常下限的 80% 时，F 波潜伏期延长应高于正常上限的 120%。②如波幅低于正常下限的 80% 时，F 波潜伏期延长应高于正常上限的 150%。

（四）预后推测

日本学者根据患者的年龄、起坐、站起等动作，将预后状况分成早期恢复群、延迟恢复群和中间群（表 2 - 6 - 1）。另有专家根据患者的年龄、呼吸状态、M 波振幅及肌萎缩出现的时间等，推测预后状况如表 2 - 6 - 2所示。

表 2 - 6 - 1　格林巴利综合征预后推测表

发病时期	临床症状	预后状况
发病初期	发病年龄 30 岁以下，极限期四肢不全瘫	成为早期恢复群可能性大
	发病年龄 40 岁以上，极限期四肢完全性瘫	成为延迟恢复群可能性大
发病一个月	可独自起坐、站起，抓握能力有恢复	成为早期恢复群
	不能独自起坐、站起，抓握能力无恢复	成为延迟恢复群可能性大
发病两个月	可独自起坐、站起，抓握能力明显恢复	成为早期恢复群
	可独自起坐、站起，但抓握能力无恢复	成为中间群
	不能独自站立，抓握无恢复	成为延迟恢复群

早期恢复群：发病六个月以内基本完全恢复正常。

中间群：发病一年以内基本完全恢复正常。

延迟恢复群：发病一年以上仍然残存肌萎缩及明显的肌力低下。

表 2 - 6 - 2　预后不良推测表

学者	预后不良因素
Maijima 等（1981）	发病年龄 40 岁以上，完全性四肢瘫，一个月后起坐、站起及握力不能恢复，两个月后站起及握力仍不能恢复
Winer 等（1985）	发病年龄 40 岁以上，需用人工呼吸机末梢诱发活动电位 1 mV 以下
Raphal 等（1986）	症状固定期在一周以上，中度运动麻痹
Mckhann 等（1988）	发病年龄 60 岁以上，需用人工呼吸机，一周以内症状达到极限期，入院时有感染，末梢肌诱发活动电位在 20% 以下

四、康复治疗方案

（一）内科治疗

在发病初期，即患者病变尚未达到高峰之前，应住院密切观察，积极治疗。

1. 综合治疗　保持呼吸道通畅，必要时行气管切开术或利用人工呼吸机辅助呼吸，定时翻身防止压疮等。

2. 血液交换疗法

（1）血浆交换法：此疗法可迅速清除血浆中的抗体和免疫复合物等有害物质，以减轻神经髓鞘的中毒性损害，促进髓鞘的修复和再生，还可减少自主神经并发症，缩短人工呼吸机的使用时间，是近年推出的有效疗法。

（2）大剂量人体免疫球蛋白：可中和自身的抗体，抑制自身新抗体的产生，有同血浆交换法相同的作用。临床证明，将血浆交换和免疫球蛋白同时应用，可以缩短 50% 的呼吸机使用时间。

（3）药物治疗：常用的有脱水剂、利尿剂、肾上腺皮质类固醇和免疫抑制剂以及神经营养代谢药等。

（二）身体管理

1. 呼吸管理　对于呼吸表浅，频率增快，咳嗽无力，痰液黏稠且排出困难，口唇、甲床紫绀的患者，宜行气管切开术和机械通气。若残存自主呼吸，可使用同步功能呼吸机。为防止肺部并发症，可定时翻身拍背，及时充分吸痰并给予有效抗生素治疗。对于长期卧床和高龄的患者，要充分注意肺栓塞的发生，预防方法包括被动运动、体位变换、缠绕弹力绷带等，以防止下肢深静脉血栓的发生。

2. 循环管理　对于伴有自主神经功能障碍的患者，如脉频、不整脉、低血压、高血压等，要密切对其监测。

3. 全身管理　防止压疮的形成，泌尿系感染及肺炎的发生，必要时给予适当的营养和心理治疗。

（三）运动疗法

本病治疗中尽早开展运动疗法可获得更好的疗效。在内科治疗的同时，可根据电生理检查等推测预后状况，及早介入运动疗法。

1. 急性期运动疗法　运动疗法主要目的是预防关节挛缩，维持肌力。

（1）正确体位保持：此时由于患者全身肌力降低，如果长时间保持不良体位，可形成关节的挛缩，对恢复期的日常生活动作训练造成很大的不良影响。

（2）维持呼吸功能训练：此期由于呼吸不全极易造成无气肺和肺部感染，因此呼吸训练极其重要。可指导患者进行腹式呼吸和体位排痰，牵拉胸廓同时指导患者用力深呼吸等。

（3）扩大和维持关节活动度训练：急性期患者由于肌力降低，自主运动较困难，为了防止关节挛缩，治疗师应给予被动关节活动度训练。由于周围神经发生浮肿，过度进行被动运动，末梢血液会由于神经内压的增高而流通受阻，易造成神经纤维缺血性障碍，因此，被动训练时应密切观察患者的情况，注意避免并发症。

（4）预防浮肿训练：此期由于肌力降低，血液循环受到阻碍，下肢易发生深静脉血栓。绷带的使用可有效防止血栓的发生。

（5）肌力维持训练：适度进行肌力维持训练是十分必要的。原则上，肌力训练应作为预防肌肉萎缩的重要项目之一，但应注意，处于急性期的患者，由于其周围神经发生浮肿，代谢亢进和血流增加，神经鞘内压上升，易造成神经的缺血性障碍，如果过度进行肌力的强化训练，导致肌肉过度疲劳，细胞及轴索代谢功能和轴索运输会产生障碍，使轴索的再生功能受到影响，因此，此期不宜过度进行肌力增强训练。

2. 恢复期的运动疗法

发病 2 ~ 4 周后进入恢复期，即运动麻痹症状基本稳定。此期主要以增强肌力为目的。治疗方法包括：维持和扩大关节活动度的训练，强化肌力的训练，增强肌肉耐久力的训练，改善协调功能的训练，恢复步行能力的训练以及日常生活动作训练等。

肌力一般从远端开始向近端恢复，在训练中要注意观察患者恢复的状态，逐渐增加运动量。

（1）维持和扩大关节活动度训练：某些格林巴利综合征患者有可能出现一侧肢体或四肢均呈肌力低下或完全性瘫痪。在急性期，其关节周围的皮肤、皮下组织和肌肉等较易粘连，从而出现疼痛、肌肉短缩及关节挛缩。为了防止以上并发症出现，被动运动或肌肉的牵伸训练至关重要。在训练时，要及时与患者沟通，观察其情况，手法轻柔，避免产生疼痛。

（2）肌力强化训练：根据瘫痪肌肉的评定状况确定肌肉的收缩形式，可选择等长收缩、等张收缩、辅助运动、主动运动及抗阻运动。

（3）日常生活动作训练：在以上训练的基础上，可开展翻身、起坐、坐位平衡、手膝位保持、移乘、站立及步行训练。

（4）支具的应用：由于肢体长期制动，关节极易发生挛缩，如果将肢体置于功能位，肌萎缩及关节囊挛缩、粘连可降至最小程度。以髋关节为例，可采取屈曲 20°、外展 10°、外旋 10° 的功能位，即使发生关节僵直，但至少能保证完成步行功能或采取坐位。

（5）温热疗法：主要目的是缓解疼痛，预防关节挛缩，促进随意运动的恢复。由于大多数患者存在感觉障碍，训练时应注意避免发生烫伤。

（6）改善协调功能的训练：深感觉障碍的患者一般表现为震动觉和关节位置觉减退或消失，临床表现为协调障碍和感觉共济失调，对其进行协调功能训练和感觉统合训练则较为重要。常用的治疗方法包括 Frenkel 训练法等。

（李洁辉）

第七节　帕金森病

一、基础知识

（一）定义

帕金森病（Parkinson disease，PD）又称震颤性麻痹（paralysis agitans，shaking palsy)，是锥体外系疾病中的主要疾患，它是一种慢性进行性疾患，以挛缩、震颤、无动和姿势调节障碍等为主要临床特征。由于近年来发病率较高，越来越受到医学界的重视。

（二）分类

1. 帕金森病根据病因又分为原发性和继发性（表 2 – 7 – 1），后者又称为帕金森综合征。

表 2 – 7 – 1　帕金森病与帕金森综合征的分类

原发性帕金森综合征	继发性帕金森综合征
特发性帕金森综合征	脑炎性帕金森综合征
帕金森病	药物性帕金森综合征
年轻型帕金森综合征	中毒性帕金森综合征
关联疾病	血管性帕金森综合征
痴呆综合征	脑积水性帕金森综合征
纹状体黑质变性征	其他（外伤、梅毒、肿瘤等）
进行性核上型麻痹	

2. 临床上根据疾病障碍程度（Hoehn &Yahr 1967）分类（表 2 – 7 – 2）。

表 2 – 7 – 2　帕金森病的障碍分类（Yahr 分期评定法）

分期	日常生活动作能力	分级	临床表现
一期	正常生活不需帮助	Ⅰ级	只见一侧症状，没有功能障碍
		Ⅱ级	两侧及躯干有症状，姿势反射正常
二期	日常生活需部分帮助	Ⅲ级	轻度姿势障碍，日常生活可独自完成，劳动能力稍稍受限
		Ⅳ级	重度姿势反射障碍，重度功能障碍，但可勉强完成起坐及步行，日常生活需要部分借助，丧失劳动能力。
三期	需全面帮助	Ⅴ级	日常生活不能完成，需完全借助

（三）病理机制

帕金森病是由于中脑黑质的多巴胺能神经元退化、变性，使通过黑质的纹状体束，作用于纹状体的神经递质多巴胺（DA）减少，造成纹状体内多巴胺储存明显减少，导致纹状体内乙酰胆碱 – 多巴胺（Ach-DA）两种递质失去平衡而发病。本病的发生率因种族不同而不同。白种人最高，黄种人次之，黑种人最低。发病年龄一般在 50 ~ 79 岁之间，仅 10% 在 40 岁以前发病。临床上以进行性加重的运动缓慢、肌强直、震颤和表情减少为特征。近年来，大多采取药物治疗（左旋多巴类制剂）和运动疗法。患者发病至死亡大多在 10 年左右。

二、临床常见功能障碍

（一）运动功能障碍

1. **静止性震颤**　是由于基底核、丘脑、大脑皮质的神经回路和丘脑神经元的活动异常亢进引起的。多自一侧手指开始，拇指和食指间的 5Hz 左右的规律性震颤，称"搓丸样"震颤，逐渐波及到四肢、下颌、唇、舌和颈部，精神紧张时加剧。但不少患者还伴有 5~8 次/s 的体位性震颤，尤其是发病年龄在 70 岁以上者。强烈的震颤阻碍了手指的精细运动，同时也抑制了随意运动。

2. 肌强直　是由于锥体路异常引起的痉挛等不受自己控制的临床表现。呈铅管样和齿轮样强直。强直多自一侧上肢的近端开始，逐渐蔓延至远端、对侧及全身。由于肌肉挛缩妨碍了各肢体的运动，进而使肌肉发生短缩，主动运动活动受限，姿势异常等。

3. 无动症　由于缺乏自发的主动运动，导致患者随意运动减少，起始动作困难和动作缓慢。变换姿势（如翻身）时，动作缓慢，偶然起身时全身不动，持续数秒至数十秒钟，称为"冻结"发作－反复运动障碍。一般认为在本病中，苍白球－丘脑腹外侧核－附加运动皮质间的联系障碍，损害随意运动的计划和程序。步行开始时，启动困难，称"冻足"现象，呈现蹭步、碎步、前冲，称"慌张步态"，摆臂动作减少，加速现象等。

手指的精细运动障碍，书写时字越写越小，称"小字症"。日常生活中，穿脱衣服时间延长，系纽扣困难。言语功能方面，语言单调，声音低沉，发声呈爆发性，语速加快，咬音不准。呼吸方面易出现限制性换气障碍。咀嚼及吞咽也易出现前述的障碍。

同运动障碍类似的现象从精神方面表现为面部肌肉强直使表情和瞬目动作减少，呈"面具脸"。缺乏自发的积极的活动，对周围事物失去兴趣。

4. 姿势调节障碍　障碍分级中Ⅱ、Ⅲ级的患者，大多躯干前倾前屈，伴随髋膝关节屈曲（图2－7－1），肘关节、腕关节、手指呈屈曲位，拇指内收，肩关节内收。调整此姿势进行步行较困难。由于对外部刺激反应迟钝，几乎失去正常的平衡反应，步行中易向前、后、侧方摔倒。摔倒时由于不能迈出，呈"石膏现象"（图2－7－2），易导致头部外伤及椎体骨折。

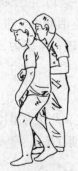
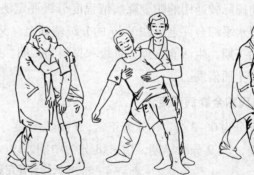

图2－7－1　帕金森病的姿势障碍　　　图2－7－2　帕金森病的石膏现象

（二）自主神经功能障碍

包括唾液和皮脂分泌增加，多汗，肢体远端皮温低，排尿困难，便秘，体位性低血压等。

（三）精神症状

对任何事物失去兴趣，精神活动缺乏、消极，表现为抑郁、痴呆等。

（四）药物副作用

左旋多巴制剂早期出现的副作用有食欲不振、恶心、呕吐、腹痛、体位性低血压、心绞痛、心律失常、心肌损害、精神错乱等，大量服用后突然减量，会出现恶性综合征（发热、肌强直、肌溶解、肾功能不全等），夏天服用药物会出现由于脱水造成的全身状态恶化，即使药物剂量减少也有发生的危险。

（五）临床常见并发症

1. 呼吸系统感染　随着病情的加重，患者自身免疫力降低，很容易引起呼吸系统的感染。由于卧床时间过长，会伴随着限制性呼吸障碍而发生肺炎。另外，由于吞咽功能障碍，异物性肺炎的发生率也会增高。

2. 尿路感染　水分摄入的减少使排尿量降低，进而导致泌尿系感染。另外，恶性综合征的发生，进一步是水分的摄取量减少，此时要注意全身脱水的发生。

3. 关节挛缩　由于帕金森患者的躯干处于前倾前屈的姿势，致使髋关节、膝关节、肘关节等长时间不能保持伸展位，导致洗脸、梳头等 ADL 动作不能完成。另外，长期以此姿势卧床，导致踝关节跖屈挛缩，使床到轮椅的移乘时双下肢难以离开地面。

4. 压疮　由于长期卧床，患者的骶尾部易发生压疮。再加上长期的营养障碍、感染等问题，更增加了压疮的发生率。

5. 易疲劳　由于运动功能障碍，自主神经障功能碍及神经因素的影响，使患者动作迟缓，进而易造成疲劳。

三、评定内容

（一）Yahr 分期评定法

这是目前国际较通用的帕金森病情程度分级评定法（表 2 - 7 - 2），它把功能障碍水平和能力障碍水平综合评定。在 Yahr 的分级基础上，又根据日常生活能力，进一步分级，Ⅰ级和Ⅱ级为一期，生活能自理；Ⅲ级和Ⅳ级为二期，生活部分自理；Ⅴ级为三期，生活不能自理，需全面借助。

（二）韦氏帕金森病评定法

评定标准分为 0 ~ 3 分，0 分为正常，1 分为轻度，2 分为中度，3 分为重度，总分是将每项分累加，1 ~ 9 分为早期，10 ~ 18 分为中期，19 ~ 27 分为晚期（表 2 - 7 - 3）。

表 2 - 7 - 3　韦氏综合评定量表

临床表现	生 活 能 力	计分
手动作	不受影响	0
	精细动作减慢，取物、系纽扣、书写不灵活	1
	动作中度减慢，单侧或双侧动作中度障碍，书写明显受影响，有小字症	2
	动作严重减慢，不能书写，系纽扣、取物明显困难	3

临床表现	生 活 能 力	计分
强直	未出现	0
	颈、肩部有强直，单或双侧有静止性强直	1
	颈、肩部中度强直，不服药时有静止性强直	2
	颈、肩部严重强直，服药仍有静止性强直	3
姿势	正常，头部前屈小于 10 cm	0
	脊柱开始出现强直，头屈曲 12 cm	1
	臀部开始屈曲，头前屈达到 15 cm，双侧手上抬，但低于腰部	2
	头前屈大于 15 cm，单、双侧手上抬高于腰部，手显著屈曲，膝关节开始屈曲	3
上肢协调	双侧摆动自如	0
	一侧摆动幅度减小	1
	一侧不能摆动	2
	双侧不能摆动	3
步态	跨步正常	0
	步幅 44～75 cm，转弯慢，分几步才能完成，一侧足跟开始重踏	1
	步幅 15～30 cm，两侧足跟开始重踏	2
	步幅小于 7.5 cm，出现蹭步，靠足尖走路，拐弯很慢	3
震颤	未见	0
	震幅小于 2.5 cm，见于静止时的头部、肢体、行走或指鼻时手有震颤	1
	震幅小于 10 cm，明显不固定，手仍能保持一定控制能力	2
	震幅大于 10 cm，经常存在，醒时即有，不能自己进食和书写	3
面容	表情丰富，无瞪眼	0
	表情有些刻板，口常闭，开始有焦虑、抑郁	1
	表情中度刻板，流涎，口唇有时分开，张开大于 0.6 cm	2
	面具脸，口唇张开大于 0.6 cm，有严重流涎	3
语言	清晰、易懂、响亮	0
	轻度嘶哑，单调，音调平，音量可，能听懂	1
	中等嘶哑，单调，音量小，乏力讷吃，口吃不易听懂	2
	中度嘶哑，音量小，讷吃，口吃严重，很难听懂	3
生活自理能力	能完全自理	0
	能独立自理，但穿衣速度明显减慢	1
	能部分自理，需部分帮助	2
	完全依赖照顾，不能自己穿衣、进食、洗漱、起立及行走，只能卧床或坐轮椅	3

（三）运动功能评定

1. 观察

（1）震颤：帕金森病的静止性震颤，是阻碍 ADL 的症状之一。与脑血管性帕金森综合征的震颤相区别，后者多为姿势变换性震颤。因此，是否在姿势变换下震颤，或做某种动作时震颤加重，何时减轻，是评定的关键。

（2）强直：伴随着痉挛出现的齿轮样强直和铅管样强直是血管性帕金森综合征的症状之一。观察其部位，是否在被动运动时出现，是否随运动速度的变化而变化，其抵抗感和运动范围在主动运动中是否发生变化等。把握是否由于强直直接导致的关节挛缩是评定的关键。

（3）无动：无动的存在抑制了日常活动，从而继发了废用性综合征。在运动疗法中首先应观察其运动或动作的起始是否缓慢，中途是否停顿，动作转换时是否顺利，什么环境或刺激下可有缓解，日内变化（on-off 现象，wear off 现象）何时产生等。

（4）节律形成障碍：从步行等日常生活动作来看，评定其能否按照一定的节律进行，是否有碎步、突进现象、加速步行等出现，观察步行时躯干能否旋转、上肢是否摆动，书写时有否"小字症"等反复运动障碍。且观察其程度，速度是否与环境有关，反复的狭小化程度及连贯性如何，以及观察是否受精神因素的影响。

（5）姿势及姿势调节能力：观察及记录基本的静、动态的姿势变化。根据动作模式及姿势反射的检查，评定其是否能完成正确的姿势反射，能否随意识的调节来放松，出现跌倒的可能性高不高，进行事故事实状况的评定。在此可以利用平衡仪及三维动作分析系统进行姿势的分析。观察是否有由于其颈部肌紧张亢进发生肌肉短缩的代偿姿势的出现。

（6）精神功能：观察是否出现抑郁状态，对周围人和事物的反应能力。另外，服用药物之后，评定是否出现幻觉及妄想等副作用。

2. ROM 检查　帕金森病的姿势特征是躯干前屈、四肢屈曲、肩关节内收等，根据其重症程度，对其躯干、颈部及四肢的活动度及柔软度进行检查。

3. 呼吸功能检查　无动及挛缩易造成限制性呼吸障碍。为此将胸廓的活动性作为评定的指标。具体检查项目包括：安静时胸廓及腹部的最大呼吸时的缩张差、呼吸的模式、呼吸次数以及肺活量等。

4. 肌力检查　利用徒手肌力检查法测定肌力比较困难，可以用观察日常动作来判断肌力。另外，运动的范围和速度，以及屈伸肌的转换，也是评定的内容，必要时可用仪器测定法来判断。

5. 日常生活动作　由于无动、姿势障碍及关节挛缩，使日常生活动作及能力受到很大影响，随着病情的加重，日常生活能力逐渐低下。临床常用评定量表包括：Barthel Index 和 Functional Independence Measure （FIM）。其中，FIM 量表可评定患者的社会交往能力、解决问题的能力及记忆功能。另外，对患者平时所感兴趣的活动、生活时间的安排、患者在家庭中的作用等应进行调查，患者活动障碍的原因以及跌倒后是否有对策等，均应进行详细评定。

6. 疼痛和主诉　慢性进行性运动和姿势障碍，可导致循环障碍和关节的活动受限障碍，再加上精神方面的因素，患者经常诉说痛苦和不愉快，加上肩胛周围、腰部疼痛发生率较高，跌倒造成腰椎压迫性骨折，导致其行动更加缓慢。问诊时要充分听取其家庭关系等问题，更好地设定其生活环境。

7. 精神功能 由于社会活动能力的降低，导致患者抑郁情绪明显，从而加速痴呆的程度，某些家庭会更加消极地对待患者，间接助长了社会对此病的偏见，因此要多加注意。

四、康复治疗方案

（一）治疗原则

本病的治疗原则，首先是尽快恢复患者的功能，减轻其症状；其次是保护性治疗或预防性治疗；第三是修复性治疗。因此，首先可以通过药物来抑制其病情的进展。但是药物治疗短期效果较明显，长期效果并不显著。

（二）治疗方法

1. 药物治疗

（1）药物治疗原则：症状性和类震颤麻痹变性疾病的药物治疗疗效欠佳，应着重病因治疗。早期、轻症的患者一般以一种抗震颤麻痹药物治疗为宜，晚期或重症患者可以并用两种及两种以上的药物。

（2）低效抗震颤麻痹药：①金刚烷胺：主要提高黑质 DA（多巴胺）神经活性，促进纹状体神经末梢释放 DA，并有促进 DA 合成及抑制 DA 再吸收的作用，从而使纹状体 DA 浓度增高。②抗胆碱能药：主要抑制纹状体内胆碱能活性，使纹状体内 DA 与胆碱能的消长倾向于平衡。

（3）高效抗震颤麻痹药：选用左旋多巴与左旋多巴 – 多巴脱羧酶抑制剂。

（4）其他：包括 DA 受体抑制剂及辅助药物等。

2. 运动疗法

（1）目的：运动疗法的主要目的是改善帕金森患者的无动、姿势障碍及反应障碍，长期维持患者的日常生活能力。主要包括：①预防废用性综合征：由于无动等症状的发生，患者易出现自觉运动减少，从而导致废用性综合征的发生。为此，确保每天的运动量是必不可少的。发病初期，可让患者充分认识自己的疾病，尽可能多参加一些社会活动及体育运动，增加患者之间的沟通，提高自信心。②注意症状的日内变化：由于长期服用抗帕金森病的药物，在副作用的影响下，患者每天的症状会有所不同。作为 PT 治疗，应尽可能将时间安排在药物副作用发作轻的时候，这样可更好地提高训练效果。③预防体位性低血压：由于帕金森病患者自主神经的障碍，在体位变换时，经常会发生体位性低血压。治疗师应在训练时密切观察患者的情况，对于重症患者，进行坐位保持训练时，应穿着腹带，避免危险发生。④预防跌倒：由于帕金森病患者平衡能力的降低，在步行中易发生跌倒。针对此现象，治疗师要建议调整患者生活环境，减少步行中的障碍，夜晚室内增加照明等，减少危险的发生。

（2）治疗计划：见下表（表2－7－4，表2－7－5）。

表2-7-4 各项目治疗时间

运动疗法	I级	II级	III级	IV级	V级
帕金森体操	—————————————————————→				
ROM训练				——————————→	
姿势矫正训练				——————————→	
肌力维持、增强训练		————————————————————→			
平衡训练		————————————————————————————→			
呼吸训练		————————————————————————————→			
吞咽训练			——————————————————→		
散步等全身调整训练	——————————————→				
应用步行训练	————————————————→				
轮椅驱动训练			—————————→		
基本动作训练	——————————————→				
ADL指导训练			—————————————→		

表2-7-5 各项目治疗内容

障碍程度	治疗目标	治疗计划（针对功能和能力障碍）	辅助具、家庭环境	社会因素
一期：身边动作自理期	以步行为中心的活动能力的维持。继续进行职业等社会活动	·立位平衡：平衡功能的强化训练 ·预防可能发生的障碍训练 ·步行训练：侧方、后方、方向转换等应用步行训练 ·文体训练 ·帕金森体操的指导训练	·利用拐杖、辅助鞋等解决上下台阶的问题 ·从蹲式便器转入坐式便器	·正确认识疾病，消除不安心理 ·参加病友会
二期：辅助期	提高家庭生活自理能力，减少辅助量，预防废用性综合征	·针对肌挛缩的牵拉训练 ·抗重力肌的活化训练 ·坐位、立位平衡训练 ·起居动作训练 ·步行训练 ·呼吸运动 ·颜面表情肌训练 ·确保日常运动量的训练 ·起居、步行、移乘方法及辅助方法的指导 ·防蹭步训练 ·跌倒后外伤的预防指导 ·俯卧位指导训练	·步行器、轮椅、拐杖的设置 ·浴室扶手及防滑垫的设置 ·坐便器的使用	·医疗手册的使用

续表

障碍程度	治疗目标	治疗计划（针对功能和能力障碍）	辅助具、家庭环境	社会因素
三期： 全面辅助期	预防废用性综合征，如挛缩、压疮等，提高坐位保持能力，减少借助量	·2~3小时的体位变换训练 ·关节活动度训练 ·坐位保持，坐位平衡训练 ·移乘动作训练 ·呼吸训练	·防压疮垫的使用	·家庭看护、访问 ·防止无动

（3）治疗方法

1）关节活动度训练：每天进行肢体的被动运动是必不可少的。被动运动不仅能够预防和治疗受限的关节，还可以通过被动持续牵伸肢体及躯干，使短缩的肌肉和肌腱得到松弛，并保持在正常的生理长度，从而使其能最大程度地在正常的活动范围内运动。胸廓的被动牵伸训练及主动深呼吸训练可改善肋间肌等肌肉的长度，从而改善患者的呼吸功能，提高换气量。但需注意的是，治疗师必须在患者能够耐受的范围内进行，否则会由于疼痛，造成肌肉反射性收缩，也可撕伤软组织，反而使关节活动范围缩小。

2）向侧卧位翻身训练：当从仰卧位向侧卧位翻身困难的时候，可进行被动翻身训练。先令患者将骨盆向对侧旋转，促使下半部躯干旋转至半侧卧位。由于帕金森病患者柔软性差，所以，需反复练习旋转运动。此时，可一边向骨盆施加抵抗，一边练习上侧肩胛带的前方旋转，这样可诱发从头到尾部的分节旋转运动，由此可获得向侧卧位的翻身姿势。

3）起坐动作训练：帕金森病患者由于分解动作障碍，从仰卧位坐起较为困难。此时可先令患者翻身呈侧卧位，然后将上侧下肢伸于床沿外，使身体变成单肘支撑位，此时训练伴随着颈、躯干的旋转，抑制两髋关节及膝关节的屈曲运动。

4）坐位下躯干翻正运动训练：取高坐位，令患者将双上肢交叉上举，治疗师在后方压迫一侧肩胛带，患者躯干被动旋转，之后，令患者抵抗治疗师的阻力，将躯干变成正中位。这样，可诱发骨盆的前倾，提高躯干肌的活动性。

5）坐位平衡训练：患者取高坐位，将两下肢并拢放在治疗师的腿上，随着治疗师的左右晃动，诱发躯干旋转。开始时要将速度放慢，左右同时进行。

6）利用"够"进行立位平衡训练：治疗师站在椅子上，将治疗球悬挂在患者头的上方，让患者以球为目标，双上肢够球。球的位置和方向可以随时变化，患者可进行站立位和半蹲位的重心转移下的训练。

7）步行训练：患者双手上举，治疗师站在患者的对面推其手掌，使患者通过治疗师施加的刺激完成躯干伸展反应和移动动作，从而刺激其自动完成踏出动作。

8）针对呼吸障碍的训练：帕金森病患者由于无动、挛缩等造成呼吸障碍，尤其是持续的肌强直、姿势不良，使脊柱、肩及胸廓的活动度下降，多呈现腹式的缺乏胸廓运动的浅呼吸，继而诱发肺活量降低、限制性呼吸障碍等。通常，Yahr分期评定法（表2-7-2）的Ⅲ级以上会出现运动时呼吸困难。另外，由于发声微小、口唇运动困难，因此声音越发使人难以听见。此状态持续，会并发呼吸道感染、肺炎及无气肺等。另一方面，胸廓活动度降低，腹肌肌力下降，会导致分泌物潴留。因此，进行有效的呼吸训练及口唇的运动功能训练是非常必要的。针对吞咽困难患者，可将食物切小，每次少量摄取为宜。

9）日常运动量的维持与不良姿势的改善：帕金森病患者在步行训练及外出时，可随身携带计步器，随时监测步行的距离及运动量。步行运动可提高氧气的摄取量，改善呼吸肌的功能，对诱发躯干的翻正反应，矫正脊柱后弯也起到重要的促进作用。另外，针对脊柱、肩、胸廓活动度障碍，可采用 PNF 训练法，利用上肢的屈曲－外展－外旋的模式，使脊柱伸展，肩胛带活动度增加。

10）俯卧位保持及骨盆运动：令患者保持肩外展、外旋，肘屈曲的俯卧位姿势，胸前可放一小枕头，使头部可旋转，前额下可放一块毛巾。此姿势可促进潴留在肺部的分泌物移动，还可通过床对胸壁的压迫，减少肺的残气量，维持躯干、髋关节的伸展。同时，可训练骨盆的前倾（呼气）和后倾（吸气）的相互转换，提高腹肌肌力及脊柱的活动性。训练每日最少做一次，每次保持 10 分钟。

11）蹭步、碎步及"冻足"的改善训练：帕金森病患者行走在狭窄、有障碍物、路面复杂的地方或精神紧张时，可诱发蹭步及碎步，经常表现为第一步踏出困难（冻足）。此时可以采取以下的方式来调整。

①视觉诱导法（图 2－7－3）：在地面上画上或贴上等距离的线，利用视觉将步幅增大。②节律法：治疗师可以在旁边喊如"一、二、一"的口令，让患者按照口令向前迈步。此时，提醒患者有意识地向前迈出一大步，可融解"冻足"现象。还可在迈步之前先原地踏步几回后再向前踏出。③增高鞋跟法：增高患者的鞋跟，促进前方负重，可缓冲前冲现象。④除障碍法：去除诱发蹭步及碎步的障碍物，尽量在一个宽敞、平坦的路面上活动。

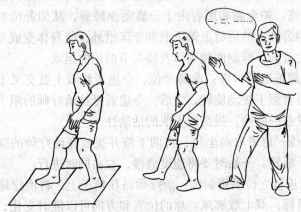

图 2－7－3 视觉诱导法

12）利用自身功能的代偿训练：①利用功能好的运动器官训练：观察患者在残存功能上是否存在分布的差异。和近位器官相比，帕金森病患者可以利用功能尚存的远位器官进行翻身等日常生活运动，如抓住床的扶手将身体翻成侧卧位等。②利用惯性训练：仰卧位，将双下肢抬起，在空中震动几次之后，用力向下放，这样可利用惯性完成起坐动作。另外，从高坐位下站起时，可先将躯干前屈，反复操作几次，促进身体的前方负重，最后利用惯性完成站起。③基底面加宽训练：对于平衡功能较差的患者，当步行及手膝位步行时，可使四肢外展以加宽基底面，来增加患者的稳定性。此时，要注意患者是否有髋关节内收肌群的亢进。④动作模式的转换：帕金森病患者由于身体缺乏柔软性，致使躯干的旋转动作较为困难，如翻身时必须利用一侧下肢的伸展动作代替骨盆的旋转来完成，此时导致腹肌群的过度代偿。

13) 姿势矫正体操：针对帕金森病患者特有的面具脸及典型的躯干前屈、肩关节内收（肩胛骨外旋位）、肘关节及膝关节屈曲姿势，可进行帕金森体操的训练。具体方法如下：

①面肌操（图2-7-4）：包括张嘴闭嘴运动，皱眉运动，皱鼻运动，吹气运动，口角交替左右移动，舌尖左右顶腮运动，舌沿嘴唇做旋转运动。

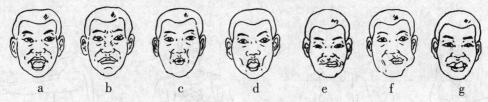

图2-7-4　面肌操

②头、颈部体操（图2-7-5）：包括：头前屈、后伸运动，左、右旋转运动，左、右侧屈运动，及头、下颌、颈同时前伸、后缩运动。

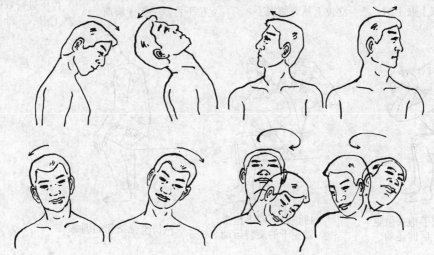

图2-7-5　头、颈部体操

③肩部体操（图2-7-6）：包括：单侧耸肩至能触及耳垂，双侧交替进行；双侧同时耸肩，至能触及耳垂；双侧肩胛骨内收、外展运动；双肩向前、后旋转运动。

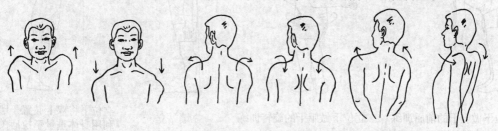

图2-7-6　肩部体操

④躯干体操（图2-7-7）：可在仰卧位、长坐位、椅坐位及立位等体位下进行躯干的屈曲、伸展、旋转等运动，主要目的是改善躯干的灵活性。

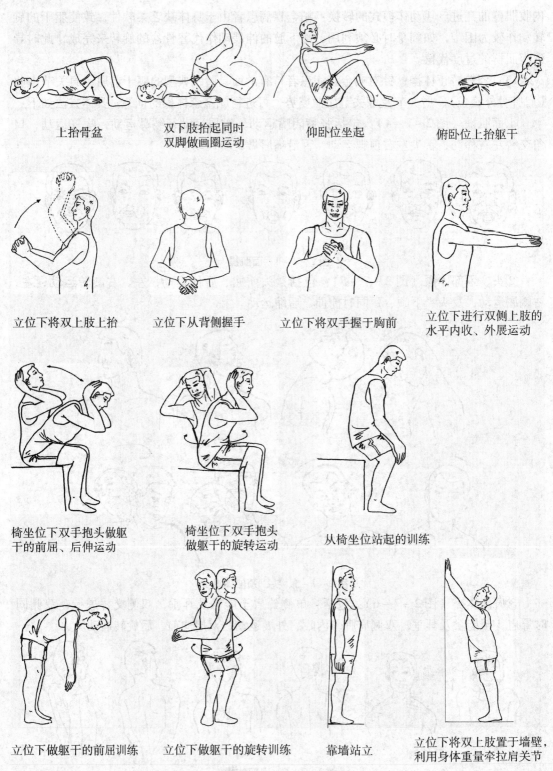

上抬骨盆　　　　双下肢抬起同时　　　　仰卧位坐起　　　　俯卧位上抬躯干
　　　　　　　　双脚做画圈运动

立位下将双上肢上抬　立位下从背侧握手　立位下将双手握于胸前　立位下进行双侧上肢的
　　　　　　　　　　　　　　　　　　　　　　　　　　　　　　水平内收、外展运动

椅坐位下双手抱头做躯　　椅坐位下双手抱头　　从椅坐位站起的训练
干的前屈、后伸运动　　做躯干的旋转运动

立位下做躯干的前屈训练　立位下做躯干的旋转训练　靠墙站立　　立位下将双上肢置于墙壁，
　　　　　　　　　　　　　　　　　　　　　　　　　　　　　利用身体重量牵拉肩关节

图 2 - 7 - 7　躯干体操

⑤躯干的棒体操（图 2 - 7 - 8）：利用体操棒，进行上肢及躯干屈伸运动，目的是扩大和维持肢体的活动范围。具体动作：a. 立位下双手握体操棒做上抬运动；b. 立位下双

手从后方握体操棒，做伸肘上抬运动；c. 立位下双手从后方握体操棒，做屈肘上抬运动；d. 立位下，将体操棒从后置于双肘处，肘关节屈曲，同时治疗师辅助头、肩后伸；e. 立位下双手从后方握住体操棒，做肘关节的屈伸运动；f. 立位下双手从后方握住体操棒，将棒置于肩上，双手沿棒做肘的屈伸运动；g. 椅坐位下双手握住体操棒，举过头顶，同时做躯干的前屈运动。

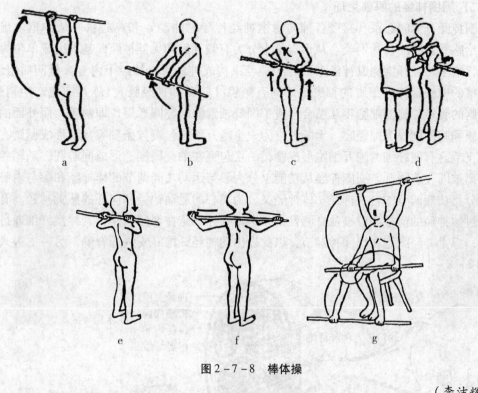

图 2 - 7 - 8 棒体操

（李洁辉）

第八节 周围神经损伤

一、基础知识

（一）概述

周围神经损伤（peripheral nerve injuries，PNI）是指周围神经干或其分支、周围神经丛受到外界直接或间接力量作用而发生的损伤。

周围神经损伤的原因较多，最常见的原因是机械性损伤，如切割伤、骨折脱位所致的神经压迫伤和牵拉性损伤等，另外，还包括感染、缺血、代谢障碍、中毒等因素。四肢的神经损伤多发生于尺神经、正中神经、桡神经、坐骨神经和腓总神经等，上肢神经损伤较下肢神经损伤为多见，约占四肢神经损伤的 60% ~70%。周围神经损伤后，该神经支配的靶组织，如皮肤、肌肉和骨关节等出现疼痛、挛缩、痉挛、麻木或瘫痪等症状或体征，导致四肢出现功能障碍。常见的并发症还包括骨、关节、血管、肌腱等损伤,将进一步影响肢体功能。

康复治疗的尽早介入对无论是早期、恢复期还是后遗症期的周围神经损伤均有较好的临床效果,尤其是手术后早期介入更加重要,可帮助患者获得神经功能的最大恢复,降低伤残程度。

(二)周围神经的解剖生理

周围神经分为向心系(接受各种向中枢神经传导的冲动)和离心系(从中枢发出指令传导给感受器的冲动)两类。从形态学上分为有髓神经和无髓神经,基本组成单位为神经纤维,许多神经纤维构成神经束,若干神经束构成神经干,神经干内有大量间质组织。神经纤维的中央是神经细胞的轴突,外周有鞘膜(髓鞘和神经膜)。施万细胞产生鞘膜,由于细胞的旋转,施万细胞相互贴合形成了围绕轴索的同心圆板层,即髓鞘。而外面的施万细胞膜和胞质则成为神经膜。无髓纤维为一个施万细胞包裹数条轴突,不形成髓鞘,也没有郎飞节。有髓纤维由施万细胞形成髓鞘的层包裹在轴突周围,形成同心圆,髓鞘相隔一定距离被郎飞节隔开。周围神经从功能上分为参与运动功能调节的体神经和参与内脏体温及内分泌功能调节的自主神经。体神经又分为离心的运动神经和向心的感觉神经。脊髓神经通过体神经的前根和后根从脊髓发出;运动神经细胞在脊髓前角,其神经纤维通过前根发出;感觉神经细胞在脊髓神经节,以此发出的神经纤维一支进入脊髓,另一支进入末梢(图2-8-1)。

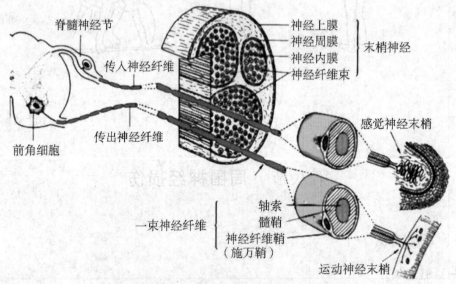

图2-8-1 周围神经各部位模式图

(三)周围神经损伤的类型及分类

1. 损伤类型 根据 Seddon 于 1943 年提出的观点,周围神经损伤分为三类:神经失用、轴突断裂及神经断裂(图2-8-2)。三者特征如表2-8-1所示。

(1)神经失用:是暂时的神经传导阻滞,局部神经纤维脱髓鞘,无轴突的 Waller 变性(神经元的轴突与胞体发生断裂后,其远端和近端一部分轴突和所属髓鞘逐渐发生断

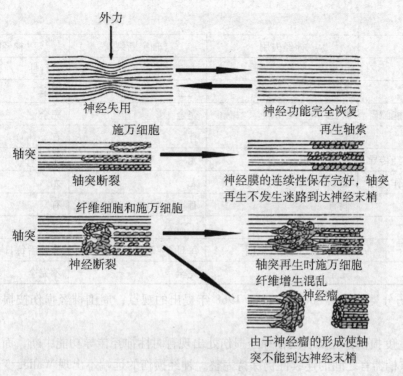

图 2 - 8 - 2　神经纤维损伤后的变化图

裂、崩解和被吞噬的过程）及内膜的损伤。多见于机械压迫、牵引、电击伤、冻伤及缺血等。例如术中或术后的不良体位造成腓骨头受压，使腓神经或桡神经损伤。临床常见运动神经损伤程度重于感觉神经损伤。

（2）轴突断裂：轴突在膜内发生断裂，连续性受损，有轴突的 Waller 变性，临床上表现为运动、感觉及自主神经功能完全丧失。多见于严重的闭合神经挤压伤，如肱骨干骨折所致的桡神经损伤。但由于神经膜保持完好，轴突再生时一般不会发生迷路，其神经功能恢复接近正常。轴突再生的速度初期比较快，后期较慢，成年人每天约 1mm，儿童较快为 2mm。其再生能力与损伤部位至效应器间的距离以及成人的年龄等有关。

（3）神经断裂：是指神经束或神经干断裂，或断裂间隙有瘢痕组织充填，即除了轴突、髓鞘外，包括神经膜完全横断，必须经过神经缝合或神经移植，否则功能不能恢复。

表 2 - 8 - 1　周围神经损伤特征

	神经失用	轴突断裂	神经断裂
原因	枪弹伤、牵引、短暂压迫、冻伤、手术、缺血等	同右，还有长期压迫、摩擦、冻伤等	切断如撕裂伤、枪弹伤、骨折、牵引、注射、手术、缺血等
主要损伤	较大纤维选择性脱髓鞘，无轴突变性	神经纤维断裂，施万鞘保持	完全解体
解剖的连续性	保持	保持	可丧失
运动瘫痪	完全	完全	完全

	神经失用	轴突断裂	神经断裂
肌萎缩	很少	进行性	进行性
感觉障碍	常无	完全	完全
自主神经功能障碍	常无	完全	完全
变性反应	无	有	有
病灶远端神经传导	保持	无	无
运动单位动作电位	无	无	无
纤颤电位	偶有	有	有
手术修复	不需要	不需要	主要
恢复速度	迅速、数日或数星期	每日 1～2mm	修补后每日 1～2mm
性质	完全	完全	不完全

2. 损伤分类　根据 Sunderland 于 1968 年提出的观点，周围神经损伤按损伤的程度分为五类：

（1）一度损伤：主要表现在神经损伤处出现暂时性神经传导功能中断，而神经纤维在其胞体与末梢器官之间的连续性仍保持完整，神经损伤的远端不出现 Waller 变性，对电刺激的反应正常或稍减慢。其功能可于 3～4 周内很快地获得完全恢复。

（2）二度损伤：主要表现为轴突中断，即轴突在损伤处发生坏死，但轴突周围的结构仍保持完整，损伤的轴突远端出现 Waller 变性，但不损伤神经内膜管的完整性。因此出现神经暂时性传导功能障碍，神经支配区感觉消失，运动肌麻痹、萎缩。二度损伤的神经可自行恢复，预后良好，恢复的时间取决于轴突从损伤处至支配区感觉和运动末梢器官的距离，即每日以 1～2 mm 的再生速度向远端生长。

（3）三度损伤：其病理特征不仅包括轴突断裂，损伤的神经纤维远端发生 Waller 变性，而且神经内膜管遭到损伤、不完整；而神经束膜所受影响很少，所以神经间连续性仍保持完整。由于神经束内损伤，神经束内部出血、水肿、血液微循环受损，缺血和神经束内的神经内膜管纤维性变，这些因素都可能成为神经再生的障碍。发生三度损伤的神经束，其损伤范围既可以是局限性的，也可以沿着神经束影响到相当长的距离。三度损伤的神经退行性变化比二度损伤更为严重，特别是在神经损伤的近端，通常伴有一些神经轴突缺失，因而减少了有利于神经再生的轴突数量。同时，发生于神经束内的轴突再生，可能出现与末梢器官错接现象。由于神经内膜发生不同程度的纤维化，影响神经的再生和恢复。因此，三度损伤的神经虽可自行恢复，但神经纤维数量有所减少，导致功能上并不能完全恢复。

（4）四度损伤：神经束遭到严重破坏或发生广泛断裂，神经外膜亦受到破坏，神经束与神经外膜相嵌在一起，两者无明显分界，但神经干的连续性保持完整。神经损伤处变成以结缔组织替代纤维化条索，施万细胞和再生轴突可以扩展，与纤维组织交织在一起形成神经瘤。损伤神经远端仍发生 Waller 变性。四度损伤的神经束被破坏程度比三度损伤更为严重，再生轴突在数量上大为减少，再生轴突在神经束内可以自由进入神经束的间隙，以致许多再生轴突缺失或停止生长，同时也增加了再生轴突误入另一个神经内膜管的机会。

（5）五度损伤：整个神经干完全断裂，断裂两端完全分离，或仅以细小的纤维化组织形成瘢痕索条相连。其结果是损伤神经所支配的运动肌、感觉神经和自主神经功能完全丧失。五度神经损伤需通过手术修复。

二、临床常见功能障碍

由于周围神经干是由运动、感觉和自主神经纤维组成的，因此，周围神经损伤后将引起该支配区的运动、感觉和自主神经功能障碍。

（一）运动功能障碍

1. 主动运动障碍　周围神经损伤后，其所支配的肌肉主动运动障碍，表现为弛缓性瘫痪、肌张力降低、肌肉萎缩、抽搐。

2. 关节挛缩畸形　神经干损伤后，瘫痪肌肉与其相拮抗的肌肉之间失去平衡，可出现动力性畸形。损伤时间越久，畸形就越明显。神经损伤后，早期出现动力性畸形是由对抗肌肉牵拉所致，呈可复性；如果畸形持续过久而不纠正，则瘫痪的肌肉相对缩短，形成继发性肌肉挛缩。肌肉挛缩进一步促使关节韧带挛缩使畸形成为不可复性，甚至引起骨性的固定畸形。

3. 日常生活活动能力低下　运动功能障碍导致日常生活、工作中某些功能性活动能力低下，如臂丛神经损伤者，由于上肢运动障碍可不同程度地影响进食、个人卫生、家务活动以及写字等手精细动作，坐骨神经损伤者可出现异常步态或行走困难。

4. 肢体肿胀　周围神经损伤后，肌肉呈弛缓性瘫痪，血管张力丧失，肌肉泵作用消失，静脉与淋巴回流受阻等导致肢体肿胀。另外，交感神经系统功能异常和延长反应，导致临床表现为肢体疼痛、肿胀、僵硬、皮肤颜色改变和骨质疏松等一系列症状。

（二）感觉功能障碍

感觉障碍包括主观感觉障碍和客观感觉障碍。前者为在没有任何外界刺激的情况下出现感觉异常、自发疼痛、幻痛等，后者表现为感觉丧失、感觉减退、感觉过敏、感觉过度、感觉倒错等。

周围神经损伤后，其感觉纤维支配的皮肤区域内，其感觉理应消失，但皮肤的感觉神经分布是相互重叠的，因此，开始时形成感觉减退区，称为中间区。由于皮肤感觉神经分布重叠和上、下神经代偿，所以在逐渐恢复后，仅余其中较小的区域，形成局限性感觉完全消失，称为自主区。这里所指的感觉包括触觉、痛觉、温度觉、振动觉、深部位置觉及两点辨别觉等。这些感觉在神经完全断裂时全部消失，但在不完全性神经损伤时，各种感觉消失程度不一。同样，在神经再生恢复的过程中，各种感觉的恢复程度也不一致。

（三）反射异常

周围神经损伤后，其所支配区域的深浅反射均减弱或消失。当周围神经完全离断后，经其传导的所有反射均消失。但是在部分神经损伤时反射活动也会消失，所以反射活动消失不能作为神经损伤严重程度的评定指标。

（四）自主神经功能障碍

周围神经损伤后，主要包括两方面的表现：①自主神经为刺激性损伤时，出现皮肤发红、皮温升高、潮湿、角化过度及脱皮等。②有破坏性损伤时，则表现为皮肤发绀、冰凉、干燥无汗或少汗、菲薄，皮下组织轻度肿胀，指甲（趾甲）粗糙变脆，毛发脱落，甚至发生营养性溃疡。

（五）其他障碍

1. 心理障碍　主要表现为焦躁、抑郁及躁狂等。

2. 继发性损伤　周围神经损伤后患者常伴有感觉障碍和运动功能障碍，导致患者避开外界危险的能力低下，较易造成新的创伤，如烫伤等。

三、评定内容

（一）运动功能评定

1. 问诊　首先对受伤的原因和时间进行确认，如果是由于疾病造成的周围神经损伤，那么其现病史、治疗史及家族史是非常重要的。

2. 视诊　外伤后，治疗师要检查伤口愈合情况，尤其是要观察有无瘢痕及瘢痕的状态和有无动脉瘤、动静脉瘘形成等，并确认受伤部位到末梢皮肤的颜色、浮肿的情况、脉搏及有无肌萎缩。周围神经完全损伤后，所支配的肌肉主动功能消失，肌张力消失并呈松弛状态，肌肉逐渐发生萎缩。由于正常肌肉的牵伸作用，使肢体呈现特有的畸形。

3. 触诊　神经干叩击试验是检查神经再生的一种简单方法。神经轴突再生尚未形成髓鞘之前，对外界敲击可出现疼痛、放射痛和过敏的现象，沿修复的神经干敲击，到达神经轴突再生的前缘时，患者有上述感觉。

4. 感觉检查　周围神经损伤后，其分布区域的触觉、痛觉、温度觉、振动觉和两点识别觉有可能完全丧失或减退。由于皮肤感觉神经有重叠分布，所以其分布区的皮肤感觉并不是完全丧失的，而是局限于某个特定部位，称为单一神经分布区（或称绝对区）。周围神经不完全损伤的情况下，神经支配区的感觉丧失程度不同。在神经恢复过程中，感觉恢复的程度也有所不同。其评定标准采用英国医学研究会（BERC）1954年提出的标准：

S 0：神经支配区感觉完全丧失。

S 1：有深部痛觉存在。

S 2：有一定的表浅痛觉和触觉。

S 3：浅痛觉存在但有感觉过敏。

S 4：浅痛觉存在。

S 5：除 S3 以外，有两点识别觉（7~11 mm）。

S 6：感觉正常，两点识别觉 <6 mm，实体觉存在。

具体检查内容：触觉、痛觉、振动觉及两点识别觉。详细记录感觉损伤的部位、范围及程度。

5. ROM 检查　出现关节挛缩时，应进行 ROM 检查。

6. 徒手肌力评定　根据肌肉瘫痪程度判断神经损伤情况，常采用徒手肌力检查评定肌力。首先，治疗师可根据感觉检查结果推断出患者损伤的大致位置，然后再进行此水平的徒手肌力评定（manual muscle test，MMT）。

7. 身体形态测量　针对肌肉萎缩、肿胀和肌力下降等临床表现，评定项目应包括对患肢周径的测量。另外，临床常见腓神经损伤后患者出现足下垂，导致异常步行姿势，因此，姿势的评定也较为重要。

8. 其他评定 包括 ADL 能力的评定以及参与适当工作能力的评定。

（二）自主神经功能检查

周围神经损伤后，由自主神经纤维支配的血管舒张功能、出汗功能和营养功能发生障碍，出现血管扩张，汗腺停止分泌，皮温升高、潮红和干燥。两周后，血管收缩，皮温降低，皮肤苍白，皮肤变薄、皮纹变浅、光滑发亮，指甲增厚并出现纵行的嵴、变弯变脆，指（趾）腹变扁。由于皮脂分泌减少，皮肤变干燥、粗糙，有时皮肤可出现水泡或溃疡。骨骼可发生骨质疏松，幼年患者神经损伤侧肢体可出现生长迟缓。

（三）电生理检查

1. 古典直流电诊断 主要根据神经肌肉对直流电、感应电的反应来评定神经肌肉变性反应的程度（表 2 – 8 – 2）。

表 2 – 8 – 2 变性（直流、感应电）反应的判断标准

		部分变性反应	完全变性反应	绝对变性反应
感应电流	单极刺激运动点	反应弱	无反应	无反应
	双极刺激肌肉	反应弱	无反应	无反应
直流电流	单极刺激运动点	反应弱	无反应	无反应
	双极刺激肌肉	收缩弛缓，可能阳通 >阴通 *	弛缓反应，可能阳通 >阴通	无反应
预后	（恢复所需时间）	3～6 个月	一年以上或不能恢复	不能恢复

＊阳通、阴通代表阳极通电时的收缩强度（ACC）和阴极通电时的收缩强度（CCC）。

2. 强度 – 时间曲线（strength-duration curve，SD 曲线）检查 图中（图 2 – 8 – 3）横轴为方波电流的波宽，以 ms 为电位；纵轴是方波电流的阈值，单位为 V。当方波波宽较大时，阈值较低，曲线低平；当方波波宽较小时，阈值较高，曲线上抬，此曲线反映了刺激强度（V）和时间（T）的关系。

正常的曲线如图中 a 那样。不全损伤的恢复期或肌肉失神经后 2～3 日曲线上即出现扭结（图中 b），在 14 日后出现典型的失神经支配曲线（c）。图中 d 为伴有高度的肌肉变性的神经麻痹，一般为肌源性疾患。

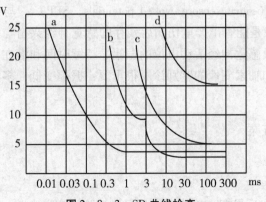

图 2 – 8 – 3 SD 曲线检查

3. 肌电图（electromyography，EMG）检查 周围神经损伤时的肌电图表现大致如下：

（1）部分失神经损伤：①松弛时有纤颤电位、正锐波等失神经电位，或出现束颤电位，插入电极可诱发失神经电位，插入电位延长，病变后期插入电位可减弱。②轻收缩时多相电位增加，超过总动作电位的10%。③动作电位平均时限延长，>15 ms。④最大收缩时，不出现干扰型而出现混合型或单纯型。①~④四项中必须有①、②两项方可成立诊断。

（2）完全失神经损伤：①松弛时有纤颤电位、正锐波等失神经电位，插入电极时可诱发上述电位，病变后期插入电位可减弱或消失。②不能完成最大收缩，即使作意志收缩时也无任何动作电位。

4. 神经传导速度检查 见表2-8-3。

表2-8-3 临床常测试的神经及电极部位

| 神经 | 刺激部位 | | 记录电极（R） | 参考电极（I） | 地电极（G） |
	S1（近端）	S2（远端）			
尺	肘部：阴极在尺骨切迹内上髁附近，阳极在阴极后上方	腕部：阴极在尺侧屈腕肌肌腱内侧，阳极在阴极尺侧	小鱼际边缘中点	第5指近侧端指骨根部	腕背部
正中	阴极在肱动脉内侧，尺骨窝的中央，阳极在远端	腕中部：阴极在掌长肌腱和桡侧屈腕肌腱之间，腕横韧带近端，阳极在其桡侧及近端	大鱼际肌中央	拇指第一指骨根部	掌侧面
腓总	膝部：阴极在腘窝腓骨小头内侧面，阳极在阴极的近端踝部水平线上	踝部：阴极在内外踝连线中点，趾长伸肌腱的外侧，阳极在阴极近端2 cm	趾短伸肌上最隆起的肌腹处	足外部边缘	足背和踝
胫	腘部：腘窝顶间端	内踝骨内侧	小趾外展肌上	远端掌趾骨关节	在 R 和 S2 之间
坐骨	臀部：10cm 长针极沿腘窝尖的上延线方向，插入大转子和坐骨结节连线的中点或其下方	同上	同上	同上	足背

5. 诱发电位检查（somatosensore evoked potentials，SEP） 与感觉神经传导速度的测定相比较，SEP 的优点是能查出严重伤病后残存的感觉神经兴奋与传导功能。测定被诱发的复合肌群活动电位及感觉神经活动电位的振幅、持续时间和潜在时间，从而诊断出是否异常。特别对脱髓鞘和轴索变性的鉴别诊断很重要：振幅变低，多见于轴索变性；时间延长，多见于脱髓鞘。

四、康复治疗方案

（一）运动疗法

1. 治疗目的

（1）周围神经损伤后早期：治疗目的是尽早消除炎症、水肿，促进神经再生，防止肢体发生挛缩畸形。

（2）周围神经损伤恢复期：通过各种训练和治疗促进周围神经再生，促进运动和感觉功能的恢复，改善关节活动度。

（3）周围神经损伤后遗症期：促进神经肌肉的代偿功能，或通过使用矫形器及特殊用具最大程度地恢复日常活动能力及工作能力，使患者早日回归社会，重返工作岗位。

2. 治疗措施

（1）肌力增强训练：周围神经损伤后患者应尽早开始肌肉的主动收缩运动以增强肌力。肌肉的等长收缩训练在周围神经受损后应用较多。肌肉力量较弱时，如肌力在 2 级以下时，即应指导患者反复进行肌肉的主动收缩训练，不管是否引起关节的运动。随着肌力的增强，可采用不同的肌肉收缩方式。但是，在训练过程中，由于周围神经损伤导致出现感觉障碍、筋膜的病变以及肌原纤维变性等，易使肌肉疲劳，因此，在训练时要避免使患者过度疲劳。另外，需实施肌腱移植术时，首先进行移植肌肉的肌力强化，肌力至少应达到 4 级。

（2）中枢冲动传递训练：完全性周围神经损伤尚未出现临床恢复的迹象时，指导患者反复通过主观努力，试图引起相应瘫痪肌群的主动收缩，使相应的大脑皮质运动区及脊髓前角细胞兴奋，发放离心冲动，沿神经轴索传递至神经再生部位。此训练方式称为"中枢冲动传递训练"，有利于周围神经纤维的再生。

（3）预防肢体浮肿：周围神经损伤可伤及血管周围的自主神经，使血管张力丧失，引起肢体水肿。持续水肿可导致纤维沉着，加重关节挛缩及组织粘连，因此，必须积极防治。主要方法包括：①卧位时垫高肢体，坐、立位时用三角巾悬吊患病上肢。②肢体被固定时每天多次进行肌肉的等长收缩。用弹性绷带、按摩或裤腿形气囊脉冲加压等进行压迫，以促进患肢的静脉与淋巴的回流。弹性绷带的缠绕方法是从末端向中枢方向缠绕。

（4）维持和扩大关节活动范围的训练：受伤后尽早进行关节活动度训练，对预防、改善挛缩以及维持肢体循环，起到非常重要的作用。以预防挛缩为目的时，可利用主动运动维持关节活动范围和加强肌力。周围神经受损时，患肢无主动运动时，可进行肢体的被动运动以维持关节的活动范围。有挛缩发生时，要进行牵伸训练，特别是周围神经受损后，收缩蛋白质的合成降低及纤维化，使肌肉的柔软性下降。但在牵伸训练过程中，应注意避免使神经受损，特别是手术修复后的神经若受到额外牵伸，承受外力过大，将影响其恢复及愈合过程。

（5）感觉功能训练：可利用针刺、冷热刺激或者让肢体触摸和抓捏各种物体来进行训练。训练过程包括三个阶段：①治疗师用刺激物分别刺激患侧和健侧肢体的皮肤，并指示患者去体验和对照。②首先让患者睁眼看着被刺激患区的皮肤，然后闭上眼睛。然后，在同一部位以同样强度刺激皮肤，要求患者努力比较和体会。③让患者闭上眼睛，同时刺激健侧、患侧肢体的皮肤，并要求患者集中精力比较和体会。上述三阶段可依次进行，也可三个阶段一起重复进行，一天数次。刺激强度逐渐从强到弱。

（6）有氧运动：参与有氧运动，保持身体全身性运动，可改善各系统器官的生理功能，维持身体的整体健康，避免并发症，是周围神经损伤患者最重要也是易被忽略的一环。因此，除了对患肢局部的训练外，应指导患者用健侧肢体进行徒手或器械的训练，特别是有氧训练，以保持适当的运动量。每周训练至少 3 次。

（7）动作训练：利用获得的肌力及感觉，进行各种动作训练，即感觉－运动能力再教育。也可利用代偿运动或健肢的统合运动，来获得运动的协调性。

（8）患部固定：受伤后或各种再建手术后，必须对患部固定，以保护受伤的神经或再建术部位，此时可使用各种固定装置，如支具等。固定期间，可指导患者进行穿脱衣服、清洁等日常生活动作的训练。

（二）物理因子疗法

1. 治疗原则　促进水肿消退，炎症尽快吸收，促进神经再生，防止肌萎缩，促进肌力恢复，是周围神经损伤后康复的首要任务。

2. 治疗措施

（1）电刺激：用电流刺激神经或神经肌肉传导点，可减缓失神经支配肌肉的萎缩，适用于肌力 0 级的肌肉。常用方法包括低脉冲电疗法以及中频电疗的干扰电疗法等。

（2）肌电生物反馈电刺激训练：当周围神经损伤后患部肌肉出现一定的主动运动电位，但尚未出现或仅有微弱的肌肉收缩时，可进行肌电生物反馈电刺激训练。

（3）疼痛处理：周围神经部分损伤病例中有 1% ~ 5% 发生灼性神经痛，表现为患肢远端顽固的烧灼样疼痛，原因尚未十分明确。若疼痛较轻，可采用冷敷、热疗等方法。

（4）其他：早期应用超短波、微波、紫外线等疗法促进水肿消退、炎症吸收，促进神经再生。

（三）矫形器和辅助器具的应用

周围神经损伤后出现肢体功能障碍时，有时需要使用包括上下肢的矫形器，对肢体起到固定、矫形、承重及功能性作用，适当应用矫形器可明显改善肢体活动功能。

（四）作业疗法

根据需要酌情选择。作业治疗时，要指导患者注意防止因感觉功能障碍而造成机械摩擦性损伤或灼伤等意外。

（五）心理治疗

周围神经损伤后出现的功能障碍导致患者日常生活活动能力下降，加之对治疗前景的担忧，使患者承受沉重的心理负担。因此，心理治疗的工作十分重要。另外，治疗师在治疗过程中要注意经常鼓励患者增强信心战胜伤病。据文献报道，患者的精神状态对康复治疗的效果有重大影响。

五、常见周围神经损伤后运动疗法

（一）正中神经损伤

1. 基础知识

（1）神经走行：正中神经（C 5、C 7）由来自臂丛内侧束和外侧束的两个根合成（图 2 - 8 - 4），沿肱二头肌内侧沟，伴肱动脉下行到肘窝，继在前臂指浅、深屈肌之间沿前臂正中下行。经腕至手掌，发出正中神经掌支（返支），进入鱼际，发出 3 条指掌侧总神经，再各分为 2 ~ 3 条指掌侧固有神经至 1 ~ 4 指相对缘。正中神经在臂部无分支，在肘部和前臂发肌支，支配除肱桡肌，尺侧腕屈肌和指深屈肌尺侧半以外所有前臂屈肌及旋前肌。在手掌支配除拇收肌以外的鱼际肌和第 Ⅰ、Ⅱ 蚓状肌；发皮支，支配手掌桡侧 2/3 的皮肤，桡侧三个半指的掌面皮肤，以及其背面中节和远节的皮肤。

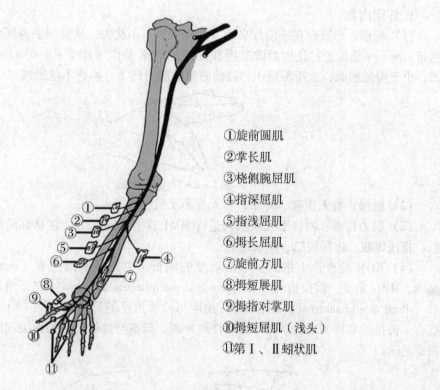

①旋前圆肌

②掌长肌

③桡侧腕屈肌

④指深屈肌

⑤指浅屈肌

⑥拇长屈肌

⑦旋前方肌

⑧拇短展肌

⑨拇指对掌肌

⑩拇短屈肌（浅头）

⑪第Ⅰ、Ⅱ蚓状肌

图2-8-4 正中神经走行

（2）损伤原因和部位：在肘关节以上损伤的为上位型，肘关节至腕关节损伤的为下位型。上位型主要由于肱骨髁上骨折合并引起，骨折后压迫正中神经，造成麻痹。完全断裂的不常见，因此多数患者骨折修复后，神经可恢复。下位型损伤原因多见于屈肌腱断裂合并损伤，正中神经完全断裂的较多。

2. 临床常见功能障碍

（1）运动障碍：由于拇短展肌麻痹，使拇指对掌及侧捏动作无法完成。由于鱼际肌麻痹，手变平坦出现"猿手"（图2-8-5）。另外，旋前肌、拇长屈肌、指浅屈肌、掌长肌、桡侧腕屈肌、食指中指屈肌出现肌力减弱或消失的现象。

（2）感觉障碍：感觉障碍区域包括：拇指、无名指及手掌的桡侧，特别是食指及中指的指尖部（图2-8-6）。

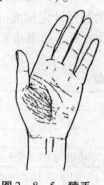

图2-8-5 猿手

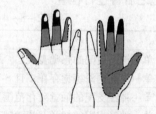

图2-8-6 感觉障碍区域

3. 评定内容

（1）视诊：患肢放在一治疗桌上，前臂下放一小枕头，从肩到手再到全身，观察皮肤状态。perfect 征检查：让患者做拇指和食指的对掌动作（图 2 - 8 - 7），要求形成"O"形，由于拇长屈肌、食指深屈肌和旋前方肌的肌力低下，两指不能形成"O"形。

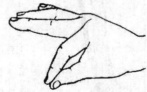

图 2 - 8 - 7　perfect 征

（2）触诊：有无压痛、肿胀，有无变形及肌萎缩等。

（3）肌力检查：对以下几块肌肉进行 MMT 检查确定肌力，包括旋前圆肌、桡侧腕屈肌、指浅屈肌、指深屈肌、拇长屈肌。

（4）ROM 检查：手指的关节活动度的测量，主要是掌指关节（metacarpophalangeal point，MP）角度、近位指间关节（proximal interphalangeal point，PIP）角度及远位指间关节（distal interphalangeal point，DIP）角度与伸展角度的差（图 2 - 8 - 8）。还需测定的角度有：拇指的掌指关节的掌侧外展及桡侧外展，拇指与其他四指的指尖间距及拇指与小指根部的间距等。

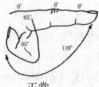 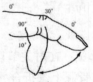

正常　　　　　　　　　　　异常

正　常			异　常		
主动运动	屈曲	伸展	主动运动	屈曲	伸展不全
MP	85°	0°	MP	0°	0°
PIP	110°	0°	PIP	90°	30°
DIP	65°	0°	DIP	10°	0°
合计	260°	0°	合计	100°	30°

正常合计：260° - 0° = 260°　　　　　　　异常合计：100° - 30° = 70°

图 2 - 8 - 8　尺神经损伤的异常 ROM 的检查

（5）感觉检查：此项检查主要根据日本外科协会制定的感觉评定标准（表 2 - 8 - 4）和 Semmes-Weinstein monofilament test（S-W）来判断。在检查时，如果患者角质层过厚，先用温水浸泡之后再进行检查。

表 2 - 8 - 4　正中神经障碍感觉分级

级　别	表　现
S 0	单一神经支配的感觉丧失
S 1	单一支配的深感觉存在，且 S-W 检查为 20（红）
S 2	单一神经支配的触觉残存范围不到正常的 50%，且 S-W 检查为 10（黄）
S 3	单一神经支配的触觉及痛觉残存范围在正常的 50% 以上，且 S-W 检查为 6（蓝）
S 4	单一神经支配的两点识别觉在 6～20mm，且 S-W 检查为 4（绿）

4. 康复治疗方案

（1）运动疗法：对于上位型和中度低位型正中神经损伤的患者，首先预防和改善拇指的内收位挛缩非常重要。具体方法包括：被动牵伸内收肌，拇指主动内收和外展，同时进行温热疗法。另外，由于感觉的丧失，拇指及食指末梢易发生外伤，如烫伤、冻伤、刀切伤及擦伤等。因此，在训练过程及日常活动中要充分注意观察皮肤的颜色，是否有浮肿的发生等。

对于各种功能再建术后的患者，首先了解手术的方法，确认再建术部位能承受的负担，充分着重训练拇指外展，以及拇指、中指和食指的伸展功能，同时还要注意保持腕关节的背屈，以防止腕关节的屈曲挛缩。

（2）其他治疗方案

1）手术治疗：常见的手术治疗包括拇指对掌肌的功能再建术，感觉功能再建术包括感觉神经缝合术和感觉神经移植术；上位型损伤的手术包括拇指、食指、中指屈曲功能再建术等。

2）矫形器具的应用：可佩戴能够预防拇指挛缩的支具（图2-8-9），长短对掌支具可在固定腕关节的同时固定拇指的内收。

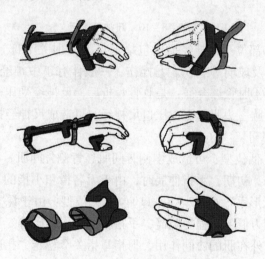

图2-8-9　长短对掌支具

（二）尺神经损伤

1. 基础知识

（1）神经走行：尺神经（C8~T1）发自臂丛内侧束，沿肱二头肌内侧沟，随肱动脉下行，在臂中部转向后下，经肱骨内上髁后方尺神经沟，进入前臂（图2-8-10）。在沟中尺神经位置表浅，紧贴骨面，骨折时易受损伤。尺神经在前臂尺侧腕屈肌深部，随尺动脉下行，至桡腕关节上方约5cm处，发出尺神经手背支，本干下行称尺神经掌支，经豌豆骨桡侧分浅、深支入手掌。尺神经在前臂发出肌支，支配尺侧腕屈肌和指深屈肌尺侧半。深支支配小鱼际肌、拇收肌、全部骨间肌及第Ⅲ、Ⅳ蚓状肌。浅支在手掌分布于小鱼际的皮肤和尺侧一个半指皮肤。手背支分布于手背尺侧半及尺侧二个半指皮肤（第三、四指相邻侧支分布于近节背面的皮肤）。

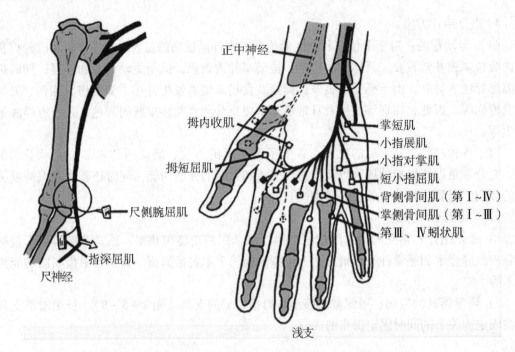

图 2 - 8 - 10　尺神经走行

（2）损伤的原因和部位：尺神经损伤包括上位型（肘关节部）和下位型。损伤的原因包括：①外伤：锐器及玻璃等刺伤。②挫伤：一般伴有正中神经损伤。③卡压性损伤：肘管综合征和脱臼等。④肘管综合征：是肱骨骨折后，尺神经受压造成。⑤尺神经习惯性脱臼、内翻肘、肘肌及肱三头肌内侧头压迫尺神经，可造成尺神经损伤。

2. 临床常见功能障碍

（1）运动障碍：①低位型：可造成掌侧骨间肌、背侧骨间肌、小指和无名指的蚓状肌及拇指内收肌肌力下降。初期，手指伸展时，由于无名指和小指的 MP 关节过伸展，IP 关节伸展障碍，出现“爪形手”（图 2 - 8 - 11）。②上位型：由于深支屈肌的一部分及尺侧腕屈肌的麻痹，出现握力低下，捏力障碍，手指精细动作障碍等。正常情况下当拇指与食指对捏时，因手部内、外在肌的协同作用，拇指掌指关节稳定，指间关节略屈曲，与食指指腹对捏时呈“O”形。当尺神经损伤后，由于拇收肌、拇短屈肌深头和第一背侧骨间肌麻痹，使拇指掌指关节稳定性丧失，在与食指对捏时，拇指不能内收，受正中神经的支配，依赖增加拇长屈肌的力量 IP 关节屈曲，称为 Froment 征（图 2 - 8 - 12）。

（2）感觉障碍：尺神经分布区感觉迟钝，而小鱼际及小指感觉丧失（图 2 - 8 - 13）。

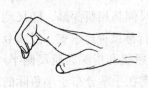

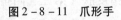

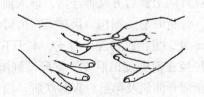

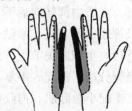

图 2 - 8 - 11　爪形手　　　　图 2 - 8 - 12　Froment 征　　　图 2 - 8 - 13　尺神经损伤感觉障碍分布

3. 评定内容

（1）问诊：主诉损伤的原因和经过，疼痛的部位、性质和范围，既往史如何，习惯（兴趣、饮酒、皮肤的干燥程度）等。

（2）视诊：是否有浮肿的发生，皮肤皱褶是否正常，皮肤干燥程度如何，是否有肌萎缩，手指及肢体是否有变形等。

（3）触诊：皮肤的温度与正常相比是否一致，损伤部位是否有压痛，肌紧张程度如何等。

（4）MMT 检查：首先确认障碍的位置（腕关节部和肘部）、程度，并推测预后状况。检查内容及注意事项如下：

1）不规则的神经支配：尺神经从正中神经和前骨间神经通过处，由于有运动神经的分支，当肘部的尺神经受伤后，手内在肌没有产生障碍。

2）易混淆的运动：①由于拇指内收肌麻痹，拇指和食指的内收动作实际上是拇长伸肌和拇长屈肌的运动。②第Ⅲ、Ⅳ蚓状肌麻痹时，屈曲无名指和小指的 MP 关节时，易呈现出 IP 关节伸展的动作。③背侧骨间肌麻痹时，手指伸展易被误认为是外展肌的作用。④手指内收时，伸肌群放松，外在肌的屈肌群作用，易被误认为是手指的内收动作。⑤IP 关节过度屈曲，易被误认为是小指与拇指的对掌动作。

3）代偿运动：①拇指内收时，拇长伸肌代偿。②食指和中指外展时，指的过度伸展代偿。

（5）ROM 检查：虽然尺神经损伤直接造成的关节活动度受限不常发生，但由于肌力的不足，造成"爪形手"的概率较大，疼痛及麻木也易造成关节活动度受限。

（6）感觉检查：包括浅感觉和深感觉的检查。

（7）自主神经检查：包括皮肤颜色、干燥程度、皮温、营养状况及是否出汗。交感神经受损后，由于皮肤的排汗障碍，导致皮肤干燥；毛细血管受损，长期处于扩张状态，发生皮肤温度升高的现象。

（8）电生理检查：①自主神经传导速度检查：残存肌力的测定可用经皮电刺激检查。高位的尺神经受损时，将 pick up 电极放在小指外展肌的部位；低位损伤时，将电极放在小指外展肌分支的 Gyon 管处。②强度-时间曲线：神经损伤后，肌阈值升高，S-D 曲线右移，早期可进行失神经的诊断。③针式肌电图所显示的是失神经的肌肉在安静状态下，纤维性自发放电和阴性锐波。有 Waller 变性时，两周后可表现出来。

4. 康复治疗方案

（1）手术治疗：对于卡压性损伤的患者，多采用 Osborne 和 King 等减压术，来缓解尺神经受压的症状。功能再建术在尺神经受损中，与其他周围神经受损相比，应用得不是很广泛，如果合并正中神经受损，要首先考虑功能再建术。为了提高手指捏力，改善肌萎缩，通常采用肌腱移植术，以达到拇指内收、食指外展及小指内收的功能。改善"爪形手"，可采用 Lasso 及 Omer 术。

（2）运动疗法

1）维持和扩大关节活动范围的训练：小指和无名指可进行 PIP、DIP 的被动运动和牵伸训练。为了防止肌腱短缩，牵拉麻痹肌肌腱的同时可配合温热疗法。训练中，要注意缓慢、长时间进行操作，避免粗暴。

2）肌肉再教育：由于易发生错误的或代偿的运动，常采用肌电生物反馈的方法来抑制拮抗肌的收缩，防止肌肉的同时收缩。此时可配合肌电图，将表面电极放在拮抗肌处，训练时，一边听音频信号，一边按正确的运动训练。

3）肌力强化训练：为了防止"爪形手"的发生，提高握力，加强拇指内收肌力量以及拇指捏力至关重要。此时应注意出现代偿运动。

4）术后运动疗法：对于术后患者，为了防止患肢浮肿，患肢的上举及主动 ROM 训练是非常重要的。随着伤口的愈合，还要配合按摩、被动运动、牵伸训练及温热疗法的治疗。此时，为了避免最大限度牵伸尺神经，在肘关节屈曲位下进行肩关节的屈曲、外展训练时，动作要缓慢、轻柔。

（4）矫形器具的应用：为了防止 MP 关节的过伸展，可采用静力性支具（static plint），如热可塑性树脂固定支具（图 2 - 8 - 14），也可以佩戴各种弹性绷带。另外，对于肘管综合征的患者，非手术治疗时，也可以使用限制肘关节屈曲的支具。

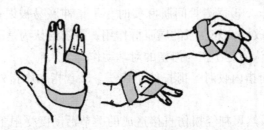

图 2 - 8 - 14　手指关节支具

（三）桡神经损伤

1. 基础知识

（1）神经走行：桡神经（C 5、C 8）发自臂丛后束的粗大神经，初在腋动脉后方，继而伴随肱深动脉向后，在肱三头肌深面紧贴肱骨体的桡神经沟向下外行，到肱骨外上髁前方分为浅支与深支（图 2 - 8 - 15）。①浅支：在肱桡肌深面，伴桡动脉下行，至前臂中、下 1/3 交界处转向手背，分布于手背桡侧半的皮肤以及桡侧二个半指背面的皮肤。②深支：较粗，主要为肌支。穿旋后肌至前臂背侧，在深、浅肌之间下降，分数支，其长支可达腕部。桡神经肌支支配肱三头肌、肱桡肌及前臂后群所有伸肌和旋后肌。桡神经皮支分布于臂、前臂背侧和手背桡侧半及桡侧二个半手指皮肤。

（2）损伤的原因和部位：由于桡神经分成深支和浅支，因此在中枢部位的损伤叫上位型损伤，在末梢部位的损伤叫下位型损伤。

上位型的损伤多由于肱骨骨折引起，神经一旦断裂，多行神经缝合术，预后良好。其次，注射和睡眠压迫也易造成桡神经的损伤，此时多行保守治疗。

下位型损伤的原因是：肱骨髁上骨折、桡骨头附近骨折和桡骨头脱臼。偶见由于旋后肌卡压造成的旋后肌综合征引起桡神经损伤。

2. 临床常见功能障碍

（1）运动障碍：上位型损伤表现为"下垂手"，手指伸展障碍，特别是中指 MP 关节；由于下垂手，指伸肌受到牵伸，导致手指屈曲活动受限；前臂旋后功能减弱。下位型损

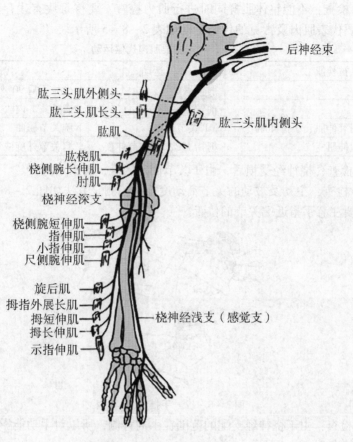

肱三头肌外侧头
肱三头肌长头
肱肌
肱桡肌
桡侧腕长伸肌
肘肌
桡神经深支
桡侧腕短伸肌
指伸肌
小指伸肌
尺侧腕伸肌
旋后肌
拇指外展长肌
拇短伸肌
拇长伸肌
示指伸肌

后神经束
肱三头肌内侧头
桡神经浅支（感觉支）

图 2 - 8 - 15　桡神经走行

伤，伸腕功能障碍，由于手内肌减弱，导致握力降低。

（2）感觉障碍：前臂背侧皮肤及手背桡侧半感觉迟钝，"虎口"区皮肤感觉丧失（图 2 - 8 - 16）。

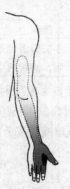

图 2 - 8 - 16　桡神经感觉障碍分布

3. 评定内容

（1）问诊：病史、年龄、利手、职业、兴趣、受伤时间及伤后转职状况等。

（2）视诊：皮肤颜色、紧张度、干燥度、肿胀、肌萎缩状况及手的姿势（是否有下垂手）等。

（3）MMT 检查：不能整体肌群同时进行肌力检查，要将每块有残存肌力的肌肉分别进行检查，主要代表肌肉及常见的代偿运动如表 2 – 8 – 5 所示。

表 2 – 8 – 5　主要肌肉代偿运动

被检肌	运动	代偿运动
肱三头肌	肘伸展	坐位下肩 90°外展位肩外旋
旋后肌	前臂旋后	肩外旋、内收
指总伸肌、手固有伸肌、小指伸肌	MP 关节屈曲	腕关节屈曲
拇长伸肌、拇短伸肌	拇指 MP、IP 关节伸展	肩关节外旋或肩关节水平内收

（4）握力检查：桡神经受损后，由于关节固定困难，握力下降。

（5）ROM 检查：主动及被动的关节活动度检查。测定方法如图 2 – 8 – 17 所示。测量远端关节时，要注意手指近端关节的位置。

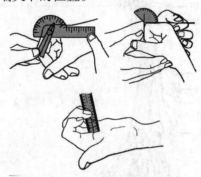

图 2 – 8 – 17　手指 ROM 检查

（6）感觉检查：由于桡神经支配的范围在手的背侧，所以对手功能影响较少。具体检查内容及方法如表 2 – 8 – 6 所示。

表 2 – 8 – 6　桡神经感觉检查

项目	用具	方法及注意点
痛觉	大头针、注射用针等	令被检者闭眼，一边刺一边与健侧对比，在边界画上记号
触觉	毛笔/棉棒	方法同上
两点识别觉	两点识别用具	令被检者闭眼，用两点识别尺针顺着躯干长轴方向同时刺，测量两点的最短距离

（7）患肢周径测量：当有浮肿或肌萎缩发生时，可用皮尺等测量患肢周径的变化。

（8）肌电图及神经传导速度检查：对高位损伤患者的预后推测有帮助。桡神经的神经传导速度正常值为 45 ~ 75 m/s，当神经受到压迫或有部分脱髓鞘发生时，传导速度会发生延迟。

4. 康复治疗方案

（1）运动疗法

1）维持关节活动范围的训练：从被动到主动运动，手法要轻柔，避免对瘫痪肌的过度牵伸，但要注意维持手内肌肌腱的长度。

2）肌肉再教育：针对 0 ~ 1 级的肌肉，可一边触摸肌腹，一边缓慢进行被动运动。肌力在 1 ~ 2 级的肌肉，应配合肌电生物反馈，利用听觉和视觉来强化肌力。此训练过程中，由于神经支配的肌肉极易疲劳，因此训练时要缓慢，注意休息。

3）肌力强化训练：为患者选择适合的运动形式，利用徒手或器械训练来强化肌力，训练强度应逐渐增加。

（2）物理因子疗法：在哈巴氏槽中水疗，可预防关节的挛缩。而对于感觉障碍患者，要注意水温，避免烫伤。

（3）矫形器具的应用：其目的是：①防止瘫痪肌的过伸展。②预防关节挛缩。③抑制代偿模式。④促进功能代偿。常用支具如图2－8－18、2－8－19所示。

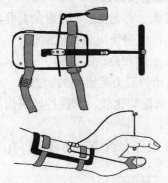

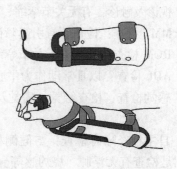

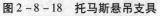

图2－8－18　托马斯悬吊支具　　　　　图2－8－19　腕关节固定支具

（4）手术治疗：对于神经断裂、损伤或恢复不良的患者，可选择手术治疗，主要包括：腕关节、手指MP关节伸展肌及拇指伸展肌、外展肌的功能再建术。

（四）腓神经损伤

1. 基础知识

（1）神经走行：腓神经（L1～S2）在膝关节后外侧，沿胫骨与腓骨小头之间向前下方走行，形成腓总神经（图2－8－20），支配胫前肌完成踝关节的背屈运动。

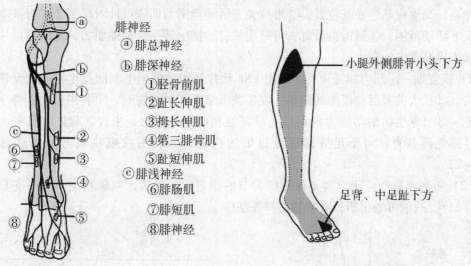

腓神经
ⓐ腓总神经
ⓑ腓深神经
　①胫骨前肌
　②趾长伸肌
　③拇长伸肌
　④第三腓骨肌
　⑤趾短伸肌
ⓒ腓浅神经
　⑥腓肠肌
　⑦腓短肌
　⑧腓神经

小腿外侧腓骨小头下方

足背、中足趾下方

图2－8－20　腓神经走行　　　　图2－8－21　腓神经损伤感觉障碍区

（2）损伤的原因：骨折等外伤为首要原因，其次是骨折后的夹板及支具的不良固定，第三是安静时的不良肢位。

2. 临床常见功能障碍

（1）感觉障碍：小腿外侧腓骨小头下方及足背、中足趾下方出现感觉减弱或消失（图2－8－21）。

（2）运动障碍：腓神经支配的肌肉，如胫前肌，腓骨长、短肌，趾长、短伸肌及拇长、短伸肌等，肌力减退或消失，出现"下垂足"。

（3）自主神经功能障碍：感觉障碍区域出现排汗障碍、血管运动障碍及营养障碍等。

3. 评定内容

（1）问诊：找出易于受压的体位、患者受伤时间及受伤原因。

（2）视诊及触诊：有无关节挛缩、变形，有无肌萎缩，有无皮肤和足趾的营养障碍等。

（3）MMT 检查：检查所有引起障碍的肌肉力量，注意避免出现代偿运动。

（4）ROM 检查：检查有无关节挛缩、变形，确认主动和被动的差别。

（5）ADL 检查：以日常动作为中心，评定影响运动的肌力及瘫痪的状态。

（6）感觉检查：检查触觉、痛觉及温度觉等，并与健侧比较，掌握神经损伤的范围及程度。

（7）自主神经障碍检查：与健侧相比，检查有无出汗、血管运动障碍，有无营养异常，特别是检查有无浮肿、烧灼感等。

（8）Tinel 征检查：沿受损的神经走行，从末梢到中枢进行敲打，检查是否有放射痛，测量从起点到终点的距离，确认神经恢复的状态。

（9）电生理检查：通过强度－时间曲线检查、神经传导实验检查、肌电图检查等，客观评定神经恢复状态。

4. 康复治疗方案

（1）运动疗法

1）急性期：①正确体位保持：将踝关节保持90°放置于床面。有浮肿发生时，将患侧肢体抬高，高度应超过心脏位置。②维持关节活动范围的训练：针对踝关节进行被动运动维持关节活动范围。③肌肉再教育：可采用拍打、挤压等手法加强肌力，此时还可用低频电刺激来提高丧失的肌力。

2）恢复期：①肌力加强训练：应用 PNF 治疗技术、低频电刺激及生物肌电反馈等加强肌力。②扩大关节活动范围的训练：发生关节挛缩和肌短缩时，可利用被动牵伸手法进行矫正。③日常生活活动能力的训练：尽可能利用残存肌力，来改善和扩大日常生活动作。④感觉再教育：对于足底部感觉过敏的患者，可利用橡胶垫刺激足底感觉（图2－8－22）。

（2）矫形器具的应用：为了保持踝关节的稳定性，可考虑佩戴踝关节矫形支具（图2－8－23）。一般可采用塑料或简易布料等制作。

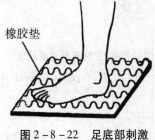

橡胶垫

图 2 - 8 - 22　足底部刺激

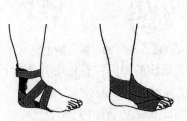

图 2 - 8 - 23　踝关节支具

（李洁辉）

思考题

1. 简述神经系统疾病中运动疗法的服务范围。

2. 简述神经系统疾患常见运动功能障碍及运动疗法。

3. 简述神经系统疾患常见感觉功能障碍及运动疗法。

4. 简述神经系统疾患继发障碍及运动疗法。

5. 为脑卒中患者制定康复目标时应考虑哪几方面的因素？

6. 简述急性期脑卒中患者运动疗法的目的。

7. 脑卒中患者在床上仰卧位摆放的姿势是怎样的？摆放过程中的注意事项有哪些？

8. 脑卒中患者在床上健侧卧位摆放的姿势是怎样的？摆放过程中的注意事项有哪些？

9. 脑卒中患者在床上患侧卧位摆放的姿势是怎样的？患侧卧位有哪些好处？

10. 简述急性期脑卒中患者实施被动活动的注意事项。

11. 简述恢复期脑卒中患者运动疗法的目的。

12. 治疗师为患者选用支具时，应考虑的因素包括哪些？

13. 简述脑外伤和脑卒中患者在运动功能障碍方面的区别。

14. 当脑外伤患者伴有躯体构图障碍时，运动疗法在实施过程中可遵循的治疗原则是什么？

15. 当脑外伤患者伴有注意障碍时，运动疗法在实施过程中可遵循的治疗原则是什么？

16. 当脑外伤患者伴有行为障碍时，运动疗法在实施过程中可遵循的治疗原则是什么？

17. 什么是脊髓损伤？

18. 简述脊髓损伤的主要合并症。

19. 简述造成脊髓损伤的原因。

20. 简述按脊髓损伤程度的分类方法。

21. 简述不完全性脊髓损伤的 4 种具体表现。

22. 针对脊髓损伤患者，简述评定其关节活动范围的临床意义。

23. 针对卧床早期的高位截瘫和四肢瘫患者，简述其运动疗法。

24. 脊髓灰质炎患者在进行康复训练时，是否强度越大越好？

25. 简述格林巴利综合征的临床分型。

26. 简述格林巴利综合征的评定内容。

27. 根据预后推测，格林巴利综合征发病初期具有哪些临床症状预后不良？

28. 简述格林巴利综合征患者急性期运动疗法。

29. 简述帕金森病 Yahr 重症度分类。

30. 简述帕金森病主要的功能障碍。
31. 简述帕金森病的治疗原则。
32. 简述改善帕金森病步行能力的运动疗法。
33. 简述周围神经损伤的类型。
34. 简述周围神经损伤感觉评定标准。
35. 简述尺神经损伤后的功能障碍。
36. 简述腓神经损伤后的功能障碍。

第三章 临床骨科疾患运动疗法

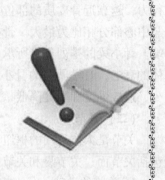

学习目标

1. 掌握临床实践中常见骨科疾患，如骨关节炎、类风湿性关节炎、强直性脊柱炎、骨折、下腰痛、肩周炎、软组织损伤、颈椎病、手外伤、截肢、人工关节置换术后、脊柱侧弯、骨质疏松、膝关节和肘关节损伤患者的评定方法和运动疗法。

2. 了解常见骨科疾患的基础知识及康复治疗方案。

3. 熟悉肌肉骨骼系统及其功能、骨科疾患临床常见功能障碍及临床表现、骨科疾患常用运动疗法。

第一节 概 述

骨科疾患是临床常见病、多发病，涉及肌肉骨骼系统中任何一个部分的损伤，即骨、软骨和软组织（韧带、关节囊、滑膜、滑囊、肌肉、肌腱和筋膜）的损伤。常见疾患包括骨折、运动创伤（如肌肉、肌腱与韧带损伤）、骨关节炎、颈椎病、腰椎病、慢性运动系统疾患（如肩周炎、肱骨外上髁炎、足跟痛等）、骨质疏松、变形性关节病、类风湿性关节炎、强直性脊柱炎、截肢和手外伤等。对于这些疾患的治疗，临床上多采用修复、固定和功能性重建来重塑肌肉骨骼系统的功能。在功能重建的范畴里，运动疗法对患者功能康复起到了极大的作用。无论是在创伤的愈合、关节活动范围的维持、肌力的增强和功能性活动能力的提高，还是结合理疗的方法缓解疼痛与肿胀、软化瘢痕、改善血液循环、减轻粘连和减少后遗症等方面，运动疗法都起到不可替代的作用。

一、肌肉骨骼系统及其功能

肌肉骨骼系统由骨、关节和骨骼肌组成。骨在神经系统的调节和其他各系统的配合下，除了能支撑和保护人体以外，最主要的是使人体产生了运动。

（一）骨

骨是人体最坚硬的器官之一，具有一定的硬度和弹性，在运动中起到杠杆的作用。骨的硬度和弹性取决于骨的化学成分。骨由有机质和无机质组成。有机质构成骨的支架，赋予骨弹性和韧性，而无机质使骨具有较大的强度和刚度。有机质和无机质按一定的比例

（前者约 1/3，后者约 2/3）有机地结合在一起，使骨组织具有坚硬、抗冲击力的特征，同时又具备很高的机械性能和生理功能。随着人体步入老年，无机质的总量可上升至 70%，骨的弹性随之降低，柔韧性和抗冲击力降低，易发生骨折。

骨存在两种基本类型：骨密质和骨松质。除了位于滑膜腔内的部分，所有的骨均被富含血管和神经的骨膜组织覆盖。骨密质质地致密，耐压性较大，分布于骨的表面。一般来说，当长骨受到拉伸时，骨会伸长；而当受到挤压时，能刺激新生骨的生长，促进骨折的愈合；当长骨的两端被关节固定，中部受到外力使其弯曲时，与关节的两端形成相反的平行力，越靠近骨皮质的部位应力越大；若受到扭转力的作用时，骨密质受到的扭转负荷力与中心部分相比为最大。骨松质由相互交织的骨小梁排列而成，分布于骨的内部或长骨末端。骨小梁的排列与骨所承受的压力和张力的方向一致，也能承受较大的重量，但随着人体的衰老，骨松质内的骨小梁的壁变薄，甚至有不少被吸收，骨密质的直径和厚度也减少，造成强度和刚度降低，使得骨骼的变形能力差，易发生骨折。

（二）关节

关节是人体运动的枢纽，属于间接性骨连结，由基本构造和辅助结构组成。基本构造包括关节面、关节囊和关节腔，辅助结构包括韧带、关节盘和关节唇。

1. 关节的运动　分为生理运动和附属运动。生理运动是指关节在生理范围内完成的活动，可主动完成，也可被动完成，如关节的屈、伸、内收、外展、旋转等。附属运动则是指在关节自身及其周围组织允许的范围内所完成的运动。附属运动是维持关节正常活动不可缺少的运动，一般不能通过关节的主动活动来完成，而需要由其他人或健侧肢体的帮助才能完成，例如滑动、滚动、分离（包括垂直分离和水平分离）或牵引等。

在正常的关节活动中，生理运动与附属运动密不可分。如：肩关节的外展属于生理运动，但同时在肩外展的过程中，包含了肱骨头在关节盂上向下的滑动和滚动，当肩外展至 80°~90°左右时，肱骨头还附加做了向外旋转的附属运动，以避免肱骨大结节与喙突肩峰韧带发生冲突。因此，当关节的活动范围受限时，无论生理运动还是附属运动的活动范围均会受到影响。

2. 关节的稳定性与灵活性　关节的稳定与灵活是一对矛盾：关节的稳定性好，灵活性就差；灵活性好，稳定性就较差。关节的稳定性主要依靠三种因素来维持，即骨骼、韧带和肌肉。

（1）骨骼因素：很明显，关节面积差值越小（如髋关节的股骨头与髋臼之间的面积差值），关节的稳定好，灵活性较差；相反（如肩关节的肱骨头与关节盂的面积差值），则稳定性不如前者，而灵活性就较大。两个关节面相互吻合，周围由关节囊将两骨端包围连成一体，其薄厚或致密的程度在一定程度上也影响到关节的稳定性与灵活性。

（2）韧带：不仅是骨与骨之间的连结带，而且对于稳定关节也起到一定的作用，特别是在运动时，总能制约关节向某一方向的过度活动，以确保关节的运动始终保持在正常的生理活动范围内。根据韧带所处关节囊内或外位置的不同，分为关节内韧带与关节外韧带；还有些则是增厚了关节囊本身，即成为关节韧带。关节周围如果韧带较多或韧性较强，则会加强该关节的稳定性，削弱其灵活性；反之，则关节的稳定性差，灵活性好。

（3）肌肉：以动态的形式起到稳定关节的作用。与骨骼和韧带这两个属于静态稳定作用的因素相比，肌肉是通过主动肌、拮抗肌与协同肌的相互作用，以向心性或离心性收缩形式来维持静态与动态关节的稳定，防止关节在运动中受到伤害。关节周围肌肉数量多、肌容大、弹性好、收缩力度强的，其稳定性就好，但灵活性会相应地降低。

（三）肌肉

骨骼肌是运动的动力器官，换句话说，是运动的主动部分，而骨和关节则是运动的被动部分。肌肉通过以下两种方式来维持关节的稳定：

1. 拮抗　关节在进行某一运动时，直接完成动作的肌群称为主动肌，与主动肌作用相反的肌群称为拮抗肌。当主动肌收缩时，拮抗肌肌纤维需保持一定的长度，并能相应地、协调地放松，这样才能使主动肌产生收缩。拮抗肌对主动肌所进行的运动可以起到缓冲的作用，以保护关节在该运动中的稳定，并防止关节因爆发的运动而导致损伤。当关节进行反向运动时，拮抗肌瞬即变为主动肌，起到引领运动的作用。

2. 协同　肌肉的协同作用从一方面来说是指主动肌与拮抗肌协同收缩，即当一方做向心性收缩时，另一方同时需做相应的离心性收缩，或二者在运动过程中的某一点或某一时段同时做肌肉的等长收缩等。肌肉的这种协同运动，不但能加强关节活动的稳定性和控制能力，同时也增强了动作完成的精确性。例如从桌上拿起水杯喝水动作过程中所涵盖的屈肘活动，肱二头肌和肱桡肌作为主动肌做向心性收缩，而肱三头肌和肱肌则作为拮抗肌做离心性收缩，只有这两组肌群协同运动，并适时地整合前臂和手的相应活动，才能确保把水杯拿到嘴边，完成喝水的动作。

另一方面，对于双关节（或多关节）肌肉来说，当一个关节进行运动时，需把另外一个关节稳定于某一位置，或进行反向的运动，这样才能使该组肌肉的收缩充分发挥作用。如：腘绳肌为跨髋、膝两关节的肌肉，其作用是膝关节屈曲和辅助伸展髋关节；股直肌也是跨两个关节的双关节肌，其作用为膝关节伸展和辅助屈曲髋关节。当膝关节屈曲时，需由髋关节屈肌（包括股直肌）将髋关节稳定在屈曲位或向屈曲方向运动，腘绳肌才能更加容易地充分完成屈膝的动作。

二、常见功能障碍及临床表现

肌肉骨骼系统中任何一个部分发生损伤都属于骨科疾患，但由于病因或损伤的组织、范围、程度等方面的不同，在临床上所表现出的功能障碍有相同之处，也有不同。

（一）感觉障碍

1. 在骨科疾患中常见的感觉障碍按其病变的性质可分为刺激性症状和抑制性症状两大类。

（1）刺激性症状：是指感觉径路受到刺激或兴奋性增高而出现的感觉过敏、感觉倒错、感觉过度、感觉异常或各种疼痛等。

（2）抑制性症状：是指由于感觉径路受破坏而出现的感觉减退或缺失。

2. 根据感觉传导通路损伤部位的不同，又把骨科疾患中的感觉障碍分为周围神经性和脊髓节段及后根性。

（1）周围神经性障碍：是指周围神经干或其分支受到外界直接或间接力量作用而发生的损伤。在临床上多表现为其神经分布区域内出现感觉的异常。其中，对于那些存在着神经重叠的区域，感觉功能可保持正常，但对于没有神经重叠的专有控制区域，在神经产生障碍后，可见感觉缺失。代表疾病为多发性神经炎、糖尿病性神经病变等。

（2）脊髓节段性及后根性障碍：是在脊髓节段或后根有病变时产生。临床表现为躯干呈带状、四肢呈皮节状区域性障碍。根据障碍部位的不同又分为：后根障碍、节段性障碍、前索障碍、后索障碍、中央灰白质部障碍、圆锥障碍和马尾神经障碍等。

3. 疼痛　骨骼疾患所伴随的疼痛因其损伤机制的不同，在临床表现上也存在着较大的差异，如脊髓损伤后所产生的中枢神经痛、截肢后断端产生的幻肢痛等。而对于一般软组织损伤后所带来的疼痛，则多是由于机械刺激、直接或间接软组织损伤、反应性肌紧张、瘢痕、血液循环障碍、神经痛、神经嵌压、心理或情绪放大效应等所造成。

（二）运动功能障碍

运动功能障碍是骨科疾患影响人体活动的最主要障碍，它不但在形态上改变了人体姿势或肢体的外形或力线的位置，而且由于多数损伤或病变的部位发生在关节或肌肉组织，直接影响人体关节的活动范围、肌肉收缩或肢体整体活动的能力，同时也对患者日常的功能性活动造成了极大的影响。

1. 人体形态学方面的改变

（1）姿势外形方面：通常表现为身体力线或肢体轴线发生位置的偏移，如脊柱侧弯、骨折畸形愈合等。

（2）周径：由于急性期的肿胀或后期出现肌肉萎缩等现象，在相应的部位与正常状态相比，会出现一定程度上的差异。

（3）肢体长度方面：四肢骨骨折；长期骨科疾患导致骨的形态发生改变，致使肢体整体的长度发生变化，特别是下肢的长度。

2. 关节功能障碍　主要表现在关节的外形、力线、活动范围与运动轨迹等方面的改变。

（1）关节外形方面的改变：主要分为先天性与后天性：先天性如先天性足内翻、先天性多发关节挛缩症；后天性如皮肤、韧带、关节囊、滑膜、滑囊、肌肉、肌腱、筋膜、骨和神经损伤所造成关节形状的改变。

（2）关节位置与力线的改变：主要是由于关节外形发生变化，或两侧骨发生损伤后，畸形愈合导致骨本身力线产生异常，从而引起关节力线发生偏移，使得关节面受力不均衡，破坏了周围组织间平衡的运动能力，致使关节损伤，运动功能发生不同程度的障碍。

（3）关节活动范围的改变：主要表现为活动范围过大或受限。

1）关节活动范围过大：主要是由于关节囊过度松弛、韧带断裂、韧带松弛、肌力下降或弛缓性麻痹等引起。

2）关节活动范围受限：由于关节内或外疾病所引起。常见关节内疾病如：骨性病变、滑膜或软骨损伤、积血或积液、关节炎和关节畸形等。关节外疾病如关节周围软组织损伤或粘连、瘢痕挛缩、韧带挛缩、肌痉挛或肌肉瘫痪等。

对于关节活动范围的改变，临床上通常利用对关节生理运动与附属运动范围的活动与测量来找出导致关节活动范围改变的原因，并判定其功能障碍的程度。关节生理运动还包括主动活动范围与被动活动范围。例如：在查找关节活动范围受限的原因时，治疗师通常利用对生理与附属被动关节活动范围的检查，依据手中感受到阻力的大小来判定运动终末感性质，并发现导致关节活动范围受限的原因（表3-1-1）。

表3-1-1　被动关节活动时手感阻力与生理性、病理性运动终末感的关系

手感阻力	运动终末感	生理性原因	病理性原因
大	·骨性抵抗	·骨与骨之间的接触	·骨软化症、骨关节炎、关节内游离体、骨化性肌炎、骨折
↓	·结缔组织性抵抗	·肌肉、关节囊、韧带等组织的牵伸	·肌紧张度的增加、关节囊、肌肉、韧带的短缩
	·软组织性抵抗	·软组织间的接触	·软组织间的浮肿、滑膜炎
小	·虚拟抵抗		·疼痛、防寒性收缩、脓肿、骨折、心理反应等

（4）关节运动轨迹的改变：正常的关节运动轨迹依赖于关节骨端位置的正常、关节软骨面的完整、滑膜与滑液的作用、韧带的制约和肌肉的控制等。任何一方面出现功能障碍都会导致关节运动轨迹的异常。

1）关节骨端位置与力线的改变：如关节脱位或半脱位，不但造成关节运动的轴心发生改变，关节周围组织的排列或位置也发生了改变。当关节运动时，由于这些异常的状况，导致关节运动轨迹异常，关节周围软组织有些被过度牵张，有些被嵌入关节两个骨端内，并在运动过程中受到挤压。无论哪种情况都会引起关节的疼痛，加剧了关节障碍的程度。

2）关节软骨面退变或变得粗糙：多数是由于关节受到不同程度的损伤或活动的减少所致。随着软骨所承载负荷的不断增加或持续时间的延长，以及关节滑液的病理性改变，软骨从关节滑液中获取的营养成分也相应地减少，其内部成分发生改变，弹性减退，有时甚至出现龟裂或剥落，从而形成创伤性关节炎，造成关节的疼痛和活动能力的障碍。

3）滑膜滑液的改变：当关节受到损伤时，滑膜也受到了相应的影响，滑液中有可能混入了多量血液或其他异物而导致创伤性滑膜炎的发生。由于关节内含有大量纤维素的渗液不断增加，损伤晚期易发生关节粘连，影响关节活动的轨迹。

4）韧带改变：韧带受到损伤后，有可能被过度拉长，失去对关节活动的制约作用，或由于关节制动导致韧带中的胶原含量减少，使韧带短缩或形成异常扭曲。这些因素使得关节的位置或力线被牵扯而发生偏移，产生异常的关节运动轨迹。

5）肌肉改变：肌肉是关节运动的动力，强有力的肌肉常可代偿韧带的功能，以保持关节的稳定性。当关节损伤导致周围肌肉麻痹或断裂，就破坏了关节两侧主动肌与拮抗肌肌力分布的平衡。这不仅在不同程度上失去了关节主动活动的能力，在关节运动过程中也不能达到稳定方向与控制动作的目的。

3. 肌肉功能障碍　主要表现在肌肉形态方面的改变、伸展性与弹性的降低、肌张力的变化、收缩力度与肌耐力的降低、收缩方式与协同收缩能力的改变等。

（1）肌肉形态方面的改变：当肌肉由于直接或间接的原因受到损伤后，在急性期损伤的肌肉会出现肿胀、疼痛、痉挛或皮下出血等现象，而后期由于肌肉制动或手术缝合修补，肌肉出现萎缩现象，横截面积减小，体积或重量呈下降趋势，肌肉收缩力度降低，极

易产生疲劳。

(2) 肌肉伸展性与弹性的降低：肌肉受到损伤后，肌肉周围及包埋其中的结缔组织层的胶原通常被撕破。由于损伤后胶原的异常交联，以及肌筋膜的粘连，导致其组织间滑行的能力极大降低，使得肌肉在受到外力牵拉时，不能被有效地拉长，而当外力除去后，又不能及时缩短。随着时间的推移，不但肌肉的伸展性与弹性降低，其长度与纤维的走向也会变得异常。

(3) 肌肉张力的改变：因病因的不同而表现出差异。如：周围神经损伤后一般会引起肌肉张力的降低，而急性肌肉的损伤或疼痛则会引起局部肌肉产生痉挛。另外，由于姿势或关节位置的异常，也可造成对应肌肉长时间处于张力增高的状态，使得肌肉间的神经或血管等组织受到压迫，导致神经功能降低，血液循环状况较差。

(4) 肌肉损伤后纤维排列顺序紊乱，纤维间结缔组织增生明显，非收缩成分增加，导致肌纤维间滑行的范围减小，肌肉单位面积张力下降，肌力也随之降低。另外，由于肌肉处于不动或少动的状态，肌肉内的肌糖原和 ATP 储存量也相应减少，当肌肉轻微收缩时，肌糖原和 ATP 迅速消耗，乳酸含量增加，脂肪酸抗氧化能力下降，导致肌肉极易产生疲劳。

(5) 肌肉损伤、慢性疼痛、关节损伤或炎症等，通常会引起关节周围一些肌肉组织异常活跃，产生高度收缩，而另一些肌肉组织的活动受到抑制，肌肉收缩的力度也随之降低。随着这种异常状态持续发展，不但破坏了关节周围肌肉的协调收缩能力，也造成了关节的扭曲与畸形的形成。

(三) 功能性活动能力的障碍

骨科疾患无论病损的部位发生在骨、关节还是肌肉，都将给患者功能性活动带来不同程度的影响。例如：日常穿衣、吃饭、洗漱、入厕等基本 ADL 动作的障碍，下肢骨科疾患所带来的平衡与步行能力障碍等。这些运动功能方面的障碍，不但使得患者在原有的生活环境中感到诸多不便，对其心理造成的伤害也会使其逐步丧失参与活动的热情与能力。

三、骨科疾患的评定

详见本套教材《康复疗法评定学》中第十九章：肌肉骨骼系统损伤的评定。

四、治疗原则

骨科疾患由于损伤机制、部位、程度与时间等方面的不同，治疗原则也存在着一些差异。总体上可遵循急性期与恢复期损伤后的康复治疗原则。

(一) 急性期

1. 对损伤部位采取制动，尽可能地固定于功能位，防止损伤程度的加剧。

2. 通过肢体远端抬高或加强远端肢体主动运动来缓解损伤部位肿胀与疼痛的程度。

3. 通过不同手法的操作，促进损伤部位感觉的恢复和伤口的愈合。

4. 在不加剧损伤程度的前提下，适时地开展损伤部位肢体的主动活动能力训练，以防止关节挛缩、肌肉萎缩等现象的发生。

5. 当损伤部位获得一定的主动活动能力后，可以适时地给予一些小量的被动关节活动训练，以进一步扩大受损关节的活动范围。

6. 对于需要长期卧床休息的患者，还应加强其心肺功能的康复训练，防止相应并发症的发生。

7. 加强除损伤部位之外肢体活动能力与耐力的训练。

（二）恢复期

1. 对损伤部位的瘢痕或术后形成的瘢痕实施手法松解，以减轻皮肤及皮下组织间粘连的程度。

2. 通过软组织松动术等方式，缓解因损伤引起的周围肌肉组织或其他软组织的紧张程度。

3. 利用被动关节活动训练及关节松动术来改善关节活动范围受限的程度。

4. 对疾患所涉及的肌肉组织，开展肌力与肌耐力增强的康复训练。

5. 利用不同感觉干预的康复治疗方法，对伴有感觉障碍的患者实施感觉的再训练，并与相应的动作训练相结合，重塑感觉与运动正常的通路。

6. 加强损伤部位肌肉协调与控制能力的训练，并与日常生活动作相结合，使之变为功能性活动，最终达到生活自理的目的。

五、骨科疾患常用运动疗法

（一）感觉障碍的康复训练方法

在骨科疾患中常见的感觉障碍多表现为：感觉异常过敏、感觉减退和因不同疾患所造成的各类疼痛。

1. 对于伴有感觉异常过敏的患者，运动疗法的目的是降低感觉的敏感程度。

（1）利用柔软的毛刷、棉签或手指对感觉异常过敏的区域进行反复、缓慢、长时间的擦刷，以降低触觉或疼痛等感觉障碍的敏感度。随着患者感觉障碍的改善，可通过逐步提高毛刷硬度或加大擦刷的力度等方式，来进一步降低感觉的灵敏度。治疗区域的选择，可根据患者的具体情况，先从障碍程度较轻的地方开始，然后逐步接近感觉敏感地区。

（2）通过对感觉敏感的皮肤、肌腱、肌腹或关节等部位长时间地、缓慢地施以压力，使患者逐步适应这种压力的感觉，从而达到逐步抑制异常感觉的传导速度、降低其灵敏程度的目的。

（3）通过对敏感与周边区域皮肤的按摩也可达到逐步缓解感觉异常状态的目的。

（4）在对感觉敏感区域的肢体进行活动训练时，可先选用一些柔和的、缓慢的、少刺激的手法。如：治疗师的手与患者皮肤接触时，应全方位地接触，防止点性刺激；阻力开始施加时不应过大；运动应缓慢进行等。

（5）利用其他物理因子的手法来缓解感觉异常的状态，如温热疗法、水疗等。

2. 对于伴有感觉减退的患者，运动疗法的目的是提高其感觉器官对刺激感受的程度。

（1）利用毛刷、棉签或手指对感觉减退的区域进行反复、快速、短时间的擦刷，以提高皮肤或皮下组织、肌肉等对刺激的感受力。

（2）通过对皮肤进行轻叩或拍打等手法来刺激皮肤表层肌的收缩。

（3）对肌肉组织实施快速、轻微的牵拉刺激，可以通过牵张反射来提高肌肉收缩的能力。

（4）快速地挤压肌腹或肌腱也可以起到诱发牵张反应的作用；同时，如果对关节实施快速的挤压，也可通过对关节本体感受器的刺激来诱发关节周围肌肉产生收缩。

（5）利用其他物理因子的方法来提高感觉区域的灵敏度，如用冰块对感觉减退的区域实施约 3~5 秒的快速刺激以提高肢体反射性回缩等。

3. 缓解疼痛的运动疗法　详见第九章：临床常见功能障碍运动疗法中"慢性疼痛"一节。

（二）运动功能障碍的运动疗法

运动功能障碍的运动疗法主要包括关节位置与力线矫正、关节活动范围、肌力与肌耐力增强、肌肉协调性收缩等。

1. 关节位置与力线的矫正　运动疗法主要是针对关节周围软组织的矫正、重建其纤维正常的排列顺序、恢复纤维间彼此相对的滑动能力等，来达到修正关节位置与力线的目的。

（1）瘢痕的松弛疗法：由于钝伤、刀伤或外科手术后所产生的瘢痕，因其深度的不同，会引起真皮表面与覆盖于肌肉的深层筋膜、肌纤维间，韧带、关节囊等形成不同层面、不同程度的粘连，这些粘连不但会降低相应组织的活动能力与伸展性，限制关节功能，对位于其间的神经与血管等也造成了压迫，使患者产生疼痛、麻木或刺痛等异样的感觉。

对瘢痕的治疗，除了利用相应的物理因子来软化其程度以外，治疗师还可通过深部的按摩或软组织松动术等手法来逐层松解瘢痕粘连和紧张的程度。

（2）关节囊与韧带的修正：关节囊与韧带的过度紧张或松弛也会造成关节位置与力线的改变。在治疗时，应通过对关节活动能力的详细评定，找出过度紧张或松弛的部位，对紧张者可采用对应的软组织或关节松动术的手法来逐步缓解其紧张的程度，提高伸展性；对松弛者则可以通过提高相应肌群等长或等张收缩的能力来促进其胶原纤维的生成，帮助恢复其原有的长度。

（3）改善肌肉功能障碍：肌肉功能的障碍也会改变关节的位置和力线，使其表面受力不均，导致关节在运动中出现异常的状况。在治疗时，应对肌肉功能的各个方面进行详细评定，找出障碍存在的原因，然后选择出对应的、正确的治疗方法或手法。如果关节一侧肌肉的紧张是由于疼痛所造成的，那么就应选用缓解该疼痛的治疗方法来降低疼痛的程度，肌肉紧张的程度就会得以降低，关节的位置与力线也会随之回归正常的位置。

2. 关节活动范围的运动疗法　主要包括维持与改善关节活动范围的训练，两者在治疗目的上各不相同，依据其作用力的不同，又可分为被动、辅助主动和主动运动。

（1）被动运动：主要包括在可动范围内的活动、肢位的摆放与固定、持续性被动关节活动、关节松动术和自我实施被动训练等。

1）可动范围内的活动：对于长期卧床、严重意识障碍或身体因某种原因不能进行主动活动的患者，治疗师定期帮助其被动地活动肢体，可帮助其维持关节的正常活动范围，防止挛缩现象的发生，有助于看护者帮其进行 ADL 的护理，并为日后康复训练打下良好的基础。

2）肢位的摆放与固定：当治疗师给患者完成被动活动后，可选择一些特殊的支具给患者佩戴，或摆放一功能性肢位，以维持关节的功能性活动范围。如：给患者足部佩戴踝足矫形器，防止足下垂；桡神经损伤后佩戴支具以维持腕关节的功能位等。

3）持续性被动关节活动（continuous passive movement，CPM）：是利用一种特殊的康复训练设备，对髋、膝、肩、肘等关节实施持续性、无痛、在特定活动范围内进行的被动活动。持续性被动关节活动可在关节术后、损伤或炎症早期时应用，具有促进软骨、韧带和肌腱的修复，改善局部血液、淋巴液循环，消除肿胀和疼痛等作用。

4）关节松动术：是在患者关节的生理和附属运动范围内所采取的针对性较强的被动关节活动技术。关节松动术常用的手法包括摆动、转动、滑动、旋转、牵拉、分离和挤压等，根据手法的力度和操作方式的不同，可以起到缓解疼痛、维持或改善关节活动范围等作用。

5）自我活动：对那些可以进行部分自我活动的患者，治疗师可以教会他们利用康复训练器械、社区健身设施或利用其他可动的肢体进行自我被动活动、被动牵伸等维持关节活动范围的训练。

（2）辅助主动运动：主动肌肌力为1～2级时，关节活动范围的一部分依靠肌肉的主动收缩来完成，另一部分需借助外力才可完成。

1）徒手辅助运动：主要是依靠治疗师利用徒手的方式对患者进行辅助下的关节活动范围训练。这种训练方式对患者而言最为安全有效，但是消耗太多的人力资源，而且容易使患者对动作产生依赖。

2）器械辅助运动：在进行这类运动时，患者可借助训练用的滑板、体操棒、肋木、滑轮、悬吊装置和专用的康复训练设备等，来辅助自己进行康复训练。由于患者在运动中可自我控制运动的范围和速度，因此，对患者而言自感安全，可最大限度地发挥其主观能动性。

3）神经肌肉电刺激疗法：主要针对由神经受损而导致所支配肌肉肌力的下降。此方法利用低频脉冲电流刺激神经肌肉，使之产生收缩。主要作用是加速神经的再生和传导功能的恢复，促进失神经支配肌肉肌力的提高。

（3）主动运动：此时关节的活动范围可依靠主动肌（肌力为3级）的收缩来完成。在不施加任何外力的前提下，鼓励患者尽可能地、多重复地完成不同体位下的关节活动范围训练，并把它应用于实际的日常生活活动动作中。

3. 肌力和耐力增强的训练　肌力训练按肌肉收缩的形式可分为等长、等张和等速训练。

（1）等长肌力训练：是在关节活动范围内任意一点上进行的、静力的肌肉收缩。它的优点在于动作简单，容易掌握，一般不需要或需要很少的外力辅助，潜在损伤少，可在肢体被固定或限制活动的情况下进行早期的肌力训练。

（2）等张肌力训练：又分为向心性和离心性肌力训练，是可在关节活动中任意范围内进行的、动态的肌力训练。它的优点在于训练方式丰富，运动方向多样化，可通过视觉直接观察到运动范围与肌力大小的递增，其训练的效果有助于运动协调和控制能力（特别是离心性肌力训练）的改善。

（3）等速肌力训练：是通过特殊的康复训练设备才可以实施的训练。它的优点在于在关节活动的整个范围内，肌力所抵抗的阻力负荷与其形成最佳的匹配，使其能更有效地增加收缩力度。

肌力训练的另一种分类是依据其抵抗阻力的大小分为辅助主动、主动和抗阻肌力训练。辅助主动和主动肌力训练与关节活动范围训练中的辅助主动和主动运动方法相同；抗阻训练是在主动训练的基础之上，对肌肉进行进一步的肌力增强训练。阻力的施加可通过徒手、器械或专用康复训练设备等进行。

肌耐力的训练分为等长和等张训练方法，无论哪种训练方法，在临床具体应用时都与肌力的训练密不可分，即在进行肌力训练时，相应地增加动作的重复次数或延长肌肉收缩的时间，就等于肌耐力的训练。因此，如果训练的主要目的是提高肌力，那么就采用在短时间内进行对抗较大阻力、少重复的训练方法，反之，就是针对肌耐力的训练。

4. 肌肉协调性收缩训练　包括：主动肌与拮抗肌、近端关节与远端关节、肢体间、肢体与躯干间等方面协调性活动能力的训练。可采用一些协调与平衡能力的训练方法（详见本套教材《运动疗法技术学》第二章：常规运动疗法技术中的相关内容），也可利用PNF 的一些运动模式与特殊手法技术来达到提高肌肉协调性收缩的目的。

（三）功能性活动能力的训练

把关节、肌肉活动等方面能力的训练与协调能力、平衡能力、日常生活活动动作相整合，使之变得更加具有功能性与实用性，这样，才能真正地帮助患者改善其目前功能障碍的程度，达到提高生活自理与活动参与能力的目的。

（常　华）

第二节　骨关节炎

一、概述

（一）定义

骨关节炎（osteoarthritis，OA）是指由于增龄老化、炎症、感染、创伤或其他因素引起的以关节软骨变性或破坏、关节边缘骨赘形成为特征的慢性骨关节病。临床主要以受累关节肿胀、疼痛、活动痛、功能活动受限或关节积液，X 线片示增生、退变等改变为特征；OA 的名称极多，又称为骨关节病、退行性关节炎、增生性关节炎、老年性关节炎、肥大性关节炎等。

（二）发病特点

本病好发于较大负重关节，如：膝关节、髋关节、脊柱及手指关节等部位，而腕、踝关节则较少发病。骨关节炎由组织变性及积累性劳损引起，多见于肥胖超重的中老年人，患病率随着年龄而增加，女性比男性多发。据统计，50 岁以上的人群中50% 患有 OA，65 岁以上人群中 90% 的女性和男性患有此病。据 WHO 统计，目前全球 10% 的医疗行为与OA 相关，在美国 50 岁以上的人群中，OA 发病率仅次于冠心病；而 65 岁以上有放射学异常的人群，OA 发病率约为 70%。另一项调查报告显示，成人症状性膝关节 OA 年发病率为 0.2%，症状性髋关节 OA 为 0.050% ~0.074%，症状性手指关节 OA 为 0.09%。

（三）病理变化

图 3-2-1 所示为 OA 的关节软骨及其下的骨组织电子镜下病理变化过程。

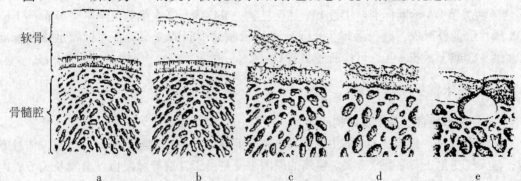

图 3-2-1 OA 的关节软骨及其下的骨组织病理变化过程示意图

a. 正常；b. 关节面软骨的早期退行性变化；c. 关节面软骨软化；d. 关节面软骨糜烂；e. 磨损严重处关节软骨面上的软骨丢失，其下骨质发生硬化，髓腔内有囊腔形成。

OA 最早的病理变化发生在关节软骨。正常情况下，关节软骨呈淡蓝白色，透明，表面光滑，有弹性，边缘规则。发病早期软骨表面为黄色，表面粗糙，局部软化，失去弹性，活动时发生磨损，出现碎裂剥脱。随着骨密质增加，骨小梁增粗，软骨下骨出现囊性改变，在软骨的边缘或肌腱附着处，因血管增生形成骨赘、骨刺。关节液增加导致滑膜增殖，大量滑膜增殖水肿。关节囊与周围肌肉发生纤维变性增厚，限制关节活动，周围肌肉疼痛保护性痉挛，关节活动进一步受限，可发生关节畸形。

二、临床分类和诊断标准

（一）分类

OA 是一种不对称的非炎症性疾病，不是多系统受累疾病，主要包括原发性和继发性两类。

1. 原发性 OA 多发生于中老年人，特别是 50 岁以上的肥胖者。无明确的全身或局部诱因，与遗传和体质因素有一定的关系。

2. 继发性 OA 由于创伤、炎症、关节不稳定、慢性反复的积累性劳损或先天性疾病等导致的多为继发性 OA，是一种急、慢性的关节创伤。

临床常见原因如下：先天性疾病如先天性髋脱位，创伤关节内骨折，关节不稳定如韧带关节囊松弛，关节畸形引起的关节面对合不良，如合膝内翻、膝外翻。

病情发展到晚期时，两种类型的临床表现和病理均相同。

（二）诊断标准

根据患者症状、体征、X 线及实验室检查，即可诊断为 OA。常见 OA 诊断标准可参照中华医学会骨科学分会 2007 年修订的骨关节炎诊治指南。本诊断标准基本参照 Altman 制定的标准并经部分骨科专家讨论确定。

1. 膝关节 OA 诊断标准 ①近 1 个月内反复膝关节疼痛。②X 线片（站立或负重位）

示关节间隙变窄、软骨下骨硬化和（或）囊性变、关节缘骨赘形成。③关节液（至少2次）清亮、黏稠，WBC <2000 个/ml。④中老年患者（≥40 岁）。⑤晨僵≤3 min。⑥活动时有骨摩擦音（感）。备注：综合临床、实验室及 X 线检查，符合①＋②或①＋③＋⑤＋⑥或①＋④＋⑤＋⑥，可诊断膝关节 OA。

2. 髋关节 OA 诊断标准　①近1个月反复髋关节疼痛。②血细胞沉降率≤20 mm /1 h。③X 线片示骨赘形成，髋臼缘增生。④X 线片示髋关节间隙变窄。备注：满足诊断标准①＋②＋③或①＋③＋④，可诊断髋关节 OA。

三、临床常见功能障碍

（一）关节疼痛、受限及结构问题

1. 关节疼痛　疼痛是 OA 的主要表现之一。此疼痛会逐步加剧，活动时出现，休息好转；与天气变化，潮湿受凉有关。疼痛的原因主要是由于骨端静脉淤血、滑膜及关节囊内炎症，以及关节周围韧带肌腱异常紧张而引起。另外，由于受累关节生物结构发生改变，关节周围的压力和紧张将导致关节疼痛，亦可引起其他部位的反射性疼痛。

2. 关节活动受限　OA 病程常伴有关节活动范围受限。受累关节生物结构改变，患者感觉关节活动不灵，晨起不能立即活动，活动时有异常响声。有关节绞索发生。

3. 骨关节问题　此病常累及多个关节（图3－2－2），如：脊柱、髋、膝、足以及手关节等。常见关节问题及特征如下：

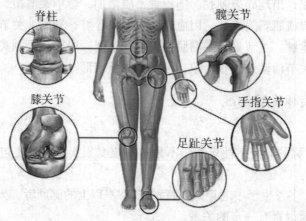

图3－2－2　OA 患者常受累及的病变关节

（1）髋关节问题：X 线显示继发软骨囊肿、硬结和关节间隙狭窄，疼痛常发生于股骨大转子周围，有时可放射至腹股沟、大腿前侧、膝和骶髂关节。髋的内旋和伸展活动受限。我国人群中发生髋的骨性关节炎患者较白种人少。

（2）膝关节问题：膝关节疼痛是 OA 患者就医常见的主诉。其早期症状为上下楼梯时出现疼痛，尤其是下楼时为甚，呈单侧或双侧交替出现，某些患者将出现关节肿大，关节间隙变窄，多因骨性肥大造成，也可出现关节腔积液，出现滑膜肥厚的很少见。严重者出现膝内翻畸形（图3－2－3）。

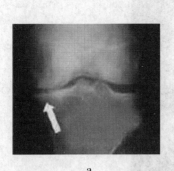

a　　　　　　　　　　　　　　b

图 3 - 2 - 3　膝 OA 患者临床症状

a. 关节间隙变窄；b. 膝关节变形、内翻畸形。

（3）足部问题：约 50% OA 患者有足部问题。第一足趾关节是病变出现的常见部位。穿较紧的鞋和足部反复外伤是其病因。症状为局部疼痛、骨性肥大和拇外翻、趾头重叠、趾背磨损等。

（4）腕掌关节问题：第一腕掌关节是 OA 最常见的发病部位之一。由于此关节解剖上的特性，如关节面较浅、韧带较松，且关节活动范围很大，因此，比较容易受伤造成不稳定，常会受到剪力的影响而导致提早退化。另外，当进行握或捏的动作时会出现疼痛现象，有时候疼痛会放射到手腕或前臂，患者常会发觉大拇指的捏力减少，有時候进行某些动作时会感到不稳定、手指卡住或会发出声音。当疾病进入后期，拇指则呈现关节僵直，有时候拇指关节将固定在过度屈曲位置，造成工作与日常生活不便。

（5）手指问题：指间关节最常受累，尤其是远端指间关节。肿痛和压痛不太明显，亦很少影响关节活动。特征性改变为在指间关节背面的内、外侧出现骨性增生而形成硬结节，位于远端指间关节的结节称为 Heberden 结节（图 3 - 2 - 4），位于近端指间关节称为 Bouchard 结节。这种结节发展很慢。只有少数患者最终会出现远端指关节的屈曲或外斜畸形。当第一腕掌关节受累而有骨质增生时，就形成"方"形手，这种畸形在中国人中少见。

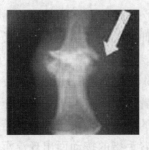
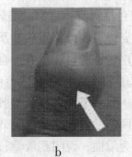

a　　　　　　　　　　　　　b

图 3 - 2 - 4　OA 患者手指问题

a. X 片显示手指骨性增生；b. Heberden 结节。

（6）脊柱问题：椎体、椎间盘、骨突关节的退行性病变引起颈、腰段椎体的病变。局部出现疼痛、僵硬。少数严重者因椎体缘的唇样增生和骨赘（图 3 - 2 - 5）压迫局部神经根、脊髓或局部血管而出现各种放射性痛或神经系统症状。

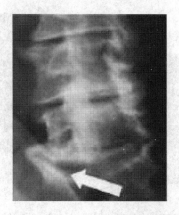

图 3 - 2 - 5　OA 患者脊柱的骨赘增生

（二）肌肉萎缩和肌力下降

疼痛将引起肌肉活动减少，造成废用性肌肉萎缩和肌力下降。另外，由于肌肉组织受到炎症反应侵蚀，也将导致肌肉萎缩。

（三）日常生活活动受限

膝 OA 主要影响患者躯体功能和活动能力，特别是与步行、转移相关的日常活动，而这些活动对于维持日常生活独立及生活质量都是必需的。由于关节疼痛、肿胀和强直，导致患者日常生活能力下降。活动能力的下降将进一步影响患者的日常生活能力。

（四）生活质量下降和心理障碍

长期慢性的关节疼痛，以及病痛的反复发作会导致患者生活质量下降。随着屡次治疗的失败、无效，治疗费用增多、工资减少，日常生活、工作、家庭娱乐责任等方面的受限，患者会感觉无助，产生压抑和焦虑状态，以至患者产生严重的心理障碍。慢性疼痛本身也有显著的心理成分，因此心理压抑可加重疼痛症状。

四、评定内容

（一）一般检查

1. 观察　包括对身体形态、姿势对称性、膝内/外翻畸形等的观察。另外，要注意观察站起、立位姿势、步行负重状态及支撑中期时髋伸展动作，髋关节和踝关节的正常生物力线及负荷。疼痛性跛行注意有无合并症如腰痛等。

2. 关节水肿的检查　浮髌试验可确定膝关节损伤时是否出现关节积液。具体检查如下：取仰卧位，膝关节伸直，放松股四头肌，检查者一手掌在髌骨上方挤压髌上囊，并用手指压挤髌骨两侧，使液体流入关节腔。用另一手的食指轻轻按压髌骨，若感到髌骨撞击股骨前面，即为阳性，说明积液量较少。若髌骨随着手指的按动而出现浮沉现象，表示积液量较多（图 3 - 2 - 6）。

3. 肌肉挛缩检查　采用托马斯（Thomas）征特殊试验可判断髋关节屈曲挛缩畸形。取仰卧位，将患者一侧大腿屈在胸前，另一侧下肢伸直平放，若下肢不能平放在床上或伸直下肢时身体向前移动，胸椎从床上抬起或腰部弓起，提示髋关节屈曲挛缩畸形。通过估计患者大腿与床面的角度，即能判断髋关节屈曲挛缩角度。

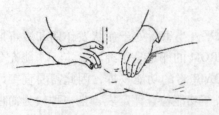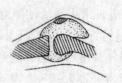

图 3 - 2 - 6 浮髌试验

（二）疼痛程度

疼痛程度可采用口述分级评分法，描述疼痛时可分别使用无痛、轻微痛、中度痛、重度痛和极重度疼痛进行记录，或通过视觉模拟量表法（VAS）进行测量，即采用 10cm 长直线，两端分别表示"无痛"（0）和"极痛"（10）。令患者根据其疼痛程度，用笔在直线上画出与疼痛程度相符合的某点，从无痛端至记号间的距离即为患者痛觉的评分。此法是目前最常用的疼痛程度的评定方法，可用于治疗前后的评定结果的临床比较（图 3 - 2 - 7）。

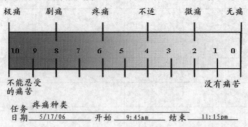

图 3 - 2 - 7 视觉模拟量表法（VAS）

（三）晨僵

记录晨僵持续的时间。

（四）关节活动范围的测定

徒手关节活动范围的测量现已被标准化，而且已广泛应用于关节疾病，主要包括对病损关节和相邻关节的活动范围进行测量。关节活动度高速摄影分析系统的发展显著提高了临床评定的可靠性和精确性。目前可对动作进行三维实时测量，能够综合评定各关节联合运动时的功能性改变。脊柱活动度的量化测量对此类病人很有帮助，对脊柱活动度丧失的患者也可用图像法记录，这些均有助于制定保护姿势和扩胸方案，还可用于脊柱疾病的检测。

（五）肌力测定

可采用徒手肌力检查或等速肌力测试仪判断肌力减退的程度。近年来还制定出新的 10 度 MMT 检查法，敏感度更高。

（六）肢体长度/肢体周径测量

记录关节周围肌肉萎缩状态以及肢体畸形变化。

（七）步行能力

主要通过对患者进行观察和测试方法获得患者步行能力，如观察患者能否独立站立、完成由坐到站的转换、室内外行走、上下楼梯等情况。通过 10 米步行距离测试患者行走距离、行走速度等。

（八）ADL 评定

了解 OA 患者日常生活活动能力水平。当患者处于症状发作期和缓解期，可直接对患者的 ADL 能力进行评定。由于肌力和 ROM 的评定是单纯的评定，不能充分反映患者的日常功能状况，另外，疼痛也会影响到 OA 患者的功能发挥，因此需要直接评定患者在日常生活中的独立能力。表 3-2-1 为骨关节功能检查评定表，是一种较为简便常用的快速功能检查方法。

表 3-2-1　骨关节功能检查评定表

检查项目	完成情况				建议辅助具
	独立完成（2分）	完成困难（1分）	不能完成（0分）	NA 不适用	
旋开盖子					
打开瓶子					
旋转钥匙					
开火炉					
拔塞子					
切肉					
倾倒水壶					
开罐头					
使用剪刀					
打开抽屉					
剪指甲					
挤牙膏					
挂衣服					
穿下身衣物					
按按钮					
梳头发					
喷雾					
洗/擦干背部					
入厕					
上下楼梯					
写字					

（九）总体功能评定

应用 1995 年美国风湿病学会修订标准，对膝关节 OA 的严重程度进行分类。即按严重程度分为轻、中、重 3 型：

1. 轻型　膝关节疼痛，关节肿胀、绞锁，X 光片上有轻微的关节间隙变窄、表面有骨刺增长或有关节鼠存在。

2. 中型　包括轻型的所有表现及 X 光片上有中等程度的骨质增生，核磁影像上有半月板蜕变、脂肪垫肥厚。

3. 重型　包括轻、中型所含的临床症状体征，同时含有关节畸形、活动障碍、下蹲困难。

五、运动疗法

对 OA 患者的治疗，国外早在 2001 年就提出将运动疗法作为治疗的首选。

（一）急性期运动疗法

OA 急性期表现关节肿胀，疼痛明显。

1. 治疗目的　控制疼痛，防止关节畸形，延缓病情发展，改善或恢复关节功能，提高生活质量。

2. 治疗方案

（1）休息、制动和运动：一般情况下无需卧床休息，一旦患者处于 OA 的急性期，出现关节肿胀、疼痛加剧，应适当卧床减少活动，或在一天中分别进行短期休息，以起到保护关节、避免过度活动或损伤的作用。但要注意保持关节正确体位，防止关节挛缩畸形产生，必要时用支具或夹板短期固定。在制动期间应适当增加运动，防止由于过多休息引起僵硬。长时间制动将导致肌肉废用性萎缩以及关节囊和韧带挛缩，而过多活动又会加重症状，所以休息、制动和运动应合理安排。

（2）增强肌力训练：早期进行肌肉等长收缩训练，特别是膝关节 OA 患者，应针对股四头肌进行主动或辅助主动训练，缓解疼痛，防止肌萎缩及粘连。每天进行持续 1 ~ 6 秒、强度为最大收缩 2/3 的训练可增强肌力，反复进行可提高肌肉的静力性耐力。等长收缩训练的益处之一是能以轻微的用力产生最大的肌张力。

（3）关节活动度训练：急性期进行关节活动度训练主要是扩大和维持受累关节的活动范围。急性 OA 的炎症期应避免进行此运动，但可鼓励患者进行辅助主动运动和非负重下的主动运动，即在不引起明显疼痛的关节活动范围内进行主动运动。活动时应避免重力的应力负荷，如采用坐位或卧位下进行下肢活动等。若患者肌肉力量较弱无法独立完成，可借助器械、人力或自己健侧肢体进行辅助。

（二）缓解期运动疗法

此期患者临床症状明显减轻，但遗留不同程度的功能障碍。运动疗法是 OA 患者有效的治疗方法之一。

1. 治疗目的　强化患者肌力，预防肌萎缩；增加关节稳定性，防止关节畸形和疼痛复发；改善或恢复关节功能，提高生活质量。

2. 治疗方案

（1）维持关节活动范围，防止关节畸形产生：牵伸运动可预防关节挛缩畸形的产生，主要包括主动牵伸和被动持续牵伸。牵伸运动可以起到松解粘连组织，维持和扩大关节活动范围的作用。

1）主动牵伸运动：见图 3 - 2 - 8。

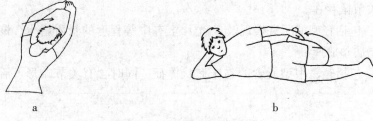

图 3 - 2 - 8 主动牵伸运动

a. 自我主动牵伸躯干侧方肌群； b. 自我主动牵伸大腿前方肌群。

2）被动持续牵伸：关节近端用牵引器固定于合适的姿势，在远端肢体上按需要方向用沙袋或以自己的体重进行重力牵引。牵伸力度应持续、稳定且柔和，持续时间应使痉挛肌肉和受限关节充分伸展。牵伸强度应使患者第二天不感觉疼痛为宜（图 3 - 2 - 9）。

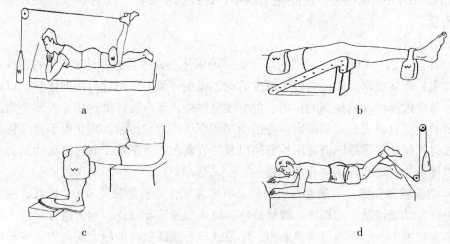

图 3 - 2 - 9 被动持续牵伸

a. 膝屈曲受限牵伸（适于严重屈曲受限）；b. 膝屈曲受限牵伸（适于中度屈曲受限）；

c. 踝背屈受限牵伸；d. 膝伸展受限牵伸。

（2）肌力强化训练：主要目的是加强关节周围肌肉力量，改善关节的运动功能。在临床 PT 治疗中，治疗师可利用重物、橡皮带或治疗师徒手抗阻等方法强化肌力。

1）作用：肌力强化训练可防止 OA 患者的肌肉萎缩，缓解疼痛，增加关节稳定性，从而起到保护关节，延缓 OA 病程进展的作用。据调查，骨关节肌肉发达、力量大的人群中，OA 发作的概率下降了 80%，所以，骨关节周围韧带、肌肉的力量强大，对于 OA 的治疗恢复有着至关重要的意义。Maurer 等的研究表明：膝关节 OA 患者进行每周 4 次、共 8 周的股四头肌等张收缩训练后，疼痛缓解，患者股四头肌肌力及躯体功能提高。

2）训练方式选择：肌力的增强可通过等长收缩、等张收缩以及等速收缩的训练来获得，但并不是所有的训练方式均适合 OA 患者。

①等长收缩：适于 OA 导致的肌肉萎缩，此训练可维持肌力。每天进行持续 1～6 秒、强度为最大收缩 2/3 的训练可增强肌力，反复进行可提高肌肉的静力性耐力。等长收缩训练的益处之一是能以轻微的用力产生最大的肌张力。

②等张收缩：在 OA 患者的急性期，不建议患者使用渐进等张抗阻训练。但在患者的

缓解期，应在其治疗方案中加入等张训练（图3-2-10）。

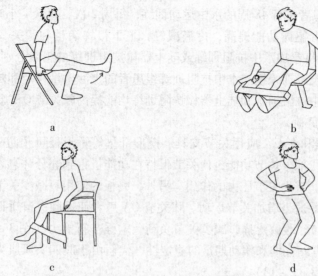

图3-2-10 肌肉等张收缩训练

a. 膝关节主动伸展，加强股四头肌力量；　　　b. 利用器械加强股四头肌力量；

c. 利用橡皮带强化股四头肌力量；　　　　　　d. 利用体位控制肌肉收缩，强化双下肢力量。

Topp等的随机对照试验结果显示：等长训练组和等张抗阻训练组的患者完成指定生活任务的时间较治疗前分别减少16%~23%和13%~17%；疼痛均较治疗前有不同程度的缓解，等长训练组疼痛平均缓解28%，等张抗阻训练组为58%；两组疗效比较，差异无统计学意义，提示两种不同肌肉收缩方式的肌力训练均可应用于治疗膝关节OA。

③等速收缩：大多数OA患者不建议使用。此训练适用于膝运动损伤急性期股四头肌重建的力量性训练。

（3）身体耐力训练：有氧运动可提高身体耐力。

1）作用：有氧运动可促进体内脂肪消耗，减轻体重，减少关节负荷，降低患OA的危险因素，有利于缓解OA的症状。

2）训练方式：有氧运动，包括功率自行车训练、慢跑、太极拳、滑雪、游泳、水中及陆地关节活动度训练等。其中，最适合OA患者的运动方式，应该是不增加关节负荷的运动方式，如下肢OA患者可选择游泳，而爬山、上下楼梯等运动则不适合此类患者。由于有氧运动便于将训练融入患者的生活，因此是国外膝关节OA患者常用的运动疗法。Brismée等将太极训练应用于膝关节OA患者，在治疗期间能有效缓解膝关节OA患者的症状，能增强活动能力和扩大活动范围。

（4）水中运动疗法：此疗法通过水对人体产生的浮力及流体阻力进行不同的运动训练。由于水本身是一种良好的温热治疗介质，因此，该疗法具有运动疗法及温热治疗的双重作用。国外水中运动疗法较多地应用于社区膝关节OA患者康复。Wang等对髋关节或膝关节OA患者进行12周水中运动干预实验，发现水中运动能提高受累关节灵活性，增强关节周围肌肉肌力，并且在治疗过程中未发生因运动引起的不良反应，病变关节情况未恶化。因此，Wang等认为，虽然3个月的水中运动治疗不能缓解关节疼痛，患者对自身功能的评定亦无提高，但仍应推荐 OA 患者参与水中运动治疗。Lin 等研究了在社区中对髋关节或膝关节 OA 患者进行 48 周的水中运动训练，每周 2 次，每次 1 小时。与非运动组相比，水中运动组患者躯体功能提高，疼痛减轻，上下楼梯活动和膝关节活动度有较大提高。Foley 等的研究将参加水中抗阻训练或陆上器械抗阻训练的患者分别与无处理组比较，结果表明陆上器械抗阻训练组与水中抗阻训练组患者的生活质量评定和步行距离均高于无处理组。因此，水中抗阻训练和陆上器械抗阻训练均能提高膝关节 OA 患者躯体功能。

（5）减少关节负荷

1）利用矫形器和夹板：应用关节支具、楔形鞋垫等矫形器可预防、矫正由于 OA 引起的关节畸形，替代部分关节功能，使关节保持在功能位得到充分休息，对承重关节也可起到减轻关节负荷、减少关节压力的作用。另外，夹板的使用可减少关节活动，支撑关节处于最大功能位，并适当增加关节运动。膝关节 OA 患者使用膝关节矫形器可增强关节稳定性（图 3 - 2 - 11），缓解疼痛，减少关节负荷，增强步行能力（图 3 - 2 - 12）。踝足矫形器能恢复 OA 患者站立期和摆动期足的稳定性，代偿由于股四头肌肌力低下而导致的膝关节过分屈曲（图 3 - 2 - 13）。

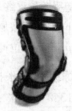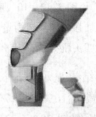

图 3 - 2 - 11　临床常用膝关节矫形器

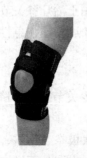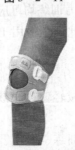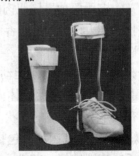

图 3 - 2 - 12 软性膝关节矫形器　　　　图 3 - 2 - 13　踝足矫形器

2）利用辅助具：辅助器可代偿由于关节活动受限和疼痛导致的功能障碍，不仅缓解症状，还可预防关节功能进一步退化，而且能够提高 OA 患者的独立功能，应鼓励患者使用。对于膝关节 OA 患者，使用助行器可帮助他们进行较远距离的步行和转移，改善日常生活活动能力。手杖、助行器及轮椅等辅助具的应用可减轻负重关节的应力负荷，从而延缓关节畸形的发展。

3）适当关节活动：适当关节活动可改善血液循环，维持正常关节活动范围。

（6）综合性运动疗法：主要包括手法治疗、平衡训练、协调性训练、功能维持技术及足矫形器等，以补充并增强康复治疗作用。据文献研究表明，膝关节 OA 患者进行运动疗法结合由腰部至踝关节的手法治疗，治疗后及治疗后第 4 周的 6 分钟步行距离评分显著提高，治疗后第 4 周的步行距离较治疗前提高 13.1%，平均距离达 170 米。随访 1 年期间，仅 5%的患者接受关节成形术，对照组随访 1 年内 20%的患者接受外科治疗。有相关研究对重度膝关节 OA 患者行综合运动疗法训练，包括平衡训练、灵活性与协调性训练、牵伸训练及下肢肌力训练，3 个月后患者关节积液减少，并据此认为对于严重膝关节 OA 患者，综合性运动疗法是一种可行性较高的治疗手段。

（7）日常生活中注意事项：OA 的治疗是个长期的过程，因此，需要对此类患者进行普及教育，使他们了解疾病的相关知识并掌握保护关节的基本方法。

1）定期到专业医院检查。

2）适当的运动：强化下肢肌肉力量可保护膝关节，减少膝关节 OA 的发生；对已有膝关节 OA 的患者，适当运动则可阻止其发展。有氧运动有助于改善 OA 患者的功能障碍以及整体状况。

3）控制体重：较轻体重可在相当程度上减少膝关节 OA 的发生。随着近年来人均体重的上升趋势，肥胖成为中老年妇女膝关节 OA 发病率高的主要原因。因此，对于中老年人应控制体重，实施减肥措施，如清淡饮食、合理搭配以及有氧运动，以有效预防 OA 的发生。

4）避免拿重物：长时间持重物将增加关节的负荷，如上肢肩肘腕以及手指关节等，下肢对膝关节的负荷较重。对于日常生活物品，可通过利用小型购物车进行搬运。

5）正确的生活和工作姿势：在日常生活和工作中，屈膝搬运重物、错误的训练和运动方式，以及不加保护的工作方式均将导致 OA 的发生。因此，改变工作方式，注意工作和日常生活中保持正确的坐姿、卧姿，再加上合理的运动方式，将有助于减少 OA 的发生。

（三）术前/术后运动疗法

1. 手术治疗　适于病情严重，已影响到运动功能，并且保守治疗无法控制症状的患者。常见手术治疗方法包括关节截骨术、关节融合术、关节置换术等，但无论何种手术，均应进行术前术后的运动疗法。

（1）截骨术：此方法常用于膝关节 OA 患者，可帮助矫正内外翻畸形。

（2）关节融合术：此方法对关节的稳定性有明显作用，是根除侵害骨骼导致反复感染的最好方法。关节融合术适于青少年和中青年人群，优于置换术，但常限于腕和指间关节、第一腕掌关节、踝和距跟关节、椎体等，关节将在功能位进行融合。

（3）关节置换术：此手术适用于经规范药物和康复处理后持续疼痛，受累关节运动功能丧失者。OA 患者常需要关节置换，常用于髋、膝和掌指关节，其他包括腕、肩、肘、踝关节等。关节置换术常见并发症有植入物附近骨吸收、早期和晚期感染、脱位、骨折及植入物磨损，以及神经损伤、异位骨化和肺栓塞。

2. 术前运动疗法　OA 患者的运动疗法贯穿于手术治疗的前后。术前合理的运动疗法将为手术创造良好的条件，并减轻术后运动疗法的难度，为术后的功能恢复打下良好的基础。术前运动疗法包括：

（1）强化肌力训练：应该从术前开始，虽然可能会有原有疾病导致的疼痛，但是通过如等长收缩等训练，仍然可以较好地增加肌力。术后将有比较长时间的因为手术创伤和关节炎症、水肿所导致的剧烈疼痛，无法进行有效的肌力训练，因此，术前肌力训练的效率要远远好于术后肌力训练,应该予以充分的重视。术前肌力训练主要以抗阻训练为主,以尽快获得肌力的增长。

(2) 牵伸运动:关节牵伸在术前进行的意义也远大于术后。通过术前的充分牵伸,可以避免手术中不必要的软组织松解,减少手术损伤,降低手术中血管神经损伤并发症的发生,为术后的康复训练也提供了良好的条件。

(3) 非受累肢体和全身耐力训练:术前和术后进行非受累肢体和全身训练有助于为手术提供良好条件,避免发生深静脉血栓、呼吸系统感染等术后并发症。可通过有氧运动减轻体重,降低置换后关节负荷,增强心肺功能和日常生活活动能力等。

3. 术后运动疗法　术后患者应尽早开始运动疗法,主要目的是避免术后并发症、缓解疼痛、促进肌肉骨骼功能的重建、学会避免关节假体过度负重的关节保护技术,使患者的运动和日常生活能力获得最大程度的恢复。治疗时应遵循个体化、渐进性、全面性三个原则,即除了患肢需要进行训练以外,健肢、上肢也应进行主动活动、呼吸训练,并提供心理辅导,使患者消除忧虑,增强生活信心。

(1) 关节活动度练习:术后早期可行持续被动活动,待疼痛改善后可进行辅助运动或主动运动。

(2) 肌力强化训练:术后早期肌力强化训练主要以等长收缩训练为主,主要目的是维持肌力,通过肌泵作用促进静脉和淋巴回流,减轻关节肿胀和关节腔积液;在术后关节肿胀消退,疼痛减轻后,可以逐渐开始抗阻训练以增强肌力。

(3) 步行训练:膝、髋关节置换术的主要目的之一是恢复步行能力。在术后条件允许的情况下训练患者从借助平衡杠、助行器的部分负重逐渐过渡到完全负重。可利用减重平板步行训练设备改善步行能力,如初期可减轻体重 10% ~ 15%,训练患者的步行能力。

4. 术后物理因子治疗　冷疗可用于手术后的关节肿胀和运动训练后预防关节肿胀;热疗可于术后一周开始使用,有消炎消肿、缓解疼痛等作用;神经电刺激可用于手术后镇痛;光疗可用于促进切口愈合。

5. 临床常见 OA 患者关节置换术后的 PT 治疗方案

(1) 髋关节置换术后

1) 手术后当天:①患肢应维持特殊体位:取仰卧位,双膝间垫枕,双膝及足尖向上,以防髋内收、内旋。②一旦生命体征稳定,应尽早采用半坐位。③开始股四头肌、小腿三头肌和胫骨前肌主动收缩训练,加速静脉回流,防止深静脉血栓形成。④冰袋冷敷 24 小时以减轻疼痛。⑤深呼吸、排痰训练以保持呼吸道通畅,预防肺部感染。

2) 术后第一天:①步行训练:拔除血浆引流管和尿管后,利用助行器下床行走。教会患者正确下床、上床及迈步方法。②强化双下肢肌力:A. 踝关节背屈:最大限度屈伸踝关节的主动及抗阻训练,每个动作保持 5 秒,20 次/组,2 ~ 3 组/日。B. 股四头肌等长收缩训练:每次保持 5 秒,20 次/组,2 ~ 3 组/日;同时患者可于床上做直腿抬高运动,不要求抬起的高度,但要有 5 秒左右的滞空时间;缓慢屈膝屈髋,将患肢足跟向臀部滑动,足尖保持向上,防止髋内收、内旋。C. 髋部肌肉抗阻等长收缩训练:针对髋内收肌、外展肌进行等长收缩训练,每个动作保持 5 秒,20 次/组,2 ~ 3 组/日。

3）术后第2~3天：加强踝关节的背屈、跖屈和股四头肌训练。

4）术后第4~14天：①强化肌力和维持关节活动范围：患者出院时髋关节屈曲角度应能达到70°~90°，外展15°，外旋10°。②利用双拐进行步行训练，继续进行仰卧位直腿抬高和屈膝屈髋训练。

5）术后第2~3周：除以上训练外，加强屈髋、外展及外旋运动，训练中注意防止关节脱位。可开始训练患者利用单拐行走。

6）术后第4周~3个月：可开始进行日常生活能力训练，如入厕、穿脱鞋袜、坐车、上下楼梯等。

7）出院前训练指导：为患者设计家庭训练方案，如提高髋肌力量的强化训练。对家中设施进行调整以代偿屈髋受限，如加高厕所马桶等。

（2）膝关节置换术后

1）术后3~5天开始运动疗法：①维持关节活动范围的训练。②膝关节屈曲方向制动，可开始进行膝关节主动、辅助伸展运动。

2）术后3周：缓慢主动伸展膝关节，避免出现肌肉痉挛。

3）术后4~6周：X片显示有良好的骨生长后可进行轻度负重训练。

（3）全肩关节置换术后

1）术后制动2~8天：术后使用夹板维持肩关节屈曲80°，外展70°，内旋5°。在仰卧位下进行夹板以下关节的被动活动。

2）术后8~10天：坐位下肩屈曲至100°，外旋至20°，进行主动或辅助的肩关节训练。

3）术后6周：可开始全范围的肩关节主动训练以及在负重5千克下进行肩周肌力强化训练。

（张　琦）

第三节　类风湿性关节炎

一、概述

（一）定义

类风湿性关节炎（rheumatoid arthritis，RA）是一种以关节滑膜炎为特征的慢性全身性自身免疫性疾病，滑膜炎持久反复发作，引起关节内软骨和骨的破坏，从而导致关节功能障碍，甚至残疾。血管炎病变累及全身各个器官，故本病又称为类风湿病。

（二）病因

病因尚未完全明确，RA是一个与环境、细胞、病毒、遗传、性激素及神经精神状态等因素密切相关的疾病。寒冷、潮湿、疲劳、营养不良、创伤、精神因素等常为本病的诱发因素，但多数患者患病前常无明显诱因可查。

（三）病理变化及临床症状

RA 的病理为慢性滑膜炎，侵及下层的软骨和骨组织。早期滑膜充血水肿，淋巴细胞浸润，纤维细胞渗出，滑膜肿胀增生，形成血管翳，逐渐伸向关节软骨，导致关节软骨被破坏，吸收，骨小梁减少，骨质疏松，肉芽组织相互连接，纤维化，关节僵直，骨性强直。

RA 症状为对称性、周围性多个关节慢性炎性病变，临床表现为受累关节疼痛、肿胀、功能障碍，病变呈持续、反复发作过程。RA 发病年龄多在 20～50 岁，女性多于男性，男女之比为 1:3，起病缓慢，早期感觉疲倦无力、体重减轻等前驱症状。

二、临床常见功能障碍

（一）关节症状

1. 晨僵　病变关节在夜间长时间不动，早晨出现僵硬。开始活动时疼痛不适，关节活动增多则晨僵减轻或消失。关节晨僵早晨明显，午后减轻。晨僵持续时间与关节炎的程度呈正比。

2. 疼痛与压痛　关节痛是最早的症状，关节疼痛常见部位是腕、掌指关节和近端指间关节，其次是肩、肘、膝、踝和跖趾关节。关节疼痛多呈对称性、持续性，病情时轻时重，受累关节常伴有压痛，皮肤有色素沉着。病变累及颞下颌关节将出现咀嚼疼痛，严重时导致张口困难。

3. 关节肿胀　多由关节积液或关节周围软组织炎症引起，病程长者由滑膜性炎症后的肥厚引起，常见的关节为腕关节、指间关节、膝关节，且呈对称性。关节肿胀导致患者关节活动范围受限。

4. 关节畸形　见于病程较长的患者，滑膜炎的绒毛破坏了软骨和软骨下的骨质结构，造成纤维性或骨性强直，关节周围的肌腱、韧带受累使关节不能保持在正常位置，出现指间关节的半脱位，呈"鹅颈样"畸形。关节畸形导致患者关节活动范围受限。

5. 关节功能障碍级别　由于关节疼痛、肿胀和强直导致患者日常生活能力下降。随着活动能力的减少，进一步影响到患者的日常生活能力。常见关节功能障碍级别如下：

Ⅰ级：生活活动和各项工作不受限制。

Ⅱ级：能进行一般的日常生活活动和某种职业工作，但参与其他项目受限。

Ⅲ级：可进行一般的生活活动，但参与某种职业和其他项目活动受限。

Ⅳ级：日常生活活动和参与工作的能力均受限。

6. 临床常见受累关节的具体问题

（1）肩：肩关节疼痛常涉及颈、背和上臂，肩周关节活动范围受限，肌肉出现萎缩，软组织出现粘连挛缩。早期肩关节内旋受限，疾病晚期有肱骨头近端半脱位。常伴发粘液囊炎、三角肌下滑囊炎及肱二头肌肌腱炎等。

（2）肘：RA 常累及肘关节，患病早期患者不能全范围伸肘。严重患者丧失肘外侧稳定性，关节周围剧烈疼痛，导致 ADL 功能障碍。

（3）手指和腕关节：由于尺侧腕伸肌无力，腕骨旋转形成掌指关节尺偏畸形，导致手腕的握力低下。远端指间关节和掌指关节易形成屈曲鹅颈畸形，而近端指间关节形成过伸钮孔状畸形。拇指畸形包括三种：指间关节钮孔状畸形；拇指在内收过程中，第一腕掌关节易出现半脱位；病情严重者，拇指掌指关节过度内收、屈曲，远端拇指关节过伸。另外，手指和腕关节常伴有屈肌腱鞘炎和拇伸肌腱鞘炎。

（4）髋：大约50%RA患者X线照片显示髋部累及，导致下肢内旋活动范围减少。髋部滑膜炎造成的疼痛可放射至腹股沟，转子囊炎疼痛放射至股外侧。

（5）膝：RA患者膝部最常受累，滑膜炎症、增生及渗出常见。发病数周后股四头肌出现肌肉萎缩，膝关节伸展的活动范围受限。膝部渗出液较多时，关节后间隙有袋状物突出，形成腘窝或 Baker 囊肿。

（6）踝和足：踝部受累常见于严重的 RA 患者，尤其是踝前后滑膜炎较明显。在急性期，踝关节侧韧带紧张导致足后跟旋前，患者在不平的路面上行走感觉较疼痛。大约50%的 RA 患者有前足问题，如：跖骨头半脱位将造成关节区域疼痛，槌状指畸形和拇指外翻，脚趾背部皮肤经常破损，跖骨头下有胼胝、筋膜炎及 Achilles 滑囊炎产生。

（二）关节外表现

关节外临床症状常是本病致死的主要原因。

1. 类风湿结节 15%~20%的患者可出现结节，多见于前臂尺侧及鹰嘴处，在皮下可摸到软性无定形活动小结或固定于骨膜的橡皮样小结。血清类风湿因子强阳性者皮下类风湿结节更常见。

2. 类风湿性血管炎 是本病的基本病变，除关节及关节周围组织外，全身其他处均可发生血管炎，表现为远端血管炎、皮肤溃疡、周围神经病变等。

3. 类风湿性心脏病 心脏受累，心肌、瓣膜环或主动脉根部类风湿性肉芽肿形成，或者心肌、心内膜纤维化等。

4. 类风湿性肺病 慢性纤维性肺炎较常见，导致患者呼吸困难、咳嗽及胸痛。

5. 对肾脏、眼部和消化道等部位均具有不同程度损伤。

（三）肌肉萎缩和无力

关节的疼痛将引起肌肉活动减少，造成废用性肌肉萎缩和肌力下降。另外，由于肌肉组织受到炎症反应侵蚀也将导致肌肉萎缩。

（四）生活质量下降和心理障碍

长期慢性的关节疼痛，以及病痛的反复发作导致患者生活质量下降。随着屡次治疗的失败、无效，患者会感觉无助，产生压抑和焦虑状态，以至严重的心理障碍。慢性疼痛本身也有显著的心理成分，因此，心理压抑可加重疼痛症状。

三、诊断标准

诊断 RA 有统一的标准，目前国内外均引用美国风湿学会1987年修订的标准，该标准内容如表3-3-1所示。

表3-3-1 RA诊断标准

临床症状	评定标准
晨僵	晨起关节及周围僵硬感在获得改善前至少持续1小时（病程≥6周）
至少3个以上关节部位受累	至少3个以上关节部位有软组织肿胀或积液（病程≥6周）
手关节炎	腕、掌指关节或近端指间关节中，至少有一个关节肿胀（病程≥6周）
对称性关节炎	身体两侧关节对称性肿胀，如双侧近端指间、掌指及跖趾关节受累，不一定对称
皮下类风湿结节	骨突部位、伸肌表面或关节周围有皮下结节
类风湿因子阳性	血类风湿因子含量异常，所用方法在正常人群中的阳性率小于5%
放射学改变	手、腕关节后前位相显示有骨侵蚀/关节间隙变窄或有明确的骨质疏松

注：若具备4项以上指标，即可诊断为RA。

四、评定内容

（一）一般检查

1. 触诊　风湿结节多发于关节周围受压或摩擦较多的部位，如：手背、足背、肘关节后方的鹰嘴突、头的枕部、骶部、坐骨结节、踝部。除发生在关节隆突处外，还发生于腱鞘部位，常见于手掌屈肌腱鞘、踝周围腱鞘、足跟腱鞘。这类结节可妨碍肌腱在腱鞘内活动，引起扳机指类症状。

2. 检查滑膜炎症　关节内有渗出积液，证明滑膜炎症存在，主要表现为：关节充血肿胀，渗出增多，关节积液，膝关节前部疼痛，尤其是长时间屈膝坐位后膝关节前部疼痛明显；经过活动膝关节疼痛可逐渐缓解，在日常生活中，膝关节屈伸运动时有明显的声音异常。下蹲困难，功能受限。

3. 检查膝关节水肿　滑膜炎症状主要是关节肿胀。通常采用浮髌试验，检查方法详见本章第二节。

（二）疼痛评定

关节疼痛是类风湿性关节炎患者最早的症状，因此，可根据患者对疼痛程度的口头描述评分法来测量，或通过视觉模拟量表（VAS）来测量。由于受累关节常伴有压痛，因此可采用压痛阶段表进行测试，此方法的评分标准如下：

第一阶段：患者主诉疼痛。

第二阶段：患者主诉疼痛，并有退缩感。

第三阶段：患者主诉疼痛，引起关节后缩。

第四阶段：患者疼痛严重，不能触摸。

（三）关节活动范围评定

由于受累关节出现炎症、肿胀、疼痛、粘连、关节周围组织挛缩、肌痉挛等临床特征，导致关节活动范围受限，因此，通过对关节进行ROM评定可了解患者的功能障碍情况。临床治疗中，需利用关节量角仪测量病损关节和相邻关节的活动度。类风湿性关节炎的ROM评定应同时进行主动、被动关节活动范围评定，但对小关节的ROM评定需选择特殊方法，如鹅颈样畸形应采用铁丝图，即用可塑性金属丝按照原有畸形活动范围描绘在纸上，PT 治疗后再用此方法测量，以比较疗效。

（四）关节周围肌力评定

采用徒手肌力检查法检查受累关节或相邻关节周围的肌肉肌力。由于本病主要累及指间、掌指等关节，故手部肌力常采用握力计法。若手部小关节畸形，使用握力计有困难，再采用徒手肌力检查方法。严重的关节疼痛将影响肌力检查结果，因此通过客观的肌力测试，如利用表面肌电图测试肌电活动或 CYBEX 仪器测试将比主观肌力检查更为准确。

（五）步态分析

RA 患者常见步态如下：

1. 疼痛步态　因疼痛导致患侧下肢支撑相缩短，步幅变短，表现为短促步，严重者为跳跃步。

2. 关节受限步态　由于髋、膝关节活动受限，或关节畸形如马蹄足畸形而导致异常步态。

3. 关节不稳定步态　由于双下肢不等长将导致跛行步态；由于关节肿胀、肌萎缩等因素导致在步行中关节活动范围过大或异常运动不能支撑体重，再加上伸肌和屈肌两组力量不平衡，将导致关节突然屈曲，造成步态不稳定。

（六）日常生活活动能力和关节畸形评定

ADL 能力常采用 Barthel 指数或功能独立性量表（functional independence measure，FIM）来评定。关节畸形的评定主要包括对手、腕、肘、肩、足、踝、膝、髋、颈椎的畸形的评定。由于 RA 致残率高，通过对患者进行评定，能够对关节畸形进行分析和处理，以防治残疾。

（七）功能障碍分级量表

以下介绍一种功能检查量表——功能障碍信号（signals of functional impairment，SOFI）（表 3-3-2）。早期 RA 患者功能障碍的评定常采用 SOFI 法，内容包括手功能、上肢功能和下肢功能等三项评定，每项有 3~4 个具体完成动作，能完成为 0 分，部分完成为 1 分，不能完成为 2 分。总分为 44 分，一般 10 分钟即可完成。总分越高，病损程度越重。每部分内容可以单独使用，每个评定项目反映了疾病影响关节的最常见的功能障碍。

表 3-3-2　SOFI 评定方法

评定部位	评定项目	测 试 方 法	评分
手功能评定	1	能用手掌、拇指和其他所有手指握紧一个塑料管（男，直径 8 cm；女，直径 6 cm）	0
		能用所有的手指抓紧这个塑料管，但手掌不能紧贴管壁	1
		能用 1~4 个手指抓紧塑料管	2
	2	能用 2~5 个手指紧握铅笔	0
		能用 2~5 个手指紧握圆管（直径 2.5 cm）	1
		手指不能屈曲紧握	2
	3	拇指与食指能握成圆形	0
		拇指与食指能握成半圆形	1
		拇指与食指不能握成任何握式	2
	4	拇指能对掌至小指基底部	0
		拇指能对掌至食指基底部（不必触及）	1
		拇指不能对掌至食指基底部	2

评定部位	评定项目	测 试 方 法	评分
上肢功能评定	1	双肩外展 90°，屈肘，手置于颈部，能触及脊柱棘突	0
		双肩外展 <90°，屈肘，手置于颈部，能触及脊柱棘突	1
		上述动作不能完成	2
	2	桌前坐位，屈肘 90°，前臂置于旋后位，手背能平放在桌面，第 2～5 掌指关节能接触桌面	0
		能完成一半动作，第 4～5 掌指关节能接触桌面	1
		上述动作完成小于一半	2
	3	用量角器测量肘关节伸展角度，能完全伸展	0
		肘关节呈屈曲畸形 ≤15°	1
		肘关节呈屈曲畸形 >15°	2
下肢功能评定	1	椅上坐位，背部紧靠椅背，足跟能放至对侧膝上	0
		椅上坐位，足跟能放至对侧小腿一半高	1
		椅上坐位，足跟不能移至对侧	2
	2	仰卧位，用量角器测量膝关节伸展角度，能完全伸展	0
		膝关节呈畸形 ≤10°	1
		膝关节呈畸形 >15°	2
	3	赤足单腿站立于木板上，木板下垫有一直径为 4 cm 的圆柱体，能倾斜木板，使足跟侧木板边缘接触地板	0
		能部分倾斜木板	1
		不能完成倾斜木板	2
	4	赤足立于平地，能完成足尖站立	0
		能完成，但感到疼痛	1
		不能完成	2

五、运动疗法

（一）治疗目的

在类风湿性关节炎的急性期，通过指导患者正确卧床、利用夹板固定、温热疗法和适当运动等缓解患者关节疼痛，矫正关节畸形。在稳定期，通过肌力训练、牵伸训练、有氧活动和日常生活指导等，防止或减轻肢体废用所导致的肌萎缩，维持骨密度和强度，防止出现骨质疏松；维持关节活动范围，预防肢体关节畸形的发生；改善患者全身功能。

（二）急性期运动疗法

1. 利用夹板固定　夹板常采用低温热塑高分子材料制作而成，主要目的是使疼痛关节处于功能位固定，使关节在不负重的情况下在无疼痛范围内进行关节的主动运动，以预防急性期内由于关节固定而导致的肌力降低和关节畸形等。夹板的固定一般不超过 3 周，每天应有一定时间解除夹板进行关节的主动运动。夹板的种类较多，常用的腕、手部和踝部夹板如表3-3-3所示。

表3-3-3　类风湿患者常用夹板类型及其作用

常用夹板类型	适用的关节畸形	作　　用
多功能手夹板	掌指关节尺侧偏	·矫正掌指关节尺侧偏 ·保留手指功能 ·不限制腕关节运动
腕关节支持带	掌指关节尺侧偏	·矫正掌指关节尺侧偏 ·固定掌指关节和腕关节 ·不限制手指活动
对指型夹板	腕关节不稳定伴掌指关节尺侧偏	·固定腕关节、掌指关节和拇指便于活动
拇指用夹板	拇指 Z 型变形	·使掌指关节和指间关节固定于对掌位
Z 型变形用夹板	拇指 Z 型变形	·将拇指固定在外展、伸展位
艾思林手套型绷带夹板	鹅颈变形(第3指)/钮孔状变形(第4、5指)	·固定指间关节
夜间矫正夹板	踇外翻	·矫正重叠趾

2. 理疗方法缓解关节疼痛 治疗原则是缓解关节疼痛，保留和改善关节功能。急性渗出性病变可用冷敷来减轻疼痛。红外线、超短波或短波透热疗法等也可增加局部血循环，促使炎症及肿胀消退，疼痛减轻，并增强药物对局部的作用。其他局部热疗、热水浴、温泉浴、蒸气疗法及石蜡疗法等均可使疼痛减轻，晨僵消失，患者感到舒适。

3. 辅助性器具的应用 这些器材可辅助患者增强日常生活中的独立性，防止关节进一步磨损，减轻负重关节的应力负荷，减慢关节畸形的发生和发展，可根据患者的具体情况选择。与行动能力有关的辅助具包括特制拐、助行器及轮椅，与其他活动能力有关的辅助具则包括座椅、桌子以及床铺的修改。

（三）稳定期运动疗法

类风湿性关节炎患者在疾病的稳定期进行适当的运动不仅可以预防关节畸形、屈曲，还可以提高患者自身抵抗力和免疫能力。

1. 牵伸训练 包括对躯干和四肢等部位进行主动或被动的牵伸训练，以达到维持关节活动范围的作用。

2. 肌力强化训练 针对患病关节周围的肌群进行肌力强化，可加强关节的应力刺激，预防和治疗肌肉萎缩。同时，通过肌力训练可对关节周围形成肌肉屏障，增加关节的稳定性，以起到保护关节的作用。训练的主要原则是以关节不负重、少负重为前提，逐渐采用等长训练、等张训练和抗阻训练，其中渐进抗阻训练较为实用、有效。肌肉的等长收缩训练，临床常用70%的最大等长收缩保持6秒，10次小量抗阻进行训练。另外，利用沙袋、牵引或橡皮圈等均可作为负荷强化肌肉力量。

3. 主动活动和全身体操 预防和改善手部畸形，增强四肢的灵活性。根据患者身体状况，可分别选择在坐位或立位下进行全身性主动活动。训练方法：立位下双肩关节进行内外旋、双手握拳、手指伸展、双肩上举以及肘关节屈伸等训练，坐位下膝关节伸展、髋关节屈曲以及髋关节外展外旋等训练，坐位或立位下颈部左右旋转和屈伸动作，立位双手叉腰做躯干旋转及躯干前屈等训练（图3-3-1）。

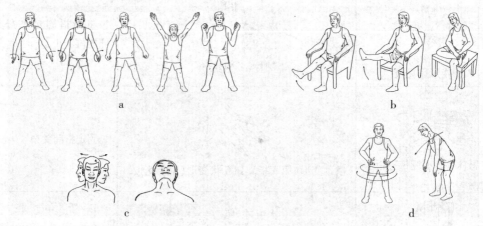

图3-3-1 RA患者的全身体操
a. 站立位双上肢运动；b. 坐位下肢运动；c. 头颈部运动；d. 站立位躯干运动。

4. 有氧活动 主要包括步行、慢跑、自行车和游泳等，训练原则是避免疼痛和过度疲劳。全身大肌群参与的有氧运动可促进患者体内脂肪的消耗，配合饮食调节可促使患者减轻体重，减少关节的负荷。

5. 日常生活动作指导 在日常生活中，RA 患者经常会出现因运动过度而导致关节疼痛的现象，此时患者应减少运动量，注意保护关节：①在日常生活中应注意多用手掌、前臂或肘代替手指的工作等方法，使较强或较大的关节或身体面承受负荷，避免小关节因负荷太重而受到损伤。②要避免关节长时间固定在一个位置。为了减轻下肢关节的应力，RA 患者以采用坐位工作为宜，但应适当改变体位，以减轻关节僵硬，防止关节挛缩。③保持良好的姿势，即站立、坐位或举物时均应注意保持良好的力线，正确的力线可以减轻关节和肌肉的应力，如需长期站立，两腿可交替休息。穿宽松的平跟或低跟鞋并使一足置于足凳，不但能提供稳定和安全，而且有助于保持骨盆倾斜，减轻下背部扭力。此外，还应利用杠杆原理，因为物体越靠近身体，自身的负荷就越轻。

6. 训练中危险管理 环枢椎半脱位的 RA 患者将造成四肢麻木，可通过佩戴围领进行预防，睡觉时避免使用高枕或软枕；患有骨质疏松症的患者坐下时，应注意缓慢坐下，以防由于脊椎压迫导致骨折；合并肺纤维化的患者易出现呼吸困难和疲劳感，可指导患者在无呼吸困难的情况下进行斜方肌放松和呼吸训练。

（张 琦）

第四节 强直性脊柱炎

一、概述

（一）定义

强直性脊柱炎（ankylosing spondylitis，AS）是脊椎的慢性进行性炎症，可侵犯骶髂关节、关节突、附近韧带和邻近躯干的大关节，导致纤维性或骨性强直畸形。

（二）病因

AS 的病因至今未明，相信与遗传和环境有关。在遗传方面，认为与人类白细胞抗原即 HLA – B27 有关。患者亲属的发病率比正常人群高 20～30 倍，约 96% 的患者含有血清组织相容性抗原 HLA – B27。环境因素一般认为与某些细菌或其他微生物感染有关。AS 为原发性的慢性破坏性炎症，一般从骶髂关节开始，缓慢沿脊柱上升，使脊柱周围韧带软组织钙化，骨化可停止，在适合的条件下继续发展可导致圆背，也可呈伸直位强直。倘若此病变过程影响患者的整条脊柱，脊柱便会完全陷于僵硬的状态，即所谓的竹板样脊柱。

二、临床表现及诊断

（一）临床表现

好发于 16～30 岁青壮年，男性占 90%，发病率较年轻女性高 4 倍。早期感到双侧骶髂关节及下腰痛，放散痛，骶髂关节出现深部压痛，夜间疼痛加剧，晨间脊柱僵硬及运动范围受限，疼痛蔓延至臀部，而且因为僵硬造成弯腰困难；逐渐发展至胸廓扩张困难，有束带感；晚期患者出现典型弯腰含胸，胸椎后凸，腰部不能转动。休息时症状更明显，运动过后则症状减轻。当胸椎有炎症时，会伴随着呼吸疼痛以及胸部扩张困难，出现束带感，当炎症发展至颈椎时，头颈的活动会变得疼痛且僵硬。在骨骼系统方面主要侵犯脊椎、肩、膝、足踝及髋关节，易受影响的主要部位有骶髂关节、胸椎等。另外，肌腱－骨连接处会出现肌腱炎、骨质疏松、椎间板炎、关节僵硬等症状。其他临床表现为虹膜炎、葡萄膜炎、心瓣膜炎、心传导系统障碍、大动脉瓣膜炎、肺上部间质性肺炎、脊髓马尾部炎、全身性疲倦无力等。

（二）诊断标准

常用诊断标准为修订的纽约标准（表3－4－1）。

表3－4－1　修订的纽约标准

A. 诊断
1. 临床标准
（1）腰痛、晨僵3个月以上，活动改善，休息无改善
（2）腰椎额状面和矢状面活动受限
（3）胸廓活动度低于相应年龄、性别的正常人
2. 放射学标准
双侧骶髂关节炎≥2级或单侧骶髂关节炎3～4级
B. 分级
1. 肯定AS：符合放射学标准和1项以上临床标准
2. 可能AS
（1）符合3项临床标准
（2）符合放射学标准但不具备任何临床标准（应除外其他原因所致骶髂关节炎）

（三）临床检查分级标准

1. 关节肿胀分级标准

A级：关节无肿胀。

B级：关节肿胀，但尚未超过关节附近骨突出部。

C级：关节肿胀比较明显，肿胀处与骨突出部相平，因此，关节周围的软组织凹陷消失。

D级：关节高度肿胀，肿胀处已高于附近的骨突出部。

2. 疼痛分级标准

A级：无疼痛。

B级：关节不活动时无疼痛，关节活动时有轻痛。

C级：关节不活动时亦有疼痛，关节活动时疼痛加重。

D级：疼痛剧烈，关节活动因疼痛而明显受限。

3. 压痛分级标准

A级：无疼痛。

B级：压迫时患者诉疼痛。

C级：压迫时患者不仅诉疼痛，而且有畏惧表情或缩回该关节。

D 级：患者拒绝医生作压痛检查。

4. 晨僵分级标准

A 级：无晨僵。

B 级：晨僵时间在 1 小时以内。

C 级：晨僵时间 1~2 小时。

D 级：晨僵时间大于 2 小时。

5. 整体功能分级标准

A 级：完全胜任每天的任何活动。

B 级：能从事正常活动，但有关节活动受限及疼痛。

C 级：只能自理生活或从事极少数职业性活动。

D 级：卧床不起或坐轮椅，不能自理生活。

6. 关节活动障碍分级标准

A 级：关节活动正常。

B 级：关节活动受限 1/5。

C 级：关节活动受限 2/5。

D 级：关节活动受限 3/5。

E 级：关节活动受限 4/5 或强直固定。

三、临床常见功能障碍

（一）疼痛/活动受限

发病早期，患者腰部出现疼痛并伴有僵硬，经适当活动后，可缓解症状；疾病后期，随着脊柱疼痛和强直症状的加重，腰椎和胸廓活动度减少。

（二）脊柱生理弯曲改变

随着病情进展，脊柱由下而上强直，腰椎前凸消失，驼背畸形，颈椎活动受限，胸肋连接融合，胸廓变硬，呼吸靠膈肌运动。

（三）日常生活活动能力受限

由于疼痛和脊柱活动受限，患者日常生活活动能力下降。随着活动能力的减少，肥胖、高血脂、高血压和冠心病发病率升高，进一步影响到患者的日常生活活动能力。

（四）生活质量下降和心理障碍明显

长期慢性的疼痛反复发作和脊柱活动的严重受限，导致患者生活质量下降，同时也使患者产生严重的心理障碍。随着屡次治疗的失败、无效，患者会感觉无助，形成压抑和焦虑状态。

四、评定内容

（一）关节疼痛检查

1. 一般检查　由于 AS 患者疼痛症状较为严重，因此必须进行相关疼痛评定。常采用视觉模拟量表（VAS）或口述描绘评分，如轻度、中度和重度来测量。

2. 特殊检查

（1）骶髂关节按压痛：直接压迫骶髂关节时，患者感到有局部疼痛。

（2）Patrick 试验：仰卧位，一侧膝屈曲，将足跟置于对侧伸直的膝关节上，检查者一手压直腿侧髂嵴，另只手按压屈曲侧膝关节。若屈膝侧髋关节出现疼痛，则提示屈腿侧髋关节或骶髂关节病变。

（3）骨盆按压试验：患者侧卧，从另一侧按压骨盆可引起骶髂关节疼痛。

（二）关节活动范围受限测量

1. 病损关节和相邻关节的测量　由于髋关节、肩关节和膝关节最易受累，因此，可用关节角度测试仪对相关的外周关节的活动度进行测量。

2. 脊柱活动范围的测量　AS 的常见临床表现之一是脊柱前屈、后伸、侧弯和旋转受限。因此，测量内容包括：颈椎前屈、后伸、侧屈和旋转功能，胸椎前屈／后伸、侧屈／旋转功能。

3. 特殊检查

（1）Schober 试验（图 3 - 4 - 1）：患者直立，在双侧髂后上棘连线中点及向上 10 cm 作出标记点，嘱患者（双腿保持直立）弯腰至脊柱最大前弯度，测量上下两点间距离，增加少于 5 cm 为阳性。该检查法可对幼年强直性脊柱炎患者进行动态观察。

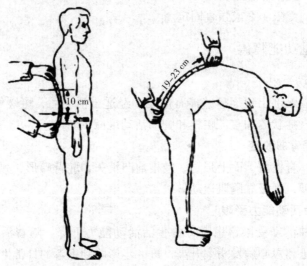

图 3 - 4 - 1　Schober 试验检查法

（2）胸廓活动度测量：患者站立，测量在第四前肋间水平的深呼气和深吸气之间的距离，正常两者差值 >2.5 cm。

（3）枕墙壁试验：患者背靠墙直立，收颌，眼平视，测量其枕骨粗隆和墙壁之间的距离。正常时该距离为 0，而在颈活动受限或胸椎段后凸畸形者该间隙增大。

（三）肌力检查

可采用徒手肌力检查（MMT）或 cybex 表面肌电图采集肌电活动。外周关节如髋关节、肩关节和膝关节最易受累，故应进行相关的外周关节的肌力检查。

（四）心肺功能评定

心肺功能受到影响的患者，应进行相应心肺功能评定。

（五）腰痛检查

由于慢性腰背痛是 AS 患者常见的临床症状，因此进行腰椎活动度的测量和疼痛评定是十分必要的。

（六）步行功能检查

慢性腰痛导致步行能力下降。通过评定患者一次步行最长距离来测定患者的步行耐力和步行速度。

（七）日常生活能力的评定

可采用 Bath AS 功能性指数量表，该量表可对 AS 患者的功能性活动进行量化评定。

1. 评定方法　根据患者前一周的情况，在表示活动能力的每一条横线上标出反映能力水平的位置。该量表具有较好的敏感性，评定快速而简单。

2. 评定内容　如表 3 - 4 - 2 所示，该量表评定内容分为特殊问题部分和附加问题部分。特殊问题主要检查患者的功能性活动，附加问题主要评定患者解决日常生活的能力，每个问题采用视觉目测类比评分法（10 cm），在线的两端标有"容易"、"不能"以表明严重程度的方向。10 个问题的评分均值可作为该量表的评分（0～10）。

表 3 - 4 - 2 日常生活能力评定的内容

特殊问题部分：

1. 无帮助或辅助物（如穿袜器）穿上您的袜子或裤子
   容易————————————————————————————不能

2. 在无辅助物的条件下可向前弯腰拾起地面上的钢笔
   容易————————————————————————————不能

3. 无帮助或辅助物（如辅助手）可够及较高橱柜的隔板
   容易————————————————————————————不能

4. 不用手或其他帮助可以从无扶手椅上站起
   容易————————————————————————————不能

5. 无帮助下从仰卧位起床
   容易————————————————————————————不能

6. 无支持下站立 10 分钟且无不适
   容易————————————————————————————不能

7. 不用手杖或助行器一步一个台阶攀爬 12～15 个台阶
   容易————————————————————————————不能

8. 不转动身体侧视肩部
   容易————————————————————————————不能

附加问题部分：

9. 完成身体需要的活动，如运动疗法的练习、园艺或运动等
   容易————————————————————————————不能

10. 在家中或工作场所可全日活动
    容易————————————————————————————不能

五、运动疗法

（一）目的

提高脊柱伸展性，维持脊柱生理弯曲，防止脊柱畸形；维持胸廓和各关节的活动范

围，改善呼吸功能和肢体的运动功能；防止或减轻肢体废用所导致的肌萎缩，维持骨密度和强度，防止出现骨质疏松。

（二）训练方法

1. 肌力强化训练　躯干和上下肢的肌力均需进行强化训练。躯干和上肢肌力训练可采用滑船器、滑雪装置等；下肢肌力强化可采用下蹲、上下楼梯等训练。

2. 牵伸训练　主要包括：脊柱、胸廓和肢体等部位进行主动或被动的牵伸训练。

（1）背部牵伸：如图3-4-2所示。

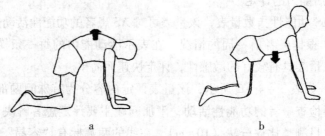

a　　　　　　　　　　　b

图3-4-2　四点跪位下背部牵伸

　　a. 低头，双眼注视大腿，背部弓起；b. 抬头，腰背部肌肉放松、下陷。

（2）头颈躯干牵伸：如图3-4-3所示。

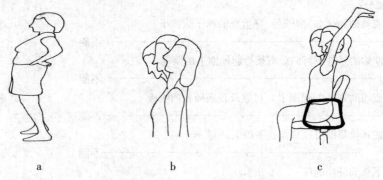

a　　　　　　　　b　　　　　　　　c

图3-4-3　头、颈、腰背部的牵伸

a. 立位，双手叉腰，躯干向后伸展；b. 立位，躯干固定，头部伸展和屈曲；

c. 坐位下，患者通过双上肢屈曲伸展后背部肌肉。

（3）髋部牵伸：如图3-4-4所示。

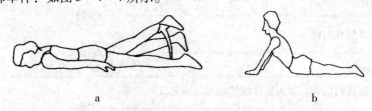

a　　　　　　　　　　　b

图3-4-4　髋部牵伸

a. 俯卧位下一侧下肢上抬进行髋部的牵伸；b. 俯卧位下双上肢支撑，通过背部伸展进行髋部牵伸。

（4）小腿肌肉牵伸：患者面朝墙站立（图3-4-5），将双手用力支撑在墙上，与双眼水平，一侧下肢向后伸展且足跟着地，躯干缓慢前倾牵伸后伸侧小腿肌肉，停留30秒。

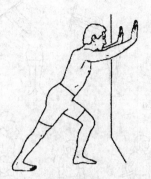

图3-4-5 右侧小腿肌肉的牵伸

（5）胸大肌牵伸/脊柱牵伸：治疗师通过对胸廓和脊柱进行牵伸，可改善躯干的柔韧性和灵活性（图3-4-6）。

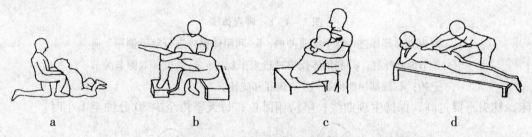

a   b   c   d

图3-4-6 胸大肌牵伸/脊柱牵伸

a. 治疗师从后方控制双肩关节后伸，以牵伸胸廓；b. 患者坐位，治疗师一手控制上肢伸展，另一手下压脊柱，使之伸展；c. 治疗师双手放在肩胛骨后方，从前方控制患者脊柱，使之伸展；d. 患者双肘支撑卧位，治疗师沿脊柱从上至下牵伸脊柱肌肉。

（6）胸部扩张法：治疗师通过对肋骨、肋间肌进行牵伸，以扩张胸部肌肉（图3-4-7）。

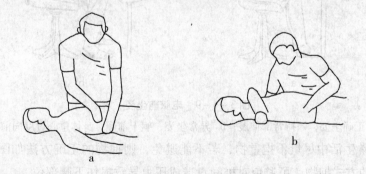

a   b

图3-4-7 胸部扩张法

a. 对一侧肋骨进行牵伸；b. 患者上肢上抬使胸部处于牵伸状态，同时对肋骨牵伸。

3. 呼吸体操 利用体操棒进行肢体的牵伸训练，可改善患者的呼吸功能（图3-4-8）。

4. 日常生活指导 在日常生活中，应注意脊柱畸形的矫正，缓解对脊椎造成的负担，具体方法如下：

（1）保持正确体位和姿势：尤以日常坐姿（图3-4-9）及睡姿须特别注意。卧硬

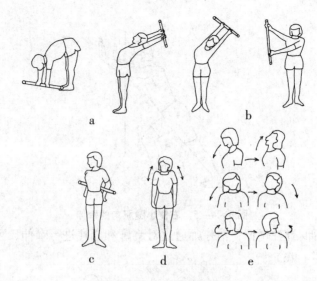

图 3 - 4 - 8 呼吸体操

a. 利用体操棒进行躯干屈曲伸展；b. 利用体操棒进行躯干侧屈、肩
关节内收外展；c. 利用体操棒进行躯干旋转；d. 立位，双侧肩关节
上抬；e. 颈部屈曲伸展、左右侧屈和旋转。

床，枕头不要过高，保持生理曲线；坚持俯卧位，每天坚持至少 30 分钟至 1 小时。

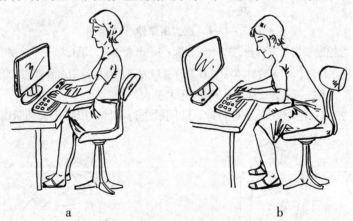

图 3 - 4 - 9 电脑前坐姿

a. 正确坐姿，保持背部伸展；b. 异常坐姿，躯干前倾，身体重心过度向前。

（2）在日常生活中尽量不抱重物，若不能避免，则抱物的正确方法如图 3 - 4 - 10 所示。依照正确的方式抱物，可避免对椎间盘造成压力导致损伤下腰部位。

（3）穿着轻快、柔软且具有弹性的鞋子，以免增加脊椎负担。

（4）不做激烈的跳跃运动，做柔软体操，避免肌肉僵硬。

（5）常进行热水浴，以消除肌肉僵硬。

（6）常做仰泳运动可使肌肉强化，以保护脊椎。

（7）每周定期进行脊柱矫正的训练。

（8）炊事台子的高度应平腰。

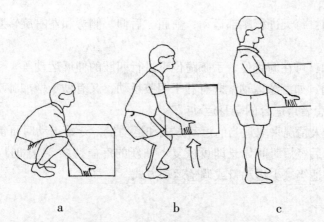

图 3 - 4 - 10　抱物的正确方法

a. 下蹲，双臂前伸抱住重物；b. 保持躯干伸展，下肢伸髋伸膝站起；c. 立位，保持躯干伸展。

（9）洗衣时尽量使用洗衣机。

（10）扫除时应避免膝关节以下的动作。

（11）更衣时坐在椅子上进行，以保证安全。

（12）排泄时使用坐便器。

（13）预防日常生活中出现骨折危险，在活动中注意保护颈椎，避免大强度活动。

（14）不提倡长时间应用矫形器或支具，以避免出现脊柱僵硬。

（15）避免进行任何剧烈的推拿、按摩治疗。

5. 坚持家庭训练方案　如图3-4-11所示。每天定时有规律地进行日常训练对 AS 患者非常重要，主要目的是维持肢体肌肉柔韧性和肌力。

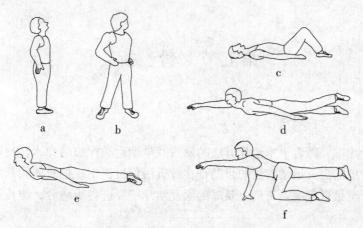

图 3 - 4 - 11　家庭训练方案

a. 立位，头颈部的伸展；b. 双手叉腰，躯干的旋转；c. 仰卧位，下肢交替屈伸；d. 俯卧位，一侧上肢和对侧下肢伸展；e. 俯卧位，头、颈和上躯干抬起；f. 四点跪位，一侧上肢和对侧下肢伸展。

（1）深呼吸：每天早晨、工作休息时间及睡前均应常规作深呼吸运动。

（2）颈椎运动：头颈部可作向前、向后、向左、向右转动以及头部旋转运动，以保持颈椎的正常活动度。

（3）腰椎运动：每天进行腰部运动，前屈、后仰、侧弯和左右旋转躯体，使腰部脊椎保持正常的活动度。

（4）肢体运动：可在俯卧位、手膝跪位下进行四肢的伸展运动等。

（5）全身运动：如游泳运动，既有利于四肢运动，又有助于增加肺功能和使脊柱保持生理曲度，是 AS 患者最适合的全身运动。

患者可根据个人情况采取适当的运动方式和运动量，开始运动时可能出现肌肉关节酸痛或不适，但运动后经短时间休息即可恢复。如新的疼痛持续 24 小时以上不能恢复，则表明运动过度，应适当减少运动量或调整运动方式。

六、其他治疗

（一）理疗

主要目的是缓解腰背肌的疼痛，降低肌肉痉挛，维持关节活动范围和改善脊柱僵硬状态。适于 AS 的物理因子疗法包括：热泥疗法、温水浴和超声波等。

（二）药物控制疼痛/炎症

1. 非类固醇抗炎药（non-steroidal anti-inflammatory drugs，NSAIDs）　可缓解关节疼痛。

2. 肿瘤坏死因子阻断剂（tumor necrosis factor blockers，TNF）　可明显改善患者临床症状、脊柱灵活性和每日功能性活动。

（三）其他疗法

中医疗法如针灸，民间疗法如饮草药茶或应用泥浴。

（张　琦）

第五节　骨　折

一、概述

在骨折的治疗中，随着手术治疗方法的发展及早期运动疗法的介入，使得患者重回社会的时间大幅度地缩短。运动疗法的目的是在骨折治疗过程中，把身体局部和整体的功能障碍尽可能地降至最低程度。正确、及时的康复治疗能促进骨折愈合，防止和减少并发症与后遗症的发生。

（一）骨折的定义

骨折（fracture）是因任何原因造成骨在解剖学上的连续性中断的状态。

（二）骨折的原因和分类

1. 骨折的原因　引起骨折的原因很多，体育运动、交通事故、工伤占 6 成，其他还有日常生活中摔倒等情况。骨折发生的部位因年龄而不同，从下表的统计数值中可见，50%的骨折发生在上肢（表 3 - 5 - 1）。

表 3 - 5 - 1 骨折的原因和部位

原 因	一般外伤	40%
	体育运动	21%
	交通事故	16%
	工 伤	14%
部 位	上肢骨折	52%
	下肢骨折	30%
	躯干骨折	17%
	颅骨骨折	1%

2. 骨折的分类

（1）根据骨折的原因分类

1）外伤性骨折：通常为对骨施加强的直接或间接的外力导致的骨折。在外力作用处能够看到的骨折为直接骨折；与外力作用处相隔，在脆弱部位看到的骨折称之为间接骨折。

2）病理性骨折：骨处在病态时，骨的强度降低，轻微的外力产生的骨折。原因是骨系统疾病（先天骨发育不全症等）、代谢性疾病（软骨症、骨质疏松等）、化脓性骨髓炎、原发性或转移性骨肿瘤。

3）疲劳性骨折：轻微的外力反复作用在同一部位产生的骨折。如激烈奔跑导致胫腓骨骨折和长距离步行导致掌骨骨折。

（2）根据骨折线的走向分类（图 3 - 5 - 1）：因施加外力的情况不同，引发的骨折类型不同。例如：对于长骨施加较强的直接外力时，易引发横断骨折。施加屈曲力时，对于骨的特性来说，在牵引力和压缩力的关系上，因牵引力弱，易发生螺旋骨折和斜骨折。

1）横骨折：相对骨的长轴成直角的骨折线。

2）斜骨折：相对骨的长轴斜向走行的骨折线。

3）螺旋骨折：相对骨的长轴成螺旋状回旋的骨折线。

4）粉碎骨折：有多条骨折线、2 个以上的骨片存在。

5）镶嵌骨折：一方的骨折端嵌入另一方的骨片中。

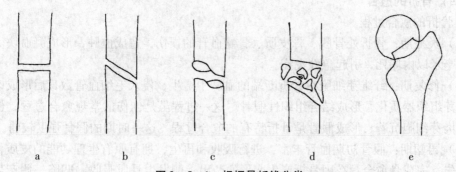

图 3 - 5 - 1 根据骨折线分类

a. 横骨折；b. 斜骨折；c. 螺旋骨折；d. 粉碎骨折；e. 镶嵌骨折。

（3）根据外力作用的方向分类（图 3 - 5 - 2）

1）屈曲骨折：直接或间接施加在骨上的屈曲力产生的骨折。

2）压迫骨折：骨被压缩后形成的骨折。代表性的如椎体长轴方向施加的压迫力量。

3）剪断骨折：两个大小相等的力作用在骨的局限部位，外力方向平行剪断形成的骨折。

4）扭转骨折：强的扭转力作用于骨时产生的骨折。

5）分离骨折：由于瞬间的牵引力，肌肉、肌腱、韧带剥离。

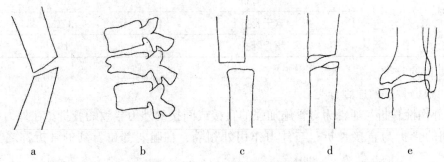

图 3 - 5 - 2 根据外力作用的方向分类

a. 屈曲骨折；b. 压迫骨折；c. 剪断骨折；d. 扭转骨折；e. 分离骨折。

（4）根据骨折处皮肤有无损伤分类

1）闭锁性骨折（皮下骨折）或单纯骨折：骨折部位没有皮肤软组织的损伤，不与外界相通，处于闭锁状态。

2）开放骨折或复杂骨折：皮下组织损伤骨折部与外界直接相通。复杂骨折容易引起感染，特别是一旦引发深部感染，易造成延缓骨折愈合的不良过程。

（三）骨折的症状

1. 全身症状　根据骨折的部位、程度、有无合并症，其全身症状不同。通常四肢的单纯皮下骨折很少引起休克，但开放骨折由于大量出血，易引起出血性休克。全身状态持续恶化，出现明显的虚脱现象时，应考虑是否合并内脏损伤。

2. 局部症状　骨折的局部症状有：疼痛、肿胀、皮下出血、功能障碍、变形、异常活动和骨摩擦感或骨摩擦音。

（四）骨折的愈合

1. 骨折的愈合过程

（1）炎症期：骨折处骨膜、骨皮质、骨髓血管的损伤，造成血肿，形成凝血块。骨折断端几毫米以内坏死，引起急性炎症。

（2）修复期：纤维芽细胞在骨折断端的血肿中增生，侵入毛细血管数日后形成肉芽组织。肉芽组织器质化，形成结合组织性假骨。这一过程虽是创伤的常规愈合过程，但骨盐开始在肉芽细胞沉着、形成假骨是骨折特有的愈合过程。这一时期的假骨强度较弱。

（3）再塑期：假骨初期血管丰富，进行吸收和再生，拥有原有生理功能的皮质骨和海绵骨消失，完成骨愈合。在因骨折产生变形的凸出一侧发生骨质吸收，凹陷一侧产生骨质增生，称为"Wolff 的应变法则"。

2. 骨折愈合时间　受年龄、全身状况、骨折类型、骨折部位、有无感染及治疗方法等多种因素影响，骨愈合时间各异。根据 Gurlt 的成人标准骨折愈合时间（表 3 - 5 - 2），通常肉芽组织形成是 2~3 周，骨性假骨形成是 1~3 个月，骨硬化是 4~5 个月完成。

表 3 - 5 - 2　根据 Gurlt 的平均骨折愈合时间

部位	时间	部位	时间
掌骨	2 周	肱骨颈	7 周
肋骨	3 周	胫骨	7 周
锁骨	4 周	双下肢骨	8 周
前臂骨	5 周	股骨骨干	8 周
肱骨骨干	6 周	股骨颈	12 周

3. 影响骨折愈合的因素　年龄、全身状况、骨折部位的血流状况、复位、固定、作用于骨折处的外力、感染等情况是影响骨折愈合的因素。

（五）骨折合并症

1. 软组织损伤　开放骨折伴有软组织损伤，感染的危险性高。另外、骨折时伴有韧带和其他软组织损伤的情况也常见。

2. 血管损伤　主要动脉断裂、捻挫、压迫时产生循环障碍。好发部位为肱骨髁上骨折、股骨髁上骨折、骨盆骨折。

3. 末梢神经损伤　神经在沿着骨走行的部位骨折时容易受损，有由于外力和骨折产生的一次性神经损伤和在手术中、夹板固定中产生的二次性神经损伤。

4. 脂肪栓塞　外伤时容易发生的重度全身合并症。脂肪球使肺部和脑内小血管闭塞引起死亡。临床症状有呼吸困难、发热、脉频、前胸部出现点状出血等。

（六）骨折的二次障碍

1. 迁延愈合　骨折缓慢持续的愈合超过了预测的时间。

2. 假关节　骨折部位停止愈合，产生异常活动，X 线上的骨折断端出现骨硬化。原因是固定不良、感染、骨缺损。

3. 变形愈合　与解剖学形态不同，在遗留变形的情况下完成骨折愈合。长时间存在变形在关节等处引起二次障碍。

4. 关节挛缩　骨折时引起软组织损伤和因长时间固定导致关节囊、韧带、肌肉粘连短缩。

5. Sudeck 骨萎缩　因外伤导致严重的肿胀和循环障碍，与骨折部位相比远端产生明显的骨萎缩并伴有剧烈疼痛。

二、临床常见功能障碍

1. 损伤后炎性反应和肢体肿胀　骨折后局部组织受到损害，同时并发出血和血管内血栓形成，充血、渗出增加，炎性细胞增多，吞噬功能加强，这些反应的强度与损伤的严重性呈正比。骨折愈合后的肢体肿胀多由于血管壁弹性减弱、运动减少，致肌肉的"唧筒"作用减弱所产生的血液回流障碍所致。

2. 肌肉萎缩和肌力下降　骨折后卧床和局部固定，均会导致废用性肌萎缩和肌力下降。

3. 关节活动障碍　制动后关节周围纤维组织的挛缩，关节内、外组织的粘连，关节囊、韧带、肌腱和疏松结缔组织缺乏必要的牵拉而逐渐挛缩，使关节活动受限。

4. 骨强度降低　制动使骨丧失了应力负荷的刺激，同时使骨组织血液循环受到影响，导致骨代谢障碍，骨无机盐流失，引起骨质疏松。在肌腱、韧带附着处，骨质疏松更为明显。粗暴的被动活动则可能造成撕脱性骨折。

5. 关节稳定性减弱　制动使关节韧带强度降低，同时由于部分肌肉萎缩、肌力下降，吸收及缓冲应力的能力减弱，使韧带失去保护和支持，容易损伤。

6. 整体功能下降　骨折后因各种原因需要较长时间卧床休息，对全身健康产生明显影响，各系统功能均发生减退，容易引发坠积性肺炎、压疮、便秘、尿路感染及静脉血栓形成等。

7. 日常生活活动能力下降　局部制动、卧床休息、关节活动受限及肌力下降可使骨折患者日常生活和工作受到明显影响。

8. 心理障碍　康复治疗后功能障碍仍较明显时，患者可出现各种心理问题，如焦虑、忧郁等，若功能障碍严重影响患者生活质量和工作要求时，则更应注意其心理的异常变化。

三、评定内容

1. 骨折愈合情况　骨折对位、对线，骨痂形成情况，延迟愈合或未愈合，假关节形成，畸形愈合，有无感染及血管神经损伤、关节挛缩、骨化性肌炎等，可通过 X 线或 CT 检查完成。

2. 关节活动度　除了通过关节量角法进行骨折相邻关节活动度测量外，上肢骨折可测量上肢功能性活动时各关节的协调运动，下肢骨折可测量步行时各关节的协调运动，此工作可通过计算机三维运动分析完成。

3. 肌力　进行骨折部位手法肌力评估，也可以用测力器械检测力量大小。

4. 肢体长度及周径　骨折后因损伤严重、骨缺损过多或手术治疗不当等，可导致肢体长度发生改变。下肢肢体长度的改变严重影响了站立、步行姿势，并导致骨盆、躯干的继发性病变。肢体长度的测量主要是以身体骨性标志为标记进行测量。肢体周径的测量则可以反映肢体有无软组织缺损或萎缩。

5. 感觉功能　对于骨折伴有神经损伤的患者，应详细评定肢体感觉功能，这对观察神经恢复情况和指导康复治疗有重要作用。感觉方面的检查主要进行温痛觉和本体感觉评定。

6. 日常生活活动能力　骨折本身及骨折后的制动必然引起日常生活活动能力下降。上肢骨折时重点评定饮食、写字、更衣等功能障碍，下肢骨折主要评定步行、负重等功能障碍。

四、治疗原则

骨折治疗的原则是复位、固定、功能锻炼。它们之间是相辅相成，又互相制约的。

1. 复位　有错位时需要复位，通过复位可以恢复解剖学力线和断端接触面，增加骨折的稳定性。复位的方法有手法复位、牵引复位、切开复位。

2. 固定　分为外固定、内固定、创外固定。

3. 功能锻炼

（1）目的：在不涉及到骨折部位负重的情况下，使关节挛缩和肌力降低的程度减少到最小范围，并尽可能地在早期恢复运动能力。

（2）运动疗法：包括放松、理疗与水疗、等长收缩、辅助主动与主动运动、维持关节活动度的练习、肌力增强练习、骨折部位以外的关节活动度练习与肌力增强练习、动作练习。

五、康复治疗方案

1. 运动疗法开始前　从受伤开始，治疗小组确认何时进行运动疗法，确认治疗方针、制动部位和活动部位及禁忌事项等。

2. 以维持与改善关节活动度为目的的运动疗法

（1）病因：因肌腱、韧带、关节囊、皮肤粘连和短缩、浮肿、骨变形、关节面不规整等复杂的原因，导致骨折后 ROM 的受限。ROM 的受限一般分为软组织受限和骨骼受限，前者为运动疗法的对象。

（2）主动运动：一天两次进行非固定部位全活动范围的关节运动，以维持肌腱的滑动性和肌肉的伸缩性，便于关节液的适当流动，防止关节周围组织的粘连。原则上是患者主动运动，如果存在肌力低下、疼痛等情况，进行辅助主动运动。

（3）水疗：使用气泡浴和涡流浴等水疗方法，可减轻运动时引起的疼痛，改善局部循环。药浴的应用可促进创伤的愈合。水疗的时间一般为 15 分钟，浸泡中可反复缓慢地进行主动运动。

（4）徒手伸张训练：在不影响骨折部位的情况下，可进行中等程度的伸张。治疗师在操作前，应首先明确徒手矫正的对象，如肘关节的伸展，其操作对象应为伸张肱二头肌或肱桡肌，而不是肘关节本身。

伸张强度递增的原则是以不引起疼痛或不使现有疼痛加剧为准。在实施徒手伸张前，应先确认被伸张的肌肉是否放松，再缓慢地进行伸张，并在到达终末端时，确认有无疼痛。另外，还可以利用肌肉按摩、关节松动术等手法来使肌肉放松，促进血液循环，诱导运动的产生。当患者合并肌肉挫裂伤和伴有意识障碍时，应确认伸张的部位有无异位骨化，以确定是否能实施伸张的训练。异位骨化好发部位为：肱三头肌、肱二头肌、股四头肌、腘绳肌等。

（5）利用器械进行伸张训练：利用机械进行伸张时，可使用重锤、砝码、电动力源和重力及滑轮组合进行。另外，为了维持已获得的关节活动度，可使用 CPM 机进行长时间慢速的全关节活动范围的被动活动训练。在具体操作时，注意不要过度矫正，应依据伸张前后自觉症状的变化来调整强度和时间。

3. 对肌力低下进行的运动疗法　即预防肌萎缩的运动疗法。发生肌萎缩时，应首先确认萎缩是废用性的，还是麻痹性的。废用性肌萎缩应促进随意肌的收缩。损伤部位固定期间内，可进行低频电刺激和等长收缩训练，还要对健侧和损伤部位相邻的关节进行主动运动的肌力训练。当肌力恢复到 3 级（MMT）以上时，便可以徒手或利用器械进行肌肉的抗阻运动训练。

4. 肌肉再学习　即肌肉功能的强化训练。应从肌肉的功能方面考虑肌力训练。如下肢骨折时，需考虑在步行周期中各关节肌群活动的不同，采取在部分负重体位下进行各个肌群间协同收缩的训练等。

5. 术前训练　方法为仰卧位的直接牵引。术前的直接牵引中，治疗师给予健侧运动指导，对预防合并症、维持肌力维持有利。在实施牵引前，应先确认患者的末梢活动、感觉障碍和有无合并症发生等，以便与术后进行相应的比较。训练的项目包括：呼吸训练特别是腹式呼吸，强化腹肌肌力，根据健侧肢的肌力强化及主动运动的感觉训练和在不影响骨折部位的范围内进行的关节活动度训练等。

6. 全身管理　对患者既往所存在的内科疾病进行整体管理也是十分重要的。内科疾病如糖尿病、肥胖、高血压、呼吸器官疾患、心肌疾患等。同时，还应考虑其意欲降低和理解不充分等情况。另外，确定患者有无合并症和定位，检查症状有无变化，对于治疗师而言也是同等重要。卧床期可实施远离部位的主动肌力和呼吸训练，如抬起头部、强化腹肌、抬起健侧肢体等。下肢骨折时，因使用腋拐进行步行，所以，上肢肌力强化训练是极其必要的。

7. 身体部分负重训练　可在水中进行部分负荷体重的训练或使用平行棒、腋拐、肘拐、T 字拐等，都可达到在训练中肢体部分负重的目的。肢体负重量与步行方式及步数的关系详见表 3 - 5 - 3。

表 3 - 5 - 3　根据步行的种类负重量和步数的关系

负重量（体重比）	步行方式	步数（节奏）
1/5	平行棒	55
1/3	腋拐	55 ~ 60
2/3	肘拐	70 ~ 80
3/4	T 字拐	

另外，还可根据使用负荷传感器进行部分负荷体重的步行试验。负荷传感器可给予患者听觉反馈，约 85% 的患者可获得部分负重，但不用负荷传感器时约半数负重不正确。因此需要充分学习使用体重计反复进行部分负重后再进行步行训练。

六、临床常见骨折的运动疗法

（一）肱骨干骨折

1. 基础知识

（1）发生频率、年龄及损伤机制：肱骨干骨折一般系指肱骨外科颈以下 2cm 至肱骨髁上 2cm 之间的骨折。占全身骨折的 1.31%，肱骨骨折的 30%。各年龄段均有发生，由直接或间接暴力引起，由屈曲的直接暴力引起的较多。直接暴力是致伤外力直接作用与肱骨干，造成肱骨干骨折的最常见原因，如棒球棒的直接击打。骨折常为开放性骨折，且多为横骨折或粉碎性骨折，肱骨上、中 1/3 更为常见。间接暴力是致伤外力通过力的传导作用用于肱骨干引发的骨折，如摔倒时肘部或手着地、投掷标枪。多发生在中下 1/3 处，常为斜形或螺旋形。骨折端的成角和移位取决于引发骨折的暴力方向、骨折的水平、两骨折段受到的肌肉牵拉作用的复合影响。

（2）骨折的分类

1）传统骨折分类：①根据骨折是否与外界相通，分为开放和闭合骨折。②根据骨折部位不同，分为三角肌止点以上和三角肌止点以下。③根据骨折程度不同，分为完全和不完全骨折。④根据骨折线的方向和特性，分为纵、横、斜、螺旋、多段、粉碎型骨折。⑤根据骨折的内在因素是否存在异常，分为正常和病理骨折。

2）AO骨折分类（图3-5-3）：①单纯骨折：A1螺旋骨折，A2斜骨折（30°以上），A3横骨折（不满30°）。②楔形骨折：B1螺旋型，B2屈曲型，B3碎片型。③复杂骨折（粉碎骨折）：C1粉碎型，C2螺旋型，C3不规则型。

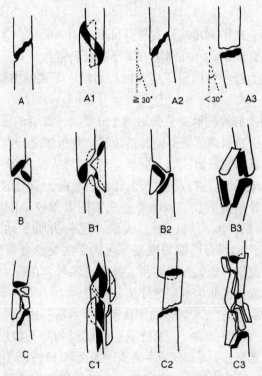

图3-5-3 AO骨折分类

（3）临床症状和体征：肱骨干骨折后出现疼痛、肿胀、局部压痛、畸形、反常活动及摩擦音等。若合并桡神经损伤，出现垂腕、手部掌指关节不能伸直、拇指不能伸展、手背虎口区感觉减弱或消失。

（4）诊断：桡骨神经麻痹（肌力检查、感觉检查）、X线检查。

（5）合并症：中1/3骨折易合并桡骨神经麻痹。桡骨神经损伤引起下垂手。远位1/3骨折易合并桡骨、正中、尺骨神经麻痹。很少合并肱动脉损伤。

2. 评定内容

（1）肌电图检查：明确诊断损伤部位和程度。

（2）局部皮肤检查：有无破溃、肿胀、压痛、异常活动。

（3）周径测量：用软尺测量上臂、前臂肌肉的周径。应与健侧对比。

（4）肌力检查：三角肌、背阔肌、胸大肌、肱二头肌、肱三头肌。

（5）关节活动度检查：肩关节屈伸、外展、内收、内外旋。肘关节屈伸。

（6）感觉检查：有无疼痛、麻木等感觉异常。

（7）X线片或CT扫描。

（8）ADL检查。

3. 治疗原则 具体实施何种治疗方案需考虑如下诸多因素：骨折的类型和水平、骨折的移位程度、患者的年龄、全身健康状况、与医生的配合能力、合并伤的情况、患者的职业及对治疗的要求等。

根本原则是：有利于骨折尽早愈合，有利于患肢的尽早恢复，尽可能减少并发症。无合并症者以采用保守治疗为原则。

4. 治疗方法

（1）保守治疗：①三角巾②功能性支具（functional brace）。③悬垂石膏绷带。④牵引疗法。⑤U 形或 O 形石膏固定。⑥外固定。⑦小夹板固定。

（2）手术治疗：拉力螺丝钉固定，接骨钢板固定，带锁髓内针固定，外固定架固定，Ender 针固定。

（3）运动疗法：初期肩胛胸廓关节的运动十分重要。肱骨的旋转功能较弱，注意回旋运动。斜骨折、螺旋骨折时肌肉收缩易使骨折位移。骨折康复的大致目标约 3 ~ 4 个月。

①石膏固定期间注意功能锻炼，如：握拳、肩关节活动。②2 周后：做腕关节伸屈主动练习，增强手部肌肉灵活性。进行肘关节的屈伸、旋前、旋后的等长运动，去除固定后使用气泡浴和主动运动并用的方法。改善肱三头肌附着部位周围的粘连和挛缩。③4 ~ 6 周后：做三角肌、背阔肌、胸大肌、肱二头肌、肱三头肌主动运动，腕部抗阻练习。④8 ~ 12 周：进行全关节活动练习、肌力恢复练习。手法复位者可用干扰电或超声波、超短波治疗。合并桡神经损伤，应该加强伸指、伸腕肌练习，在腕、手功能位佩戴支具，应用经皮神经电刺激疗法或神经肌肉电刺激疗法。

AO 金属板、Ender 针固定法术后运动疗法示例：术后：进行手指主动运动、腕关节屈伸练习、患侧上肢上举（防止浮肿）、上臂及前臂肌群的等长收缩。术后 3 ~ 4 天：开始肩、肘关节辅助主动运动及步行。术后 6 ~ 8 天：开始坐位辅助主动运动、主动运动。术后 2 ~ 3 周：立位耸肩练习，胸大肌、背阔肌群、三角肌收缩练习，肩部摆动练习，增加前臂的内外旋练习，肘关节屈伸练习，无抵抗主动收缩，以患者感觉疲劳为限。术后 3 ~ 4 周：开始抗阻运动。4 ~ 6 周：肩、肘、腕抗阻练习，前臂内外旋练习。6 ~ 8 周：患侧上肢自然下垂，以肩关节为轴心，主动回旋，借助肋木、滑轮、墙拉力器、橡皮带、体操棒等器械进行功能练习。若出现肩肘关节功能障碍，可用关节松动术进行治疗。

（二）肱骨近端骨折

1. 基础知识

（1）发病率和损伤机制：肱骨近端骨折是指肱骨大结节基底部以上部位的骨折，包括外科颈骨折。肱骨近端骨折可发生在任何年龄，尤以 60 岁以上老年人群多见，约占全身骨折的 4% ~ 5%（外科颈骨折多见）。女性发生率是男性的 2 倍。

肱骨近端骨折可由间接暴力或直接暴力引起。间接暴力是因跌倒时手或肘部触地，暴力通过肱骨干传导到肱骨近端，在外科颈部位集中而引起骨折。直接暴力多见于交通事故和高速运动时的撞伤，骨折因暴力大呈粉碎性，移位大。造成肱骨近端骨折最常见的机制是上肢伸位摔伤，较大暴力时，可同时造成骨折和肩关节脱位。

（2）骨折分类：Neer 分类以骺线为基础，肱骨近端分为肱骨头、大结节、小结节和干骺端 4 个解剖部分，并基于此将骨折分为一、二、三、四部分骨折。

（3）临床表现及诊断：肱骨近端骨折肩部自发疼痛明显，主、被动活动均受限，肩部肿胀、局限性（骨折部）压痛、活动上肢时有骨擦感、运动痛、皮下出血。患肢紧贴胸壁，需用健手托住肘部。老年人因骨质疏松，平地滑倒即可引起骨折，还需注意有无病理性骨折的存在。肱骨近端骨折可能合并肩关节脱位，局部症状明显，肩部损伤后，由于关节内积血和积液，压力增高，可能造成盂肱关节半脱位。若合并肩关节脱位，应注意有无合并神经血管损伤。使用 X 线片（前后、腋窝、结节间沟照片）、CT（脱臼骨折有效）、MRI、超声波确诊。

（4）合并症：臂丛神经麻痹、腋窝动静脉损伤、肩关节脱臼、腱板断裂。

2. 评定内容

（1）局部皮肤检查：有无破溃、肿胀、压痛、异常活动。

（2）周径测量：用软尺测量上臂周径，左右对照，有无肌肉萎缩或挛缩及浮肿。

（3）上肢长度测量：肩峰外侧端至桡骨茎突。

（4）肌力检查：三角肌、背阔肌、胸大肌、肱二头肌、肱三头肌。

（5）关节活动度检查：肩关节屈伸、外展、内收、内外旋。

（6）感觉检查：有无疼痛、麻木等感觉异常。

（7）X 线片或 CT 扫描。

（8）ADL 检查。

3. 治疗原则　肱骨近端骨折中有 80% ~ 85% 为轻度移位骨折，Neer 分型中为一部分骨折，常采取保守治疗。二部分骨折中，部分外科颈骨折可以保守治疗，大结节骨折明显移位者，尽可能切开手术复位内固定，经皮的钢丝固定。三、四部分骨折中只要情况允许，应尽可能行手术治疗。老年人骨折，由于骨质疏松，骨皮质变薄，不能进行牢固的内固定。解剖颈骨折由于血流障碍，引起无菌性坏死，适合人工肱骨头置换手术。肩关节脱位的患者，无论有无骨折均应行关节镜内清理，撕脱盂唇缝合修复。

4. 治疗方法

（1）保守治疗：保守治疗有三角巾、胸围垫、悬吊石膏绷带（图3-5-4）、牵引疗法、石膏固定（肩关节外展位、零度姿势、敬礼位）。

受伤后约第 1 ~ 2 周，局部安静、固定内进行肘、前臂、腕关节等的运动。受伤后约第 2 ~ 3 周，进行健手辅助下患侧肩关节辅助主动运动、摆动运动。受伤后约 1 个月，开始积极的主动运动。

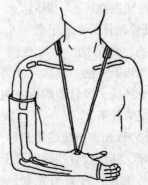

图 3 - 5 - 4　悬吊石膏绷带

（2）手术治疗：髓内钉法（Ender 钉、kirschner 钢丝等）、人工肱骨头置换术（四部分骨折、脱臼骨折）。

术后 2~4 天，三角巾固定，开始步行练习，进行手指的主动运动。术后 4 天~2 周，进行到达最大活动范围的肘关节主动运动以及躯干前屈下的肩关节主动运动。术后 2~3 周，开始摆动运动。术后 3~4 周，进行健手辅助下的辅助主动运动。术后 4 周，如能确保主动关节活动度为 120°，开始等长收缩运动。确认骨痂的状态，进行被动关节活动度运动、抗阻运动。骨愈合为约 3 个月左右，同时应注意有无合并桡神经麻痹。

（3）一部分骨折：尽可能采取非手术治疗。常用颈腕吊带或三角巾悬吊，将患肢固定在胸前，肘关节呈 90° 屈曲位，腋窝垫一棉垫保护皮肤，患者仰卧休息时避免肘部支撑。固定 3 周左右即可开始做上臂摆动和小角度的上举训练，4 周后练习爬墙，3 个月后可部分持重。功能锻炼的范围和强度由小到大：初期主要为被动运动，增加活动范围；3~4 周后变为主动运动；6 周左右开始行抗阻运动。

（4）二部分骨折：外科颈骨折，原则上首选闭合复位，克氏钉固定或外用固定治疗。复位后三角巾悬吊固定或石膏托固定。大结节骨折，切开复位内固定。若无明显移位可用三角巾悬吊。解剖颈骨折，有肱骨头移位早期切开复位内固定。小结节骨折，骨块较小不影响肩关节内旋，可行悬吊保守治疗。骨块较大有明显移位时，切开复位，螺丝钉内固定术。

（5）三部分骨折：原则上手术切开复位，骨缺损时植骨，骨质疏松严重者行人工肱骨头置换术。

（6）四部分骨折：行人工肱骨头置换术。不能置换可切开复位，克氏针张力带内固定术。

（7）骨折合并脱位：二部分骨折合并脱位，可行人工肱骨头置换术。三部分骨折脱位，均需切开复位，选择克氏针、钢板螺钉均可。四部分骨折脱位，可用锚钉或直接用丝线缝合。肱骨头压缩骨折面积小于 20% 时进行保守治疗，面积达 20%~45% 时螺钉固定，面积大于 40% 时行人工肱骨头置换术。

（三）股骨颈骨折

1. 基础知识

（1）骨折特点和损伤机制：股骨颈骨折的特点是股骨头血液供应特殊，骨折后供血血管损伤，引起股骨头慢性缺血导致缺血性坏死、塌陷。

1）老年、骨质疏松患者：股骨颈骨折多发于老年人，其骨折的基本病因是骨质疏松，骨量降低。发生骨折大多为生活伤，如滑倒、由床或椅子上跌落等。损伤机制有三种可能：一是跌倒时外力直接作用于大转子外侧。其次是外旋时受到突然的外力，此时股骨头相对固定于髋臼，下肢相对于躯干外旋，股骨颈的后方与髋臼边缘撞击，骨折移位并伴有股骨颈后方粉碎骨块。第三种是疲劳骨折。

2）青壮年患者：由于强大外力致伤，造成的骨折移位明显，骨折段的血运破坏严重。创伤机制是暴力沿股骨干长轴传导，到达股骨颈时因颈干角与前倾角存在，轴向力转换为剪力，导致骨折。如果关节处于外展位，股骨头完全包容在髋臼内，形成单纯股骨颈骨折。若受伤时关节处于内收位，更易引起骨折脱臼。

3）疲劳（应力）骨折：由于反复性、重复性超生理负载，导致微小创伤超过了骨组织自身修复能力，最终可造成骨的连续性中断，称为疲劳骨折，多见于耐力练习和长跑锻炼者。

（2）骨折的分类

1）根据骨折移位程度分类：如 Garden 的分类（图 3 – 5 – 5），评定主要参照正位 X 线片，注意头颈内骨小梁的对线指数（正常 160°）。

Garden Ⅰ型：两种情况，一是不完全骨折，另一种更常见是外展嵌插型骨折，同时可伴有股骨头一定程度后倾，无移位。

Garden Ⅱ型：完全性骨折，但没有发生移位。

Garden Ⅲ型：骨折部分移位，股骨头外展，股骨颈轻度上移并外旋。

Garden Ⅳ型：骨折完全移位，股骨颈明显上移外旋。

2）以髋关节囊为界分类：如图 3 – 5 – 5 所示，①内侧骨折：股骨头下骨折，中间部骨折，基底部骨折。②外侧骨折：转子间骨折，转子部骨折，转子下骨折。

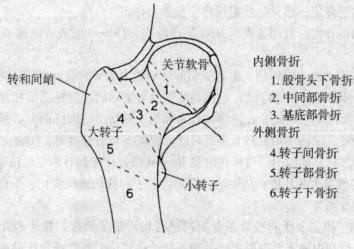

图 3 – 5 – 5　股骨颈骨折分类

（3）临床表现及诊断：移位型股骨颈骨折的诊断多无困难，有外伤史，伤后髋部疼痛、不能站立，肢体活动困难，患肢呈内收、外旋（45°~60°）、短缩畸形。伴有腹股沟中点处压痛、下肢纵向叩击痛。摄 X 线片可证实诊断，并区分骨折类型。

更应引起重视的是无移位的骨折，如 Garden Ⅰ型骨折。伤后局部疼痛轻微，肢体活动不受限，仍能够行走。体检时体征很少，除腹股沟中点处轻微压痛外，缺乏其他骨折的确切表现。数日后疼痛逐渐加重，负重、行走出现困难。

2. 评定内容

（1）疼痛：疼痛是随着受伤、手术前后、步行开始、出院后的推移而变化。包括负重疼痛（何种程度、肌肉收缩的程度、身体的位置关系等）和运动疼痛（何种角度、运动速度、收缩程度等）、静止时疼痛（时间、体位等）、创伤部位疼痛等的评定。还应考虑术后有无诉说膝痛。通常用 VAS 法评定疼痛的程度。

（2）肌力、肢长、周径

1）肌力：不仅评定骨折侧，上肢、下肢、躯干也很重要。无需选择特定场所，术前就应开始测定。主要检查髋关节周围肌群、股四头肌、腘绳肌、胫前肌、小腿三头肌肌力。也可采用等速肌力测试。

2）肢体长度：股骨颈骨折必须测量下肢的长度，这样才可发现有无骨盆非对称和膝挛缩、内外翻等可引起下肢长度发生差异的现象。根据需要可测定脐水平至外踝的长度和大转子至外踝的长度。

3）周径：大腿周径从髌骨上缘或膝关节间隙开始间隔 5 cm 测量，小腿周径通常测量最大小腿周径。

（3）柔韧性：老年人柔韧性的个体差异很大。若不伴有中枢神经系统疾患，应进行非骨折侧与骨折侧柔韧性数值的比较。测量时，患者取长坐位，膝关节伸展，然后躯干前屈，治疗师测量其双手指尖与足尖间的距离。

（4）关节活动度：测量髋、膝、踝各方向的主动与被动关节活动度。

（5）下肢功能评定及步态分析：重点评定步行、负重等功能。髋部骨折后，易影响下肢步行功能，应对患者施行步态分析检查。步态分析的方法有临床分析和实验室分析。

（6）神经功能评定：感觉、反射检查，肌张力评定。

（7）平衡功能评定：常用量表有 Berg 平衡量表、Tinnetti 量表，以及"UP&GO"计时测试。

（8）受伤前活动能力的评定：患者受伤前活动能力水平的高低直接影响到术后治疗目标的制定。在具体实施康复治疗时，应把训练项目与实际的功能性活动相结合，才能使其更具有功能性和实用性。因此，在使用步行器和拐杖开始步行训练前，必须注重步行的持久性和速度的评定，应连续测定最大步行时间、距离及步行速度等。另外，对于老年骨折患者，应注重其独立移动能力，可采用改良 Barthel 指数评定其日常生活活动能力。

（9）房屋构造与生活环境：从生活自立角度着手，确认血压变化、平衡等问题，进行居住环境的评定及调整。

3. 治疗原则　原则上所有股骨颈骨折的患者均需手术治疗。股骨颈骨折大多为错位型骨折，骨折复位和内固定及内固定后处理，是治疗错位型股骨颈骨折的基本原则。即使无移位型骨折，因为存在继发移位的可能，应考虑给予内固定治疗。闭合复位方法有 McElvenny 法、Swiontkowski 的改良法、Leadbetter 法。其中，McElvenny 法是最常用的复位方法。闭合复位失败或需要同时植骨的患者，采用切开复位。骨折内固定使用三翼钉和空心钉固定。无移位型骨折传统方法是卧床休息，皮牵引或穿防旋鞋 4～16 周。股骨颈骨折不愈合，采用截骨术及植骨术治疗。移位型股骨颈骨折，可行人工关节置换术。

4. 治疗方法

（1）肌力强化：获得坐位前，骨折侧进行踝关节主动运动和股四头肌的等长收缩训练，获得端坐位后，则可积极进行全身肌力练习。上肢练习驱动轮椅、支撑、步行器、使用拐杖。下肢由于手术创伤特别需要强化外展肌、臀中肌、阔筋膜张肌、髋关节外旋肌群。运动疗法时间以外，可进行直腿抬高等主动练习。

（2）关节活动度：手术以后，为了早期获得坐位，确保髋关节的屈曲活动范围是十分必要的。但应注意，对于人工股骨头置换术的患者，髋关节屈曲位下进行内收、内旋方向的运动，易诱发脱臼。

（3）ADL训练：骨折后，特别是手术后实施ADL的训练应依据训练设施、手术形式、骨折分类的不同而分别对待。如：人工股骨头置换术后的患者，在坐起和保持坐位时，应注意防止关节脱臼。在站起、转移动作的训练或实施平衡的评定与训练时，应防止患者跌倒。术后1周以内练习端坐位，2周以内进行立位练习。超过半数的患者在骨折后，其运动功能都有所降低，如：术前能独立步行，术后大多数患者则需在扶手、拐杖的辅助下，再次获得独立的移动能力。

（4）手术前训练：包括牵引患侧肢体，活动健侧肢体。训练项目如患侧股四头肌等长收缩，患侧肢体的正确摆放：髋关节外展10°~15°中立位，踝关节背屈90°，保护足跟。避免侧卧、盘腿、负重及主动抬腿等。

（5）手术后训练：术后第1~2天可开始进行深呼吸和咳嗽训练，患侧股四头肌等长收缩训练，活动足趾及踝关节背屈和跖屈等动作，健侧肢体的主动运动及抗阻运动。术后第6~7天应加强髋关节外展的力量，可先从被动运动、辅助主动运动再到主动运动。在训练过程中，髋关节处于内旋体位时，应避免进行屈髋屈膝动作，且髋屈曲角度应小于90°。髋关节处于伸展体位时，应避免进行内旋动作。术后第2周，应以主动运动为主，根据骨折愈合和内固定情况，可使用步行器进行减负步行。内固定的患者，根据自身情况可使用双拐或单拐进行四点步或三点步的练习。上下楼梯时，应教给患者正确的方法，如上楼梯的顺序为：拐杖、健肢、患肢，下楼梯的顺序为：拐杖、患肢、健肢。术后4周，下肢关节活动接近正常范围，可逐渐开始坐起、翻身等训练。坐位时，应保持双足与肩同宽，不盘腿，避免髋内收；髋膝关节可进行主动屈曲和伸展训练；继续进行髋关节外展力量训练；步行训练应强调速度和耐力；学习并掌握上下楼梯及斜坡的方法及生活自理等动作。必要时，可采用被动牵伸、水疗、电疗，辅以ADL训练及使用辅助器具的训练等。术后6周，可行渐进抗阻运动。术后3个月，可开始下肢的内收和外展主动运动，股四头肌的抗阻运动，膝关节的屈伸、下蹲站起，本体感觉和功率自行车训练等。3~6个月后，视骨折愈合情况，可进行从使用双拐过渡到使用单拐，从部分负重到大量负重下的步行训练。待X线片检查示骨折完全愈合，且无股骨头坏死，方可独立步行。训练中注意事项：应禁止坐较低的椅子、沙发及马桶；睡眠时采用仰卧姿势，患肢外展，禁止双足交叉；应避免侧卧，一旦侧卧时，可将枕头置于双腿之间；坐位时，禁止双腿或双足交叉；站起时，足尖不能向内；拾取地面物品、穿脱鞋袜时不过度屈曲髋关节。

（6）人工股骨头置换术：术后肢位为软性支架稍稍外展、中立位支撑。有脱臼倾向时为防止旋转，使用石膏固定2~3周。清醒后，立即进行踝关节主动运动。第1天股四头肌等长收缩。第2天依据踝关节内、外翻运动进行髋关节内收、外展肌肉的紧张运动，坐起训练。第4天膝、髋关节辅助主动运动（避免屈曲、内收的复合运动），利用CPM机活动，取端坐位练习驱动轮椅。10天~2周利用步行器练习起立，逐渐进行步行训练。2~3周主动运动向渐增抗阻运动过渡，部分负重（1/3开始，无痛增加负重量）水中步行训练。4周抗阻运动，无痛范围完全负重，水中步行。5周出院指导，髋关节周围肌肉、股四头肌肌力增强，上下楼梯练习。髋关节手术方法和禁忌肢位如表3-5-4所示。

表 3 - 5 - 4　髋关节手术方法和禁忌肢位

手术方法	禁忌肢位
前路	内收、伸展、外旋
前侧路	内收、外旋
侧路	内收、屈曲、外旋
后侧路 *	内收、屈曲、内旋
后路 *	屈曲、内旋

* 使用最多的方法

（四）股骨干骨折

1. 基础知识

（1）损伤机制：股骨干骨折常见于小于 25 岁的年轻人和大于 65 岁的老年人。骨折是因摩托车或汽车引发的交通伤，高处坠落伤等高能量损伤引起，大多数出血量较大。骨折的类型是依据暴力的性质和作用方向决定，直接暴力垂直作用于骨的长轴可产生横断或短斜形的骨折，有局部软组织损伤。老年人的损伤常是旋转暴力引起，形成一个长斜形或螺旋形骨折，并有轻度的粉碎。股骨近端和远端构成髋和膝关节的一半，股骨干骨折能明显地影响到其中一个关节，尤其是膝关节。治疗应尽可能地使患者髋和膝关节的功能活动范围达到正常，或不影响到其正常的日常生活活动，如：上、下楼梯的动作完成。

（2）股骨干骨折的分类：股骨干骨折常依据骨折的形态及周围软组织损伤的程度分类。

根据骨折是否与外界相通，分为：开放性和闭合性骨折。

根据骨折的类型可分为：简单、蝶形、节段和粉碎骨折。简单骨折又可分为螺旋形、斜形、横断三种类型。粉碎的骨折块同样可分为三种类型：单一蝶形骨折块、两个骨折块、三个或更多的骨折块。最严重的粉碎或节段骨折也可分为三种类型：单一中间节段骨折、短的粉碎节段骨折、长节段多骨折块的粉碎骨折。

（3）临床诊断：一般来说诊断较为简单，根据疼痛和肢体短缩及畸形和异常活动，即可作出诊断。肿胀说明有主要韧带损伤的可能，肢体功能受限及纵向叩击痛或骨擦音，也是诊断的依据。合并神经、血管损伤时，足背动脉可无搏动或搏动微弱，伤肢有循环异常表现，浅感觉异常或远端被支配肌肉肌力异常。虽然临床检查即能作出诊断，仍需放射学检查，X 线片应包括股骨全长及上下髋膝关节。

2. 评定内容

（1）下肢长度测量：有无左右差。

（2）下肢周径测量：有无浮肿、肌肉萎缩、肿胀。

（3）疼痛评定：通常用 VAS 法评定疼痛程度。

（4）肌力评定：髋关节周围肌肉的肌力检查。

（5）关节活动度评定。

（6）平衡功能评定。

（7）日常生活活动能力评定。

（8）步态分析。

3. 治疗原则　治疗分为保守治疗和手术治疗。未发生移位时使用石膏或支具固定的保守治疗。当确认有移位时，则使用手术治疗。股骨干骨折后固定牵引非常重要，转运时患肢应用髋、膝关节夹板固定或与健肢固定，固定时患肢应略加牵引。儿童股骨干骨折由于愈合快、塑形能力强，以非手术治疗为主。

4. 治疗方法

（1）牵引

1）Bryant 牵引：通常用皮牵引，适用于 3 岁以下的儿童，牵引时采用仰卧位、膝关节伸展、双腿直角悬吊的间接牵引，牵引重量以臀部离开床面为宜。3~4 周后有骨痂形成即可拆除牵引。

2）Russell 牵引：适用于 3~12 岁的儿童及成人股骨中上 1/3 的骨折，儿童在 6~8 周骨折愈合后去除牵引。

（2）外固定法：石膏支具：踝关节固定于中立位和轻度外翻位。

（3）内固定治疗：闭合的内锁髓内钉、可弯曲的髓内钉、钢板固定。

（4）运动疗法

1）术前期：呼吸训练，特别是腹式呼吸。腹背肌、健侧下肢、双上肢肌力强化。患侧踝、膝关节，臀中肌肌力强化，关节活动度维持。

2）术后期：术后第 2 天~2 周半坐位，在无痛范围内，仰卧到半坐位的起坐训练，及辅助下髋关节屈伸、内收、外展，膝关节屈伸。臀中肌（患侧外展 0°、10°、15°）的等长收缩。臀大肌等长收缩（仰卧位患侧屈髋屈膝，臀部离开床面）。髋关节过伸展练习。起立床45°开始负重站立练习，改善姿势及循环，并可进行上肢投球运动，促进腹背肌收缩练习改善平衡。术后 2~4 周坐位，从仰卧位边翻身边用非手术侧肘支撑起躯干上部成为长坐位，而后将小腿放于床下取端坐位。髋膝关节主动关节活动度练习，臀中肌交替收缩练习，坐位平衡练习。术后 4~6 周，主动坐位平衡练习，平行棒内立位平衡练习。平行棒内步行练习，足趾着地、足跟着地、全脚掌着地逐渐增加负重。侧卧位臀中肌抗阻练习（肌力增强为手术后因手术部位的疼痛不易进行抗阻运动应进行辅助主动运动或主动运动，随着骨折愈合和疼痛的消失进行抗阻运动）。床上自主 ROM、肌力强化练习。术后 6~10周，1/2 体重负荷的拐杖步行练习。利用浮力减轻体重的水中步行。ADL 练习，步行是术后根据指示免负、部分负重的平行棒内步行练习到双拐步行，单拐步行直到全负重的独立步行。上下楼梯练习为免负或部分负重时使用双拐双足一梯上下，全负重为一足一梯上下。

（五）小腿骨骨折

1. 基础知识

（1）胫腓骨骨折的常见原因

1）直接外力：外力直接撞击所致。多见于交通事故、工伤、地震等情况。

2）间接外力：主要为扭曲外力。多见生活及运动伤。多为螺旋形或斜形骨折，闭合性骨折常见。

（2）临床表现

1）症状：胫骨的位置浅表，伤后局部症状明显。伤肢疼痛并出现肿胀、活动受限、小腿畸形等。

2）体征：压痛是反映骨折存在部位的基本体征。如已有局部异常活动，出现成角外旋畸形，无需检查压痛，只需核实合并症的征象及 X 线片了解骨折的特点。

（3）骨折分型及移位：胫骨干骨折分为单纯、蝶形及粉碎骨折。骨折后移位的趋势固然和骨折的类型有一定的相关性，但创伤机制及肌肉牵拉二者的影响更为直接。小腿双骨折绝大部分的移位是向内、向前成角，极少有反向者。而单独胫骨骨折则主要向外成角。

2. 评定内容

（1）肢长测量：有无左右差。

（2）周径测量：有无浮肿、肌肉萎缩、肿胀。

（3）肌力检查：髋、膝及踝关节周围肌力检查。

（4）关节活动度检查：踝关节屈伸、足趾屈伸。

（5）感觉、反射检查。

（6）疼痛评定：通常用 VAS 法评定疼痛程度。

（7）平衡功能检查：常用量表有 Berg 平衡量表，Tinnetti 量表，"UP&GO" 计时测试。

（8）日常生活动作检查：改良 Barthel 指数，功能独立性评定。

（9）步态分析。

3. 治疗原则　闭合性胫腓骨骨折临床治疗关键是如何获得有效的固定和固定中的安全性。稳定性骨折可非手术治疗，手法复位后予石膏固定。U 形石膏夹板对小腿下 1/3 及其以下部位的骨折或在中 1/3 部位愈合后期的骨折均有良好的固定作用。后者是先以长腿石膏管型固定，形成连接性骨痂后，更换为 U 形石膏夹板固定。无法进行手法复位，严重不稳定骨折或多段骨折及开放性骨折需切开复位，选用带锁髓内钉、加压钢板和外固定器。

4. 治疗方法

（1）局部抗炎、止痛、促进伤口愈合：使用紫外线、超短波、经皮神经肌肉电刺激疗法、干扰电疗法等。

（2）促进骨折愈合，维持肌力和关节活动度：强化臀肌、股四头肌、腓肠肌肌力，维持并改善膝、踝关节活动度。方法为：辅助主动运动、主动运动、抗阻运动。采用石膏外固定时避免直腿抬高，因股四头肌收缩产生的力与骨折远端肢体重力形成剪应力，不利于骨折愈合。伤后 2 周至骨折愈合期间，骨痂形成，断端稳定性增加。进行患肢肌肉等长收缩和未固定关节的屈伸运动，扶拐部分负重练习。并利用自身重量进行膝关节屈伸练习。当下肢肌力可支撑身体时，做蹲起练习。跟骨连续牵引者，避免牵引过度造成愈合延迟，进行臀肌等长收缩练习。切开复位内固定或夹板固定者，早期采取膝关节屈伸及踝关节内外摆动练习。

（3）步态训练：训练前对异常步态进行评定。内容包括步速、步宽、步频，支撑期及摆动期的状况。可早期使用 PTB 免负支具进行步行练习。

（王　东）

第六节 下腰痛

一、概述

下腰痛（low back pain，LBP）是指后背腰骶部的疼痛或不适感，可伴有或不伴有下肢的放射痛，是骨科疾患中最常见的症状之一，据统计，90%的人一生中都曾有过下腰痛的体验。下腰痛不是一种疾病诊断，而是以背部疼痛为代表的一组症候群或症状综合征。本章就下腰痛的原因、评定及治疗一一进行论述。

引起下腰痛的原因很多，有妇科疾病或泌尿系统疾病引起的下腰痛，本节只针对骨科原因引起的下腰痛进行阐述（表3-6-1）。

表3-6-1 骨科常见下腰痛的原因

急性下腰痛	·外伤 ·椎间盘突出 ·肌肉、筋膜性腰痛 ·病毒感染	·韧带断裂 ·病理性骨折 ·脊柱转移癌
慢性下腰痛	·椎间盘突出 ·椎管狭窄 ·变形性脊椎病 ·脊椎滑脱症 ·肌肉、筋膜性腰痛 ·脊柱骨质疏松 ·姿势性腰痛	·脊椎炎 ·脊椎肿瘤 ·脊髓肿瘤 ·强直性脊柱炎 ·风湿性关节炎 ·骨科系统疾患 ·骶尾关节疾患 ·髋关节疾患

近年，随着社会老龄化趋势，下腰痛症的发病率也随之增高，老年性不明原因的疼痛就是下腰痛症之一。另外，由于日常生活中姿势不良造成的下腰痛也很常见。

下腰痛表现为腰骶臀部的疼痛症状，伴有或不伴有下肢的症状。下腰痛病因复杂，可能是局部的骨骼、肌肉、椎间盘、软组织等受到激惹所致。作为一种症状诊断，下腰痛没有特定的疼痛表现特点，临床上很难准确判定下腰痛真正的病变位置和起因，而且影像学检查的阳性结果亦与患者的临床症状相关性较差。

根据下腰痛持续的时间，可将下腰痛分为急性下腰痛和慢性下腰痛。两者之间的分界线定在3个月。疼痛持续时间在3个月内者称为急性下腰痛，持续时间超过3个月者称为慢性下腰痛。

下腰痛包括以下三种类型：

特异性下腰痛：由于肿瘤、感染、骨折等具体的病理变化引起的下腰痛。

非特异性下腰痛：引起疼痛的具体病理部位不能十分肯定，涵盖了以往的腰肌劳损、腰肌纤维织炎、腰肌筋膜炎等急慢性腰部病变。

根性下腰痛：又称坐骨神经痛，由于坐骨神经或神经根受到压迫、刺激所致，多数由腰椎间盘突出引起。

在所有下腰痛患者中，特异性下腰痛临床发生率低，仅占下腰痛的 0.2%。特异性下腰痛因病理不同而有各自不同的诊断、治疗方法，因此在泛指的下腰痛的诊断治疗中不包括这一类下腰痛患者，而只包括非特异性下腰痛和根性下腰痛。在临床工作中针对下腰痛的患者，首先需要尽早排除特异性下腰痛的可能。出现下列信号者需要在诊断中格外警惕：①初次下腰痛的发病年龄小于 20 岁或大于 55 岁。②有明显创伤史，或有骨质疏松可能的患者有轻微创伤史。③伴有胸痛。④伴有不明原因的体重下降。⑤伴有鞍区麻木或二便异常。⑥伴有进行性肌无力。⑦查体发现多项神经学阳性体征和直腿抬高试验阳性。⑧疼痛进行性发展或持续 4～6 周以上。

二、评定内容

（一）病史及问诊

在日常生活中，是否有造成下腰痛的原因，如：是否有过外伤史，是否提过重的物品等。负重会产生肌肉的损伤及痉挛，同时降低躯干的活动度，这也是造成下腰痛的原因之一。

问诊内容：何时开始疼痛？如何引起的疼痛（跌倒后、拿重物后、扭转后、运动中）？疼痛的程度如何？安静时是否疼痛？躯干屈曲或伸展时是否疼痛？疼痛后有否加剧？是否接受过治疗？干什么工作？

（二）视诊和触诊

1. 仰卧位下评定　可作为腰骶椎障碍、骨盆障碍及髋关节障碍的鉴别诊断。直腿抬高（SLR）检查阳性，即直腿抬高不足 70°，诱发坐骨神经痛时，可能是 L4/L5 或 L5/S 的椎间盘突出症。主诉腰背痛，有可能是椎间盘中心的髓核脱出。主诉下肢痛，有侧方脱出的可能。此结果还提示髋关节伸展肌群短缩和脊柱活动度受限的可能。此时，可进一步进行 Faber（Patric）检查：令髋节屈曲、外展、外旋、伸展，观察骶髂关节和髋关节有无疼痛（图 3-6-1）。也可行 Fadire 检查：令髋关节屈曲、内收、内旋、伸展，观察骶髂关节有无疼痛（图 3-6-2）。FFD（finger-floor distance）阳性时，可能是髋关节疾患；Fadire 阳性时，可能是骶髂关节的疾患。

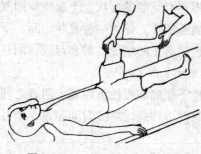

图 3-6-1　Faber（Patric）检查

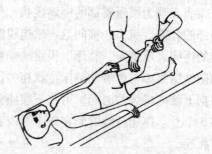

图 3-6-2　Fadire 检查

2. 俯卧位下评定　主要触诊的部位：腰椎两侧、腰骶椎中央部、髂骨棘、臀部的软组织。要特别注意的是：①第 12 肋骨、髂骨棘以及棘突的分界线。②髂骨棘水平的结缔组织连接处，特别是髂腰韧带的附着部。③棘上韧带及棘间韧带的部位。④髂后上棘及骶骨处。

（1）压迫腰椎同时旋转检查：在棘突下方进行压迫，从后方向前方施加压力（图3-6-3a），使腰椎伸展，增加痛点的压缩力和剪切力，诱发其疼痛。另外，治疗师将手放置于患者棘突外侧（图3-6-3b），即髂骨前方，使骨盆向上方扭转，增加其旋转力。

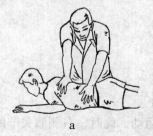 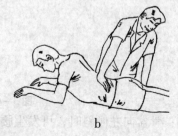

a   b

图3-6-3 腰椎压迫检查

（2）压迫骶髂关节同时切断检查：治疗师将手放置于患者骶髂关节中央部，从骶骨的后方向前方渐渐施加压力（图3-6-4a），诱发患者的疼痛。之后，将大鱼际放置在骶骨突起上，另一侧手叠加在拇指上，从髂骨棘上后方向骶骨方向施加旋转力（图3-6-4b）。最后，再将手放在髂后上棘上，向骶髂关节方向施加压迫（图3-6-4c），使髂骨产生旋转，进行疼痛的评定。

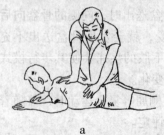 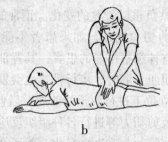 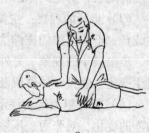

a   b   c

图3-6-4 压迫骶髂关节同时切断检查

3. <u>坐位下评定</u> 观察躯干的对称性，头、肩关节及乳头的位置。有腰椎-骨盆障碍时，上部躯干可有代偿运动。例如，可在前额面观察两肩关节的高度差和侧弯，后方观察脊柱竖脊肌群的紧张度及侧弯的变化。如果在立位下前屈疼痛，作为椎间盘性疼痛和肌肉、筋膜性疼痛的鉴别诊断，可坐位下进一步评定，进行同立位相同的检查。取坐位时躯干前屈，椎间盘内的压力增高，可使疼痛加剧。

4. <u>立位下评定</u> 同坐位一样，在前额面观察躯干是否左右对称，是否有侧弯。如果怀疑有脊柱侧弯，可进一步做躯干前屈的检查：双肘关节伸展，肩关节屈曲，躯干前屈，确认背部是否隆起（图3-6-5）。髂骨棘上部皮肤如果发生褶皱，提示有腰椎-骨盆的非对称性，进一步从前额面和矢状面观察骨盆的位置是否正常。从后面可观察跟腱与大腿的位置关系，如果发现两侧不对称，或弯曲角度增大，提示有跟骨过度外翻的发生。矢状面观察髂前上棘和髂后上棘的高度是否一致。做主动运动，使其躯干前、后屈，侧屈，旋转，观察是否有疼痛，或有疼痛加重。触诊：髂骨棘、髂后上棘、髂前上棘及大转子，评定骨盆的位置关系。

（1）前额面的力学评定（两腿长度差）：两腿长度发生变化时，立位姿势受到很大影

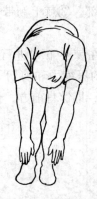

图 3 - 6 - 5　躯干前屈检查

响。例如：骨盆向左倾斜时，可发生腰椎右侧屈的代偿运动，此时，右侧髋关节的压力增加，骶髂关节面剪切力及对下腰椎关节面的压力增加，同时，增加了左侧软组织张力，最终使椎间盘的剪切力发生改变。在前额面发生骨盆非对称时，可利用数枚辅高板来调整骨盆的高度，测定骨盆的位置。

　　（2）矢状面的力学评定：观察骨盆的前、后倾情况。例如：变形性脊椎病和腰椎管狭窄的患者，通常发生骨盆过度后倾，其原因可能与髋关节伸肌群过强有关。因此，要进行详细的观察，确定其原因。

　　（3）步行的观察：主要观察负重时骨盆的变化。正常的骨盆送出时，同侧的骨盆向后方旋转，下位腰椎的压缩力及剪切力增加，如果患者不能耐受，就会发生骨盆送出不充分，步幅减小的现象。另外，有神经根疼痛的患者，其背部及下肢的疼痛会使其步行模式发生变化。髋关节外展肌及伸肌肌力弱时，步行模式也会发生变化。

　　（4）脊柱粗大运动评定：立位下进行躯干的前屈、后伸及侧屈等复合运动时，伴随着力学的变化，对张力、压缩力及剪切力等进行各种组织反应的评定。

　　1）屈曲：观察脊柱整体及骨盆的活动的变化：躯干尽量前屈，双上肢向下够地面，观察指尖与地面的距离（图 3 - 6 - 6）。治疗师一手按住患者脊柱上部以帮助其前屈，另一手在患者的臀部进行辅助。在不能确认脊柱活动问题的特定部位时，要考虑是否有软组织柔软性的降低或肌力低下等原因。

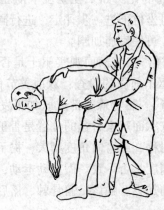

图 3 - 6 - 6　脊柱的粗大运动评定（屈曲）

2）屈曲及侧屈：治疗师将手放在患者骶骨上，固定骶骨底，同时对腰椎后方组织施加压力，观察是否诱发疼痛（图3-6-7）。

3）伸展：治疗师将手放在患者肩上，使其肩胛骨向后突出，伸展上位腰椎，然后，渐渐从上到下向施加压力，诱发腰椎伸展运动（图3-6-8）。此时，若患者疼痛，髋关节会出现过伸展现象。

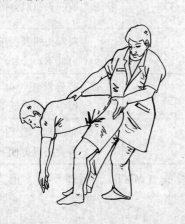 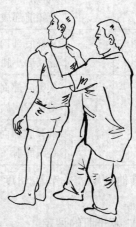

图3-6-7　脊柱的粗大运动评定（屈曲及侧屈）　　图3-6-8　脊柱的粗大运动评定（伸展）

4）伸展和右侧屈：先令患者躯干伸展，然后使其向右侧屈，治疗师左手从患者左肩开始向胸椎中部移动，使对侧的下位腰椎增加压力（图3-6-9）。此时，压力会通过骶髂关节传送到下肢。

5. 疼痛的评定　从客观角度进行疼痛的评定比较困难，VAS法是一种简便、易行的疼痛评定方法，将不痛定为"0"，不能耐受定为"10"，然后根据问诊记录患者疼痛的耐受情况，从起点至记号处的距离长度（cm）也就是疼痛的评分值。与日常生活动作相关的疼痛评定，可采用pain drawing法（图3-6-10）进行评定，在记录患者疼痛部位的同时，能够掌握其心理状态。方法是在疼痛的部位进行记录，如：麻木可用"－"表示，持续疼痛可用"□□□"表示，过敏可用"OOO"表示，刺痛可用"///"表示。

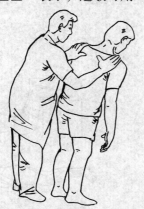 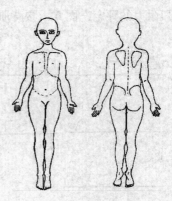

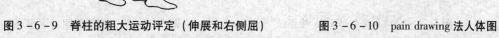

图3-6-9　脊柱的粗大运动评定（伸展和右侧屈）　　图3-6-10　pain drawing法人体图

6. 感觉评定　感觉评定在运动障碍中是必不可少的一部分，可以客观反映患者的障碍。感觉检查分为浅感觉检查和深感觉检查两部分。浅感觉包括：皮肤、黏膜的痛觉、温度觉及触觉。深感觉包括：振动觉、位置觉及运动觉等。表 3 - 6 - 2 所示是受神经根压迫的皮肤感觉分布及肌肉运动的脊髓水平分布。

表 3 - 6 - 2　受神经根压迫的皮肤感觉分布及肌肉运动的脊髓水平分布

神经根	椎间盘	主观放射痛	感觉部位	排尿排便障碍	SLR	运动功能障碍
L 3	L 1 ~ L 3	从臀后部向大腿后及膝前部放射	膝部钝痛	+ / -	普通	股四头肌肌力低下
L 4	L 3 ~ L 4	从臀后部向大腿内侧及后小腿部放射	小腿内侧钝痛	+ / -	普通	股四头肌及胫前肌肌力低下
L 5	L 4 ~ L 5	从臀后部向足部及拇趾背侧放射	足和拇趾钝痛	+ / -	+ +	胫骨前肌、拇伸肌、臀中肌肌力低下
S 1	L 2 ~ S 1	从臀后部向足底及足跟放射	足跟外侧钝痛	+ / -	+ + +	腓肠肌、比目鱼肌、臀大肌肌力低下

7. 其他评定　关节活动度（ROM）、徒手肌力检查（MMT）、病理反射、形态检查（周径等）。

（三）躯干肌的评定

1. 肌力的评定　利用肌力测定仪来进行等长收缩和等速收缩的评定。

2. 耐力的评定　理论上讲，可用 Kraus – Weber 检查法（图 3 – 6 – 11）来进行姿势保持的测定。Kraus – Weber 检查法：a. 仰卧，膝关节伸展，固定踝关节，双手交叉于头后，将躯干抬起 25°左右维持，此方法测定上腹肌；b. 俯卧，膝关节伸展，固定踝关节，双手交叉于头后，将躯干抬起 25°左右维持，此方法测定上部背肌；c. 仰卧，膝关节屈曲，固定踝关节，双手交叉于头后，将躯干抬起 25°左右维持，此方法测定上腹肌；d. 俯卧，膝关节伸展同时髋关节也伸展 10°左右，双手交叉于头后，将躯干抬起 25°左右维持，此方法测定下腰部肌力；e. 仰卧，双手交叉于头后，膝关节伸展同时髋屈曲 30°维持，此方法测定下腹肌。但是，此方法在实际操作中，由于患者腰痛的发生，很难保持此姿势，因此，在此基础上，伊藤等学者发明了一种改良的躯干肌耐力评定法（图 3 – 6 – 12）。图 a 示腹肌耐力的评定，图 b 示腰背肌耐力的评定。

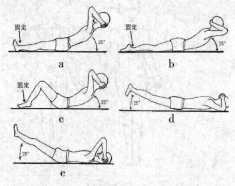

图 3 - 6 - 11　Kraus – Weber 检查法

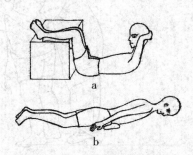

图 3 - 6 - 12　躯干肌耐力评定法

三、康复治疗方案

（一）治疗原则

临床诊断为下腰痛时，应首先区别是特异性下腰痛还是非特异性下腰痛。一旦出现任何可以怀疑特异性下腰痛的症状或体征，应及时转至临床相关科室进行进一步诊断与治疗。若确诊为非特异性下腰痛或根性下腰痛，应根据不同病因寻求适宜的治疗方法。一般而言，下腰痛的临床治疗原则以非手术治疗为主，包括：健康教育、卧床休息、腰围制动、药物治疗、注射治疗、物理治疗、牵引治疗、手法治疗、针灸治疗、运动疗法等。如非手术治疗无效，再考虑手术治疗。不同类型的下腰痛，治疗原则各有不同。

急性期应使患者尽量保持放松状态，由于自主神经对身体的影响，会导致血压、脉搏、呼吸及远端肢体皮温的变化，因此，要密切观察患者的情况。

（二）物理治疗

1. 床上体位指导　急性期在床上要保持安静，取膝关节屈曲30°位，使椎间关节、椎间孔增大，可使骨盆前倾和腰椎前凸减少；或采取髋、膝关节屈曲的侧卧位，膝关节尽可能贴近胸部，也可使腰的负担减轻。半俯卧位也是一种舒适的姿势选择，可在胸前抱一较大的枕头，髋、膝关节屈曲，将一枕头放于腘窝处，可减轻腰部的疼痛。总之，姿势的选择以患者舒适为宜。

2. 温热疗法　临床常根据患者的症状、体征、病程等特点，选用温热疗法。温热疗法可通过热的传导、对流及热辐射，促进血液循环，减轻肌肉紧张，缓解疼痛。具体的方法有：高频电疗、低中频电疗、超短波、直流电药物离子导入、光疗、蜡疗等治疗。

3. 牵引疗法　可分为持续牵引法和间歇牵引法。对缓解腰背部肌肉痉挛有明显效果，痉挛缓解后腰背痛随之减轻。持续牵引时腰椎间隙和椎间孔增宽，可使突出物部分还纳，减轻对神经根的机械刺激，同时椎间孔面积也增加，上下关节突关节间隙增宽，对关节滑膜的挤压减轻，使症状缓解或消失。还可松解神经根粘连，对于手术后神经根粘连发生的一系列症状有较好的疗效。牵引的强度，间歇牵引大概是体重的1/3～1/2，持续牵引比间歇牵引强度要弱。有报道指出，间歇牵引的重量为20～40 kg，持续牵引的重量为4～10 kg。目前国内应用此类牵引方法最多（图3－6－13）。

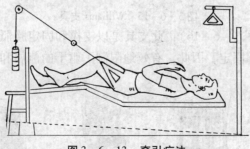

图3－6－13　牵引疗法

4. 支具疗法　支具疗法的目的，根据 Deaver 的分类，可分为以下几种：防止变形、矫正变形、支撑体重和抑制不随意运动。以治疗腰痛为目的的支具的作用主要是抑制腰椎运动，保护腹部和维持腰椎正常排序。下面介绍几种临床中常用的支具。

（1）软腰围（图3－6－14）：腰围多用帆布或皮革衬以钢片制成，上起肋弓，下达腹股沟，起支撑作用。佩戴腰围可以限制腰椎的运动，限制一些不必要的前屈动作，以保证损伤组织可以局部充分休息。特别是急性下腰痛患者，因局部的急性炎性反应和刺激，可有不同程度的肌肉痉挛，佩戴腰围后，减少了腰的活动，可起到加强保护的作用。合理使用腰围，还可减轻腰背肌肉劳损，在松弛姿势下，减轻腰椎周围韧带负担，在一定程度上缓解和改善椎间隙内的压力。腰围不应该长期使用，以免造成腰背部肌力下降和关节活动度降低，从而引起肌肉废用性萎缩，对腰围产生依赖性。腰围佩戴时间一般不超过 1 个月，在佩戴期间可根据患者的身体和疼痛情况，做一定强度的腰腹部肌力训练。

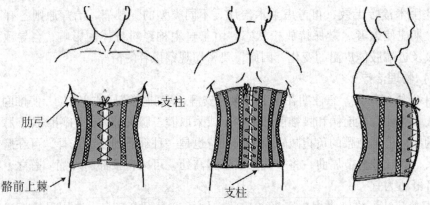

图 3 - 6 - 14　软腰围

（2）Williams 支具（图 3 - 6 - 15）：此支具不仅能固定骶尾部，还能矫正腰椎前凸，抑制腰椎过伸。支撑点有 3 处：一处腹部和两处背部。临床常见应用于椎管狭窄及神经源性间歇性跛行的患者。

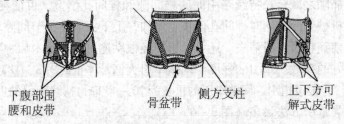

图 3 - 6 - 15　Williams 支具

（3）Knight 支具（图 3 - 6 - 16）：此支具是以支撑和固定腰骶尾部为目的。由于它将第 8 胸椎到下部骶椎全部固定，因此，有效地限制了躯干的前屈和侧方的运动。此支具在临床中应用率不高。

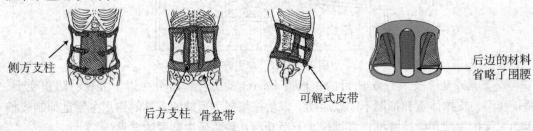

图 3 - 6 - 16　Knight 支具

5. 运动疗法 运动疗法对减轻疼痛，促进血液循环，维持柔软性，强化躯干肌和预防废用性萎缩起到重要的作用。

（1）Williams 腰痛体操（图3-6-17）：作用是扩大椎间孔及椎间关节，减轻神经根的压迫；牵拉紧张的髋关节屈肌，强化腹肌及臀肌，减少腰椎前凸；使腰骶椎排列正常。动作：a. 腹肌的强化：仰卧起坐运动；b. 臀大肌、腘绳肌的强化（伴随骨盆向上旋转）：骨盆上抬，达到最大位，同时进行骨盆的双向旋转；c. 背肌的牵拉：尽最大可能地屈髋、屈膝；d. 腘绳肌的牵拉：躯干充分前屈；e. 臀大肌、腘绳肌的牵拉：一侧屈髋、屈膝，另一侧伸髋、伸膝，充分牵拉；f. 背肌的牵拉（另一种方法）：下蹲后充分前屈躯干。

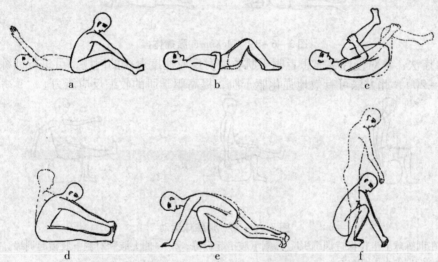

图3-6-17 Williams 腰痛体操

（2）Cailliet 体操（图3-6-18）：作用与 Williams 体操相似，强化躯干肌，牵拉软组织。其强调骨盆的旋转功能，具体有：骨盆倾斜运动、腹肌强化运动、腰椎牵拉运动、腘绳肌及跟腱的牵拉运动、髋关节屈伸肌牵拉运动、腰椎骨盆节律运动及侧屈运动等。动作：a. 第一阶段：屈髋屈膝的仰卧位训练；b. 第二阶段：使腰椎向地面压迫训练；c. 第三阶段：腰椎紧贴于床面，臀部抬起进行骨盆倾斜训练；d. 第四阶段：腰椎牵拉训练；e. 第五阶段：在 d 的基础上，腰椎进一步牵拉训练；f. 第六阶段：牵拉腘绳肌及髋关节屈肌，同时使腰椎骨盆有节律地前后运动；g. 第七阶段：立位下随着骨盆的上下节律运动牵拉跟腱。

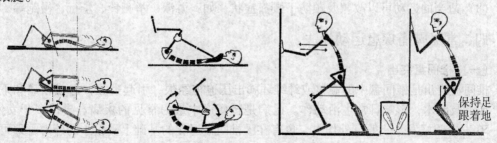

图3-6-18 Cailliet 体操

（3）McKenzie（麦肯基）腰痛体操（图3-6-19）：适用于由于腰椎生理曲度变小，伸展受限造成的疼痛，其运动强调利用上肢支撑使躯干伸展。动作：a. 俯卧位脊柱伸展；

b. 俯卧位脊柱伸展，双上肢置于胸前；c. 俯卧位，双手置胸前，肘屈曲，使躯干过伸展；d. 俯卧位，双手置于胸前，肘伸展，使躯干过伸展。

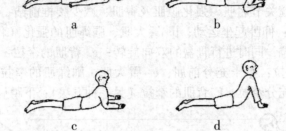

图 3 - 6 - 19　McKenzie 腰痛体操

（4）其他疗法：针对慢性腰痛患者躯干肌收缩时反应速度迟缓的问题，可进行训练球运动（图 3 - 6 - 20），此方法可有效地强化躯干肌，提高躯干肌的收缩反应能力。

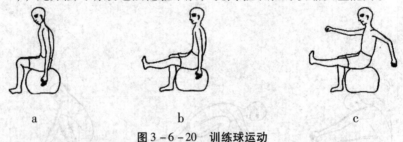

图 3 - 6 - 20　训练球运动

a. 在训练球上坐位保持训练；b. 一侧下肢抬起训练；c. 一侧上肢和对侧下肢抬起训练。

6. 日常生活动作指导

（1）洗脸等前屈动作时尽量屈曲膝关节，使身体重心下移。

（2）够高处东西时，易使腰椎前凸增大，应在脚下垫一台子。

（3）俯卧位睡觉时，应在腹部垫一垫子，以减少腰椎前凸，另外，禁忌俯卧位看书。

（4）提重物时尽量使膝关节屈曲，减少腰部的负重。

（5）穿高跟鞋使腰椎前凸增大，长时间站立时，尽量单脚踩在一台子上，减少腰椎前凸。

（6）转身时，不要只扭转上半身，应尽量整个身体旋转。

（7）热疗可以改善背痛，例如洗热水澡（可用热水冲腰背痛的部位）、热敷等，但温度不可过高，时间不可过久，以免烫伤皮肤。

（8）适当的运动可以改善及预防下腰痛症状，如：游泳、举哑铃、步行、慢跑等。

四、常见腰痛疾患运动疗法

（一）椎间盘突出

椎间盘突出是椎间盘中的髓核或纤维环膨出压迫神经根，引起炎症，造成腰痛和下肢痛，或下肢麻木，影响日常生活动作。此病是腰痛病中最为常见的疾病。男性多于女性，20 ~ 50 岁之间好发。一般有外伤史，也有在腰椎间盘退化的基础上受较小的外力，即可引起突出。以腰椎 4 ~ 5 之间突出最为多见，腰 5 与骶椎之间次之。

1. 临床症状　本症多表现为一侧腰腿痛，少数为两侧，椎间盘向后方或侧方突出，压迫神经根时向下肢有放散痛（坐骨神经刺激症状），下肢的运动、感觉障碍，同时主诉腰痛。另外，椎间盘完全脱出时，马尾神经受到强烈压迫，表现为膀胱、直肠障碍，腰 5

骶 1 神经支配的肌肉完全麻痹。

急性期，由于强烈的腰痛、下肢痛，直腿抬高试验阳性，腰肌紧张造成反射性侧弯，不能翻身、笑、咳嗽或打喷嚏等，即使暂时好转，残存纤维环的脆弱部位易再发作，渐次变成慢性。临床上可见被压迫的神经支配的皮肤区域浅感觉障碍，肌肉肌力和腱反射减退。

2. 康复治疗

(1) 保持安静：发病一周内受压的神经根处在炎症期，此时可给予抗炎性药物，尽量卧床保持安静，可采用屈曲的姿势，以减少骨盆倾斜和腰椎前凸，使椎间盘后部关节不增加负载而致椎间孔增大，即采取不使躯干后屈的姿势，同时，以安静、除压为目的做骨盆牵引。另外，穿戴软腰围，在限制腰椎运动的同时，增强腹壁向内、外的压力，使椎间盘内压减少。

(2) 物理因子治疗：高频电疗法、直流电离子导入疗法、蜡疗疗法、低频调制中频电疗法和红外线照射疗法。

(3) 腰痛体操：体力恢复训练（图 3 - 6 - 21）。动作：a. 仰卧位，髋、膝关节屈曲位保持训练；b. 仰卧位，一侧下肢髋关节屈曲 90°，膝关节伸展，另一侧下肢伸展保持训练；c. 踝关节各个方向的主动训练；d. 仰卧位下肢伸展，放松训练。

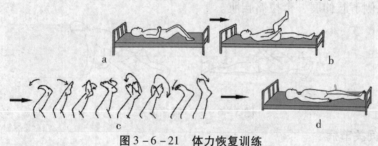

图 3 - 6 - 21　体力恢复训练

1）腰痛体操 1（图 3 - 6 - 22）：伸展腰椎纵韧带和肌肉。动作：a. 仰卧位，双下肢屈髋屈膝；b. 仰卧位，一侧下肢屈髋屈膝，另一侧下肢将足放在其膝关节上；c. 仰卧位，一侧下肢屈髋屈膝，另一侧下肢将足放在其膝关节上同时外旋；d. 仰卧位，一侧下肢屈髋屈膝，用手将另一侧下肢屈起，尽量最大限度地屈髋，膝关节可屈曲；e. 仰卧位，一侧下肢屈髋屈膝，用手将另一侧下肢屈髋屈膝放在这侧膝关节上；f. 双手将双侧下肢抬起，令其屈髋屈膝。

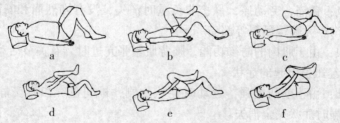

图 3 - 6 - 22　腰痛体操 1

2）腰痛体操 2（图 3 - 6 - 23）：强化腹肌和臀肌，减少骨盆倾斜。动作：a. 仰卧位，将双下肢伸展，放在高约 20 厘米的垫子上；b. 在 a 的基础上，令一侧下肢髋关节 90° 屈曲，膝关节稍屈曲，做抬起、放下的动作，反复做 8 ~ 10 次；c. 在 a 的姿势下，另一侧下肢抬起，关节 90° 屈曲，然后逐渐放下，期间令髋关节屈曲角度在 70°、50°、30° 停留数秒；d. 在 a 的姿势下，令髋关节屈曲 90°，膝关节伸展，做 b 的动作；e. 在 a 的姿势下，令双侧髋关节膝关节屈曲,保持数秒,此动作可反复做 3 次;f. 在 a 的姿势下,令一侧下肢屈髋屈膝抬起,另一侧下肢伸膝抬起,保持此姿势数秒,之后放下,此动作反复做 3 次;g. 在 a 的姿势下,令双侧下肢伸膝抬起,保持数秒,然后放下,此动作反复做 3 次;h. 仰卧位,双侧下肢稍屈曲,令躯干前屈 45°左右,保持数秒,此动作反复做 3 次。

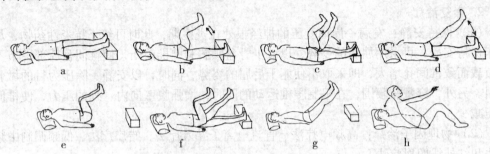

图 3 - 6 - 23　腰痛体操 2

3）腰痛体操 3（图 3 - 6 - 24）:屈髋肌的伸展运动。动作:a. 仰卧位,令一侧下肢踝关节背屈,足面勾住肋木,另一侧下肢屈髋屈膝,同时用双手将此侧下肢拉向胸前;b. 手膝位,令一侧下肢伸展,牵拉髂腰肌。

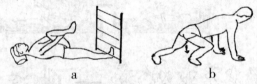

图 3 - 6 - 24　腰痛体操 3

（二）椎间关节病

椎间关节病也称退行性脊柱炎、肥大性脊柱炎、脊柱退行性关节炎,是由于关节软骨变性和关节遭受慢性损伤,关节软骨退化、增生,形成骨赘,腰椎间盘退变狭窄,椎体边缘退变增生而形成骨关节病变。以椎体边缘骨质增生和小关节肥大变性为主要特征。临床上出现以腰背痛为主的症状。

1. 临床症状

（1）由于椎体变性引起的症状

1）疼痛特点:钝痛,劳动痛,静止非负重时消失,没有剧烈痛和安静痛。有原因不明的臀部、腹股沟、大腿、骶尾等部痛。

2）运动受限:由于肌肉的防御功能,腰背肌紧张亢进时,有关节活动受限的可能。

（2）由于神经压迫引起的症状

1）疼痛特征:由于前凸增强,运动时症状加剧;椎间盘突出,安静时症状不缓解;而椎管狭窄在安静时症状完全消失。

2）下肢痛:由于马尾、神经根受压,出现下肢放射刺激症状。L1～L4 神经根受压引起的疼痛称股神经痛,L5～S1 神经根受压引起的疼痛称坐骨神经痛。椎间盘突出时神经根受压造成的疼痛是锐痛,椎管狭窄时造成的疼痛是钝痛。

3）会阴部疼痛:S 3 以下神经根受压引起的疼痛可放射到肛门、性器官等会阴部。马尾神经受压可造成下肢运动障碍、肌力低下、肌萎缩等。

4）感觉障碍:根据被损伤的马尾、神经根数,椎间盘突出和椎管狭窄表现的障碍也不同。

5）排尿、排便、生殖器障碍：可发生无尿、便秘等症状。

6）步行障碍：可出现间歇性跛行，起立时腰椎生理弯曲增大。

2. 治疗

（1）药物治疗：消炎镇痛剂、肌弛缓药、维生素、镇静剂、神经阻滞剂和局麻药。

（2）支具疗法：腰骶椎支具，软性支具。

（3）物理疗法：温热疗法包括超短波、超声波、热敷袋，牵引。

（4）腰痛体操：腹肌、背肌、下肢肌力强化，髋屈肌、腘绳肌的牵伸训练和正确姿势指导。

（5）手术治疗：无尿、进行性肌无力、日常生活困难或疼痛剧烈时，可实施手术治疗。手术方法有脊柱固定法和神经减压法（除压术、神经根管开放术、椎弓切除术、后半椎弓切除术）。

（6）术后物理治疗：术后数日在穿软腰围的基础上开始练习站起步行。一般情况下，间歇性步行、神经根性疼痛等症状术后很容易得到改善，但重度麻痹和麻痛感改善很困难。

3. 物理治疗

（1）评定

1）残损：①脊柱形态。②姿势评定。③椎间关节障碍部位检查。④关节活动度。⑤膝腱反射（左右差）。⑥肌力。⑦周径：下肢肌萎缩。⑧感觉（浅感觉）：大腿前侧，小腿内侧（L3～L4），小腿外侧至足背侧（L5），足外侧至足底外侧（S1）。⑨肌痉挛。⑩疼痛：诱因、强度、部位、性质、持续性、精神紧张、心理因素等。⑪有无睡眠障碍。⑫有无排尿障碍。

2）残疾：①基本动作。②ADL。③心理状态。

3）残障：①家庭改造。②交通手段的评定。

（2）治疗计划

1）腰痛体操：强化腹肌、竖脊肌、腰背肌、髋屈伸肌，牵拉髋关节屈伸肌。

2）姿势指导：预防腰痛的姿势指导。

3）温热疗法：热敷袋、超短波等，注意脊柱变形（圆背等）。

4）牵引治疗：10～20 kg左右（体重的1/3～1/2）。

5）支具疗法：可减少屈曲、伸展、侧屈及旋转的程度。

6）ADL指导。

（三）椎管狭窄症

椎管狭窄症是由先天椎管发育不全，或各种因素如退变、外伤、失稳、炎症、手术等造成腰椎管内径减小，并产生相应的症状和体征者。椎管狭窄分为中央椎管狭窄和侧隐窝狭窄。

1. 分类

（1）先天性：特发性、软骨形成不全症。

（2）继发性：变性：脊柱椎管中心部、外侧凹陷部、变性错位症；混合型：先天性发育狭窄、变性狭窄、椎间盘突出的三种症状混合型。

（3）分离、错位症。

（4）医源性。

（5）外伤性。

（6）其他。

2. 症状　由于腰痛、坐骨神经痛、马尾神经障碍造成的下肢神经症状。表现为肌力低下、腱反射低下或消失、股神经伸展试验阳性等。

3. 评定

（1）疼痛：主观疼痛评定有 VAS 评定表。主诉下肢痛或有麻木感，提示有神经源性间歇性跛行。

（2）关节活动度：躯干后伸的关节活动度检查。

（3）神经紧张性检查：直腿抬高试验检查。

（4）跛行原因的检查：腰椎前屈时疼痛减轻，即神经源性跛行；跛行与姿势无关即血管源性跛行。

4. 治疗

（1）保守治疗：疼痛剧烈时应保持安静，另外，穿软腰围可减轻运动时的疼痛。运动疗法可进行俯卧位时抱住两膝，使腰部后屈，减轻下肢疼痛和麻木感。

（2）手术治疗：保守治疗无效时可进行手术治疗，主要手术是椎弓切除术。术后要尽早进行立位和步行训练。

（四）软组织损伤类疾病

1. 急性腰扭伤　因劳动或运动时，腰部肌肉、筋膜和韧带承受超负荷活动引起不同程度的纤维断裂，出现一系列临床症状，称为急性腰扭伤。

（1）病因：急性腰扭伤的病因较多，病人往往能陈述致病原因及状态。弯腰搬取重物，姿势不当，突然失足踏空，腰部急剧扭伤，乃至咳嗽、打喷嚏，几人抬物动作不协调或一人滑倒，都可成为致伤因素。先天性畸形使力学结构改变，易致损伤。腰部肌肉以骶棘肌最易受累而引起损伤，早期局部可出现充血、水肿、渗出，此时如腰部制动确实，可获得正常功能状态的修复；如局部未行固定或损伤面积过大，则易出现愈合不良，造成慢性下腰痛等后遗症。

（2）临床表现：男性多见，受伤时有的伴有腰部断裂感或撕裂声，重者可立即出现腰背疼痛而不能活动，也有当时症状不明显，但次晨因疼痛加剧而不能起床或活动。腰部可有压痛点，肌肉痉挛，脊柱可出现肌痉挛性侧弯，双下肢无神经阳性体征。X 线可发现脊柱变直或保护性侧弯。

2. 腰背肌筋膜炎　腰背肌筋膜炎亦称肌筋膜疼痛综合征、肌纤维组织炎，是指因寒冷、潮湿、慢性劳损而使腰背部肌筋膜及肌组织发生水肿、渗出及纤维性变，而出现的一系列临床症状。腰背肌筋膜炎为腰痛常见原因，以长期反复发作性腰部疼痛为主要表现，常常是对没有器质性改变的慢性腰背痛的总称。

腰背肌筋膜炎病因较多，但确切原因尚不清楚，一般认为与以下几种因素有关：①损伤：较大、微小损伤均可引发此病。如运动时受伤或劳动时受伤，使肌肉、筋膜组织或骨与关节发生急性损伤，组织逐渐纤维化后瘢痕收缩，可引起广泛疼痛。②寒冷与潮湿：冬季或春季发病者多，如夜间睡于潮湿、寒冷的地板上，晨起可能发生腰背痛。③感染：某些病毒感染，如流行性感冒、麻疹等，可引起腰腿酸痛。④精神紧张：疼痛使患者精神紧张，后者使肌肉张力增加甚至痉挛，产生疼痛—痉挛—疼痛环，形成恶性循环，使疼痛加重。⑤风湿病：风湿病人在风湿热后出现腰痛，在类风湿性关节炎患者中也有纤维组织炎表现。临床上病人常诉腰骶部酸痛、钝痛，休息时轻、劳累后重，晨起时重、经常改变体位时轻。阴雨天气潮湿环境或感受风寒，疼痛常常加重。不能坚持弯腰工作，症状重时可波及臀部及大腿后，久站后出现腰部下坠，无下肢放射痛。其压痛点常不局限，但找到压痛点常能提示受损部位或组织。下肢无神经受累的表现，直腿抬高试验阴性，腰背部活动范围一般正常，脊柱生理曲度改变不明显，肌肉轻度萎缩，有时可触到肌筋膜结节，重压有酸痛感。X线平片大部分正常。

3. **腰椎小关节滑膜嵌顿** 椎间小关节的作用是维持脊柱稳定和起一定范围的导向作用，负重较少。椎间小关节系滑膜关节，外有关节囊包绕，为保证腰椎前屈后伸的活动度，关节囊相对松弛。当小关节退变时，关节内的滑膜皱襞增大，变得不光滑，关节囊松弛，关节半脱位。当突然转身或弯腰拾物，关节间隙增大，卡住滑膜，产生剧烈疼痛。青壮年多见，常在弯腰后突然直腰过程中发作腰部疼痛，腰椎活动受限，或扭身时突然发生，多无剧烈外伤史，咳嗽震动都会使疼痛加重，无明显下肢放射性疼痛。为减少疼痛，患者腰椎可侧凸、椎旁肌痉挛，滑膜嵌顿后可通过脊神经后支反射性引起神经根疼痛。在 L4、L5 或 L5、S1 棘突旁有明显压痛点，棘突偏歪及小关节压痛。直腿抬高试验可因骨盆旋转引起腰痛而受限，但加强试验多为阴性，双下肢运动感觉正常。腰椎正侧位 X 线片示腰椎生理曲度变直，或腰椎侧弯，腰椎间隙改变，腰椎轻度骨质增生，无腰椎后关节脱位及后关节间隙增宽现象。局部小关节囊经封闭止痛，可有助于与其他疾病鉴别。

4. **骶髂关节功能紊乱** 又称骶髂关节半脱位，骶髂关节错动，是引起下腰痛的原因之一，但在临床诊断和治疗中常被忽视。单侧下肢受力如下楼梯、下公共汽车或一侧臀部（坐骨结节）着地，这种突然的外力作用，可引起骶骨沿髂骨的向下运动，增加骨盆前旋，使关节囊前部受牵拉，引起疼痛。疼痛可放射至腰骶部、臀部、腹前、后侧，甚至患侧下肢。骶髂关节功能紊乱轻者可自愈，重者可致关节韧带松弛，关节处于不稳定状态，当负重时关节错位加大，引起顽固性腰痛。妇女月经期间，若长时间保持某一不正确体位，也会引起骨盆不稳，造成骶髂关节功能紊乱。骶髂关节功能紊乱多为伤后负重痛、弯腰痛，妇女月经期疼痛加重。疼痛部位主要是腰、臀及大腿前、后部。患者多表现患侧骶髂关节处疼痛，骶骨分离试验、GaenSlen 试验（"4"字试验）多呈阳性表现。另外，骶髂关节半脱位患者经手法整修后疼痛立即减轻或消失，为最好的诊断依据。

5. **韧带损伤** 腰部韧带甚多，最易损伤的主要是棘突上的棘上韧带和两个棘突之间的棘间韧带。

（1）棘上韧带损伤：自枕外隆突向下达 L4 棘突上均有棘上韧带相连，其纤维较长，在颈部较为粗厚又称项韧带，对枕颈部的稳定起重要的作用，腰部 L5～S1 处较为薄弱或缺如，易引起其深部的棘间韧带损伤。多因使脊柱突然向前屈曲的暴力所致，断裂时患者可听到响声，下腰部较薄弱，因此是好发部位。

临床上患者常诉局部剧烈疼痛，尤以前屈时重，腰部活动受限，断裂局部可有两棘间空虚感和压痛，有时可有韧带剥离感。诊断主要依靠外伤史和临床表现。治疗一般采用腰部固定，重者可采用手术修补。

（2）棘间韧带损伤：棘间韧带位于相邻两个棘突之间，其纤维较短而弱，易受损伤。L5～S1 处棘上韧带缺如，加之该处应力较集中，因此最易断裂。其主要为屈曲暴力所致，在 L4 以上多与棘上韧带同时断裂。临床特点与棘上韧带损伤相似，唯其好发部位多在

L5~S1处，压痛点在上下棘突之间，且较深。诊断主要依靠外伤史和临床特点。治疗同棘上韧带损伤。

6. 坐骨神经盆腔出口狭窄及梨状肌综合征　坐骨神经盆腔出口指坐骨神经自骶丛分开后到达臀部大粗隆后窝处之前所行经的骨纤维管道，因管道周围的病变造成坐骨神经嵌压，常见于臀部外伤、慢性劳损及长期在寒冷与潮湿的环境下工作者。

梨状肌综合征系坐骨神经在肌纤维管道走行中受外来物嵌压所致，主要原因是梨状肌劳损、受凉出现痉挛、增生、变性、纤维粘连，导致坐骨神经受压迫引起的症状。有人曾报道梨状肌综合征可由梨状肌以外的因素引起，如：肿瘤、血管变异等。

二者的临床表现相似，均系坐骨神经干受累症状，表现为坐骨神经出口处压痛并沿坐骨神经走行出现放射痛。小腿内侧、足背及足底的感觉障碍、足背伸踇屈肌及小腿三头肌持续不同程度的功能障碍。患侧臀部与健侧对比存在不同程度的肌萎缩。下肢内旋试验可诱发坐骨神经痛，直腿抬高试验一般为阳性。诊断可依据临床表现结合肌电图的检查，X线一般无阳性所见。

物理治疗：①寒冷疗法：急性期疼痛局限的病人，用寒冷疗法有效。较轻的病人可并用按摩。②温热疗法：热敷袋等。③超声波疗法：对肌肉原因引起的疼痛较有效。④腰痛体操：保持良好姿势体操（图3-6-25）。具体动作：a. 取手膝位；b. 在a的姿势下，将背部向上隆起，同时头向下低；c. 在a的姿势下，将背部向下塌陷，同时将头向上抬；d. 在b的基础上，用一侧手够同侧踝关节；e. 在a的姿势下，一侧不离开床面，上肢尽量向外伸展；f. 在a的姿势下，将一侧上肢向后方伸展到最大程度，同时躯干向同侧旋转；g. 与f动作相同，但方向相反。以上各个姿势的训练，需按口号进行。⑤穿腰围：此两种腰围都可用于腰部疼痛的患者，根据疼痛的部位不同，选择腰围的种类也不同。主要作用是增加腰椎稳定性，增加腹压，应适度系紧。腰围的规格要与自身的长度、周径相适应，其上缘须达肋下缘，下缘至臀裂（图3-6-26）。

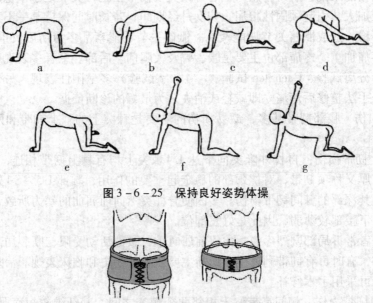

图3-6-25　保持良好姿势体操

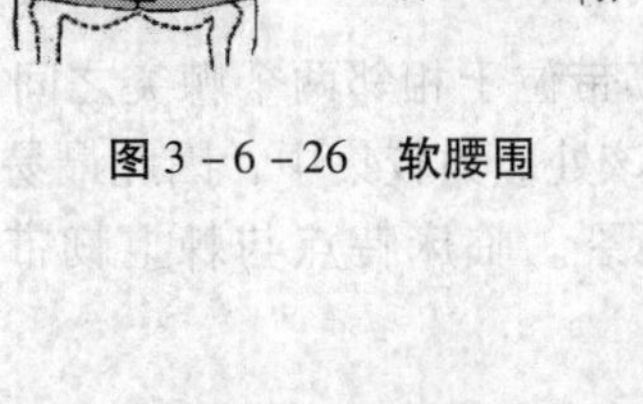

图3-6-26　软腰围

（李洁辉）

第七节　肩周炎

一、概述

（一）定义

肩周炎又称肩关节周围炎，是肩周肌肉、肌腱、滑囊和关节囊等软组织的慢性炎症，50岁左右的人比较常见。中医认为肩周炎由肩部感受风寒所致，又因患病后胸肩关节僵硬，活动受限，如同冻结一样，所以称"冻结肩"、"肩凝症"。

（二）发病机制

肩周炎常常起于创伤或是腱鞘炎、滑囊炎，也可能由中风引起，经常难找到确定起因。任何可以引起上臂或肩关节肌筋膜粘连、关节活动受限的原因都可能发展成为肩周炎。

肩周炎按形成原因分为原发性和继发性两种。肩关节是人体全身各关节中活动范围最大的关节。其关节囊较松弛，关节的稳定性大部分靠关节周围的肌肉、肌腱和韧带的力量来维持。由于肌腱本身的血液供应较差，而且随着年龄的增长发生退行性改变，加之肩关节在生活中活动比较频繁，周围软组织经常受到来自各方面的摩擦挤压，易发生慢性劳损并逐渐形成原发性肩周炎。

继发性肩周炎是继发于其他疾病发生的肩关节周围炎。最常见的是继发于肩部或上肢急性创伤后的肩周炎。肩部创伤，包括：肩部骨折如锁骨骨折、肩胛骨骨折、肱骨近端骨折等，肩袖断裂，韧带断裂等，均需要对肩关节进行较长时间的固定。上肢创伤，特别是肱骨骨折也需要对肩关节进行长时间的固定。肩关节长期的固定，会造成肩关节囊粘连、挛缩而发生肩周炎。另外，颈椎病、腰背部疾病也可影响肩关节活动，导致继发性肩周炎。

（三）临床表现及功能障碍

肩周炎多数为慢性发病，一般无外伤因素，少数有轻微外伤，有的患者在肩部或上臂开始有一个小的外伤而后发展成为肩周炎。主要的症状为肩关节疼痛、肌肉无力、肩部活动障碍。发病初期，肩部轻度酸痛，逐渐加重。严重者稍一触碰则疼痛难忍，故多采用防护姿势，将患肢紧靠于体侧，并用健手托扶。夜间疼痛较重，或夜不能眠，或半夜疼痛而醒，不敢卧向患侧。疼痛多遇热减轻，遇寒加重。可牵涉到颈部、肩胛部、三角肌、上臂、臂外侧等。肩部压痛范围广泛，常因病期不同压痛点的部位和压痛程度也不一致。多在喙突、肩峰下、大结节、小结节、结节间沟、三角肌处压痛，冈下窝、冈上窝处等有明显压痛。肩部活动受限，多表现为外展、上举、外旋、内旋等活动时肩部功能受限，肩周炎晚期常有部分患者出现肩部肌肉萎缩等症状。患者在来医院就诊之前，一般均有数周至数月的肩部疼痛和关节功能逐渐降低的病史，然而要让患者说出具体的发病时间却是一件较为困难的事。特别是疼痛症状的发展是隐匿的，大约只有1/5的患者能回忆起病前曾有过肩部或上肢的轻微外伤，这种轻微外伤常常发生在日常生活中，如轻微的牵拉或震动等，涉及这种活动的力量很难估计，而绝大多数患者甚至连这种外伤史也没有。隐匿起病，逐渐发展是肩周炎早期临床特点之一。

1. 肩部疼痛　疼痛是肩周炎最突出的症状。初始疼痛症状往往较轻，且呈阵发性，常因天气变化或劳累而引发。伴随时间的推移，逐渐发展为持续性疼痛，尤其是在肩关节内旋、后伸、上举、外展等运动时更为明显，甚至剧痛难忍。此时，患者往往会采用限制上肢运动的方法来缓解疼痛。除了肩关节运动时疼痛症状加重外，在休息时疼痛症状也会加重，尤其是夜间睡眠时，严重者可夜不能寐，不能向患侧压肩侧卧，有时甚至还会感到任何姿势都不能舒适地搁置患肩。失眠又可进一步产生抑郁和烦躁而加重病情。肩周炎的疼痛部位一般局限于三角肌及邻近区域，但是一旦疼痛诱发了肌肉痉挛，疼痛范围可较为广泛，有时还可沿上臂后侧放射至肘部。此外，患者还可因为邻近的肌肉过多代偿而造成上背部和颈部等邻近部位的疼痛。疼痛的性质一般是不明确的，但也有部分患者可对疼痛十分敏感。

2. 肩关节活动受限　肩关节功能性活动受限是肩周炎的又一特征。一般肩关节的活动受限发生在疼痛症状明显后的 3～4 周，早期的肩关节活动受限则是由于关节囊、韧带等软组织的粘连、挛缩等因素，肩关节明显僵硬，并呈全方位的关节功能活动受限。并且，随着病程发展，疼痛逐渐减轻，关节活动受限的程度却越来越重。肩关节活动受限一般以外展和内、外旋活动受限较为明显，而且出现较早，一旦关节囊粘连挛缩，患侧肩关节外展时可出现典型的"抗肩"现象。即在胸背活动时，由肩胛骨产生代偿，扩大肩关节外展的程度，这样往往容易掩盖部分症状。发生"抗肩"现象时，患者穿衣、插手、摸兜、梳头、摸背、擦肛、晾晒衣物等日常生活都会发生困难，严重时，甚至会累及肘关节，屈肘时手不能摸背。"抗肩"现象一方面是通过肩胛骨抬高、后旋再外展来完成代偿运动功能，另一方面也是通过改变位置以保护已有病变的肩肱关节。除了通过抬高肩胛骨来保护肩关节之外，许多肩周炎患者的肩关节运动都有保护性表现，如休息时，受累侧通常置于内收、内旋位，行走时手臂摆幅减小，患者经常处于一种略微弯腰的位置等。伴随着疼痛和肩关节活动障碍，患者可以在晚期出现三角肌等肩部肌肉不同程度的萎缩现象，不仅可以使患侧肩部失去原有的丰满外观，出现肩峰突起现象，而且还可由此加重肩关节运动障碍的程度，进一步产生臂上举不便、后伸困难等症状。

3. 怕冷　患肩怕冷，不少患者终年用棉垫包肩，即使在暑天，肩部也不敢吹风。

4. 压痛　多数患者在肩关节周围可触到明显的压痛点，压痛点多在肱二头肌长头肌腱沟、肩峰下滑囊、喙突、冈上肌附着点等处，尤以肱二头肌长头肌腱沟为甚。少数呈肩周软组织广泛性压痛，无压痛点者少见。

5. 肌肉痉挛与萎缩　三角肌、冈上肌等肩周围肌肉早期可出现痉挛，晚期可发生失用性肌萎缩，出现肩峰突起，上举不便，后伸不利等典型症状，此时疼痛症状反而减轻。

二、发病诱因

（一）制动

肩关节的活动减少，尤其是上肢长期靠在身旁，垂于体侧，被认为是肩周炎最主要的诱发因素。制动一般发生在外伤或手术以后。外伤后过久的不适当制动也可造成肩周炎，不仅肩部或上臂骨折，有时甚至因为前臂、腕部骨折后应用颈腕吊带悬吊，或是胸部石膏固定等原因减少了肩关节的活动，也可造成肩周炎。此外，心脏手术，胸外科手术，女性乳腺癌切除术，有时甚至肝胆外科手术也可引起同侧肩关节的肩周炎。这种手术以后引发的肩周炎，可能与术后疼痛、肩部活动减少有关。

（二）肩关节内在病变

肩关节本身变性性疾病，尤其是局部软组织退行性改变，可由于疼痛限制肩关节运动造成肩周炎。最常见导致肩周炎的软组织退行性疾病是肌腱炎和腱鞘炎，其次是撞击综合征和肩峰下损害。这些疾病可因为进一步形成肌腱、肩袖、滑囊、关节囊的损害、粘连、挛缩等病理改变而导致肩周炎的发生，此外，肩部的损伤有时甚至是微小的损伤，也极有可能成为肩周炎的起因。

（三）邻近部位的疾病

常见的邻近部位病变为颈椎疾患。有相当多的研究结果表明，有颈椎疾患的患者发生肩周炎的可能性极大，而且肩周炎患者也常伴有同侧颈椎侧屈和旋转功能的明显下降。颈椎疾患诱发肩周炎的原因也不太清楚，可能是由于脊神经根受刺激后肩臂部疼痛或肌肉痉挛造成肩部活动减少，或颈椎疾患的患者神经系统功能失调，特别是自主神经受累所造成，因此，在鉴别诊断或判明是否由颈椎疾患导致的肩周炎时要慎重。其他邻近部位的疾病还包括心脏病，肺部结核，膈下疾病等。

（四）神经系统疾病

临床观察结果表明，脑血管疾病、脑外伤等所致的偏瘫患者发生肩周炎的概率较高。这可能与肌肉力量降低、运动减少有关。如帕金森病患者肩周炎的发生率高达12.7%，高发原因明显与运动减少有关。

（五）内分泌系统疾病

糖尿病、甲状腺功能亢进或甲状腺功能减退等内分泌系统疾病也与肩周炎关系密切，尤其是糖尿病患者，他们合并肩周炎的发生率可达10%~20%。因此，内分泌功能紊乱也可能是肩周炎的诱发因素之一。

（六）免疫功能方面的改变

肩周炎发生的免疫机制虽然不太清楚，但可能与冈上肌肌腱等肌腱组织退行性改变诱发的自身免疫反应有关。老年人易患肩周炎和在肩周炎治疗过程中注射肾上腺糖皮质激素的治疗方法等现象都支持与免疫有关的论点。一般来说，50岁以后冈上肌肌腱等部位明显变薄、磨损，肌腱止点处的血液供养贫乏区发生局灶性坏死，而该区在外展时常与肩峰下反复撞击。因此，十分容易遭受损害而产生炎症。局部的非细菌性炎症可产生异物型细胞免疫反应，并逐渐扩展至肩袖其他部位和关节囊，引起弥漫性的关节囊炎。此外，部分肩周炎患者的人类白细胞相关抗原HLA-B27阳性率、IgA、C反应蛋白和免疫复合物水平等免疫指标也相对较高，这些都可能与肩关节周围软组织损伤后纤维变性造成的自身免疫反应有关。

（七）姿势失调

相当多的肩周炎发生于手工作业、伏案久坐等具有不良姿势的职业，而且过度胸椎后凸（驼背）者也容易患肩周炎。这可能由于长期的不良姿势或姿势失调造成了肩胛骨的倾斜，肩峰和肱骨也因不正常的应力而发生位置改变，逐渐形成肩袖损伤，潜在地导致肩周炎。

（八）心理因素

抑郁、冷漠等心理因素也与肩周炎的发生有一定关系。相当一部分肩周炎患者可有情绪不稳及精神创伤史，或有因长期患病、社会经济压力大而心情郁闷的情况。他们对痛觉比较敏感，即痛阈较低的人往往容易患肩周炎。可能是一旦肩痛和炎症发生后，这些人往往因为对疼痛过于敏感而较难恢复运动功能。虽然肩周炎的诱因是多种多样的，但这些众多的诱因却共同造成了肩关节软组织轻度的非特异的炎性变化，由此提示，肩周炎的病因可能是多因素的。

三、临床诊断及评定内容

（一）诊断及鉴别诊断

1. 诊断依据

（1）好发年龄在 50 岁左右，女性发病率高于男性，左肩多于右肩，多见于体力劳动者，多为慢性发病。

（2）肩周疼痛，以夜间为甚，常因天气变化及劳累而诱发，肩关节活动功能障碍。

（3）肩部肌肉萎缩，肩前、肩后、肩外侧均有压痛，外展功能受限明显，出现典型的"外展抗肩现象"。

（4）X 线检查多为阴性，病程久者可见骨质疏松。

2. 鉴别诊断　肩周炎是发生在肩关节囊及其周围肌肉、肌腱、韧带、滑囊的退行性变及慢性无菌性炎症，表现特征是肩关节及其周围的疼痛和活动受限，甚则僵硬强直。由于肩关节的解剖和功能特点，在关节内外还常发生一些其他性质不同的肩痛症，需要与肩周炎相互鉴别，以免失治和误治，导致不良后果。

临床上常见的伴有肩痛症的疾病包括：颈椎病，肩关节脱位，化脓性肩关节炎，肩关节结核，肩部肿瘤，风湿性、类风湿性关节炎及单纯性冈上肌肌腱损伤，肩袖撕裂，肱二头肌长头肌腱炎及腱鞘炎等。这些病症均可表现为以肩部疼痛和肩关节活动功能受限为主症。但是由于疾病的性质各不相同，病变的部位不尽相同，所以，有不同的伴发症状可供鉴别。结合其疼痛的不同性质和功能活动受限的不同特点，以及参考辅助检查，鉴别诊断并不困难。

（二）临床分期

肩周炎的发生与发展大致可分为 3 期，即急性期、慢性期、恢复期。各期之间无明显界限，各期病程长短不一，因人而异，差别很大。

1. 急性期（冻结进行期）　是肩周炎的早期，肩部疼痛，但表现不一。有的人急性发作，但多数人是慢性疼痛，有的人只感觉肩部不舒适及有束缚感。疼痛多局限于肩关节的前外侧，常涉及肩胛区、上臂或前臂。活动时，如穿上衣时耸肩或肩内旋时疼痛加重，不能梳头洗脸，患侧手不能摸到脊背，以后肩痛加重，尤以夜间为甚，患者不敢患侧卧位。外观无异常，按压肩部时有压痛。

2. 慢性期（僵硬期）　肩痛逐渐减轻或消失，但肩关节挛缩僵硬逐渐加重，呈冻结状态，肩关节的各方向活动均比正常减少 20% ~ 50%，严重时肩肱关节活动完全消失，只有肩胛胸廓关节能活动，梳头、穿衣、举臂、向后系带均感困难。病程长者肩部可出现轻度肌肉萎缩，压痛轻微或无压痛，这一阶段持续时间较长，通常为2～3个月。

3. 恢复期（解冻期）　肩痛基本消失，个别患者可有轻微的疼痛。肩关节慢慢松弛，关节活动也逐渐增加，外旋活动首先恢复，随之为外展和内旋活动恢复。恢复期的长短与急性期、慢性期的时间有关。冻结期越长，恢复期越慢；病期短，恢复也快。整个病程短者1～2个月，长者可达数年。

（三）评定内容

1. 疼痛评定　根据疼痛程度的描述（如轻度、中度、重度）来测量，或通过视觉模拟量表（VAS）来测量。

2. 关节活动度测定　关节量角法对肩关节各轴位的关节活动度进行双侧对比测量。

3. 肌力测定　对肩关节周围及相邻的颈、肘与手部肌群的肌力进行评定，并与对侧相比较。

4. 肩关节功能评定

（1）Rowe 肩关节功能评定：该方法从疼痛、稳定性、功能、活动度及肌力等五个方面检测肩关节，以百分制进行评分（表3-7-1）。评分结果100～85分为优秀，84～70分为良好，69～50分为一般，50分以下为差。

表 3-7-1　Rowe 肩关节功能评定

项　目	表　现	计分
I 疼痛	无疼痛	15
	活动时轻微疼痛	12
	活动时疼痛增加	6
	活动时中度或严重疼痛	3
	严重疼痛，需依靠药物	0
II 稳定性	正常：肩部在任何位置都坚强而稳定	25
	肩部功能基本正常，无半脱位或脱位	20
	肩部外展、外旋受限，轻度半脱位	10
	复发性半脱位	5
	复发性脱位	0
III 功能	正常功能：可进行所有的日常生活和体育娱乐活动，可提重 12 kg 以上，可游泳、打网球和投掷等	25
	中等程度受限：可进行一般的日常生活活动，可游泳和提重 6～8 kg，可打网球，但打垒球受限	20
	头上方的工作中度受限：提重物中度受限（<4 kg），田径运动中度受限，不能投掷和打网球，生活自理能力差，有时洗脸、梳头需帮助	10
	明显功能受限：不能进行一般的工作和提物，不能参加体育活动，没有帮助不能照顾自己的日常社会活动	5
	上肢完全残疾	0

项 目	表 现	计分
Ⅳ运动	外展：151°~170°	15
	前屈：120°~150°	12
	91°~119°	10
	61°~90°	7
	31°~60°	5
	＜30°	0
	内旋：拇指触及肩胛骨下角	5
	拇指可触及骶尾部	3
	拇指可触及股骨粗隆	2
	拇指可触及股骨粗隆以下	0
	外旋：80°	5
	60°	3
	30°	2
	＜30°	0
Ⅴ肌力 （与对侧肩部对比，可用徒手、拉力器或 Cybex）	正常	10
	良好	6
	一般	4
	差	0

（2）Constant-Murley 肩关节评定：包括疼痛（15 分）、日常生活活动（20 分）、关节活动度（40 分）和肌力（25 分）四个部分，共 100 分。其中 35 分来自患者主诉的主观感觉，65 分为医生的客观检查（表 3 – 7 – 2）。

表 3 – 7 – 2　Constant-Murley 肩关节评定

项 目	表 现	计分
Ⅰ疼痛	无疼痛	15
	轻度疼痛	10
	中度疼痛	5
	严重痛	0
Ⅱ ADL	日常生活活动的水平：全日工作	4
	正常的娱乐和体育活动	3
	不影响睡眠	2
	手的位置：上抬到腰部	2
	上抬到剑突	4
	上抬到颈部	6
	上抬到头顶部	8
	举过头顶部	10

续表

项　目	表　现	计分
Ⅲ ROM	前屈、后伸、外展、内收（每项活动最高 10 分）	
	0°～30°	0
	31°～60°	2
	61°～90°	4
	91°～120°	6
	121°～150°	8
	151°～180°	10
	外旋（最高 10 分）	
	手放在头后，肘部保持向前	2
	手放在头后，肘部保持向后	2
	手放在头顶，肘部保持向前	2
	手放在头顶，肘部保持向后	2
	手放在头顶，再充分向上伸直上肢	2
	内旋（最高 10 分）	
	手背可达大腿外侧	0
	手背可达臀部	2
	手背可达腰骶部	4
	手背可达腰部	6
	手背可达第 12 胸椎椎体水平	8
	手背可达肩胛下角水平	10
Ⅳ 肌力	0 级	0
	Ⅰ级	5
	Ⅱ级	10
	Ⅲ级	15
	Ⅳ级	20
	Ⅴ级	25

四、康复治疗方案

（一）运动疗法

1. 被动运动　肩关节周围炎急性期的治疗主要是关节活动度的被动训练。首先，必须强调关节活动度练习应该在肩关节可忍受的轻度疼痛的范围内进行，这也是肩周炎运动疗法的基本原则。关节活动度练习主要是改善全身状况，促进血液循环和缓解炎症反应，防止组织粘连和肌肉萎缩，预防关节活动受限。

（1）在固定状态下进行肩关节的内收、外展、内旋、外旋、上举等模式的等长性肌力训练，以维持和增强肩关节周围肌的肌力。

（2）患者患肢完全放松，健侧通过绳带或棍棒牵引或者治疗师直接带动患肢进行肩关节各个轴向的关节活动。患者本人通过采取适当的体位，充分放松肌肉，适当利用重力也可以进行主动练习。通常采用下垂放松摆动方法。如患者站立位因疼痛无法完成患肩前屈或外展90°，或虽可以完成但引起明显疼痛，通过在床边采取俯卧位或仰卧位，患肩完全放松在床边缘外，利用重力即可完成前屈或外展90°。但是，在急性期患者往往有明显的疼痛，肌肉的痉挛性保护非常明显，要做到完全放松有时会非常困难。因此，需要细致指导患者学会如何放松，并反复训练直到患者可以做到随时完全放松。在此放松的体位，指导患者利用重力进行上肢的自由摆动，往往可以得到较好的关节活动训练效果。

2. 主动运动

（1）ROM练习的主动活动：可以借助各种运动器械，应该强调无痛练习原则。

1）滑轮法：健手辅助患手完成肩关节的辅助主动运动。根据肩关节活动的受限运动模式，调整滑轮的方向和位置，如上举有困难可以将滑轮置于患者的前上方。

2）放松摆动训练：患者双手抓握沙袋或哑铃，躯干轻度屈曲，肩关节充分放松，进行前后左右摆动的训练，对关节挛缩有显著作用（图3-7-1）。

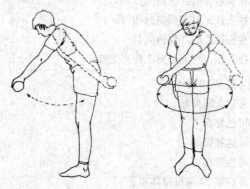

图3-7-1 放松摆动训练

3）牵拉训练：患侧上肢上举，抓握高处的扶手或肋木，再用下肢屈曲的方法牵拉，使肩关节的活动范围改善。

（2）肌力练习：主要适用于慢性期，训练时也应该遵循无痛原则，常常和关节活动度练习同时进行，只是慢性期患者如果有明显的肌力下降和肌萎缩则更强调抗阻训练。

（3）关节松动术：通过对肩关节的摆动、滚动、推动、旋转、分离和牵拉等，可以起到缓解疼痛、促进关节液流动、松解组织粘连和增加本体反馈的作用。在急性期，因疼痛剧烈，应多用Ⅰ级手法，即在肩关节活动的起始端小范围地松动；在缓解期，因肩关节活动受限，应多用Ⅱ、Ⅲ级手法，即在肩关节活动范围内大幅度地松动，二者以是否接触关节活动的终末端来区别。Ⅲ、Ⅳ级手法都接触终末端，对改善活动度效果显著，但若使用不当，可引起较明显的疼痛。每种手法可重复使用2~3次。在治疗过程中，患者必须位于舒适的体位，完全放松，操作者持握不能过紧，以便能感觉肩关节的活动，操作时要密切观察患者病情变化，及时调整手法的强度、频率和时间。该方法对于合并有肩关节半脱位或严重骨质疏松症的患者应慎用或不用。

（4）推拿：急性期疼痛剧烈，手法必须柔和、轻巧，时间不宜过长。目的是为解除粘连、改善关节活动度，需采用拔络和动摇关节等强度较大的手法，患者多有酸痛感，手法必须由轻到重、刚柔结合，切忌粗暴牵拉，以避免引起肩关节周围软组织的撕裂伤。应该明确掌握患肩各个方位的最大关节活动范围，使手法有针对性。每次推拿时各个轴位都要动摇，根据患者的具体情况，可对其中一个或两个方位的动摇幅度适当地超过其最大活动范围。在下一次推拿时，再选一个或两个其他方位，做超过其活动范围的摇动。这样有计划地摇动各个方位，逐步地解除粘连，恢复关节活动度。

3. 体操

（1）屈肘甩手：患者背部靠墙站立，或仰卧在床上，上臂贴身、屈肘，以肘点作为支点，进行外旋活动。

（2）手指爬墙：患者面对墙壁站立，用患侧手指沿墙缓缓向上爬动，使上肢尽量高举，到最大限度，在墙上作一记号，然后再徐徐向下回原处，反复进行，逐渐增加高度。

（3）体后拉手：患者自然站立，在患侧上肢内旋并向后伸的姿势下，健侧手拉患侧手或腕部，逐步拉向健侧并向上牵拉。

（4）展臂站立：患者上肢自然下垂，双臂伸直，手心向下缓缓外展，向上用力抬起，到最大限度后停 10 min，然后回原处，反复进行。

（5）后伸摸棘：患者自然站立，在患侧上肢内旋并向后伸的姿势下，屈肘、屈腕，中指指腹触摸脊柱棘突，由下逐渐向上至最大限度后停住不动，保持 2 min 后再缓缓向下回原处。反复进行，逐渐增加高度。

（6）擦汗：患者站立或仰卧均可，患侧肘屈曲，前臂向前向上并旋前（掌心向上），尽量用肘部擦额部，即擦汗动作。

（7）头枕双手：患者仰卧位，两手十指交叉，掌心向上，放在头后部（枕部），先使两肘尽量内收，然后再尽量外展。

（8）旋肩：患者站立，患肢自然下垂，肘部伸直，患臂由前向上向后画圈，幅度由小到大，反复数遍。

请患者注意，以上八种动作不必每次都做完，可以根据各人的具体情况选择交替锻炼，每天 3～5 次，一般每个动作做 30 次左右，多者不限。只要持之以恒，对肩周炎的防治会大有益处。

（二）理疗

1. 早期

（1）间接电疗法：对肩周炎患者可采用双侧板状电极，置于肩关节前后。如属某一肌肉或肌腱炎，可用杯状电极置于痛点。通常采用密波、疏密波、间升波各 5 min，每天 1 次，12～24 次为 1 个疗程。

（2）超短波疗法：炎症期用微热量，气距 3 cm，肩前后对置，12～5 min，每日 1 次，15 次为 1 疗程。

（3）微波治疗：剂量 60～80 W，距离 10 cm，15 min，每日 1 次，12～15 次为 1 疗程。

（4）温热疗法：泥包裹疗法：泥温 50 ℃～53 ℃的矿泥，包裹肩关节周围，15～25 min，每日 1 次，12～24 次为 1 疗程。石蜡疗法：肩周刷蜡法或垫蜡法，20～30 min，每日 1 或 2 次，15～24 次为 1 疗程。

（5）氡水浴：水温 39 ℃～41 ℃，15～20 min，每日 1 次，15～20 次为 1 疗程。

（6）红外线疗法：功率 500 W 以上，灯距应在 50～60 cm；功率 250～300 W，灯距在 30～40 cm；功率 200 W 以下，灯距在 20 cm 左右。15～30 min，每日 1 次，15～20 次为 1 疗程。

2. 后期

（1）直流电碘离子导入：采用 5%～10% 碘化钾溶液，由阴极导入，电极 200 cm^2，

10 ~ 12 mA，15 ~ 30 min，每日 1 次，15 ~ 24 次为 1 疗程。

（2）干扰电疗法：固定法，电极 50 cm²，差频 50 ~ 100 Hz，感觉阈上至运动阈，5 ~ 10 min，每日 1 次，15 ~ 20 次为 1 疗程。

（3）温热疗法：可选用 45 ℃ ~52 ℃的治疗泥或蜡饼，做成两块厚 10 cm 的泥饼，置于患侧肩关节前后，20 ~ 30 min，每日 1 次，15 ~ 20 次为 1 疗程。

（4）按摩疗法：应用抚、揉、按、动的手法，以达到通经活络的目的。按摩疗法最好在热疗、热水浴后 0 ~ 30 min 进行。

（5）牵引疗法：这种方法使用于年纪较大而病情严重的病人，即发病时间不久，而活动受限明显。此法就是在肩关节生理活动范围以内，采取被动牵引的方法，将挛缩的关节拉开。牵引前可以向几个痛点注射 2% 普鲁卡因各 2 ~ 3ml。防止机械性牵拉后的炎症渗出，应鼓励病人做肩关节的活动或者应用无热量超短波，以协助消炎。

五、肩周炎的预防及健康管理

（一）未病先防

静而少动是发生肩周炎的基本因素。由于老年人平素缺乏体育锻炼，肩臂肌肉松懈，软组织对不良刺激的耐受性减低，稍有外力或遭受寒湿侵袭，即容易引发本病。中老年人应该注意加强对肩部的功能锻炼，通过做肩部体操、导引等方法，使肩部肌肉丰厚，从而增强抵抗外邪的能力。老年性退行性变是发病的首要因素，适当的调护有助于延迟退变年龄或避免出现病变。中国传统的养生学在此方面颇有建树，如：气功、导引、自我按摩以及药膳等。常见的一些体育活动如慢跑、打太极拳均有助于预防肩周炎的发生。此外，适当服用胡桃、黑芝麻、木瓜、当归等可调理气血、舒筋活络，对肩周炎的预防相当有效。肩周炎在中医学上称为"漏肩风"、"肩凝风"等，与风寒湿诸邪入侵有密切关系。因此，中老年人的起居应注意避风寒，不可久居寒湿之地，气候骤冷时应注意肩部的保暖，睡眠时宜注意就卧姿势，多以仰卧为宜，并避免在睡眠中将肩部暴露在外。急性肩臂部损伤也是导致肩周炎的重要诱因，对因损伤而需制动固定者，应注意固定时间不宜过长，解除固定后，及时进行功能锻炼。此外，中老年人在饮食、起居、房事方面也应注意，如饮食上偏嗜酸咸及过度饮酒吸烟，都对骨关节有不良影响。总之，只要时常注意积极预防，肩周炎的发生是完全可以避免的。

（二）既病防变

首先，患者要保持良好的心理状态，坚定战胜疾患的信心，遵循医嘱，积极配合治疗；同时，要消除紧张心理，解除精神负担。此外，肩周炎患者要注意饮食起居，在治疗期间应注意四时保暖，忌出汗后受风，忌睡眠侧压等。在接受治疗过程中，应注意配合医生以发现潜在性病变，预防并发症的发生。一旦出现并发症，应积极治疗。

（三）病后防复发

肩周炎通过恰当积极的治疗，数月后一般能够得以康复。然而，临床上多数患者经治愈数年后仍会复发。预防复发除了参考"未病先防"的有关措施外，更重要的是通过功能练习、中医药等手段，巩固疗效，防止复发。

（刘建宇）

第八节 软组织损伤

一、概述

（一）定义

软组织是指上皮组织、支持组织（结缔组织、软骨、血液、淋巴）、肌肉组织、神经组织等，包括韧带、肌腱、肌肉、软骨、筋膜、关节囊、关节软骨、脂肪组织及椎间盘。结缔组织的功能是支撑软组织，传导和分散机械力，并且为神经血管结构充当导管。

软组织损伤是指除骨组织以外的肌肉、筋膜、肌腱、韧带、关节囊等组织，由于应对外来暴力使组织承受过多的应力，或者不正确的运动方式而造成的损伤。

（二）发病机制

软组织在应对应力和扭力失败的情况下最容易受伤。导致软组织损伤的应力有三种：压力、张力和剪切力。这三种应力力量过强时，都会造成软组织的损伤，但是不同的软组织对应力的耐受程度不同。压力是指垂直作用于组织表面的力量，张力是指牵拉及伸长组织的力量，剪力是指从旁边及平行地切断连接组织纤维的力量。强烈的压力可以产生挫伤，过强的张力和剪力可引起各种程度的肌肉肌腱的拉伤和韧带的扭伤。

最常见的损伤机制是急性创伤和重复性过度使用和过载。突然的过载重量或过强的肌肉收缩易对肌腱结构造成损伤，特别是在原有薄弱并伴有结缔组织疾病或正在进行激素药物治疗时，更易造成软组织的损伤。常见软组织损伤是由反复性过度使用，导致疼痛和炎症的发生，最终使软组织的结构产生衰弱退化。在持续这种环境和未受控制的压力下，由此产生的恶性循环造成结构性在不同阶段的进一步损伤和慢性炎症的发生（图 3-8-1）。

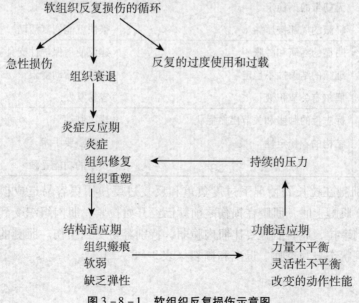

图 3-8-1 软组织反复损伤示意图

　　软组织的愈合分为三个阶段：损伤后细胞的应激反应；修复和再生，即不成熟胶原蛋白的增生；瘢痕的形成。只有充分了解这三个阶段软组织受伤后所发生的一系列变化，才能制订出有效的康复治疗方案，并加以实施。

　　软组织的愈合受到损伤类型、年龄、血管分布、营养、遗传因素、激素作用以及活动程度的影响。急性损伤通常是突然发生，具有代表性的症状是出现炎症反应。慢性损伤（长达 3 个月）典型的特点是经常会发生隐痛，次于强烈的炎症，造成进行性的功能障碍，最后导致再度损伤。高龄患者软组织损伤后愈合时间的延缓还与胶原蛋白的合成作用和损伤肌腱的愈合能力减退有关。其康复训练应以提高肌腱机制和结构特性为主，反对完全制动。

　　影响软组织整合修复的因素包括：年龄、性别、体重、温度、训练、营养、药物治疗、制动、损伤程度及其他的系统性疾病，如关节炎及胶原蛋白血管失调等。

　　（三）损伤的分类

　　软组织损伤的性质和分类以及损伤的反应与其结构相关。最容易损伤的软组织是韧带、肌腱和肌肉，下面以这三种损伤作为主要部分进行分类叙述。

　　1. 韧带　韧带扭伤根据损伤程度和分离程度分为轻度（Ⅰ度）、中度（Ⅱ度）和重度（Ⅲ度）扭伤。

　　轻度扭伤对其结构的完整性不会造成破坏，只是有轻微的炎症反应，一般很快并完全地康复。中度扭伤有韧带的部分撕裂，并伴有明显的疼痛和炎症反应。功能恢复一般需要 4 至6 周。在损伤之后，患者要经历数月的疼痛，涉及到组织可拉伸的力量会迅速下降到 50%。重度损伤特征是愈合期过长，结构不稳定，易发生反复扭伤（表 3 - 8 - 1）。

表 3 - 8 - 1　韧带扭伤

级别	体征与症状	功能意义
轻度（Ⅰ度）	轻微疼痛和肿胀 无韧带的不稳定 轻微的局部按压痛	无明显的功能丧失 不需要支具 很快就能恢复活动
中度（Ⅱ度）	明显的疼痛和肿胀 细微的结果性不稳定 偶尔有关节积液	建议使用保护性支具 明显的活动受限 容易复发
重度（Ⅲ度）	标志性的肿胀和关节出血症状 结构的不稳定性	建议制动 可能需要手术 长期的功能受限

　　2. 肌腱　肌腱在拉长的情况下过度负重和反复过度使用更容易造成损伤。当快速和斜向张力施加在肌腱上时，肌腱在损伤之前就已经开始拉紧，肌肉组织受到外部的刺激以最大的程度受到牵拉，此时肌腱要比肌肉脆弱，特别容易受到损伤。肌腱的损伤可按其一系列叠加的病理状态分为炎症、退变和撕裂（表 3 - 8 - 2）。

表 3 - 8 - 2　肌腱损伤的分类

损　伤	特　征
肌腱旁炎/腱鞘炎	肌腱周围的发炎并伴有疼痛、肿胀和压痛
肌腱炎	肌腱发炎并伴有血管破裂和炎症
肌腱变性	肌腱内部的萎缩和退化并伴有微弱的炎症，在肌腱上可触及到结节
筋膜炎伴肌腱变性	急性炎症叠加在慢性肌腱炎上
部分或完全断裂	急性炎症叠加在慢性肌腱变性上

肌腱旁炎是指肌腱旁边发生的炎症。当结构和滑膜衬有关时，这种情况被描述成腱鞘炎。肌腱炎是指肌腱损伤和发炎。肌腱变性是指肌腱内部产生萎缩和退化的慢性过程，并伴有微弱的炎症，而失去结构的整合功能，潜在地导致肌腱的衰退。肌腱旁的炎症可以引起肌腱的萎缩反应，主要是指肌腱旁炎伴肌腱变性。创伤性肌腱炎的功能性分类有其特殊的作用，主要与伤残的级别与损伤的程度有关（表 3 - 8 - 3）。

表 3 - 8 - 3　肌腱损伤功能性量表

级　别	症　状
1	运动之后有疼痛，24 小时内会减轻
2	运动时有一点点不舒服，没有活动受限
3	运动时会受疼痛的干扰
4	日常生活活动受到疼痛的干扰
5	休息时疼痛，不能入睡

3. 肌肉　肌肉的损伤在运动中最为常见。其损伤可以分为：挫伤、扭伤、撕裂和经常出现的延缓性肌肉酸痛。

挫伤是指直接的打击，其轻、中、重的级别要根据软组织的肿胀、活动受限和功能损伤的程度而定。肌肉内的挫伤是比较严重的损伤，恢复比较慢，形成广泛的瘢痕，并且容易发展成骨化性肌炎。

肌肉的扭伤是由于过度牵拉或使肌肉肌腱部位最大收缩，特别是肌肉在进行离心性收缩时造成的，这类损伤通常是在肌肉和肌腱的联合部，扭伤的分类与挫伤的分类相似。损伤的肌肉可以发出最大的拉伸负荷和收缩力度，但只有其原来 50% 的力量。在急性扭伤一周之后，肌肉的收缩力度才能开始恢复，也经常会长时间或永久地丧失完全的收缩能力。因此，患者从肌肉扭伤恢复其功能能力会有很大的难度，扭伤部位未能长好就急于恢复活动，会增加进一步损伤的危险。

在剧烈运动后 24 小时到 48 小时最容易出现延缓性肌肉酸痛，其主要原因是肌肉进行了重复的离心性收缩。在这种情况下，炎症和代谢机制都会伤及肌肉。在大多数的情况下，这种现象是可以自行消退的，但是，也偶尔需要通过使用抗炎药物来改善和缓解。

（四）临床特征与诊断要点

1. 症状　软组织损伤后最常见的症状是疼痛、活动障碍等。急性期的疼痛较剧烈，难以忍受，因局部损伤的炎症因子的释放所致；慢性期无明显疼痛或仅在活动时有疼痛，这种疼痛是因瘢痕组织受到牵拉所致。如果出现放射性疼痛，就要考虑神经损伤和压迫的可能性。

2. 特征　最常见的体征是损伤部位皮下出血或淤血、局部肿胀或压痛，运动能力减退；后期会出现瘢痕、挛缩与粘连，肌萎缩、肌力下降、关节稳定性下降、生活能力受限。

3. 辅助检查

（1）X光片：筛查或排除骨折，观察软组织肿胀的情况。

（2）MRI：可发现较深部组织内的出血，并且可测量出血量。

（3）B超：准确分辨出软组织的出血和水肿的情况，发现其他检查不易发现的肌腱、韧带和半月板的损伤。

二、评定内容

（一）疼痛

1. 根据疼痛程度的模式来测量　轻度、中度、重度。

2. 视觉模拟量表。

（二）软组织的功能评定

1. 旋转　检查肌肉的长度，检查神经组织在运动时的紧张程度。

2. 肌肉的灵活与协调性。

3. 肌腱、韧带、半月板的各种检查。

（三）运动能力检测

1. 主动运动　需要患者进行抵抗测试，要进行徒手肌力测定。

2. 被动运动　被动的可动域测试，要进行关节活动度的检查。

3. 运动姿势　姿势评定检查、全身运动能力控制和稳定性检查等。

（四）功能评定

1. 改良 HSS 肩关节评分表（表 3 - 8 - 4）

表 3 - 8 - 4　改良 HSS 肩关节评分表

评定指标		评定标准	评分
疼痛	活动时	无	15
		轻度疼痛，偶尔服药	10
		中度疼痛，能忍受	5
		严重疼痛，功能障碍，服用麻醉品	0
	静止时	无	15
		轻度疼痛，偶尔服药	10
		中度疼痛	5
		严重疼痛	0

评定指标		评定标准	评分
最高分			30
ROM（每20°为1分）	最大前屈		8
	最大外展		7
	最大内收		2
	最大内旋		5
	最大外旋		3
最高分			25
总分 = 疼痛 + ROM			55

2. 改良 HSS 肘关节评分表（表 3 - 8 - 5）

表 3 - 8 - 5　改良 HSS 肘关节评分表

评定指标		评定标准	评分
症状	疼痛（30分）	从不疼痛	30
		弯曲时不痛	15
		弯曲时稍痛	10
		弯曲时中度痛	5
		弯曲时严重痛	0
		休息时不痛	15
		休息时稍痛	10
		休息时中度痛	5
		休息时严重痛	0
	交锁（10分）	从不交锁	10
		偶尔交锁，对生活工作影响不大	5
		频繁交锁，严重影响生活工作	0
功能（20分）		弯曲活动30分钟	8
		弯曲活动15分钟	6
		弯曲活动5分钟	4
		不能用肘	0
		肘任意活动	12
		尽可娱乐活动	8
		仅限家务活动和工作	6
		可独立自我料理	4
		残疾	0

评定指标	评定标准	评分
屈伸范围（20分）	每7° 1分	
肌力（10分）	可提5磅重物屈90°	10
	可提2磅重物屈90°	8
	可抗重力屈曲	5
	不能前屈	0
屈曲挛缩（6分）	完全伸直	6
	小于15°	5
	15°～45°	4
	45°～90°	3
	挛缩超过90°	0
伸直挛缩（6分）	小于15°（在135°中）	6
	小于25°	4
	小于100°	2
	小于180°	0
旋前（4分）	大于60°	4
	60°～30°	3
	30°～15°	2
	小于0°	0
旋后（4分）	大于60°	4
	60°～30°	3
	30°～15°	2
	小于0°	0

3. 适用于普通人的膝关节损伤功能评定方法（表3-8-6）

表3-8-6 膝关节损伤功能评定

评定指标	评定标准	评分
疼痛	无痛：日常生活活动无疼痛，可有疲劳和沉重感	30
	轻痛	25
	中度疼痛	15
	重度疼痛	5
	极重度疼痛	0

续表

评定指标	评定标准	评分
ROM	120°以上，可以盘腿坐在地板上	20
	90°～110°，可以上下楼，可从椅子上站起	15
	60°～89°，可平地步行	10
	30°～59°，可从地板上拾起物品	5
	0°～29°，可上下5cm的台阶	0
主动伸展受限	几乎无，受限仅0°～10°	10
	轻度：受限范围为11°～30°	5
	重度：受限范围为31°	0
内外翻畸形	无	10
	轻度：15°以下	5
	重度：16°以上	0
步行能力	正常：在日常生活活动中步行无障碍，也可以快走	20
	轻度障碍：有必要时可在街上走500～1000 m	15
	中度障碍：虽然有必要也不能走500 m以上，日常活动限于自己家的周围	10
	重度障碍：勉强行走，但限于室内活动	5
	不能行走：在室内也不能行走	0
日常生活活动	该项内，每小项均按下述标准给分：无困难：2分；有困难：1分；不能进行：0分	
	从座椅上站起，如需支撑属困难	
	上楼梯，如需扶手属困难	
	下楼梯，如需扶手属困难	
	立正站，如需依靠属困难	
	跑步，不能跑只能快走属困难	
关节积液	该项只用正、负号记录，不计分	
	重度　－　－　－　＋　＋	
	中度　－　－　－　＋	
	轻度　－　－　－　±	
	无　－　－　－　－	

三、临床常见功能障碍

1. 神经血管损伤、出血　因损伤的程度不同，出血量会不等，而且形成组织血肿或关节积血，加重组织水肿，后期易产生组织纤维化而引起粘连。重度的软组织损伤可能会导致神经损伤，造成感觉缺失障碍。

2. 疼痛和肿胀　软组织损伤后，由于出血会导致局部软组织及滑膜的充血，产生无菌性炎症，造成局部组织的充血肿胀，若止血不及时不彻底，会进一步加重肿痛的症状。

3. 关节活动度受限　软组织损伤后造成的肿痛或肢体的制动，会自然地减少肢体的运动，逐渐出现关节活动度的受限。

4. 运动能力减退　严重软组织损伤须进行肢体的制动，致使肢体的运动减少，运动能力减退，心肺功能下降。

5. 肌力减退及肌萎缩　由于卧床、制动和肢体的固定，导致不同程度的运动减少，造成肌力的减退，发生废用性肌萎缩。制动或固定的时间越长，废用性肌萎缩就越严重。

6. 关节稳定性下降　导致关节稳定性下降的主要原因是关节周围肌肉力量不均衡，关节囊和韧带过度牵拉造成松弛，使关节的本体感觉减退。由于制动或固定产生的废用性肌萎缩，在去除固定后，关节的运动能力、稳定性和功能结构尚不能立即充分应付正常的活动，容易造成再次损伤。因此，运动或治疗要循序渐进。

7. 瘢痕与粘连　组织损伤后出现血肿，血肿机化产生纤维性的粘连，导致瘢痕的出现，引起组织间的延展性和弹性降低。损伤越重出血量就越大，更容易出现纤维组织或关节内外的粘连。

8. 关节挛缩　损伤后的固定制动，极易出现关节内外纤维组织的挛缩。

四、康复治疗方案

对于软组织损伤的治疗和康复，首先要在解剖结构上作出正确的诊断，才能使患者最终恢复正常的运动，获得正常功能。软组织损伤康复的实施原则是：①限定特殊活动训练的内容。②矫正功能的缺损。③提高肢体的力量、灵活性和全身的功能状况。④着重结构的缺失。⑤促进愈合。⑥控制疼痛和炎症。⑦做好鉴别诊断。

保护损伤部位，控制疼痛和炎症是首选的治疗方案，其目的是提高损伤组织和整个运动链的灵活性、力量和能力。同时，也要考虑其他因素会影响到症状的发展与持续，即产生损伤的内在与外在因素（表3 - 8 - 7）。

表3 - 8 - 7　影响过度使用损伤的内在与外在因素

内在变量	外在变量
年龄	训练错误/技巧不好
灵活性的不平衡	环境因素
肌肉不平衡/无力	设备因素
解剖位置排列不齐	
遗传倾向	

（一）软组织急性损伤后的紧急救治

对于外伤导致的软组织损伤要进行 PRICES 处理。PRICES 即是：protect（保护），rest（休息），ice（冰敷），compression（加压），elevation（患肢抬高），support（稳定支撑）。

1. 保护（protection）：保护损伤的部位，减轻疼痛，防止进一步的损伤。

2. 休息（rest）：减少运动，减少渗出，减轻肿胀。

3. 冰敷（ice）：用于急性期损伤的处理，其目的是减轻疼痛痉挛，抑制水肿加重。受伤部位的降温冷却可用凉水、冰水、冰敷、冰袋、冷喷剂来进行，但要小心冻伤。

4. 加压（compression）：可用绷带、充气泵来抑制水肿，促进血液循环，加快吸收。加压时，绷带松紧力度、充气压力要适中，注意不要产生血运障碍。

5. 患肢抬高（elevation）：抬高患者患部至高于心脏的位置，可防止软组织内部的大量出血，促进血液和淋巴回流，消除水肿。

6. 支撑（support）：保持损伤部位的舒适体位，也可使用矫形器来保持支撑，促进恢复。

急性期过后，可介入一些理疗的治疗方法，逐渐开始运动。

（二）运动疗法

软组织损伤后会造成不同程度的运动受限，影响生活质量，运动疗法应择时尽快进行，治疗手法则根据肌肉、肌腱、韧带的损伤程度和部位的不同而选择不同的手法技术（表3-8-8）。

表3-8-8　韧带、肌腱、肌肉的病理与手法治疗

构造	功能	病理	手法治疗
韧带	连接骨	亚急性期的扭伤，伴微小的裂开或韧带纤维的断裂	为维持运动性立即做横贯性按摩
		慢性期的扭伤	为减轻由于充血造成的疼痛，实行横贯性按摩
肌腱	有腱鞘的肌腱免受摩擦和压迫	有腱鞘炎的长腱滑膜表面不平及鞘中的腱活动时伴疼痛	对腱进行横贯性按摩，将腱和腱鞘固定在牵张位
	力量从肌腹渗透到骨骼	腱鞘炎及扭伤致肌纤维的断裂，伴有疼痛的瘢痕形成（肌、肌腱与骨的过渡部）	为了使瘢痕愈合消失，施行横贯性按摩
肌肉	收缩牵张	肌肉断裂或肌纤维微小断裂	为维持和扩大纤维的延展性，行横贯性按摩，防止瘢痕组织的形成
		肌腹与肌腱过渡部、腱肌腱与骨膜过渡部呈现肌张力增高	将受损伤的部位保持放松体位，做手法放松，之后进行主动运动，包括被动的牵张和阻力运动练习

下面以最常见的肩关节损伤的康复为例进行介绍。

肩关节的康复应该围绕肩部与身体其他部位如何交互运动，其他的运动又如何能影响肩部的运动来进行。下肢是稳定性的基础，也发起传递躯干部位的大肌肉产生能量到肩胛带，再最终到手臂。想要肩关节的运动能力逐渐康复，还需要考虑通过下肢、起主要作用的臀部和躯干伸展、肩胛控制（特别是肩胛骨内收），以及盂肱关节的正常旋转力线时的骨盆的控制。肩部功能异常评定应包括姿势评定、脊柱的排列情况和臀部近端的力量评定。除此以外，姿势和肩胛骨的活动能力也是肩部功能异常的一个表现，常见于早期损伤。

1. 改善关节活动度

（1）涉及的关节

1）盂肱关节：松解关节周围粘连的组织或关节囊，牵拉关节周围的挛缩或短缩的肌腱，松动关节扩大其运动范围。

2）肩胛胸壁关节：肩胛区域的活动应维持肩胛骨的运动，包括肩胛骨的上方旋转、下方旋转、上提、下降、前伸（外展）和后缩（内收）。

（2）治疗方法

1）被动运动：通过适当的关节被动运动，保持肌肉、肌腱、韧带的长度和张力，维

持关节的正常活动范围。

2）牵引：可采用器械进行牵引，但是要注意牵引时的重量、牵引的方向与角度以及牵引的时间，在疼痛忍受范围内进行为佳，重量和时间要根据患者的情况逐渐增加。

3）松动术：综合使用关节松动术和软织松动术（manipulation and mobilization，M&M），针对治疗部位进行手法操作。关节松动术要运用分离、牵拉、滚动、滑动、摆动和旋转手法进行治疗。软组织松动术要运用横贯性按摩、功能性按摩和牵张的手法技术原理针对软组织进行松解和松动的治疗。

4）PNF：是通过刺激本体感受器促进神经肌肉系统反应的方法，强调对本体感受器的刺激。其特征是运用躯干和肢体的螺旋对角线助动、主动、抗阻运动，通过言语和视觉刺激，利用牵张、关节压缩和牵引等特殊的治疗手法技术来引导运动模式，以促进神经肌肉的反应，使运动功能恢复。

2. 增强肌力训练

（1）等长收缩：早期的肌力训练以等长收缩为主，以保持机体神经和肌肉的紧张度，通过泵的作用促进组织液的回流。

（2）等张收缩：身体未受伤的部位要积极开展抗阻训练，利用哑铃、沙袋、滑轮系统及其他各种肌力训练器，针对躯干和上肢各个肌群或参与运动的集团肌群，进行向心性收缩和离心性收缩的肌力增强训练。

（3）等速训练：利用等速训练仪（如 Cybex）针对需要增强肌力的部位进行训练。肌肉代偿和抑制会导致肩胛胸壁的功能异常，当活动度可以维持时，肌力增强就要作为重点，立即进行肩胛周围的肌肉强化。肩胛周围的肌肉包括：斜方肌中下纤维，大小菱形肌，前锯肌等。这些肌力的增强，也可在开放链和闭合链的训练中进行。三角肌、肱二头肌、肱三头肌等其他肌肉则可采用不同形式的等张训练。

3. 控制性与稳定性训练　康复治疗原理中融入运动链的训练，对于患者的康复有很重要的作用。

（1）开放链运动：开放链运动极为常见，其沿关节产生剪切力，并经常以施加阻力的方式进行，可以促进肩胛胸壁和盂肱关节的控制能力。

（2）闭合链运动：闭合链运动在肩胛韧带处会产生较小的拉力，有益于提高肩胛部位和上肢的控制能力。这种训练首先从固定的平面上开始，从垂直纵轴向下负重开始进行训练。如将手撑在桌面上，再逐渐过渡到不稳定的平面上，可将手撑在球面上进行运动。这些运动训练应该在可忍受的疼痛范围内进行，最好是将躯干向前倾斜使上肢处于前屈位进行。可以在直立位时将手置于正前方的桌面上或墙面上，也可以将手撑在侧方的墙面上，使上肢处于外展位，分别进行上肢的负重能力训练。在肩胛部位的稳定训练之后，应立即强化肩袖的肌力，并且要特别着重肩袖的功能缺损。

（三）缠绕绷带疗法

在对软组织损伤患者进行康复训练时，除了进行肌力训练和关节活动度训练以外，还可以辅助冷热疗、电疗、光疗等手段，促进肿胀的消退。同时，还要保护损伤的软组织，加强关节的稳定性和运动能力，巩固训练成果。临床上常使用绷带缠绕法来加固关节稳定性，维持运动能力。

由于绷带缠绕的强度、运动方向等都可以调节，所以在固定关节和体育运动中已经广泛应用。绷带缠绕的方法很多，下面对其中有代表性和广泛应用的几种方法进行介绍：

1. 绷带缠绕的目的

（1）预防伤害的发生：对容易发生伤害的部位进行加固、限制。

（2）预防再次损伤：一般来说，曾经受过伤的地方容易再次发生损伤，为了加固、限制容易损伤的部位，也为了给予患者一定的心理支持，所以采用缠绕绷带的方法。

（3）应急处理：在伤后，不能及时进行急救处理、运往急救设施的途中，应用绷带对伤处进行压迫、固定。但是注意，如果压迫的力量过大，可能导致循环障碍。

（4）康复：在手术后进行早期康复时，为了限制患者不当的运动，缓解疼痛，也可以缠绕绷带。

2. 绷带缠绕的基础知识

（1）绷带的种类

1）非弹性绷带：一般使用的白色绷带，用于关节的制动、固定，以及对于肌肉的压迫。使用的部位不同，选择的宽度则不同。宽度为 13 mm、19 mm 和 25 mm 的常使用于手指和足趾等部位，宽度为 38 mm 的常使用于踝关节、肘关节和腕关节等部位，宽度为 50 mm的则用于膝关节和腰部等位置。

2）伸缩性绷带：用于肌肉松弛与收缩时差距较大的部位，如果需要进行部分活动的话，多采用缠绕包扎的方法，应避免过度压迫。宽度为 25 mm 的可使用于手指和足趾等部位，宽度为 50 mm 的则用于踝关节、肘关节和肩关节等部位，宽度为 75 mm 者则应用于膝关节和肩关节。

（2）相关用具

1）固定型绷带：保护皮肤等作用。

2）凡士林油：涂抹在药棉和纱布上，以防在绷带和皮肤间产生摩擦。

3）粘着剂：绷带和胶带间粘着力不够时，对其进行增补的作用。

4）除粘剂：去除绷带和其他粘着物时用。

5）冷冻喷剂：受伤或运动结束后使用。

6）剪刀：去除绷带时使用。

（3）缠绕绷带的方法：拉出需要用的绷带适当长度进行缠绕，防止绷带褶皱或扭转等现象的发生，并且预防过压迫，随时调整绷带的松紧度。

（4）绷带去除：如果采用粘性绷带，考虑患者皮肤情况，不能简单粗暴处理。应沿肌肉纵轴方向使用除粘剂进行去除。但是如果患者有皮肤过敏等情况，则不能使用除粘剂。

3. 使用绷带的注意事项

（1）在受伤后，必须确认各个关节的损伤情况，发生疼痛的运动方向等。进行绷带疗法时，要预防向此方向的运动。

（2）在使用胶带时，为了保证相应的粘着力，需多 1 cm 左右的胶带。粘附胶带的位置的汗毛等一定要去除干净。

（3）在大腿、小腿、上臂、前臂等处使用绷带时，要注意肌肉安静和收缩时半径的差异，一定要选用弹性绷带。

（4）如果在绷带中留有皱褶，会让患者在运动中产生不适感。所以要在绷带的两端给予最小的张力，使绷带拉直。

（5）在以预防目的使用绷带时，运动结束后，应立即取下绷带。如果有必要进行持续固定，2～3日后必须除下，因患者会产生瘙痒等皮肤炎。

（6）去除绷带后，必须要对患者进行疼痛、感觉等检查。如果存在异常，必须再次缠绕绷带。

4. 实际操作

（1）踝关节的绷带疗法

1）预防保护性绷带：由于踝关节的扭伤多发生于内翻位，所以为了预防扭伤和对扭伤后的踝关节进行保护，就要对踝关节进行限制内翻的缠绕。绷带由小腿内侧向外侧给予一个持续性的张力。由于在竞技性活动中，特别是跑跳的动作时，踝关节的跖屈背屈的活动度不能受到影响，所以在进行绷带缠绕时一定要尽量减少患者在跖屈背屈中的不适感。

2）体位：在床上的长坐位，并且小腿的下半部分要伸出床面，在前脚掌用橡皮带牵拉，使前距腓韧带处于松弛状态，保持5°左右的背屈（图3－8－2）。

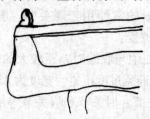

图3－8－2　预防保护性绷带的体位

3）使用绷带：38 mm 的非弹性绷带，50 mm 的弹性绷带。

①准备：为了防止绷带和皮肤发生摩擦，在足背和跟腱处放置涂抹了凡士林油的纱布（图3－8－3a）。

②固定性胶带：在两踝部向上10 cm 处和中足趾趾间关节之前缠绕胶带，并且不能留有缝隙（图3－8－3b）。

③使用38 mm 的非弹性绷带，在双踝向上10 cm 处（不压迫肌腹）进行缠绕。小腿应用2根绷带，足部应用1根绷带。小腿部绷带固定用胶带与小腿轴成直角进行缠绕，由于小腿呈圆锥形，故与长轴略呈角度能更好地预防产生间隙（图3－8－3c）。

④使用38 mm 的非伸缩性绷带3根。第一根从小腿部固定用胶带内侧中央处向下经足弓后部，止于小腿固定用胶带外侧中央部。第二、三根绷带呈X状贴在足底部，这样可以使绷带和足部接触面积最小，使步行时的不适感也减到最小。如果想使患者有轻度内翻能力的话，可以选用50 mm 弹性绷带（图3－8－3d）。

⑤使用38 mm 非伸缩性绷带，在足部外侧固定胶带经跟腱终末到足部固定内侧胶带处进行强力粘着固定（图3－8－3e）。

⑥使用50 mm 弹性绷带，由小腿外侧固定胶带通过足背、由足底内侧向足外侧进行8字缠绕，并最终固定于小腿内侧固定韧带，给予持续的外翻牵力（图3－8－3f）。

⑦使用50 mm 的伸缩绷带，由小腿外侧固定绷带开始，经内踝、跟腱、外踝、足外

侧、足底、经足背（限制外翻）、外踝、跟腱、内踝、足部内侧、足底、足背（限制内翻）、最后终止于小腿内侧固定绷带，并保持一定持续的张力（图3-8-3g）。

⑧再次固定：如果有必要，可以重复上述部分缠绕（图3-8-3h）。

⑨固定：重复③的动作，固定所有绷带（图3-8-3i）。

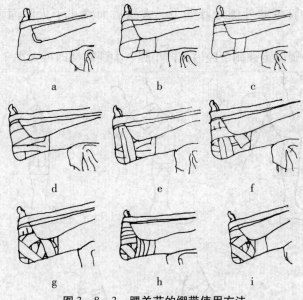

图3-8-3　踝关节的绷带使用方法

（2）膝关节的绷带疗法

1）作用：膝关节的绷带疗法主要是用于预防、治疗内侧副韧带损伤。如果内侧副韧带损伤严重，必须进行整形外科手术治疗。

2）体位：立位，足跟踩在一个5 cm左右的小台上。踝关节处于轻度跖屈位，膝关节轻度屈曲、内翻（O形腿）。与股骨相对，小腿处于内旋位（O型脚）（图3-8-4）。这样下肢的内侧副韧带处于放松，下肢肌肉处于紧张的状态。

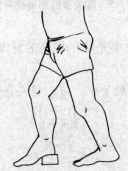

图3-8-4　膝关节绷带疗法的体位

3）使用的绷带：50 mm和75 mm弹性绷带。

①准备：为了防止绷带和皮肤产生摩擦，在腘窝处涂抹凡士林油。

②固定绷带：在大腿中央和小腿中央缠绕一周的绷带，不能产生缝隙，也不能过紧张（图3-8-5a）。

③固定性胶带：在大腿中央和小腿中央缠绕一周的胶带，注意不要对肌腹给予过强的

束缚（图 3 - 8 - 5b）。

④X 形支撑：在小腿固定性胶带的前方经内侧副韧带，止于大腿固定性胶带的后方。同样，在小腿固定性胶带的后方止于大腿固定性胶带的前方。这两个胶带重叠，呈 X 形。并且可以在中央给予一个纵向的支持性绷带，但是支持性绷带要最后粘着（图 3 - 8 - 5c）。

⑤从小腿固定性胶带的外侧经膝盖下、大腿后面终止于大腿固定性绷带前方（图 3 - 8 - 5d）。

⑥再固定：从小腿固定性绷带经内侧向小腿、大腿缠绕即可（图 3 - 8 - 5e）。

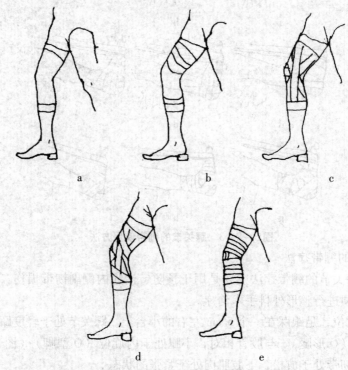

图 3 - 8 - 5   膝关节的绷带使用方法

（3）肩关节的绷带疗法

1）作用：肩关节的绷带疗法主要是防治损伤的复发（包含心理支持），并对上肢的上举动作等进行辅助。

2）体位：立位或者坐位，体干处于中间位，肩关节处于 30°的外展位（图 3 - 8 - 6）。

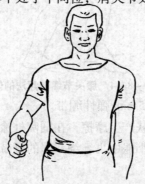

图 3 - 8 - 6   肩关节绷带疗法的体位

3）使用绷带：50 mm 和 70 mm 伸缩绷带。

①固定性胶带：在上臂中央处（不过度束缚肌腹）缠绕一周。在肩胛骨下部到肩胛骨内缘处，并沿胸骨剑突处粘贴固定性胶带（图 3 - 8 - 7a）。

②支持：从上臂固定性胶带外侧沿上臂长轴至肩部固定性胶带粘附（图 3 - 8 - 7b）。

③X 形支持：从上臂固定性胶带前侧经肩峰至肩胛冈下部拉一条绷带，同样，从前臂固定性胶带后方至锁骨中央拉一条绷带。这两条绷带形成 X 形支持（图 3 - 8 - 7c）。如果需要保证一定强度，可以增加绷带数量。如果需要限制肩关节屈曲和伸展，则将通过肩关节肩峰处的绷带向后移（图 3 - 8 - 7d）。如果需要限制内外旋，则在上臂固定性绷带处增加螺旋胶带。

④固定：与①相同，进行再次固定（图 3 - 8 - 7e）。

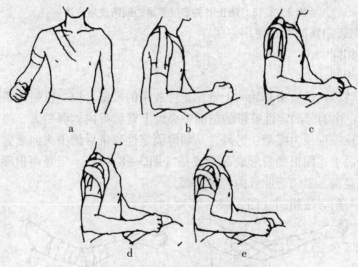

a b c

d e

图 3 - 8 - 7　肩关节的绷带使用方法

（4）肘关节的绷带疗法

1）作用：肘关节的绷带疗法主要用于轻度的外伤导致的尺侧副韧带损伤，并防止过伸展。

2）体位：肘关节轻度屈曲，可以使尺侧副韧带放松，并防止过伸展，同时前臂、上臂的肌肉处于紧张状态。

3）使用绷带：50 mm 伸缩性绷带（支持、X 形支持也可以使用 38 mm 非弹性绷带）。

4）防止过伸展的绷带疗法

①固定性绷带：一般没有必要，如果需要的话从前臂中央向上臂中央缠绕。

②固定性胶带：不要过度束缚肌腹，在前臂中央和上臂中央各缠绕一周（图 3 - 8 - 8a）。

③支持：前臂固定性胶带中央向上臂固定性绷带中央粘附（图 3 - 8 - 8b）。

④X 形支持：从前臂尺侧经肘窝向上臂固定性胶带外侧粘附一根绷带，并且在前臂固定性胶带桡侧向上臂固定性胶带内侧拉一条绷带，上述两根绷带交叉形成 X 形支持（图 3 - 8 - 8c）。

⑤再固定：从前臂固定性胶带开始，避开尺骨鹰嘴（为了保证自由的屈伸能力），向上臂固定性胶带再次缠绕（图 3 - 8 - 8d）。

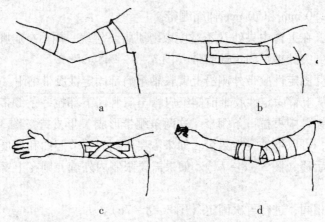

图 3 - 8 - 8　防止肘关节过伸展的绷带使用方法

5）尺侧副韧带损伤的绷带使用方法：

①方法与前相同。

②方法与前相同。

③支持：前臂固定性胶带开始向上臂固定性胶带的尺侧，拉一根强力绷带。

④X 形支持：由前臂固定性胶带的前面中央经上臂肱骨内侧髁后方，终止于上臂固定性胶带后方中央拉一根强力绷带。另外，从前臂固定性胶带后侧中央向上臂固定性绷带也拉一根强力绷带。上述两根绷带形成 X 形支持（图 3 - 8 - 9a）。但是两根绷带交叉的位置不能够压迫尺神经沟，要位于肱骨内侧髁上部。

⑤再固定：与前方法相同（图 3 - 8 - 9b）。

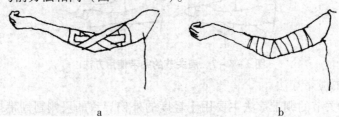

图 3 - 8 - 9　尺侧副韧带损伤的绷带使用方法

（5）腕关节的绷带疗法

1）作用：腕关节的绷带疗法主要是对轻度外伤造成的疼痛进行运动限制。主要是限制掌屈和背屈，也能限制尺屈和桡屈。

2）体位：拇指处于外展位，如果是限制掌屈运动，前臂处于旋前位。如果是限制背屈运动，前臂处于旋后位。腕关节处于 0°位。

3）使用绷带：25 mm、38 mm 的非弹性绷带，25 mm 或者 50 mm 的弹性绷带。

4）限制掌屈的绷带疗法

①准备：由于手掌有汗液容易导致绷带脱落，所以要用香皂洗手后并待其完全干燥。

②固定性绷带：可不做。如果需要的话，在腕关节向上 10 cm（没有肌腹）的地方缠绕绷带。

③固定性胶带：在手部使用 25 mm 或 38 mm 非弹性绷带，在拇指和食指间通过小鱼际部进行缠绕（图 3 - 8 - 10a）。如需要限制拇指外展，则在拇指外侧做一三角形缠绕

（图 3 - 8 - 10b）。另外一根固定性胶带在腕关节向上 10 cm（无肌腹）处。

④支持：使用 38 cm 的非伸缩性绷带，由手部固定胶带向前臂固定胶带性胶带处强力粘附（图 3 - 8 - 10c）。

⑤X 形支持：使用 38 mm 的非弹性绷带，通过手部固定性胶带沿背侧食指方向经腕关节中央，止于前臂固定性胶带尺侧。另外一根绷带为从手部固定性胶带小指侧向前臂固定性胶带桡侧发出，并与上一根绷带交叉，形成 X 形支持（图 3 - 8 - 10d）。如果需要进行尺侧屈曲限制，则进行桡侧 X 形绷带缠绕。一根绷带从手部限制性胶带的背侧中央部经桡侧腕掌关节处向前臂固定性胶带的掌侧中央部粘附，另一根绷带从手部固定性胶带掌侧中央部向前臂固定性胶带背侧中央部粘附，上述两个绷带形成的 X 形支持可以限制腕关节尺屈（图 3 - 8 - 10e）。如果需要限制腕关节桡屈，则采用反向的相同方法。

⑥固定性 8 字缠绕：使用 25 mm 或 50 mm 的弹性绷带（根据手掌大小选用），从前臂掌侧固定性胶带开始，经腕关节背侧、手掌、腕关节掌侧、中止于前臂固定性胶带掌侧中央的 8 字形绷带（图 3 - 8 - 10f）。从尺侧、桡侧任意一侧开始皆可。

⑦再固定：使用弹性绷带，不要过强地进行手部和前臂的再固定（图 3 - 8 - 10g）。

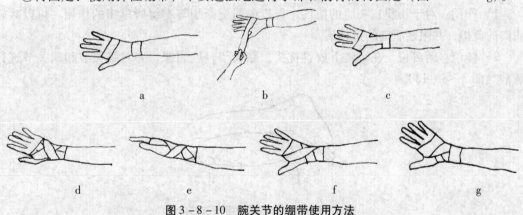

图 3 - 8 - 10　腕关节的绷带使用方法

5）限制背屈的绷带疗法：从准备到再固定与限制掌屈方法相同，仅方向相反。

（6）保护跟腱的绷带疗法

1）作用：缓解跟腱炎疼痛并减轻跟腱炎造成的症状，还可以辅助踝关节背屈，减轻跟腱的过紧张。

2）体位：俯卧位下，小腿部分伸出床外，踝关节保持轻度的跖屈位。可在小腿下放置枕头，以减轻膝关节的负担。

3）使用绷带：38 mm 的非伸缩绷带，50 mm 的弹性绷带。

①准备：防止绷带与皮肤产生摩擦，在跟腱处涂抹凡士林油（图 3 - 8 - 11a）。

②固定性绷带：采用与踝关节绷带疗法相同的方法，在小腿中央部（不过度束缚肌肉）缠绕 50 mm 弹性绷带。在足部中央缠绕 38 mm 非弹性绷带。

③支持：使用 50 mm 弹性绷带，从足部固定性绷带中央向小腿后面中央部拉出强力的绷带，也可以从足部固定性绷带处向左右各发出一个强力的绷带（图 3 - 8 - 11b）。

④使用 38 mm 的非伸缩性绷带，在足底侧和小腿后侧进行粘贴，起到固定跟距关节和防止内外翻的作用（图 3 - 8 - 11c）。

⑤8字缠绕：起到固定作用（图3-8-11d）。

⑥再固定：如图3-8-11e所示。

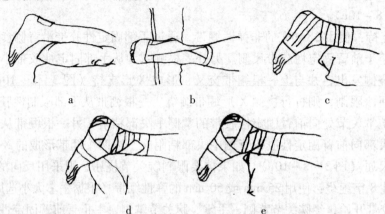

图3-8-11　保护跟腱的绷带使用方法

（7）小腿部的绷带疗法

1）作用：对于小腿三头肌的扭伤，轻度的肌腱断裂等有缓解疼痛的作用。可以减轻肌肉的负担，并限制肌肉的过伸展。

2）体位：俯卧位，在小腿下放置枕头，膝关节轻度屈曲，并对膝关节和踝关节进行清洁（图3-8-12）。

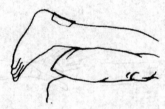

图3-8-12　小腿部绷带疗法的体位

3）使用绷带：50 mm 伸缩绷带和38 mm 非伸缩绷带。

①固定性胶带：在小腿后面膝关节腘窝下的肌腱移行处，粘附2条固定性胶带（间隔10 cm）（图3-8-13a）。

②X 形支持：由末梢向中枢进行交互重叠缠绕（图3-8-13b）。

③支持：由末梢部向中枢部水平粘胶带（图3-8-13c）。

④再固定：与最初固定手法相同（图3-8-13d）。

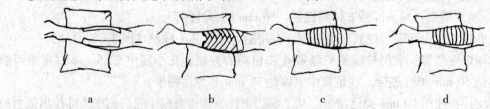

图3-8-13　小腿部的绷带使用方法

（8）大腿部的绷带疗法

1）大腿后部的绷带疗法：对腘绳肌的扭伤等有很好的缓解疼痛、预防继发损伤的作用。同样，对于小腿肌肉也有辅助、限制过伸展的作用。

2）体位：俯卧位下小腿处放置枕头，膝关节轻度屈曲，放松腘绳肌。

3）使用绷带：50 mm 弹性绷带、38 mm（50 mm）非弹性绷带。

①固定性胶带：在大腿两侧粘附胶带，如果为了缓解疼痛的话，在疼痛部位上下10 cm处粘附（图3－8－14a）。

②X 形支持、支持、再固定：与上述小腿部绷带疗法缠绕方法相同（图3－8－14b、c、d）。

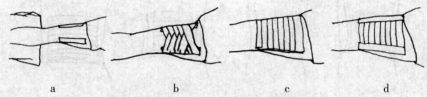

a　　　　　　　　b　　　　　　　　c　　　　　　　　d

图3－8－14　大腿后部的绷带使用方法

4）大腿前部的绷带疗法：对股四头肌损伤有缓解疼痛、预防继发损伤的作用。体位为仰卧位或者立位（股四头肌放松状态）的膝关节伸展位。缠绕方法与大腿后部的绷带疗法相同（图3－8－15）。

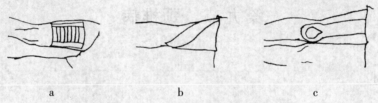

a　　　　　　　　b　　　　　　　　c

图3－8－15　大腿前部的绷带使用方法

（9）腰部的绷带疗法

1）作用：对于腰部扭伤、肌筋膜型腰痛症有缓解疼痛，预防继发损伤等作用。可以分担肌肉负担、限制肌肉伸展等。缠绕方法与大腿部的方法基本相同。

2）体位：立位，手掌扶墙或桌子，腰部放松，减少疼痛的姿势（图3－8－16）。

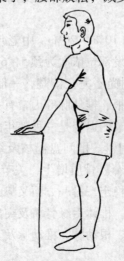

图3－8－16　腰部绷带疗法的体位

3）使用绷带：50 mm（75 mm）的弹性绷带，50 mm 的非弹性绷带。

①固定性胶带：在髂骶关节上部水平，以及第 12 肋水平之间粘附胶带（图 3 - 8 - 17a）。也可根据疼痛部位进行调整。

②X 形支持、支持、再固定等：与大腿部绷带疗法的缠绕方法相同（图 3 - 8 - 17b、c、d）。如果症状较轻，为了辅助肌肉、限制过伸展等目的，可用 1 ~ 3 根胶带沿体干长轴粘附，可以有效缓解疼痛。

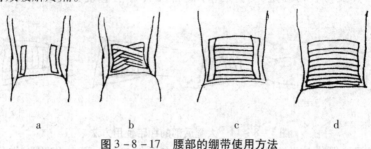

图 3 - 8 - 17　腰部的绷带使用方法

（胡春英）

第九节　颈椎病

一、概述

1. 定义　颈椎病（cervical spondylosis）是由于颈椎间盘和颈椎退行性变导致颈脊神经、颈髓、椎动脉和交感神经受到刺激或压迫而出现的一系列临床症状和体征。

2. 病因　颈椎病的直接病因是颈椎间盘退行性改变、慢性劳损、颈椎先天性畸形、发育性椎管狭窄、不适当的治疗和锻炼、急性和陈旧性损伤等。颈部扭伤、长期低头伏案或颈部处于非生理性的固定姿势常常是其诱发因素并加重颈椎间盘及颈椎的退行性变。

3. 流行病学　颈椎病发病率约 10% ~ 20%，中老年龄段高发，从事伏案工作者发病率最高，性别间无差异。颈椎病好发部位依次为颈 5 ~ 6、颈 6 ~ 7、颈 7 ~ 胸 1。

4. 发病机制　颈椎病发病机制尚不完全清楚，一般认为颈椎病发生与颈椎和颈椎间盘退变、骨质增生压迫脊髓或神经根、椎动脉等因素有关。

椎间盘、钩椎关节及关节突关节的退变是一种随年龄增长而发展的长期病理过程。首先发生在活动量最大的颈 5 ~ 6 椎间盘。椎间盘髓核及纤维环退变，导致椎间盘的承载能力及应力分布异常，椎间隙逐渐变窄。骨质增生，关节突关节退变性关节病随之而发生。骨质增生一方面可使椎间关节重建稳定，另一方面又势必将增加其相邻节段的活动范围与载荷，加速了这些节段的退变进程。椎体后缘骨嵴及突出的椎间盘组织可以压迫腹侧的硬脊膜、脊髓前动脉、脊髓及神经根、根动脉、椎动脉及其伴行的交感神经，引起相应的临床症状。

但是，有 MR 研究显示脊髓或神经根明确受压者可以没有任何颈椎病的临床表现；70

岁以后老年人椎间关节明显退变，但发病率较50岁左右的人群明显降低；绝大多数的神经根型、交感型、椎动脉型及部分脊髓型颈椎病可以保守治愈。这些说明，单纯的骨性压迫并非惟一的发病原因。

二、临床分型和鉴别诊断要点

颈椎病按照临床表现可分为神经根型、椎动脉型、交感型、脊髓型和混合型五型。

1. 神经根型颈椎病（cervical spondylotic radiculopathy） 椎间关节退变累及颈神经根，表现为颈肩臂痛并有神经根支配区感觉和运动障碍为神经根型颈椎病。此型在颈椎病中发病率最高，约占50%~60%，好发于颈5~6、颈6~7及颈4~5间隙。主要临床症状有颈肩臂痛，向前臂或手指放射，手麻，手或臂无力感，持物不稳或失落，颈部僵直，活动受限，颈部肌肉痉挛，受累节段棘突压痛。颈6神经根受累时拇指痛觉减退，肱二头肌肌力减弱，腱反射减弱或消失。颈7或颈8神经根受累则中、小指痛觉减退，肱三头肌肌力减弱，握力差，手内在肌萎缩，肱三头肌反射消失。颈5神经根受累时，肩部前臂外侧痛觉减退，三角肌肌力减弱。

2. 脊髓型颈椎病（cervical spondylotic myelopathy） 手、足或肢体麻木、僵硬、不灵活，握物不稳，写字、持筷不方便或行走不稳，足下踩棉花感等是常见的主诉。部分患者有尿急、尿频或排尿困难及胸或腹部束带感的症状。

体征方面一般有脊髓长束受损体征。肌力减弱，但肌张力增高，四肢肌腱反射亢进，有时出现髌阵挛或踝阵挛。大多数都有Hoffmann征及Rossolimo征阳性，部分患者有Babinski征阳性。常有针刺觉及温度觉减退，但并不一定与脊髓损害的水平一致。深感觉往往正常。有时上肢出现前角运动神经细胞损害的体征，上肢力弱，肌肉萎缩，肌腱反射消失。此时，应与神经根损害的体征相鉴别。

颈椎病性的脊髓损害一般为不完全性的，常常累及两或三个节段。即使一个节段受损也可能波及相邻节段。另外，损害也可能偏于一侧。因此，临床症状与体征并非完全相同。上、下肢或左、右侧的体征常有程度之差异。

3. 交感型颈椎病（cervical spondylotic sympathetic imbalance） 椎间关节退变累及交感神经，引发交感神经功能紊乱的临床表现为交感型颈椎病。此型40岁左右发病者居多，女性多见，伏案工作人员好发。主观症状多，客观体征少。头昏头痛、颈肩背痛，颈椎及上胸椎棘突压痛；面部麻或半身麻、发凉感、无汗或多汗，针刺觉迟钝；眼部胀痛、干涩或流泪，视物不清或彩视；耳鸣或耳聋；心动过速或过缓，心律不齐，心前区疼痛；情绪不稳定，睡眠不好，对疾病恐惧多虑等为常见的临床表现。

4. 椎动脉型颈椎病（cervical spondylotic vertebroarterial impairment） 椎间关节退变压迫并刺激椎动脉，引起椎-基底动脉供血不足的临床症状为椎动脉型颈椎病。典型症状为转头时突发眩晕，天旋地转，恶心、呕吐，四肢无力，共济失调，甚至倾倒，但意识清醒。卧床休息数小时，多至数日症状可消失。症状严重者，或病程长久者，可出现脑干供血不足，进食呛咳，咽部异物感，说话吐字不清，以及一过性耳聋、失明等症状。有时与交感型颈椎病很难区别。

5. 混合型颈椎病 具有上述2组以上症状者，通常是以某型为主，伴有其他型的部分表现。按照颈椎病病理改变情况可分为颈椎病前期、颈椎间盘病期、骨源性颈椎病期和脊髓变性期。

（1）颈椎病前期 指 X 光片上有程度不等的退变表现，但是没有临床症状和/或体征。此期似可称为"颈椎退行性变"，而不应叫做颈椎病。

（2）颈椎间盘病期 指病变以颈椎间盘退变为主者。包括从纤维环、髓核退变开始至髓核脱出后引起韧带–椎间盘间隙的形成，到骨赘生成前这一阶段。实质上这是颈椎病的初期阶段，如伴有颈椎椎管狭窄，则可较早地出现症状。

（3）骨源性颈椎病期 或称骨质增生性颈椎病。主要由于增生的骨刺刺激和/或压迫脊髓、脊神经根与椎动脉。其受累范围并不一定，与骨赘大小呈正比。但是有时 X 线片显示有大的骨刺，却无相应的临床症状；而有明显临床症状者，骨刺却可以很小，此主要取决于椎管矢状径的大小。因此可以理解为：本病的发生与发展是由于骨赘、骨性管道（椎管或椎动脉管）与管内组织（脊髓、脊神经根、椎动脉等）三者之间的平衡失调所致。

（4）脊髓变性期 为脊髓长期受压继发脊髓变性者。但掌握此期的诊断标准并非易事，如标准过严，势必使有恢复可能者失去治疗时机；如标准过松，则易因椎管内已处于饱和状态，任何占位性的操作与术后反应性水肿均可出现严重后果，甚至引起脊髓血管的进行性栓塞，以致死亡。

三、常见康复问题

1. 疼痛 颈肩及上肢均可能出现疼痛、酸胀、麻木，程度及持续时间不尽相同，并有可能引起其他许多问题，因此解除疼痛是康复治疗的重要目的，也是患者的迫切要求。

2. 肢体活动障碍 神经根型颈椎病患者可因上肢活动而牵拉神经根使症状出现或加重，限制了其正常的肢体活动。脊髓型颈椎病患者因锥体束受压或脊髓前动脉痉挛缺血而出现上、下肢无力、沉重，步态不稳，易摔倒，肢体肌肉抽动等。

3. 日常生活活动能力下降 颈椎病患者因复杂多样的临床症状包括四肢、躯干和头颈部不适等而使日常生活和工作受到极大影响，甚至梳头、穿衣、提物、个人卫生、站立行走等基本活动明显受限。

4. 心理障碍 颈椎病是以颈椎间盘、椎体、关节突等退变为基础，影响周围组织结构，并产生一系列症状。这种组织的退变无法逆转，尽管临床症状可以通过治疗得以缓解或解除，但病理基础始终存在，因此症状可能时发时止，时轻时重，不可能通过几次治疗即获痊愈，部分患者可能出现悲观、恐惧和焦虑的心理，也可能出现得过且过的心态而放弃积极的治疗。另外，反复发作的严重疼痛、活动困难和日常生活活动能力下降也会导致严重的心理障碍。

四、评定方法

1. 临床评定 主要依靠详细的病史、体格检查以及 X 线片、CT 和 MR 检查。另外，需要掌握不同临床症状所对应的相应各节段神经根受累情况（表 3 – 9 – 1）。

表3-9-1　神经根型颈椎病各神经根受累症状

受累椎间盘和神经根	疼痛部位	感觉异常区	无力的肌肉	减弱或消失的反射
颈4~5，颈5	上臂外侧	上臂外侧三角肌区	冈上肌、冈下肌、三角肌、肱二头肌、菱形肌	肱二头肌腱
颈5~6，颈6	上臂外侧、前臂桡侧	拇指、食指	肱二头肌、肱桡肌、腕伸肌	肱二头肌腱、桡骨膜
颈6~7，颈7	上臂外侧、前臂桡侧	食指、中指、腕桡侧	肱三头肌、腕屈肌、指伸肌	肱三头肌腱
颈7~胸1，颈8	上臂及前臂尺侧	小指、无名指	指屈肌	
胸1~2，胸1	上臂内侧	上臂内侧	骨间肌	

2. 颈椎稳定性评定　颈椎稳定性下降不仅可导致或加速颈椎病的发生，而且在康复治疗时容易出现和加重损伤，因此了解颈椎的稳定性有很高的临床价值。第1、2颈椎的形态结构具有特殊性，颈3~7的脊椎结构与标准脊椎结构一致，故判断颈椎是否稳定需分别进行（表3-9-2，表3-9-3）。

表3-9-2　上颈椎稳定性评定（C0~C2）

项　目	标　准
环枕旋转	>8°
环枕移位	>1mm
寰椎侧块两侧移位	>7mm
矢状面齿状突前间隙	>4mm
寰枢单侧旋转	>45°
枢椎后缘至寰枢后弓距	≤13mm

表3-9-3　颈3~7稳定性评定

内　容	评　分
前柱破坏失去功能	2
后柱破坏失去功能	2
矢状面旋转 >11°	2
矢状面移位 >3.5mm	2
脊髓损伤	2
颈椎牵引试验阳性	2
根性损伤	1
椎间盘狭窄	1
总分≥5	不稳定

3. 脊柱疾患的一般评定方法　颈椎活动度测量、肌力的测定、感觉和反射的测定、疼痛测定、肌电图和神经传导测定、影像学评定、ADL能力评定参见相应章节。

五、康复方案和运动疗法

颈椎病以非手术疗法为首选的基本原则。无论何型颈椎病，其治疗的基本原则都应遵循先保守、无效后再手术这一基本原则，这不仅是由于手术本身所带来的痛苦和易引起损伤及并发症，更为重要的是颈椎病本身绝大多数可以通过非手术疗法使其停止发展、好转甚至痊愈。除非具有明确手术适应证的个别病例，一般均应先从正规的非手术疗法开始，并持续 3~4 周，一般均有显效。对个别呈进行性发展者（多为脊髓型），则需当机立断，及早施术。

（一）运动治疗

1. 卧床休息　可减少颈椎负载，有利于椎间关节的炎症消退，缓解疼痛。卧床休息时要注意枕头的选择与颈部姿势。应选用硬度适中、圆形或有坡度的方形枕头。仰卧位时可将枕头高度调至 12~15cm，枕头放置于颈后，使头部保持略带后仰的姿势；侧卧位时将枕头调到与肩等高水平，这样做可以维持颈椎的生理曲度，并使颈部和肩胛带的肌肉放松，解除颈肌痉挛。

2. 颈椎牵引　颈椎牵引是颈椎病最常用而有效的方法，通过机械或电动装置使牵引力持续地直接作用于颈椎及其关节、韧带、肌肉。颈椎牵引可解除颈部肌肉痉挛，使椎间隙和椎间孔增大，以解除对神经根的压迫或刺激，牵开被嵌顿的小关节滑膜，使扭曲的椎动脉伸展，减少椎间盘内压，缓冲椎间盘组织向周围的压力，减轻炎症水肿。

在颈椎牵引过程中应注意观察患者的反应，若出现头晕、四肢出汗、恶心、心慌、胸闷等症状应立即停止牵引，及时进行处理。对脊髓型颈椎病或有颈椎不稳因素存在的患者作颈椎牵引更应注意观察，防止发生意外，造成严重后果。

3. 推拿及关节松动术　推拿可以放松肌肉，缓解肌肉痉挛；提高痛觉中枢的兴奋阈，缓解疼痛；施用揉、拿、捏、推等手法可以使紊乱的小关节或嵌顿之滑膜复位；另外，推拿还改善局部血液循环，改善局部肿胀及缺血，消除局部炎症因子，改变颈椎病的病理过程。但是推拿治疗颈椎病对技术的要求较高，不同类型的颈椎病，其方法、手法差异较大，进行颈部拔伸、推扳等动作必须要由有经验的术者操作，否则可能引起症状加重乃至颈髓损伤等严重并发症。采用关节松动术治疗颈椎病在国外是颈椎病保守治疗的基本方法之一，主要手法有拔伸牵引、旋转、松动棘突及横突等，其治疗目的和推拿类似，主要是通过这些手法达到放松肌肉，缓解痉挛，促使紊乱关节复位，改善颈椎活动度等目的。

4. 肌力训练　肌力训练可增强颈肩背肌的肌力，使颈椎稳定，减少对神经的刺激，改善颈椎间各关节功能，增加颈椎活动范围，减轻肌肉痉挛，纠正不良姿势。长期坚持肌力训练可促进机体的适应性代偿过程，从而达到巩固疗效、减少复发的目的。肌力训练应根据病情不同阶段区别对待。在疾病急性期一般不进行力量训练，仅在其他治疗的同时进行一定的活动以缓解痉挛，预防肌萎缩；在慢性期或恢复期应积极进行较大量的主动训练。肌力训练还应贯穿于手术治疗前后。手术前的肌力训练可以避免术后因疼痛和制动所带来的困难，为术后的康复打下良好的基础。术后在制动解除后加强肌力训练是手术成功的重要保证。

5. 颈椎操　主要作用是通过颈背部的肌肉锻炼，增强颈背肌肉力量，以保持颈椎的稳定；通过颈部功能练习，恢复及增进颈椎的活动功能，防止僵硬，改善血液循环，促进炎症的消退；还可缓解肌痉挛，减轻疼痛。练习医疗体操时临床症状如果被诱发或加重，则应暂停练习（表 3-9-4）。

表 3 - 9 - 4　颈椎操

	预备	动　　作
左顾右盼	两脚分开，与肩同宽，两臂自然下垂	头颈慢慢向一侧转动，直至看到肩部，保持 3 ~ 5 秒钟，还原，再转向对侧，重复 5 ~ 10 次。要求动作缓慢，幅度要大，使肌肉、韧带等组织受到充分牵拉。自觉颈部酸胀感
健侧牵伸	预备姿势同前	头颈向健侧缓慢侧屈，同时患侧手臂伸直用力下压，保持 3 ~ 5 秒钟，这时患肢可能感到舒松或感到手臂部有发麻感，重复 5 ~ 10 次。如果是双手臂麻痛病人，此节不做
夹脊牵颈	两脚分开，与肩同宽，双臂体侧叉腰	两臂用力向后，尽量使两肩胛骨靠近脊柱，同时挺胸、头稍低，后颈项上拔，静止用力，保持 10 秒钟左右，然后还原，重复 10 余次。要求做到肩胛部出现酸胀，颈项部感到舒适
抗阻后伸	两脚分开，与肩同宽	双手托住颈枕部，用力向前向上提拔，同时头颈用力对抗两手阻力向后靠，静止对抗 3 ~ 5 秒钟左右，还原，重复 10 次。要求做到颈项部感到发热、酸胀
颈项环绕	两脚分开，与肩同宽，双手叉腰	头颈放松，呼吸自然，缓慢转动颈部，幅度要大，顺时针、逆时针旋颈交替进行，重复 10 次

（二）其他治疗

1. 健康教育　加强对颈椎病预防和保健知识的了解，及时对各种致病因素采取有效的预防措施，平时注意必要的保健，对于减少和推迟颈椎病的发生、预防或减少颈椎病的复发具有重要的意义。①改善与调整睡眠状态：枕头不宜过高或过低，应根据不同个体或不同病情选择枕头的高低。枕头的形状以中间低、两端高为佳。此种形状可利用中间凹陷部来维持颈椎的生理曲度，对头颈部可起相对制动与固定作用，以减少在睡眠中头颈部的异常活动。理想的睡眠体位应该使胸部及腰部保持自然曲度，髋、膝关节呈屈曲状，可使全身肌肉放松。应选择透气、带有一定弹性垫子的木板床，以利于保持脊柱平衡（图 3 - 9 - 1，图 3 - 9 - 2，图 3 - 9 - 3）。②纠正与改变工作、生活中的不良体位：注意调整桌面或工作台的高度，长时间视物时应将物体放置于平视或略低于平视处，长时间工作时应定时改变头颈部体位，定期远视，床上屈颈看书、看电视是一种不良习惯，必须避免。

2. 光疗、冷热疗、电疗、超声治疗等　各种物理因子的治疗方法均可用于颈椎病的治疗，主要目的是消炎镇痛、缓解肌肉痉挛、改善局部组织代谢、减轻粘连、调节自主神经功能等。

3. 药物治疗　颈椎病目前尚无特效药，但根据不同类型的颈椎病和颈椎病的不同时期，可以选用不同的药物进行对症处理，改善临床症状。可根据病情选择抗炎镇痛药、血管活性药物、肌肉松弛剂、神经营养剂以及具有活血化瘀、散风祛湿、舒筋止痛等作用的中药。

4. 支具矫形器　颈围有支持、保护、制动的作用，在急性期可用于缓解症状，加强保护；手术治疗后除了保护颈椎外还可以起到辅助固定的作用。但是在疾病慢性期不建议长期使用，否则会导致肌肉无力或萎缩，进一步破坏颈椎的稳定性，加重病情。

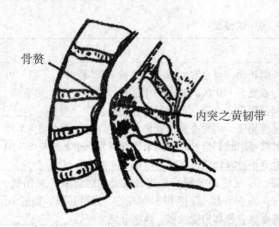

骨赘

内突之黄韧带

图 3 - 9 - 1

枕头过低：在椎管狭窄基础上，如椎管前方有骨刺、后髓核突出，则脊髓更易受累。

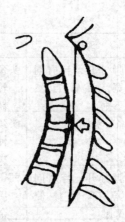

图 3 - 9 - 2

枕头过高：由于颈椎过度前屈而使硬膜囊后壁张力增高，易对脊髓前方组织，尤其是脊髓前中央动脉引起压迫。

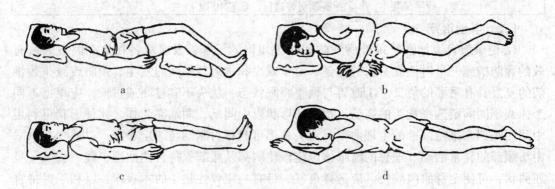

a

b

c

d

图 3 - 9 - 3

a、b：正确的体位；c、d：错误的体位

5. 手术治疗 因为非手术疗法是颈椎病的首选基本原则，所以大多数颈椎病患者均会首先经过康复治疗；而一旦需要手术的患者没有及时手术，将引起非常严重的后果。因此，准确掌握颈椎病手术治疗适应证至关重要。适应证掌握过宽，将导致本来可以通过非手术治疗缓解病情的患者不必要地承受了手术的风险和无谓的损伤；适应证掌握过严，将延长病程，影响恢复，严重者将导致不可逆的颈髓损伤。

（1）手术适应证：①脊髓型颈椎病对非手术疗法虽有效，但难以根除，如果拖延过久不仅影响恢复，且可加重脊髓病变。因此对较严重之病变应及早施术。具体指征：急性进行性脊髓损害症状，经神经学检查与影像所见符合者；脊髓受损症状虽较轻，但非手术疗法无效、且已影响正常工作者；脊髓受压症状与体征呈进行性加重或突然加剧者；伴有颈椎椎管狭窄症状者。②其他类型颈椎病90%以上可通过非手术疗法缓解症状。需要手术的有：经正规非手术治疗半年以上无效，或反复发作影响正常生活或工作，且要求手术治疗者；神经根性剧烈疼痛，严重地影响生活，非手术治疗 2 周以上仍不减轻者；上肢肌肉，尤其是手内在肌无力、萎缩，经非手术治疗 4 ~ 6 周后仍然进展者。

（2）手术禁忌证：除因患者一般情况差不允许手术者外，如患者高龄等因素已经无法生活自理也不应手术，因为术后很难获得功能性改善。此外，术前诊断不清，没有明确症状和相应节段定位关系者和病程较长、已有明显脊髓损害者亦不宜手术。

（3）手术入路方法包括前路手术、前外侧路手术和后路手术，手术方式有椎间盘摘除、减压、植骨、融合、椎管成型等。

颈椎病手术后康复治疗的跟进工作至关重要。上述的非手术治疗方法除非有治疗禁忌证者（如有金属内植物不能超短波治疗等）均可使用。只有坚持正确的姿势和肌力训练等才可以保证手术治疗的效果和功能恢复。

（黄　澎）

第十节　手外伤

一、概述

手是具有灵敏的运动和感觉功能的人体重要器官。手在生活和劳动中容易遭受创伤，其发病率约占创伤总数的三分之一以上。手外伤后因瘢痕挛缩，肌腱粘连等障碍，造成生活和功能能力下降。

手外伤的康复是在手外科诊治的基础上研究手功能障碍的原因、防治以及如何恢复或补偿手功能的学科。精湛的手术仅给手外伤患者创造了功能恢复的条件，欲达到预期目标，必须强调康复治疗。康复医学已渗透到整个手外科临床，从受伤到手术前后，从组织愈合到功能恢复，从职业训练到重返社会，都需要康复治疗。康复治疗的早期介入有助于提高手术效果，最大限度地恢复和改善功能，使患者早日重返社会。

手的解剖功能复杂，手外科功能锻炼也格外重要。手术前的功能锻炼可改善关节活动度，尽量恢复肌肉的形态和功能，改善局部血循环，为手术创造有利条件；术后的功能锻炼则可清除手术创伤及术后固定带来的骨、关节、肌肉的废用性变化和瘢痕粘连，使手术达到预期效果。在功能训练中常配合适当的理疗及按摩，以促进局部的血循环，促进消肿，软化瘢痕组织，提高康复效果。功能锻炼是手外伤康复的基础和主体，而理疗、按摩等只起辅助作用。

二、流行病学

手外伤的发生有明显的年龄和性别差异，以 15～50 岁的青壮年占绝大多数，尤其以 20～30 岁年龄组的发生率最高，男性远多于女性，这与国内外文献报道相似。主要因青壮年为社会生产主要劳动力，从事的工作强度大、涉及的工种多，受伤机会也就多。其受伤部位以 1～5 指最常见（占 29.1%），从指端向肢体近端的发生率没有一定的规律。手部功能主要由手指承担，尤其是拇指、食指和中指三指，占手部功能的 80% 以上。这提醒人们要特别注意手指的防护，加强和提高对手指损伤的治疗，尽量争取完全的功能恢复，以保证患者再就业能力和生活质量。

三、分类

手外伤通常为复合性损伤，涉及手部皮肤、皮下组织、肌肉、肌腱、骨、关节、神经、血管等。通常分为：骨折、肌腱损伤、周围神经损伤、烧伤、断指再植等。

鉴于手外伤的复杂性，手外科和手康复医学已经分别发展为一门专门学科，本节将主要讨论手的骨折和肌腱损伤的康复问题，关于手神经损伤和手烧伤可参见本书的相关章节。

四、临床常见功能障碍

（一）运动障碍

手外伤后可出现各种并发症，如：水肿、粘连、瘢痕、挛缩、慢性疼痛、肩手综合征等，导致肌肉萎缩、无力，关节僵硬，出现手的运动功能障碍。此外，各手指的协调能力和精细动作是手的重要运动功能，也常常因某一部分的损伤发生整体的协调和精细动作障碍。

（二）感觉障碍

手具有丰富的感觉神经，尤其是手指的掌面以及正中神经分布的区域，通过手的触觉可以知道物体的大小、轻重、质地和温度，特别是指腹有更完善的感觉。指腹外伤缺损后，虽可植皮修复，但很难完全恢复全部感觉功能。此外，部分手外伤伤及周围神经，可出现感觉功能障碍。

（三）心理障碍

患者因手部外观畸形，运动和感觉功能丧失，有自卑感，感到不能适应社会。

（四）日常生活活动能力降低

运动、感觉、心理障碍均导致日常生活活动能力降低。

（五）职业能力和社会生活能力下降

具有特殊手功能要求的患者可能因运动感觉障碍而丧失其职业能力，如无法完成书写、手工工作等。

五、评定内容

主要包括手的关节活动度、肌力、感觉、体积和手的灵巧性及协调性等方面的评定。

（一）关节活动度的测量

关节量角法分别测量手指的掌指关节（MP）、近端指间关节（PIP）和远端指间关节（DIP）的主动及被动活动范围。关节总主动活动度（total active movement，TAM）作为一种肌腱功能评定的方法，较全面地反映了手指肌腱的功能情况，也可以对比手术前后的主动、被动活动情况。

测量方法是用 MP 关节、PIP 关节、DIP 关节的主动屈曲角度之和减去各关节主动伸展受限角度之和，即为 TAM。

屈曲角度（MP + PIP + DIP）－伸展受限角度（MP + PIP + DIP）= TAM

（二）肌力测试

徒手肌力检查法或握力计、捏力计检查等长收缩肌力。分别测：①手的握力。②拇指分别与示、中、环、小指的捏力。③拇指与示、中指同时的捏力。④拇指与示指桡侧的侧捏力。

（三）感觉测试

1. 手指触觉、痛觉、温度觉和实体觉测定。

2. 两点辨别试验　正常人手指末节掌侧皮肤的两点区分试验距离为 2 ~ 3 mm，中节 4 ~ 5 mm，近节为 5 ~ 6 mm。本试验是神经修复后常采用的检查方法。两点辨别试验的距离越小，越接近正常值范围，说明该神经的感觉恢复越好。

3. Moberg 拾物试验　检查用具有木盒及 5 种常用日常小物件，如：钥匙、硬币、火柴盒、茶杯、纽扣和秒表。让患者在睁眼状态下，用手拣拾物品，并放入木盒内，每次只能拣拾一件，用秒表记录患者完成操作所花费的时间。然后，让患者在闭眼状态下重复上述动作，并记录时间。假如患者的拇指、示指、中指感觉减退，或正中神经分布区皮肤感觉障碍，在闭目下很难完成该试验。

（四）肢体体积测量

测量仪包括有一个排水口的大容器及量杯。测量时，将肢体浸入容器中，容器中有水平停止杆，使肢体进入容器中的一定位置，排出的水从排水口流出，用量杯测出排水的体积，此即为肢体的体积。可测量双侧肢体，以便对比。

（五）灵巧性及协调性测试

测试方法有许多种，常用的有 3 种标准测试方法：①Jebson 手功能测试。②明尼苏达操作等级测试（MRMT）。③Purdue 钉板测试（the purdue pegboard test）。基本原理相同，即令受试者将物品从某一位置转移到另一位置，并记录完成操作的时间。手的灵巧性、协调性有赖于感觉和运动的健全，也与视觉等其他感觉灵敏度有关。

六、康复治疗方案及运动疗法

（一）感觉功能康复

术后手部感觉重建是康复治疗的另一个重点，而以往临床医师往往在运动功能开始恢复时才注意到患者手部感觉的缺失。但这时开始手部感觉恢复训练已经失去了最佳时机，效果往往不理想。鉴于此种情况，有学者提出感觉训练应该在手部恢复完整的神经支配之前进行，此时大脑皮质会很快对传入神经的冲动信号做适应性改变。如果手部损伤及修复这一段时间内没有任何信号传导至皮质，则相应区域将会有"废用"倾向，导致后续恢复不良。在周围神经纤维再生完成以前，感觉重建的机制是：利用大脑的可塑性潜力。Rosen 等介绍了一种叫"触觉手套"的方法，利用这种特制的"手套"将手部所感觉到的振动触觉信号转化成声学信号，将失去的触觉用听觉来代替。有结果表明：6 个月和 12 个月后患者的最小可感变化有显著改善。

既往手外伤后的功能恢复多局限于运动功能，但是，可以设想一双运动功能健全而没有感觉的手将会是一种什么样的状态。相信随着手移植工作的开展，手部感觉恢复将会越来越被人们重视。

（二）运动功能康复

防止术后粘连是手外伤后早期功能活动的主要内容，但有研究发现早期运动并非都能有效阻止粘连的发生。对于术后功能训练的总体印象是：动比不动好，自己动比别人动好。但在实际的工作中很多患者由于疼痛等因素不愿早期活动，治疗师应该耐心说明利害，并监督其完成。

在康复训练的方法上，上个世纪 70 年代 Salter 等人提出持续被动运动（continuous passive motion，CPM）方案、PaDanastasjou 和 Seheker 在本世纪初推荐应用"早期保护性运动（early protective motion，EPM）"方案。针对不同的人可以用不同的方法，但原则是一致的。下面主要讨论手的骨折和肌腱损伤后的运动疗法。

1. 手部骨折后的运动疗法 手部骨关节损伤的康复治疗原则与人体其他部位骨折相同，即：准确的复位、有效的固定与合理的功能锻炼。

康复治疗一般分为两个阶段进行：骨折整复后的固定期和骨折临床愈合期。骨折固定时间因损伤部位和程度不同而有差异。长时间固定和持续性水肿是关节僵硬的最主要原因。因此，固定期康复重点是控制水肿，促进骨折顺利愈合。在此期间需要经常检查石膏夹板是否固定合适，预防石膏并发症发生；抬高患肢，减少水肿。对于稳定性骨折，一旦肿胀和疼痛减轻，即可开始主动活动。不稳定性骨折及复合性骨折脱位者，应固定 3 周以后再开始主动运动练习。愈合期康复目的完全不同于固定期，其治疗重点是：①消除残存的肿胀。②软化松解纤维瘢痕组织。③增加关节 ROM。④恢复正常的肌力和耐力。⑤恢复手功能协调性和灵活性。

（1）拇指掌骨基底骨折：骨折分为二类：①不经过关节的拇指掌骨基底骨折，复位后用石膏托或弓形夹板固定 4 周，陈旧性骨折的轻度移位或成角畸形对拇指功能影响不大。②通过关节的拇指掌骨基底骨折（Benett 骨折），复位容易，但固定困难，常需手术切开复位内固定，2 周拆线，6 周去除钢针和石膏。固定期：伤手示、中、环、小指主动被动运动。开始时以被动为主，用健手辅助伤手进行指间关节的屈伸运动。待局部疼痛消失后，以主动活动为主。每日 3 次，每次活动时间以局部轻度疲劳感为宜。愈合期：拇指外展、内收、对掌及屈伸活动练习。开始时以被动为主，用健手握住拇指进行，运动幅度不应过大，以骨折部位不痛为限，每日 3 次，每次 30 分钟。1 周后，以主动活动为主，运动幅度逐渐加大。做关节主、被动运动前，先行浸蜡疗法，效果更好。

（2）其他掌骨基底骨折：骨折移位明显的给予复位，石膏托固定 4 周，指间关节可自由活动。

（3）掌骨干骨折：骨折复位后，前臂至近节手指用石膏固定 6 周，指间关节可自由活动。

（4）掌骨颈骨折：骨折整复后，用石膏或夹板固定 3~6 周，维持腕关节 15°~20°伸直位，MP 关节 70°屈曲，IP 关节一般不固定。固定期以拇指和健指的被动运动为主。1 周后可主动运动，术后 3~5 天进行伤指的 DIP 关节和 PIP 关节的被动运动。禁止 MP 关节的主动和被动运动，防止骨折端剪力影响骨折愈合。3~6 周，去除夹板，伤指 MP 关节开始运动，先进行被动运动，松动关节，而后改为主动+辅助主动运动，当 MP 关节活动范围明显改善时，可开始主动抗阻运动训练。伤后 8 周，进行肌力、耐力训练。

（5）近节指骨骨折：骨折整复后，MP 关节屈曲 45°，PIP 关节屈曲 90°，用背侧石膏条固定 4~8 周。

（6）中节指骨骨折：骨折整复后，向掌侧成角者屈曲位固定，向背侧成角者伸直位固定 4~6 周。

（7）末节指骨骨折：整复后用石膏或夹板，将 PIP 关节屈曲 90°，DIP 关节过伸位固定 6 周。

指骨骨折康复要点：

固定期：术后第 2 天开始健指活动。若健指与伤指的屈伸活动没有牵连关系，则可以主动运动；若有牵连，则以被动活动为主。每次活动应达到最大范围。伤指疼痛、肿胀消退后，可做伤指被动的屈伸活动。活动范围应根据骨折部位和症状而确定。若中节、远节指骨骨折，MP 关节活动范围可大些；若近节指骨骨折，MP 关节活动会影响骨折愈合，所以不宜活动 MP 关节。

愈合期：重点是指间关节屈伸练习。若骨折愈合好，先进行被动附加运动，继之以被动生理活动为主，主动为辅。若骨折愈合不牢固，活动时应该用健手固定保护好骨折部位，然后进行指间关节的被动活动。等指间关节的挛缩粘连松动后，以主动运动为主，辅助主动运动为辅，直至各个关节活动度恢复到最大范围。

2. 手部肌腱重建术后的运动疗法

（1）指屈肌腱修复术后的运动疗法：手功能是建立在伸肌、屈肌和内在肌的生物力学平衡基础上，任何一个肌腱损伤都会影响这种平衡。传统上，Ⅱ区屈肌腱损伤最难处理，由于指屈浅、深肌腱在同一腱鞘内，非常容易粘连。屈肌腱修复的理论是早期活动，特别强调在Ⅱ区修复后的早期活动的重要性。

1）手术后用背侧石膏托或用低温热塑材料制作夹板固定伤手，维持腕屈曲 20°~30°，MP 关节 45°~60°屈曲，指间关节伸直位。

2）术后 1~2 天开始早期活动，利用橡皮筋牵引被动屈曲指间关节。在夹板范围内，主动伸指间关节。此期间禁止主动屈曲指间关节及被动伸指间关节。为了防止 PIP 关节屈曲挛缩，应该维持 PIP 关节充分伸直位。在练习间隙及夜间用橡皮条固定 PIP，在夹板内保持伸直位。从手术后至 4 周，在夹板内进行单个手指的被动屈曲/伸直练习。第 4 周，允许伤指主动屈曲。假如屈肌腱滑动好（关节屈曲 ROM>正常值的 75%），则提示修复后瘢痕较轻，需要继续使用夹板保护 1~5 周；假如肌腱滑动范围小，提示术后瘢痕粘连较重，则应去除夹板，进行主动运动练习。包括单个手指、指浅屈肌腱和指深屈肌腱的练习，如：钩指、握拳等。

单独指浅屈肌腱的练习方法：维持 MP 关节伸直位，固定 PIP 关节的近端，嘱患者主动屈曲 PIP 关节，同时保持 DIP 关节伸直位。

单独指深屈肌腱的练习方法：维持 MP、PIP 关节伸直位，固定 DIP 关节的近端，嘱患者主动屈曲 DIP 关节。

钩拳练习方法：PIP 和 DIP 关节屈曲，同时 MP 伸直，从而保证了指浅屈肌腱和指深屈肌腱的最大范围活动。

直角握拳练习：MP 和 PIP 关节屈曲，同时保持 DIP 伸直。该练习可使指浅屈肌腱最大范围滑动。

复合握拳练习：屈曲 MP、PIP 和 DIP 关节，使指浅屈肌腱、指深屈肌腱最大滑动。

3）术后第 6 周，轻度功能性活动。假如 PIP 关节屈曲挛缩，可使用手指牵引夹板。

4）术后第 7 周，抗阻力练习。

5）术后第 8 周，强化抗阻练习，增强肌力、耐力。

6）术后第 12 周，主动活动。

（2）指伸肌腱修复术后的运动疗法：指伸肌腱表浅，损伤率高，并且易与骨发生粘连。与屈肌腱相比，伸肌腱较弱，开始主动活动时，容易过分牵伸。因此，在活动第一周必须注意保护。伸肌腱滑动范围小于屈肌腱，因而在长度方面的代偿能力小。每个关节与伸肌腱都有骨性连接，因此伸肌腱几乎没有自身的调节能力。一旦伸肌腱的骨性韧带发生改变，便会产生严重问题。伸肌腱修复术后（Ⅳ－Ⅵ区）早期在控制范围内进行屈曲活动有助于瘢痕组织重新塑形，使得肌腱有较大活动度，也可防止粘连。方法：① 伸肌腱修复术后使用掌侧夹板，固定腕关节 30°～40°伸直位，同时，用橡皮筋牵拉伸直所有指间关节。另外，用掌侧夹板防止 MP 关节屈曲，嘱患者在夹板范围内主动屈指，依靠弹力牵引被动伸指。② 术后 1～3 周，在夹板控制范围内练习主动屈指，被动伸指。禁止被动屈指和主动伸指。③ 3 周后，去除掌侧夹板，继续主动屈指，被动伸指练习。④ 6 周后，去除夹板，开始主动伸指练习，包括各条肌腱滑动训练。⑤ 7 周后，开始抗阻练习。

（3）肌腱松解术后的运动疗法：为了使肌腱松解达到预期目标，首先术前应使关节被动活动尽可能达最大范围，其次术中肌腱松解应完全彻底。运动疗法：① 松解术后 24 小时，去除敷料，患者主动屈伸练习。练习内容有：指浅、深屈肌腱单独滑动，钩指，握拳、直角握拳等。② 主动＋辅助主动活动 MP、PIP 和 DIP 关节，使其屈伸达最大范围。③ 术后 2 周拆线，软化、松解瘢痕处理。④ 术后 2～3 周，功能性活动练习。⑤ 术后 6 周，抗阻练习。假如肌腱松解术后，PIP 关节挛缩已经矫正，术后可用伸展夹板，以维持手术中获得的伸直度。松解术后几天，每日练习数次，每次 10 下左右，以后逐渐增加活动次数和强度。

（三）其他

1. 预防感染合理使用抗生素　术后预防感染非常重要，因手部功能精细复杂，肌肉组织少，争取手部伤口的 I 期愈合是手康复的前提，一旦发生感染会造成伤口延期愈合，从而影响功能恢复，会更加重患者的心理和经济负担。所以，在患者手术后，经过全身用药、局部换药及对症处理等措施来预防术后伤口感染。

2. 术后病情观察　术后患者取舒适的卧位，患肢抬高，略高于心脏水平，以促进静脉回流，减轻肢体肿胀。注意观察局部血液循环，即手指末端皮肤的血运、温度、颜色、弹性等情况，如发生皮肤苍白、皮温降低、发绀及肿胀明显，说明血液循环障碍，医师应给予相应的处理。患者疼痛难忍时要了解引起疼痛的原因，必要时给予镇痛剂。观察患侧肢体固定位置（根据伤势程度而定），术后一般手指应尽量制动于功能位，即保持腕关节背伸 30°，掌指关节屈曲 45°，指关节稍屈和拇指对掌位。观察体温和伤口渗血情况，若伤口敷料浸湿，渗血较多，应给予更换。对发热的患者应采取降温措施，以免影响伤口愈合。神经损伤术后，应观察原失去神经支配的区域是否有所恢复，麻木区的范围有无缩小，手指活动功能、肌肉增长等神经恢复情况。

3. 蜡疗、电疗、水疗等　在手外伤固定期时无热量的超短波可促进消炎消肿，愈合期蜡疗尤其是运动疗法前用浸蜡的方法可以消炎消肿，解除痉挛，软化瘢痕。

4. 作业治疗　手的主要功能基本上是生活和工作需要的精细动作，在愈合期进行作业治疗的目的是使患者可以尽早回归家庭和社会。

5. 心理护理　伤后患者心理负担较重，伴有不同程度的焦虑抑郁情绪。这对手外伤术后特别是断指（肢）再植术后患者的康复不利。因此，应做好手术期患者的心理护理，帮助患者进行心理疏导，克服不良情绪。从言谈举止上给患者以适当的安慰。同时，做好基础护理，满足手外伤患者生活自理能力下降后的需求。采用转移疏导疗法如音乐治疗法，放松治疗法以减轻他们的焦虑、抑郁心理。必要时给予抗焦虑、抑郁的药物治疗或寻求心理医生帮助。

护士要在患者入院后 24 小时内进行健康教育，入院评估，与患者通过语言及非语言性沟通，以了解或掌握患者心理反应，以及从生活上关心体贴患者，尽力给予帮助，理解患者的痛苦，针对性地宣教相关疾病知识。如：术后患侧肢体位置，减轻疼痛的方法，功能锻炼的时间，神经肌腱血管损伤术后的注意事项，饮食指导等，从而提高患者对疾病的认识和心理承受能力，调动其积极的心理因素，增加其康复的自信心，使其处于接受治疗护理的最佳心理状态，以心理康复促进和推动手功能康复。

6. 健康教育

（1）入院阶段：手外伤患者多意外受伤，应按病情缓急合理安排健康知识教育的顺序，即选择适当的时机向患者和家属介绍病情、治疗护理方法、疾病注意事项、饮食、营养、休息等。

（2）住院阶段：根据患者个体健康知识需求，将可能影响患者病情及患者迫切需求的健康知识作优先介绍及主要介绍，而其他健康知识作相关介绍。如：手外伤后伤口观察（渗血、疼痛、肿胀）；血运的观察（感觉、温度、色泽、弹性），血管危象，肢体摆放高度，吸烟的影响，用药的必要性等项目作重点介绍。

（3）出院阶段：以康复指导为主，采用个体教育的方式教会患者自我照顾技巧和康复训炼的方法，需要家属协助的康复训炼教会家属功能锻炼的时间及周期。

（刘建华　励建安）

第十一节　截　肢

一、概述

截肢（amputation）是截除没有生机和/或功能的肢体，或截除因局部疾病严重威胁生命的肢体。确切地说，截肢是将肢体的一部分切除，包括经过骨或通过关节部位进行的肢体切除。通过关节部位进行的肢体切除也称为关节离断术。

目前，我国有关肢体缺损的发生率尚没有确切的统计数字。2006 年进行的残疾人口抽样调查数字表明，全国肢体残疾人数为 2412 万人，其中，截肢者人数为 226 万人，迫切需要安装假肢的有 63 万人。一般年轻人或成年人截肢的主要原因是外伤及其他遗症，儿童肢体缺损的原因是外伤、恶性肿瘤和先天性畸形。截肢者的性别分布是男性多于女性，下肢截肢占大多数。

近二十年来，造成截肢的原因正在逐渐地发生着变化。我国目前仍然以外伤性截肢为主，但跟西方国家一样，因为周围血管病或同时合并糖尿病而截肢的患者越来越多见，从截肢发生年龄来讲也有逐渐增高的趋势。

二、造成截肢的原因

（一）外伤性截肢

当外伤造成肢体严重损伤无法修复存活，或者存活后无实用功能，并给患者生活和工作带来不良影响时，考虑进行截肢手术。其他如烧伤、冻伤后的肢体坏死等。

（二）肿瘤截肢

肿瘤侵犯范围较广、保肢手术后复发或由于肿瘤造成肢体无功能者，考虑进行截肢手术。有很多接受截肢手术的患者可以保存生命，并通过安装假肢，获得良好的代偿功能。如：原发性骨肿瘤、继发性骨肿瘤、恶性软组织肿瘤等。

（三）血管病性截肢

发生率呈上升趋势，如：阻塞性动脉硬化症、血栓闭塞性脉管炎所致的肢体坏死。

（四）糖尿病性截肢

糖尿病性的血管病变使足的血运障碍，糖尿病性的周围神经病变使足的神经营养和感觉障碍，最后导致足溃疡、感染、坏死，从而不得不截肢。

（五）先天畸形截肢

对于无功能的先天性畸形的肢体，需要早期或后期进行部分或全部肢体切除。术后通过安装假肢使功能得以改善。

（六）感染性截肢

肢体严重感染威胁患者生命，或因感染久治不愈而使肢体功能出现严重障碍时进行截肢。如：气性坏疽、慢性骨髓炎、化脓性关节炎等。

（七）神经性疾病造成的截肢

例如：脊髓拴系综合征会造成下肢神经部分麻痹，引起各种肢体严重变形，而足部皮肤神经营养障碍，使得足负重部位破溃形成溃疡，难以愈合，对行走功能造成严重影响时需要截肢。

三、截肢的水平及其特点

截肢手术要为安装假肢做准备。针对残肢，要求术后的残肢为圆柱状，皮肤和软组织条件良好且皮肤感觉正常。在下肢截肢，要求残肢有良好的承重能力，关节活动范围正常，不受限、无畸形，具有较强的肌力，无残肢痛或幻肢痛等。选择截肢水平，要从病因和功能两方面来加以考虑。既要将全部病变和无生机的组织切除，也要从年龄及全身状态等方面来考虑，尽可能地保留残肢长度（小腿截肢除外），确保患者在截肢后能顺利装配假肢，最大程度地发挥代偿功能。

从功能角度将下肢截肢大致分为以下几种：髋关节离断、大腿截肢、膝关节离断、小腿截肢、踝关节离断和足部截肢（图3－11－1）。

（一）髋关节离断

接受腔的悬吊主要靠两侧的髂骨翼，因此假肢的悬吊功能差，行走中的稳定性和步态也较差。

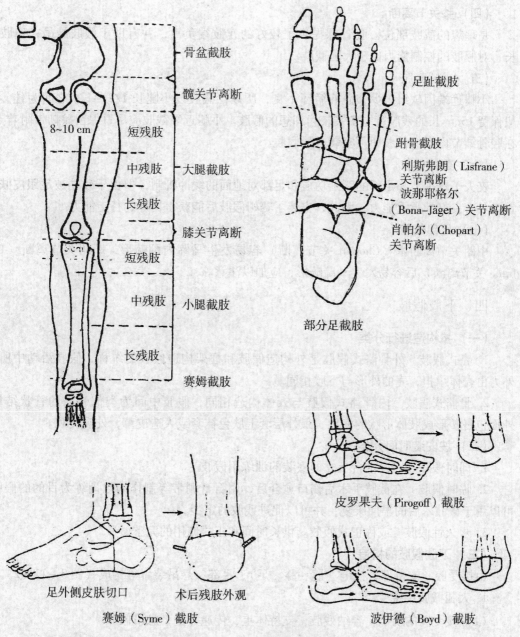

图 3-11-1　下肢截肢各部位名称

（二）大腿近端截肢

接近小转子水平的截肢，使用髋关节离断假肢。保留股骨头和股骨颈，有助于接受腔的适配和悬吊，增加假肢的侧方稳定性。

（三）大腿截肢

应尽量保留残肢长度。由于丧失了膝关节，所以行走中的能量消耗较大，对日常生活活动也产生较大的影响，如下蹲、上下斜坡等。而双侧大腿截肢，即便是安装假肢也只适于近距离平地行走，需要借助单拐或双肘拐保持行走中的稳定，能量消耗比正常人多一倍以上。

（四）膝关节离断

是理想的截肢部位，股骨髁提供了较好的残肢端负重，并有助于假肢悬吊；残肢较长，对假肢的控制能力优于大腿截肢。

（五）小腿截肢

小腿远端因软组织少、血液循环不良，所以，截肢以小腿长 1/2 ~ 1/4 之间为佳，一般保留 15cm 长的残肢就能安装较为理想的假肢。小腿近端截肢应尽量保留髌韧带附着点，在胫骨结节以下的截肢即可安装小腿假肢。

（六）赛姆截肢

丧失了踝关节和足部的蹬踏功能和足部对地面的缓冲机制，但由于残端被足跟皮肤覆盖，具有良好的承重能力，因此，安装了赛姆假肢后能获得良好的行走能力。

（七）足部截肢

中跗关节离断术（Chopart 关节离断）容易发生马蹄内翻畸形，跖跗关节离断（Lis-frane 关节离断）后容易发生马蹄畸形，应加以注意。

四、下肢假肢

（一）按构造进行分类

1. 壳式假肢　外骨骼式假肢是外构造假肢和框架构造假肢的统称，假肢活动中所受外力由壳体承担，壳的外形与下肢相同。

2. 骨骼式假肢　内骨骼式假肢与人体构造相同，假肢中间为类似骨骼的管状结构，外面包裹塑形成肢体形状的海绵，最外层套上肤色袜套或人造皮革，外观美观。

（二）按安装时间分类

1. 即时假肢　在手术台上立即安装的训练用假肢。

2. 临时假肢　在截肢手术后伤口愈合后，用石膏绷带等制作的以训练为目的的假肢，可以用于截肢术后的早期康复，并可以促进残肢的定型。

3. 永久性假肢　或称正式假肢。供长时间和正式使用的完整假肢。

（三）下肢假肢的构造

由接受腔、支持部、铰链（髋、膝、足）、足部、悬吊装置等构成（图 3 - 11 - 2）。

1. 大腿截肢用接受腔

（1）接受腔的功能：容纳残肢，支持体重，传递力量，悬吊假肢。

（2）接受腔按功能的分类

1）插入式接受腔（piug - fit socket）：指残肢与接受腔内壁之间有一定空隙，底部是开放式的接受腔的总称。因为没有自我悬吊功能，通常需用肩吊带或腰带悬吊。

2）吸着式接受腔（suction socket）：指适度地压迫残肢软组织，使残肢和接受腔内壁之间产生吸着作用的具有自我悬吊功能的接受腔。接受腔底端用吸着阀门进行封闭，密闭空间产生的负压在摆动期将接受腔内壁吸着在残肢表面上保持悬吊功能。为了避免残肢末端局部压力过大产生淤血或浮肿，原则上吸着式接受腔为全接触式接受腔（total contact quadrilateral socket）。这种接受腔具有穿戴舒适、悬吊能力强并且不影响残肢血液循环等

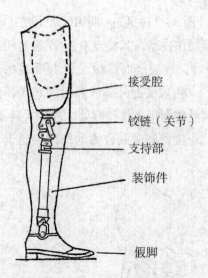

图 3 - 11 - 2 　下肢假肢的构造

特点。最大程度地用残端承重，不仅具有重要的生物力学意义，而且通过残端接触和承重，截肢者的感觉神经系统能够直接感受来自底端的压力和动作的重要信息。残端承重实现了残肢骨骼负重，它具有防止脱钙（被动性骨质疏松）、刺激儿童截肢者残肢生长的作用。在步行过程中，摆腿时血液被负压吸到残肢末端，承重支撑时接受腔底压迫残端将血液泵出。血液在残肢末端如此反复交替地流入和挤出，促进了残肢的血液循环。残肢末端承受了来自腔底的轴向压力，使者有触地的感觉，并能够减轻幻肢痛。全接触式接受腔适合于残肢情况良好的患者。

（3）接受腔按形状的分类

1）四边形接受腔（quadrilateral socket）：是一种常规的全面接触的大腿假肢用接受腔（图 3 - 11 - 3）。由四边形的各壁加压支撑体重，坐骨结节为主要承重部位，内外径宽、前后径窄，为吸着式接受腔。

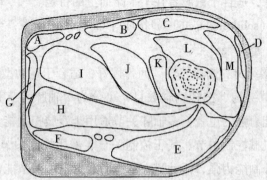

图 3 - 11 - 3 　四边形接受腔及残肢肌肉分布

A. 长内收肌；B. 缝匠肌；C. 股直肌；D. 阔筋膜张肌；E. 臀大肌；
F. 腘绳肌；G. 股薄肌；H. 大收肌；I. 短收肌；J. 耻骨肌；K. 股内侧肌；
L. 股中间肌；M. 股外侧肌。

2）坐骨包容式接受腔（图3-11-4）：即IRC接受腔（ischial ramal containment socket），是目前最先进的接受腔制作技术。其特点有：① 没有明显的坐骨支撑平面，接受腔从内侧和后侧包容和支撑坐骨，残肢全面接触。② 接受腔的内外径窄、前后径宽，避免股三角处的血管、神经受压。③ 接受腔外侧缘高过大转子，使股骨保持内收位，增加了接受腔的侧向稳定性。④ 接受腔利用坐骨包容处、外侧大转子下部、软组织和股骨承重，使力分布于整个残肢表面。⑤ 接受腔受到合力的作用点趋近于髋关节中心，使之更接近于自然生理状态。

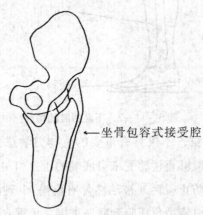

←坐骨包容式接受腔

图3-11-4　坐骨包容式接受腔

3）ISNY接受腔（Icelandic - Swedish New York socket）：接受腔分为内、外两层的四边形全接触接受腔。内层由软性的热可塑性树脂制成，收纳残肢；外层为硬热可塑性树脂或硬化树脂材料，用以支撑体重。

2. 假脚　是各种小腿假肢、大腿假肢所共有的基本部件。

（1）单轴脚（single foot）：是一种动踝脚，允许假脚有比较大的背屈和跖屈运动。

（2）万向脚（mdti - axis foot）：用一块可以允许任何方向运动的弹性块作为假肢小腿部分和脚之间的连接件，适合于截肢者在不平路面上的行走。

（3）定踝软跟脚（solid ankle cushion heel）：简称SACH脚，允许一定的内、外翻和水平转动。结构简单，重量轻。

（4）储能脚：由碳纤材料制作，轻、回弹性好，适合于运动型假肢。

3. 大腿假肢膝关节结构　按转动轴数目，可分为单轴膝关节和多轴膝关节。单轴膝关节适用于残肢控制能力强的患者，多轴膝关节适用于残肢控制能力弱的患者。从控制原理上，膝关节又分为机械控制关节、气压控制关节、液压控制关节及智能关节。液（气）压膝关节适用于残肢控制能力强、活动量大的患者，智能型关节能进行步行速度的调节。

（1）支撑期的稳定控制结构

1）手控带锁膝关节：一旦锁死后膝关节就会保持在伸直位置上，保证了膝关节的支撑稳定。

2）力线：膝关节轴线位于假肢承重力线的后方，靠重力作用保持膝关节的支撑稳定。

3）承重自锁结构：假肢承重时，相对运动的膝关节两个摩擦面压紧，靠摩擦力保持膝关节的支撑稳定。

（2）摆动期的控制结构

1）滑动摩擦阻力：传统的摆动期控制方法。膝关节相对运动的两个面靠摩擦力阻止摆动期大腿、小腿的运动趋势。

2）液（气）压膝关节控制：由液（气）压缸提供控制摆动期所需的阻尼。

（3）助伸装置：内、外助伸装置是帮助小腿向前摆动，部分地代偿了股四头肌的功能。内助伸装置是装在膝关节前方的弹性带。外助伸装置是弹簧，当屈膝超过一定角度时，不再助伸而助屈，保证坐下时的膝关节稳定。

（四）常见下肢假肢

1. 赛姆假肢　用于赛姆截肢的患者。接受腔侧方开口，由残肢末端承重（图3－11－5）。

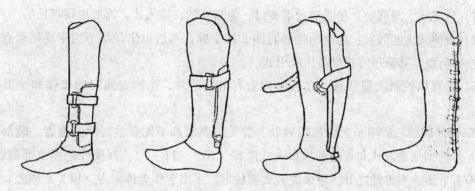

图3－11－5　赛姆假肢

2. 小腿假肢　根据悬吊方式的不同又分成以下几种（图3－11－6）：

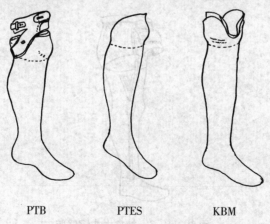

PTB　　　　PTES　　　　KBM

图3－11－6　常见小腿假肢

（1）PTB（patellar tendon bearing below）小腿假肢：又称为髌韧带承重小腿假肢。主要承重部位在髌韧带、胫骨内髁、胫骨前缘两侧、腘窝和小腿后方的软组织，由于接触面积较大，因此承重效果较好。假肢以髌上环带进行悬吊。适用于小腿中段截肢。

（2）PTES（prosthese tibiale emboitage supracondylien）小腿假肢：又称为包膝式髌韧带负重小腿假肢。接受腔前缘较高，包裹髌骨和股骨内外髁。依靠髌骨和股骨内外髁进行悬吊，适合于小腿短残肢。

（3）KBM（kondylen bettung munster）小腿假肢：又称为髁部插楔式小腿假肢。髌骨暴露，接受腔两侧缘延伸到股骨内外髁上方，在内侧壁可插入楔状板，通过包裹股骨内外髁进行悬吊。适用于小腿中段截肢。

（4）TSB（total surface bearing）小腿假肢：又称为全面接触式小腿假肢。接受腔与残肢全面接触，全面承重，可以预防由于负压作用引起的水肿，增加了接受腔和残肢之间的摩擦力，悬吊性能较好。

3. 膝部假肢　主要为膝关节离断和大腿过长残肢用假肢。特点是残肢末端负重，接受腔内装有内衬套，假肢的膝铰链是四连杆结构。

4. 大腿假肢　主要种类有：

1）传统式大腿假肢：接受腔远端开口，为圆锥状，插入式，需要用腰带悬吊。

2）骨骼式大腿假肢：为全面接触封闭式接受腔，一般以坐骨结节为主要负重点，现要求全面负重，其悬吊方式为负压吸引式。

3）计算机控制大腿假肢：在假肢内安有电脑芯片，达到走路时的步幅和速度可以自如。

5. 髋部假肢　适用于大腿极短残肢、髋关节离断和半侧骨盆切除的患者。髋部假肢主要是传统型加拿大式和骨骼型加拿大式两种（图3-11-7）。接受腔包裹全部截肢端，髋关节有带锁、不带锁之分。带锁关节支撑稳定，多用于年老体弱者，但步态较差；不带锁关节多用于青、壮年人。膝关节多用四连杆或承重制动等支撑期控制结构以确保支撑稳定性。

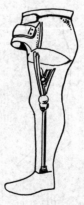

图3-11-7　加拿大式髋假肢

6. 运动假肢　针对不同运动员和不同运动项目设计的假肢。其膝关节为运动型，假脚为储能型。

五、下肢截肢患者康复治疗方案

（一）目的

康复的目的是使用假肢尽可能地代偿、复原其丧失的功能，尽早地回归社会。下肢截肢对患者影响最大的是步行功能，因此，将获得步行能力以及回归社会作为最大的目标。但是，由于每一位患者的生活环境和社会背景各自不同，在日常生活中因截肢带来的影响也各自不同。所以，应充分考虑患者的情况制定康复治疗目标和治疗计划。截肢后进行物理治疗的目的如下：

1. 最大限度地强化患者的身体能力。

2. 更好地控制假肢，促进残肢成熟，形成较为理想的残肢。

3. 根据患者的身体条件，进行系统的步行训练。

4. 根据患者的生活环境和社会环境进行日常生活活动训练。

5. 减轻残肢痛和幻肢痛。

（二）康复治疗小组

在下肢截肢的康复训练中，康复治疗小组成员围绕患者及其家属，与其他专业的工作人员一起团结协作，充分利用各自的专业知识和经验，以小组治疗的方式，为患者提供高效率的服务。

1. 医生　掌握假肢装配、术后康复治疗相关的知识，为患者选择并进行最恰当的截肢手术，制定假肢处方，进行假肢装配适合性检查以及复查等工作。

2. 护士　在截肢手术前对患者进行宣教，术后指导患者正确摆放肢体位置，防止过度卧床。

3. 假肢技师　在了解患者截肢的原因、残肢状况等基础上，与医生、患者、家属协商，对假肢处方提出建议，负责装配合适的假肢及假肢的维修工作。

4. 物理治疗师　进行截肢术前、术后的评定、训练，关注患者在身体状态、心理状态方面的变化，尽早发现假肢的问题，建立假肢与截肢者之间的联系，帮助患者将假肢作为自己身体的一部分灵活应用。

5. 心理工作者　负责患者的心理学评定和心理学治疗工作，提供心理支持。

6. 社会工作者　为需要的患者提供帮助，争取合法权益。

六、下肢截肢患者的评定内容

评定对于截肢的康复训练来说非常重要。通过评定，可以掌握患者的整体状态，以便制定治疗计划，设定治疗目标，推测其愈后的功能。评定分为术前评定和术后评定，具体内容如图 3 - 11 - 8 所示。

（一）身高

同一般检查。如果是双下肢截肢的患者，可以通过问诊了解截肢前身高，或将两上肢水平外展，测量其双手中指指尖间距作为身高。

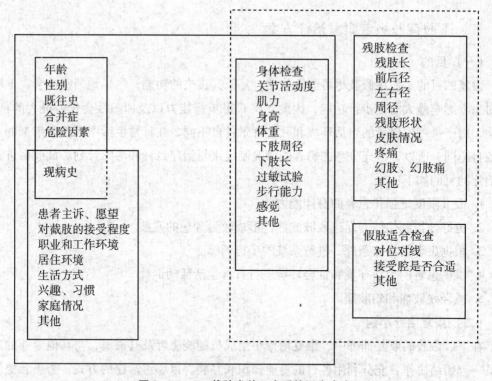

图 3 – 11 – 8 截肢术前、术后的评定内容

年龄
性别
既往史
合并症
危险因素

现病史

患者主诉、愿望
对截肢的接受程度
职业和工作环境
居住环境
生活方式
兴趣、习惯
家庭情况
其他

身体检查
关节活动度
肌力
身高
体重
下肢周径
下肢长
过敏试验
步行能力
感觉
其他

残肢检查
残肢长
前后径
左右径
周径
残肢形状
皮肤情况
疼痛
幻肢、幻肢痛
其他

假肢适合检查
对位对线
接受腔是否合适
其他

（二）体重

如果是双下肢截肢的患者，需要坐在体重计上进行测量。体重的变化会影响四肢周径，因此，需要提醒并指导患者进行自我体重管理。

（三）下肢长

下肢长是决定假肢长度的决定性因素，测量方法如图 3 – 11 – 9 所示。

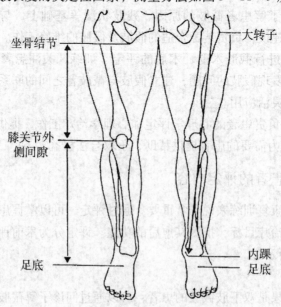

坐骨结节

大转子

膝关节外
侧间隙

足底

内踝
足底

图 3 – 11 – 9 下肢长的测量

一般来讲，下肢长的测量，是测量从大转子至内踝或足底的距离。在下肢截肢，大腿长是从坐骨结节至膝关节外侧间隙，小腿长是从膝关节外侧间隙至足底的距离。

（四）下肢周径和残肢周径

测量部位如图 3-11-10 所示。一般来讲，下肢的周径是测量膝上 5、10、15 cm 和小腿最大、最小的周径。而在下肢截肢，大腿周径从坐骨结节开始向下，小腿周径从膝关节外侧间隙开始向下每隔 5 cm 测量一次，直至残肢末端。另外，还需测量从残肢末端向上 5 cm 处的周径。

残肢的周径之所以重要，不仅因为它是制作接受腔的基本数据，而且它也是了解残肢成熟程度的指标。所以，应尽量减少测量误差，如：用笔在各测量部位做记号、尽量确保每一次都在同一处进行测量、卷尺的松紧程度一致等。为了防止滑动，也可以用胶布代替卷尺测量周径。健康成人的下肢周径在一天之中会发生变化，大腿相差约 5~10 mm，小腿相差约 10~15 mm，因此，最好在上午或下午的同一时刻测量周径。如果患者的残肢在一天之内的变化小于 10 mm，并在一周之内基本保持同样的数值不发生变化，或一天之内的变化程度与健侧相同的话，可以认为残肢成熟。

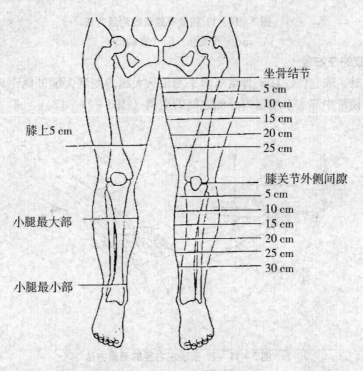

膝上5 cm

小腿最大部

小腿最小部

坐骨结节
5 cm
10 cm
15 cm
20 cm
25 cm

膝关节外侧间隙
5 cm
10 cm
15 cm
20 cm
25 cm
30 cm

图 3-11-10　下肢周径的测量方法

（五）皮肤过敏试验

将截肢术后需要直接接触皮肤的胶布和假肢材料贴在腹部、大腿内侧等敏感度较高的地方，观察 24 小时或 48 小时后皮肤的反应。如果出现红肿、水疱等症状，则禁止使用此材料。截肢术后大出血或大量使用抗癌药物的患者会发生体质的改变，对于这些患者，需要持续观察 1~2 周。

（六）残肢长

分为实际长和有效长两种。有效长决定接收腔的形状（图 3 - 11 - 11）。

大腿截肢时，在立位测量坐骨结节到残肢末端的长度。小腿截肢时，取坐位，测量髌韧带中部到残肢末端的长度。

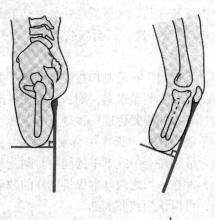

a   b
图 3 - 11 - 11 残肢有效长的测量方法
a. 大腿截肢；b. 小腿截肢。

（七）残肢的左右径

大腿截肢时，取立位，在坐骨结节水平测量从大腿内侧到大腿外侧距离。小腿截肢时取坐位，在髌韧带中部水平测量内外侧之间的距离（图 3 - 11 - 12）。

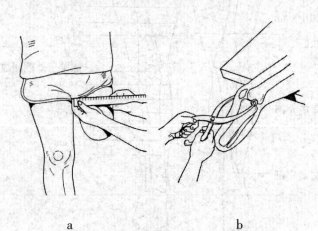

a   b
图 3 - 11 - 12 残肢左右径的测量方法
a. 大腿截肢；b. 小腿截肢。

（八）残肢的前后径

在大腿截肢时，一般测量从长内收肌到坐骨的距离（图 3 - 11 - 13a）。也可以测量等长收缩时从股直肌到臀大肌的距离（图 3 - 11 - 13b）。小腿截肢时取坐位，测量髌韧带中部到腘窝的距离（图 3 - 11 - 13c）。

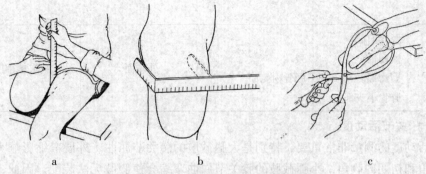

图 3 - 11 - 13　残肢的前后径

a、b. 大腿截肢前后径的测量方法；c. 小腿截肢前后径的测量方法。

（九）残肢痛

残肢发生疼痛的原因有几种：幻肢痛、神经瘤、残肢循环障碍、残端骨刺等。不论是哪种疼痛都会影响假肢的装配，因此，需要确认疼痛的性质，根据不同的原因，采取恰当手段进行治疗。

1. 幻肢痛　幻肢是指截肢术后仍感觉已被截除的肢体依然存在。几乎每个截肢后的患者都或多或少地出现这种感觉，这种感觉在截肢术后 6 个月 ~ 2 年左右逐渐消失，特别是穿戴假肢以后。形成幻肢的原因和机制尚不明确，可能和残端的粘连、瘢痕及神经瘤等末梢的问题有关，也可能和大脑皮质记忆的身体表象有关。伴随幻肢出现的疼痛称为幻肢痛，其原因被认为与幻肢相同。另外，也不能忽略患者的心理状态以及社会背景等造成的影响。幻肢痛多为闪电样痛，少数为烧灼样痛，远端肢体多表现为屈曲抽搐样。幻肢痛严重者可伴有同侧感觉过敏、出汗异常、自主神经系统功能不稳定等。

2. 神经瘤　末梢神经被截断后，残端的过度增生、膨大形成神经瘤。如果神经瘤与周围组织粘连，且在瘢痕内的话，容易产生剧烈疼痛。如果神经瘤生长在支撑体重的部位，则会影响假肢的穿戴。

3. 残肢循环障碍　截肢手术会使残肢的循环效率一过性显著下降，加上术后活动量减少、肌肉的固定和收缩力下降，使静脉回流出现障碍。这也是术后残肢淤血、浮肿的原因之一。因此，要密切关注残肢的循环状态，如观察残肢的浮肿程度、皮肤温度及颜色等。

（十）残肢皮肤的状态

残肢的皮肤与软组织之间应该保持一定的活动性和一定的紧张状态，皮肤状态的好坏对假肢的装配、控制有很大影响。如果残肢存在瘢痕、粘连等，需要记录其部位。穿戴假肢后还要注意残肢皮肤的清洁卫生。残肢的瘢痕部位恰当与否如表 3 - 11 - 1 所示。

表 3 - 11 - 1　残肢瘢痕部位的影响

截肢部位	禁忌的部位	尽量回避的部位	瘢痕状态良好的话不会有太大影响的部位	无不良影响的部位
大腿截肢	坐骨结节部 腹股沟 股三角	残肢前面 残端 残肢外侧面	内侧面	残肢末梢部的后面

小腿截肢	胫骨前面 髌韧带 腘窝部 腓骨小头部	残端 胫骨内侧面	外侧面	残肢末梢部的后面

（十一）关节活动度

关节活动度的测量非常重要，特别是大腿截肢的髋关节屈曲、外展挛缩影响大腿假肢初期屈曲角和初期内收角，小腿截肢的膝关节屈曲挛缩会使假肢无法装配。因此，需要正确地测量关节活动度。但是截肢术后，软组织固定性降低容易产生移位、移动臂的骨性标志缺失等问题给关节活动度测量造成一定的难度。以下介绍髋关节活动范围特殊的测量方法。

对髋关节屈曲挛缩进行测量时：将髋关节伸展，测量骨盆出现前倾时的屈曲角度，也可以利用托马斯检查进行测量。

对髋关节外展挛缩进行测量时：要注意不要出现髋关节屈曲、外旋的代偿。将髋关节内收，测量骨盆出现下降时的内收角度。

髋关节内旋、外旋的角度难以测量，此时可以用大转子的位置作为指标进行判断。当大转子较正常位置偏向前方时判断为有内旋倾向，当大转子较正常位置偏向后方时判断为有外旋倾向。

（十二）肌力检查

检查方法同一般的徒手肌力检查法。需要注意的是，残肢较正常下肢的力矩短，给残肢施加阻力相当于施加在下肢的近端，容易过高估计残肢肌力。应检查健侧同部位的肌力作为参照进行比较。

（十三）其他评定

观察残肢形状是否为圆柱形，皮肤除瘢痕之外是否有溃疡、窦道、游离植皮及松弛、臃肿等问题，皮肤感觉有无减退或丧失等影响假肢穿戴的问题。另外，还需评定患者的坐、立位平衡，移动能力，日常生活活动能力，家庭环境及社会环境等，以便全面掌握患者状态，更好地展开训练。

七、残肢管理

（一）弹力绷带包裹

截肢术后残端的微小血管或有渗血，加上肌肉活动减少造成的血液循环不良会出现残肢浮肿。为了控制这种现象，传统的做法是将残肢用弹力绷带加压包裹，同时，此方法也可以促进残肢定型，以便早日装配假肢。但其缺点是容易形成不良肢位，不能减轻残肢疼痛和幻肢痛等。绷带宽度的选择为大腿截肢使用 15 ~ 20 cm 宽的绷带，小腿截肢使用 12 ~ 15 cm 宽的绷带。缠绕时注意远端紧近端松，从末梢向中枢方向呈 8 字形缠绕，绷带缠绕要超过近端关节，但不能影响关节活动。为了维持效果，可以每隔 4 小时重新缠绕一次，夜间可持续包裹。用弹力绷带包裹残肢的方法如图 3 - 11 - 14 所示。

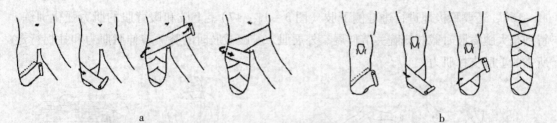

图 3 – 11 – 14　残肢的包裹方法

a. 大腿残肢的包裹方法；b. 小腿残肢的包裹方法。

（二）良肢位的保持

截肢术后，由于残肢的肌力不平衡，很容易产生残肢的挛缩。大腿截肢时容易发生髋关节屈曲、外展畸形，小腿截肢时容易出现膝关节屈曲畸形。一旦发生挛缩畸形，矫正起来非常困难，不但对假肢装配造成困扰，也会影响步行效果和安全。为了预防挛缩畸形的发生，在卧床阶段要注意保持良肢位（图 3 – 11 – 15），无论在仰卧位还是侧卧位，髋、膝关节均应保持中立位，应避免髋关节屈曲、外展，膝关节屈曲。

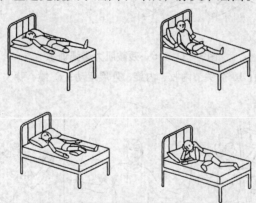

图 3 – 11 – 15　下肢截肢术后的不良肢位

八、截肢术前、术后的基础训练

进行基础训练的目的主要是：维持穿戴假肢所必需的良好的身体条件，尽可能地排除妨碍术后训练计划和假肢穿戴的各种因素，例如明显的肌力低下。训练的内容包括：肌力增强训练，关节活动度训练，姿势保持训练，平衡训练，使用拐杖行走的训练。

穿戴假肢行走会比正常人消耗更多的能量，例如：小腿截肢多消耗 10% ~ 40%，大腿截肢多消耗 65% ~ 100%，而髋部截肢和双侧截肢耗能更多。因此，强调早期，或尽可能在术前开始进行康复训练。

术前，配合患者身体状况进行维持体力训练和肌力增强训练，并教给患者（特别是老年患者）如何适应轮椅和拐杖。术后，应尽早开始全身体力恢复训练，提高截肢患者心肺功能，维持肌肉和关节正常功能，为早期开始使用临时假肢做准备。

（一）肌力强化训练

为了维持残肢的肌力，更好地控制假肢，不但要进行残肢的肌力强化训练（图 3 –

11 - 16)，还要积极地进行进健侧下肢（图 3 - 11 - 17）、上肢和腹背肌的肌力强化训练。特别是大腿截肢时截肢侧髋关节伸展、外展肌，小腿截肢时的膝关节伸肌肌力和挂拐行走所需的上肢支撑肌力。

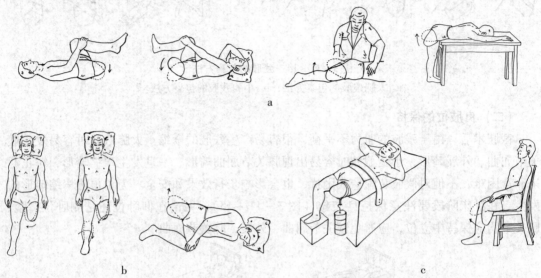

图 3 - 11 - 16 残肢肌力增强训练
a. 髋关节伸展运动；b. 髋关节内收、内旋、外展运动；c. 髋、膝关节屈曲抗阻训练。

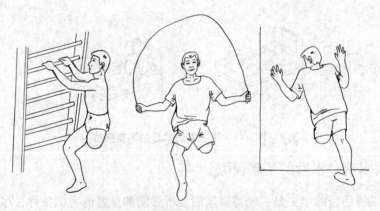

图 3 - 11 - 17 健侧肢体肌力增强训练

（二）关节活动度训练

由于截肢原因不同，截肢者身体状态各自不同，在手术后，特别是老年人，长期卧床很容易造成关节挛缩。关节挛缩不仅会影响假肢力线，也会影响假肢的形状和残端向假肢的力的传导。因此，术后应尽早开始主动的关节活动度的维持与扩大训练，出现关节挛缩时应进行被动牵张。短残肢力矩变短难以进行徒手矫正时，可以穿上假肢后利用自身的重量和假肢形成的力臂来进行训练（图 3 - 11 - 18）。大腿截肢时，需要加强髋关节内收和后伸的活动范围，小腿截肢者注意膝关节的屈伸，尤其是伸展的活动范围非常重要。

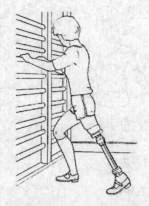

图 3 - 11 - 18 利用假肢的残肢髋关节屈肌群的牵张

九、装配假肢后运动疗法

（一）穿戴假肢方法指导

为了使患者能更好地适应假肢，并最大程度地发挥假肢的作用，假肢的正确穿戴也是必不可少的条件。以吸着式大腿假肢为例，首先将一块光滑的布放入接受腔，再将布的一角从接收腔下端的孔中掏出一部分，之后，将残肢插入接受腔，为了使残肢与接受腔完全吻合，应一边向下插入残肢一边用手揪住孔外的布向下拽，直到把布完全从接受腔中拉出（图 3 - 11 - 19），再固定好气体阀门。

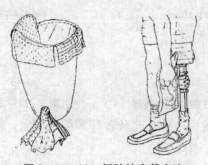

图 3 - 11 - 19 假肢的穿戴方法

（二）穿戴假肢后的训练

刚开始穿戴假肢的患者，会因为这不同以往的感觉而对假肢负重产生恐惧、不安的心理。这种恐惧和不安是造成异常步态的原因之一。为了让患者将假肢作为自己身体的一部分，接受、适应并灵活应用，需要充分地练习、掌握假肢的控制方法。早期可以在平行棒内双手扶杠进行训练，然后逐步过渡到单手扶杠、不扶杠下的训练。

1. 重心转移训练

（1）重心左右转移：双脚分开与肩同宽，躯干保持直立，重心逐渐移向健侧，再慢慢地移向假肢侧（图 3 - 11 - 20）。为了准确了解重心转移的情况可用平衡仪进行训练，并将平衡仪上的数值或柱图等作为视觉反馈加以应用。

（2）重心前后转移：双脚分开与肩同宽，双脚平均负重。逐渐向前移动重心至足尖负重足跟抬起，然后，再逐渐向后移动重心至足跟负重足尖抬起（图 3 - 11 - 21）。

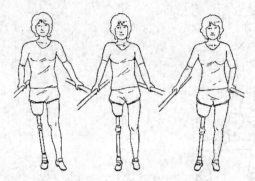
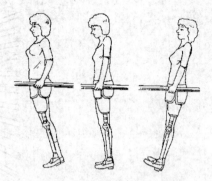

图 3 - 11 - 20　重心左右转移　　　　　图 3 - 11 - 21　重心前后转移

（3）健侧在前的重心转移训练：首先健侧下肢向前迈出一步，重心充分向健侧转移，同时屈曲假肢的膝关节，然后，再伸直假肢膝关节，将重心逐渐向假肢侧转移（图 3 - 11 - 22）。

（4）假肢侧在前的重心转移训练：首先假肢向前出迈一步，将重心充分转移到假肢上，同时屈曲健侧的膝关节，然后再伸直健侧，将重心逐渐向假肢侧转移（图 3 - 11 - 23）。

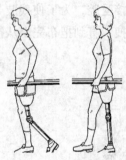
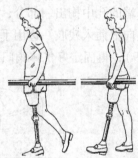

图 3 - 11 - 22　健侧在前的重心转移　　　　图 3 - 11 - 23　假肢侧在前的重心转移

2. 假肢侧单脚站立　将身体重心充分转移到假肢侧上，注意在躯干不出现侧屈的情况下，慢慢抬起健侧（图 3 - 11 - 24）。

3. 假肢侧迈步训练　健侧下肢向前出迈一步，将重心逐渐移向健侧的同时，假肢侧腿向前迈步并支撑体重（图 3 - 11 - 25）。

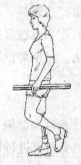
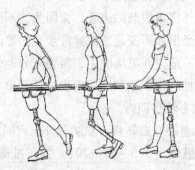

图 3 - 11 - 24　假肢侧单脚站立　　　　图 3 - 11 - 25　假肢侧迈步训练

4. 健侧迈步训练　当患者能够将身体重心圆滑地转移到假肢侧之后，将假肢侧向前迈出一步，练习健侧向前迈步并支撑体重（图 3 - 11 - 26）。

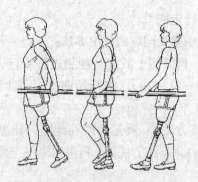

图 3-11-26 健侧迈步训练

5. 平衡训练　通过训练使患者获得用健侧下肢保持平衡的能力，消除患者的恐惧心理。

（1）脚的基本动作训练：两脚分开 6~7 cm，先以足尖为轴，足跟向外分开呈"八"字，然后返回原位。再以足跟为轴，将足尖向外分开呈反"八"字，然后返回原位（图 3-11-27）。

（2）前后方向的平衡训练：双脚分开与肩同宽站立。尽量将身体重心向前方移动，当不能保持稳定时将健侧下肢向前迈出保持平衡。同样，尽量将身体重心向后方移动，当不能保持稳定时将健侧下肢向后迈出保持平衡。

（3）前方 90°、后方 45°的迈步训练：当假肢侧站立平衡被破坏时，要利用健侧代偿使身体恢复平衡。治疗师站在患者的前方，轻推患者，将其重心移至假肢侧且躯干向假肢侧前方旋转，破坏患者的平衡。让患者练习以假肢侧足尖为轴，健肢向侧前方 90°迈步来维持平衡。同样，将患者重心移至假肢侧且躯干向假肢侧后方旋转，破坏患者的平衡。让患者练习以假肢侧足跟为轴，健肢向侧后方 45°迈步来维持平衡（图 3-11-28）。

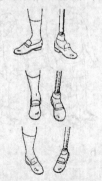
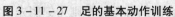

图 3-11-27 足的基本动作训练

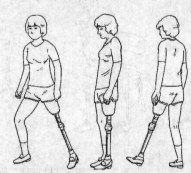

图 3-11-28 平衡训练

6. 步行训练　当患者能够圆滑地移动重心，掌握了控制假肢的方法之后开始步行训练。但仍需注意由于恐惧心理造成的异常步态，或是过度依赖平行杠或拐杖。

（1）抗阻行走训练：在平行杠内完成基本动作的训练后，在平行杠外进行抗阻练习。让患者迅速将体重向假肢侧转移，在强调髋关节伸展的同时大步迈出健侧腿。治疗师在患者的双肩或骨盆施加抵抗。

（2）改变步速、步幅等的训练：练习沿直线行走、使用节拍器按一定的节奏行走、绕障碍物行走等，提高患者的行走能力。

以下介绍两种步行训练中常见问题的解决办法：

1）假肢侧负重不充分：假肢侧上肢拿一沙袋进行步行训练，既可以增加假肢侧的负重量又可以改善平衡（图 3 - 11 - 29）。刚开始训练时，沙袋的重量以体重的 1/10 左右为佳。

2）步幅左右不均：训练方法 1：将足印画在地上，让患者将脚踏在足印上进行迈步感觉的训练（图 3 - 11 - 30a）。训练方法 2：利用间隔一定距离的木板进行迈步训练（图 3 - 11 - 30b）。

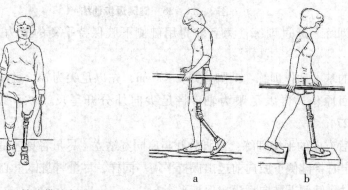

图 3 - 11 - 29　手持沙袋的负重训练　　　图 3 - 11 - 30

7. 日常生活动作训练

（1）坐下及站起训练：健侧下肢在后，假肢侧在前，将身体重心移向健侧，躯干前屈，然后用健侧下肢支撑站起。坐下也同样由健侧负重，并尽可能离椅子近些（图 3 - 11 - 31）。此动作可以应用在入厕动作，即坐在马桶上和站起时。

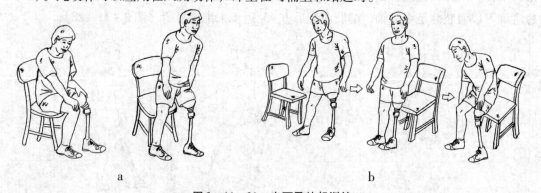

图 3 - 11 - 31　坐下及站起训练

（2）上下台阶训练：先进行双脚上或下同一阶台阶的练习，原则为健侧先上，假肢侧先下（图 3 - 11 - 32a）。上台阶：健侧下肢迈上台阶，重心前移，健侧支撑体重，假肢侧迈上同一阶台阶。下台阶：假肢侧迈下台阶，重心前移，由假肢侧支撑体重，健侧迈下，两脚平齐。然后再进行一脚一阶的练习：假脚尽量向前放，用足跟支撑体重。重心前移的同时屈曲膝关节，将健侧下肢迈向下一阶台阶。（图 3 - 11 - 32b）。此方法不适于老年人和平衡不稳定的患者。

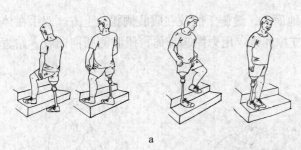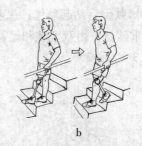

图 3 – 11 – 32 上下台阶训练
a. 双脚一阶；b. 一脚一阶。

（3）上下斜坡训练：根据斜坡角度可以选择两种方式：正面上下和侧面上下。

1）正面上下：上斜坡时，健侧向前迈出一大步，假肢侧为了弥补踝部背屈角度的不足的问题，步幅应比正常小。下斜坡时，假肢侧先向前迈一大步，再迈出健侧。

2）侧面上下：上斜坡时要注意健侧先向上迈一步，假肢侧跟上。下斜坡时假肢侧先下。

（4）跨越障碍物：根据障碍物的高度和宽度，同样分成正面和侧面两种方法。

1）正面：健侧先跨过障碍物之后躯干充分向前，然后假肢侧髋关节屈曲，向前迈过障碍物（图 3 – 11 – 33a）。

2）侧面：健侧先跨越障碍物之后由健侧支撑体重，假肢侧抬起跨过障碍物（图 3 – 11 – 33b）。

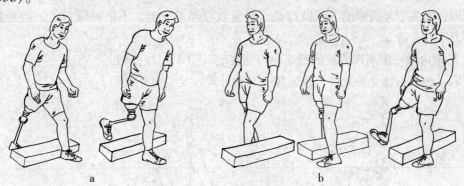

图 3 – 11 – 33 跨越障碍物
a. 正面；b. 侧面。

（5）拾物动作：健侧在前，假肢侧在后，健侧下肢支撑体重，屈曲膝关节伸手从地面拾物（图 3 – 11 – 34）。

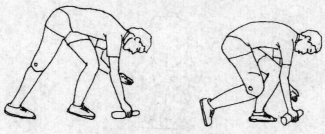

图 3 – 11 – 34 拾物动作

（6）跌倒后站起动作：患者坐在地面上，健侧下肢放在假肢侧腿的上方。双手在体侧支撑体重转身，由双上肢和健侧小腿支撑体重。用力撑起身体，假肢侧腿向前收，站直身体（图 3 – 11 –35）。

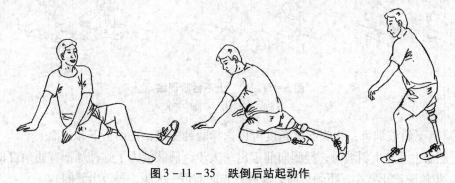

图 3 – 11 – 35　跌倒后站起动作

十、穿戴假肢后常见异常步态

（一）从后方观察

1. 躯干侧方倾斜步态　假肢侧的支撑中期躯干出现向假肢侧倾斜的现象（图 3 – 11 –36）。

原因：假肢短，髋关节外展肌肌力不充分，平衡训练不充分，会阴部有压痛和不适感，残肢末端外侧有压痛等。

2. 画弧步态　摆动期假肢侧画弧行走（图 3 – 11 –37）。

原因：髋关节外展挛缩，假肢过长，对假肢存在不安感，不敢屈膝行走，接受腔松，残肢肌力不充分等。

3. 足跟内甩　蹬离期假肢的足跟向内侧转动（图 3 – 11 –38）。

原因：相对于接受腔来讲，假肢膝关节轴外旋、足尖向外侧偏。

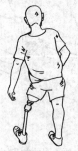
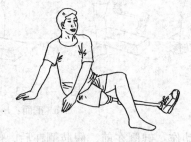

图 3 – 11 –36　躯干侧方倾斜步态　　　　图 3 – 11 – 37　画弧步态

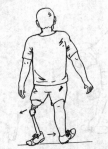

图 3 – 11 – 38　足跟内甩

4. 足跟外甩　蹬离期假肢的足跟向外侧转动。

原因：相对于接受腔来讲，假肢膝关节轴内旋、足尖向内侧偏。

（二）从侧方观察

1. 步幅不均　左右侧步幅不均等，假肢侧步幅大。

原因：假肢侧髋关节屈曲挛缩，恐惧感等。

2. 假肢侧支撑期短　假肢侧负重时间较健侧短。

原因：残肢肌力弱，平衡训练不充分，恐惧感等。

3. 腰椎前凸加大　支撑期腰椎前凸增加（图3－11－39）。

原因：髋关节伸展肌力不充分、为确保膝关节的稳定而重心向前，髋关节屈曲挛缩，接受腔的初期屈曲角度不充分使得支撑末期髋关节伸展受限等。

4. 踮脚步态　健侧支撑时，脚尖踮起的现象（图3－11－40）。

原因：假肢过长，为了矫正外展、画圈步行姿势的代偿，假肢膝关节摩擦不充分，小腿摆出困难的代偿动作。

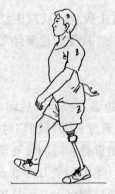 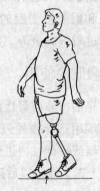

图3－11－39　腰椎前凸加大　　　　图3－11－40　踮脚步态

5. 摆动终末的膝撞击　假肢侧在摆动终末膝伸展停止时出现的异常撞击（图3－11－41）。

原因：假肢的膝关节摩擦不充分，膝关节的伸展辅助装置张力过大等。

6. 足跟着地时膝关节不稳定　假肢侧足跟着地时本应伸直的膝关节出现屈曲的现象（图3－11－42）。

原因：接受腔的屈曲角度小，假脚背屈角度偏大，膝关节处于负重力线的前方，接受腔位置靠后等。

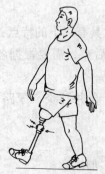 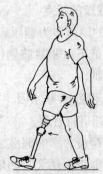

图3－11－41　摆动终末的膝撞击　　　图3－11－42　足跟着地时膝关节不稳定

十一、穿戴假肢时注意事项

（一）保持适当的体重

假肢接受腔的形状和容量十分精确，一般体重增减超过 3 kg 就会引起接受腔过紧或过松。另外，由于穿戴下肢假肢行走消耗的能量比正常人大得多，所以保持适当的体重是非常重要的。

（二）防止残肢肌肉萎缩

残肢过度萎缩对假肢接受腔的适配及假肢的控制都会造成不良影响。因此，有必要训练残肢肌力，防止过度萎缩。

（三）防止残肢肿胀及脂肪沉积

不穿假肢时，尤其是夜间或因某种原因一段时间不能穿戴假肢时，可以通过缠绕弹力绷带来防止残肢肿胀及脂肪沉积。

（四）保持残肢皮肤和假肢接受腔的清洁、干燥

保持残肢皮肤和假肢接受腔的清洁、干燥可以防止残肢皮肤发生红肿、角化、毛囊炎、疖肿、溃疡、过敏、皮炎等。残肢袜套要经常清洗，接受腔也要经常清理干净。

十二、临时假肢的使用

近年来对于年轻的、非血管性疾病而下肢截肢的患者，提倡术后即时安装临时假肢。其方法是，术后残端用石膏作硬包扎，再在加强的石膏外安装杆型临时假肢。术后 1～2 天即可开始在助行器或平行杠内进行部分负重练习。负重量和时间应逐渐增加，开始时站 1～5 min，承重小于 3.5 kg，以后逐渐增加站立次数。当能耐受几个 5 min 后，开始平行杠内练习站立平衡并尝试行走，负重小于 7 kg。术后第三周可以开始拄拐行走，负重小于 10 kg，术后四周内不超过 15 kg。伤口拆线，第二个石膏接受腔更换一周后，进行正式假肢的取形。为了让患者更好地掌握负重量，可先用假肢试踩体重计，体会不同负重量时的肢体感觉，根据这一感觉来掌握负重量。术后立即装配临时假肢，对残肢定型、减少幻肢和幻肢痛，以及早期离床有很重要的意义。

十三、老年截肢和儿童截肢的特点

（一）老年截肢的特点

老年人截肢的原因多为糖尿病和闭塞性脉管炎，因此具有以下的特点：

1. 全身功能低下，非截肢侧也有可能会被截肢，预后差，需要根据各自的情况早期制定康复治疗计划。

2. 因为疾病和卧床等原因，容易产生废用综合征，合并肺炎、尿路感染、压疮等，需要针对以上问题进行管理。

3. 伤口愈合缓慢，影响假肢装配。

4. 假肢步行能量消耗大，如果患者有心脏病史，需多加注意。

在老年人截肢应尽早开始，或是从截肢前开始进行全身的功能训练。促进患者起居动作

和移动动作尽早自立，进行上肢的训练提高患者的体力、耐力。以提高生活质量作为治疗目标，选择轻便、安全并且容易穿戴的假肢。根据生活环境和生活习惯进行各种动作的指导。

（二）儿童截肢的特点

由于儿童肢体解剖结构和生长发育的原因，截肢的原则与成人有所不同。儿童截肢应尽可能保留残肢的长度，如可以，应保留关节、骨骺。长骨干截肢端的过度生长使得部分患儿需要进行一次或多次残端修整手术。由于儿童生长发育及代谢旺盛的原因，截肢后残肢的耐压和耐摩擦能力要比成人强得多，术后的并发症一般也不像成人那样严重。残端肌肉的处理应行肌肉成形术。小腿截肢残端不行胫腓骨融合术。儿童的神经瘤一般很少引起不适，很少发生幻肢感、幻肢痛。儿童对假肢的适应比成人好，心理障碍少。假肢装配的原则是尽早装配、简单、轻便，为了能适应生长发育的变化，假肢需要经常调整长度、力线，更换接受腔。

（常冬梅）

第十二节　人工关节置换术后

一、概述

人工关节置换是用一些生物材料或非生物材料制成关节假体，用来替代病变的关节结构，从而获得关节功能。用于制造人工关节的材料，应具备良好的生物相容性，良好的机械性，并有良好的耐磨性、耐腐蚀性及耐疲劳性等性能。

（一）人工关节置换简述

人工关节置换术自1891年德国的Gluck首次尝试使用象牙材料进行全髋关节置换术至今已有百余年的发展史，这百余年来，人工关节经历了早期探索、初步形成及现代发展等阶段。随着科学技术的不断发展，不断更新，人工髋关节和膝关节置换术已经走向成熟阶段并被广泛接受、普及和应用。人工肩关节、肘关节、踝及趾关节置换术也开始发展起来。我国人工关节置换事业开展得比国外要晚一些，与国际水平还存在着差距。目前我国成熟的是人工髋关节和膝关节的置换。

人工关节置换术后的康复目的是要控制症状，防止并发症的发生，维持与增强肌肉力量，防止肌肉萎缩，恢复关节活动度，保持关节的稳定性，以最大限度地改善患者的身体功能状态，防止病症的复发和再次损伤。因此，必须充分了解患者术前和术后的状况，例如：血液循环、肿胀、疼痛、畸形、ROM、肌力、耐力、协调性、心肺功能、心理情况及患者的运动功能。

（二）人工关节置换适应证

1. 人工髋关节置换术的适应证　主要为退行性关节病变、破坏性类风湿性关节炎和某种程度的创伤性关节炎，包括：RA、OA、强直性脊柱炎、髋关节由于骨折或脱位而造成的缺血性坏死、骨肿瘤、髋关节重建术失败者。

2. 人工膝关节置换术的适应证　严重的关节疼痛、不稳、畸形，正常生活活动严重障碍，经过非手术治疗无效或效果不显著，如：膝部各种炎症性关节炎、少数创伤性关节炎、胫骨高位截骨术失败后骨性关节炎、骨结核、严重原发性或继发性骨软骨坏死性疾病。

（三）人工关节置换禁忌证

1. 绝对禁忌证　近期患有化脓性关节炎、被置换关节的周围出现麻痹或神经病性关节炎、恶性肿瘤。

2. 相对禁忌证　严重骨质疏松、关节周围严重且无法矫正的韧带缺损和其他某种程度的生理或心理缺陷。

（四）手术前准备

1. 术前准备　术前检测各项指标并了解患者的心理状况是非常必要的。患者对手术治疗所提出的要求、对手术治疗的认可程度、是否同意手术治疗、对术后所能达到效果的期望值以及对术后功能康复训练重要性的认识程度，都直接影响手术效果。

2. 术前宣教　术前宣教可减轻患者心理负担，使患者积极地、更好地配合手术，增强患者术后的康复训练信心，减少患者的住院时间。

3. 术前评定及训练

（1）术前评定：术前需要对患者的生命体征、神经功能、肌力、ROM、耐力、功能水平及安全意识进行评定。

（2）术前训练：治疗师必须教会患者安全的转移方法、起坐的要点、坐姿和站立的正确方法，指导患者掌握如厕的方法、术后移动肢体的正确方法，教患者学会步行器、拐杖等辅助具的使用方法，告知患者术后的注意事项和禁忌活动。应用非骨水泥固定假体者禁止完全负重。在整个康复训练中必须反复强调防止脱位、关节活动的范围、负重的重量等。术前要对患者进行呼吸训练、肌力增强训练和关节活动度训练，方法如下：

1）呼吸与咳痰训练：保持或改善胸廓的活动度，建立有效呼吸方式与咳痰训练。

2）等长收缩训练：包括股四头肌、臀大肌、臀中肌、臀小肌及阔筋膜张肌的训练。如果患者行大转子截骨术，禁止做髋关节外展训练。

3）髋、膝关节屈曲训练：在医嘱下进行髋、膝关节屈曲训练，关节活动度在规定的范围内。

4）踝关节的背屈与跖屈训练。

（五）手术后管理

手术后，必须要注意呼吸功能的训练、肢体摆放与体位转换，注意手术侧肢体的摆放位置，尤其是防止肢体持续外旋或支具的压迫，避免神经的损伤。同时，还须注意患者的疼痛。疼痛会使患者产生恐惧、不安、易怒、失眠或悲观厌世等心理反应，应及时控制，防止对肢体产生更大的伤害。

1. 全髋关节置换术　全髋关节置换术（total hip arthroplasty，THA；total hip replacement，THR）后的患者，将患侧的髋关节置于外展15°的位置，也可以使用三脚架来维持外展位，同时还可以配合防旋鞋，防止患肢内收和内旋。这一系列装置限制了患肢的独立运动，很容易让患者向健侧翻身。但是，在固定时，小心选位，防止压迫腓总神经。

在使用下肢轻度皮牵引，以维持髋关节处于外展位，或维持至肌肉恢复自主控制时，治疗师应在患者平衡牵引的情况下，鼓励其在床上自主活动，但是，不要让患者轻易翻身，更不要向患侧翻身。同时，防止牵引套压迫腓总神经。

2. 全膝关节置换术　全膝关节置换术（total knee arthroplasty，TKA；total knee replacement，TKR）后，如果患者在术前膝关节屈曲挛缩或严重外翻，在术后为防止过度牵拉腓总神经，可以在膝关节下加垫一个薄的软枕，通过降低软枕的高度，使膝关节逐渐伸直；其他情况下，则不要加垫软枕，以防止出现膝关节的屈曲挛缩。同时，要加强踝关节背屈和跖屈的训练，加强臀大肌、臀中肌及阔筋膜张肌的等长收缩训练，促进下肢血液循环，以防止深静脉血栓的形成。

3. 全肩关节置换术　全肩关节置换术（total shoulder arthroplasty，TSA；total shoulder replacement，TSR）后，在 0~3 周处于制动阶段，容易出现肩关节及周围组织的粘连、肌肉萎缩及肢体的水肿。因此，加强肘关节、腕关节的主动屈伸训练，以及手部的抓握训练，可以促进血液循环，防止水肿。同时，避免向患侧卧位翻身，禁止做肩关节外展 90°复合肩关节外旋运动，以防止肩关节的脱位。

二、评定内容

（一）髋关节人工置换的评定

1. 体格检查　观察患者整体，检查手术伤口的位置、愈合或瘢痕的情况，脊柱及全身关节的形态，肢体是否有肿胀，血运情况。

2. X 线、CT、MRI 的诊断检查　从 X 线观察周围组织的情况，包括髂骨、坐骨、耻骨、骶骨和骶髂关节，及假体的位置。

3. 关节活动范围测量　髋关节正常的活动范围为屈曲 0°~135°，后伸 0°~15°，内收 0°~30°，外展 0°~45°，内旋 0°~45°，外旋 0°~45°。

4. 徒手肌力检查

（1）屈肌肌群：髂腰肌，耻骨肌，股直肌。

（2）伸肌肌群：臀大肌，股二头肌，半膜肌，半腱肌。

（3）内收肌群：大收肌，长收肌，短收肌，耻骨肌，股薄肌。

（4）外展肌群：臀中肌，阔筋膜张肌，臀小肌。

（5）内旋肌群：臀中肌，臀小肌，阔筋膜张肌，大内收肌，长收肌。

（6）外旋肌群：臀中肌，臀小肌，梨状肌，闭孔内肌，闭孔外肌，上、下孖子肌，臀大肌，缝匠肌，耻骨肌，股方肌，股二头肌，髂腰肌。

5. 疼痛评估　应用 VAS 评定。

6. 运动功能评定　翻身、起坐、站立、行走及步态。

7. 人工髋关节置换术功能评定　目前国内外最为常用的评分标准为 Harris 标准（表 3-12-1），是由美国 Harris 在 1969 年提出的。该系统根据分值将髋关节功能分为 4 级，得分 90~100 分为优，80~89 分为良，70~79 分为中，70 分以下为差。

表 3 – 12 – 1 人工全髋关节置换术 Harris 评分法（满分 100 分）

随访内容	分数	随访内容	分数
1. 疼痛		2. 畸形	
无	44	无下列畸形	4
活动后稍有疼痛，但不需服止痛药	40	固定性内收畸形 <10°	3
活动后轻度疼痛，偶尔需服止痛药	30	固定性伸直位内旋畸形 <10°	2
活动后中度疼痛，需经常服止痛药	20	双下肢长度差异 ≤3.2 cm	1
稍活动后明显疼痛，偶服强烈止痛药	10	固定性屈曲畸形 <30°	0
卧床不敢活动，经常服强烈止痛药	0		
3. 活动度（屈 + 展 + 收 + 外旋 + 内旋）		4. 行走时辅助	
300° ~ 210°	5	不用	11
209° ~ 160°	4	走长路时需用手杖	7
159° ~ 100°	3	走路时总要用手杖	5
99° ~ 60°	2	用单拐	4
59° ~ 30°	1	用两根手杖	2
29° ~ 0°	0	用双拐	0
		用双拐也不能行走	0
5. 系鞋带，穿袜子		6. 坐椅子	
容易	4	任何高度的椅子 1 h 以上	5
困难	2	只能坐高椅子	3
不能	0	坐椅子不能超过 0.5 h	0
7. 上汽车		8. 跛行	
能	1	无	11
不能	0	轻	8
		中	5
		重	0
9. 行走距离		10. 爬楼梯	
不受限	11	自如	4
1 km 以上	8	基本自如，但需扶栏杆	2
500 m 左右	5	勉强能上楼梯	1
只能卧床，不能行走	0	不能	0

8. Charnley 髋关节疗效评分表 此标准在 1972 年由 Charnley 提出，在欧洲较为常用（表 3 – 12 – 2）。其评定内容分为三项：疼痛、运动和行走功能，每项 6 分。

表 3 – 12 – 2 Charnley 髋关节疗效评分表

得分	疼痛	运动	行走功能
1	自发性严重疼痛	0° ~ 30°	不能行走，需双拐或手杖
2	起步即感疼痛，一切活动受阻	60°	用或不用手杖，时间或距离有限
3	能忍受，可有限度地活动	100°	单杖辅助，无杖很难行走，距离受限（<1 h），能长站
4	某些活动时出现，休息能缓解	160°	单杖能长距离行走，无杖受限
5	轻度或间歇性，起步时明显，活动后缓解	210°	无需支具，但跛行
6	无疼痛	260°	正常

同时，Charnley 根据受累的关节将患者分为三类：

A 类：单侧髋关节受累，无其他影响行走能力的伴发疾病。

B 类：双侧髋关节均受累。

C 类：患者有其他影响行走能力的疾病，如：RA、偏瘫、衰老及严重的心肺疾病。

（二）膝关节人工置换的评定

1. 体格检查　观察患者肢体，是否有畸形，力线是否正确，检查手术伤口的位置、愈合、感染或瘢痕的情况，神经损伤，脊柱及全身关节的形态，肢体是否有肿胀，血运情况。

2. X 线、CT、MRI 的诊断检查　需了解局部骨质情况及假体位置，包括：平台假体的倾斜，髌股关节及胫股关节对合情况。

3. 关节活动范围测量　膝关节正常的活动范围为屈曲 0°～135°，伸展 0°，过伸 5°～10°，内旋 0°～45°，外旋 0°～45°。

4. 徒手肌力检查

（1）屈肌肌群：股二头肌，半膜肌，半腱肌。

（2）伸肌肌群：股四头肌，阔筋膜张肌。

（3）内旋肌群：半腱肌，半膜肌，缝匠肌，股薄肌。

（4）外旋肌群：股二头肌，阔筋膜张肌。

5. 疼痛评估　应用 VAS 评定。

6. 运动功能评定　翻身、起坐、站立、行走及步态。

7. 人工膝关节置换术功能评定　HSS 膝关节评分标准（表 3 - 12 - 3）是 1976 年由美国纽约特种外科医院（hospital for special surgery，HSS）Insall 和 Rannawat 提出的总分为 100 分的膝关节评分量表。这个量表 6 项得分项目，1 项减分项目，共 7 个项目。并将临床疗效分成：优：>85 分。良：70～85 分。中：60～69 分。差：59 分以下。

表 3 - 12 - 3　HSS 膝关节评分标准

评定内容	得分	评定内容	得分
疼痛（30 分）		肌力（10 分）	
任何时候均无疼痛	30	优：完全能对抗阻力	10
行走时无疼痛	15	良：部分对抗阻力	8
行走时轻微疼痛	10	中：能带动关节活动	4
行走时中度疼痛	5	差：不能带动关节活动	0
行走时严重疼痛	0	屈曲畸形（10 分）	
休息时无疼痛	15	无畸形	10
休息时轻微疼痛	10	小于 5°	8
休息时中度疼痛	5	5°～10°	5
休息时严重疼痛	0	大于 5°	0
功能（22 分）		稳定性（10 分）	

评定内容	得分	评定内容	得分
行走、站立无限制	12	正常	10
行走 2500 m ~ 5000 m	10	轻微不稳 0° ~ 5°	8
行走 500 m ~ 2500 m	8	中度不稳 5° ~ 15°	5
行走少于 500 m	4	严重不稳 > 15°	0
不能行走	0	减分项目	
能上楼梯	5	单手杖	− 1
屋内行走，但需支具	2	单拐杖	− 2
屋内行走，不需要支具	2	双手杖	− 3
活动度（18 分）		伸直滞缺 5°	− 2
每活动 8°得 1 分，最高 18 分	18	伸直滞缺 10°	− 3
		伸直滞缺 15°	− 5
		每 5°外翻扣 1 分	
		每 5°内翻扣 1 分	

（三）肩关节人工置换的评定

1. 体格检查　观察患者整体，检查肩胛骨的位置，检查手术伤口的位置、愈合或瘢痕的情况，脊柱及全身关节的形态，肌肉萎缩的情况，肢体是否有肿胀，血运情况，手指有无麻木等神经血管损伤的情况。

2. X 线、CT、MRI 的诊断检查　从 X 线观察肩关节 CE 角（shoulder center edge，SCE）和盂角（glenoid angle，GA）。肩关节 CE 角是自肱骨头中心至关节盂下缘连线与肱骨头中心垂线所形成的夹角。此角变小时盂肱关节不稳定。盂角是关节盂上下缘连线与水平线所形成的夹角。此角显示自肱骨头自关节盂腔的位移程度，GA 越小，盂肱关节越稳定。

3. 关节活动范围测量　肩关节正常的活动范围为屈曲 0° ~ 180°，后伸 0° ~ 50°，内收 0°，外展 0° ~ 180°，水平屈曲 0° ~ 135°，水平外展 0° ~ 30°，内旋 0° ~ 70°，外旋 0° ~ 90°。

4. 徒手肌力检查

（1）屈肌肌群：胸大肌锁骨头，三角肌前部纤维，喙肱肌，肱二头肌。

（2）伸肌肌群：背阔肌，大圆肌，肱三头肌长头，三角肌后部纤维。

（3）内收肌群：胸大肌，背阔肌，大圆肌，肱三头肌长头，三角肌后部纤维。

（4）外展肌群：三角肌，冈上肌，肱二头肌短头。

（5）内旋肌群：肩胛下肌，大圆肌，胸大肌，背阔肌，三角肌前部纤维。

（6）外旋肌群：冈下肌，小圆肌，三角肌后部纤维。

（7）水平内收肌群：胸大肌胸骨部和锁骨部，三角肌前部纤维。

（8）水平外展肌群：三角肌后纤维，冈下肌，小圆肌。

5. 疼痛评估　应用 VAS 评定。肩关节的疼痛多发生在肩外展 60° ~ 120°的范围内，因此称此范围为肩疼痛弧。

6. 肩关节功能评定　HSS 肩关节评分标准（表 3 - 12 - 4）是美国特种外科医院提出的总分为 100 分的肩关节功能的评分量表。

表 3 - 12 - 4　肩关节 HSS 评分标准

	分　值
疼痛（30 分）	
无 = 6 分，轻 = 3 分，中 = 2 分，重 = 0 分。在以下活动中	
1. 运动	——————
2. 非过顶运动	——————
3. 日常活动	——————
4. 坐着休息	——————
5. 睡眠	——————
总计	——————
功能受限（28 分）	
无 = 7 分，轻 = 4 分，中 = 2 分，重 = 0 分。在以下活动中	
1. 做手过头顶的运动	——————
2. 不使有肩关节的运动	——————
3. 手能摸到头顶	——————
4. 日常活动中一般性活动	——————
总计	——————
压痛（5 分）	
无 = 5 分，在 1 ~ 2 个部位压痛 = 3 分，2 个以上部位 = 0 分	
总计	——————
撞击征（32 分）	
以下每个体征对应一个分数，如果出现该体征则为 0 分，否则满分	
1. 撞击征（15 分）	——————
2. 外展征（12 分）	——————
3. 内收征（5 分）	——————
总计	——————
活动度（5 分）	
在任一平面每丢失 20°减 1 分，最多减 5 分	
总计	——————

三、术后常见并发症

（一）术后脱位

全髋关节置换术后的早期是脱位发生率最高的时期，约有 10% 的概率。由于患者屈曲、内收、内旋髋关节，会出现假体向后方脱位的现象。由于髋关节囊和周围软组织的修复一般需要 6 至 7 周的时间，因此，在患者睡觉时，1 周内应使用外展支具，6 周之内使用枕头置于两腿之间，保持双下肢的位置，6 ~ 12 周内避免髋关节的内旋、内收过中线和屈曲超过 90°。

（二）假体松动

假体松动是骨与假体界面之间存在超出由于弹性模量差异引起的位移的活动。它与假体的质地、手术原因、负重与体重、骨的溶解度及患者的年龄有关。

（三）肢体肿胀

由于术后伤口未愈合，运动减少，肢体会出现不同程度的肿胀，控制肿胀是非常必要的。

（四）深静脉血栓

深静脉血栓是髋关节置换术后最严重的并发症之一。其中，最主要、最致命的是继发性栓塞，极可能发展成远期下肢深静脉功能不全。若没有行预防性治疗，其发生率约40%～60%，并且，骨水泥比非骨水泥患者发生率高，全麻较局麻的患者发生率高。膝关节置换术后可以穿加压弹力长袜，尽早开始下肢肌肉等长收缩训练，加强踝关节背屈及跖屈训练，是预防深静脉血栓的有效方法。

（五）疼痛

置换术后疼痛是常见的并发症，分为急性和慢性疼痛两大类。

（六）异位骨化

髋关节置换术后的异位骨化，通常在术后3个月内的发生率较高，为5%～81%。

（七）伤口感染

术后伤口感染不愈合会严重影响患者的康复进度。

（八）周围神经损伤

周围神经损伤在髋关节和膝关节置换术后并不多见，髋关节置换术后神经麻痹的发病率约为0.6%到3.7%，而坐骨神经、特别是腓总分支的损伤比较多见。

（九）关节不稳定

全膝关节置换术后，由于膝关节周围韧带功能不全和肌力不足，造成关节不稳定的发生率为7%～20%。

肩关节是人体活动范围最大、最不稳定的关节。人工肩关节置换术后不仅改变和影响肩关节表面的对合性、盂肱韧带的完整性、三角肌和肩胛袖肌肉的协同收缩作用，并且影响关节囊、盂唇结构以及骨性结构的相互作用，导致了肩关节的不稳定。

（十）肌肉萎缩

关节置换术后，一些运动是禁止操作的，因而导致置换关节周围的肌肉萎缩。

（十一）双下肢长度不等

THA术后几个月内患者会出现双下肢长度不等，可造成患者步态的异常。因此，可以使用增高鞋或再次手术来弥补下肢长度的缺陷。

（十二）负重情况

髋和膝关节置换术后，下肢负重的时间和负荷量应该与外科手术的康复医生商议后确定。

四、临床常见关节置换术后运动疗法

（一）人工髋关节置换术后运动疗法

由于大多数人工髋关节置换术的患者在术前、术后卧床时间较长，未能进行系统的、专业的康复训练，因而易出现髋关节周围肌肉的肌力降低、萎缩，关节活动受限，患侧关节及肌肉疼痛无力，患侧负重能力差，行走不稳，身体向患侧倾斜等症状，影响生活、行走和工作能力的恢复。

1. 术后 0～1 周　主要康复治疗目标为：缓解疼痛，控制出血，减轻水肿，保护创伤部位，注意体位摆放及翻身训练，加强呼吸训练，维持关节活动度，防止下肢深静脉血栓。

（1）体位摆放：仰卧位时，患侧肢体置于髋关节外展中立位，外展 30°。患者从仰卧位转换成健侧卧位时，两腿之间夹软枕，并且托住患肢，必须保证患侧肢体髋关节外展、外旋，以防止髋关节的脱位。下床动作：仰卧位健侧移至床边，健侧足着地，保持患侧髋关节屈曲小于 70°，借助助行器站起。

（2）呼吸及排痰训练：主动性的深吸气、深呼气训练及一些辅助性的呼吸训练，有效的排痰训练。

（3）维持髋关节活动度：在进行髋关节活动度训练时，髋关节屈曲要在小于 45° 的范围内进行，外展范围在 5°～20° 之间，髋关节无旋转。

（4）增强患侧肌力训练：患侧髋关节周围软组织的张力和动力的降低是全髋关节置换术后遗留症状中最常见、最普遍的症状，极大地影响了髋关节的稳定及正常的行走。因此，应把恢复该部位的肌力放在康复训练的首位，如：梨状肌、臀中肌、臀小肌肌力训练。考虑到被置换髋关节的稳定性，患者的年龄、体质、术后时间的长短，初期的训练应以等长收缩的抗阻力训练为主，关节活动度亦少，如：髂腰肌、股四头肌、臀大肌、股二头肌的等长收缩训练，必须避免髋关节的内收、内旋，屈曲也不应超过 90°。中、后期再逐渐加强关节活动度的训练及抗阻力的主动关节运动，如髋关节和膝关节周围的肌肉以及踝关节背屈与跖屈的抗阻运动训练。阻力和运动量的大小要根据患者身体素质而制定，以训练增强的肌肉在第二日无酸痛和疲劳为度，以保证训练的持久性和连续性。训练时关节活动的范围要由小到大逐渐增加。

（5）立位负重保持训练：骨水泥固定型假体术后，第一天短时间在床边借助步行器站立，逐渐将站立时间延长，负荷由 10% 逐渐增至 100%，助行器也逐步换成拐杖，再换成单拐。

（6）步行训练：第一天借助步行器步行距离由 5～10 m 开始，距离可逐日逐渐增加。

2. 术后第 2 周　康复目标为促进伤口愈合，维持关节活动度，增强肌力，促进主动运动，加强第一周的训练内容。

3. 术后第 3 周　康复目标为软化瘢痕，增强肌力，改善关节活动度，加强负重能力，并试用双拐练习行走。

（1）术后瘢痕和粘连的康复处理：由于髋关节置换术后的手术刀口较大，遗留的瘢痕较长，损伤的肌肉较多，特别后路切口而损伤的臀中肌、臀小肌对髋关节的稳定性有很重

要的作用。同时，瘢痕周围还会出现粘连、针眼疼痛、凹陷等症状。这些症状可通过抖动法、振动法、按摩法等手法得到改善。这些手法具有软化瘢痕、松解粘连、改善肌肉的新陈代谢及血液循环的作用，以使伤口瘢痕缩小，使损伤的肌肉逐渐恢复。

（2）重复第二周的运动训练。

4. 术后第 4 周　康复目标为加强髋关节控制训练，改善步态，预防摔倒。

（1）髋关节的稳定对行走至关重要，增加髋关节周围软组织的张力与动力可大大提高其稳定性，可应用骨盆下降训练、站立位负重训练、步态训练方法来改善髋关节的稳定性及协调性。3 个月内防止髋关节屈曲超过 90°。

避免下蹲取物和坐在使髋部屈曲超过 90° 的矮椅、低床或坐便器上。手术后 6 个月内禁做髋内收、内旋，不要把患腿架在另一条腿上。日常生活中，注意保存体力，防止继发损伤和劳损。回家后，应按治疗师制定的康复方案和康复程序及要求坚持训练。

（2）纠正脊柱侧弯的治疗：由于髋关节置换后需要卧床，躯干的稳定性会相对降低，肌力及整体协调性减退，常使患者在行走过程中形成脊柱代偿性侧弯、双肩高低不等的异常姿势和异常步态。可以通过姿势矫正镜来矫正坐位、立位的脊柱畸形。

（二）人工膝关节置换术后运动疗法

人工膝关节置换术后的康复基于对患者全身功能评定及患肢功能评定，制定科学的、合理的康复治疗目标和计划。

1. 术后第 1 天 ~1 周　康复目标为减少疼痛和肿胀，促进伤口愈合，预防感染和血栓形成。

（1）呼吸与排痰训练：防止呼吸道感染，保证呼吸道畅通。

（2）患膝冰敷，促进血液循环，减少肿胀或使用下肢压力治疗仪。

（3）关节活动度训练：术后第二天开始小范围膝关节屈曲训练。引流管拔出后，增加活动度，开始使用 CPM 治疗仪，2 周后膝关节活动度达到 90°。

（4）肌力增强训练：主要进行股四头肌等长收缩运动，直腿抬高运动。

（5）负重训练：术后第二天开始借助行器进行床边小部分重量负重。非骨水泥假体 6 周后开始负重。

2. 术后 1 ~2 周　主要康复目标为：增强关节活动度，增强股四头肌和腘绳肌的肌力，加强不负重的主动运动，防止深静脉血栓，促进全身功能恢复，训练立位平衡以及本体感觉训练，完成日常生活动作。

3. 术后 2 ~4 周　主要康复目标为：维持关节活动度，渐进抗阻训练增强下肢肌力，加强站立及行走训练，3 周后可将助行器换成拐杖。

4. 术后 4 ~6 周　主要康复目标为：重复前几周训练内容以外，加强膝关节在不同角度下的等长收缩训练。

5. 术后 6 ~12 周　主要康复目标为：重复上述训练内容以外，加强小范围的膝关节屈伸训练，如：腰背部紧贴墙向下滑，使膝关节屈曲，然后再伸直；立位跖屈和背屈训练，上、下楼梯训练及骑自行车训练。

（三）人工肩关节置换术后运动疗法

人工肩关节置换术后早期实施系统性康复治疗，可以提高关节活动度，减缓肌肉萎缩，防止关节粘连。训练时要注意观察患者的心肺功能，要循序渐进。

1. 术后 0～3 周　为制动期，主要康复目标为：控制水肿，减少疼痛，保护修复的组织及关节，加强肘关节、腕关节的关节活动度及肌力和抓握训练。

2. 术后 1～2 周　开始小范围的肩关节被动屈曲运动（被动肩关节屈曲 < 45°，肩关节外展 < 30°），进行肩关节周围肌肉的等长收缩训练。

3. 术后 3～6 周　主要康复目标为预防肩关节及周围组织粘连，改善肩关节活动范围（被动肩关节屈曲 < 60°，肩关节外展 < 45°），增强肩关节周围和上肢的肌力。训练动作如肩胛带的缓慢向上、向前、向后运动。术后 4 周，为防止肩关节周围的肌肉萎缩，要进行保护性被动和辅助主动训练，如用手压桌子训练。

4. 术后 6～12 周　为功能恢复阶段，主要康复目标是加强肩关节周围肌肉力量，改善和维持肩关节活动范围，促进本体感觉，提高肩关节的稳定性和协调性。6～8 周可进行肩关节主动活动训练（活动范围维持在屈曲 < 120°，外展 < 60°），再逐渐过渡到抗阻训练，如用肩关节训练器、肩梯和滑轮的训练。

5. 术后 12～24 周　要加强肩关节的神经肌肉控制能力，使肩关节的活动范围达到正常，恢复肩关节的运动能力。术后 12～16 周，肩关节的活动度逐渐增强，肩关节屈曲逐渐 > 140°，外展 > 60°，外旋逐渐 > 45°。同时，加强肩关节周围的肌力的渐进性抗阻运动，提高技巧性、耐力性和协调性训练，注意强化姿势矫正训练。术后 16～20 周，以促进肩关节的稳定性为主。术后 20～24 周，开始进行肩关节的屈、伸、展、收和旋转的综合性训练，强化灵活性和协调性训练，以及姿势矫正训练。如提肩胛肌的抗阻训练，哑铃负重上举训练，投掷动作等训练。

（胡春英）

第十三节　脊柱侧弯

一、概述

（一）定义

脊柱侧弯症（scoliosis）是一种进展性的脊柱侧向弯曲，并常伴有椎体旋转和肋骨变形，导致躯干外形异常、脊柱运动功能障碍或因骨盆倾斜而跛行，合并胸廓畸形或脊髓压迫、心肺功能障碍等严重问题。

（二）病因

引起脊柱侧弯的病因很多，骨骼、肌肉、神经病变等引起结构性脊柱侧弯，而疼痛等引起非结构性脊柱侧弯。临床上最常见原发性脊柱侧弯（又称特发性脊柱侧弯），发病原因不明，可能与遗传、姿势不良和大脑皮质运动控制等方面的因素有关。本节主要讨论原发性脊柱侧弯。

（三）流行病学

原发性脊柱侧弯发病率约为 1% ~ 1.17%，好发于青少年，女性多于男性，比例为1.9:1。脊柱侧弯的患者成年后 75% 可出现明显腰背痛、体力较差、工作能力下降，部分患者可能丧失工作能力。脊柱侧弯如得不到及时发现和处理，部分患者侧弯会逐渐加重，发展成严重的畸形，不仅造成身体外观异常、脊柱运动功能障碍或因骨盆倾斜而跛行，而且还因胸廓畸形而造成心肺功能障碍，少数可造成脊髓受压，导致下肢瘫痪或排便功能障碍。因此，本病应早期发现早期治疗。

（四）发病机制

引起脊柱侧弯的原因很多，骨骼肌肉神经病变等引起结构性脊柱侧弯，而疼痛炎症等引起废结构性脊柱侧弯。本节主要讨论最常见的原发性（又称特发性）脊柱侧弯的治疗。其他原因引起的脊柱侧弯均可参照此方法。特发性脊柱侧弯约占脊柱侧弯患者总数的85%，好发于青少年，尤其以女性多见。其发病原因不明，可能与姿势不良，遗传和大脑皮质运动控制等方面的因素有关。

脊柱侧弯多发生在脊柱的胸段和胸腰段，大多向右侧弯曲。早期多为功能性侧弯，如不及时矫正，到发育过程的晚期则形成结构性侧弯。结构性侧弯表现为椎体结构上的改变，如出现椎体侧方和（或）前后变形，椎体的旋转畸形及肋骨变形。脊柱侧弯发生后，凸侧的肌肉、韧带因长时间受牵拉而被拉长、松弛，肌肉的收缩能力下降，肌肉萎缩；侧弯凹侧的肌肉、韧带等软组织长时间处在缩短状态，会发生挛缩、粘连。不论何种原因引起脊柱侧弯，最终结果是引起脊柱两侧肌群间力量不均衡，脊柱总是朝向弯折力大的方向侧弯。侧弯到一定程度，椎体凹侧的承重力增加，凸侧的牵拉力增加，迫使椎体向凸侧旋转，更增加了脊柱侧弯的角度。

（五）分类

1. 先天性脊柱侧弯　是由于脊柱胚胎发育异常所致，与妊娠期第 4 ~ 7 周时受到母体内外环境变化刺激有关，生后即出现有畸形征象，大部分在婴幼儿期被发现，发病机理为脊椎的结构性异常和脊椎生长不平衡。鉴别诊断并不困难，X 线摄片可发现脊椎有结构性畸形。基本畸形可分为三型：①脊椎形成障碍，如半椎体、蝴蝶椎畸形。②脊椎分节不良，如单侧未分节形成骨桥。③混合型。如常规 X 线摄片难于鉴别，可用 CT。先天性脊柱侧弯是否会发展加重，取决于畸形形态。大多数先天性脊柱侧弯都需要治疗，否则会迅速发展加重。非手术治疗，如体表电刺激治疗或塑料支具治疗，不可能获得持久的疗效，只能用于一段时期，以控制和延缓畸形发展加重，推延手术时间。

2. 神经肌源性脊柱侧弯　可分为神经性和肌源性两种，前者包括上运动神经元病变的脑瘫、脊髓空洞和下运动神经元病变的脊髓灰质炎后遗症等，后者包括肌营养不良、脊髓病性肌萎缩等。这类侧弯的发病机理是神经系统和肌肉失去了对脊柱躯干平衡的控制调节作用，其病因常需仔细的临床体检才能发现，有时需用神经－肌电生理甚至神经－肌肉活检才能明确诊断。

3. 神经纤维瘤病并发脊柱侧弯　神经纤维瘤病为单一基因病变所致的常染色体遗传性疾病（但50%的患者来自基因突变），其中有2%~36%的患者伴有脊柱侧弯。当临床符合以下两个以上的标准时即可诊断：①发育成熟前的患者有直径5 mm以上的皮肤咖啡斑6个以上或发育成熟后的患者直径大于15 mm。②两个以上任何形式的神经纤维瘤或皮肤丛状神经纤维瘤。③腋窝或腹股沟部皮肤雀斑化。④视神经胶质瘤。⑤两个以上巩膜错构瘤（Lisch结节）。⑥骨骼病变，如长骨皮质变薄。⑦家族史。病人所伴的脊柱侧弯其X线特征可以类似于特发性脊柱侧弯，也可表现为"营养不良性"脊柱侧弯，即短节段的成角型的后凸型弯曲，脊椎严重旋转，椎体凹陷等，这类侧弯持续进展，治疗困难，假关节发生率高。

4. 间充质病变并发脊柱侧弯　有时马凡综合征、Ehlers－Danlos综合征等可以以脊柱侧弯为首诊，详细体检可以发现这些疾病的其他临床症状，如韧带松弛、鸡胸或漏斗胸、蜘蛛手畸形等。

5. 骨软骨营养不良并发脊柱侧弯　如多种类型的侏儒症，脊椎骨骺发育不良。

6. 代谢障碍疾病合并脊柱侧弯　如各种类型的黏多糖病，高胱胺酸尿症等。

7. "功能性"或"非结构性"侧弯　这类侧弯可由姿态不正、神经根刺激、下肢不等长等因素所致。如能早期去除原始病因，侧弯可自行消除。但应注意的是少数青少年特发性脊柱侧弯在早期可能因为度数小而被误为"姿态不正"所致，所以对于青春发育前的所谓"功能性"侧弯应密切随访。

8. 其他原因的脊柱侧弯　如放疗、广泛椎板切除、感染、肿瘤均可致脊柱侧弯。

二、诊断要点

在脊柱侧弯形成和发展过程中，因很少疼痛或不适等而容易被忽略。青少年自我意识强，洗澡更衣等日常生活活动不希望家长干预，特别是女孩，自己的空间时间更多，加上脊柱轻度变形时身体的外观姿势无明显改变，父母及孩子自己都不易察觉，有的甚至到了成年才发现，治疗就比较困难。因此，要强调早期发现，防止畸形在青春期骤然加剧，如能在学龄期和脊柱改变的初期及时发现，并早期进行功能训练和治疗，就能很好地控制和矫正畸形，防止并发症的发生，减少患者对远期手术的需要。

脊柱侧弯的筛查应从8岁开始，日常生活中要教育父母重视和关心孩子的脊柱发育情况，注意观察是否有双肩不平、耸肩、双肩不对称、髋上提、身体倾斜等表现。如果这5个征象中有任何1个，就应该立即就医。

脊柱侧弯最早的表现是两侧肩膀高低不平、腰不对称、身体倾斜等，体检时应注意观察双侧肩锁关节、髂前上棘、腰凹的对称性，另外棘突触诊可见某些节段棘突偏离颈部棘突至臀沟连线。

通过X线片、CT检查可诊断脊柱畸形的类型和严重程度，了解病因，帮助选择疗法及判断疗效。X 线片诊断应包括：畸形的部位、大小和柔软度，患者的骨成熟度，偶尔还需要进行心血管摄片、脊髓成像和静脉肾盂造影等。

三、康复治疗中常见问题

1. 外观的影响　脊柱侧弯可以造成身体外观的变化，如：肩歪斜、骨盆倾斜、胸廓畸形，严重影响身体的直立姿势和脊柱的活动范围。

2. 肺功能下降　胸廓畸形可以影响到心肺功能，导致肺扩张受限，肺循环阻力增加。

3. 继发脊柱病变　异常的姿势和不正确的负重，久之易引起背部肌肉、韧带劳损，继发骨关节炎，出现疼痛等并发症状。

4. 脊髓和神经受压　严重的脊柱侧弯会引起椎管、椎孔变形，椎间盘突出，导致脊髓、神经根受压，神经受损后出现肢体无力、麻木，感觉功能障碍，严重者会出现截瘫。

5. 工作能力和生活质量下降　脊柱侧弯的患者由于以上原因，会不同程度地限制患者的工作选择和就业，背部肌肉力量、耐力的减退使患者不能耐受长时间工作，其身体外观的变化会影响到患者将来的择偶、生育。

6. 心理障碍　畸形严重患者可明显影响身心健康，患儿因形体扭曲引起心理障碍。

四、评定内容

（一）影像学评估

影像学检查中 X 线片最为重要，借助 X 线片确定脊柱畸形类型和严重程度，了解病因，帮助选择治疗方法及判断疗效。X 线片诊断应包括：畸形的部位、大小、柔软度以及患者的骨成熟度。

1. 直立位全脊柱正侧位像　拍 X 线片时必须强调直立位，不能卧位。若患者不能直立，宜用坐位像，这样才能反映脊柱侧弯的真实情况。这是诊断的最基本手段。X 像需包括整个脊柱。

2. 仰卧位左右弯曲及牵引像　反映其柔软性。Cobb 角大于 90°或神经肌肉性脊柱侧弯，由于无适当的肌肉矫正侧弯，常用牵引像检查其弹性，以估计侧弯的矫正度及各柱融合所需的长度。脊柱后凸的柔软性需摄过伸位侧位像。

3. 斜位像　检查脊柱融合的情况，腰骶部斜位像用于脊柱滑脱、峡部裂患者。

4. Ferguson 像　检查腰骶关节连接处，为了消除腰椎前凸，男性患者球管向头侧倾斜 30°，女性倾斜 35°，这样，得出真正的正位腰骶关节像。

5. Stagnara 像　严重脊柱侧弯患者（大于 100°），尤其伴有后凸、椎体旋转者，普通 X 像很难看清肋骨、横突及椎体的畸形情况。需要摄去旋转像以得到真正的前后位像。透视下旋转病人，出现最大弯度时拍片，片匣平行于肋骨隆起内侧面，球管与片匣垂直。

6. 断层像　检查病变不清的先天性畸形、植骨块融合情况以及某些特殊病变如骨样骨瘤等。

7. 切位像　患者向前弯曲，球管与背部成切线。主要用于检查肋骨。

8. 脊髓造影　并不常规应用。指征是脊髓受压、脊髓肿物、硬膜囊内疑有病变。X 像见椎弓根距离增宽、椎管闭合不全、脊髓纵裂、脊髓空洞症以及计划切除半椎体或拟作半椎体楔形切除时，均需脊髓造影，以了解脊髓受压情况。

9. X 像阅片的要点

（1）端椎：脊柱侧弯的弯曲中最头端和尾端的椎体。

（2）顶椎：弯曲中畸形最严重、偏离垂线最远的椎体。

（3）主侧弯即原发侧弯：是最早出现的弯曲，也是最大的结构性弯曲，柔软性和可矫正性差。

（4）次侧弯：即代偿性侧弯或继发性侧弯，是最小的弯曲，弹性较主侧弯好，可以是结构性，也可以是非结构性。位于主侧弯上方或下方，作用是维持身体的正常力线，椎体通常无旋转。当有三个弯曲时，中间的弯曲常是主侧弯，若有四个弯曲时，中间两个为双主侧弯。

10. CT 和 MRI 对合并有脊髓病变的患者很有帮助，如：脊髓纵裂、脊髓空洞症等。了解骨嵴的平面和范围，对手术矫形、切除骨嵴及预防截瘫非常重要。但价格昂贵，不宜作常规检查。

（二）弯度测定

1. Cobb 法　最常用，头侧端椎上缘的垂线与尾侧端椎下缘垂线的交角即为 Cobb 角。若端椎上、下缘不清，可取其椎弓根上、下缘的连线，然后取其垂线的交角即为 Cobb 角（图 3 - 13 - 1）。

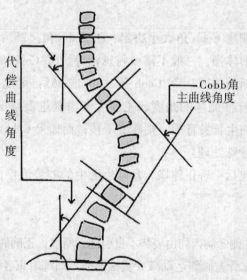

代偿曲线角度

Cobb角
主曲线角度

图 3 - 13 - 1　脊柱侧弯角度计算法

2. Ferguson 法　很少用，有时用于测量轻度侧弯。找出端椎及顶椎椎体的中点，然后从顶椎中点到上、下端椎中点分别画二条线，其交角即为侧弯角。椎体旋转度的测定：Nash 和 Mod 根据正位 X 像上椎弓根的位置，将其分为 5 度。0 度：椎弓根对称；Ⅰ度：凸侧椎弓根移向中线，但未超出第一格，凹侧椎弓根变小；Ⅱ度：凸侧椎弓根已移至第二格，凹侧椎弓根消失；Ⅲ度：凸侧椎弓根移至中央，凹侧椎弓根消失；Ⅳ度：凸侧椎弓根越过中央，靠近凹侧。

3. 柔软度　侧向屈曲位摄片是为了了解畸形的柔软度，从而估计可矫正的程度。

4. 骨成熟度　即 Risser 征，直接关系到治疗方法的取舍。对保守疗法来说，治疗需持续到骨成熟为止。最常用的骨成熟度评定方法是观察髂嵴骨骺。Risser 将髂嵴等分成四部分来分阶段描述骨成熟度。骨骺出现至髂嵴的 25% 处为 Rssier 1＋，至 50% 处为 Risser 2＋，至 75% 处为 Risser 3＋，骨骺全部出现为 Risser 4＋，骨髓与髂嵴融合为 Risser 5＋。Risser 5＋和身高停止生长有关。

5. 预后判断　通过测量脊柱侧凸系数，即 Cobb 侧凸弧内椎体数，可以作为预后的判断依据：侧凸系数 ＞3 时，侧凸具有结构上的不稳定性，它将以不可预料的速度发展；侧凸系数达 5 时，具有结构上的不稳定性；侧凸系数为 7 时，即使成熟患者侧弯也将以每年 1° 的速度发展。

五、康复治疗方案及运动疗法

脊柱侧弯的矫治是使畸形得到最大程度的矫正，并使之保持在矫正的位置上不再继续发展。一般根据年龄、侧弯程度、进展情况、有无合并症等选择矫正方案。一般在年龄大于 10 岁，Cobb 角大于 40° 或 45° 才考虑手术治疗。手术治疗的目的是矫正脊柱畸形或防止畸形加重，重建脊柱的生理弧度，维持躯干的平衡；预防脊柱侧弯可能引起的神经功能障碍，促进已发生的神经功能障碍的恢复；预防和改善脊柱侧弯引起的心肺功能障碍等。

（一）治疗方法的选择

治疗方法主要依据脊柱侧弯 Cobb 角大小决定：① Cobb 角 ＜25°：注意日常活动中姿势治疗，配合手法治疗，矫形体操，一般不需要特殊治疗。② Cobb 角 25°～30°：除上述方法外，配合电刺激，应用矫形支具。③ Cobb 角 ＞40° 或 45°：可能需要矫形手术治疗。④治疗方法的选择除了参考脊柱侧弯的角度，主要应考虑其进展情况和发展趋势。如果 Cobb 角为 20°，但还有 4 年的生长发育期，则需要干预；而如果 Cobb 角虽为 29°，但已停止生长发育，可能就不需要特殊处理。

常用的非手术矫正方法包括：矫正体操，日常生活中的姿势治疗，电刺激，牵引，手法和矫形器等。

（二）治疗方法

1. 姿势训练　大部分脊柱侧弯病人均由姿势不良引起，所以，正确的姿势训练必不可少。

（1）骨盆倾斜训练：通过骨盆倾斜运动减少腰椎前凸。训练时患者仰卧，髋膝屈曲，下腰部紧贴治疗床面，并维持在此位置；然后平稳而有节奏地从床面提起臀部，同时注意下腰部不离开床面。当患者掌握了上述方法后，继续伸直双下肢，直至双髋和双膝完全伸直。

（2）姿势对称性训练：患者通过意识控制，保持坐立位躯干姿势挺拔和对称；可在直立位作上肢外展高举前屈、腰背部前屈后伸、双足交互抬起，进一步在俯卧位锻炼腰背肌，在仰卧位锻炼腹肌及下肢肌，特别是注重腰背肌的锻炼。

2. 改善呼吸运动　胸椎侧弯达 50° 以上且合并椎体旋转时，常会感到呼吸困难。此时呼吸练习应贯穿在所有运动练习中。可按下列步骤进行训练：患者仰卧，屈髋屈膝，有意识地限制胸廓活动，吸气时腹部应隆起，可用视觉或用手去检查，而且在腹部加上一沙袋可加强这种腹部隆起；呼气时腹部尽量回缩。之后，逐渐把腹式与胸式呼吸相结合，即缓慢的腹式吸气后，胸廓完全扩张。随着呼气过程，腹部回缩，胸廓回复，再进行慢吸气和慢呼气锻炼。呼气时间为吸气的两倍。胸腹式呼吸锻炼先在仰卧位进行，然后在坐位，最后在立位下进行。

3. **手法治疗**　患者仰卧位，放松后背肌肉及韧带，侧弯处和局部痛点应重点刺激其软组织，促进局部充血水肿等的消退，纠正侧弯部位。

4. **运动疗法**

（1）矫正体操：适应证：适用于 Cobb 角在 10°以下的脊柱侧弯及配合侧弯矫形器的治疗。作用原理：选择地增强脊柱维持姿势的肌肉力量。通过增强凸侧骶棘肌、腹肌、腰大肌、腰方肌的肌力，调整两侧的肌力平衡，牵引凹侧挛缩的肌肉、韧带和其他软组织，以达到矫形目的。具体方法：矫正体操通常在卧位或匍匐位进行，以利于消除脊柱的纵向重力负荷。脊柱处于不同斜度时，脊柱的侧屈运动可集中于所需治疗的节段，即选用特定姿势练习矫正特定部位的脊柱侧弯。如：抬举左上肢可使胸椎左凸，矫正胸椎右侧凸；提起左下肢可使骨盆右倾引起腰椎右凸，矫正腰椎左侧凸；同时进行上述动作，可矫正胸右腰左的双侧凸。做矫正体操时，要求每一动作历时 2 ~ 3 min，重复 10 ~ 30 次或更多，直至肌肉疲劳，甚至可用沙袋增加负荷，增强效果。

（2）不对称爬行：属于增加脊柱柔韧性的练习。俯卧位时，一侧上肢前伸过头，同时同侧下肢后伸，可牵伸同侧脊柱。右侧凸时，左臂右膝尽量向前迈进，右臂左腿随后跟进，但始终不超越左臂和右腿，方向为向右侧成弧形前进。胸右腰左侧凸时，左臂和左腿尽量向前迈进，右臂右腿随后跟进但始终不超越左臂左腿，前进方向为直线向前。

5. **牵引**　单纯牵引不能矫正脊柱侧弯，但可以通过牵引椎旁肌群和脊柱韧带连接结构从而增加脊柱的可屈性。因而，牵引常作为脊柱侧弯的术前准备，使术中达到最大限度的矫正而不致产生神经损伤。牵引的方法包括颈牵引、卧位反悬吊牵引及 Cotrel 牵引等多种方法。临床上脊柱侧弯反向悬吊牵引应用较多，其装置由牵引带、滑车、绳索及重锤组成。患者侧卧于牵引带中，侧弯的凸侧向下，牵引重量 10 ~ 40 kg。牵引时应将凸侧顶点牵离床面 5 ~ 10 cm。若作为术前准备，一般牵引时间为两周左右。通过牵引使凹侧组织松解，使脊柱得到有效的伸展，有利于手术达到良好效果。

6. **电刺激**　多选用双通道体表电刺激器，两组电极分别放置在侧弯体表，两通道交替输出的电刺激波，使两组椎旁肌交替收缩和舒张，而使侧弯的脊柱获得持续的矫正力。需坚持长期治疗。

7. **矫形器**

（1）骨盆带前后支具：也称密尔沃基脊柱侧弯矫形器（Milwaukee brace）。原理是脊柱、肋骨及胸骨的三点固定（图 3 - 13 - 2）。每天除入浴外全天穿戴，戴到骨生长停止为止。此支具适用于侧弯顶部在 T 7 以上，侧弯角在 45°左右的骨生长期患者。

（2）波斯通脊柱侧弯矫形器：即 Boston brace 支具。此支具与密尔沃基脊柱侧弯矫形器的区别是，除去了后面的支架及上部构造（图3-13-3）。原理也是三点固定原则。此支具适用于侧弯顶部在 T10 以下，侧弯角度在 20°左右的患者。

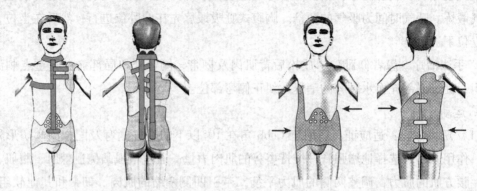

图3-13-2　骨盆带前后支具　　　　　　　图3-13-3　Boston brace 支具

8. 手术治疗　手术治疗指征：脊柱侧弯经非手术治疗后畸形继续发展；有持续性疼痛，脊柱易于疲劳和不稳定者。主要方法有器械矫正术和脊柱融合术两大类。

9. 心理治疗　因脊柱侧弯带来的心理障碍，应予相应的心理治疗。

（郭　辉　李洁辉）

第十四节　骨质疏松症

一、概述

骨质疏松症（osteoporosis）是一类伴随年龄增长或疾病引起的，以骨量丢失、骨组织显微结构破坏、骨脆性增加、骨强度下降、骨折危险增大，以骨痛、骨密度降低、易于发生骨折为主要临床特征的代谢性骨病。骨质疏松症主要分为原发性骨质疏松症和继发性骨质疏松症两大类。原发性骨质疏松症又分为绝经后骨质疏松症、老年性骨质疏松症和特发性骨质疏松症，占骨质疏松症总数的 85% ~90%。继发性骨质疏松症主要由疾病等医学原因和不良嗜好所致，占骨质疏松症总数的 10% ~15%。

骨质疏松症是 Pormmer 在 1885 年提出来的。随着时间的推移，人们对骨质疏松症的认识逐渐深化。最初认为全身骨量减少即为骨质疏松症，直到 1990 年在丹麦举行的第三届国际骨质疏松研讨会和 1993 年在香港举行的第四届国际骨质疏松研讨会上，骨质疏松才有了一个明确的定义，并得到世界的公认。

骨质疏松症可以发生在任何年龄段，但多见于 50 岁后，因此，它被认为是与年龄相关的疾病。和大多数慢性疾病一样，骨质疏松症不是一夜之间发生的，而是相当长甚至是一生的时间形成的。

女性绝经后骨质疏松症的患病率在 50~60 岁约为 30%，60~70 岁约为 60% ~70%，

75 岁以上高达 80% 以上。男性患病率较女性低。女性骨密度峰值较男性低 10% ~20%，骨质疏松症常发生在老年女性，临床以无症状的脊柱压缩性骨折较常见。女性的皮质骨较男性更细，骨的直径更小，所以女性的骨折发生率比男性高 2 ~3 倍。

在我国，随着人口老龄化，骨质疏松症现已成为危害公共健康最严重的问题之一。预计我国 2050 年老年人口达 2 亿 5 千万，其中 20% ~70% 患有骨质疏松症。

（一）病理生理改变

骨量丢失、骨密度降低、骨显微结构退化、骨强度下降、骨脆性增加是骨质疏松症的根本病理改变。其中，骨量丢失、骨密度降低和骨显微结构退化是骨强度下降、骨脆性增加和骨折危险频度增大的根本原因。骨显微结构退化主要表现为：松质骨和皮质骨的退化，但以松质骨退化为主。松质骨退化以骨小梁数目减少、变细、陷窝样变、断裂和穿孔为特征，皮质骨的退化以皮质骨隧道样变、变薄为特征。骨量的丢失与骨的重建过程异常有关，这些异常状况包括：骨转换加快、骨矿化延迟和局部的骨吸收和骨形成失衡，即骨吸收大于骨形成。此外，骨质疏松症尚有骨小梁的异常和不耐疲劳性损伤的病理生理变化。

Ⅰ型骨质疏松症因卵巢功能衰退，血清雌激素水平降低，绝经后雌激素减少，骨吸收骨形成均加速，由于骨吸收过程短而形成过程较长，造成高转换型骨量丢失。这是老龄女性患者发生骨质疏松症的主要病理改变。

Ⅱ型骨质疏松症是骨结构衰老退化的一种表现。随年龄增长骨矿含量与骨有机质均减少。破骨细胞使骨吸收增强，而成骨细胞功能衰退使成骨不足，骨重建处于负平衡状态，表现为低转换骨丢失。这是老龄患者中发生退化性骨质疏松症的主要病理改变。

（二）骨塑形与骨重建

骨对力学环境的适应性或顺应性是通过骨塑形与骨重建来实现的。骨塑形使机体在生长发育过程中，骨组织通过骨转换代谢活动（骨吸收和骨形成），形成与机体的功能需要相适应的骨的形态及骨组织的结构。骨塑形是增加骨量与骨强度的主要机制。骨重建是指机体根据功能需要、体内矿盐平衡和创伤修复的需要在骨基本多细胞单位进行的骨转换活动。骨重建可调节矿盐平衡、修复显微损伤及移除多余的骨组织，可保存或降低但不增加骨强度与骨量。

（三）骨代谢

骨代谢过程总体上包括骨形成、骨吸收或静止三种功能状态。骨代谢过程就是骨重建过程，是单个骨重建单位形成新的骨结构单位。经过 3 ~4 个月的重建周期，原吸收腔完全被新的骨重建单位所填充，完成骨重建，恢复静止表面。骨质疏松症的发病与多种因素有关，导致骨质疏松症的各种危险因素最终导致骨代谢异常，而骨组织代谢又受到生理、病理等多种机制的影响和调节。

二、临床常见功能障碍

（一）临床表现

1. 疼痛　疼痛是骨质疏松症的主要临床表现，约 60% 的骨质疏松症患者存在不同程度的疼痛。疼痛可发生在不同部位、不同程度，最常见的是腰背疼痛及下肢麻木。疼痛多呈胀痛、酸痛、持续性疼痛。其特点是久坐、久立、久卧等长时间保持某一固定姿势或劳累时疼痛加剧，休息后缓解。其原因是由于骨转换过快、骨吸收增加导致骨量丢失及骨膜下皮质骨的破坏。当骨量低于正常的 12% 即可发生骨痛，骨量丢失越多则疼痛的发生率和程度越高。由于松质骨对代谢变化敏感，骨量最易丢失，故骨痛常见于松质骨。

2. 驼背　表现为身高缩短，脊柱屈曲加重，呈弧形，又称老年圆背，并进行性加重。其原因是负重或体重本身的压力使椎体受压变扁致胸椎后凸畸形。驼背多发生于胸的中下段。驼背是原发性骨质疏松症的体征之一，最常见于绝经后骨质疏松症。

3. 骨折　多数骨质疏松症患者无明显特征或自觉性症状和体征，骨折通常是骨质疏松症的首发症状或就诊原因。最常见的是椎体压缩性骨折、髋部骨折、桡骨远端骨折。骨折常在扭转身体、肢体活动时发生。椎体压缩性骨折多发生于 T1 ~ L1，表现为腰背的刺痛，脊柱后凸，不能翻身侧转，局部叩击痛。髋部骨折主要表现为股骨颈骨折，这是因为股骨颈既是松质骨丰富又是体重由躯干走向股骨干的负重骨骼，所以易发生骨折。体征是腹股沟中点附近压痛，纵轴叩痛。病变下肢呈内收或外旋畸形，不能站立和步行。股骨颈骨折 90% 发生在 50 岁以上，80% 为女性，70 岁以上发病率急剧增加，其发病率与年龄、骨质疏松的程度成正相关。

（二）主要功能障碍

1. 负重能力下降　多数骨质疏松症患者表现为负重能力下降，严重者甚至不能承担自身的体重。据负重能力调查表明，健康人负重能力达 76 kg，而骨质疏松症患者仅能负重 26 kg，明显低于正常人。因此，骨质疏松症患者活动躯干时，腰背肌必须进行超常的活动，经常处于紧张状态，导致肌肉疲劳，易出现肌痉挛，从而产生肌肉疼痛，使负重能力下降。

2. 体干活动受限　表现为不能翻身、侧转及仰卧位从床上坐起。

3. 站立及步行能力受限　骨质疏松患者长时间站立或步行后腰背部和下肢负重关节疼痛而导致站立与步行困难。

4. 日常生活活动能力下降　由于骨质疏松症患者常有全身乏力、体力下降、精力不足等问题，对其日常生活活动、社交活动或职业活动均带来不同程度的影响。

5. 关节活动范围受限　骨质疏松性骨折特别是椎体骨折、髋部骨折、桡骨远端和肱骨近端骨折患者，其骨折部位的关节活动范围常常严重受限，而关节活动的受限又进一步加重了患者的日常生活活动、社交活动和职业活动障碍的程度。一旦出现骨折，患者需要长期卧床静养，这又将造成患者丧失独立生活活动能力、社交能力和原有职业活动能力，从而加重骨质疏松，形成恶性循环。

6. 心理障碍　由于长期的骨痛和反复的治疗，可能导致患者心理的改变，有可能出现焦虑、沮丧、抑郁等心理问题。骨折后，患者的日常生活活动能力受到严重限制，而且恐惧因再次跌倒而出现骨折，导致不敢外出社交和从事原有的职业活动，同时面对自己能力的下降以及给家庭、单位带来的经济和生活上的负担，患者常常会产生痛苦、脾气暴躁、悲观等不良情绪。

三、评定内容

（一）诊断标准

根据 1998 年 WHO 规定的骨质疏松症诊断标准，用同性别、同种族年轻健康人的骨量峰值，减去所测得的骨量值（BMD）来衡量，只要骨密度减少等于或大于 2.5 个标准差，即可诊断为骨质疏松症。

1. 临床诊断　主要根据有无疼痛、身高变矮、骨折等临床表现并结合年龄、绝经与否、病史、骨质疏松症家族史等进行初步诊断。

2. 骨 X 线法　临床常根据骨皮质厚度、骨小梁粗细数量、骨髓腔横径与骨皮质厚度以及骨髓腔与周围软组织之间的密度差来判断。但 X 线估计骨密度的误差可达 30% ~ 50%，一般认为骨量丢失 30% 以上 X 线检查才能反映骨质疏松情况，其准确性受到许多因素的影响。但可作为排除其他疾病的一种方法。

3. 骨矿密度测定　测定骨矿密度（BMD）是目前诊断骨质疏松症、预测骨质疏松骨折、监测自然病程或药物干预疗效的现有最佳定量指标。正常骨量：骨量减少在一个标准差之内；骨量减少：骨量减少在 1 ~ 2.5 个标准差之间；骨质疏松症：骨量减少大于或等于 2.5 标准差；重度骨质疏松症：符合骨质疏松诊断标准，同时伴有一处或多处脆性骨折。

4. 实验室检查　主要检测骨代谢相关指标，包括骨形成与骨吸收指标。但所有骨代谢生化指标尚不能作为独立诊断骨质疏松症的依据，缺乏特异性的确定性的诊断价值，可作为参考性诊断依据。

（1）骨形成生化指标：PICP（Ⅰ型前胶原羧基前肽），BALP（骨源性碱性磷酸酶），BGP（血清骨钙素）等。

（2）骨吸收代谢指标：TRAP（抗酒石酸酸性磷酸酶），HOP（尿羟脯氨酸），PYD 和 DPYD（Ⅰ型胶原吡啶交联物），Ⅰ型胶原交联末端肽（NTX）以及空腹尿钙/肌酐比值等。一般性生化指标如：血、尿中钙、磷、性激素、甲状旁腺素、血糖及碱性磷酸酶在原发性骨质疏松症中缺乏敏感性和特异性，诊断意义不大。

（二）鉴别诊断

1. 原发性骨质疏松症和继发性骨质疏松症的鉴别　原发性骨质疏松症多与绝经、年龄有关；继发性骨质疏松症多与疾病和不良嗜好有关，如：多发性骨髓瘤、骨转移瘤、骨软化症、糖尿病等。

2. 腰背痛的鉴别　骨质疏松症患者不仅有肌肉痛，还有胸腰椎骨折引起的疼痛，即棘突处的压痛和叩击痛。

3. 与肿瘤的鉴别　骨质疏松症患者在休息或固定 2 ~ 3 周后，疼痛可缓解。而肿瘤的疼痛呈持续性加重并难以控制。同时肿瘤患者有原发病的表现，多伴有贫血、消瘦、神经压迫等症状。

4. 与梨状肌综合征的鉴别 梨状肌综合征的疼痛的特点是臀部压痛、放射痛，局部可触及条索状物，直腿抬高 60°阳性，大于 60°疼痛减轻。被动髋内旋疼痛加重，主动外旋加重。

5. 与腰椎小关节紊乱的鉴别 腰椎小关节紊乱患者多有腰部扭伤史，炎症与嵌顿引起剧烈疼痛，呈放射状疼痛。

（三）运动疗法评定

1. 肌力评定

（1）腰背部肌力评定：主要检查骶棘肌、髂腰肌、腰方肌。

（2）腹部肌力评定：主要检查腹直肌、腹内外斜肌。

2. 关节活动度评定 腰的前屈与后伸关节活动度评定。

腰的关节活动度下降是中老年骨质疏松症患者容易出现的问题。由于腰部活动度对躯体的灵活性有重要影响，所以评估腰部的活动度对骨质疏松症患者有重要意义。

四、治疗原则

早在 1989 年，世界卫生组织就明确提出了预防骨质疏松症的三大原则：补钙、运动疗法、饮食调节。骨质疏松症的临床表现以周身骨痛、乏力、机体活动受限等为主，久而久之就会出现肌肉萎缩、容易引起骨折等。而运动疗法以其有效、安全、简便、不良反应少、增进健康等特点，越来越多地被用于临床实践中。因此，把运动疗法作为骨质疏松症防治的主要措施之一是十分必要的。

五、运动疗法

（一）运动疗法防治骨质疏松的机制

（1）运动对骨的影响：运动负荷是骨生长、发育、成熟以及老化的重要影响因素之一。运动负荷直接作用于骨和间接地通过肌肉收缩作用于骨，使骨产生应变，应变有一个阈值范围。应变低于下限时，骨量将丢失；应变超过上限时，骨量增加；应变在上、下限之间时，骨量将稳定在一定水平。在应力作用下，骨骼胶原发生形变，产生压电效应，改变骨细胞的生物物理环境，影响其增生和分化。这种骨能够适应活动期间的机械应力的规律称 wolff 定律。按照 wolff 定律，骨力求达到这样一种最佳结构，即骨骼的形态与物质受个体活动水平的调控，使之足够承担末端的功能性负载。Wolff 定律强调功能活动产生确定的骨骼形态。实验研究证明，未成年骨对负荷的反应是通过塑形和改建共同完成的。Tuukkanen 等发现，生长期大鼠一侧肢体固定或神经切断，3 周后股骨远端松质骨骨量迅速丢失，股骨的长度和直径无明显变化。将成年大鼠一侧后肢固定，股骨矿物质密度第 10 周出现明显下降，而骨小梁面积、宽度和质量在固定 2 周后即已开始减少。Road 等对踏步训练 20 个月的母猪股骨做形态学测量，发现皮质骨骨单位增加 25%，但其横截面积和骨矿物质含量无变化，说明成年骨对运动负荷的反应是骨量的改变而不是骨形态的改变。运动负荷对骨的生长和适应性变化的影响是肯定的。但研究多集中在对骨量的影响，对骨和骨形态影响的研究甚少，对未成年骨的研究也未发现股骨长度的改变。但我们发现运动缺乏同样引起骨长度、横径、形态和结构等改变，即骨发育不良和骨质疏松。这些改变集中表现在患侧髋部、坐耻骨及股骨。按照 wolff 定律，骨骼的形态和物质受个体活动水平的调控，使之足够承担末端的功能负载，强调功能活动确定骨骼形态。骨对运动负荷产生适应改变，负荷增加表现为骨量增加，负荷降低表现为骨量丢失。骨质疏松是应力负荷减少的结果，包括骨承受直接应力和肌肉萎缩间接应力的减少。

（2）运动应力负荷是骨矿化的基本条件：血中钙磷等无机盐的沉积矿化必须有一定的应力负荷，一旦缺少这种应力负荷，骨矿化过程就会发生障碍，继而引起骨密度降低。脊髓损伤所致的截瘫、四肢瘫患者及脑卒中偏瘫患者，尿中羟脯氨酸和钙排出量增多；风湿、类风湿及创伤性关节炎患者因制动而使受累关节出现骨质疏松；每天不做运动的人与每天做 20 min 运动的人相比，其全身骨盐量一年减少 5%。矿物质浓度测定和骨密度测定及网状骨组织活检都证实：失去运动应力负荷则骨体积减少，长期卧床制动可致骨萎缩伴骨丢失。Sehneider 和 Mcdknald 研究了持续卧床 5～36 周对平均年龄在 25 岁的 90 名男子的影响后得出结论，缺少负重活动可致骨质丢失，可见运动应力负荷的缺乏必然导致骨量丢失，运动锻炼是防治骨质疏松的基本方法。

（3）运动应力负荷与骨质密度的关系：Aloia 等观察到绝经后妇女每日进行有氧锻炼 1 h，每周 3 次，连续 1 年，其体内钙丢失显著慢于未进行运动的同龄者。Smith 经过 3 年研究证明，老年妇女骨质减少可通过运动锻炼增加对骨骼的压力而获逆转，研究发现，每周 2 次负重锻炼，每次 1 h，连续 8 个月，腰椎无机盐含量增加 3.5%，而同龄对照组则减少 2.7%。实验也证明，遵循每周 3 次、每次 1h 的运动可使骨钙量增加。总之，保持骨密度不下降的前提是坚持运动，运动锻炼是防止骨质疏松发展、提高骨密度的重要方法。

（二）避免意外伤害

骨质疏松症患者与普通人相比，骨折风险很大，很多骨质疏松症患者的骨折都是由跌倒造成的。跌倒通常是由不安全的环境、患病、体力下降造成的。这些因素使人失去平衡，站立不稳，并跌倒。值得注意的是，有些跌倒因素是可以改变，跌倒是可以避免的。

导致跌倒的危险因素：年龄、下肢肌肉肌力弱、平衡及协调能力差、视力减退、听力减退、体位性低血压、危险环境（如：光线灰暗、地面不平、道路的障碍物、狭窄）与个人习惯（如：不合适的鞋、不使用辅助器具或使用不当）。

（三）选择合理的运动

缺乏运动会加速肌肉的力量、耐力及平衡能力的衰退。因此，建立一个安全的生活环境，将药物治疗的副作用最小化，同时参与提高肌力和耐力的运动，能够降低跌倒的危险。如：坚持每天中等强度的活动不少于 30 min；下肢肌力弱的患者可通过下蹲、上下楼等加强下肢肌力；平衡能力差的患者可通过单腿站立等提高平衡力。运动的方式：

1. 有氧运动　心肺给肌肉提供氧气和营养丰富的血液，肌肉则利用氧气和营养为运动提供所需能量。当身体运动时，心脏、肌肉、肺必须增加工作量，以提供运动肌肉所需要的能量。常见的有氧运动包括：走路、散步、游泳，骑自行车、跳舞等。对于有氧运动来说，保持一定的运动强度是必要条件。有研究表明，缓慢或中低速的步行等低强度的运动对骨量的增加没有帮助。有氧运动的益处还在于能降低心脏病和糖尿病风险，提高身体功能，维持体重或减轻体重，降低血压，并改善情绪和健康感。很多人选择有氧运动是因为其方便易行，对器械的要求较低。有氧运动对加强肌肉肌力和改善平衡来说不是最有效的。因此，在为患者制定训练计划时，可以考虑在有氧运动项目中每周增加 1~2 次抗阻运动和平衡运动（表 3-14-1，表 3-14-2）。

表 3-14-1　第一阶段有氧运动方案

星期一	星期二	星期三	星期四	星期五	星期六	星期日	备注
第一周							
步行15~20 min，30%~40%的最大心率	休息或放松运动	15~20 min 的踏阶梯运动，30%~40%的最大心率	休息或放松运动	步行15~20 min，30%~40%的最大心率	休息或放松运动	休闲运动或非负重运动	
第二周							
步行20~25 min，30%~40%的最大心率	休息或放松运动	20~25 min 的踏阶梯运动，30%~40%的最大心率	休息或放松运动	步行20~25 min，30%~40%的最大心率	休息或放松运动	休闲运动或非负重运动	每次运动增加 5 min
第三周							
步行20~25 min，35%~45%的最大心率	休息或放松运动	20~25 min 的踏阶梯运动，35%~45%的最大心率	休息或放松运动	步行20~25 min，35%~45%的最大心率	休息或放松运动	休闲运动或非负重运动	每次运动增加5%最大心率
第四周							
步行25~30 min，35%~45%的最大心率	休息或放松运动	25~30 min 的踏阶梯运动，35%~45%的最大心率	休息或放松运动	步行25~30 min，35%~45%的最大心率	休息或放松运动	20~30 min 的踏阶梯运动，45%~55%最大心率	每次运动增加 5 min

注：每次运动前有 5~10 min 的热身，运动后有 5~10 min 的放松运动。

表 3 - 14 - 2　第二阶段有氧运动方案

星期一	星期二	星期三	星期四	星期五	星期六	星期日	备注
1~3 周							
25~30 min 的有氧运动,50%~60% 的最大心率	休息或放松运动	25~30 min 的有氧运动,50%~60% 的最大心率	休息或放松运动	25~30 min 的有氧运动,50%~60% 的最大心率	休息或放松运动	放松和较轻的有氧运动	适度增加有氧运动的强度
4~6 周							
30~35 min 的有氧运动,50%~60% 的最大心率	休息或放松运动	30~35 min 的有氧运动,50%~60% 的最大心率	休息或放松运动	30~35 min 的有氧运动,50%~60% 的最大心率	休息或放松运动	放松和较轻的有氧运动	每次增加 5min 的运动
7~9 周							
30~35 min 的有氧运动,55%~65% 的最大心率	休息或放松运动	30~35 min 的有氧运动,55%~65% 的最大心率	休息或放松运动	30~35 min 的有氧运动,55%~65% 的最大心率	休息或放松运动	放松和较轻的有氧运动	每次增加 5% 的最大心率运动
10~12 周							
30~35 min 的有氧运动,55%~65% 的最大心率	休息或放松运动	30~35 min 的有氧运动,55%~65% 的最大心率	休息或放松运动	30~35 min 的有氧运动,55%~65% 的最大心率	30~35min 的有氧运动,55%~65% 的最大心率	放松和较轻的有氧运动	增加一天的运动

注：每次运动前有 5~10 min 的热身，运动后有 5~10 min 的放松运动。

姿势对于有氧运动来说十分重要，因为错误的姿势会给身体造成不正常的压力和扭伤。对大多数负重训练而言，必须保持一个稳定的垂直的姿势，并且一直要使所有稳定机体的肌肉（背部、腹部及骨盆）保持在一条直线上。同时，非稳定机体的肌肉（手臂、肩部等）要保持放松状态。

2. 阻力运动　中到高强度的阻力运动可以改善或保持髋骨及四肢骨的骨质，并且是预防跌倒的关键所在。如果要改善脊椎骨骨质，可以采取针对上半身的运动；如果要改善髋骨、下肢骨骨质，可以采取针对下半身的运动。同时，阻力运动可以改善身体的平衡性。

（1）利用弹力绳进行胸部、上肢的运动

体位：站立，将弹力绳绕过背部或足底，双手抓住绳子的两头，手臂弯曲。

动作：双手向前方、侧方、上方、下方伸出。保持 3 s。要感觉到胸部和手臂在用力。如果力量过大，可以调整手握的位置。

（2）利用椅子等固定物进行上下肢运动

体位：坐在椅子上，双手撑在椅子边缘，放在身体两侧。缓慢抬起臀部至椅子边缘前方。脚向前伸。

动作：保持身体所有部分静止，手肘弯曲带动手臂，将身体在椅子前部往下压，然后手臂伸直将身体抬起。根据自身情况调整向下幅度。

（3）深蹲，进行大腿和臀部的运动

体位：背部挺直站立，双脚分开，略宽于肩。

动作：缓慢将臀部下压，就像要往下坐到椅子上一样，直到屈膝屈髋到45°~90°时停止。保持3~5 s，之后缓慢地恢复成起始姿势。运动中尽量保持直立背部，不要弯腰。

（4）跳跃运动

体位：双脚分开站立，略宽于肩。膝微屈。

动作：屈膝、双臂后摆，向上跳起，手臂同时向前挥。也可负重跳跃：穿着负重衣或腿部绑沙袋进行跳跃。只要每天坚持50~100次的跳跃运动，便能收到增加骨密度、防止骨质疏松的良好效果。有研究者对绝经前后的妇女进行观察后发现，每天坚持做上下跳跃运动的妇女，1年后便可使骨密质增加，最容易发生骨折的髋部，其密度能增加3%。这是由于跳跃运动不但加速了全身的血液循环，同时地面的冲击力激发了骨质的生成。应该注意的是，妇女在绝经前就应多做跳跃运动，并随着年龄的增长长期坚持下去。

（四）运动量的选择

1. 青少年　进行有规律的较高强度的运动，如定期跑步、跳绳、游泳等，每周至少1次，每次30 min以上，以加快骨的形成。运动能力较强者，应选用大强度肌肉力量或爆发力训练，如在教练指导下进行每周3次以上，每次20 min左右的哑铃、杠铃训练。运动能力较弱者，选用中等强度的有氧运动，如慢跑、骑自行车、登山等，运动强度根据身体条件适当调整。

2. 中年人　全身骨骼开始进入老化期。因此，提高骨骼峰值量，延缓骨量丢失，是该年龄段预防骨质疏松的基本策略。运动能力较强者，应选用大强度肌肉力量或爆发力的训练，在教练指导下进行每周3次以上，每次20 min左右的哑铃、杠铃训练。运动能力较弱者，选用中等强度的有氧运动，如：慢跑、骑自行车、登山等，已有骨质疏松且合并其他疾病者，可多做游泳训练。

3. 老年人　由于年龄的增长，钙质的流失大于吸收，适当服用钙制剂是有必要的，一般建议每天服钙1200~1500 mg。如果仅服用钙制剂而不运动，老年人骨骼对钙的吸收仍为不足。所以，不能以服用钙制剂代替运动。但仅注意运动，忽视了钙的补充，体内缺钙，也不能更好地预防骨质疏松。必须运动与补钙相结合，才能取得较好的效果。需要注意的是，严重的骨质疏松患者，在运动时要选择好运动方法，慎用较剧烈和大幅度的运动，以防引起骨折。

六、其他疗法

（一）调养精神

人体的精神活动与机体的生理病理变化有着密切的关系。精神因素的改变，将影响消化功能和内分泌功能。不良精神状态使人食欲不振，营养摄入减少，同时内分泌失调又是形成骨质疏松的主要原因之一，所以精神调节是预防骨质疏松的重要环节。

（二）增加光照

多晒太阳以增加自身的维生素D。因为阳光可以将皮肤中的非活性维生素D转变为活性维生素 D，有利于钙的吸收，促进骨质生成。

（三）戒烟酒

吸烟可促进骨质的疏松。尼古丁使神经释放儿茶酚胺致低氧血症，促使骨质疏松。酒精对肾有一定的伤害，使肾对钙、磷的重吸收功能降低。

（四）合理饮食

饮食调养对提高骨骼质量十分重要，可将骨质疏松的影响减少一半。维生素是维持身体健康所必须的重要营养物质，维生素 D 和钙在骨质疏松的预防上起着重要的作用。平时需要适当吃一定量的肝、蛋黄等含维生素 D 的食物。牛奶和乳制品是钙最丰富的来源，豆类、虾、海带、紫菜、黑木耳、枣、花生等含钙也较丰富。核桃仁含有蛋白质、脂肪、碳水化合物及维生素、钙、磷、铁、镁、锰等，是食补中的佳品。

（刘建宇）

第十五节　膝关节韧带损伤

一、概述

（一）膝关节周围韧带解剖及功能

膝关节由四部分骨组成，另有四条韧带维持关节的稳定和排列关系，组合成光滑、稳定的活动关节。膝关节由股骨远端、胫骨近端和髌骨共同组成，其中髌骨与股骨滑车组成髌股关节，股骨内、外髁与胫骨内、外髁分别组成内、外侧胫股关节。膝关节的四条主要韧带是内侧副韧带（胫侧副韧带）、外侧副韧带（腓侧副韧带）、前交叉韧带和后交叉韧带。在膝关节的内外侧，分别有内侧副韧带和外侧副韧带。在膝关节中心，股骨内外髁与胫骨之间是前、后交叉韧带（图 3 - 15 - 1）。

1. 膝关节副韧带　膝关节内、外侧副韧带呈三角形，桥架于股骨内、外和胫内外部之间。当膝关节屈伸活动时，韧带在股骨内、外髁向前后滑动，膝关节完全伸直与完全屈曲时，韧带保持紧张，半伸屈位时，韧带保持松驰，关节不稳定，易受损伤。内侧副韧带与半月板相连，外侧副韧带从股骨外髁到腓骨头。副韧带的主要生理功能是加强关节侧面的稳定。

2. 交叉韧带　位于髌骨和股骨之间，分为前交叉韧带和后交叉韧带，是维持膝关节稳定性的重要结构。前、后交叉韧带与两侧半月板在膝关节内形成了一个"8"字形结构，与其他结构配合，使膝关节在 3 个轴上按一定的规律稳定地运动。前、后交叉韧带平均长度为 35~40 mm，宽度约为 10 mm，分为前后两束，在膝关节伸屈的过程中，两束交叉扭转，增加了膝关节的稳定性，具有防止胫骨向前移位、膝过伸、膝过屈及防止膝内、外翻的作用。在膝关节韧带中，后交叉韧带最为强大，其强度为前交叉韧带的两倍，非强大暴力不足以致伤，其损伤较为少见。

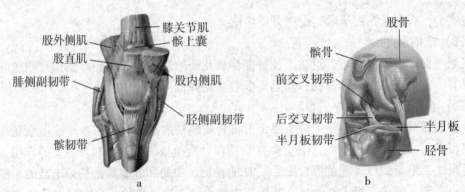

图 3 – 15 – 1　人体膝关节韧带解剖示意图

a. 内、外（胫、腓）侧副韧带；b. 交叉韧带。

（二）膝关节韧带损伤的特点

膝关节是全身中结构最复杂、最大、所受杠杆作用力最强的一个关节。因此，在生活中很容易造成膝关节的损伤，且损伤的形式多种多样。由于外力使关节活动超出正常生理范围，造成关节周围的韧带拉伤、部分断裂或完全断裂，称为关节韧带损伤。膝关节韧带的运动损伤非常多见。损伤因外力大小及方向的不同，常常出现不同程度的病理变化。有的是韧带的过度牵扯（表面看不出断裂而内部纤维有断裂），有的是韧带的部分或全部撕裂。有的甚至是韧带上下两端附着点的撕脱骨折。

膝关节韧带损伤是一种比较常见的疾病，治疗方法较多，但疗效不一。膝关节的关节囊松弛薄弱，关节的稳定性主要依靠韧带和肌肉，以内侧副韧带最为重要，其次为外侧副韧带及前、后交叉韧带。膝关节韧带损伤多由于外伤所致，患者剧烈疼痛、关节及周围肿胀、皮下有淤斑、关节有积液及活动受限，严重影响患者工作和生活。

在膝关节韧带损伤的同时，也常发生半月板及交叉韧带的撕裂，甚至产生胫骨内外髁的骨折，形成复杂的联合损伤（图 3 – 15 – 2），给治疗及诊断带来很大的困难。在临床工作中，这种联合损伤经常被诊断为半月板撕裂或侧副韧带损伤，最后因治疗不当而带来严重后果，甚至使患者丧失运动功能。

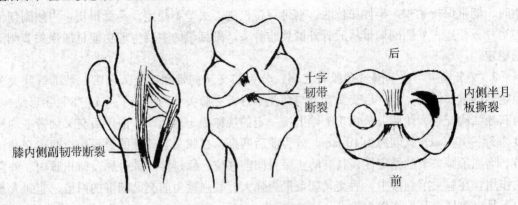

图 3 – 15 – 2　膝联合损伤

二、膝关节韧带损伤的机理

（一）内侧副韧带损伤

膝关节内侧副韧带（medial collateral ligament，MCL）损伤是膝关节最为常见的损伤之一。损伤机制为股骨在胫骨上外展、屈曲和外旋，多发生在膝关节轻度屈曲位时小腿强力外展而引起。例如足球运动员用足内侧踢球用力过猛，或站立时突然有强大外力撞击膝关节引起。损伤的严重程度取决于作用力的大小和消散情况。MCL 损伤可按严重程度分为三度：Ⅰ度损伤为少量韧带纤维断裂，伴有局部压痛，但无明显关节不稳；Ⅱ度损伤有更多的韧带组织断裂，伴有更严重的功能丧失和关节反应，并伴有轻到中度的关节不稳；Ⅲ度损伤为韧带完全断裂，并产生显著不稳（图 3 - 15 - 3）。

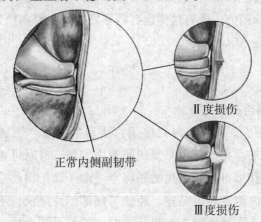

图 3 - 15 - 3　膝关节内侧副韧带损伤程度

（二）外侧副韧带损伤

膝关节外侧副韧带（lateral collateral ligament，LCL）损伤较内侧副韧带少见，在所有膝关节韧带损伤中占 16% 左右。由于外侧副韧带起于股骨外髁，止于腓骨小头，它的功能主要是对抗膝关节的牵拉力，尤其是对外侧间室的牵拉力。外侧副韧带由于受对侧肢体保护和髂胫束与股二头肌在膝关节外侧保护，可防止关节内收。因此，外侧副韧带断裂极为罕见，主要损伤机制是强度膝内翻暴力作用于小腿外侧，或突然外力作用于膝关节内侧，引起膝关节外侧疼痛、肿胀及皮下淤血和局限性固定压痛，往往以腓骨小头附近明显，导致外侧副韧带断裂。轻者韧带劳损，重者韧带自腓骨茎突部撕脱或发生撕脱性骨折，多合并外侧关节囊破裂。

（三）前交叉韧带损伤

前交叉韧带（anterior cruciate ligament，ACL）损伤伴有膝关节其他韧带的明显断裂是运动员最常见的主要膝关节损伤类型之一。其损伤机制通常是一种非接触性、减速的外翻和外旋损伤。单纯前交叉韧带破裂的常见机制是减速性内旋作用力及极度的过伸。原则上，有四种机制会造成前交叉韧带损伤。膝关节的外翻外旋暴力会损伤前交叉韧带的内侧部分和半月板。这种损伤可见于滑雪的滑橇被阻挡，膝关节外翻合并胫骨外旋时。第二种损伤机制是常见于手球或篮球比赛中的膝关节内翻内旋暴力。第三种损伤机制是在膝关节伸直时胫骨内旋暴力，这可能造成前交叉韧带冲击股骨内侧髁的前方而损伤到前者。近来有关于第四种损伤机制的描述，当滑雪者向后摔落用足着地承重时，会尽力通过股四头肌收缩来保持直立，这个动作和滑雪靴后侧一起将胫骨向前推，造成前交叉韧带的孤立性损伤。这种损伤也称作滑雪靴损伤。

（四）后交叉韧带损伤

后交叉韧带（posterior cruciate ligament，PCL）损伤比 ACL 损伤少见，其受伤机制可归纳为两点：①前后位损伤：屈膝时胫骨近端受到直接向后的暴力是常见的 PCL 损伤机制，并多属单纯性 PCL 损伤。在此机制下 PCL 撕裂有 70% 发生在胫骨端，15% 在股骨端，15% 发生于韧带的中部。②过伸位损伤：膝关节过伸损伤时 PCL 首当其冲，同时过伸损伤往往合并有内收内旋损伤，涉及组织有 ACL、PCL 等。但交叉韧带的损伤与应力作用点有关，当着力点在胫骨上端前方，既有过伸也有后移之力，主要损伤是 PCL；当着力点在股骨下端前方，主要损伤是 ACL。

三、临床表现

（一）内、外侧副韧带损伤

1. 内侧副韧带损伤　患者膝部内侧疼痛，活动后加重。患腿伸展受限，跛行，严重时不能行走，下蹲困难。在股骨内侧髁或胫骨内侧髁，有时可摸到小的皮下结节。在股骨内侧髁和胫骨内侧髁都可找到明显的压痛点。由于韧带损伤后，在修复过程中，韧带和股骨内侧髁或胫骨内侧髁瘢痕粘连，使韧带局部弹性降低，不能自由滑动而影响膝部功能。当勉强走路，或作其他膝部勉强活动时，瘢痕受到牵拉，引起新的损伤而使症状加重。

2. 外侧副韧带损伤　膝 LCL 断裂多发生在止点处，多数伴有腓骨小头撕脱骨折，故临床主要症状为膝关节外侧局限性疼痛，腓骨小头附近肿胀，皮下淤血，局部压痛，膝关节活动障碍，有时合并腓总神经损伤。

（二）前交叉韧带损伤

1. 急性期症状　患者在运动时骤然减速作扭转动作时，突然出现膝关节剧烈疼痛，听到膝关节内响亮的破裂声，有时会感到关节出现错动感，以及由于韧带损伤关节内出血而出现明显的关节肿胀，导致关节活动和行走障碍。

2. 慢性期症状　急性期过后的典型症状是膝关节不稳，在做急转或急停动作时出现膝关节错动感，甚至在日常生活中的一些动作如转身都会出现膝关节错动的感觉，频率逐渐增加。在跑步时有膝关节脱位的感觉。时间很长的前交叉韧带断裂常继发内外侧半月板撕裂而出现关节卡住或者交锁的症状。

（三）后交叉韧带损伤

急性期有膝关节肿胀、疼痛、积血和功能障碍，急性期症状好转后有膝关节疼痛，关节不稳，容易扭伤。若有膝关节交锁和弹响，可能合并半月板损伤。有部分单纯 PCL 损伤的患者，急性期经过治疗后症状可基本缓解，行走正常，且无关节疼痛，但患者一般明显感觉膝关节不稳定，不能进行剧烈运动。局部检查时急性期有膝关节肿胀，腘窝有压痛和淤斑。慢性期则多数没有肿痛，但有大腿肌肉萎缩，关节不稳。屈膝 90°时胫骨上段后坠是诊断后交叉韧带损伤的重要体征。

四、评定内容

急性膝关节韧带损伤多表现为关节损伤的一般症状，如疼痛、肿胀、功能受限等。

（一）X 线检查

在局麻下，伸展膝关节，强力使膝内收或外展，拍正位 X 线片，如侧副韧带完全断裂，则伤侧关节间隙增宽。

（二）磁共振检查

可清晰显示出前后交叉韧带的情况，还可发现意料不到的韧带结构损伤与隐藏的骨折线。对前后交叉韧带诊断准确率分别为 90.25% 及 100%。

（三）关节镜检查

对诊断交叉韧带损伤十分重要。

（四）韧带损伤试验

1. 确诊交叉韧带的损伤

（1）抽屉试验：患者平卧床上，屈膝 90°，屈髋 45°，足呈中立位平放于床上。检查者用大腿抵住患者足部，双手握住胫骨上端用力前后推拉，若胫骨上端向前移动很大，证明前交叉韧带损伤，如果胫骨上端向后过多移动，则为后交叉韧带损伤。

（2）拉克曼试验：屈膝 25°做抽屉试验。检查者一手抓住患者大腿，另一手抓住胫骨上端，肌肉松弛时，将胫骨拉向前方，并注意向前移动的尺度。

（3）轴移试验：患者仰卧位，髋关节外展，胫骨外旋，或中立位，屈膝 20°，检查者用双手握住小腿上方，肌肉放松，前交叉韧带损伤后，检查者给以轴心挤压及外翻应力使膝屈曲，反复复位，出现膝部不稳的表现。

（4）前交叉韧带损伤急性期可以采用自主试验，检查方法如下：患者仰卧，患肢大腿下垫一硬枕，使患膝屈曲 30°~40°，检查者不用触及伤腿，使患者尽力放松腿部肌肉，并指示患者伸展膝关节，抬起小腿，足跟离床，再放下足跟，放松股四头肌。检查者从外侧面观察膝关节的活动。如系前交叉韧带损伤，伸膝时，外侧胫骨平台在股骨髁上向前滑动，造成向前的轻度半脱位，膝关节松弛回到屈曲位时，可见胫骨平台向后移动，向前的半脱位复位。健侧膝可做同样的试验进行对照。

（5）股四头肌动力试验：患者仰卧位，屈膝 90°，令患者主动收缩股四头肌，在伸膝的开始可见后移的胫骨向前活动，则为阳性，提示 PCL 损伤。

2. 确诊膝关节前向不稳　对膝关节前向不稳可采用前抽屉试验、拉克曼试验、轴移试验。

3. 确诊膝关节后向不稳　采用后抽屉试验。

五、临床常见膝关节韧带损伤的运动疗法

（一）治疗原则

运动疗法对一切膝关节创伤均非常重要。初期，在患者可忍受的疼痛范围内，可牵伸股四头肌及大腿后方肌群，待疼痛症状缓解后，再加强股四头肌及大腿后方肌群的肌力。

下肢肌力的维持和加强训练，应注意遵循循序渐进原则。当损伤性炎症消除后，可开始进行一系列的垫上主动运动（图 3 – 15 – 4），患者仰卧位下进行股四头肌的等长运动、小腿伸展运动、臀部肌肉收缩运动、大腿外展内收运动及直腿抬高等运动。在训练中应注意，当肌肉收紧后，需保持 5 ~ 6 秒，每个动作做 10 ~ 20 次。根据患者情况，再逐渐过渡到下肢股四头肌的抗阻运动（图 3 – 15 – 5）。一旦局部创伤的修复程度已足以使患者站立时，即可用粘胶带支持带及弹力绷带裹缚固定，开展步行训练。尤其重要的是，应将鞋跟内侧楔形加高，以防止膝因外展及外旋而再次损伤。

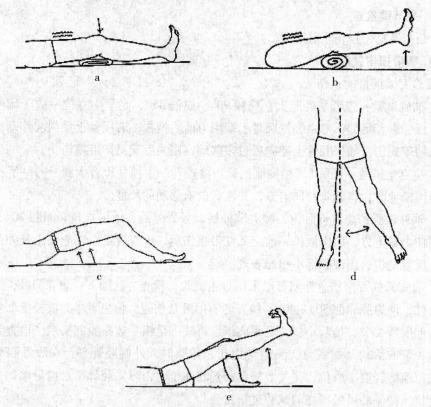

图 3 – 15 – 4　股四头肌及臀部肌肉的主动运动

a. 股四头肌的等长运动：膝下垫毛巾卷，用力将膝盖往下压；b. 小腿伸展运动：膝下垫枕头或毛巾卷，使膝关节屈曲大约 30°，再将膝关节用力伸展并维持；c. 臀部肌肉收缩运动：两侧下肢屈髋屈膝大约 45°，再用力将臀部抬起离床并维持；d. 外展及内收运动：双腿张开（外展），再合起来（内收）；e. 直腿抬高运动：一侧下肢屈曲，另一侧将整个下肢伸展，再抬高约 30°，且足趾上翘。

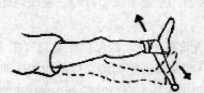
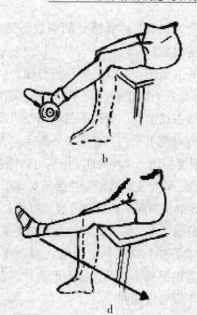
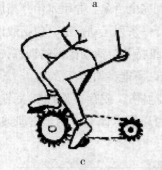

图 3 - 15 - 5 股四头肌抗阻运动

a. 直抬腿拉橡皮带；b. 负重训练；c. 蹬车训练；d. 拉力训练。

很多学者都强调在膝关节受伤后，若能通过训练增强肌肉力量，常能弥补某些因韧带损伤（如前交叉韧带）而带来的功能障碍。因此，特别要强调渐进增强股四头肌的离心等张收缩，逐步增加负荷强度的训练。训练方式如下：①立位，双足跟离地，慢速蹲下至膝关节屈曲约 90°，停 5 ~ 6 秒。②单足站立，另侧下肢屈膝悬空。③单足站立，稍微加快下蹲的速度。④体位同③，手握哑铃以增加重量负荷。以上训练，应根据个人情况，由①渐进至④，每组动作进行 8 ~ 12 次。注意不要蹲下太深，且不要将负荷增加太快，以免受伤。若没有可利用的哑铃或重物，传统的蹲马步训练，如双足屈膝半蹲，逐渐延长时间，也是一种股四头肌等长收缩的耐力训练。同样可以由双足着地改为单足着地，若将足跟提起，仅用双足前方着地，还可以训练踝关节的本体感觉控制。

（二）内侧副韧带损伤的运动疗法

1. Ⅰ度损伤 只需对症处理，几天内患者通常可以恢复正常的功能和活动。治疗措施包括：

①休息：马上停止运动，不要让受伤的关节再负重。②冷敷：用冰块或者其他冷敷以减轻疼痛和肿胀，每次冷敷 15 到 20 分钟，每天 3 到 4 次。③压迫：用绷带或其他办法压迫受伤局部，绷带缠的紧度要适中，通常可用橡皮海绵及弹力绷带压迫包扎。④抬高患肢：主要目的是减少肿胀，促进血液回流。休息 30 min 之后，再在原有的弹力绷带外面裹上棉花夹板。这样不仅可以止血，并且可以制动。如无条件，也可以石膏托固定。固定时间一般不超过 3 周。一般 24 h 后，可打开棉花夹板与弹力绷带，重新观察局部的变化情况，一旦出血停止，治疗目标即应转向如何使出血吸收。这时就需要局部的淋巴及血循环加强，局部热疗，按摩及运动疗法。但创伤后的 48 h 内，按摩与热疗只能在创伤的周围部分施行，3 天后才可在局部施用，但不应引起疼痛。为了促进关节功能的恢复，应注意

动静结合，在没有疼痛感觉的前提下进行早期活动。开始训练步行时，鞋跟内侧应垫高1 cm以防内翻。

2. Ⅱ度损伤 需佩戴支具进行保护。应使用允许范围活动的保护性支具（图3 – 15 – 6）或石膏托固定于伸膝位4～6周，期间进行一系列的康复训练，包括股四头肌肌力训练、下肢主动运动、股四头肌电刺激以及渐进抗阻训练等。当患肢肌力、本体感觉及柔韧性均达到对侧水平，且膝关节外翻无异常增大，可恢复对抗性体育活动。

3. Ⅲ度损伤 单纯的Ⅲ度损伤可以通过非手术治疗达到完全治愈。非手术治疗措施包括：佩戴石膏、管型支具或限制性活动支具4～6周，同时进行一系列运动疗法，包括股四头肌、腘绳肌及髋关节屈曲肌群和外展肌群等长收缩训练，以及维持关节活动范围的训练，在膝关节活动范围正常、所有肌群的力量恢复至正常的90%以前，不能参加体育活动。

4. 合并前后交叉韧带损伤 如果合并前后交叉韧带损伤，或存在慢性膝关节内侧不稳，则需根据具体情况，行手术治疗。若为完全断裂，可以手术修补，用半腱肌或股薄肌腱固定于股骨内侧髁。

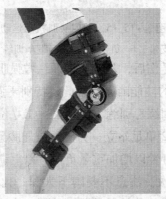

图3 – 15 – 6 膝关节活动支具

常用于韧带损伤后和韧带重建术后，可抑制胫骨前方动摇症状。

（三）外侧副韧带损伤的运动疗法

1. 单纯膝关节LCL损伤 屈膝20°～30°位前后长腿石膏托固定，6周后拆除石膏，开始进行膝关节的主动活动。石膏固定期间，应进行股四头肌的等长收缩训练。

2. 膝LCL完全断裂 近年来对严重外侧副韧带断裂一经确诊，即决定手术修复。术后使用长腿前后石膏夹板固定膝关节于屈曲30°位4～6周。外固定中加强股四头肌收缩训练，去除石膏后，积极进行主动膝关节活动。

（四）前交叉韧带损伤的运动疗法

1. 早期治疗 对于急性的膝关节前交叉韧带损伤，如果关节肿胀明显、疼痛，需要立即进行冰敷，膝关节活动支具制动。

2. 单纯前交叉韧带损伤 运动疗法的目的是恢复患者大部分的日常活动。治疗措施包括两步：第一步是消除炎症反应、恢复关节活动度和肌肉控制力。可用冰敷以减轻疼痛和肿胀，活动关节和髌骨，同时进行肌肉力量训练以避免肌肉萎缩。第二步是强调腘绳肌和股四头肌力量的训练，一旦患者恢复正常步态则可开始进行开链和闭链训练，从高频率低强度到低频率高强度。然后再进行平衡训练和本体感觉训练。

3. 韧带断裂且合并骨折　前交叉韧带完全断裂、合并半月板或其他韧带损伤、参加高运动水平的体育运动、年轻患者，以上情况应当考虑进行手术治疗。目前前交叉韧带断裂的经典的手术治疗方法是关节镜下前交叉韧带重建手术。术后运动疗法包括：

（1）第一阶段（术后7天内）：目的是防止膝关节不能伸展，消肿止痛，维持股四头肌肌力。将患肢用活动支具固定于伸展位，并用软枕抬高与心脏水平，局部冰敷，防止患膝不能伸展，踝关节可开始主动背屈和跖屈运动，以促进血液回流，消除肿胀。术后第二天，应开始着重进行股四头肌的等长收缩训练。同时，为加强膝关节周围肌肉的稳定性，应强化夹紧大腿的动作，如双腿间夹枕等，以训练股内收肌的力量。股四头肌是伸膝装置中的动力部分，股外侧肌和股内侧肌的强化有着重要的稳定和平衡作用。因此，双下肢应同时进行主动直腿上抬的膝关节伸展训练，并保持5秒的空中滞留时间，可防止术后肌肉萎缩的发生。刚开始，治疗师可以给予一定的辅助力量，逐渐向主动运动过渡。每天3次，每次20 min。注意训练量不要过大，原则上患者第二天不应感到过度疲劳，以免日后因惧怕训练而影响功能的恢复。

（2）第二阶段（术后8~14天）：目的是加强患肢肌力，提高患肢主动运动能力和关节的活动范围。继续进行股四头肌收缩和直腿抬高训练。此时，直腿抬高应快抬慢放，注意增加滞空时间并逐渐减少辅助力量。术后第7天可进行持续的关节被动运动，活动范围控制在20°~60°，速度缓慢，每天两次，每次30分钟，以确保在重建韧带稳定修复的前提下适当增加关节的活动度，防止力量过强、过猛引起再损伤。术后10天，可在坐位下进行伸膝训练，即指示患者坐位时将患肢悬吊在床边，主动屈伸膝关节，在伸展时停顿1~2秒，然后缓慢放下。休息2秒后再重复以上动作。另外，根据训练时患者的具体情况，遵循个体化、力量、安全和循序渐进的原则，可为患者制定渐进抗阻训练方案，如增加负荷和重复次数等，以强化患者的肌力和耐力。

（3）第3阶段（术后15~21天）：目的是恢复患肢负重、行走、平衡能力，以改善生活自理能力。继续进行患肢膝关节的活动范围的训练，使膝关节主动屈曲达到90°以上，伸展无滞缺。若患膝伸展滞缺超过5°~10°时，可用沙袋对膝关节加压，迫使膝关节处于伸展位。此阶段，患者可借助步行器行走，重心在健侧下肢，逐渐向患侧过渡。另外，治疗师应对患者的步态进行指导，使患者了解与膝关节直接相关的病理步态，如提髋步态、画弧步态、股四头肌麻痹步态及膝关节不稳定步态的产生原因，以便在训练时针对各种异常步态加以矫正。

（4）出院指导：根据患者具体情况，给予相应指导。但特别需要指出应注意安全，活动支具应严格佩戴3个月，避免重建韧带因侧方扭转而再次损伤。继续进行强化肌力和膝关节的屈伸训练，4个月后可适当进行游泳、骑自行车训练，以增加关节的灵活性。术后半年后可深蹲，并可以恢复简单的体育运动；术后8个月可以开始进行慢跑锻炼；术后一年基本可以恢复正常的体育活动。

（五）后交叉韧带损伤的运动疗法

1. 单纯 PCL 损伤 损伤后，通常将患膝固定于伸展位保持 4～6 周。受伤后第 1 周可用冷敷、包扎及制动等来减少关节内出血。第 2 周开始关节活动及下肢肌肉力量的训练，尤其是恢复股四头肌的肌力。此肌收缩产生使胫骨向前的作用力，可进一步减小 PCL 的张力，使其能够更好地愈合。此外，应避免腘绳肌的收缩，以避免其使胫骨向后移位。同时采用特殊设备（如 CPM）和方法进行膝关节本体感觉训练，增加膝周围肌肉的张力和反应。这样患者通常可以在约 3 个月后恢复运动能力。短期内，膝关节的功能状态可以达到良好状态，如可以重返赛场，参加篮球、足球等对抗性运动，但长期效果不理想。因传统的外固定无法恢复 PCL 的张力和稳定，关节稳定性得不到及时的矫正，其结果只能是促进骨关节炎的逐渐形成和发展，膝关节的功能亦随之降低。因此，对活动水平较高的年轻人，更多建议行手术治疗，而在关节镜下重建 PCL 倍受推崇。

2. 复合损伤 后交叉韧带损伤有 70% 可能会合并其他韧带损伤。对于急性损伤，伴有前交叉韧带损伤或半月板损伤者，慢性损伤导致膝关节不稳或疼痛者，均需要手术治疗，但术后膝关节屈曲受限较多见，因此，术后运动疗法成为关键。主要包括：第一阶段（3 周以前）：控制疼痛和肿胀，并同时减轻肌萎缩及炎症反应，如用冰敷和非类固醇抗炎药物、早期的 CPM 训练。第二阶段（3 周至 4 周）：在不增加疼痛和肿胀的前提下强化肌力，如膝关节伸展的渐进抗阻训练及直腿抬高训练。第三阶段（4 周至 5 周末）：恢复膝关节活动范围的训练，如游泳和骑自行车。第四阶段（6 周及以后）：继续强化肌力和增强耐力的训练，力争恢复正常生活和体育活动。

（张 琦）

第十六节 肘关节损伤

一、概述

肘关节系上肢的中间关节，它构成了上臂与前臂间的机械连接，其骨性结构颇具几何形态，它是集 3 个关节为一体的复合关节。该关节使前臂在空间依靠肩关节的联合活动而能置于身体的任何位置，以使前臂的终端——手的功能得以充分的发挥。

（一）肘关节生理解剖

肘关节是由肱尺关节、肱桡关节以及上桡尺关节等三个关节所构成的复合关节。肘关节具有屈曲和伸展两个运动。上桡尺关节参与前臂的旋前旋后运动。

1. 关节与韧带 如图 3－16－1，图 3－16－2 所示。

（1）肱尺关节：肱骨滑车与尺骨半月切迹构成的螺旋关节，进行肘关节的屈曲和伸展运动。

（2）肱桡关节：肱骨小头与桡骨头构成的球面关节，参与肘关节的屈曲和伸展运动。

（3）上桡尺关节：桡骨头与尺骨近端桡骨切迹构成的车轴关节，参与前臂的旋前旋后运动。

（4）尺侧副韧带：起于肱骨内上髁，止于尺骨滑车切迹和钩状突起。

（5）桡侧副韧带：起于肱骨外上髁，止于钩状突起下缘和尺骨近端桡骨切迹后缘。

（6）桡骨环状韧带：从尺骨近端桡骨切迹前缘环绕桡骨头止于尺骨近端桡骨切迹后缘。

关节全体由关节囊包裹，为了进行屈伸运动，关节囊前后松弛而薄弱，两侧副韧带与关节囊融合，提高了内外方向的稳定性。

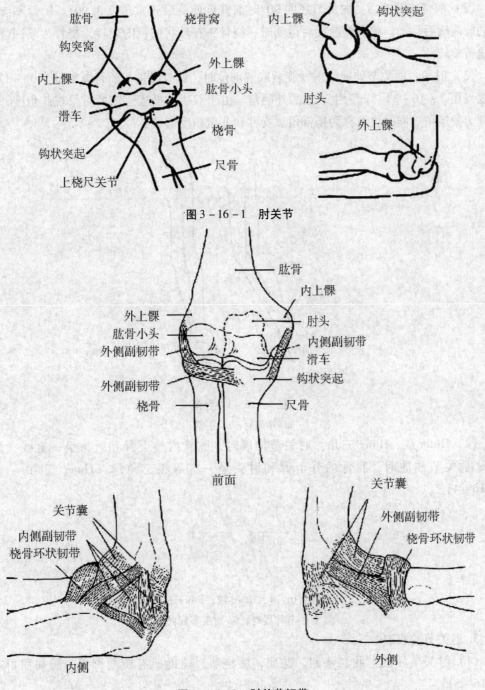

图 3 - 16 - 1　肘关节

图 3 - 16 - 2　肘关节韧带

2. 肘关节的运动

（1）肘关节的屈曲和伸展：肘关节屈伸活动范围是 0°~145°。女性和儿童在伸展时可出现 10°左右的过伸展。伸展运动受限因子主要是尺骨鹰嘴嵌入鹰嘴窝所导致的骨性抵抗，副韧带的紧张，以及屈肌群的抵抗等。屈曲运动受限因子主要是屈肌收缩导致的软组织性抵抗。

（2）前臂旋前旋后：肘关节屈曲 90°时前臂旋前旋后正常角度为 90°。尺骨不参与前臂的旋前旋后运动。前臂旋前旋后运动时，桡骨头在环状韧带内旋转，桡骨远端围绕着尺骨进行旋转。

（3）肘角：肘关节伸展、前臂旋后取解剖位时，肱骨纵轴与前臂纵轴呈 160°~170°的角度（图 3-16-3）。此为生理性的外翻角。由于双手放低搬运东西时呈现此角度，故也称其为搬运角。同时也可称为携带角。女性和儿童角度偏大。

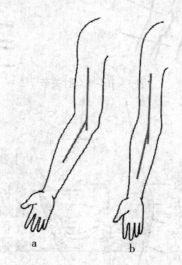

图 3-16-3 肘角
a. 外翻肘；b. 正常。

（4）Huter 线、Huter 三角：肘关节伸展时，肱骨内外上髁和肘头呈一直线（Huter线）；肘关节屈曲时，肱骨内外上髁和肘头呈一直等腰三角形（Huter 三角）（图 3-16-4）。

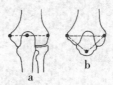

图 3-16-4 Huter 线、Huter 三角
a. 肘关节伸展时；b. 肘关节屈曲时。

3. 肘关节的肌肉

（1）肘关节屈曲：肱二头肌，肱肌，肱桡肌。辅助肌有旋前圆肌，腕屈肌群（图 3-16-5）。

（2）肘关节伸展：肱三头肌，肘肌。辅助肌为腕伸肌群（图3－16－6）。

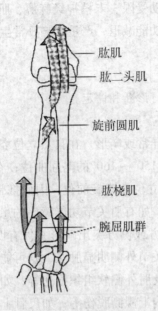

图3－16－5　肘屈曲肌

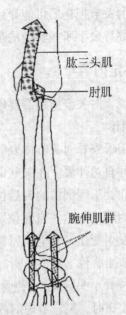

图3－16－6　肘伸展肌

（3）前臂旋前：旋前方肌，旋前圆肌。辅助肌为肘肌。

（4）前臂旋后：旋后肌，肱二头肌。辅助肌为拇长外展肌。

肱桡肌在前臂旋后时进行旋前作用，前臂旋前时进行旋后作用。各肌肉与运动的关系如表3－16－1所示。

表3－16－1　肘关节与前臂的运动分析

	屈曲	伸展	旋前	旋后
肱二头肌	○			△
肱肌	○			
肱桡肌	○		（△）	（△）
旋前圆肌	△		○	
肱三头肌		○		
肘肌		△	△	
旋前方肌			○	
旋后肌				○
腕屈肌群	△		（△）	
腕伸肌群		△		
拇长外展肌				△

注："○"为主动肌，"△"辅助肌。

（二）肘关节损伤主要功能障碍

由于肘关节的作用是连接肩关节和腕关节，并且通过前臂的旋转在空间上依靠与肩关节的联合活动而能置于身体的任何位置，从而充分发挥人体重要的运动终端——手的作用。故此，肘关节损伤后可能导致的疼痛、关节活动受限、末梢神经麻痹、肌力减退等功能障碍可最终导致手所能触及的范围减小，手抓握功能减退，严重影响日常生活及工作。

二、评定内容

一般来说，肘关节损伤需要以解剖学为基础进行诊断和评定。

（一）望诊

应通过望诊查看肘关节体表解剖有无形态上的异常或畸形。在自然立位姿势下，上肢下垂于体侧并自然伸展。在矢状面上，肘关节处于 150°～160° 的略屈曲位；在冠状面上，由于前臂并非处于解剖位的旋后位而是处于接近中立位的略旋前位，因而携带角不出现，这种状态称为肘关节的"自然位"或是"休息位"。如有肘关节功能障碍的患者，肘关节自然位望诊发生变化，常呈半屈曲位。肘关节向后方或侧方突出畸形并伴有明显肿胀者，可能是肘关节半脱位、髁上骨折或髁间骨折；如肘关节外侧明显肿胀，则可能是肱骨外上髁骨折（或桡骨小头分离）、桡骨头（颈）骨折以及肘外侧软组织损伤等；如肘关节内侧肿胀、皮下瘀斑时，则应考虑肘内侧软组织损伤或内上髁撕脱伤等；如尺骨上端或鹰嘴部肿胀、则可能为尺骨骨折并应注意桡骨头是否脱位。

（二）触诊

应对肘关节的骨性标志进行触诊，检查其是否处于正常位置。同时，通过按压手法寻找压痛点。损伤可分为急性损伤（桡骨头骨折或肘关节脱位）和反复微小创伤所导致的进行性过用（使用过度）。以下为肘关节不同部位出现疼痛后的鉴别诊断（表 3 – 16 – 2，图 3 – 16 – 7 至图 3 – 16 – 10）。

表 3 – 16 – 2　肘关节不同部位疼痛的鉴别诊断

部位	疾患	部位	疾患
前方	· 远端肱二头肌肌腱断裂、炎症 · 肘关节脱位 · 旋前圆肌综合征（运动员） · 关节囊前侧的拉伤	后方	· 肘头滑囊炎 · 肘头突起的疲劳骨折 · 肱三头肌肌腱炎
内侧	· 内上髁炎 · 内侧副韧带损伤（MCL） · 尺神经炎及尺神经半脱位 · 屈肌 – 旋前肌拉伤 · 骨折 · 过用症候群 · 少年棒球肘	外侧	· 肱骨小头骨折 · 外上髁炎 · 外侧副韧带损伤（LCL） · 骨软骨变性软化 · 离断性骨软骨炎（Panner 病） · 后骨间神经综合征 · 桡骨头骨折 · 桡神经管综合征 · 滑膜炎 · 颈部神经根症 – 牵涉痛
后内侧	· 肘头疲劳骨折 · 投球选手的后方撞击综合征 · 肱骨滑车软骨软化		

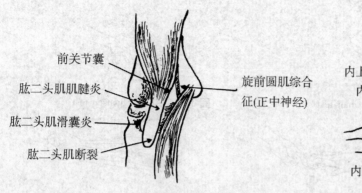

图 3 - 16 - 7 肘前方疼痛

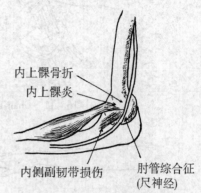

图 3 - 16 - 8 肘内侧疼痛

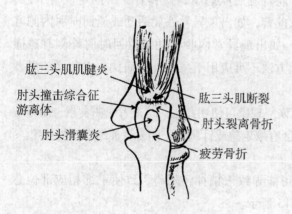

图 3 - 16 - 9 肘后方疼痛

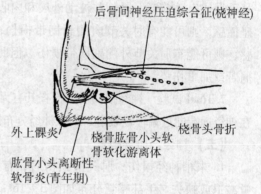

图 3 - 16 - 10 肘外侧疼痛

（三）ROM 及 MMT 检查

进行望诊和触诊之后，还应对肘关节进行主被动 ROM 活动度检查并对肘关节周围肌肉进行 MMT 检查。

（四）试验检查

1. Chair test 前臂旋前位将椅子提起，肱骨外上髁出现疼痛时则为肱骨外上髁炎（网球肘）（图 3 - 16 - 11）。

2. Thomsen test 肘关节伸展位、腕关节背伸时施加抵抗，肱骨外上髁出现疼痛时则为肱骨外上髁炎（图 3 - 16 - 12）。

3. 中指伸展试验 即 Maudsley test（图 3 - 16 - 13）。肘关节伸展、前臂旋前位、中指伸展时施加抵抗，肱骨外上髁出现疼痛时则为肱骨外上髁炎。

4. Mills 征 即伸肌腱牵拉试验。伸肘、握拳、屈腕，然后前臂旋前，此时肘外侧出现疼痛为阳性。是肱骨外上髁炎的临床表现。

5. 握拳试验、腕关节掌屈试验、手指屈曲试验 抓握、掌屈或手指屈曲时施加阻力，肱骨内上髁出现疼痛时则为肱骨内上髁炎（高尔夫球肘）（图 3 - 16 - 14）。

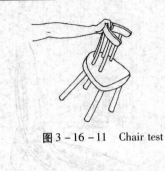

图 3 - 16 - 11　Chair test

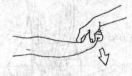

图 3 - 16 - 12　Thomsen test

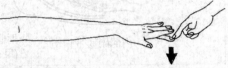

图 3 - 16 - 13　**中指伸展试验**

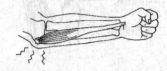

图 3 - 16 - 14　**握拳试验**

6. 侧副韧带稳定试验　肘关节伸展、前臂旋后状态下，检查者一手固定肱骨下段，一手握住患肢前臂下段，并被动外展和内收前臂，如出现异常外展活动或返回时肘内侧有碰撞感，则可能有肘关节内侧副韧带损伤；如出现异常内收活动或返回时肘外侧有碰撞感，则可能有肘关节外侧副韧带损伤。但此方法不可应用于急性外伤病例，以免增加患者痛苦或加重伤势。

7. Tinel 试验　神经损伤后，检查其有无恢复现象可使用此法。检查者屈曲食指，用指端在神经远端向近端轻轻敲击，如该神经分布区有蚁走感或针刺感，即为该神经有恢复迹象。

（五）神经、血管检查

1. 末梢神经损伤　肘关节损伤后，有可能导致末梢神经障碍，致使手部相应部位感觉减退或缺失。手部感觉分布如图 3 - 16 - 15 所示。

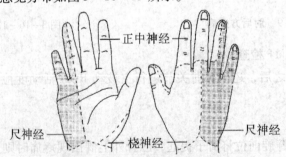

图 3 - 16 - 15　**手部感觉分布**

骨折部位及其可能继发的末梢神经障碍如表 3 - 16 - 3。

表 3 - 16 - 3　**骨折部位及可能继发的神经损伤**

骨折部位	神经损伤
肱骨内上髁骨折	尺神经损伤
肱骨外上髁骨折	迟发性尺神经损伤
肱骨干骨折	桡神经损伤
肱骨髁上骨折	桡神经、正中神经损伤
桡骨近端骨折	桡神经损伤
桡骨远端骨折	正中神经损伤

末梢神经损伤后的特征：①正中神经损伤：猿手：大鱼际萎缩，与猿手的扁平状相像。②尺神经损伤：鹰手（claw finger）：无名指、小指的 MP 关节过伸展，IP 关节屈曲。③桡神经损伤：下垂手（drop hand）：手腕及手指伸肌麻痹导致其无法抗重力伸展。

2. 血管损伤　肘部血管受到挤压、刺激，形成损伤后可出现桡动脉搏动减弱或消失、手指远端变紫或苍白、手指感觉减退或消失、手指屈伸活动等活动能力减弱或消失等现象。

（六）其他检查

肘关节损伤后，除需做以上手法检查外，还应根据实际情况给予相应 X 线检查、CT 检查、MRI 检查以及关节镜检查等，以帮助进行确切的诊断，并制定相应的治疗计划。

三、治疗原则及治疗方法

（一）新鲜脱位、骨折的治疗

1. 闭合复位应为首选治疗　对于大多数新鲜骨伤患者来说，闭合复位法完全可以达到治疗目的，且安全可靠，功能恢复快。而任何手术和内固定都会一定程度上破坏骨愈合的生理条件。

2. 当肘关节骨折脱位后，在全身及局部情况许可时，应及早给予手法复位，这样可以减轻或缩短创伤反应，为受损组织的修复及愈合创造有利条件。

3. 在进行复位前，应详审 X 线照片，根据损伤的不同类型采用相应的复位方法，避免盲目施术之弊。

4. 对局部过度肿胀者，可进行短暂的牵引疗法，以避免"筋膜腔室综合征"。

5. 复位一般在无痛（麻醉）下进行，这样可以使肌肉放松，也能得到患者的充分配合。

6. 对关节内的骨折，应使其解剖复位，恢复关节面的平整，避免日后创伤性关节炎的发生，并可防止因关节面不平整所导致的功能障碍。

7. 对于肌腱附着位的骨折，复位后应给予内固定，以防止其再次出现位移。

8. 应检查骨折后是否并发血管及神经的损伤，检查韧带或肌腱是否出现撕裂伤。

9. 对肘部开放性损伤的处理，应保持创面清洁，防止感染的发生。至于是否需要进行内固定，则应根据受伤时间及伤口具体情况而定。

10. 尽管开放性手术复位有对位好、固定牢及能早期活动等优点，但手术疗法可能会使一个闭合性损伤变为开放性损伤。对肘关节损伤在决定是否进行手术时，应持谨慎态度。要严格掌握手术的适应证与无菌观念，避免发生感染；手术操作要精细，保护好血管与神经，并且避免过多地剥离附着于骨上的软组织，以防止骨缺血或术后软组织挛缩与粘连。在选择内固定时，既要达到固定牢靠，又要确保内固定物对骨组织损伤小、易取出及有利于患者早期活动。

11. 肘关节损伤后出现骨缺损者，应进行植骨术，否则可导致骨不愈合或延迟愈合等不良后果。

（二）陈旧性肘关节损伤的治疗

对于陈旧性肘关节损伤，如关节出现挛缩或僵硬于非功能位，且通过手法无法矫正者，应以手术疗法解决。要根据患者的具体情况（如性别、年龄、职业等），选择相应的术式进行治疗。如关节僵硬于功能位，可根据情况选择不予处理，或根据需要进行手术矫正（为了美观等）。

（三）功能位制动

对肘关节损伤进行手术或非手术治疗后，在通常情况下，应将肘关节固定于功能位（肘关节屈曲 70°~90°），理由如下：

1. 能使肘关节周围多数肌肉保持松弛，使关节囊、韧带的紧张度得以协调，避免或减少挛缩的发生。

2. 屈肘将前臂悬吊于胸前，避免由前臂重力所导致的骨折端的错位或分离，且有利于血液循环，消除肿胀，减少疼痛。

3. 即便患肢出现关节挛缩或僵直，患者仍能在生活上完全自理，并能从事一定范围内的工作。

（四）康复训练

急性期需制动。后逐渐增加腕、指、肩关节的运动，由被动运动逐渐过渡为主动运动、抗阻运动，以防止周围关节出现粘连或挛缩、关节活动受限、肌力减退等废用综合征的出现。根据情况增加肘关节运动，循序渐进，完成肘关节的功能恢复。

四、临床常见肘关节损伤的运动疗法

（一）肱骨外上髁炎

肱骨外上髁炎被定义为肱骨外侧上髁为起始的腕伸肌群的病态的总称。由于网球选手中比较多见，所以也称其为"网球肘"。桡侧伸腕短肌的腱性起始部是出现病理变化最强的区域。另外，桡侧伸腕长肌、尺侧伸腕肌以及指总伸肌的腱性组织也会出现病理改变（图 3-16-16）。这些区域的过用或反复性外伤会引起相应组织的纤维化和微小的断裂，从而导致压痛和手腕伸展时（或伸腕肌受到牵拉时）出现疼痛。大部分肱骨外上髁炎的患者年龄在 30~35 岁，且 95% 的网球肘患者并非网球运动员，而多是小提琴手、瓦木工人等。

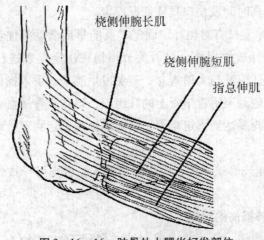

桡侧伸腕长肌

桡侧伸腕短肌

指总伸肌

图 3-16-16　肱骨外上髁炎好发部位

1. 评定、身体检查

（1）典型的压痛点在外上髁的桡侧伸腕短肌起始部。

（2）疼痛一般出现在伸腕肌群起始部（外上髁偏远端的前方）。

（3）前臂旋前位（手掌向下），腕关节伸展时施加阻力后，疼痛会加重。

（4）肘关节伸展出现一定程度的受限。

（5）Mill 试验阳性，中指伸展试验阳性。

（6）评定时，为了排除桡神经管症候群的可能，应注意桡神经浅支领域有无异常感觉。

（7）进行颈神经根的相关检查，排除颈神经根病的可能。

（8）另外，还应鉴别诊断滑囊炎、肱桡关节关节囊的慢性炎症、桡骨小头软骨软化症及关节炎、桡骨颈骨折、肱骨小头软骨病（Panner 病）等。

2. 保守疗法　针对肱骨外上髁炎患者的保守疗法一般分为三个阶段。第一个阶段，也就是急性期，主要目的是抑制、缓解炎症，促进组织愈合，为进入下一期做准备；第二阶段，亚急性期，着重恢复肌力以及耐力，如有其他诱发其症状的因素，应予以及时解决；第三阶段，慢性期，进行功能康复训练，促进其功能改善或功能的再获得。

（1）药物治疗

1）非类固醇抗炎药。

2）可的松注射：为避免肌腱断裂，注射间隔应为 3 个月以上，且 1 年之内注射不超过 3 次。

3）超声波药物经皮吸收法和直流电药物经皮吸收法。

（2）物理疗法

1）寒冷疗法。

2）涡流浴。

3）高电压电流刺激。

（3）ROM 训练

1）以运动终末为重点的 ROM 训练和被动牵张（肘关节完全伸展位，腕关节轻度尺偏屈曲位）。

2）对出现障碍的组织垂直方向进行软组织松解术。

（4）肌力增强训练（后期）

1）为了强化握力、伸腕肌、屈腕肌、肱二头肌、肱三头肌，应选择相应的肌力增强训练。

2）肌力增强训练应在急性期过后再开始进行。通常，两周以内，日常活动中没有出现疼痛的情况下，可以逐步开始肌力增强训练。

3）如训练中出现疼痛，应及时修正训练方法。可以降低训练强度，并频繁地进行冰敷。

4）逐渐增加阻力，进行阶段性的低速度运动，以改善肌力、耐久力、柔软性。

3. 保守疗法运动疗法的基本流程

（1）第一期（急性期）

1）寒冷疗法（冰敷）。

2）涡流浴。

3）提高柔软性的牵拉训练（腕、肘的屈伸，前臂旋前旋后）。

4）高电压电流刺激。

5）超声波药物经皮吸收法。

6）直流电药物经皮吸收法。

7）按摩（擦法）。

8）避免有痛活动。

（2）第二期（亚急性期）

1）针对障碍部位的肌肉（群）进行集中强化肌力。

2）可以忍受的范围内进行主被动 ROM 训练（腕、肘的屈伸，前臂旋前旋后）。

3）肩关节肌力增强训练。

4）继续进行增加柔软性的训练。

5）运动后进行寒冷疗法（冰敷）。

（3）第三期（慢性期）

1）针对肩和肘周围肌力低下部分重点进行肌力增强训练。

2）继续进行增加柔软性的训练。

3）必要时进行寒冷疗法（冰敷）。

4）阶段性的恢复日常活动及体育活动。

5）重视维持性运动处方。

4. 手术治疗　肱骨外上髁炎在经过上述保守治疗 1 年以上而症状无明显改善的情况下，可以选择手术治疗。手术方法可分为直视下手术与内视镜下手术两种，其主要目的均为：断裂或瘢痕化的桡侧伸腕短肌起始部的切除、肉芽组织的切除、为了刺激血管新生的皮质骨穿刺等。如关节内没有出现病变，则手术不侵入关节囊。

通常，术后 24～48 h 可以开始主动 ROM 训练的指导。72 h 后进行二次检查，同时可以进行屈曲/伸展训练的指导。肿胀消失后（一般术后 2～3 周），患者可迅速恢复正常的关节活动度，并且可以开始进行肌力增强训练。

5. 术后运动疗法的基本流程

（1）第一期（1～7 日）

1）使用吊带将上肢固定于舒适体位。

2）控制肿胀与炎症，1 日 2～3 次 20 min 的寒冷疗法（冰敷）。

3）在不出现疼痛的范围对肘、腕、手进行轻柔的 ROM 训练。

4）肩（肩肱）关节的主动 ROM 训练。

（2）第二期（2～4 周）

1）去除吊带。

2）继续控制肿胀与炎症，坚持 1 日 2～3 次 20 min 的寒冷疗法（冰敷）。

3）将疼痛控制在可以忍受的范围内进行被动运动及辅助主动运动的训练。

4）利用主动运动及等长收缩进行轻负荷肌力增强训练。

5）肩部肌力强化：在仰卧位对肩肱关节实施 D1 及 D2 的神经肌肉本体感觉促进术（PNF）。

（3）第三期（5～7 周）

1）在能够承受的范围内利用哑铃及弹力带进行肌力增强训练。

2）全关节活动范围的 ROM 训练。

3）继续控制肿胀与炎症，运动后进行 20 min 寒冷疗法（冰敷）。

4）进行功能性训练，对动作及运动进行修正。

5）沿肌肉纤维走向或反向进行轻柔地按摩放松。

（4）第四期（8～12 周）

1）开展特殊课题性的功能性训练。

2）恢复正常日常活动及体育运动。

（二）肘关节脱位

肘关节脱位占肘关节损伤的 10%～25%。其中，90% 的脱位是尺骨鹰嘴针对肱骨远端向其他方或侧后方移位。桡骨头以及尺骨钩状突起的骨折是肘关节脱位合并骨折中最多见的，其中桡骨头、肘头以及尺骨钩状突起的关节内骨折也被称为复杂性脱位。肘关节脱位合并神经损伤的情况极其稀少，如果合并神经损伤的话通常为尺神经损伤（牵拉导致的一过性神经传导障碍）。肘关节后方脱位后经常出现的合并症为肘关节伸展受限，虽然角度仅为 5°～15°，但却是永久的障碍。肘关节脱位不伴随前臂旋前旋后障碍。另外，很多的肘关节脱位还伴随尺侧副韧带（或称内侧副韧带）的前斜走纤维的损伤。

1. 分类　肘关节脱位一般可分为前方脱位和后方脱位两种。而后方脱位又可以根据肘头与肱骨远端的位置关系被细分为后方、后外方（最多）、后内方（最少），以及纯粹的侧方脱位。

临床上，还可以将肘关节脱位分为完全脱位和半脱位（图 3 - 16 - 17）。由于半脱位只伴随轻度的韧带断裂，所以恢复速度相比之下较快。完全脱位时关节囊前部受损，同时，肱肌也会出现断裂或被过度牵拉的现象。

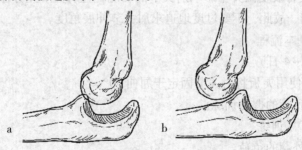

图 3 - 16 - 17　肘关节脱位
a. 肘关节半脱位；b. 肘关节完全脱位。

2. 评定、身体测量、复位

（1）视诊确认肿胀与变形。

（2）进行触诊排除肩关节及腕关节的损伤。

（3）复位前后需要对周围神经血管进行充分的检查。

（4）进行肘部、前臂以及腕关节的 X 线检查确认骨折的有无。

（5）后方脱位的复位

1）患者取俯卧位，肘关节屈曲 90°下垂于床端，进行神经血管的检查。

2）如果尺骨近端有内侧或外侧的侧方移动，轻柔地进行矫正。

3）握住患者手腕，施加牵引和轻度的前臂旋后，使钩状突起离开肘头窝。

4）另一人将肱骨向相反方向牵引，一边使肱骨内旋一边向肘头施加压力完成复位。

5）再次进行神经血管的检查。注意肘关节伸展时的不稳定性，同时缓慢活动肘关节，评定肘关节的稳定性。

6）90°固定肘关节，进行冷疗及抬高患肢。

7）不能在受伤现场进行复位时，保持肌肉松弛是十分必要的。

8）进行肘部、前臂以及腕关节的 X 线（正、侧位）检查确认骨折的有无。

3. 手术适应证

（1）急性肘关节脱位，为了保持复位状态，肘关节屈曲必须固定在 50°~60°时。

（2）关节周围伴随不稳定型骨折。

（3）复位困难的脱位。

4. 运动疗法的要点

（1）为了预防外伤后的关节僵直，早期（最初的 2~3 周以内）主动松动术是必要的（并不是被动运动）。

（2）损伤 4~6 周后，肘关节运动未完全恢复时，应该使用可动夹板或根据患者情况使用可调节的渐增性的夹板。

（3）外翻方向的负荷可能会导致肘关节的不安定以及反复脱位，在训练时应当避免。

（4）过度的早期被动 ROM 训练会加重炎症及肿胀，应避免。

（5）第一周就开始装着 ROM 范围在 30°~90°，带有关节接合的肘关节支具。

（6）每周将支具的活动范围向伸展方向扩大 5°，向屈曲方向增加 10°。

（7）肘关节轻度伸展受限并不影响肘关节的功能，且肘关节充分伸展后可能会再度导致肘关节稳定性降低，故此，不要过度地追求肘关节伸展角度。

5. 运动疗法的基本流程

（1）第一期（1~4 日）

1）3~4 日内，使用夹板将肘关节固定于屈曲 90°。

2）可以开始小负荷的握力训练。

3）避免被动 ROM 训练。

4）避免肘关节外翻的负荷。

5）运用寒冷疗法和高电压电流刺激。

（2）第二期（4~14 日）

1）将夹板取下，更换为初期角度设定为 30°~90°的带关节接合的支具。

2）进行腕关节各个方向的主动 ROM 训练。

3）肘关节主动 ROM 训练（避免外翻负荷）。

4）在不同角度进行肘关节屈曲和伸展的等长性运动。

5）固定肘关节的肩关节训练（肩关节外旋时肘关节外翻负担增加，应避免）。

（3）第三期（2~6 周）

1）支具角度设定变更为 0°至最大屈曲位。

2）逐渐开展肘关节及腕关节的渐增抗阻运动（PRE）。

3）伸展受限的患者，在 5~6 周左右可进行低负荷、持续的牵拉。

4）利用哑铃等，逐渐增大重量进行肘关节屈曲、伸展等运动。

5）肩关节的内外旋可在 6~8 周后逐渐加入训练项目中。

6）肌力未达到健侧的 85%~90% 的患者，不能进行肘关节负担大的竞技性运动。

（李德盛）

思考题

1. 骨科疾患中关节活动范围的改变有哪些？

2. 骨科疾患中导致关节运动轨迹改变的原因是什么？

3. 骨科疾患急性期运动疗法的原则是什么？

4. 骨科疾患恢复期运动疗法的原则是什么？

5. 什么是骨关节炎（OA）？

6. 简述 OA 患者临床常见的关节问题。

7. 简述 OA 急性期运动疗法的治疗目的。

8. 简述 OA 的发病特点。

9. 什么是类风湿性关节炎（RA）？

10. RA 患者的 PT 评定主要包括哪些内容？

11. 简述 RA 患者临床常见受累关节的具体问题。

12. 简述辅助性器具在 RA 患者中的作用。

13. 什么是强直性脊柱炎（AS）？

14. 简述 AS 患者在日常生活中注意事项。

15. 针对 AS 患者的关节活动受限问题，主要包括哪些特殊检查？

16. 简述 AS 患者的临床表现及其存在的问题。

17. 骨折的分类及临床症状是什么？

18. 骨折的功能障碍及评定内容是什么？

19. 骨折的治疗原则及治疗方法是什么？

20. 股骨颈骨折的分类及治疗方法是什么？

21. 肱骨近端骨折的治疗方法是什么？

22. 小腿骨折的治疗原则及治疗方法是什么？

23. 叙述下腰痛症仰卧位下的评定内容？

24. 简述治疗下腰痛常用的软腰围的主要作用。

25. 简述脊柱侧弯矫正体操的治疗原则。

26. 简述椎间盘突出症康复治疗原则。

27. 肩周炎和肩部周围肿瘤的鉴别。

28. 简述肩周炎的分期和决定恢复期长短的最重要因素。

29. 软组织损伤的定义。

30. 软组织损伤的发病机制、诊断及分类。

31. 软组织损伤的评定。

32. 软组织损伤的治疗方法。

33. 软组织损伤各个部位的绷带缠绕法。

34. 患者主诉头晕，颈、肩、臂部的疼痛和手指的麻木。经 X 光片，第 4 节后移。经 MRI：颈椎序列正常，生理曲度存在，C2～C3、C5～C6 椎间盘变扁，C5～C6 椎间盘向后轻度突出，请你判断该患者属于哪种颈椎病？并拟定治疗方案。

35. 手外伤常见的康复问题有哪些？

36. 手外伤需做哪些方面的评定？

37. 指骨骨折的康复要点是什么？

38. 下肢截肢的部位及其特点有哪些？

39. 截肢术后的评定内容有哪些？

40. 穿戴假肢后的训练内容有哪些？

41. 大腿假肢行走时容易出现的异常步态有哪些？

42. 人工关节置换手术后易产生的并发症是什么？

43. 人工髋关节置换术后如何拾起地上的物品？

44. 人工髋关节置换术后患者将如何完成从仰卧位到立位的过程？

45. 脊柱侧弯的定义？

46. 脊柱侧弯的运动疗法有哪些？

47. 是否骨质疏松症患者进行有氧训练时，体位姿势可以随便摆放？为什么？

48. 导致骨质疏松症患者跌倒的危险因素有哪些？

49. 膝关节韧带损伤主要有哪种类型？

50. 膝炎节韧带损伤的康复治疗原则？

51. 前交叉韧带断裂的检查方法？

52. 什么是高尔夫球肘？

53. 高尔夫球肘与网球肘的相同点与不同点？

54. 肱骨外上髁炎运动疗法的基本流程？

55. 肘关节脱位康复治疗的基本流程？

第四章 临床心血管疾患运动疗法

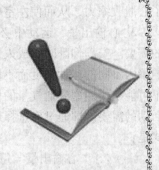

第一节 概 述

一、运动疗法对心血管的作用

运动疗法对心血管系统的直接作用和间接作用均能增加心功能储备，降低心脏突发事件的发生率。

(一) 运动可提高肌肉摄氧能力

做功肌对氧吸收量的增加可通过增加血流量和从血液中摄取较多的氧来完成。在安静状态下，血液流经每克肌肉的流量极低，这是因为骨骼肌中血管平滑肌具有较高的张力，故血管收缩。运动中，这种肌张力很快减弱，在刚开始运动后的数秒钟内就已出现，因而血管很快舒张。这个过程中自主神经起主导作用。由于活动肌肉中氧耗增加，使组织中的氧张力低下，扩大了血液和组织间的氧梯度，并因二氧化碳增多和乳酸的堆积，血液中血红蛋白氧分离曲线右移，因而即使组织中的氧张力不变，仍可使肌细胞获得更多的氧，其结果扩大了动静脉之间的氧分压差（正常相差约6%，最大运动时可增至14%～16%，训练水平高的，其差值可更大些）。一般来说，中等运动强度可使心搏出量增加3倍，综合的结果，使做功肌获得氧的能力提高90倍。由于血液是人体内环境中主要的物质载体，不仅提供给做功肌较多的氧和营养物质，而且由于酶、激素、无机盐、免疫物的运送，对全身均产生巨大的调节作用。

(二) 运动中的循环调节

1. 心率和心搏出量 在运动中，心脏每分输出量的增加或维持，可通过增快心率或增加搏出量或二者均增加来达到。在轻至中等强度运动时，心率改变常与运动强度一致。

轻量运动时，心率增至 100 次/分钟；中等量时，可达 150 次/分钟；极大量时，心率可超过 200 次/分钟。这一线性关系，给予临床上用心率来衡量运动强度的可能性。运动时心搏出量的增加也极为重要。影响心搏出量的主要因素有：①心室收缩力。②心室流出道和血管的阻力。③回心血量。现已知左心搏出量的大小取决于左心室舒张期末容量和收缩期末容量的差值，而左心室舒张期末容量则受回心血量、心室流出道阻力和心室充盈时间的影响。由于心室充盈时间是在舒张期，而运动时舒张期又因心率快而缩短，回心血量减少，每搏输出量应减少，而实际上之所以不减少，并能保持不变或增多，主要是由于增强了心肌收缩力，从而使左室收缩期末容量缩小的缘故。

2. 心输出量　运动中必须保持高的心脏每分输出量，以保证肌肉、呼吸和全身脏器的需要。安静仰卧时，成人每分输出量是 4～5 L，站立时略有减少，运动中增加，其增加的量因不同的运动强度而不同，健康人每分输出量可增至 20 L 左右，但心输出量的增加不可能与代谢率或通气量的增加完全一致。因此，运动中血循环的基本反应是为保证肌肉活动的需要，即通过有选择地对做功肌供应血流，使其局部组织摄取较多的氧。其计算公式是：

$$心输出量 = 每搏输出量 \times 心率 = 每分摄氧量 / 动静脉氧分压差$$

具有良好训练者安静时心率较慢，而心搏出量则因左室收缩期末容量缩小而增大，故心脏每分输出量并不减少。这样就为心脏提供了较多的功能储备，使在亚极量负荷下仍以较低的心率来完成，极量负荷下可用较快心率来满足机体的需要。如果长期少动，则其结果正相反，运动后常会以较快心率来补偿心搏出量的不足，提早出现了运动能力的限制。

3. 血压、血管阻力和静脉血回流　运动时，心输出量增加和血管阻力因素可以引起相应的血压增高，但在运动中由于骨骼肌血管床的扩张，总外周血管阻力明显下降，这样有利于增加心输出量，并减少输送氧给做功肌的阻力。在血管反应良好的人体，剧烈运动时收缩压可以增高，但很少超过 180 mmHg，舒张压仅轻微升高或不变或稍下降，从而使平均动脉压增高甚微。这一反应可见于动力型、耐力型和大肌群参与的运动项目，如跑步、骑自行车等。在无氧、等长收缩及仅有小肌群参与（如用手进行运动）的大强度运动时，虽可明显增加心输出量，但由于此时局部血管扩张机制的作用较少，总外周血管阻力没有相应地下降，舒张压升高，因而平均动脉压明显增高，心室的后负荷加大，同时伴有心室效应。

运动中，除自主神经调节血管活动外，还通过腔静脉压力感受器的加压反射和主动脉弓、颈动脉窦压力感受器的减压反射进行调节。在体液因素中除有肾上腺素能物质和胆碱能物质的调节外，还有自身调节。如回心血量增加可通过 Starling 机制"心室射血量与静脉回心血量相平衡"的原理使每搏输出量增加；肌肉内代谢产物也可直接使局部血管扩张等。

4. 心血管的失健和健化　任何人运动减少以及卧床休息超过 2～4 周以上，均不可避免地出现心血管系统的失健现象，具体表现为安静时心率增快，每搏量减少，心肌收缩做功效率降低，从而使在亚极量运动中，不是以增高每搏量而是以增快心率来保证运动中足够的每分输出量。由于此时血液中儿茶酚胺的含量增高，增强了外周血管阻力，使血压明显上升，增加心脏做功负荷。由于心肌中儿茶酚胺含量也升高，并增加了 cAMP（环腺苷酸）的量，有可能降低心肌的缺血阈值。因运动中心脏负荷的增加，必然使运动停止后的恢复期延长。在心血管疾患中，这些现象更为明显。然而，这些失健现象是完全可逆的，只要坚持进行合适的运动康复治疗，不仅可产生外周性效应（占85%），而且还可产生相应的中心性效应（占15%左右），也就是说有可能直接提高心功能，并对心肌生物电也产生稳定性效果。

几项研究表明，在控制其他心血管疾病危险因素以后，有规律地逐渐增加体力活动与心血管疾病的死亡率成反比。体力活动较少的人在增加体力活动水平以后，其心血管疾病的危险性也显著低于那些仍然体力活动较少的人群。在已患心血管疾病的患者，如心肌梗死后采用运动疗法辅助心脏康复治疗，则总死亡率降低24%，心血管疾病死亡率降低25%，而非致死性心肌梗死的发生率无明显差异。

二、心血管系统的解剖与生理

心血管系统和淋巴系统总称为脉管系统，是人体内的一套密闭的连续管道系统。心血管系统由心脏、动脉、静脉和毛细血管组成，其内有血液循环流动，推动血液流动的动力是心脏。

心脏有四个腔，即：右心房、右心室、左心房、左心室。左、右半心有中隔分开互不相通，同侧的房与室间均借房室口相通。心房接受静脉，心室发出动脉，在房室口和动脉口处均有瓣膜，它们在血液流动时起阀门样作用，保证血液在心内单向流动（图4-1-1）。

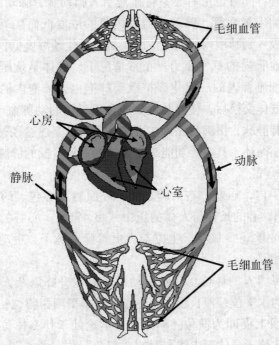

图4-1-1　血液循环

动脉由心室发出，运送血液到全身各部位的血管。动脉在到达身体各部位的路途中不断发出分支，愈分愈细，最后在组织间和细胞间移行为毛细血管。

静脉是引导血液流回心房的血管。小静脉起源于毛细血管，在回心过程中，管腔越变越粗，最后汇成大静脉注入心房。

毛细血管是器官内极细微的小血管。管径平均 7~9 μm，需借助显微镜才能看见，在组织内连于小动脉和小静脉之间，数量极其丰富，几乎遍及全身各处。毛细血管壁极薄，通透性强，同时血液在毛细血管内流动缓慢，有利于血液与组织、细胞之间进行物质和气体交换。

血液循环根据其循环路径不同可分为体循环和肺循环两种。氧和营养物质通过体循环运输到组织和细胞。

体循环的循环路径是由左心室收缩，血液（动脉血）注入主动脉；然后沿着升主动脉、主动脉弓和降主动脉各级分支到达身体各部的毛细血管。因毛细血管壁非常薄，通透性强，血液流动速度缓慢，便可与周围的组织、细胞进行物质交换，血流中的营养物和氧气被组织和细胞吸收，而组织、细胞的代谢产物和二氧化碳则进入血液，这样，血液由鲜红色的动脉血变成暗红色的静脉血。毛细血管逐渐汇合成各级静脉，最后汇成上、下腔静脉流回右心房再注入右心室。由于体循环在身体内路程长，流经的组织和细胞范围广，因此又称大循环。

体循环的主要作用是将营养物质和氧气运送到身体各部位的组织和细胞，又将细胞、组织的代谢产物运送到排泄器官，保证组织和细胞的新陈代谢正常进行。

肺循环的途径是：由体循环回到右心的静脉血（暗红色），当心室收缩时，血液除了从左心室射入主动脉外，同时也由右心室将血液引入肺动脉，肺动脉进入肺后反复分支，最后在肺泡之间移行为毛细血管，肺毛细血管内氧的浓度低而二氧化碳浓度高。通过气管、支气管从空气中吸入到肺泡内的氧气浓度高而二氧化碳浓度低，因此肺泡内的氧气压力高于肺泡周围毛细血管内的氧气压力。正常情况下，气体是从压力高的向压力低处弥散。因此，肺泡间毛细血管内的二氧化碳扩散到肺泡内，肺泡内的氧气弥散到毛细血管内。血液在肺部经过气体交换后，使静脉血变成含氧量高的动脉血（鲜红色）。肺内小静脉汇成左、右各一对肺静脉，出肺后注入左心房。血液沿上述途径循环称肺循环。肺循环在体内路程短，又称小循环，其主要功能是使人体内含氧量低的静脉血转变为含氧丰富的动脉血，使血液获得氧气。

心位于胸腔的纵隔内，居左、右两肺之间，外面裹有心包。约 2/3 在身体中线的左侧，1/3 在中线的右侧。心的长轴与人体的正中线呈 45° 角。心脏的前方平对胸骨体和第 2~6 肋软骨，后方对向第 5~9 胸椎，上方与大血管肺动脉干、主动脉、上腔静脉、肺静脉等相连，下方与膈相邻。

心在体内的位置可因人的体位、呼吸运动时膈肌的升降以及人的体型不同而略有改变。如矮胖型人的心为水平位，瘦长型为垂直位，适中型则为斜位；吸气时膈肌下降，心为垂直位，呼气时膈肌上提即为横位。但是，人不论处于什么体位、体型，在正常情况下，心的位置总是 2/3 位于身体正中线左侧的"偏心"位。

三、心血管疾患临床常见功能障碍

引起心功能减退的最常见病因为慢性心瓣膜病，其次为高血压性心脏病和冠心病。其他较常见的病因还有心肌炎、肾炎和先天性心脏病。较少见的易被忽视的病因有心包疾病、甲状腺功能亢进与减退、贫血、脚气病、动静脉瘤、心房黏液瘤和其他心脏肿瘤、结缔组织疾病、高原病及少见的内分泌病等。

（一）影响心功能的因素

上述引起心功能减退的病因，可通过下列机制影响心功能，引起心力衰竭。

1. 原发性心肌收缩力受损　包括心肌梗死，心肌炎症、变性或坏死（如风湿性或病毒性心肌炎、白喉性心肌坏死）、心肌缺氧或纤维化（如冠心病、肺心病、心肌病等），心肌的代谢、中毒性改变等，都使心肌收缩力减弱而导致心力衰竭。

2. 心室的压力负荷（后负荷）过重　肺及体循环高压，左、右心室流出道狭窄，主动脉或肺动脉瓣狭窄等，均能使心室收缩时阻力增高、后负荷加重，引起继发性心肌舒缩功能减弱而导致心力衰竭。

3. 心室的容量负荷（前负荷）过重　瓣膜关闭不全、心内或大血管间左至右分流等，使心室舒张期容量增加，前负荷加重，也可引起继发性心肌收缩力减弱和心力衰竭。

4. 高动力性循环状态　主要发生于贫血、甲状腺功能亢进、脚气性心脏病等，由于周围血管阻力降低，心排血量增多，也能引起心室容量负荷加重，导致心力衰竭。

5. 心室前负荷不足　二尖瓣狭窄、心脏压塞和限制型心肌病等，引起心室充盈受限，体、肺循环充血。

（二）心力衰竭发作的诱因

国内临床资料分析，89.8%的心力衰竭发作有诱发因素。常见的诱因如下：

1. 感染　呼吸道感染最为多见，其次为风湿热。在儿童风湿热则占首位。女性患者中泌尿道感染亦常见。亚急性感染性心膜炎也常因损害心瓣膜和心肌而诱发心力衰竭。

2. 过度体力活动和情绪激动。

3. 钠盐摄入过多。

4. 心律失常　特别是快速性心律失常，如伴有快速心室率的心房颤动（房颤）、心房扑动（房扑）。

5. 妊娠和分娩。

6. 输液（特别是含钠盐的液体）、输血过快和（或）过多。

7. 洋地黄使用过量或不足。

8. 药物作用

（1）使用抑制心肌收缩力的药物：如β受体阻滞剂、体内儿茶酚胺的消耗药物（如利血平类）、交感神经节阻滞剂（如胍乙啶）和某些抗心律失常药物（如奎尼丁、普鲁卡因胺、维拉帕米等）。

（2）激素类药物的应用：如肾上腺皮质激素等造成水钠潴留。

9. 其他　出血和贫血、肺栓塞、室壁膨胀瘤、心肌收缩不协调、乳头肌功能不全等。

四、心血管疾患常用运动疗法

（一）有氧耐力训练

1. 基本定义　耐力是指人体持续进行工作的能力，包括力量耐力、速度耐力、专门耐力和有氧耐力4种。通常所说的耐力训练，一般是指有氧运动或有氧耐力训练。有氧耐力训练旨在提高机体心肺功能，调节代谢，改善运动时有氧供能能力，是以身体大肌群参与、强度较低、持续时间较长、以规律的运动形式为主的训练方法。

耐力训练一般为中等强度，即 50%～80% 最大运动能力（最大摄氧量）或 60%～90% 最大心率，每次运动 15～60 分钟左右，每周训练 3 次以上，运动方式多为四肢肌群（上、下肢大肌群）、周期性（即肢体往返式运动，如走、跑等）的动力性运动。参与运动的肌群越多越大，训练效应就越明显。非周期性动力性运动（如各种球类运动）如果达到一定的强度和持续时间，也属于耐力运动。

2. 运动处方

（1）运动强度：根据患者的病情、年龄、心肺功能状况、既往运动习惯及要达到的康复目标，确定适合患者情况的个体化运动强度。最常用的运动强度的指标有：

1）最大摄氧量的百分比（$\% VO_{2max}$）：是国际公认的通用指标。最大摄氧量（VO_{2max}）是指单位时间内最大耗氧量，用 L/min 或 mL/（kg·min）表示，可由最大心输出量与最大动静脉氧差相乘计算出来，但通过症状限制性运动试验时收集的代谢气体直接测得的更为准确。VO_{2max} 受年龄、性别、有氧运动水平、遗传和疾病的影响。为了提高有氧耐力，目前推荐以 50%～85% VO_{2max} 强度为有氧耐力训练强度，但低于 50% VO_{2max} 强度的运动更适合于心脏病人及老年人。

2）最大心率的百分比（$\% HR_{max}$）：最大心率指机体运动至力竭时每分钟的心跳次数（HR_{max}）。可在极量运动试验中直接测得，也可根据公式计算。年龄相关的最大心率 = 220 - 年龄。心脏病患者及老年人靶心率应适当降低。

3）代谢当量数（metabolic equivdent，MET）：代谢当量是指单位时间内单位体重的耗氧量，以 mL/（kg·min）表示，1 MET = 3.5 mL/（kg·min）。因此它与最大摄氧量有同等含义，是康复医学中常用的运动强度指标。一般认为 2～7 MET 的运动强度适宜有氧耐力训练。

4）自我感知运动强度分级：Borg 建立的自我感知运动强度分级量表（the rating of per-ceived exetions，RPE）是由受试者主观报告疲劳程度，与前述客观检查和计算的各项指标有良好的相关关系。可用来表示有氧耐力训练的运动强度。

（2）运动持续时间：应根据运动强度、患者健康状况及体力适应情况决定运动持续时间。运动强度与运动持续时间的积为运动量，如果运动强度较高，则持续较短时间，反之，可进行稍长时间的运动。对于体力衰弱、高龄、有疾病者可采用短时间，一日多次，累积运动时间的方式活动。一般的基本训练，若达到靶强度的运动，需要持续 10～20 分钟以上。美国疾病控制和预防中心以及美国运动医学院向每个美国成年人推荐中等运动强度的运动，少量、多次，每天累计 30 分钟。所谓中等强度的活动相当于每天消耗 200 kcal（1 cal = 4.1868 J）能量的活动。

基本训练运动处方包括间断性和连续性两种：①间断性运动：在基本训练期有若干次高峰靶强度，高峰强度之间强度降低。例如对于心电运动试验中最高强度为 10 MET 的患者，可以在训练中采用若干次 8 MET 的强度，持续时间一般为 2～3 分钟，间隔 2～3 分钟。优点是可以获得较高的运动刺激强度，获得较好的训练效应；缺点是需要不断调节运动强度，操作比较麻烦。②连续性运动：指基本训练期的靶强度（一般取中等偏低强度）

持续不变。优点是简便，患者相对容易适应。

（3）运动频率：取决于运动量大小。运动量若大，运动使机体产生的变化持续时间长，可达运动后 24~48 小时，每周训练 3 次即可达到理想效果。若运动量小，应增加每周运动次数，最好每天都活动，才能产生最佳训练效应。因此，目前一般推荐运动频度为每周 3~7 次。少于每周 2 次的训练不能提高机体有氧耐力，每周超过 5 次的训练，不一定能增加训练效果。训练效果一般在 8 周以后出现，坚持训练 8 个月才能达到最佳效果。如果中断锻炼，有氧耐力会在 1~2 周内逐渐退化。

（4）运动量的调整：训练后患者无持续的疲劳感和其他不适，不加重原有疾病的症状，是运动量合适的指标。在训练过程中需要适时调整训练量，以适合患者的需要。调整内容包括运动负荷和心脏负荷。经 1~2 周训练后，原来的负荷可能达不到训练需要，此时可增加负荷量。增加运动负荷的方式可以是延长训练时间，不增加强度；也可既增加强度，又延长时间。心脏负荷的增加方式是适当增加靶强度，如原来采用 70% 最大心率作为靶强度，经过训练后，可调整为 80%~85% 最大心率。

（5）运动的实施：每次运动应包括准备活动、训练活动和结束活动。①准备活动：主要目的是热身，即让肌肉、关节、韧带和心血管系统开始逐步适应。此时运动强度较小，要确保身体主要肌肉、关节、韧带都有所活动。运动方式包括等张运动和大肌群活动，一般采用医疗体操、太极拳等，也可采用小强度耐力训练，如步行等。准备活动时间为 10~15 分钟。②训练活动：主要目的是产生最佳心肺和肌肉训练效应。高强度训练可刺激心肌侧支循环的生成，运动时间一般为 30~60 分钟，其中达到靶心率的训练强度的时间不宜小于 10~15 分钟。③结束活动：主要目的是"冷却"，让高度兴奋的心血管应激逐步降低，并适应运动停止后血液动力学的改变，运动方式可以与训练方式相同或采用放松体操、自身按摩等，时间一般为 5~10 分钟。充分的准备与结束活动是防止运动意外的重要环节。

3. 注意事项

（1）用规范的方法确定运动强度：如通常用标准踏车试验或平板运动试验测定 VO_2 max，如用卧位踏车测定时需注明，因为二者结果不同。

（2）有氧耐力训练前应进行身体检查：如未发现明显心肺、骨骼系统疾患，尤其是青壮年，可自由选择自己习惯或喜爱的有氧运动锻炼。患有各种慢性疾病，或男性大于 40 岁，女性大于 50 岁，有较大心肺、骨科疾病危险因素者，应在物理治疗师监督指导下进行锻炼，并根据情况随时调整运动方案。

（3）注意循序渐进：参加有氧耐力训练，需达到一定的运动量，长期坚持才能见效。训练进程分开始阶段、改善阶段和维持阶段，训练者要遵循这个规律，从小量开始逐渐适应后，再进一步按运动处方量进行锻炼。

（4）持之以恒：有氧耐力训练需长期坚持，才能对机体产生良性作用。如时断时续就不能达到锻炼的目的。若半途中断，训练效果会很快消退。如间隔 4~7 天以上再恢复训练时，宜稍减低运动强度。

（5）根据季节变换和环境不同调整运动：适宜的运动环境是温度 4 ℃~28 ℃，空气湿度 60%，风速不超过 7 m/s。气候炎热时，可选择清晨或傍晚凉爽时锻炼。有条件者可选择在有空调设施的室内进行，以免大量出汗，机体丢失水盐，影响身体健康。如果出汗较多，要及时补充并注意增加能量。近年来不断有研究表明，在寒冷、干燥地区训练的滑雪、游泳、长跑运动员，哮喘发病率显著高于其他地区的运动员，考虑与气候刺激气管致痉挛物质分泌增多有关。因此提示，在冬季进行耐力训练宜选择温暖之时或室内，以免造成肺损害。

（6）注意防止发生运动损伤：耐力运动很少发生严重运动损伤，非心血管性损伤主要为骨骼肌肉损伤，包括直接和间接损伤。常见的直接损伤有：挫伤、扭伤、劳损、疲劳性骨折等，例如髂胫束摩擦综合征，胫腓骨疲劳性骨膜炎、跟腱炎、距筋膜炎等。预防措施是在运动前做好充分的准备活动，使肌腱有充分的舒展性适应运动。间接性损伤主要有退行性关节炎和腰背痛等。

（7）制定个性化运动处方：心血管疾患宜从事低强度短时多次累积的活动。

（8）表现为过度训练时应调整运动量或暂时中止训练：①不能完成运动。②活动时不能交谈。③运动后无力或恶心。④慢性疲劳。⑤失眠。⑥关节疼痛。⑦清晨安静时突然出现明显的心率变快或变慢。

（9）有关运动训练的具体要求：①穿戴宽松、舒适、透气的衣服，最好穿运动鞋。②掌握个人能力的限制，定期检查、修正运动处方，避免过度训练或训练不足。③饭后及空腹时不做剧烈运动。④运动时发现不适，应停止运动及时就医。⑤药物治疗发生变化时，要注意相应调整运动方案。⑥戒除不良生活习惯，如吸烟、酗酒等。⑦运动训练后不宜立即洗热水澡。

4. 治疗作用

（1）增加机体功能性做功能力：有氧运动使人们在日常生活中精力更充沛，生活内容更丰富，增强老年人和残疾人的生活自理能力，并促使心脏病患者恢复职业生活。

（2）增进人们对生活的良好感觉：长期有氧运动可调节情绪，减少心理应激，促进机体内激素的平衡，改善睡眠，有利于人们满怀热情，享受生活乐趣。

（3）减少心脏病的发生，提高人们的生活质量：研究表明，体力活动少可使心脏病发病危险提高 2 倍，高血压、高血脂的发生率也增加 2 倍；参加心脏康复者，死亡率下降 20% ~25%。可能与高血脂、高血压、糖尿病、肥胖发病减少，心理应激性下降有关。流行病学调查显示，即使每天低强度活动累积 30 分钟，每日一次，长期坚持，对活动少、体质差者也有明显益处。

（4）延缓衰老，增加寿命：研究表明长期参加有氧运动，可延缓随年龄增长而发生的 VO_2max 下降、肺功能降低及骨质疏松，并可延寿。

（5）有益调节代谢，防止某些代谢疾病的发生：目前高血压、高血脂、肥胖、糖尿病被人们称为"死亡四重奏"，也称为 X 综合征，严重影响人类健康。限制饮食、有氧运动和应用药物是防治这些疾病最有效的 3 种方法。研究表明，长期有氧运动可使血清甘油三酯水平下降，高密度脂蛋白升高，血胰岛素水平降低，血糖降低，胰岛素敏感性提高，体重降低，从而减少这些代谢疾病的发生，增进健康。

（6）提高纤维蛋白的溶解活性：中低强度的有氧运动，可通过影响红细胞压积，纤维蛋白原、血小板功能和纤维蛋白溶解作用以及某些凝血因子功能而降低血栓形成的危险性。

（7）适当的有氧运动可提高机体免疫功能：如增加自然杀伤细胞活性和细胞因子白介素1，白介素2水平，减少随年龄增长出现的免疫功能下降。

（8）有氧运动调节血压：长期参加有氧运动，可使高血压病者血压下降8～10/5～8 mmHg，以较低强度为佳。

5. 常采用的耐力性运动方法　包括步行、慢跑、踏车、跳跃、上下楼梯及登山、游泳、滑雪、划船、网球、排球、篮球等。耐力训练是心肺功能训练的最主要方法，其运动训练应按照运动处方进行。

（1）步行和慢跑：日常生活中的步行速度一般为4 km/h，漫步为1～2 km/h，散步3 km/h，快步5 km/h，疾步6 km/h，慢跑（健身跑）一般8 km/h，缓慢者只4～5 km/h，快速者达10 km/h。每分钟步行100步以上者，可以使心率达100～110次/分。慢跑虽然容易取得锻炼效果，但体育外伤较多，也曾有猝死的报道，因此心功能有明显损害、老年人、体质较差者，不宜贸然从事。慢跑者不应随意加快速度形成跑步，有过急性心肌梗死（acute myocardial infarction，AMI）者绝不能跑，以免发生意外。若康复医疗机构场地有限，可以利用活动平板进行步行锻炼。

（2）骑自行车：应用功率自行车可以在室内进行运动锻炼。利用家用自行车进行锻炼在我国容易推广，因我国很多地区几乎家家有车，人人会骑，特别是可以结合上下班进行锻炼。但以一般速度骑车，摄氧量很低，如3 km/h相当于2～3 MET，10 km/h相当于只有3～4 MET，功量太低。骑车锻炼的缺点是因交通拥挤，快速骑车可能撞人，容易精神紧张，也很难保持较快车速，因此可在晨间或运动场内进行。

（3）跳绳：虽然简便易行，但由于运动强度过大，相当于心脏功能容量9.5～12.5 MET，一般认为不适于AMI患者。

（4）游泳：是一项良好的全身运动，但对于AMI者摄氧量偏高，据报告为8.6～6.5 MET不等，并且水温过低时容易引起不舒适的冷感甚或寒战，因此除体力好、原来会游泳、能在室内游泳池长期坚持的运动者外，不宜进行这项运动。游泳前应做好准备活动，早期可以做水中步行，逐渐增加运动时间，但不宜时间过久，以防止肌肉痉挛，甚至心绞痛发作。

（二）抗阻和等长运动训练

抗阻运动不是禁忌，可以编入心肺功能运动处方中。等长运动占的比例不宜大，适于临床稳定的患者。对要恢复较强工作和体育活动的人，运动疗法除要改善心血管功能之外，增强肌力和局部肌肉耐力也是重要的。一般人群和大部分冠心病患者，需要上肢进行日常职业活动和业余娱乐活动，因此也应进行上肢运动。

1. 训练原则

（1）抗阻或力量运动训练应是低水平的抗阻训练。

（2）急性发作至少7～8周后才能进行训练。

（3）通过症状限制性运动试验，排除参加抗阻或力量运动训练的禁忌证。靶心率是力量运动训练强度的限制指标。宜用心率、血压乘积（RPP）监测力量训练中的心肌摄氧量。

（4）力量训练处方包括3组运动，每组重复12～15次，每组形式间以30秒运动和30

秒休息。

（5）冠心病患者应保持正确呼吸节奏，应避免用力屏气。

2. 训练方法　目前最常用的抗阻训练方法为循环抗阻训练，其运动处方如下：

（1）运动方式：握拳、上举、屈肘、伸肘、抬膝、侧举、提举、下按等，抗重负荷常采用哑铃、沙袋、实心球、弹簧、橡皮条、多功能肌力训练器等。

（2）运动量：强度一般为一次最大抗阻重量的 40%～50%；在 10 秒内重复 8～10 次收缩为一组，5 组左右为一循环，每组运动之间休息 30 秒，一次训练重复 2 个循环。每周训练 3 次。

（3）进度：训练开始时的运动强度应偏低，适应后，重量每次可增加 5%。

3. 注意事项

（1）应强调缓慢的全关节活动范围的抗阻运动。

（2）训练应以大肌群为主，如腿、躯干和上臂。

（3）应强调在抗阻运动时使用正确的姿式和呼吸，上举时呼气，下降时吸气，不要屏住呼吸，以免使血压过度升高。

（4）为了减少过强的心血管反应，训练时应避免双侧肢体同时运动，握拳不可太紧。

尽管低至中强度抗阻训练可改善心血管患者的力量和耐力，但并不能作为增加心功能的训练方法单独运用，只能作为有氧训练的补充。对于左心功能低下、颈动脉窦反射敏感及功能储量 <5 MET 的患者应禁用。

（三）心脏康复的运动处方

运动处方是有很强的针对性、有明确的目的、有选择、有控制的运动疗法。

1. 作用　心脏康复的运动处方主要是采用中等强度的有氧代谢为主的耐力运动，即有氧运动。正常情况下，有氧运动对增强心血管系统的输氧能力，清除代谢产物，调节做功肌肉的摄氧能力、组织利用氧的能力等有明显的作用。按运动处方锻炼可使心率减慢，血压平稳，心输出量增加，心血管系统的代偿能力增强等。但注意在有心脏疾病的情况下要慎重，如在儿童中常见的先天性主动脉瓣狭窄，运动后易出现疲劳，有氧运动能力降低。若勉强运动可发生昏厥、胸痛，少数甚至发生猝死。

2. 运动方案

（1）住院患者运动方案（Ⅰ期）：住院患者的运动方案适用于心肌梗死后、心血管手术后、肺部疾病、周围血管疾病和其他心血管疾病的住院患者。住院患者的运动方案应在监测条件下进行，工作人员与患者的比例约为 1:1，并应具备心电监测和抢救的条件。Ⅰ期运动方案的目的是消除由于卧床引起的生理和心理不良反应，恢复日常生活活动能力，改善心肺功能，增加关节灵活性、肌力和耐力，从而提高体能。

（2）出院患者或家庭运动方案（Ⅱ期）：Ⅱ期运动方案是从出院后 1 周开始，持续 8～12 周。它是Ⅰ期运动方案的继续，多在患者出院后立即进行Ⅱ期运动方案。应当具有心电监测和抢救的条件，工作人员和患者的比例由 1:1 到 1:5，这取决于患者的心脏功能、症状和心电图变化。如果患者参加Ⅱ期运动方案不方便，可在家中进行，但应定期参加Ⅱ期运动方案的评定。Ⅱ期运动方案的目的是恢复体力、指导作业活动和正确的生活方式。

Ⅱ期运动处方要根据患者的功能来制订。如 >5 MET，应当用心率和自觉疲劳分级来规定运动强度，运动时间从 10~15 分钟逐渐增加到 30~60 分钟，每周 3~4 次。

完成Ⅱ期运动方案的必备条件：

1）患者的功能达 5 MET 时，才能安全地进行 3 MET 的活动。

2）病情稳定。即：①对运动有正常的血液动力学反应，适当的血压上升，心电图无明显变化，如缺血、传导阻滞或心律失常。②心绞痛稳定或无心绞痛。③安静心率 <90 次/分，血压 <140/90 mmHg。

3）具备完成日常生活活动或作业活动所具有的体能，如肌力、耐力和心脏功能等。

4）患者应了解：①心血管疾病的基本病理生理学。②应用合理的干预措施。③心血管药物的作用和副作用。④进行作业活动和娱乐活动的安全范围。

5）有能力维持运动处方规定的内容。

（3）社区运动方案（Ⅲ期）：参加者来自住院患者、出院后患者或从未参加过运动方案者。一般在出院后 6~12 周进行。

1）参加Ⅲ期运动方案应具备的条件：①临床稳定或心绞痛减轻。②心律失常已得到控制。③了解运动中症状反应。④有自我调节能力。

Ⅲ期运动方案应提供急救措施、设备和召之即来的急救队伍，工作人员和患者的比例为 1:10，逐渐减少监测。运动试验和医学评定应持续 3~6 个月，以后每年一次或根据需要进行。

2）运动处方：参加者的运动能力 >5 MET。开始的 3~6 个月，运动强度为最大功能的 50%~80%，运动时间逐渐增加到 45 分钟，每周 3~4 次。体能达 8 MET 或大于 8 MET 时，继续维持Ⅲ期运动方案，目的是终生坚持运动。

3）完成Ⅲ期运动方案的条件：Ⅲ期运动方案持续 6~12 个月，并能达到：①体能达到职业活动和娱乐活动预期的目标，体能至少超过 5 MET 才能安全进行日常活动。②医学状态同完成Ⅱ期运动方案的条件。③参加者有较大的功能储备能力，有能力参加需要较高代谢的活动，如职业活动和文体活动。

（刘建华）

第二节　冠心病

一、概述

冠状动脉粥样硬化性心脏病（冠心病）是最常见的心血管疾病之一。随着人民生活水平提高、期望寿命延长和膳食结构改变，我国冠心病发病率和病死率正在继续升高。冠心病康复医疗是临床治疗的基本组成部分。

（一）定义

冠状动脉粥样硬化性心脏病（coronary atherosclerotic heart disease，CAHD）亦称缺血性心脏病（ischemic heart disease，IHD），是由于血脂增高致使冠状动脉壁脂质沉积形成粥样硬化斑块，逐步发展为血管狭窄乃至闭塞。粥样斑块脱落可以造成突然血管闭塞和心肌梗死，或/和冠状动脉功能性改变（痉挛）导致心肌缺血缺氧或坏死，病理生理核心是心肌耗氧和供氧失平衡。

冠心病由于冠状动脉狭窄的支数和程度不同，临床症状也有不同。本病病因至今尚未完全清楚，但认为与高血压、高脂血症、糖尿病、内分泌功能低下及年龄大等因素有关。

1. 年龄与性别 40 岁后冠心病发病率升高，女性绝经期前发病率低于男性，绝经期后与男性相等。

2. 高脂血症 除年龄外，脂质代谢紊乱是冠心病最重要的预测因素。总胆固醇（total cholesterol，TC）和低密度脂蛋白胆固醇（low-density lipoprotein cholesterol，LDLC）水平和冠心病事件的危险性之间存在着密切的关系，LDLC 水平每升高 1%，则患冠心病的危险性增加 2% ~ 3%。甘油三酯（triglyceride，TG）是冠心病的独立预测因子，往往伴有低密度脂蛋白胆固醇、高密度脂蛋白胆固醇（high-density lipoprotein cholesterol，IIDLC）和糖耐量异常，后两者也是冠心病的危险因素。

3. 高血压 高血压与冠状动脉粥样硬化的形成和发展关系密切，收缩压比舒张压更能预测冠心病事件。140 ~ 149 mmHg 的收缩压比 90 ~ 94 mmHg 的舒张压更能增加冠心病死亡的危险。

4. 吸烟 吸烟是冠心病的重要危险因素，是唯一最可避免的死亡原因。冠心病与吸烟之间存在着明显的用量 - 反应关系。

5. 糖尿病 冠心病是未成年糖尿病患者首要的死因，冠心病占糖尿病病人所有死亡原因和住院率的近 80%。

6. 肥胖症 已明确为冠心病的首要危险因素，可增加冠心病病死率。肥胖被定义为体重指数 BMI = 体重（kg）/ [身高（cm）]^2 在男性 ≥27.8，女性 ≥27.3。

7. 久坐生活方式 不爱运动的人冠心病的发生和死亡危险性将翻一倍。

8. 尚有遗传、饮酒、环境因素等。

（二）主要功能障碍

冠心病患者除了由于心肌供血不足直接导致的心脏功能障碍之外，还有一系列继发性躯体和心理障碍，包括：

1. 心血管功能障碍 冠心病患者往往体力活动减少，从而心血管系统适应性降低，导致循环功能降低。这种心血管功能衰退只有通过适当的运动训练才能解决。

2. 呼吸功能障碍 长期心血管功能障碍可导致肺循环功能障碍，使肺血管和肺泡气体交换的效率降低，吸氧能力下降，诱发或加重缺氧症状。呼吸功能训练是需要引起重视的环节。

3. 全身运动耐力减退 冠心病和缺乏运动均导致机体吸氧能力减退、肌肉萎缩和氧化代谢能力降低，从而限制了全身运动耐力。

4. 代谢功能障碍 主要是脂质代谢和糖代谢障碍，表现为血胆固醇和甘油三酯增高，高密度脂蛋白胆固醇降低。脂肪和能量物质摄入过多、缺乏运动是基本原因。缺乏运动还可导致胰岛素抵抗，除了引起糖代谢障碍外，还可促使形成高胰岛素血症和血脂升高。

5. 行为障碍 冠心病患者往往伴有不良生活习惯、心理障碍等，也是影响患者日常生活和治疗的重要因素。

二、评定内容

（一）面接

面接是治疗师和患者以及家属进行信息交流的场合，也是医学教育的场合，也是构筑医患信赖关系的场合。面接的相关要点包括：

1. 对疾病的理解程度　需要考虑患者所受教育的程度。

2. 自觉症状　患者叙述的方法，注意患者的用词（可作为再发时的症状判断标准）。

3. 家庭　了解家庭对患者精神等方面的支持作用等，是否对康复有较充分的理解。

4. 职业　了解在工作当中所需的身体活动或因为所担负的责任对患者的压力等。这对设定目标和将来回归工作岗位有一定的作用。

5. 精神、心理方面　对康复计划和教育计划是否具有参加的能力。

6. 危险因素　家族史，吸烟史，饮食习惯。

7. 休闲活动、身体活动　有利于给患者制订正确的治疗计划。

8. 目标　患者对康复目标是否能够认识理解。

（二）临床检查

1. 心绞痛　以发生于胸部、颈部、肩部、背部或手臂的不适感为特征的临床综合征。心绞痛常发生于有 1 支或以上主干冠脉病变的患者，但亦可发生于瓣膜性心脏、肥厚性心肌病和控制不良的高血压患者。冠状动脉正常但由于冠脉痉挛或血管内皮功能失调而导致心肌缺血的患者也可出现心绞痛。心绞痛还可是食管、胸壁或肺部等非心脏性疾病的临床症状。

（1）心绞痛分级：通常采用加拿大心血管学会（Canadian Cardiovascular Society，CCS）制定的标准。Ⅰ级：日常体力活动（如散步、登梯等）不会引起心绞痛，但在情绪紧张、工作节奏加快或行走时间延长时可发生心绞痛。Ⅱ级：日常活动轻度受限，心绞痛发生于快步行走或行走超过两个街区的距离，或以通常的速度和状态登越二层或以上楼梯时，也可发生于爬坡、餐后活动、寒冷、刮风、情绪激动时，或者发生于睡醒后数小时。Ⅲ级：日常体力活动明显受限。心绞痛发生于行走一至两个街区距离或以通常速度登一层楼梯时。Ⅳ级：任何体力活动均可引起心绞痛，休息时亦可能出现心绞痛。

（2）心绞痛分型

1）稳定型心绞痛（劳力型心绞痛）：其发作诱因明确，通常因劳力或情绪激动而加重，休息或服用硝酸甘油可迅速缓解。

2）不稳定型心绞痛：分为以下亚型：①静息性心绞痛。心绞痛发作于休息时，新近一周持续时间大于 20 分钟。②新近发作性心绞痛。首发症状两个月内出现心绞痛，严重度＞CCSⅢ级。③恶化性心绞痛。原心绞痛发作次数频繁，持续时间延长，或发作阈值降低，例如在首发症状后两个月内心绞痛的严重度至少增加了一个 CCS 等级。

2. 急性心肌梗死（acute myocardial infarction，AMI）　由于长时间缺血导致心肌细胞坏死。诊断必须具备下列 3 条中的 2 条：

（1）缺血性胸痛的临床病史。

（2）心电图动态改变。

（3）心肌坏死的血清心肌标志物浓度的动态改变。

3. 急性冠脉综合征（ACS） 指冠心病急性发作的临床状态，包括不稳定型心绞痛、非 Q 波心肌梗死和 Q 波心肌梗死，可分为 ST 段抬高的和 ST 段不抬高的两类。诊断标准为：

（1）ST 段抬高的 ACS：缺血性胸痛≥30 分钟，服硝酸甘油不缓解，心电图至少两个肢体导联或相邻两个以上的胸前导联 ST 段抬高≥0.1 mV。

（2）ST 段不抬高的 ACS：不稳定型心绞痛的诊断，初发劳力型心绞痛或者恶化劳力型心绞痛，可有心肌缺血的客观证据：

1）胸痛伴 ST 段压低≥0.05 mV，或出现与胸痛相关的 T 波变化，或倒置 T 波未改善。

2）既往患急性心肌梗死、行经皮冠状动脉腔内成形术（percutaneous transluminal coronary angioplasty，PTCA）或冠状动脉旁路移植手术。

3）既往冠状动脉造影明确了冠心病的诊断。

4）TnT 或者 TnI 增高。ST 段不抬高的心肌梗死与不稳定型心绞痛的区别在于 CK-MB 增高是否大于或等于正常上限的 2 倍。

（三）肢体状态评定

最初评定时要对生命体征进行确定，首先测定呼吸频率和呼吸节律及潮气量，观察四肢和面部的颜色、营养状况和肌肉的情况，并观察胸廓、躯干的大小和有无变形。特别要观察有无浮肿，多数情况下心脏疾患易出现下肢水肿，肾病易出现面部特别是上眼睑水肿，肝病易出现腹水。必要时可对四肢的周径和体重等进行测定。

（四）诊断试验

1. 心电运动试验 心电运动试验是冠心病康复最重要的评定方法，常用分级症状限制性心电运动试验，以明确运动中患者的心血管功能储备、运动风险以及安全运动范围。分级心电运动试验是制订运动处方的基础。在确定最大运动强度后，取 70% ~85% 最大心率或者 50% ~80% 的最大代谢当量（MET）作为患者运动锻炼时的靶强度。按照年龄预计的亚极量运动试验不能确定患者的最大运动能力，因此对于心脏康复治疗的意义不大。如果不能进行心电运动试验，则运动训练的强度要减小，以免出现心血管意外。

2. 6 分钟步行或低水平运动试验 6 分钟步行是指在 6 分钟时间内受试者尽力步行的距离。低水平运动试验是指活动平板运动试验时，患者主观用力计分达到 11 ~13，或者运动中心率比安静时增加超过 20 ~40 次/分，或者出现任何不适和心电图异常。这两种试验的运动强度小，安全性好。6 分钟步行不需要特殊的设备。其主要用途是明确患者在轻度运动时是否适应，是否诱发心血管事件，同时也可以使患者明确自己可以运动，从而缓解对运动的恐惧心理。但是由于该试验无法确定患者的最大运动能力，因此对制定运动处方参考价值不大。病情严重的患者也可以采用 2 分钟步行试验。

3. 超声心动图运动试验 超声心动图可以直接反映心肌活动的情况，从而了解心肌收缩和舒张功能，还可以反映心脏内血流变化情况，能提供运动心电图所不能显示的重要信息。运动超声心动图比安静时检查更加有利于提示潜在的异常，从而提高试验的敏感性。检查一般采用卧位踏车的方式，以保持在运动时超声探头可以稳定地固定在胸壁，减少检测干扰。较少采用坐位踏车或活动平板方式。运动方案可以参照心电运动试验。

4. 行为类型评定　Friedman 和 Rosenman 提出行为类型，其特征是：

（1）A 类型：工作主动，有进取心和雄心，有强烈的时间紧迫感（同一时间总是想做两件以上的事），但是往往缺乏耐心、易激惹、情绪易波动。此行为类型的应激反应较强烈，因此需要将应激处理作为康复的基本内容。

（2）B 类型：平易近人，耐心，充分利用业余时间放松自己，不受时间驱使，无过度的竞争性。

三、治疗原则

（一）康复治疗分期

根据冠心病康复治疗的特征可以将康复治疗分为三期：

1. Ⅰ期　指急性心肌梗死或急性冠脉综合征住院期康复。CABG 或 PTCA 术后早期康复也属于此列。发达国家此期已经缩短到 3～7 天。

2. Ⅱ期　指患者出院开始至病情稳定性完全建立为止，时间 5～6 周。由于急性阶段缩短，Ⅱ期的时间也趋向于逐渐缩短。

3. Ⅲ期　指病情处于较长期稳定状态，或Ⅱ期过程结束的冠心病患者，包括陈旧性心肌梗死、稳定型心绞痛及隐性冠心病。PTCA 或 CABG（冠脉搭桥术）后的康复也属于此期。康复程序一般为 2～3 个月，自我锻炼应该持续终生。有学者从社区康复的角度，将冠心病患者终生维持的锻炼列为第Ⅳ期。

（二）康复治疗适应证

1. Ⅰ期　患者生命体征稳定，无明显心绞痛，安静心率＜110 次/分，无心衰、严重心律失常和心源性休克，血压基本正常，体温正常。

2. Ⅱ期　与Ⅰ期相似，患者病情稳定，运动能力达到 3 MET 以上，家庭活动时无显著症状和体征。

3. Ⅲ期　临床病情稳定者。包括：陈旧性心肌梗死，稳定型劳力型心绞痛，隐性冠心病，冠状动脉分流术和腔内成型术后，心脏移植术后，安装起搏器后。过去被列为禁忌证的一些情况如病情稳定的心功能减退、室壁瘤等现正在被逐步列入适应证的范畴。

（三）康复治疗禁忌证

凡是康复训练过程中可诱发临床病情恶化的情况都列为禁忌证，包括原发病临床病情不稳定或合并新临床病症。稳定与不稳定是相对概念，与康复医疗人员的技术水平、训练监护条件、治疗方案理念都有关系。此外，患者不理解或不合作，也不宜进行康复治疗。

（四）治疗原则

1. Ⅰ期　通过适当活动，减少或消除绝对卧床休息所带来的不利影响。过分卧床休息可导致：

（1）血容量减少（心血管反馈调节机制），导致每搏量和心输出量降低，代偿性心率加快。

（2）回心血量增加，心脏前负荷增大，心脏射血阻力相对增高，心肌耗氧量相对增加。

（3）血流较缓慢，血液粘滞性相对增加，血栓和栓塞的概率增加。

（4）横膈活动降低，通气及换气功能障碍，排痰困难，合并肺炎和肺栓塞的概率增加。

（5）运动耐力降低，最大吸氧量每天降低约0.9%。

（6）胰岛素受体敏感性降低，葡萄糖耐量降低。

（7）患者恐惧和焦虑情绪增加，肾上腺皮质激素分泌增高。

2. Ⅱ期 设立Ⅱ期康复是基于心肌梗死瘢痕形成需要6周左右的时间，而在心肌瘢痕形成之前，患者病情仍然有恶化的可能性，进行较大强度运动的危险性较大。因此，患者在此期主要是要保持适当的体力活动，逐步适应家庭生活，等待病情完全稳定，准备参加Ⅲ期康复锻炼。有的康复中心在Ⅱ期开始进行心电监护下的运动锻炼，其实际效益尚有待论证。

3. Ⅲ期康复

（1）外周效应：指心脏之外的组织和器官发生的适应性改变，是公认的冠心病和各类心血管疾病康复治疗机理。

1）肌肉适应性改善：长期运动训练后肌肉毛细血管密度和数量增加，运动时毛细血管开放的数量和口径增加，肌肉运动时血液－细胞气体交换的面积和效率相对增加，外周骨骼肌氧摄取能力提高，动静脉氧差增大。

2）代谢能力改善：肌细胞线粒体数量、质量和氧化酶活性提高，骨骼肌氧利用率增强。肌细胞胰岛素受体开放数量增加，葡萄糖进入细胞的速率和数量增加，从而运动能量代谢效率改善，血流需求相对减少。

3）交感神经兴奋性降低，血儿茶酚胺含量降低。

4）肌肉收缩的机械效率提高，定量运动时能量消耗相对减少。

5）最大运动能力提高。由于定量运动时心脏负荷减轻，心肌耗氧量降低，最大运动能力相应提高。外周效应需要数周时间才能形成，停止训练则丧失，因此，训练必须持之以恒。

（2）中心效应：指训练对心脏的直接作用，主要为心脏侧支循环形成（冠脉生物搭桥），冠状动脉供血量提高，心肌内在收缩性相应提高。动物实验已经获得积极的结果，但是临床研究尚有待进行。

（3）危险因素控制：康复治疗的重要方面，主要包括：

1）改善脂质代谢异常。

2）改善高血糖及糖耐量异常。

3）控制高血压。

4）改善血液高凝状态。

5）帮助戒烟。

（五）注意事项

1. 选择适当的运动，避免竞技性运动。

2. 只在感觉良好时运动。感冒或发热症状和体征消失 2 天以上再恢复运动。

3. 注意周围环境因素对运动反应的影响，包括：寒冷和炎热气候要相对降低运动量和运动强度，避免在阳光下和炎热气温时剧烈运动（理想环境：温度 4 ℃ ~ 28 ℃，风速 <7 m/s）；穿戴宽松、舒适、透气的衣服和鞋；上坡时要减慢速度，饭后不做剧烈运动。

4. 患者需要理解个人能力的限制，应定期检查和修正运动处方，避免过度训练，药物治疗发生变化时，要注意相应调整运动方案；参加训练前应该进行尽可能充分的身体检查，对于参加剧烈运动者尽可能要先进行心电运动试验。

5. 警惕症状：运动时如发现心绞痛或其他症状，应停止运动，及时就医。

6. 训练必须持之以恒，如间隔 4 ~ 7 天以上，再开始运动时宜稍减低强度。

四、运动疗法

（一）Ⅰ期运动疗法方案

以循序渐进地增加活动量为原则，生命体征一旦稳定，无合并症时即可开始。康复治疗的基本原则是根据患者的自我感觉，尽量进行可以耐受的日常活动。康复治疗采用团队合作模式，即由心脏科医师、康复科医师、康复治疗师（物理治疗、作业治疗、心理治疗等）、护士、营养师等共同工作。此期康复一般在心脏科进行，因此医学生应该掌握。

1. 床上活动　活动一般从床上的肢体活动开始，包括呼吸训练。肢体活动一般从远端肢体的小关节活动开始，从不抗地心引力的活动开始，强调活动时呼吸自然、平稳，没有任何憋气和用力的现象。然后可以逐步开始抗阻活动。抗阻活动可以采用捏气球、皮球，或拉皮筋等，一般不需要专用器械。徒手体操十分有效。吃饭、洗脸、刷牙、穿衣等日常生活活动可以早期进行。

2. 呼吸训练　呼吸训练主要指腹式呼吸。腹式呼吸的要点是在吸气时腹部浮起，使膈肌尽量下降；呼气时腹部收缩，把肺的气体尽量排出。呼气与吸气之间要均匀连贯，可以比较缓慢，但是不可憋气。

3. 坐位训练　坐位是重要的康复起始点，应该从第一天就开始。开始坐时可以有依托，例如把枕头或被子放在背后，或将床头抬高。有依托坐的能量消耗与卧位相同，但是上身直立，体位使回心血量减少，同时射血阻力降低，心脏负荷实际上低于卧位。在有依托坐适应之后，患者可以逐步过渡到无依托独立坐。

4. 步行训练　步行训练从床边站立开始，先克服体位性低血压。在站立无问题之后，开始床边步行（1.5 ~ 2.0 MET），以便在疲劳或不适时能够及时上床休息。此阶段开始时最好进行若干次心电监护活动。此阶段患者的活动范围明显增大，因此监护需要加强。要特别注意避免上肢高于心脏水平的活动，例如患者自己手举盐水瓶上厕所。此类活动的心脏负荷增加很大，常是诱发意外的原因。

5. 大便　患者大便务必保持通畅。卧位大便时由于臀部位置提高，回心血量增加，使心脏负荷增加，同时由于排便时必须克服体位所造成的重力，所以需要额外的用力（4

MET）。因此卧位大便对患者不利。而在床边放置简易的坐便器，让患者坐位大便，其心脏负荷和能量消耗均小于卧床大便（3.6 MET），也比较容易排便。因此应该尽早让患者坐位大便，但是禁忌蹲位大便或在大便时过分用力。如果出现便秘，应该使用通便剂。患者有腹泻时也需要注意严密视察，因为过分的肠道活动可以诱发迷走神经反射，导致心律失常或心电不稳。

6. 上楼　上下楼的活动是保证患者出院后在家庭活动安全的重要环节。下楼的运动负荷不大，而上楼的运动负荷主要取决于上楼的速度。必须保持非常缓慢的上楼速度。一般每上一级台阶可稍事休息，以保证没有任何症状。

7. 心理康复与常识宣教　患者在急性发病后，往往有显著的焦虑和恐惧感。护士和康复治疗师必须安排对于患者的医学常识教育，使其理解冠心病的发病特点、注意事项和预防再次发作的方法。特别强调戒烟、低脂低盐饮食、规律的生活、个性修养等。

8. 康复方案调整与监护　如果患者在训练过程中没有不良反应，运动或活动时心率增加 <10 次/分，次日训练可以进入下一阶段。运动中心率增加在 20 次/分左右，则需要继续同一级别的运动。心率增加超过 20 次/分，或出现任何不良反应，则应该退回到前一阶段运动，甚至暂时停止运动训练。为了保证活动的安全性，可以在医学或心电监护下开始所有的新活动。在无任何异常的情况下，重复性的活动不一定要连续监护。

9. 出院前评估及治疗策略　当患者顺利达到训练目标后，可以进行症状限制性或亚极量心电运动试验，或在心电监护下进行步行。如果确认患者可连续步行 200 m 无症状和无心电图异常，可以安排出院。出现合并症或运动试验异常者则需要进一步检查，并适当延长住院时间。

10. 发展趋势　由于患者住院时间日益缩短，国际上主张 3~5 天出院，所以 I 期康复趋向有合并症及较复杂的患者。早期出院患者的康复治疗不一定要遵循固定的模式。

（二）Ⅱ期运动疗法方案

运动形式包括室内外散步，医疗体操（如降压舒心操、太极拳等），气功（以静功为主），家庭卫生，厨房活动，园艺活动或在邻近区域购物，作业治疗。活动强度为 40%~50% HRmax，活动时主观用力计分（RPE）不超过 13~15。一般活动无需医务监测。在进行较大强度活动时，可采用远程心电图监护系统监测，或由有经验的康复治疗人员观察数次康复治疗过程，以确定安全性。无并发症的患者可在家属帮助下逐步过渡到无监护活动。注意循序渐进，禁止过分用力，活动时不可有气喘和疲劳。所有上肢超过心脏平面的活动均为高强度运动，应该避免或减少。训练时要注意保持一定的活动量，但日常生活和工作时应采用能量节约策略，比如制定合理的工作或日常活动程序，减少不必要的动作和体力消耗等，以尽可能提高工作和体能效率。每周需要门诊随访一次。出现任何不适均应暂停运动，及时就诊。

（三）Ⅲ期运动疗法方案

运动形式包括有氧训练、循环重量训练、柔韧性训练、医疗体操、作业训练、放松性训练、行为治疗、心理治疗等。在整体方案中，有氧训练是最重要的核心。

1. 有氧训练　最常用的方式包括：步行、登山、游泳、骑车、中国传统形式的拳操、有氧舞蹈等。

步行是最常用的有氧训练方式，主要优点是容易控制运动强度和运动量，训练方法简单易学，运动损伤较少；缺点是训练过程相对比较单调和枯燥，不易激发患者的训练兴趣。

骑车可以分为室内和室外两大类。室内骑车主要是采用固定功率自行车方式，骑车负荷可以通过电刹车或机械刹车的方式调节。室内骑车的主要优点是不受气候和外界环境影响，运动时可以方便地监测心电和血压，安全性好，运动负荷容易掌握和控制；缺点是比较单调和枯燥，兴趣性差。室外骑车的兴趣性较好，缺点是负荷强度不易准确控制，容易受外界环境的影响或干扰，发生训练损伤或意外的概率较高，运动中难以进行监测。对于下肢功能障碍者，可以采用手臂功率车的方式进行上肢耐力性锻炼。也可将上下肢训练结合进行，效果更好。

慢跑曾经是推荐的运动，但是其运动强度较大，下肢关节承受的冲击力较显著，运动损伤较常见，因此近年来已经不主张使用。

有氧舞蹈指中到快节奏的交谊舞、韵律健身操等，运动强度 3~5 MET。优点是趣味性好，患者容易接受；缺点是由于情绪因素较明显，所以运动强度有时难以控制，对于心血管疾病患者必须加强监护。

游泳是很好的有氧训练方式，其优点是：①运动时由于水的浮力，对皮肤、肌肉和关节有很好的安抚作用，对关节和脊柱也没有任何重力，所以，可以用于骨关节疾病患者和脊柱病患者的运动锻炼，运动损伤也很少。②由于运动时水对胸腔的压力，有助于增强心肺锻炼的效果。③水温一般低于体温，所以，在运动时体温的散发高于陆上运动，有助于肥胖患者进行减肥训练时消耗额外的能量。④温水游泳池的水温及水压对于有肢体痉挛者有良好的解痉作用，因此，这类患者尽管在陆上无法训练，但在水中仍然有可能进行耐力训练。缺点是需要一定的运动条件（包括场地和技术），运动强度变异较大，所以，运动时要特别注意观察患者的反应。游泳运动前应该在陆上有充分的准备活动，以使肌肉、骨关节及心血管系统有充分的应激适应。

2. 循环抗阻训练 循环抗阻训练（circuit weight training，CWT）是指一系列中等负荷、持续、缓慢、大肌群、多次重复的抗阻力量训练，以增加肌力，并可能增强心血管素质。代谢的主要途径介于有氧和无氧代谢之间。基本方法：运动强度为 40%~50%，最大一次收缩，每节在 10~30 秒内重复 8~15 次收缩，各节运动间休息 15~30 秒，10~15 节为一循环，每次训练 2~3 个循环（20~25 分钟），每周训练 3 次。逐步适应后可按 5% 的增量逐渐增加运动量。训练应以大肌群为主，如髋关节肌群，大腿和小腿肌群、躯干肌群、肩关节和肘关节肌群。强调单侧缓慢的全关节范围的抗阻运动，避免两侧肢体同时运动，以减少过分的心血管反应。采用单侧肢体轮流进行抗阻运动还可以有效地使运动后的肌肉得到充分恢复，避免乳酸积累，从而有利于进一步运动。运动训练时主张自然呼吸，不要憋气。训练后可以有一定程度的肌肉酸胀，但必须在次日清晨全部恢复。

（四）性功能障碍及康复

Ⅲ期康复应该将恢复性生活作为目标（除非患者没有需求）。判断患者是否可以进行性生活的简易试验有：

1. 上二层楼试验（同时做心电监测）　通常性生活心脏射血量约比安静时高50%，这和快速上二层楼的心血管反应相似。

2. 观察患者能否完成5～6 MET的活动　因为采用放松体位的性生活最高能耗约4～5 MET。

日常生活中看精彩球赛时的心率可能会超过性生活。在恢复性生活前，应该经过充分的康复训练，并得到经治医师的认可。应该教育患者采用放松姿势和方式，避免大量进食后进行。必要时在开始恢复性生活时采用心电监测。

（五）运动疗法与药物治疗的关系

运动训练和药物治疗在心脏病康复中相辅相成。适当药物治疗可相对增强患者运动能力，提高训练水平和效果。运动训练有助于逐步减少用药量，甚至基本停止用药。药物可对患者运动时的心血管反应产生影响，因此运动训练时必须要关注药物的作用。

1. 硝酸甘油类　有较强的扩血管作用，通过降低心脏前后负荷，降低心肌耗氧量，从而提高运动能力。少数患者可产生过分血管扩张，导致体位性低血压。

2. β受体阻滞剂类　可减慢心率和降低心肌收缩力，降低心肌耗氧量，从而提高运动能力。用落后运动训练时患者的最大心率增加受限，通常采用METS或RPE作为靶强度。

3. 钙拮抗剂类　可降低外周血管阻力和心肌收缩性，从而降低心肌耗氧量，增强运动能力。不同钙拮抗剂可减慢或加快心率，应注意患者的心率反应。

4. 肾素－血管紧张素转换酶抑制剂　药物作用是抑制血管紧张度，降低血压和外周血管阻力。运动时要密切注意患者的血压反应，强调适当和充分的准备和结束活动。

（刘建华　励建安）

第三节　高血压

一、概述

（一）基础知识

高血压是最常见的心血管疾病之一，与冠心病、脑血管意外等疾病的发病密切相关，导致多种身体功能障碍，因此也是康复医疗中最常见的疾病之一。

1. 定义　高血压病是内科常见病多发病之一。高血压病是指由于动脉血管硬化以及血管运动中枢调节异常所造成的动脉血压持续性增高的一种疾病，又称为原发性高血压。世界卫生组织建议的血压判别标准：①正常血压，收缩压≤18.64 kPa（140 mmHg），舒张压≤12.1 kPa（90 mmHg）。②成年人高血压，收缩压≥21.3 kPa（160 mmHg），舒张压≥12.65 kPa（95 mmHg）。③临界高血压，指血压介于上述二者之间。

2. 病因　高血压的病因不明，有关的因素包括：

（1）年龄：发病率有随年龄增长而增高的趋势，40岁以上者发病率高。

（2）饮食：摄入食盐过多与高血压发病有关。食盐摄入＜29 mmol/d者几乎不发生高血压；30～49 mmol/d，高血压发病率3%；49～159 mmol/d，发病率15%；>209 mmol/d 者发病率30%。

（3）体重：肥胖者发病率高。

（4）遗传：大约半数高血压患者有家族史，可能与遗传性肾排钠缺陷有关。

（5）环境与职业：有噪音的工作环境，过度紧张的脑力劳动均易发生高血压，城市高血压发病率高于农村。

（二）主要功能障碍

1. 主要病理和病理生理　病理基础是血管紧张度升高和血管硬化，使外周血管阻力增高，导致血压增高。交感神经系统的过度兴奋状态和血管肾上腺素能受体的高敏状态是主要病理生理基础。长期高血压可以导致心脏肥大、眼底动脉硬化和视力障碍、肾动脉硬化和肾功能障碍、脑动脉硬化、高血脂、高血糖、肥胖、冠心病，甚至心肌梗死和脑血管意外。

2. 临床表现

（1）缓进型：早期多无症状，偶尔体检时发现血压增高，或在精神紧张、情绪激动或劳累后感头晕、头痛、眼花、耳鸣、失眠、乏力、注意力不集中等症状，可能系高级神经功能失调所致。早期血压仅暂时升高，随病程进展血压持续升高，脏器受累。头痛和头晕与高血压引起颈外动脉扩张、膨胀及搏动增强有关。周围小动脉发生暂时性强烈痉挛，可导致血压急骤升高致高血压危象，多由于情绪激动、过度疲劳、气候变化或停用降压药而诱发。

（2）急进型：也称恶性高血压，占高血压的1%，可发生在任何年龄，但以30～40岁为最多见。患者可由缓进型突然转变而来，也可起病即为恶性型，其病理特征是全身细小动脉、尤其是肾脏的细小动脉的变化以纤维素性坏死为主，并有显著内膜增厚，导致增殖性内膜炎。患者血压明显升高，舒张压多在17.3 kPa（130 mmHg）以上，有乏力、口渴、多尿等症状。视力迅速减退，眼底有视网膜出血及渗出，常有双侧视神经乳头水肿。迅速出现蛋白尿、血尿及肾功能不全。也可发生心力衰竭、高血压脑病和高血压危象，病程进展迅速，多死于尿毒症。

3. 诊断标准　2004年，中国高血压防治指南起草委员会参考国内外最新研究报告和指南，对1999年《中国高血压防治指南》进行修订。根据我国流行病学数据分析的结果，将血压120～139/80～89 mmHg列为正常高值。血压处在此范围内者应认真改变生活方式，及早预防，以免发展为高血压。

4. 治疗原则　高血压病总的治疗原则是长期与持续治疗。因为高血压在一定范围内可以无症状，但其所造成的脏器损害可以潜在地发展，所以，切忌到出现症状时才治疗、一旦症状缓解便停止治疗的错误原则。要注意积极处理与预后相关的因素。

中国高血压防治指南起草委员会建议的治疗原则如下：

（1）检查患者及全面评定其总危险值后，判断患者属低危、中危、高危或很高危。①很高危与高危患者：无论经济条件如何，必须立即开始对高血压及并存的危险因素和临床情况进行药物治疗。②中危患者：如果患者病情允许，先观察患者的血压及其他危险因素数周，进一步了解病情，然后决定是否开始药物治疗，或由临床医师决定何时开始药物治疗。③低危患者：观察患者数月，然后决定是否开始药物治疗。

（2）治疗方案制定：医师应为每例患者制定具体的全面治疗方案，监测患者的血压和各种危险因素。

（3）非药物治疗（改变生活方式）：一线治疗要求认真改变生活方式，戒烟，坚持适量体力活动，膳食适当限制钠、脂肪摄入量，增加蔬菜、水果摄入，节制饮酒，保持正常体重，超重或肥胖者减轻体重，讲究心理卫生。这不仅是高血压治疗的重要手段，也是其他心血管病乃至糖尿病治疗的不容缺少的基础。无论是正常高值或高血压患者，无论是1级、2级、3级高血压还是单纯收缩期高血压，均需认真、持久地将上述各项落实于日常生活中。即使已接受药物治疗者亦不可松懈，并持之以恒。

（4）药物治疗：通过降压治疗使高血压患者的血压达到目标水平，以期降低心血管发病和死亡的总危险。治疗原则：①采用较小的有效剂量以获得可能的疗效而使不良反应最小，如效果不满意，可逐步增加剂量以获得最佳疗效。②为了有效地防止靶器官损害，要求每天24小时内血压稳定于正常范围内，最好使用一天一次给予有持续24小时作用的药物。

二、评定内容

1. 血压测量方法

（1）选择符合标准的水银柱式血压计或符合国际标准（BHS和AAMI）的电子血压计进行测量。

（2）袖带的大小适合患者的上臂臂围，至少覆盖上臂臂围的2/3。

（3）被测量者至少安静休息5分钟。

（4）被测量者最好坐于有靠背的座椅上，裸露出右上臂，上臂与心脏同一水平，如果怀疑外周血管病，首次就诊时应测量四肢血压。特殊情况下可以取卧位或站立位。老年人、糖尿病患者及出现体位性低血压情况者，应加测站立位血压。

（5）将袖带紧紧贴缚在被测者上臂，袖带下缘应在肘弯上2.5 cm。将听诊器胸件置于肘窝肱动脉处。

（6）在放气过程中仔细听取柯氏音，观察柯氏音第Ⅰ时相（第一音）和第Ⅴ时相（消失音）水银柱凸面的垂直高度。收缩压读数取柯氏音第Ⅰ时相，舒张压读数取柯氏音第Ⅴ时相。小于12岁儿童、妊娠妇女、严重贫血、甲状腺功能亢进、主动脉瓣关闭不全及柯氏音不消失者，以柯氏音第Ⅳ时相（变音）作为舒张压读数。

（7）应间隔1~2分钟重复测量，取2次读数的平均值记录。如果收缩压或舒张压的2次读数相差5 mmHg以上，应再次测量，以3次读数的平均值作为测量结果。

2. 体格检查 根据患者情况评定体质指数、腰围，检查眼底，观察有无柯兴氏面容、神经纤维瘤性皮肤斑、甲状腺功能亢进性突眼征、下肢水肿；听诊颈动脉、胸主动脉、腹部动脉及股动脉有无血管性杂音；甲状腺触诊；全面的心肺检查；检查腹部有无肾脏扩大、肿块；检查四肢动脉搏动；神经系统检查。

3. 相关实验室检查 24 小时动态血压监测、超声心动图、颈动脉和股动脉超声、血糖、C 反应蛋白、微量白蛋白尿、尿蛋白定量和胸部 X 线片。

三、康复治疗方案

包括药物疗法、行为疗法、心理疗法、运动疗法、危险因素控制等。本节主要讨论运动疗法的相关内容。

(一) 运动疗法

1. 运动疗法作用

(1) 调整自主神经系统功能：有氧训练可降低交感神经系统兴奋性，气功及放松性训练可提高迷走神经张力，缓解小动脉痉挛。运动后血压下降的患者，运动停止 60 分钟后，其腓神经的交感神经传导速度仍然明显降低。

(2) 降低外周阻力：运动训练时肌肉血管扩张，毛细血管的密度或数量增加，血液循环和代谢改善，总外周阻力降低，从而有利于降低血压，特别是舒张压。药物治疗对于单纯舒张期高血压的作用不佳，而运动则有良好的作用。

(3) 降低血容量：运动疗法可以促进尿钠的排泄，相对降低血容量，从而降低血压。

(4) 调整内分泌紊乱：运动训练可以调整自主神经功能和内分泌的异常，减轻胰岛素抵抗，帮助调整血压。

(5) 血管运动中枢适应性改变：运动中血压增高可作用于大脑皮质和皮质下血管运动中枢，重新调定机体的血压水平，使运动后血压能够平衡在较低水平。

(6) 纠正高血压危险因素：运动与放松性训练均有助于改善患者的情绪，从而有利于降低心血管应激水平。运动训练和饮食控制结合，可以有效地降低血液低密度脂蛋白胆固醇的含量，增加高密度脂蛋白胆固醇的含量，从而有利于血管硬化过程的控制。

2. 运动疗法原则 高血压病运动疗法的选择要以有氧代谢运动为原则，强调采用中小强度、较长时间、大肌群的等张运动（中低强度有氧训练），以及各类放松性活动，要避免在运动中做推、拉、举之类的等长抗阻等力量练习或憋气练习。应该选择那些全身性的、有节奏的、容易放松及便于全面监视的项目。

3. 运动处方 是由康复医师或治疗师设计制定的，以处方形式规定高血压患者参加运动时的内容和运动量的方法，目的是使患者通过减少慢性疾病危险因素（例如高血压和高糖耐量）来增强体质，促进健康。个性化的运动处方是以运动参与者的个人兴趣、健康需求和临床表现为前提的。核心内容包括适宜的运动形式、运动强度、运动持续时间、运动频率和运动程序。

目前尚缺少系统的控制运动频率、运动持续时间和运动强度来观察运动对血压长期影响的实验研究。目前所见运动处方研究的特点主要表现为：形式以有氧运动为主，强度保持在小于 70% VO_2max 的中低强度范围内，频率接近每日一练，每次运动持续 30 分钟以上，运动周期不少于 10 周等。Michael L. Pollock 等于 1998 年推荐的保持和发展心肺功能的运动处方在很大程度上是适合高血压患者的（图 4-3-1）。

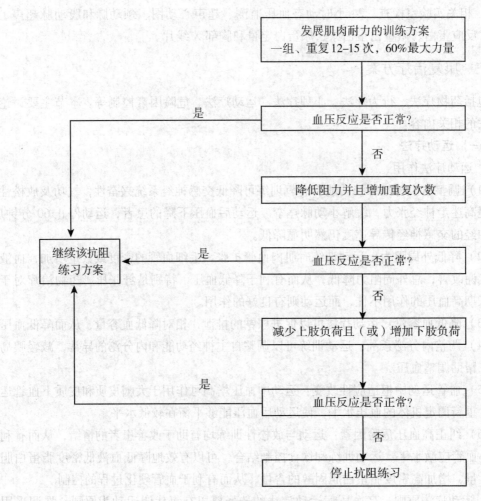

图 4-3-1 肌肉抗阻运动实验流程

注：图中显示肌肉抗阻运动中根据血压的反应来调节练习方案的过程。实施事先拟定的方案并实时监测受试者血压，若血压反应正常则继续该方案，否则尝试降低阻力并增加动作频率，若改进方案后血压反应正常则继续实施该方案，否则尝试减少上肢负荷并（或）增加下肢负荷，如此通过反复尝试而获得适宜的肌肉抗阻练习方案。如经多次尝试始终无法获得适宜方案则停止肌肉抗阻练习。

4. 运动形式　从目前对于高血压运动形式的相关研究可以看出，人们关注的重点主要是有氧运动（aerobic exercise）与肌肉力量训练（muscular strength training）两种运动形式。

（1）有氧运动对血压的影响：有氧运动是指运动强度相对较低、持续时间较长、大肌群参与的、以有氧代谢为主的一种运动形式，以提高人体心肺功能为主要目的。国内外不少研究人员观察了骑车、健走、太极拳、游泳和门球等项目对血压的影响，结果显示有氧运动对原发性高血压患者和正常人的血压均有良好作用。但研究表明，对于轻度高血压的治疗，仅进行中等强度有氧运动不能代替药物治疗。Whelton 等对 1986～2001 年之间的 54 项试验研究总结如下：有氧运动既可以降低高血压患者的血压，也可以降低正常人的血压，在通过改善生活习惯来防治高血压的过程中应该将增加有氧运动作为一项重要预防措施。由此可见，有氧运动已是目前比较公认的降血压运动形式，但其机制尚无法得到彻底解释。

（2）力量训练对血压的影响：国内外对于力量训练对血压影响的相关问题研究较多，但得出的结论尚不统一。原因在于各项研究的运动方案和观察对象等因素不尽相同，标准不够统一。为此 George A. Kelley 和 Kristi Sharpe Kelley 于 1999 年针对渐进性抗阻运动是否能降低安静时血压的问题进行了分析，结果显示渐进性抗阻运动对降低成年人安静时收缩压和舒张压均有良好效果。但因为它存在一定的不稳定因素，所以运动医学界权威结构认定的有关高血压运动处方的内容中仍然未推荐力量训练作为首选运动形式。但是力量训练作为一种能够增强肌肉力量，提高身体素质，从而促进健康的运动形式，绝不应该被排除在高血压运动处方之外，而是应该在目前研究的基础上对其进行可行性修正，使高血压运动处方中的力量训练变得更加安全而有效。

5. 运动方案

（1）有氧训练：常用方式为步行、踏车、游泳、慢节奏交谊舞等。强度：50% ~70% 最大心率或 40% ~60% 最大摄氧量，主观用力记分 11 ~13。停止活动后心率应在 3 ~5 min 内恢复正常。步行速度一般不超过 110 m/min，为 50 ~80 m/min，每次锻炼 30 ~40 min 左右，其间可穿插休息或医疗体操、太极拳等中国民族形式的拳操。50 岁以上者运动心率一般不超过 120 次/分。活动强度越大，越要注重准备活动和结束活动。训练效应的产生需要至少 1 周，达到较显著降压效应需要 4 ~6 周。

（2）抗阻运动：中小强度的抗阻运动可产生良好的降压作用，而不引起血压的过分升高。一般采用循环抗阻训练（参见冠心病康复）。

（3）太极拳：由于太极拳动作柔和、肌肉放松且多为大幅度活动，思绪宁静，从而有助于降低血压。高血压患者练完一套简化太极拳后，收缩压可下降 1.3 ~2.7 kPa（10 ~20 mmHg），长期练习太极拳的老人安静时收缩压的平均值约比同年龄组老人低 2.7 kPa 左右。高血压患者打太极拳时最重要的是注意一个"松"字，肌肉放松能反射性地引起血管"放松"，从而促使血压下降。此外，打太极拳时要用意念引导动作，使思想高度集中，心境守静，这有助于消除高血压患者的紧张、激动以及神经敏感等症状。

（4）放松性运动：可以采用气功等方式，通过调心（意念集中）、调身（姿势或动作）、调息（呼吸）来改善全身功能。呼吸宜用顺呼吸法，不宜采用停闭呼吸法。要适当延长呼气，以提高迷走神经的兴奋性。动作宜采用大幅度的上下肢及躯干的交替和联合运动，切忌长时间的等长收缩运动。气功练习每天至少 1 次，每次 30 ~45 min。据报道，一次练功后可使收缩压下降 2.1 ~2.4 kPa，舒张压也有下降。一般在练功两周左右见效。有报告指出，一组用药物治疗血压仍未能很好控制的病例，加用气功后血压得到有效控制。在巩固期加用气功更为有效，常可使维持用药量减少 1/3 ~1/2，并使血压维持平稳。

（5）步行：主要适用于无运动习惯的高血压病患者作为一种适应性锻炼过程，以后可逐渐加快步速或在坡地上行走。步行可按每分钟 70 ~90 步开始，约每小时 3 ~4 km 的速度，持续 10 分钟。国内曾应用平地行走和上下小山坡等运动形式治疗高血压，取得较好疗效。

其运动处方如下：

第一条：1600 m 平路，用 15 min 走完 800 m，中途休息 3 min；

第二条：2000 m 平路，用 18 min 走完 1000 m，中途休息 3~5 min；

第三条：2000 m 路程，中有两段各长 100 m、斜度 5°~10°的短坡，用 20~25 min 步行 1000 m，休息 3~5 min，继续用 7~8 min，走完 500 m 平路，休息 3 min 然后用 20~30 min 上山，中间可适当休息。上山后休息 5~10 min，然后下山。

具体方法可因地制宜，但必须坚持循序渐进，每次活动应无不适反应。如感体力有余，可用延长距离，加快步速等方法来增加运动量，也可用走、跑交替方式。

（6）健身跑：在进行健身跑前要作心电图运动试验以检查心功能和血压对运动的反应性。高血压患者的健身跑不要求一定的速度，而以跑步后不产生头昏、头痛、心慌、气短和疲劳感等症状为宜。心率一般控制在 130 次/分以内。跑步时要求精神放松。高血压病人选择一天中从事运动锻炼的时间要避免清晨和晚间。据资料报道，人体昼夜血液流变学的指标，尤其是血粘度，从晚上 20 点至凌晨 6 点呈不同程度的上升趋势，以零点至 6 点升高最明显。Kuboa 等报道，血粘度在凌晨至 8 点显著增高。这与临床资料显示的脑中风发生在凌晨数小时内明显增多极为相关。为避免诱发病情加重，清晨不宜进行有一定强度的运动。这虽然与我国大多数地区群众体育锻炼的习惯时间不相一致，但从科学健身的角度，尤其是心血管病人的运动效果来看，宜在上午 9~11 点，或下午 4~6 点之间跑步较好，清晨可到户外呼吸新鲜空气，同时做一些按摩、气功、太极拳等活动。

运动的频度可根据个人对运动的反应和适应程度，采用每周 3 次或隔日 1 次，或每周 5 次等不同的间隔周期。一般认为若每周低于两次效果不明显。若每天运动，则每次运动总量不可过大，如果运动后第二天感觉精力充沛，无不适感，亦可采用以下运动处方：

1）快走与慢跑的速度：120 步/分（约 7 公里/小时 = 2 米/秒）。

2）缓慢上下自家楼梯或骑功率车

强度时间：50% VO_2max、心率为 120 次/分或本人最大体力的 50%，每次 60 分钟，耗能约 1255 千焦（300 千卡）。

频度运动总量：每周 3 次，持续 20 周；累计运动时间达到 1000 分钟以上。

也可采用如下频度：① 隔日 1 次，每次 60 分钟，周计为 180 分钟。② 每日 1 次，每次 30 分钟（星期日休息）。③ 隔日 1 次，每次 30 或 60 分钟交替，周计 180 分钟。

6. 运动疗法注意事项

（1）运动要持之以恒，一旦停止，训练效果可以在 2 周内完全消失。

（2）高血压合并冠心病时活动强度应偏小。

（3）不要轻易撤除药物治疗，运动往往是高血压病治疗的辅助方法，特别是高血压 2 级以上的患者。

（4）不排斥药物治疗，但在运动时应该考虑药物对血管反应的影响。

（5）运动疗法的形式应多样化，所有活动中都要精神放松、情绪愉快，动作要有节律，呼吸要自然，不闭气。

（6）注意不要长时间使头低于心脏的位置。

（7）运动应与休息交替进行，避免过劳。除初期高血压者外，运动疗法应在专业人员指导下进行。

（8）在运动中注意防止发生运动损伤，如在湿热环境下运动，出汗过多注意补充水分及无机盐。在实施运动处方过程中要定期检查，根据身体状况适当调整运动处方。

7. 运动疗法适应证及禁忌证

（1）适应证：除末期高血压病外，适应于高血压病各期，尤其是边缘性和Ⅰ、Ⅱ期原发性高血压，对继发性高血压效果不大。特别在发病初期，即神经期，主要症状为功能性神经失调时，采用运动疗法的效果最好，能起到功能性、预防性及病因性的治疗作用。当病变稳定及有合并症时，运动疗法能起到减轻症状、巩固疗效等作用。

（2）禁忌证：任何临床情况不稳均应属于禁忌证。包括急进型高血压、重症高血压或高血压危象，病情不稳定的3级高血压，合并其他严重并发症，如严重心律失常、心动过速、脑血管痉挛、心衰、不稳定型心绞痛，出现明显降压药的副作用而未能控制，运动中血压过度增高（>220/110 mmHg）等。

（二）生物反馈

常用的生物反馈包括心率反馈、皮肤电位反馈以及血压反馈。即将患者的心率、血压以及自主神经功能状态通过声、光、颜色或数字的方式反馈给患者，促使患者能理解和控制自己的血压反应。

（三）营养干预

在健康教育的基础上，由社区护士制定膳食原则，并根据个体情况编制食谱，每日记录，动态观察患者膳食结构的变化。经过研究表明，营养干预可使高血压病患者的膳食结构有较大改善，如每日食盐摄入量降低，血压、血脂等指标也较干预前明显下降。国外所进行的通过膳食途径阻止高血压的试验证明，低脂牛奶、蔬菜、水果膳食有助于降低高血压的危险因素，膳食计划在一定程度上可以降低高血压。

（四）心理、行为干预

高血压病是一种心身疾病，社会心理因素在高血压病的形成和治疗中也占有极其重要的地位。随着现代医学科学的进步，原发性高血压病在药物治疗的同时，给予心理行为的干预，主要有心理护理、认知疗法、行为治疗等，在一定程度上缓解了患者紧张、焦虑等不良心理，改善了治疗效果。

（五）危险因素管理

（1）改善行为方式：学会应激处理，避免过分情绪激动。吸烟可以增加血管紧张度，因此戒烟也是行为纠正的内容。运动疗法和心理应激治疗均可以显著提高患者承受外界应激的能力，从而提高患者的社会适应能力和生活质量。

（2）降低体重：通过减低热量摄入和增加活动消耗来实现。

（3）限制酒精摄入：每天酒精摄入量应该<20~30 g。

（4）减少钠盐摄入：降低饮食钠盐可以使收缩压降低5~10 mmHg。建议饮食中钠含量每天<100 mmol或2.3 g，或氯化钠摄入<6 g。

（5）维持电解质平衡：高钾饮食有助于防止高血压发生，钾不足可以诱发高血压，并导致心室异位节律。钾缺乏时最好通过食物补充，进食困难时可以用口服钾的方式补充或采用保钾利尿剂。饮食中的钙与血压呈负相关。低钙可增加高钠摄入对血压的影响。

（6）减少胆固醇和饱和脂肪酸摄取：每日胆固醇摄入应<300 mg，脂肪占总热量<30%，饱和脂肪酸占总热量<10%。

（7）避免升压药物：口服避孕药和激素替代疗法所采用的雌激素和孕酮均可能升高血压，因此高血压患者应该避免使用。

（8）改善胰岛素抵抗：高胰岛素血症和胰岛素抵抗可以从多途径影响高血压，胰岛素具有肾脏储钠作用，同时增加儿茶酚胺释放，增强血管壁对缩血管物质的敏感性，降低血管对舒血管物质的敏感性。此外，胰岛素还促进组织生长因子的生成，从而增加细胞钠和钙的含量。规律的运动、减肥和高纤维素饮食可以治疗胰岛素抵抗。降糖药、减肥药和某些抗高血压药对降压和胰岛素抵抗有协同作用。

（刘建华　励建安）

思考题

1. 运动疗法对心血管有哪些作用？

2. 心脏康复的运动处方都包括什么？

3. 简述有氧耐力训练的定义。

4. 有氧耐力训练的治疗作用？

5. 冠心病的发生与哪些因素有关？

6. 冠心病的适应证包括哪些？

7. 冠心病的禁忌证包括哪些？

8. 冠心病的康复治疗方案有哪些内容？

9. 简述高血压的诊断及典型临床表现。

10. 简述高血压患者运动方案。

11. 简述高血压的康复治疗方案。

12. 简述高血压患者运动疗法的注意事项。

第五章 临床肺部疾患运动疗法

学习目标

1. 掌握临床实践中常见呼吸系统疾患，如胸腹部外科术后、慢性阻塞性肺疾病、ICU 和哮喘患者的评定方法和运动疗法。

2. 了解运动疗法对肺部疾患的作用、常见呼吸系统疾患的基础知识及康复治疗方案。

3. 熟悉呼吸系统的解剖与生理、呼吸系统疾患临床常见功能障碍及临床表现、心血管疾患常用运动疗法。

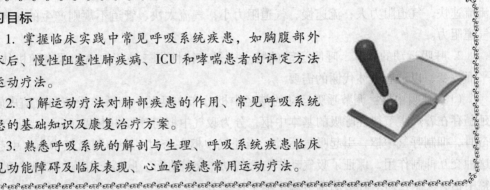

第一节　概　述

肺部疾患的运动疗法主要是针对呼吸系统疾病造成的障碍，如限制性、阻塞性通气障碍等。限制性通气障碍主要包括胸膜粘连、肺结核后遗症、肺纤维症、肺癌术后肺切除等实质性肺部疾病；阻塞性通气障碍主要指肺气肿、慢性支气管炎、支气管扩张症、哮喘等引起的气道障碍。另外，颈髓及上段胸髓损伤、进行性肌萎缩症、格林巴利综合征等呼吸肌障碍引起的限制性通气障碍也是呼吸康复治疗的对象。呼吸系统疾患的运动疗法通过徒手疗法和呼吸指导等改善肺部的通气功能，提高呼吸效率，达到减轻呼吸困难、改善运动耐受程度、提高日常生活活动能力以及改善生活质量的目的。

一、基础知识

所谓呼吸是指人体摄取氧气，排出二氧化碳，以维持生命的重要活动。完整而且扩张良好的胸廓、富有弹性的肺组织及与之相匹配的肺气血循环、通畅的气道、调节灵敏的神经传导系统以及正常的呼吸肌是正常呼吸所需的必要条件。这其中任何一个环节的异常都会造成通气功能障碍。

（一）与呼吸有关的生理学知识

1. 肺通气　肺通气是指肺与外界环境间的气体交换过程。实现肺通气的器官包括呼吸道、肺泡和胸廓等。肺通气功能的各项指标请参见生理学教材。

（1）肺通气的动力：吸气时肺扩张，肺内压低于大气压，外界的空气进入肺部；呼气时肺缩小，肺内压超过大气压，气体由肺内流出。该压力差是肺通气的直接动力。肺的扩张和缩小是靠胸廓运动，即呼吸肌的收缩和舒张实现的，它是肺通气的原动力。

（2）肺通气的阻力：在肺通气过程中，动力克服阻力之后才能实现通气。通气阻力增大是临床上常见的造成通气障碍的原因。肺通气的阻力包括以下两种。

1）弹性阻力：包括肺和胸廓这两种弹性阻力，其中肺的弹性阻力约占总阻力的70%。肺扩张时所产生的弹性回缩力是吸气时的阻力；而扩张后的回缩力，构成了呼气的动力。

2）非弹性阻力：约占总阻力的30%，其中，气道阻力是非弹性阻力的主要成分。气流流速快，气道阻力大；流速慢，气道阻力小；气流太快、管道不规则产生的湍流会增大气道阻力。

2. 呼吸运动的调节　呼吸运动的特点一是节律性，二是其频率和深度随机体活动水平而改变，以适应机体代谢的需要。

（1）呼吸中枢：调节呼吸运动的神经中枢分布在延髓、脑桥、丘脑和大脑皮质等处。延髓存在着产生节律性呼吸的基本中枢，分为吸气中枢与呼气中枢两部分。当吸气中枢兴奋时，抑制呼气中枢，引起吸气运动；当呼气中枢兴奋时，会抑制吸气中枢，引起呼气。这种交互抑制作用，保证了吸气动作与呼气动作交替进行。脑桥上部有抑制吸气的呼吸调整中枢，大脑皮质对呼吸的调节属于随意性调节。

（2）反射性调节

1）牵张反射：由肺扩张或缩小所引起的反射性呼吸变化。吸气时的肺扩张到一定程度后，肺牵张感受器兴奋，传入冲动增加上达延髓，抑制吸气中枢活动，发生呼气。呼气时，肺缩小，对牵张感受器的刺激减弱，传入冲动减少，解除了吸气中枢的抑制，产生吸气。这个反射使吸气不至于过长，它和脑桥的调整中枢共同调节呼吸的频率和深度。

2）咳嗽反射：咳嗽时先深吸气，然后关闭声门再做强有力的呼气，此时肺内压快速上升，突然开放声门使气体急剧冲出，呼吸道中的异物或分泌物随之而排出，为防御性反射。

（3）化学因素对呼吸运动的影响

1）CO_2的影响：CO_2刺激外周化学感受器和延髓腹侧面的中枢化学感受区，冲动引起延髓呼吸神经元兴奋，使呼吸加强加快。血液中必须有一定的CO_2分压，呼吸中枢才能保持正常的兴奋性。

2）H^+的影响：H^+是化学感受器的刺激物。动脉血H^+浓度增高，可导致呼吸加深加快，肺通气增加；H^+浓度降低，呼吸会受到抑制。

（二）与呼吸有关的运动学知识

1. 呼吸运动的形式　包括腹式呼吸和胸式呼吸。腹式呼吸是以膈肌活动为主，带动胸廓和肺部扩张或收缩。胸式呼吸是指肋间肌收缩、肋骨移动产生的呼吸方式，此种呼吸方式在用力呼吸时较显著。

（1）吸气运动：吸气时膈肌收缩使胸腔上下径增大，肺随之扩张；肋间外肌向上牵拉下位的肋骨，扩大胸腔的左右径、前后径。深吸气时胸大肌、斜角肌、胸锁乳突肌的收缩使肋骨向上；斜方肌、肩胛提肌收缩使锁骨和肩胛骨向上运动，辅助胸廓的扩张。安静呼吸的过程中有70%的气量来自膈肌。

（2）呼气运动：平静呼气时主要是胸廓的回缩复原使胸腔内压和气道的内压增高，被动地产生呼气。深呼气时肋间内肌缩小胸廓的左右径、前后径；腹肌增加腹压，使膈肌向上。

2. 呼吸肌

（1）吸气肌：使胸廓扩张产生吸气动作。主要吸气肌有：膈肌、肋间外肌、肋间内肌前部纤维。用力吸气时，颈部肌群、背肌等作为协同肌参与吸气运动。肋间外肌收缩时起到提肋、扩大胸廓、帮助吸气的作用。肋间内肌的前部纤维以胸肋关节为支点上提肋骨，有帮助吸气的作用。膈肌收缩时，圆顶下降、扩大胸腔容积，引起吸气；舒张时，膈的圆顶上升恢复原位，胸腔容积减小，其弹性具有间接的呼气作用。

（2）呼气肌：呼气时主要是肺自身的弹性收缩、膈肌放松使胸廓缩小。用力呼气时，肋间内肌、腹肌、肋下肌等起辅助作用。肋间内肌收缩时将肋骨向下牵引、减小肋间隙、缩小胸廓，起到帮助呼气的作用；腹肌收缩增加腹压，使膈肌向上。

3. 胸廓的运动　呼吸运动中，吸气时胸廓扩大的方式有3种（图5－1－1）。

（1）左右方向扩大：下位肋骨上提、外翻可以扩大胸廓的左右径。胸廓下部的扩大使膈肌受到牵张，增大膈肌收缩的力量。

（2）前后方向扩大：上位肋骨上提可以扩大胸廓的前后径。此时，胸骨也向前上方上提，使胸廓扩大。

（3）上下方向扩大：第1、2肋上提和膈肌收缩向下方移动形成上下方向的扩大。

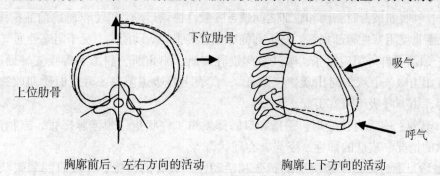

图5－1－1　在呼吸运动中胸廓的活动

二、肺部疾患评定内容

（一）基础查体

在呼吸运动疗法实施之前，通过视诊、触诊、叩诊、听诊掌握患者胸、肺部状态，物理治疗师了解患者目前最重要的问题点。

1. 视诊　观察患者的呼吸深度、频率、类型（占优势的类型、有无异常呼吸方式等）、胸廓扩张程度、有无变形、与呼吸相关的肌肉活动等。

（1）呼吸

1）呼吸频率：正常成人平静状态下的呼吸频率为16～20次/分，吸气时间延长见于上呼吸道狭窄或梗阻，呼气时间延长多见于下呼吸道阻塞。

2）呼吸深度和类型：正常成人平静状态下的潮气量约为 500 mL。呼吸类型有胸式和腹式呼吸，这两种呼吸运动多同时进行，以其中一种呼吸运动为主。肺炎、胸膜炎、肋骨骨折等胸部疾患，可使胸式呼吸减弱，腹式呼吸增强。

3）异常呼吸：①呼吸浅快，见于呼吸肌瘫痪、肺炎、胸膜炎、胸腔积液和气胸等。②呼吸深快，见于剧烈运动、情绪激动、过度紧张等。③呼吸深慢，见于严重代谢性酸中毒，如糖尿病酮症酸中毒、尿毒症酸中毒等。④呼吸表浅而缓慢，见于休克、昏迷、脑膜炎等。⑤潮式呼吸，又称为陈 - 施（Cheyne Stokes）呼吸。其特点为呼吸逐渐由浅慢变深快，继之再变为浅慢，直至呼吸暂停，然后再重复以上变化的周期性呼吸。多见于尿毒症、药物中毒、脑出血、脑肿瘤等。⑥间停呼吸，又称为 Biot 呼吸。表现为有规律的呼吸几次后突然停止呼吸，间隔一段时间后又开始呼吸，周而复始。多见于脑膜炎、脑外伤等。⑦遏止性呼吸，在吸气过程中因胸部剧痛而突然停顿或断续的呼吸运动。患者呼吸浅而快，不敢做深呼吸和咳嗽。常见于急性胸膜炎、胸膜肿瘤、肋骨骨折及胸背部外伤等。⑧缩唇呼吸，呼气时象吹笛子一样口唇缩起，缓慢呼气的呼吸方式。常见于慢性肺气肿患者。

（2）胸廓

1）外形：扁平胸常见于瘦弱体型和慢性消耗性疾病患者。桶状胸可见于老年人、慢性阻塞性肺气肿患者。胸廓一侧突起见于大量胸腔积液、气胸或肺、胸膜恶性肿瘤。胸廓一侧扁平见于肺不张、胸膜粘连等。

2）胸廓的呼吸运动：①矛盾呼吸，多发性肋骨骨折和膈神经麻痹造成左右胸廓的协调运动丧失，呼吸肌疲劳时胸廓和腹部之间缺乏呼吸性协调运动。②上部胸廓前后扩张的活动消失，见于重度阻塞性肺部疾病。③下部胸廓左右扩张的活动消失，见于阻塞性通气障碍。

（3）颈部肌群等肌肉紧张：吸气时胸锁乳突肌、斜角肌、斜方肌等吸气辅助肌收缩，代表过度用力吸气。吸气时出现"三凹征"，代表上呼吸道阻塞。呼气时腹肌收缩，代表呼气障碍，由下呼吸道阻塞引起。

（4）其他：有无脊柱变形、手指和口唇部发绀、杵状指、颈静脉怒张、末梢浮肿等。观察咳嗽的情况、皮肤的弹性、姿势、心理状态等。

2. 触诊　通过触诊了解胸廓的扩张和活动性、气管的位置、呼吸肌的紧张状态及膈肌的活动性等。

（1）胸廓的扩张：治疗师将手放在各肺叶的体表位置上，确认：①呼吸时胸廓的活动、扩张范围。②是否左右对称的活动。③活动的时机是否正确。④是否在胸壁感觉到振动等，并对比平静呼吸和深呼吸时的差别。

1）触诊部位：①肺上叶，手放在胸骨至第 4 肋。②肺中叶和舌区，手放在第 4~6 肋附近。③肺下叶，手放在肩胛骨下部至背部。

2）结果解释：①一侧胸廓扩张受限：见于一侧胸腔积液、气胸、胸膜增厚和肺不张等。②两侧胸廓扩张均减弱：见于老年人和肺气肿患者。③大气道有痰：可在胸壁感觉到振动。

（2）胸廓活动性：对胸廓进行徒手按压，确认其活动性。特别需要了解胸廓的活动方向、活动性降低的部位等，以便作为治疗时的参考。嘱患者按照平常的方式进行呼吸，治疗师将手放在胸廓上部或下部。用手掌均匀施力按压胸廓（图 5 - 1 - 2）。按压时注意不要引起患者的疼痛或不适。

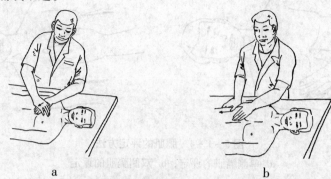

图 5 - 1 - 2　胸廓活动性的检查方法
a. 上部胸廓活动性评定；b. 下部胸廓活动性评定。

（3）确认气管位置：治疗师将两侧的食指放在胸骨切迹处，从上向下进行触诊，检查气管是否在正中位置，有无偏移（图 5 - 1 - 3）。注意不要压迫颈动脉。肺不张和肺切除术后，气管会向患侧偏移；存在肿瘤、气胸和胸水时，气管会向健侧偏移；因为主动脉弓上升，老年人容易出现右侧偏移。

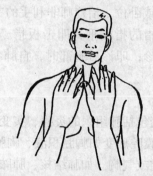

图 5 - 1 - 3　确认气管位置的方法

（4）肌张力评定：触诊胸锁乳突肌、斜角肌、斜方肌、胸大肌和腰方肌等，评定呼吸辅助肌的肌紧张。以肌腹为中心进行触诊，感知肌肉的紧张程度、硬度等，了解肌肉有无短缩、疼痛以及是否在吸气过程中过度收缩。注意触诊力度不要过大，以免引起患者的疼痛和不适。

（5）膈肌的评定：从体表间接地触诊膈肌，确认其活动性、吸气时膈肌的活动强度、是否有左右差等。

1）单侧膈肌的评定（图 5 - 1 - 4a）：治疗师将拇指放在检查侧的肋弓处，让患者放松腹部，呼气时将拇指从肋弓下方向上轻压腹部，伴随呼吸进行评定。一侧膈肌麻痹时，会有明显的左右差；患有严重 COPD 的患者，膈肌平低，活动性减退。

2）双侧膈肌的评定（图 5 - 1 - 4b）：治疗师将掌根放在剑突下方，腕关节放松。让患者放松腹部，呼气时用掌根轻压腹部，伴随呼吸进行评定。

（6）触觉语颤：将两手掌平放于患者胸壁的对称部位，嘱患者用同样强度重复拉长音发"一"音，自上而下，从内到外比较声波振动。根据振动增强或减弱，可判断胸内病变的性质。

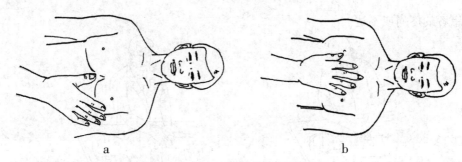

图 5 - 1 - 4　膈肌的评定方法
a. 单侧膈肌的评定；b. 双侧膈肌的评定。

1）触觉语颤增强：如肺炎、肺梗死、压迫性肺不张（如胸水引起的肺不张）、结核空洞、肺脓肿等疾病。

2）触觉语颤减弱或消失：胸膜肥厚、大量气胸和胸腔积液、肺气肿、阻塞性肺不张等。

3. 叩诊　根据胸廓、肺组织的物理特性，叩击时产生的不同音响，用以判断肺部有无病变及其性质。叩诊的方法包括直接叩诊和间接叩诊。间接叩诊为常用叩诊方法。

（1）检查方法：患者取坐位或卧位，治疗师非利手的中指作为板指平放于肋间隙并与肋骨平行，紧贴体表，以利手中指的指端垂直叩击板指。检查前胸部时，自锁骨上窝开始，然后自上而下逐一肋间隙叩诊；叩诊后胸部时，自肺尖开始，向下逐一肋间隙叩诊，至肺底。

（2）胸部异常叩诊音

1）浊音及实音：常见的病变包括肺组织的炎症、实变等含气量减少的病变，如肺炎、肺结核、肺梗死、肺不张等，胸膜腔病变如胸腔积液、胸膜增厚等。

2）鼓音：见于肺内的大空腔或气胸。如肺结核、肺脓肿及先天性肺大泡等。

3）过清音：肺弹性减弱，含气量增多，深呼吸时出现过清音。常见于肺气肿。

4. 听诊　听诊是呼吸运动疗法检查中最基本、最重要的方法之一。可采取坐位或卧位。由肺尖开始，自上而下，由前胸到两侧和背部，并且左右对比。听诊时，首先进行平静呼吸，必要时行深呼吸或咳嗽几声后立即听诊，以便听取呼吸音和附加音的改变。听诊时要注意呼吸音的响度、音调、呼吸时相的长短及呼吸音的性质等。

（1）异常呼吸音

1）肺泡呼吸音减弱或消失：原因有：①胸廓活动受限，如胸痛、肋骨切除等。②呼吸肌疾病，如重症肌无力、膈肌瘫痪等。③支气管阻塞，见于慢性支气管炎、支气管狭窄等。④压迫性肺膨胀不全，见于胸腔积液或气胸等。

2）肺泡呼吸音增强：双侧增强原因包括：①运动、发热或代谢亢进等。②酸中毒等造成血液酸度增高等。一侧增强见于一侧胸肺病变，健侧肺代偿性肺泡呼吸音增强。如胸廓畸形、胸腔积液、气胸、支气管阻塞等。

3）呼气音延长：见于下呼吸道部分阻塞、痉挛或狭窄，如支气管哮喘等。或由于肺组织弹性减退，如慢性阻塞性肺气肿等。

4）异常支气管呼吸音：常见于大叶性肺炎的实变期，肺脓肿、空洞型肺结核等肺内大空腔以及胸腔积液时肺组织受压不张等情况。

5）异常支气管肺泡呼吸音：常见于支气管肺炎、肺结核、大叶性肺炎初期，也可在胸腔积液上方肺膨胀不全的区域听到。

（2）啰音：当气体通过狭窄、痉挛或含有分泌物的支气管和肺泡时所产生的声音称为啰音。分为干啰音和湿啰音。

1）干啰音：气管、支气管狭窄或部分阻塞，气流通过时发生湍流所产生的声音。原因有黏膜肿胀、充血；管腔内有黏稠分泌物、异物；支气管平滑肌痉挛；管壁受压，管腔变窄等。

2）湿啰音：支气管内或空洞内有较稀薄的液体，呼吸时气流通过形成水泡并破裂而产生。局限性湿啰音见于肺炎、肺结核、支气管扩张等局部病变；两肺底水泡音见于支气管肺炎及心功能不全所致的肺淤血等；两肺满布湿啰音见于急性肺水肿、支气管肺炎等广泛肺部病变。

（二）呼吸功能评定

肺功能的常用检查指标包括肺活量（vital capacity，VC）、残气量（residual capacity，RV）、功能残气量（functional residual capacity，FRC）、肺总量（total lung capacity，TLC）、时间肺活量（forced vital capacity，FVC）、最大通气量（maximal volumtary ventilation，MVV）、每分钟通气量（minute ventilation，VE）、一氧化碳弥散量（diffusion lung CO，DL_{CO}）、通气血流比值（ventilation/perfusion ratio，V/Q）等，以上数值若在正常预计值的 80%～120% 可判断为正常。另外，%肺活量（%VC）、第 1 秒用力呼气量（forced expiratory volume in one second，FEV_1）和用力肺活量可以用来诊断通气障碍。

最大呼气流量-容积曲线（maximal expiratory flow-volume curve，MEFV）是以肺活量的 V75%、V50%、V25% 时的流量为定量指标。如图 5-1-5 所示，各疾病呈现不同的曲线特点。例如，慢性阻塞性肺疾病（chronic obstructive pulmonary diseases，COPD）的患者在努力呼吸时容易出现呼气困难且呼气时间延长，因此，其曲线特征表现为峰值低并向下凹陷。

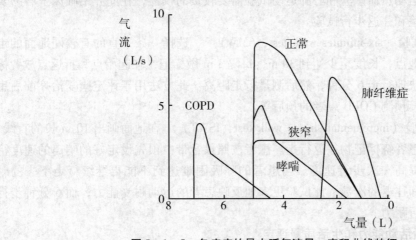

图 5-1-5 各疾病的最大呼气流量-容积曲线特征

（三）呼吸困难评定

呼吸困难的评定分为直接法和间接法。

1. 直接评定法　即患者对自己的呼吸困难程度直接进行评定。不仅用于平静呼吸时，还可以对运动中以及运动后的呼吸困难进行评定。方法有修订 Borg 量表评分（Borg scale）和视觉模拟量表评分（visual analogue scale，VAS）。

2. 间接评定法　主要对患者日常生活中的呼吸困难程度进行评定。

（1）MRC 呼吸困难等级（medical research council dyspnea scale，MRC）：见表 5 - 1 - 1。

表 5 - 1 - 1　MRC 呼吸困难等级

分级	呼吸困难程度
0	无呼吸困难
1	剧烈活动时有呼吸困难
2	平地快走时、爬缓坡时有呼吸困难
3	平地行走速度较同龄人慢，按自己的速度行走时依然感到呼吸困难，需要停下来休息
4	步行约 100 m 或行走几分钟之后即有呼吸困难
5	严重呼吸困难因此不能外出，即便是穿脱衣服也会出现呼吸困难

（2）其他方法：基线呼吸困难指数（baseline dyspnea index，BDI）和变化的呼吸困难指数（transition dyspnea index，TDI）在欧美应用广泛。用这两个指数来评定患者功能损害情况、工作量和整体用力的大小。

（3）呼吸困难问卷

1）慢性呼吸病问卷（chronic respiratory questionnaire，CRQ）：此问卷包括 20 个问题，从呼吸困难、疲劳、情感功能和关于呼吸的知识这 4 个方面评估患者呼吸困难的水平，是欧美广泛应用的呼吸康复疗效判定量表。

2）其他：肺功能状况和呼吸困难问卷、圣地亚哥加利福尼亚大学呼吸缩短问卷等各具优势，可以选择应用。

（四）运动功能评定

6 分钟步行试验、往返步行试验、运动负荷试验以及心肺运动试验等可以客观地评定患者的运动功能。运动负荷试验和心肺运动试验需要较贵的仪器，在此介绍临床上容易实施的 6 分钟步行试验和往返步行试验。

1. 6 分钟步行试验（six-minutes walk test，6MWT）　选择一条平直的有较硬地面的走廊作为进行试验的地点，长度至少达到 30 m，每隔 3 m 做标记，在起始点和折返点放置标识，嘱患者尽可能快地行走 6 分钟，然后测量行走距离。此方法用于评定康复治疗前后患者步行能力的改变，预测 COPD 患者的预后等。

2. 往返步行试验（incremental shuttle walk test，ISWT）　在地面画出 10 m 长的直线，两端摆上标记物，患者绕标记物往返走。患者按照录音带中预先设定好的哨声的速度行走，每间隔 1 分钟提高一次步行速度。当患者的呼吸困难达到不能再继续行走下去的时候，测量步行距离和往返的次数。此试验更多地反映患者的运动耐受能力，而 6 分钟步行试验更多是测定步行耐力。

（五）日常生活活动能力和生活质量评定

1. 日常生活活动能力评定　临床常用的 Barthel 指数和 FIM 量表等不完全适用于呼吸系统疾病的患者。这是由于慢性呼吸系统疾病引起呼吸困难和疲乏而进一步影响患者的活动能力，因此需要选用有针对性的评定方法，如木田厚瑞教授制定的日常生活能力和呼吸困难感觉评定表，千住等为住院患者制作的 ADL 评定方法，兴座等着眼于慢性呼吸系统疾病的上肢 ADL 评定方法，以及 Lareau 等制定的 PFSDQ-M 等。

2. 生活质量评定　QOL 的评定内容包括身体功能、心理状态、独立生活和活动能力、社会以及家庭关系和环境等内容。临床常用量表包括针对疾病对生活影响的调查表（sickness impact profile，SIP）、疾病治疗结果研究量表（medical outcomes study-short form 36，MOS-SF36）等。而针对哮喘患者常使用 Juniper 制定的哮喘生活质量量表（asthma quality of life questionnaire，AQLQ）。圣·乔治呼吸问卷（St. George's respiratory questionnaire，SGRQ）和慢性呼吸疾病问卷（chronic respiratory disease questionnaire，CRQ）等用于 COPD 患者的 QOL 的评定。

（六）其他

为了全面掌握患者的身体状态和各项指标，除以上评定之外，还包括四肢肌力的检查，动态血气分析结果、X 线检查以及营养状态和心理状态。

三、临床常用运动疗法

（一）放松训练

呼吸困难的患者常会由于呼吸过度用力而导致颈部、肩胛带周围和躯干等呼吸辅助肌的肌紧张。通常呼吸肌在平静状态下的能耗占整体肌肉能耗的 30%，运动中则达到 80% 左右，而呼吸功能不全患者的呼吸肌能耗则比健康人高出数倍。放松训练可抑制呼吸辅助肌的过度活动，减轻呼吸困难，缓解患者精神及身体的紧张，为呼吸训练和运动疗法做好准备。此训练常作为辅助训练，用于呼吸练习和运动疗法前后。

1. 放松体位　为了减轻全身肌肉的紧张，需要采取最放松的体位。根据患者状态不同，可选用图 5-1-6 中所示体位。

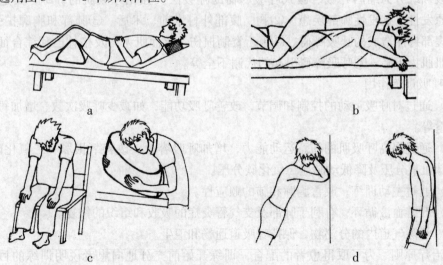

a

b

c

d

图 5-1-6　放松体位

a. 福勒（Fowler's）体位；b. 侧卧位；c. 前倾坐位；d. 前倾立位。

2. **手法放松**　直接按压牵伸过于紧张的肌肉，如利用 PNF 的维持-放松手法使肌肉最大程度放松。

（1）对斜方肌进行直接按压：患者处于放松状态，治疗师将两侧拇指放在患者斜方肌肌腹处，配合呼气用拇指直接按压肌肉，同时指示患者将肩胛带下降。

（2）利用 PNF 的维持－放松手法（图 5－1－7）：患者取侧卧位，治疗师用双手握住患者整个肩胛带。指示患者在吸气同时用力上提肩胛骨，由治疗师对此运动施加抵抗。在呼气的同时放松，由治疗师将肩胛骨缓慢向下牵张肌肉。在训练过程中，让患者记住肌肉放松的感觉。

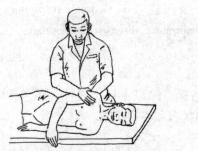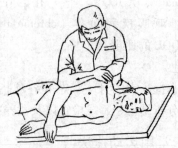

图 5－1－7　利用 PNF 的维持－放松手法进行的牵伸放松

3. 适应证　无论急性期和慢性期，放松方法适用于那些浅、快呼吸，能耗大、换气效率低下的患者，如外科术后因疼痛和精神紧张造成的全身过度紧张的患者，可在充分放松后进行排痰和呼吸训练。另外，对于呼吸困难的慢性呼吸功能不全患者，放松之后再进行呼吸训练和运动疗法更为有效。

4. 注意事项　①采用患者感觉最为舒适的姿势体位。②注意患者的呼吸类型、有无疼痛等。③注意患者肌紧张程度等。

（二）呼吸训练

呼吸训练分为缩唇呼吸、腹式呼吸、辅助呼吸法及强化呼吸肌的训练，其适应证包括：①原发性、继发性肺部疾患。②胸、腹部外科术前、术后。③肺部和胸廓扩张不全。④因胸腹部疼痛造成的呼吸障碍。⑤由于脊髓损伤、重症肌无力及格林巴利综合征等造成的呼吸肌肌力下降。⑥呼吸障碍引起的代谢不全等。

1. 呼吸训练作用

（1）通过对呼吸运动的控制和调节，改善呼吸功能，如减少呼吸次数、增加每次和分钟通气量等。

（2）通过提高呼吸肌的随意运动能力，增加呼吸容量、改善氧摄取和二氧化碳排出、增加动脉血氧分压及降低动脉血二氧化碳分压。

（3）通过主动训练，改善胸廓和肺的顺应性。

（4）改善血液循环，有利于肺部及支气管炎症的吸收和组织的修复。

（5）清除气道内的分泌物，保持呼吸道通畅和卫生。

2. 治疗原则　为了取得患者的配合，训练开始前充分地向患者说明训练的目的，选择在安静的环境下进行训练。指导患者穿着轻便的衣服，尽可能地保持全身放松。对于有呼吸困难的患者，首先考虑呼吸辅助法和氧气吸入。不要让患者努力呼吸，应注意吸气初期不要出现呼吸辅助肌的收缩，不要让患者长呼气，以防止呼吸急促。注意呼气时必须有意识地放松，若努力呼气，容易引起气管内的气流紊乱，增加气道阻塞而诱发支气管痉挛。另外，为了避免过度的换气，深呼吸练习以 3~4 次为宜。

3. 呼吸方法的指导 所谓呼吸方法的指导，是指导患者理解并能够自我调节呼吸的节奏、深度以及呼吸次数等，在呼吸运动中练习意识下扩张有问题的部位，学习处理活动时出现的呼吸困难等。

（1）缩唇呼吸：是指用鼻子吸气，呼气时缩唇，边发"夫——"音，边缓慢地将气体呼出的方法。吸气与呼气的比例从 1∶2 开始，通过训练达到 1∶3~5，呼吸数 10 次/分的目标。此方法可以：①提高气道内压，有效防止气道的阻塞。②增加每次通气量，减慢呼吸频率和分钟通气量。③增加 SpO_2 和 PaO_2，降低 $PaCO_2$。④减少呼吸的做功。⑤减轻呼吸困难，尤其适用于 COPD 患者。缩唇呼吸的练习方法包括用手感觉呼出的气体、吹乒乓球、用吸管吹杯中水等（图 5-1-8）。

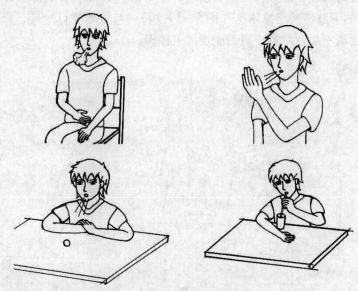

图 5-1-8 缩唇呼吸的练习方法

（2）腹式呼吸：在缩唇呼吸的吸气过程中膈肌下降使腹部隆起的呼吸方法。腹式呼吸也称为膈呼吸。此呼吸方法的目的是通过增大膈肌的活动，减少呼吸辅助肌的活动，从而达到增加每次通气量、减少呼吸数和分钟通气量的目的。膈肌易受重力的影响，因此应先从仰卧福勒位开始训练，逐渐过渡到坐位、立位，并指导患者在步行、上下楼梯、上下坡道等日常生活动作中加以应用。

1）仰卧位的腹式呼吸：患者髋、膝关节轻度屈曲，膝下垫枕，全身处于放松状态。患者一只手放在上腹部（剑突下方），另一只手放在胸骨部，治疗师的手与患者的手重叠放置。在患者缓慢呼气的同时放在腹部的手轻轻下压，在吸气时嘱咐患者用手感觉胸腹部活动的变化（图 5-1-9）。强调腹部活动的时候，可以在吸气时施加间断性压迫。指导时的要点在于：①在训练时顺应患者的呼吸节奏进行指导。②训练的开始阶段应指导患者在肺活量的 1/3~2/3 的程度进行练习。患者能够完成仰卧位的腹式呼吸后，过渡到躯干前倾的坐位、立位下进行训练。

2）平地步行时的腹式呼吸指导：把呼吸与行走的步数相协调的训练指导方法。其目的是使患者在快速行走、长距离行走时也不出现呼吸急促。一般阻塞性肺疾病的患者要求

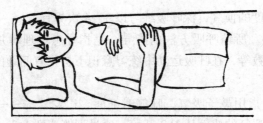

图 5 - 1 - 9 仰卧位的腹式呼吸法

在行走时吸气和呼气的比例为 1:2，也就是两步吸气四步呼气，先从短距离、不出现呼吸急促的步行速度开始。可利用计步器进行有目的的行走，其优点是容易设立目标和运动处方，以及量化患者的运动量。

3）上下台阶时的呼吸指导：在上台阶时，指导患者在呼气时迈步上台阶，吸气时停步且由位于后方的下肢伸展支撑体重（图 5 - 1 - 10）。与平地步行一样，要求吸气与呼气的比例为 1:2。逐渐增加台阶数，直到能连续上楼梯。

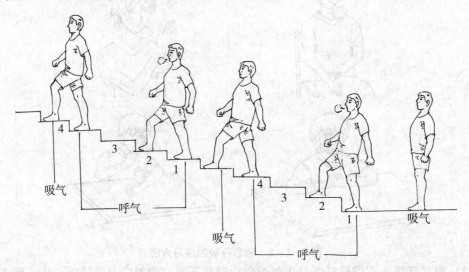

图 5 - 1 - 10 上台阶时的腹式呼吸法

（3）利用呼吸训练仪增强呼吸肌肌力的方法：此类器具以促进深呼吸为目的，用于最大持续吸气法和换气法。通常用于上腹部和胸部外科术后，主要作用：①防止末梢呼吸道闭塞造成的肺泡萎陷。②改善浅、快的胸式呼吸所造成的肺泡低换气。③改善由于疼痛限制咳嗽所造成的分泌物潴留等。另外，呼吸训练仪还可用于预防长期卧床造成的肺不张以及膈肌功能减退等呼吸肌肌力降低的患者。肺活量在 10 mL/kg 以下，最大吸气量在预测值 1/3 以下的患者不适用。

呼吸训练仪分为增大吸气量的容量型和增大吸气流速的流量型两大类（图 5 - 1 - 11）。容量型呼吸训练仪可以设定并维持一定的吸入量，适用于外科手术后需要扩张肺部以改善通气的患者；而流量型则适用于增大吸气流速，适用于需要改善呼吸肌肌力的阻塞性肺部疾病等患者。

4. 辅助呼吸的方法 辅助呼吸贯穿于运动疗法的始终，主要以促进肺通气和呼吸运动为目的，配合患者的呼气压迫胸廓，在患者不能主动配合时依然能够取得良好的治疗效果。

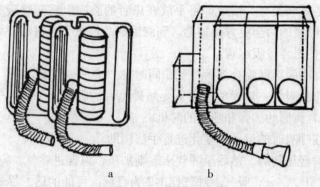

图 5 - 1 - 11　呼吸训练仪

a 容量型；b 流量型。

（1）适应证和禁忌证：辅助呼吸广泛适用于急性期和慢性期各种原因引起的呼吸困难（表 5 - 1 - 2）。

表 5 - 1 - 2　辅助呼吸法的适应证和禁忌证

	急性期	慢性期
适应证	开胸术后、腹部手术后 运动中出现的急性呼吸困难 哮喘发作	COPD、支气管哮喘发作 神经系统疾病造成的限制性呼吸障碍 产生呼吸困难的各种症状
禁忌证	未处置的气胸、肺出血、肺栓塞、多发性肋骨骨折、休克、餐后 30 分钟等	

（2）主要作用

1）强制换气，改善肺通气：通过辅助被动地促进呼气，改善通气状态。由此增加肺泡换气量，提高 O_2 和 CO_2 交换。

2）改善呼吸类型和节律：通过辅助呼吸，使 COPD 患者掌握高效率换气类型的呼吸方式，达到改善呼吸困难的目的。

3）改善胸廓的柔软性和活动度：通过牵伸肋间肌，辅助活动肋骨，可改善胸廓的活动性，使肺部容易膨胀和回缩。

4）降低呼吸肌的疲劳：呼气时对胸廓进行被动压迫，可扩大肋椎关节的活动度，促进呼气，从而抑制呼吸辅助肌的活动，减轻呼吸肌的疲劳。

5）改善气流：通过增加呼气流量和流速，促进呼吸道内分泌物的移动，有利于呼吸道的净化。

（3）注意事项

1）配合患者的呼吸类型进行辅助：即便是患者的呼吸既浅又快，也不能勉强患者减慢呼吸。应配合患者的呼吸类型，通过训练逐渐改变患者的呼吸频率和深度。

2）手掌与患者胸廓全面接触：从掌根至指尖压力应一致，不要引起不适感。

3）用温暖的手接触患者：凉手接触患者的话，不仅会给患者带来不快，还有可能改变患者的呼吸类型，甚至产生呼吸抑制。因此，需要注意手的温度。

4）充分利用重心的移动：不使用手或腕部的力量，而是治疗师利用重心移动完成动作。通过重心移动控制压迫的力度、方向和时机等。

5）感觉患者的呼吸类型：治疗师将手放在患者的胸廓上感知呼吸类型，配合患者的呼吸治疗师也同时呼吸的话会更方便辅助。到胸廓活动停止为止进行呼气辅助，如果在吸气时压迫胸廓，会使患者呼吸困难。

6）缩唇呼气：呼吸辅助配合缩唇呼气，同时发"夫——"音。

7）不要妨碍患者吸气：治疗师的手不要妨碍患者的吸气。手在吸气时放在胸廓上的目的是为了了解患者胸廓的扩张和呼气的时机。

8）依据胸廓在呼吸时的运动学变化进行手法辅助。

9）呼气开始时轻压胸廓，然后至呼气末逐渐加压，以促进呼气。

10）以呼吸数10次／分，吸气、呼气比1:2为目标。可能的话，尽量延长至1:3～5。

（4）治疗手法：包括下部胸廓辅助法、上部胸廓辅助法和一侧胸廓辅助法等（图5-1-12）。

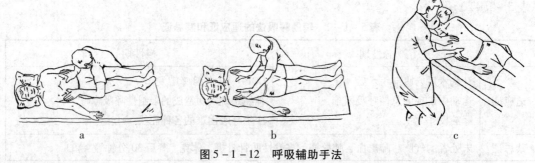

图5-1-12 呼吸辅助手法

a. 下部胸廓辅助法；b. 上部胸廓辅助法；c. 一侧胸廓辅助法。

1）下部胸廓辅助法：双手放在患者的下部胸廓处，从呼气开始至呼气末向下内侧轻压胸廓，吸气开始前放松加压的双手。

2）上部胸廓辅助法：双手放在患者的上部胸廓处，从呼气开始至呼气末向下方轻牵、压胸廓，吸气开始前放松加压的双手。

3）一侧胸廓辅助法：一手放在患者的上部胸廓处，另一手放在下部胸廓处，从呼气开始至呼气末沿图示箭头方向给胸廓施压，吸气开始前放松加压的双手。

5. 胸廓外进行胸部压迫的方法（external chest compression） 此方法用于哮喘发作和急救时，主要以改善呼吸困难为目的。

哮喘发作时的呼吸类型主要以上部胸式呼吸为主，表现为呼吸浅、快，且低效。针对此问题，可用强制性呼出方法，达到减轻呼吸困难、促进吸气的目的。

（1）注意事项：患者有自主呼吸时，配合患者的呼吸节奏在呼气时对胸廓施压。通过介入逐步诱导患者减慢呼吸节奏，加深呼吸。对于能够配合的患者，使用缩唇呼吸的方法进行呼气。介入时最重要的一点是利用胸廓的弹性促进吸气，而绝对不要让患者将注意力集中在吸气上。

（2）治疗方法：将双手放在患者的上部胸廓或下部胸廓，在呼气时对胸廓施压，通过反复练习，逐渐增加呼气量，并延长呼气时间（图5-1-13）。

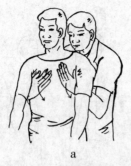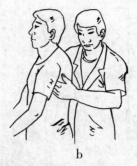

图 5 - 1 - 13 胸廓外胸部压迫方法

a. 上部胸廓外胸部压迫法；b. 下部胸廓外胸部压迫法。

（3）哮喘大发作时胸廓外胸部压迫的方法：大发作时可能会出现意识水平下降的情况。在仰卧位进行介入，治疗师双手摆放的位置同上。以 12～14 次/分的呼吸频率帮助患者尽量呼出肺内气体。如有必要，可同时配合吸氧。

6. 改善胸廓活动度的训练　胸廓活动度受限将导致呼吸做功和耗氧量增加，造成肺活量等通气能力的下降。因此对患者进行徒手胸部牵伸、放松等能有效地维持和改善胸廓的活动度，改善肺通气能力。

（1）适应证：适用于各种原因引起的呼吸功能减退的患者，特别是有限制性障碍的患者。另外，也适用于由于神经系统疾病导致肌肉瘫痪而造成胸廓活动性下降的患者。

（2）禁忌证：①多发性肋骨骨折。②开胸术后。③胸腔引流的引流管插入部位。④骨质疏松。⑤脊柱疼痛等。

7. 呼吸肌牵张体操　以牵张呼吸肌为目的的体操，可以指导患者进行自主锻炼，由 6 种动作构成（图 5 - 1 - 14）。动作 1. 边吸气边耸肩；动作 2. 边吸气边挺胸，边呼气边含胸；动作 3. 先吸气，然后边呼气边将双臂向后上方伸展；动作 4. 边吸气边将上臂向前方伸展；动作 5. 先吸气，然后边呼气边侧屈躯干；动作 6. 先吸气，然后边呼气边将双臂向后方伸展。每个动作 4 次/组，3 组/天。配合动作，缓慢地用鼻吸气，用口呼气。

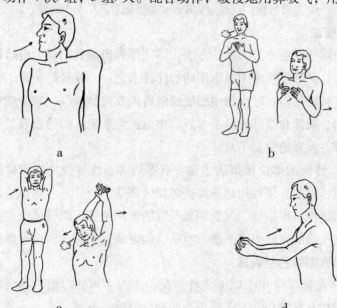

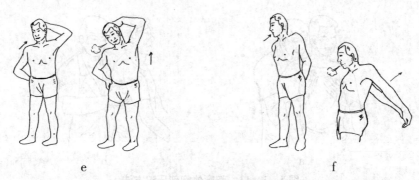

图 5 - 1 - 14　呼吸肌牵伸体操

a. 耸肩；b. 挺胸；c. 举臂；d. 前伸臂；e. 侧屈；f. 后伸臂。

8. 棒操　为坐位下，使用直径 3 ~ 4 cm 的体操棒进行牵伸的休操，用于指导患者进行自主锻炼，由吸气时屈臂挺胸以及呼气时侧方旋转、举臂侧屈、躯干前倾 4 种动作构成（图 5 - 1 - 15）。每个动作进行 3 ~ 5 次/组，2 组/天。配合动作，缓慢地进行用鼻吸气用口呼气。注意不要引起肌肉和关节的疼痛。

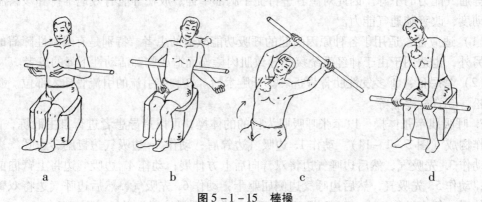

图 5 - 1 - 15　棒操

a. 屈臂挺胸；b. 侧方旋转；c. 举臂侧屈；d. 躯干屈伸。

（三）体位排痰法

排痰法是指去除呼吸道中分泌物的方法，体位排痰包括利用重力进行体位引流、呼气辅助、咳出等环节，是呼吸康复中最常用的治疗技术之一。其目的是为了去除潴留的分泌物以净化呼吸道，减轻气体在呼吸道中的流通阻碍以改善肺通气，减少细菌的繁殖等。对于痰多的内科疾病、胸部和腹部外科手术后、中枢神经系统疾病的患者是有效预防肺部感染和肺不张等肺部并发症的重要手段。

1. 排痰体位　传统的体位排痰法中包含有术后等急性呼吸功能障碍的患者所不能采取的头低位等体位，目前，多使用修正排痰体位（图 5 - 1 - 16）。体位引流的部位主要取决于分泌物潴留的部位，根据肺、气管和支气管的解剖位置，调整体位使肺部某一病变的肺段向垂直于主支气管的方向引流。触诊或听诊确定痰的部位，注意观察排出的痰的性质和量，随时观察患者的脸色与表情。

2. 适应证　体位排痰常用于以下几种情况：①痰多不能咳出，如痰多、黏稠，同时存在重度的换气障碍；气管切开、疼痛等不能充分咳嗽；理解力差、有意识障碍时。②患

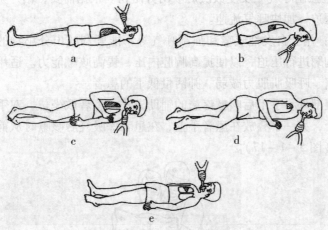

图 5 - 1 - 16　修正排痰体位

a. 仰卧位：肺尖、前上叶、前肺底；b. 俯卧位：上 - 下叶、后肺底；c. 侧卧位：外侧肺
底、患侧上肺野；d. 向前倾斜45°侧卧位：后上叶；e. 向后倾斜45°侧卧位：中叶、舌区。

者虽有咳痰的能力，但因体质弱，自行排痰时消耗很多能量易造成很大负担时。③支气管
内长期潴留的分泌物不能完全排清，需要尽可能完全地将痰排出时。

3. 体位排痰实施方法

（1）呼气辅助手法：呼气辅助是排痰方法之一。患者取排痰体位，治疗师在患者呼气
时对其胸廓施加压迫，用以提高呼气流速，促进分泌物从末梢支气管向主支气管移动。传
统辅助排痰手法中的叩打和震动排痰法有可能会引起患者疼痛、重度心律不齐、支气管痉
挛等，尤其不适用于急性呼吸功能障碍的患者，因此，本文主要介绍呼气辅助的手法
操作。

1）适应证：痰量达到30 mL/天或每次吸引量在5 mL 以上，自己将分泌物咳出有困
难（黏稠、末梢呼吸道内有痰、咳嗽困难等）的慢性支气管炎、肺不张、肺炎、胸部和腹
部外科手术后、脑血管障碍等。

2）禁忌证：造成血液动态不稳定的各种疾病、未处理的气胸、肺内有出血、肺栓塞、
多发性肋骨骨折、休克等情况。

3）手法实施中的注意事项：①治疗师的手掌与患者的胸廓全面接触，注意不要掌根
或指尖过度用力。②肘关节始终保持屈曲位。③膝关节屈曲以保持身体的稳定。④尽量接
近患者，以便控制力度，容易听取患者的呼吸音。

4）方法：患者取排痰体位，治疗师手放于患者需要治疗的胸廓部分。在患者呼气开
始至呼气终末予以压迫。压迫力量要适度，持续压迫至吸气前的瞬间快速将手松开。

（2）咳嗽和强制呼气（Huffing）的指导：通过呼气辅助将分泌物向外运送，而咳出
时则需要咳嗽和强制呼气。

1）咳嗽的指导：患者取坐位。指导患者深吸气之后屏息，以提高胸腔内压。然后声
门开放快速呼出肺内空气。

2）强制呼气的指导：此方法适用于胸外科手术术后疼痛、咳嗽诱发呼吸道狭窄或痉
挛、痰已经移动到中枢气管的患者。可能的话，令患者取坐位，最大吸气后声门张开边发

出"哈——"音边强制呼气。反复数次后咳出分泌物。根据需要，治疗师还可以配合咳嗽对患者胸廓进行压迫，加快呼气流速。

3）辅助咳嗽：用于自发性咳嗽和强制呼气等不能顺利咳出分泌物的情况。治疗师配合咳嗽对患者的胸廓进行压迫，以便提高胸腔内压，提高咳嗽能力。适用于气管切开、胸部外科手术后疼痛、呼吸肌肌力减弱、肺活量低下的患者。

减轻胸部、腹部外科手术后咳嗽疼痛的辅助方法：患者取坐位，双手抱枕。治疗师一手抱住患者的躯干，另一手叠放在患者手上，在患者深吸气后咳嗽时从前后方向加压保护患者不出现疼痛（图5－1－17）。

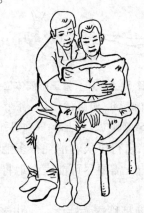

图5－1－17　咳嗽时减轻疼痛的方法

（四）有氧运动

慢性呼吸障碍的患者常伴有呼吸困难、运动量减少，长此以往会引起行动困难，造成废用性综合征。有氧运动的目的在于提高患者的通气量和肺泡通气量，改善通气/血流比，提高体力和耐力，改善心肺功能，防止废用性综合征。

1. 注意事项和禁忌证　运动中出现胸痛、重度的呼吸困难、强烈的疲劳感、眩晕和恶心等情况时应中止运动。而不稳定性心绞痛等心血管疾病、控制不良的心律不齐和高血压、合并重度肝肾功能障碍、代谢异常等是运动疗法的禁忌证。

2. 运动处方　根据患者的身体情况，采用运动负荷试验、靶心率和主观运动强度等方法确定运动强度，一般选择最大摄氧量的40%～80%。运动频率为3～5次/周，每次持续20～30分钟。修正Borg分级可以用于记录患者的自觉呼吸困难程度，整理运动时应在"非常适应"和"相当舒适"的水平。

3. 运动方式　运动中尽量采用缩唇呼吸或腹式呼吸，出现呼吸困难时做1～2次腹式呼吸，携带氧气进行运动时，注意调节氧流量。运动方式包括：

（1）步行训练：步行中采用腹式呼吸和缩唇呼吸，以计步器记录步数，运动量从训练前一周的平均值开始，每周逐渐增加500步，最终达到5000～6000步/日的目标。

（2）活动平板训练：增大运动负荷可使用活动平板。运动负荷量应在心率120次/分以下，从最大步行距离的60%～80%开始，每周增加50～100 m，可行走1000 m以上再增加倾斜角度。

（3）四肢和躯干肌力的训练：使用沙袋、哑铃和悬吊装置强化四肢的肌力，注意在呼气时用力。COPD 的患者主要强化肌肉的耐力，躯干肌的强化主要以腹肌为中心。

（4）日常生活动作指导：减轻呼吸困难是日常生活动作指导的目的。在动作中采用腹式呼吸和缩唇呼吸，尤其是 COPD 的患者充分呼气是非常重要的。如在单一动作或简单动作时，与呼吸同步，边呼气边做动作；上下台阶和步行时，指导患者以吸气呼气为 2:4 的比例进行呼吸，并与步调相配合。为了不压迫腹部影响呼吸，指导患者坐在较高的椅子上穿袜子、系鞋带，进行一些家务劳动，并指导患者注意动作速度不要过快。了解患者的家庭居住环境并适当改造是很重要的。

（常冬梅）

第二节　胸腹部外科术后

一、概述

（一）运动疗法对胸腹部外科术后患者的作用

胸部外科术后和上腹部手术之后，全身麻醉和手术所造成的损伤会给身体功能以及日常生活造成不良影响，如：麻醉剂、气管内插管和氧气吸入导致支气管分泌物增多；肺功能和呼吸功能低下；循环功能下降；内分泌和免疫功能下降；术后缺乏活动，耐力下降；术后疼痛剧烈，或有胸部或腹部高位切口。胸部外科术后患者的特点是气管、支气管走行改变，膈肌以及纵隔位置发生变化；切除肋骨和肋间肌后使得胸廓活动受限，造成呼吸功能下降，开胸手术导致肺泡萎陷。上腹部外科手术后，其特点是手术造成的膈肌功能反射性下降。为了改善通气和氧合能力，去除呼吸道内过多的分泌物，预防呼吸道阻塞，促进肺部扩张，促进早期下床活动，改善体力、耐力，需要在手术前和手术后进行呼吸运动疗法。

（二）临床常见胸部外科手术及术后问题

胸部外科手术主要包括开胸手术和微创手术。

1. 开胸手术

（1）后侧方开胸：较常用的、适应证最为广泛的手术方式。开胸后能够获得较好的视野，可以进行各种胸腔内的操作、容易进行剥离和肺门部分的处理。但其缺点在于需要切开斜方肌、大菱形肌、背阔肌和前锯肌等多块肌肉，开胸和关闭所需时间较长，出血多等。

（2）前方腋窝处开胸：也是较为常用的开胸手术方法之一。虽不需要切开肌肉、出血较少、开胸和关闭所需时间相比较短，但需要打开胸前部的肋软骨连接部分以及胸肋关节，所以术后多会伴有疼痛。

（3）前侧方开胸：基本和腋窝处开胸相同。切口从背侧向前沿肋骨走行切开，打开胸大肌时，需要切断胸背神经和胸长神经。

2. 微创手术　胸腔镜下小切口进行手术的方法。最早用于气胸和良性肿瘤。现在也开始普遍应用于肺癌等各种胸腔外科手术中。具有能缩短住院日期、减少疼痛以及外观较好等优点。

（三）临床常见上腹部外科手术及术后肺部并发症

上腹部外科手术包括肝脏、胆、胃部手术，如胆囊切除术、胆总管探查术、胃癌根治术、胃切除术、肝叶切除术等。

1. 手术后肺部并发症（postoperative pulmonary complications，PPC）　指术后发生的有临床表现的肺部异常，并对疾病的进程有不良影响，其临床发病率高达30%，包括肺不张、感染（支气管炎和肺炎）、需要长期机械通气的呼吸功能衰竭、慢性肺部疾病的恶化以及支气管痉挛等。腹部手术后 PPC 所占比例更高，发生率在17%～88%。而年龄大于60岁、有吸烟史、术前肺功能异常以及上腹部大手术为 PPC 的危险因素。

2. 上腹部外科手术后出现肺部并发症的原因

（1）麻醉的影响：麻醉时呼吸中枢受抑制，使呼吸发生改变，致通气量减低；麻醉会抑致气管上皮纤毛的运动，使呼吸道分泌物排出困难；麻醉剂及镇痛剂抑制了咳嗽反射，使分泌物集聚于呼吸道内，易造成通气困难、肺不张。

（2）手术的影响：术后早期患者多处于卧床状态，使得气道封闭增加、功能残气量增大、肺部不能完全扩张，造成通气不足及分泌物的堆积。而手术切口的疼痛使患者长时间采取同一体位，易造成肺低部受压，换气功能降低。为了缓解疼痛，患者的呼吸变得浅、快，使得潮气量减少，通气效果减低。因惧怕疼痛而拒绝咳嗽或咳嗽无力，不能进行有效通气和咳嗽排痰，使分泌物在气道进一步积聚，造成肺不张、肺炎和低氧血症。上腹部手术后膈肌功能减弱，可以导致肺容积和流量下降，并使患者的呼吸方式发生明显变化，同时胸腔分泌物的反射性增加也是造成肺部感染的原因之一。

（3）其他原因：有吸烟史的患者，气管上皮纤毛受损，影响分泌物的清除。老年患者由于呼吸系统退行性变，生理上存在潜在的低氧血症，手术后伤口疼痛使患者不能及时将气道内分泌物咳出，萎缩的肺泡容易繁殖细菌，加上老年患者免疫功能下降，造成手术后肺部并发症发生率明显增高。

二、评定内容

术前评定对于推测术后可能并发的危险因素、掌握患者整体状态非常重要。术前、术后评定包括问诊、身体检查、测量、临床检查结果4大项，如表5-2-1。

表5-2-1　术前、术后运动疗法评定内容

问　诊	体格检查	评　定	辅助检查
·现病史、既往史、个人情况、吸烟史	·胸、腹部检查：触诊、视诊、听诊、叩诊	·生命体征	·动脉血气结果
·呼吸系统症状：呼吸困难、咳嗽、痰的性质等	·全身检查：姿势分析、动作分析	·ROM、MMT	·营养状态
·ADL、QOL 评定		·运动负荷试验	·循环状态
		·呼吸肌肌力	·胸部 X 线片、CT
		·肺功能检查	·血液检查
		·监测结果	·其他

（一）术前评定内容

1. 一般情况　通过现病史、既往史和社会背景掌握患者住院前的生活状态。了解吸烟史也很重要，吸烟者术后咳痰量增加，并发呼吸系统疾病的可能性较高，因此，术前开始进行呼吸和排痰训练非常重要。为了预防呼吸系统并发症，术前应戒烟 8 周以上。高龄也是出现呼吸系统并发症的危险因素之一。了解患者将采取的手术方式，因为不同的手术方式会使肺功能出现不同程度的减退。应注意的是手术时间大于 4 小时，出血量超过 2000 mL 的患者，术后发生并发症的可能性加大。手术方式不同，问题点和预后也有所不同，需要认真加以了解。

2. 身体情况和临床检查

（1）身高、体重：测量 BMI，肥胖是引发术后并发症的部分原因。腹部手术的病例，如果 BMI > 27，较易出现呼吸系统并发症。

（2）肺功能检查：检查 VC，% VC，FEV_1，FEV_1%，% FEV 等值，确认是阻塞性还是限制性呼吸障碍。有哮喘和慢性闭塞性肺疾病既往史的患者，需要使用气管扩张剂后再次进行检查，以便确认有无可逆性的改变。

（3）动脉血气检查和 X 光片：掌握正常值，了解患者术前状态。需要注意的是既往有阻塞性肺部疾病的患者，由于代偿作用，其血气检查结果可能并无异常。对于 X 光片上膈肌平坦化的患者需要指导下部胸式呼吸等呼吸方法。

（4）胸部检查：通过视诊观察患者呼吸模式、呼吸频率、呼吸辅助肌的活动等，触知胸廓的扩张情况和柔软程度，检查各个部位的最大活动程度，运动中胸、腹部活动情况。吸烟者多有分泌物增多现象，可以听诊到肺部的杂音。既往有慢性阻塞性肺疾病的患者，在强制呼气时气管闭塞，会听诊到连续性高啰音。此时，可以预见患者会出现呼吸浅、快，分泌物大量潴留，排痰困难。

（5）上腹部手术前需要着眼于膈肌功能，进行视诊、触诊和听诊。术后需特别注意下肺部的障碍，通过 X 光片确认有无肺部并发症，并在手术 1 周以后进行肺功能检查，确认是否恢复到术前 70% 的水平。

（6）运动功能：老年人和有骨关节疾病、脑血管疾病的患者术后下床较晚，可以预见患者会出现肌力减退和 ADL 自理能力下降。评定患者姿势、肌力、关节活动范围、ADL，如果情况允许进行心肺运动负荷试验，掌握术前患者的运动功能。如果运动负荷试验有难度，可以进行上下台阶、6 分钟步行试验和往返步行试验。

（二）术后评定内容

1. 首先确认手术情况　了解开胸手术的方式、部位，切开了哪块肋骨和肌肉，手术的结果如何；观察手术部位瘢痕愈合的情况、患者的身体恢复情况和情绪等。

2. 观察患者身体状态：①呼吸的节奏、深度。②生命体征。③有无呼吸困难和发绀。④痰量、痰的性质。⑤引流液的量和性质。⑥肺部扩张的情况及有无肺不张（触诊胸廓的形状、胸廓的柔软性、胸腹部的活动情况、呼吸音、X 线）。⑦观察全身的姿势以及胸、腹部的活动。⑧肌紧张（颈部到背部是否有肌肉的硬结、腰方肌和竖脊肌僵硬）。⑨疼痛的程度和睡眠情况。

3. 肺功能检查　上腹部手术后，需要着眼于膈肌功能以及下肺部的障碍，通过 X 光片确认有无肺部并发症，并在手术 1 周以后进行肺功能检查，确认是否恢复到术前 70% 的水平。

4. 运动功能　胸部术后患者的关节活动度检查以肩胛骨和肩关节的活动度为主，术后易受限的活动范围是伴有肩胛骨外展和上方回旋的肩关节屈曲、外展、水平内收和外旋。

通过 6 分钟步行和往返步行测试等掌握体力，了解活动限制的原因。术后拔掉引流管，能去治疗室后，进行肺功能检查、呼吸肌肌力检查和步行检查等。

三、运动疗法

（一）术前运动疗法

为了术后能够更快地恢复，更有效地进行呼吸训练，减少呼吸系统并发症，术前需要进行充分的准备。利用一周左右的时间，指导患者学习术后训练的知识和技术，内容包括：情况说明，指导呼吸方法，指导排痰的方法以及进行运动和 ADL 的指导。术后患者常采用浅、快的呼吸方式，因此，术后以缓慢、有一定深度的呼吸为目标，指导患者进行鼻子吸气缓慢地从口中吐气的练习；如果能进行腹式呼吸，则指导患者进行正确的腹式呼吸的练习。排痰方法主要指导咳嗽的辅助方法和强制呼气法，指导患者在放松的姿势或坐位姿势之下，深吸气后咳嗽，同时注意用手按住切口部位进行保护。运动指导和 ADL 指导时不要诱发手术部位疼痛。

1. 充分的说明　主要对患者进行以下具体、简单的说明，让患者能够充分地理解治疗计划。

（1）与呼吸有关的简单的解剖、生理、运动学知识。

（2）术后对呼吸功能造成的影响，如可能出现的呼吸系统并发症、ADL 自理能力的下降等。

（3）术后运动疗法的目的和方法。

2. 具体措施

（1）放松训练：体验身体的放松状态，为缓和术后疼痛和进行呼吸训练做准备。

（2）呼吸训练

1）腹式呼吸和缩唇呼吸：目的是加大每次换气量，减少呼吸数和每分换气量，进行缓慢深度呼吸。在床上采取舒适的姿势（可能的话将床头抬高 45°，膝关节屈曲），从鼻子吸入空气使腹部隆起，然后口唇缩起缓慢地吐气。吸气与吐气的时间比为 1:2 ~ 1:4。让患者将手放在下部胸廓或腹部，有意识地将腹部隆起。腹式呼吸难度较大时，首先练习有节奏地从鼻子吸入然后从口中吐气的缓慢的深呼吸。

2）徒手呼吸辅助：作用是调整呼吸节奏，帮助患者进行缓慢的深呼吸。与呼吸练习同时辅助下部胸廓的活动。

3）呼吸训练仪：通过患者自身进行深呼吸促进肺部重新扩张，以达到预防和改善肺不张的目的。方法如下：首先尽量呼出肺内气体，然后夹上鼻夹，缓慢地深吸气，在最大吸气位保持 3 ~ 5 秒之后慢慢地呼出气体，每小时 5 ~ 10 次左右。出现疲劳感、疼痛、身体不适时停止训练，以预测肺活量（从年龄、性别、身高推测出的肺活量）的 70% 为训练目标。患者不能主动配合、不能理解仪器的使用方法时，肺活量<10 mL/kg，深吸气量少于预测值的1/3时不宜进行此项训练。

（3）排痰训练：分泌物的增多和潴留会造成肺炎和肺不张，因此需要配合患者状态进行排痰的指导。

1）咳嗽的辅助和指导：术后患者咳嗽的力量下降，难以自己咳嗽，但采用恰当的方法能减轻患者的痛苦。咳嗽方法的指导如下：首先进行缓慢地深吸气，然后闭锁声带收缩腹肌，提高胸腔内压开放声门进行咳嗽。指导患者在术后伴有疼痛时可以使用止痛剂在前倾姿势下用毛巾等保护好创口后再咳嗽。不能随意咳嗽的患者必须从练习咳嗽开始，练习强制呼气，逐渐达到自己能咳嗽。使用呼吸训练仪、进行呼吸练习、积极下床活动等有可能会提高咳嗽的能力。自己咳痰困难的患者，治疗师将双手放在患者的下部胸廓处，配合患者的咳嗽动作压迫胸廓。

2）强制呼气：与咳嗽不同，此动作是开放声门加快呼气的流速的同时发出"哈－哈－"的声音，用此方法抑制胸腔内压，减轻疼痛。可以指导患者用双臂环抱住下部胸廓，练习强制呼气。

3）徒手呼吸辅助方法：治疗师将手放在胸廓上，配合呼气时胸廓的活动进行压迫，吸气时松开手，促进患者自然吸气。此方法的目的是加快呼气流速，促进分泌物移动，增加换气量和改善气管闭塞的现象。用于改善肺不张的局部换气障碍以及将分泌物向大气管移动。

4）指导边呼吸边排痰的方法：通过指导主动周期性呼吸法（active cycle of breathing technique，ACBT）、自源性排痰法（autogenic drainage，AD）等呼吸方法，促进分泌物的移动。

①主动周期性呼吸法：按呼吸控制、深吸气运动、强制呼气的顺序组成的呼吸方法。呼吸控制是指在平静状态下不产生支气管痉挛的放松呼吸；深吸气运动是指深吸气后屏息3秒，然后进行自然放松的呼气。

②自源性排痰法：患者自己通过呼吸游离移动分泌物，促进排痰的方法。放松状态下吸气，在声门开放状态下用稍快的速度呼气，当分泌物移至主支气管后进行强制呼气将痰咳出。为了充分移动分泌物，应避免多余的咳嗽。

（4）姿势矫正练习：对于患者的姿势问题尽量从术前开始进行矫正，术后由于疼痛等难以充分的矫正，甚至会加重姿势异常。

（5）下肢的自主活动：为了预防血栓性静脉炎，有必要教给患者髋、膝关节的伸展，踝关节的背、跖屈的自主练习方法。

（二）术后运动疗法

尽可能从麻醉清醒后就开始进行训练，逐渐增加训练时间，密切关注患者的身体状态，及时发现异常情况。术后进行呼吸运动疗法的目的是预防呼吸系统的并发症，尽早提高ADL能力。肺不张、肺部感染、肺水肿、肺栓塞等造成呼吸状态恶化，因此，在早期训练的同时，需要密切关注患者的生命体征和各项检查结果，预测并掌握患者的状态，慎重地展开训练（表5－2－2）。

表 5-2-2 术后治疗计划

时间	治疗内容
术后第二天	体位为 45°半卧位 ·把握全身状况、治疗的情况、记录手术的情况 ·放松训练 ·矫正姿势 ·咳痰训练 ·呼吸训练 ·肩、颈部的关节活动范围训练 ·足部的自主活动
术后第四天	可以保持坐位 ·除上述训练之外，开始躯干的关节活动范围训练
术后第六天	可以保持坐位、立位 ·肩部关节活动范围训练 ·利用体操棒作放松训练 ·抵抗运动
术后第十四天	·开始平地自由步行 ·拆线后做肩部关节活动范围训练时要注意保护伤口
术后第十五天	·可以开始上下台阶增加肌力和耐力的增强训练

1. 胸部外科术后运动疗法

（1）卧床期间呼吸训练

1）注意事项：针对胸部外科术后的患者，实施手法时需要注意以下几点：①在胸廓活动范围内进行呼吸辅助。②为了避免患者出现疼痛和不舒服的感觉，治疗师应轻柔地用整个手掌接触胸廓。③呼吸辅助应配合呼吸节奏，并且方向和胸廓运动保持一致。④边听诊边进行呼吸辅助，目的是为了进行评定和确认治疗效果。

训练开始时，边确认呼吸状态、引流管和监护仪的情况边进行非手术侧的呼吸辅助。术后早期非手术侧胸廓容易努力地过度吸气，为了减少非手术侧的残气量，指导患者进行缓慢的呼气。随着病情的恢复，逐步开始手术侧胸廓的呼吸辅助训练，促进术侧肺部的扩张和通气。密切关注患者表情，注意手部用力方式等，不要因为疼痛给患者带来不适。如果在训练中因为引流管活动引起疼痛的话，可以将双拇指交叉轻轻固定引流管后进行训练（图 5-2-1）。为了促进手术侧背部的通气，可采取手术侧在上的侧卧位或半俯卧位进行呼吸辅助训练，训练时双手抱枕以减缓疼痛（图 5-2-2）。

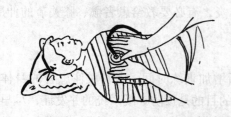
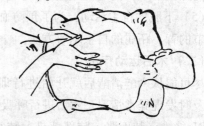

图 5-2-1 对引流管处的呼吸辅助　　图 5-2-2 侧卧位下呼吸辅助

2）目的：手术方式不同，呼吸训练的内容有所不同。①没有切除肺和肋骨的开胸术：呼吸训练的主要目的是预防肺不张和肺炎，强调手术侧和整个肺部的呼吸训练。②肺叶切除术：肺叶部分切除，其呼吸训练的重点是促进残存肺组织的膨隆。③全肺切除术：一侧肺全切除后，应对非手术侧进行训练。维持躯干的活动性，伸张肋间肌以防止异常姿势。④肋骨摘除后：吸气时易受胸腔负压的影响胸廓塌陷，呼气受正压的影响胸廓隆起形成异常的呼吸方式。此时手术的部位不进行呼吸训练，例如左上部手术后不进行左上部胸式呼吸训练，用重物固定手术部位，进行以下部胸式呼吸为重点的训练。

（2）呼吸道的清理方法：手术后由于分泌物增加、咳嗽困难等原因，使得通气效率降低，容易发生肺炎和肺不张。一般情况下，分泌物在术后 1～2 日增多，7～10 日逐渐减少。呼吸道的刺激引起的咳嗽反射会造成疼痛，给患者带来很大痛苦。术后，根据分泌物的性质选择清理方法。分泌物黏稠时，配合雾化吸入进行排痰训练；分泌物稀薄时，雾化吸入反而会使分泌物难以咳出，因此不宜使用。根据疼痛部位和引流管位置等选择排痰体位（详见本章第一节）。采用前述的呼吸辅助方法促进气体交换运动，尽量将分泌物向粗大气管方向移动，方便将分泌物排出。分泌物清理顺序如下：听诊，确定分泌物部位；在可能情况下，采取与排痰体位相近的体位。需要注意的是充分固定引流管和监护仪器的导线，不引起手术部位疼痛；在手术部位以外的末梢部施以轻叩和振动，然后强制呼气或进行轻的、连续的咳嗽将分泌物排出。注意固定住手术部位；痰咳出后，进行深吸气。开胸术后的患者尽量采用腹式呼吸，腹部外科术后应抑制腹部的活动，尽可能地采用胸式呼吸进行咳嗽。

排痰前后听诊呼吸音，确认痰是否咳出。

（3）拔管后体位：拔除引流管后，渗出液易潴留在胸膜腔内。这时，取患侧在上的侧卧位，在腰部下方插入枕头，使渗出液容易向肺尖部和肺门部附近移动。在此体位下向前方或后方倾斜45°，进行腹式呼吸和患侧下部胸式呼吸可保持胸膜的活动性。

（4）姿势矫正训练：手术后，为了减轻疼痛的影响，脊柱容易出现侧弯现象。从前、侧方进行手术时易侧凸向非手术侧，而从后方进行的切口较大的手术，可造成身体支持性不均衡，呈现异常的姿势，引起脊柱凸向手术一侧的侧弯和颈部向非手术侧的侧屈现象。这种异常在身体有一定的活动后逐渐显现。

出现异常姿势后，若早期没有进行姿势教育和训练，则易形成较强的变形。矫正并不仅限于被动的方式，指导患者放松颈部和躯干的肌肉，以便降低肌肉张力，缓解疼痛。在坐位进行躯干的对称性活动，矫正非对称性的倾向。指导患者和家属出院后的练习方法。

（5）胸廓和肩关节的关节活动范围训练：通过放松、牵张和关节活动范围训练改善手术损伤引起的胸廓和肩关节活动范围受限。早期活动时，应充分注意伤口受到牵张引起疼痛和缝合部开裂等。一般从主动辅助运动开始，用体操棒作放松活动，逐步过渡到轻的抵抗运动，负荷以不引起疼痛为宜。拆线后，应注意观察创伤部，缓慢地进行活动。颈部的运动受肌肉过度紧张和疼痛的影响而受限，可以早期开始各方向的自我辅助运动。

1）改善胸廓活动范围的训练：调整肩胛骨的位置以改善胸廓和肩胛带周围肌肉紧张、活动性下降。松动第一肋，以改善颈部，特别是斜角肌的过度紧张。松动第一肋时，将肋结节推向内上方，用另一只手确认第一胸肋关节的活动。胸廓活动性下降时，和吸气同步向下牵拉肋骨，进行肋间肌的牵张。

2）改善肩关节活动范围的训练：开胸手术，特别是后侧方开胸手术后，手术侧上肢上抬容易受限且疼痛明显。应谨慎地开展肩关节活动范围的训练。边上抬上肢边扩张胸廓时，应注意确认胸廓、肩胛骨的位置以及肱骨头的活动，吸气的同时伸直肘关节上抬上肢，呼气时屈曲肘关节将上肢放下。

（6）足部的主动运动：为了预防下肢的血栓静脉炎，为行走做准备，应积极地进行足部的自主活动。

（7）早期下床活动到步行

1）早期下床活动：当患者的循环状态稳定，没有头晕、恶心等症状后可以早期下床进行活动。目的不仅是为了增加通气量、帮助排出分泌物，也能够达到预防肌力减退、深静脉血栓，提高 ADL 自理能力的目的。

2）坐起、站起动作的练习：手术后第二天开始，尝试坐起动作。不建议患者用手拉拽床栏杆坐起，因为这样会增加上肢、肩胛带肌肉的紧张，妨碍胸廓活动性。由于身体原因坐起困难时，摇床逐渐坐起直至端坐位。站起之前，首先放松背部和肩胛带后指导患者练习效率高的站起动作。

3）步行动作训练：可以开始步行时，以能耗少的高效率步行动作为目标进行练习。注意躯干的力线，首先从练习重心的前后转移开始。如果出现缺氧现象，可以边吸氧边进行训练。带着引流袋时，可以将引流袋挂在输液架上练习步行。

（8）其他：拔去引流管后，可以至治疗室进行训练。此时，进行肺功能检查、6 分钟步行、往返步行检查，评定患者的恢复状态。必要时，利用功率自行车进行运动负荷训练。如果运动中缺氧，可以边吸氧边训练。

为出院做准备，指导患者调整动作过程中的呼吸方式和调节步行速度；残留疼痛和上肢上抬动作困难时，进行 ADL 指导，如穿衣服时从手术侧上肢开始穿袖子、穿开身衣服等；指导患者家庭自我训练的方法。

2. 上腹部外科手术后的运动疗法

（1）卧床期间的呼吸训练：上腹部外科手术后，膈肌的反射性抑制问题明显。因此，治疗的重点也放在膈肌的评定和治疗上。为了诱发膈肌的功能，需要评定呼吸状态，调整姿势和肌肉紧张。

1）背部和腰腹部的训练：术后特别是胃切除术后的右侧背部、肝脏切除术后的左侧背部肌肉紧张。常可见到床面与背部之间出现空隙，胃切除术后躯干向左侧旋转，肝脏切除术后躯干向右侧旋转的现象。为了改善背部肌肉过度紧张的状态，将手插入床与患者背部之间，向外牵拉竖脊肌，并使患者体会背部着床的感觉。为了缓解腰腹部的紧张状态，将患者双下肢屈曲，诱导骨盆和腰部的活动（图 5 - 2 - 3）。

2）背部的手法呼吸辅助训练：利用吸气时轻轻抬起患者背部后进行摇动，使空气进入下部肺的伸展背部的方法（详见本章第一节）。可以用双手插入患者背部，也可以用浴巾将患者背部抬离床面，但应注意背部不要抬离过高，否则会引起疼痛并增加背肌紧张。

3）对膈肌呼吸辅助：双手拇指放在上腹部，其他四指放在下部胸廓，呼气时斜向上

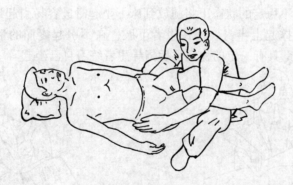

图 5 - 2 - 3　去除双下肢重量之后诱导骨盆和腰部的活动

方压迫膈肌，吸气时缓慢松手让患者腹部隆起（图 5 - 2 - 4）。注意伤口的疼痛和引流管，慎重地进行呼吸辅助。当膈肌出现活动后，让患者将一只手放在腹部，感觉吸气时腹部的活动，练习膈肌呼吸。

4）坐位下呼吸辅助和辅助咳嗽的手法：和胸部外科手术后一样，根据不同问题选择清除呼吸道分泌物的方法。可以取端坐位后，从患者身体后方进行呼吸辅助、咳嗽辅助以及强制呼气的辅助以便排出分泌物（图 5 - 2 - 5）。治疗师立于患者身体后方，双手穿过腋下伸到前面放在患者胸部或腹部，边辅助进行通气运动边进行姿势控制。吸气时促进骨盆和躯干的抗重力伸展活动，呼气时诱导骨盆后倾、躯干沿重力方向向下方运动。注意吸气时应向后上方轻牵患者躯干，两侧坐骨支撑体重的状态下头顶向上控制坐位姿势。在咳嗽或强制呼气时，患者双手应放在手术部位保护伤口。

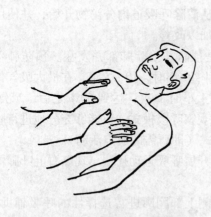

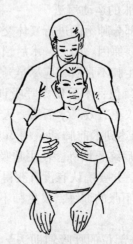

图 5 - 2 - 4　对膈肌运动的辅助法　　**图 5 - 2 - 5　端坐位下咳嗽辅助**

（2）从早期下床活动到步行

1）仰卧位下肢活动：注意腰腹部力线，在不诱发疼痛的情况下进行下肢训练。初次训练时不要勉强将下肢抬离床面，而是脚贴在床面上屈伸下肢。当患者腹部情况好转后，边确认患者腰腹部的稳定性边屈曲下肢，激活腹肌（图 5 - 2 - 6）。

2）翻身、坐起动作练习：由于手术的影响，腹部肌群活动差而背部肌群占优势。在患者身前放置大枕头等，让患者翻身至侧卧位后将身体靠在枕头上，以避免背肌为保持姿势而过度紧张。腹部不稳定的状态下将腿放到床下坐起时最容易引起疼痛，所以刚开始坐起时需要帮助患者支撑起上半身，抱住患者下肢，在不引起疼痛的情况下进行坐起练习（图5－2－7）。当腹部具有一定的稳定性后指导患者练习自己坐起。

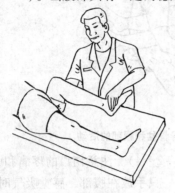 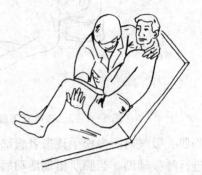

图5－2－6　仰卧位的下肢活动　　　　图5－2－7　避免诱发疼痛的坐起训练

3）早期下床活动：站起时治疗师站在患者的前方或体侧，诱导患者将重心前移。刚开始步行时，患者容易采取躯干前倾、髋关节轻屈曲的姿势。帮助患者练习用足跟部负重，在躯干伸展、髋关节中立位下练习步行。安全下床活动的指标如下：心率：窦性心律，且在预测最大心率的85%以下；呼吸：16～30次/分；呼吸模式：对称、协调的模式，且不使用辅助呼吸肌；血压：随运动强度上升而有所增高，但应在200/100 mmHg以下；动脉血氧饱和度：室内时应在85%以上；自觉症状：没有中等程度以上的呼吸困难、心绞痛症状、头晕、恶心、紫绀、剧烈疼痛、不适感等。

3. 术后肺不张的运动疗法

肺不张是指部分肺不能进行气体交换，这一部分的肺泡萎陷。呼吸道内分泌物潴留是造成肺不张的主要原因。因此，术后预防肺不张，应从清除呼吸道内分泌物开始，并使用呼吸训练仪。发生肺不张后，应尽早开展呼吸训练，加以改善。

（1）呼吸训练仪：术后使用呼吸训练仪的目的是预防并治疗肺部并发症。预防肺不张，容量型训练仪更有效。术后第一天开始，频率为1组/小时，10次/组，在最大吸气位保持3～5秒。当达到术前肺活量的50%之后，每隔4小时1次；达到60%之后，2次/天；达到75%之后终止训练。使用呼吸训练仪时需要观察呼吸模式，以能够充分地进行呼气为训练的前提，并要确认有没有获得所需的呼吸模式（即所需的肌肉活动）。

（2）改善肺不张的训练：发生肺不张后，应尽早开展呼吸运动疗法。现以右上叶肺不张为例进行介绍：

1）对肺不张部位的呼吸辅助法：从右侧方对右侧上部胸廓进行选择性的呼吸辅助。呼气时压迫胸廓，在呼气终末即吸气前一瞬间快速松手，借以扩张右侧上部胸廓。治疗师注意用指尖感知要开始吸气的瞬间，在胸廓扩张之前松开手，不能妨碍胸廓的活动。

2）压迫健侧胸廓法：压迫左侧胸廓和右侧胸廓下部，通过深呼吸促进气体进入右上叶。两种方法并用时，治疗师用右手固定患者左侧胸廓，用左手对右侧上部胸廓实施呼吸辅助。

3）双人呼吸辅助法：两名治疗师一起给患者进行训练时，由一人压迫左侧胸廓，另一人一手固定右侧下部胸廓，另一只手对右侧上部胸廓实施呼吸辅助（图5－2－8）。

4）利用器械改善肺不张法：伴有哮喘的病例以及气管由于浮肿造成狭窄的病例等只

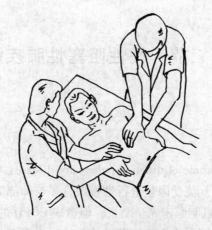

图5-2-8 双人呼吸辅助法

用徒手的方法很难改善。这种情况时，可以使用无创机械通气（NPPV）和气囊通气改善肺不张。

此时，需要3名治疗师一起进行肺部的扩张。其中一人压迫健侧胸廓，一人固定面罩，还有一人按压气囊。配合患者吸气的时机慢慢地按压10 L/分流量的O_2气囊，保持几秒钟之后，在患者呼气之前快速放松手。做10次后，通过听诊、触诊和观察确认肺部扩张情况。一次治疗难以完全改善肺不张时，可以尝试压迫健侧胸廓的同时使用换气囊。如果支气管闭塞得以改善的话，之后只用徒手的方法即可使肺部充分扩张。另外，还可以同时使用无创机械通气和健侧胸廓压迫的方法改善肺不张（图5-2-9）。

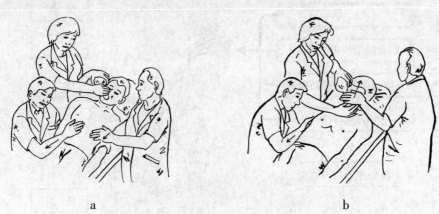

a   b

图5-2-9 无创机械通气和健侧胸廓压迫的方法
a. 呼气时；b. 吸气时。

（常冬梅）

第三节 慢性阻塞性肺疾病

一、概述

（一）定义

慢性阻塞性肺疾病（chronic obstructive pulmonary disease，COPD）是指以不完全可逆的气流受限为特征的疾病，气流受限呈进行性发展，多与肺部对有害颗粒和气体的异常炎症反应有关。COPD 的发病机制尚未完全明了，但造成 COPD 的常见危险因素如图5－3－1所示。支气管哮喘发展到晚期因为支气管壁结构重构而出现不完全可逆的气流受限也属于COPD。

由于大气污染及吸烟人数增加等因素，COPD 有逐渐增加的趋势，居当前全世界死亡原因的第四位。根据世界银行和世界卫生组织发表的研究报告，至 2020 年 COPD 将成为世界疾病经济负担的第五位。近年在我国北部和中部地区 102230 名成年人调查结果表明，COPD 成人患病率为 3.17%，估计全国有 2500 万人罹患此病，45 岁以后随年龄增加而增加，病死率也在逐年增加。

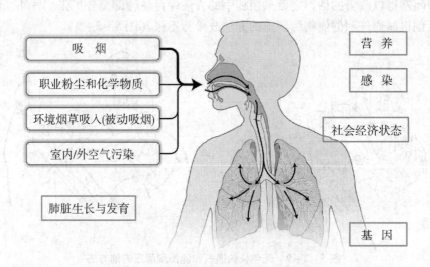

图5－3－1 形成 COPD 的常见危险因素

（二）分类

COPD 主要包括慢性支气管炎和慢性阻塞性肺气肿两种疾病，其特点如下：

1. **慢性支气管炎** 指在除外慢性咳嗽的其他已知原因后，患者每年咳嗽、咳痰 3 个月以上，并连续 2 年者。临床表现为咳嗽咳痰，劳力性呼吸困难，严重时可出现呼吸衰竭症状。

2. **肺气肿** 指肺部终末细支气管远端气腔出现异常持久的扩张，并伴有肺泡壁和细支气管的破坏而无明显的肺纤维化。X 线检查示胸廓扩张，肋间隙增宽，肋骨平行，两肺野透亮度增加，膈降低且变平，肺血管纹理内带增粗紊乱，外带纤细、稀疏、变直。第一秒用力呼气量（FEV_1）<70% 总用力肺活量，最大通气量 <80% 预计值，残气量 >40% 肺总量即可确诊阻塞性肺气肿。经呼吸功能检查，如吸入气管舒张剂之后，FEV_1/FVC < 70%、FEV_1 < 80% 预计值，则可确定为不能完全可逆的气流受限。

（三）临床特点及病理特征

1. 临床特点　早期体征不明显。随疾病进展可出现胸廓前后径扩大呈桶状，呼吸变浅，呼吸频率增快，辅助呼吸肌活动增加。重症患者可出现呼吸困难和发绀。叩诊肺界扩大，呈过清音。听诊呼吸音减低，平静呼吸闻及干啰音，肺底部和其他部位闻及湿啰音，心音遥远。

2. 病理特征　特征为黏液高分泌、纤毛功能失调、呼气的气流受限、肺过度充气、气体交换异常、肺动脉高压和肺心病。COPD 的早期病变局限于细小气道。炎症侵犯到中小支气管壁后，可以导致异常呼吸动力。

（1）正常呼吸动力学：吸气时胸腔容积增大，变成负压，支气管、肺泡等受到牵伸而扩张，气体流入。呼气时胸腔内压力增高形成正压，肺泡受压而缩小。正常支气管壁具有一定的抗压能力而不被压瘪，因此保证气体从肺泡顺利呼出。

（2）异常呼吸动力学：慢性炎症逐渐破坏支气管壁，特别是弹力纤维层破坏，支气管壁对抗压力的能力降低。在支气管壁破坏的情况下，呼气时增高的肺间质压首先使支气管壁过早塌陷，加重了气道狭窄。如果患者用力呼气，则肺间质的压力增加和气道流速增加，导致支气管内的负压效应，将使气道狭窄进一步恶化。加上 COPD 患者由于呼吸困难而用力呼吸和快速呼吸，使胸腔内压力更为增大，从而使支气管壁塌陷更加恶化，肺泡通气量降低，解剖死腔增加，呼吸耗能无谓增加，形成恶性循环，表现为以呼气困难为特征的异常呼吸模式。

随着病情发展，肺泡持续扩大，残气量及残气量占肺总量的百分比增加。肺气肿日益加重，肺泡周围毛细血管受挤压而退化，致使肺泡毛细血管减少，此时肺区虽有通气，但肺泡壁无血流灌注，导致生理死腔增大；此外部分肺区虽有血流灌注，但肺泡通气不良，不能参与气体交换，产生通气与血流比例失调，造成换气功能障碍。通气和换气功能障碍可引起缺氧和二氧化碳潴留，发生不同程度的低氧血症和高碳酸血症，最终出现呼吸衰竭。长期慢性缺氧可导致肺血管广泛收缩和肺动脉高压，常伴有血管内膜增生、纤维化和闭塞，造成肺循环结构重组，从而进一步影响气体交换。

（四）临床诊断

当慢性支气管炎、肺气肿患者肺功能检查出现气流受限，并且不能完全可逆时，则可以诊断 COPD。如患者只有"慢性支气管炎"和（或）"肺气肿"，而无气流受限，则不能诊断为 COPD。可将有咳嗽、咳痰症状的慢性支气管炎视为 COPD 的高危期。

二、临床常见功能障碍

COPD 可导致肺功能及日常生活能力下降，同时本病为慢性病变，病程长，影响健康和劳动力，可给社会生产及经济带来巨大损失。其主要功能障碍包括：

（一）呼吸困难

由于肺气肿的病理改变，膈肌活动受限，患者在安静时也用肋间肌进行呼吸，甚至采用辅助呼吸肌，形成病理性呼吸模式，加重耗氧。正确腹式呼吸模式的建立使呼吸以膈肌运动为主，从而减少耗氧，缓解缺氧状态，减轻呼吸急促症状。由于长期炎症侵袭，支气管壁纤维环及软骨环受到腐蚀破坏，呼气时管壁过早受压而塌陷闭塞。缩唇呼气训练，可增加呼气时气道内阻力，防止支气管过早塌陷，减少肺内残气量。

（二）反复感染

由于细支气管长期炎症，黏液腺及纤毛受损，"黏液毯"功能丧失，排痰能力差，加上长期卧床，免疫力下降，容易造成反复感染。通过体位引流，胸部叩击、震颤及正确的咳嗽方法促进肺内分泌物排出，同时通过上、下肢有氧训练，减少卧床时间，增强患者免疫力，从而减少感染，降低死亡率，减少社会及家庭的经济耗费。

（三）肌力及运动耐力下降

由于惧怕劳力性呼吸困难而活动减少，使得呼吸及循环系统对运动的适应能力减退，上下肢出现废用性肌力减退，患者的肌力及运动耐力均有所下降。通过上下肢的有氧训练及抗阻训练，增强上下肢肌力，改善呼吸功能及心血管功能，提高患者的肌力及运动耐力。晚期呼吸肌功能也衰退，因此呼吸肌训练也需要得到重视。

（四）心理障碍

长期呼吸困难的患者普遍有精神抑郁。抑郁状态的预防和治疗在运动疗法应用时需要给予特别的关注。

三、评定内容

（一）呼吸功能评定

1. 气短气急症状分级　根据 Borg 量表改进（南京医科大学）分级如下：①1 级，无气短气急。②2 级，稍感气短气急。③3 级，轻度气短气急。④4 级，明显气短气急。⑤5 级，气短气急严重，不能耐受。

2. 呼吸功能改善或恶化程度分级　采用分值半定量化方法：① – 5，明显改善。② – 3，中等改善。③ – 1，轻改善。④0，不变。⑤1，加重。⑥3，中等加重。⑦5，明显加重。

3. 肺功能测试　①肺活量（VC）：尽力吸气后缓慢而完全呼出的最大空气容量，病情严重程度与 VC 值呈反比。②第一秒用力呼吸容量（FEV_1）：指尽力吸气后尽最大努力快速呼气，第一秒所能呼出的气体容量。FEV_1 占用力肺活量比值与 COPD 的严重程度及预后相关良好。

（二）运动功能评定

1. 平板或功率车运动试验　通过活动平板或功率车进行运动试验获得最大吸氧量、最大心率、最大 MET 值、运动时间等相关量化指标来评定患者运动能力，也可通过平板或功率车运动试验中患者的主观用力程度分级（Borg 计分）等半定量指标来评定患者运动能力。

2. 定量行走评定　让患者步行 6 min 或 12 min，记录其所能行走的最长距离。此试验与上述分级运动试验有良好相关性。对于不能进行活动平板运动试验的患者，可行 6 min 或 12 min 行走距离测定，以判断患者的运动能力及运动中发生低氧血症的可能性。采用定距离行走，计算行走时间，也可以作为评定方式。

（三）日常生活能力评定

此外，功能评估还包括呼吸肌力量评估（最大吸气压及最大呼气压）、上下肢肌肉力量评估、心理状态评估、营养状态评估、生活质量评估等。

四、运动疗法

（一）治疗原则

1. 物理治疗师在 COPD 治疗中的角色

（1）作为教育者和指导者，帮助患者练习促进其气道放松和通气的呼吸方法，加强有效的吸入疗法，保持气管卫生，预防或减小复发的频率。

（2）按患者所需为其选择合适的运动疗法，主要目的是加强肌力，增加最大摄氧量，减低心肺系统在活动时所承受的负荷，提高患者的运动耐力和活动能力。

2. 治疗原则　在临床运动疗法的实施中，治疗师要遵循以下原则：

（1）因人而异：各个患者的情况不同，因此各人的锻炼方法均应该有自己的特殊性，切不可以简单地模仿。非发作期可以进行较剧烈的运动锻炼，而发作期则需要注意锻炼强度不能过大。合并心血管疾病的患者运动锻炼时要充分考虑心血管的承受能力。

（2）循序渐进：所有的锻炼均要逐步增加难度、强度和量。锻炼时不可以追求一步到位，必须量力而行。

（3）持之以恒：运动锻炼的效果在停止运动后很快消失，不可能一劳永逸。一般来说，停止运动锻炼后功能衰退的速度要快于运动锻炼效果获得的速度，所以锻炼一旦开始，就应该持续终生。

（4）全面锻炼：应该注重外呼吸功能的锻炼，但也不可忽视内呼吸功能锻炼，特别是全身体力和心脏功能的锻炼。同时也要注意呼吸系统疾病病因的预防性锻炼、全身抵抗力的锻炼和心理功能的改善。

（5）环境适宜：运动的环境必须适宜。避免在风沙、粉尘、寒冷、炎热、嘈杂环境锻炼。呼吸时最好经鼻，以增加空气温度和湿润度，减少粉尘和异物的刺激。

（6）警惕症状：运动锻炼时不应该有任何症状。运动锻炼后的第二天早晨起床时应该感觉正常。如果出现与平常不一样的症状变化，例如疲劳、乏力、头晕等，应该及时就诊。运动时和运动后均不应该出现明显气短、气促或剧烈咳嗽。

（7）结合临床：COPD 的康复治疗必须结合临床治疗，临床病情变化时务必及时调整康复锻炼方案，避免治疗过程诱发呼吸性酸中毒和呼吸衰竭。

（二）治疗方法

1. 呼吸训练

（1）重建腹式呼吸模式：通过各种舒适体位下的放松训练、缩唇呼气法、暗示呼吸法、缓慢呼吸法以及膈肌体外反搏呼吸法等重建腹式呼吸模式，目的是放松紧张的辅助呼吸肌群，减少呼吸肌耗氧量，缓解呼吸困难症状。

1）放松训练

前倾依靠位：①取坐位，双肘置于双下肢上，静止放松，减少用力使呼吸平稳。②取坐位，双肘置于桌上，肘下放软垫使患者静止放松，减少用力使呼吸平稳。（图 5-3-2a）

站立体位：①患者取立位，头稍前倾，双上肢自然下垂，双膝微屈曲，静止放松，减少用力使呼吸平稳。②患者取立位，双上肢置于桌上，头自然前屈，躯干稍前屈，双膝微屈曲，静止放松，减少用力使呼吸平稳（图5-3-2b）。

2）暗示呼吸法：①单手置于腹部，呼气时用力加压，辅助呼吸（图5-3-3a）。②吸气时手放松不施加阻力，使吸气动作顺畅进行（图5-3-3b）。③用布带围住腹部，吸气时放松布带（图5-3-3c）。④呼气时拉紧布带，给腹部加压，辅助呼气（图5-3-3d）。

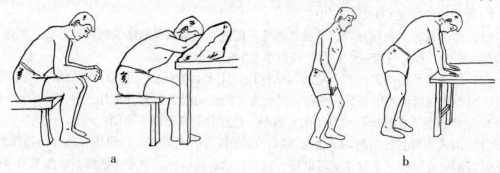

图5-3-2 放松训练
a. 前倾依靠位；b. 站立体位。

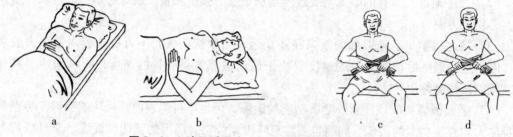

图5-3-3 暗示呼吸法（即通过触觉诱导腹式呼吸）
a. 呼气时用手加压；b. 吸气时手放松；c. 吸气时放松布带；d. 呼气时拉紧布带。

（2）胸廓活动度及矫正驼背姿势训练：部分患者可能合并胸廓畸形和驼背，临床常采用的训练方法包括：增加一侧胸廓活动、活动上胸及牵伸胸大肌、活动上胸及肩带练习、矫正头前倾和驼背姿势，以上练习每次2~3 min，每日多次。

2. 排痰训练　包括体位引流、胸部叩击、震颤及直接咳嗽。目的是促进呼吸道分泌物排出，降低气流阻力，减轻支气管及肺的感染。

（1）体位引流：目的是使此病变部位的肺段向主支气管垂直引流。引流频率视COPD患者的分泌物多少而定，分泌物少者，每天上、下午各引流一次，痰量多者宜每天引流3~4次，餐前进行为宜。每次引流一个部位，时间5~10 min，如有数个部位，则总时间不超过30~45 min，以免疲劳。

（2）胸部叩击、震颤：有助于黏稠、浓痰脱离支气管壁。其方法为治疗师手指并拢，掌心成杯状，在引流部位胸壁上双手轮流叩击拍打30~45 s，患者可自由呼吸。叩击拍打后手按住胸壁部加压，治疗师整个上肢用力，此时嘱患者做深呼吸，在深呼气时做振动，连续做3~5次，再做叩击，如此重复2~3次，再嘱患者咳嗽以排痰。

（3）咳嗽训练：咳嗽是呼吸系统的防御功能之一，COPD患者咳嗽机制受到损害，最大呼气流速下降，纤毛活动受损，痰液本身比较黏稠，因此更应当教会患者正确的咳嗽方法，以促进分泌物排出，减少反复感染的机会。第一步先进行深吸气，以达到必要吸气容量；第二步吸气后要有短暂闭气，以使气体在肺内得到最大分布，同时气管到肺泡的驱动压尽可能保持持久；第三步关闭声门，当气体分布达到最大范围后再紧闭声门，以进一步增强气道中的压力；第四步通过增加腹内压来增加胸内压，使呼气时产生高速气流；第五步声门开放，当肺泡内压力明显增高时，突然将声门打开，即可形成由肺内冲出的高速气流，促使分泌物移动，随咳嗽排出体外（图5-3-4）。

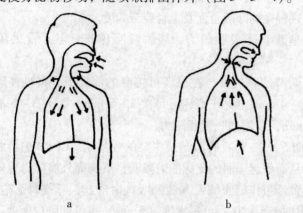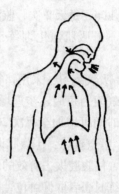

图5-3-4　咳嗽运动的过程

a. 第一步：深呼气；b. 第二至四步：闭气、关闭声门、增加胸内压；c. 第五步：声门开放。

3. 运动疗法　有氧训练，肌力训练包括呼吸肌训练、四肢肌力训练和全身呼吸体操训练，以改善肌肉代谢、肌力、全身运动耐力和气体代谢，提高身体免疫力。

（1）有氧训练：大量的国内外研究报道，下肢训练可明显增加COPD患者的活动耐力，减轻呼吸困难症状，改善精神状态。通常采用的有氧训练方法如快走、划船、骑车、登山等。有条件的COPD患者可以先进行活动平板或功率车运动试验，得到实际最大心率及最大MET值，然后根据表5-3-1确定运动强度。运动后不应出现明显气短、气促（即以仅有轻度至中度气短、气急为宜）或剧烈咳嗽。运动训练频率2~5次/周，到靶强度运动时间为10~45 min，疗程4~10周。为保持训练效果，患者应坚持终身训练。有运动诱发哮喘的患者可以在监护条件下，进行低强度的运动训练，让患者逐步适应运动刺激。最终多数患者可以进行一定的运动而不导致哮喘发作。这也是一种"脱敏"治疗。

表5-3-1　运动训练强度的选择

运动试验终止原因	靶心率	靶MET值
呼吸急促，最大心率未达到	75%~85%	70%~85%
达到最大心率	65%~75%	50%~85%
心血管原因	60%~65%	40%~60%

（2）肌力训练：COPD患者常有下肢肌力减退，患者活动受限，因此下肢训练也应包括力量训练。上肢肩胛带周围肌群既为上肢活动肌，又为辅助呼吸肌群，如胸大肌、胸小肌、背阔肌、前锯肌、斜方肌等均起自肩胛带，止于胸背部。当躯干固定时，起辅助肩胛带和肩关节活动的作用；而上肢固定时，这些肌群又可作为辅助呼吸肌群参与呼吸活动。

COPD 患者在上肢活动时，由于这些肌群减少了对胸廓的辅助活动而易于出现气短气促，从而对上肢活动不能耐受。而日常生活中的很多活动如做饭、洗衣、清扫等都离不开上肢活动，为了加强患者对上肢活动的耐受性，COPD 的康复应包括上肢训练。上肢训练可增加上肢活动能力，使单一上肢活动时，代谢需求及呼吸需求下降，从而缓解呼吸困难症状。上肢训练包括手摇车训练及提重物训练，手摇车训练从无阻力开始，每阶段递增 5 W，运动时间 20 ~ 30 min，速度为 50 r/min，以运动时出现轻度气急、气促为宜。提重物训练：患者手持重物。开始 0.5 kg，以后渐增至 2 ~ 3 kg，做高于肩部的各个方向活动，每活动 1 ~ 2 min，休息 2 ~ 3 min，每天 2 次，监测以出现轻微的呼吸急促及上臂疲劳为度。

（3）呼吸肌强化训练：目的是改善呼吸肌耐力，缓解呼吸困难症状。常采用方法如下：

1）吸气练习：采用口径可以调节的呼气管，在患者可接受的前提下，将吸气阻力增大，吸气阻力每周逐步递增 -2 至 -4 cmH$_2$O。开始练习每次 3 ~ 5 min，每天 3 ~ 5 次，以后练习时间可增加至每次 20 ~ 30 min，以增加吸气肌耐力。

2）呼气训练：①腹肌训练（图 5 - 3 - 5）：腹肌是最主要的呼气肌。COPD 患者常有腹肌无力，使腹腔失去有效的压力，从而引起膈肌的支撑能力减弱，下胸廓外展能力也随之下降。训练时患者取仰卧位，腹部放置沙袋作挺腹练习（腹部吸气时隆起，呼气时下陷），开始为 1.5 ~ 2.5 kg，以后可以逐步增加至 5 ~ 10 kg，每次练习 5 min；也可仰卧位做两下肢屈髋屈膝，两膝尽量贴近胸壁的练习，以增强腹肌力量。②吹蜡烛法：将点燃的蜡烛放在口前 10 cm 处，吸气后用力吹蜡烛，使蜡烛火焰飘动。每次训练 3 ~ 5 min，休息数分钟，再反复进行。每 1 ~ 2 天将蜡烛与口的距离加大，直到距离增加到 80 ~ 90 cm。③吹瓶法：用两个有刻度的玻璃瓶，瓶的容积为 2000 mL，各装入 1000 mL 水。将两个瓶用胶管或玻璃管连接，在其中的一个瓶插入吹气用的玻璃管或胶管，另一个瓶再插入一个排气管。训练时用吹气管吹气，使另一个瓶的液面提高 30 mm 左右（图 5 - 3 - 6）。休息片刻可反复进行。将液面提高的程度作为呼气阻力的标志。可以逐渐增加训练时的呼气阻力，直到达到满意的程度为止。

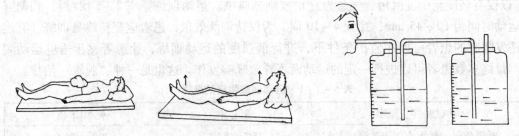

图 5 - 3 - 5　腹肌训练法　　　　　　　图 5 - 3 - 6　呼气训练的吹瓶法

（4）呼吸体操：目的是恢复患者的全身状况，改善肺功能，适用于病情稳定的 COPD 患者。体操内容包括腹式呼吸与扩胸、弯腰、下蹲和四肢活动在内的各种体操活动，主要分为准备活动、训练活动和结束活动三部分。准备活动及结束活动以肢体牵张、缓慢步行及体操为宜，时间为 5 ~ 10 min。做操时动作要缓慢，达到最大幅度。特别注意动作与呼吸节奏的配合。呼吸必须缓慢、自然、流畅。不允许有憋气动作。每一拍动作就是一次吸气或呼气。呼气的时间可以稍长于吸气，或基本相等，呼气时必须放松，不应用力呼气。

运动中不应该有任何不适。各节可以单独练习，也可以连贯练习。呼吸困难程度较重的患者可以边吸氧边活动，以增强活动信心。

（5）文体活动：太极拳、八段锦、五禽戏对 COPD 有较好的治疗作用，穴位按摩、针灸、拔火罐等也有一定作用。中国传统方法强调身心调整训练，基本训练方法和要领有其共同之处。例如调身，即调整体态，放松自然；调息，即调整呼吸，柔和匀畅，以横膈呼吸为主；调心，即调整神经、精神状态以诱导入静。

（6）提高机体免疫力的活动：提高机体抵抗力是预防 COPD 发作的基本措施，包括合适的户外运动锻炼、保健按摩等。空气浴、森林浴、日光浴、冷水浴等均有一定效果。

日光浴主要是通过日光中的红外线和紫外线对机体产生有益的作用。日光浴最好选择安静、空旷的森林、海滨、原野等地方，身体要尽可能裸露。锻炼时间从 5～10 min 开始。如果无不良反应，时间可以逐步延长。要注意避免曝晒，防止发生皮肤灼伤。日光浴可以与游泳、步行等锻炼结合，但要注意避免过度，防止疲劳。

对于冷水浴，初学者要注意循序渐进的原则，一般从夏季冷水洗脸开始，过渡到冷水擦浴，逐步增加冷水浴的面积和时间，逐步降低水温，最后过渡到冷水淋浴。在身体不适时应该适当增加水温，或暂停。锻炼时往往与身体按摩结合，即在冷水浴的同时对洗浴部位进行按摩和搓揉，直到身体发红发热。按摩一般从四肢开始，逐步到胸部和腹部。

五、日常生活指导

（一）能量节省技术

在训练时要求患者费力，以提高身体功能的储备力。但是在实际生活和工作活动中，要强调省力，以节约能量，完成更多的活动。基本方法是：①物品摆放有序化。事先准备好日常家务杂事或活动所需的物品或材料，并按照一定规律摆放。②活动程序合理化。按照特定工作或生活任务的规律，确定最合理或者最顺手的流程或程序，以减少不必要的重复劳动。③操作动作简化：尽量采用坐位，并减少不必要的伸手、弯腰等动作。④劳动工具化：搬动物品或劳动时尽量采用推车或其他省力的工具。

（二）饮食

营养状态是 COPD 患者症状、残疾及预后的重要决定因素，包括营养过剩和营养不良两个方面。营养不良的主要原因是进食不足，能量消耗过大。大约 25% 的 COPD 患者体重指数下降，而体重指数下降是 COPD 患者死亡的独立危险因素。患者每天摄入热量应是休息时能量消耗的 1.7 倍，其中每天蛋白质摄入应当 > 1.7 g/kg。改善营养状态可增强呼吸肌力量，最大限度改善患者的整体健康状态。营养过剩则是由于缺乏体力活动和进食过度造成，表现为肥胖。肥胖者呼吸系统做功增加，从而加剧症状。减肥锻炼是这类患者需要强调的内容。如果患者病情较重，进食时出现呼吸困难，应强调少量多次进食。

（三）心理行为矫正

焦虑、沮丧、不能正确对待疾病可进一步加重 COPD 患者的残障程度，因此心理及行为干预是非常必要的。指导患者学会放松肌肉，减压及控制惊慌可有助于减轻呼吸困难及焦虑。另外，家人、朋友的支持也必不可少。

六、教育和宣教

教育和宣教是COPD康复的重要组成部分，教育内容除了呼吸道的解剖、生理、病理生理，药物的作用、副作用、剂量及正确使用，症状的正确评估等一般知识，还应包括以下内容：

1. 氧气的正确及安全使用　长期低流量吸氧（小于 5 L/min）可提高患者生活质量，使 COPD 患者的生存率提高 2 倍。在氧气使用过程中主要应防止火灾及爆炸，吸氧过程中应禁止吸烟。

2. 感冒的预防　COPD 患者易患感冒，继发细菌感染后使支气管炎症状加重。可采用防感冒按摩、冷水洗脸、食醋熏蒸、增强体质等方法来预防感冒。

3. 戒烟　各种年龄及各期的 COPD 患者均应戒烟。戒烟有助于减少呼吸道黏液的分泌，降低感染的危险性，减轻支气管壁的炎症，使支气管扩张剂发挥更有效的作用。

（刘建华　励建安）

第四节　ICU

一、概述

（一）定义

ICU（intensive care unit）意为重症加强护理病房。在 ICU 的患者多为呼吸、循环、代谢等某些重要脏器功能严重不全或可能发生急性功能不全，随时可能发生生命危险的患者。

ICU 在世界上有一百多年的历史，现已成为医院中危重患者的抢救中心。ICU 的监护水平如何，设备是否先进，已成为衡量一个医院水平的重要标志。我国的 ICU 起步较晚，开始于 20 世纪 80 年代初期，目前国内设有 ICU 的医院还不普遍，但已受到了重视，将会发展很快。ICU 可以细分为：呼吸功能重症监护（respiratory intensive care unit，RICU），心血管疾患重症监护（coronary care unit，CCU），外伤重症监护（trauma ICU），烧伤重症监护（burn ICU），中枢神经疾患重症监护（neurological ICU），手术后重症监护（surgical ICU），新生儿重症监护（neonatal ICU）等。

ICU 设有中心监护站，直接观察所有监护的病床。设备方面必须配有床边监护仪、中心监护仪、多功能呼吸治疗机、麻醉机、心电图机、除颤仪、起搏器、输液泵、微量注射器、气管插管及气管切开所需急救器材。在条件较好的医院，还配有血气分析仪、微型电子计算机、脑电图机、B 超机、床旁 X 线机、血液透析器、动脉内气囊反搏器、血尿常规分析仪及血液生化分析仪等。由于 ICU 是在现代医疗装备下对病情相当危重的患者进行监护治疗，一部分危重患者由于呼吸功能严重受损，需要在 ICU 进行机械通气辅助或控制呼吸以维持正常生理功能。因此，ICU 工作人员必须具备坚实的医学基础理论知识，有较丰富的临床经验，应变能力强，并能掌握复杂仪器的操作。ICU 能使重危病人得到早期而又准确的诊断，紧急而又恰当的处理。

（二）治疗对象及特点

1. ICU 主要收治对象　①严重创伤、大手术后及必须对生命指标进行连续严密监测和支持者。②需要心肺复苏者。③某个脏器（包括心、脑、肺、肝、肾）功能衰竭或多脏器衰竭者。④重症休克、败血症及中毒病人。⑤脏器移植前后需监护和加强治疗者。一旦病情好转，即转回普通病房。

2. 患者特点　ICU 内患者多为由于急性呼吸衰竭导致呼吸功能受损而需要依赖机械通气的患者。

（1）急性呼吸衰竭（acute respiratory failure）：是指患者发生急性的呼吸困难、动脉血氧分压 <50 mmHg、动脉血二氧化碳分压 >50 mmHg、动脉血的酸碱值下降表现出呼吸性酸中毒。不论身体哪一处发生病变使呼吸功能受损而造成上述症状，即为呼吸衰竭。

（2）机械通气：是指在患者自然通气和/或氧合功能出现障碍时运用器械（主要是通气机）使患者恢复有效通气并改善氧合的方法。常见的机械通气指正压通气，是抢救危重患者常用而有效的方法，也是呼吸衰竭治疗的重要手段，可以改善患者的氧合和通气，减少呼吸做功，使疲劳的呼吸肌得到休息，支持呼吸和循环功能。

3. 物理治疗师在 ICU 中的作用　在美国和加拿大，物理治疗师或专业呼吸治疗师会在ICU 进行呼吸运动疗法，称为胸部运动疗法（chest physical therapy，chest PT），以减少肺部感染的发病率或改善呼吸功能。物理治疗师对于在 ICU 使用人工呼吸机的急性呼吸衰竭的患者的治疗目标是：改善患者整体功能并恢复其呼吸功能，降低由于卧床而产生的并发症，脱离呼吸机和物理治疗，使患者可以早期离床或离开 ICU 转入普通病房。据近期欧洲的调查显示，物理治疗师的介入角色因不同城市、临床治疗师的经验和训练而有所不同。

本节将介绍 ICU 内急性呼吸衰竭患者呼吸运动疗法的一些基本手法和注意事项等，更加详尽的呼吸系统疾患的物理疗法，需进行专门的学习。

二、ICU 急性呼吸衰竭患者临床常见功能障碍

（一）老龄化

ICU 支气管肺炎的发病率老年人明显高于青壮年。老年人由于呼吸器官的老化，局部与全身免疫功能低下，少量的有毒力微生物亦可导致感染的发生。

（二）存在基础疾病

多数 ICU 患者合并多器官衰竭、心肾功能不全、低蛋白血症等，原有呼吸系统疾病及吸烟者感染机会增高。

（三）气管插管或气管切开

由于气管插管或切开破坏上呼吸道屏障，削弱了纤毛清除运动和咳嗽反射，降低了上呼吸道防御机会，而使鼻咽、口腔细菌随着导管气囊周围潴留的分泌物淤积和下移，进入气管肺组织而造成呼吸道感染，导致气道细菌繁殖和感染的机会大大增加。

（四）机械通气治疗中器械污染和交叉感染发生率增加

这是由于 ICU 患者病情严重，全身抵抗力差，且多数为气管插管或气管切开经呼吸机辅助治疗，极易发生呼吸道感染。因此，机械通气时间越长，细菌感染发生率越高。此外，呼吸机的湿化器、雾化器和气路管道的细菌污染，无疑是导致呼吸道感染的主要来源。由于管道及插管内细菌既不能被机体防御机制清除，又不能被抗生素所杀灭，管道内细菌通过气溶胶、冷凝水、分泌物可再次进入下呼吸道接种定植。再加上无菌操作不严，

吸痰操作不当，造成支气管肺部感染反复发作。

（五）长期使用机械通气引发的并发症

由于长期使用机械通气导致活动减少引发并发症，如身体活动、健康状况下降、无力；若依赖机械通气过久会造成正常的肺部防卫机制受到伤害而越发容易发生感染，如肺炎、其发病率高达 9% ~ 24%，败血症，甚至可能造成多重器官功能障碍（multiple organ dysfunction syndrome，MODS）而造成死亡。

三、评定内容

呼吸运动疗法的基础评定包括视诊、触诊、叩诊、听诊等，但针对 ICU 患者的特殊状况，有时还需要进行较复杂的检查。具体呼吸运动疗法评定流程见表 5 - 4 - 1。

表 5 - 4 - 1　呼吸运动疗法评定流程

装配机械通气时	
1	视诊、触诊、叩诊、听诊等获得信息，特别是听诊非常重要；对比治疗侧与对侧胸部；使用手动开关进行强制通气，较易进行听诊
2	通气模式中，查看 V_T、$\dot{V}_e$、FiO_2、RR，床上仰卧位时查看 PIP
3	观察最新的动脉血气
4	查看近期胸部 X 片检查
5	治疗时选择最舒适体位，并且在监视器中察看生命体征、PIP、V_T 等，并进行听诊
6	实施呼吸运动疗法
7	观察气道内压的变化 R_{AW} 低下，表示需要清除中枢气道内的分泌物 C_{ST} 增加，表示需要清除末梢气道内的分泌物
8	检查呼吸音变化 气管、支气管呼吸音到肺泡呼吸音的变化、杂音，注意吸气量的变化
9	观察痰的量、颜色、性状
10	在排痰体位下持续治疗时，需要呼吸机监测生命体征、气道内压，注意呼吸音的变化，呼吸音改善、C_{ST} 改善、痰吸出则治疗结束
11	返回仰卧位需要再次检查生命体征、气道内压、V_T 等 治疗前如果 PaO_2/FiO_2 在 250 以上，则再次测定动脉血氧分压
12	治疗前，如果肺叶存在肺不张，再次行 X 线检查
自主呼吸时	
1	检查 RR、呼吸模式、辅助呼吸肌等使用情况，并进行听诊
2	查看最新的动脉血气
3	查看最新的胸部 X 片
4	选择最舒适体位，检查是否有不适感、憋气、喘鸣、发绀等，并测量 RR、心电图等。
5	实施呼吸运动疗法
6	检查呼吸音的变化、气管支气管呼吸音到肺泡呼吸音的变化、杂音的变化
7	观察痰的量、颜色、性状

自主呼吸时

8	在排痰体位下持续治疗时，应与评定同时进行。如果呼吸音改善、痰咳出则治疗结束
9	返回仰卧位需要再次检查生命指征 治疗前如果 PaO_2/FiO_2 在 250 以上，则再次测定动脉血氧分压
10	治疗前，如果肺叶存在肺不张，再次进行 X 线检查

注：V_T：潮气量；$\dot{V}_c$：每分通气量；FiO_2：吸气氧浓度；RR：呼吸次数；
PIP：气道峰压；R_{AW}：气道阻力；PaO_2：氧分压；C_{ST}：静态顺应性。

四、治疗原则

（一）运动疗法在 ICU 中的角色

通过呼吸治疗，使用合适的治疗手法、技巧或体位变化，维持和改善患者的心肺功能。通过对患者进行被动或主动的肢体运动，预防心肺系统及骨骼肌肉系统的并发症。

（二）治疗原则

对于术后或急性期患者，要避免选择引起疼痛或不舒服的治疗手法。在患者逐步脱离机械通气阶段，治疗师应帮助患者进行包含腹式呼吸在内的自主呼吸训练，以及呼吸肌放松或胸廓活动度的训练。对拔管后患者必须进行气道净化和肺扩张训练。全身状况稳定的患者应尽早离床开始运动疗法，但在实施运动疗法过程中，包括实施前后，均应监测训练过程，避免出现运动量过度。随着患者逐步脱离机械通气，可增加呼吸肌训练，并在增加负荷的同时给予充分休息。若患者情况允许，可以每日开展多次少负荷的呼吸运动疗法。

五、运动疗法

运动疗法主要分为活动（mobilization）、肺部运动疗法（chest physiotherapy）和肌肉再训练（muscle retraining）。其中肺部运动疗法对于成功脱离机械通气相当重要，而肌肉再训练越早介入对于卧床所引起的肌肉无力及生活功能下降的治疗效果越好。

（一）体位管理

利用身体位置（body position）作为治疗的技巧，治疗目标是增进换气和肺灌注的比例（V/Q matching），增加肺容积，促进痰液的排出以减少心脏做功。

1. 体位选择注意事项

（1）体位对呼吸功能的影响：肺活量（VC）、功能残气量、肺的顺应性从立位、福勒体位（斜坡卧位、头部高位）、仰卧位、特伦德伦伯格卧位（骨盆高位）逐渐下降。从通气/血流比考虑，在坐位、侧卧位或仰卧位时，肺的上、中、下各部位均不相同。特别是在机械通气中更为显著。肺部通气较差的体位，通气/血流比恶化导致气体交换障碍。

一般患者在 ICU 中采用的体位多为患侧在上的侧卧位，虽然对通气/血流比和排痰有帮助，但是由于长时间患侧在上，会出现从患侧向健侧感染的危险，因此，此体位停留的时间应控制在 2 小时以内。患者若伴有血性胸水，虽然也可以采用患侧在上体位，但是如果肺部的浸润液在一侧肺叶并且达到肺叶的一半以上，采取患侧在下的体位将更适合。而对于伴有支气管瘘、肺内出血或肺脓肿的患者，不建议采取患侧在上的侧卧位。这是由于此体位易导致漏出增加，肺内出血和肺脓肿的患者也可能出现出血或脓液向健侧流入的情况。长期卧床会促进负重（下侧）侧的肺部疾患，可考虑采用患侧在上或者俯卧位。一般来说，急性呼吸衰竭的患者，俯卧位比仰卧位更能改善氧合能力。特别是肺水肿时俯卧位比仰卧位更好。

治疗师应根据患者的个体差异考虑适合的体位。例如：逐步脱离机械通气时呼吸训练采用福勒体位；COPD 采用前倾坐位时会减少出现呼吸困难；膈神经麻痹时采用坐位，肺活量增大，呼吸困难减少；高位脊髓损伤在仰卧位下肺活量增加，而坐位时多主诉呼吸困难，有必要使用腹部腰带，增加腹压，并防止腹腔脏器向前方突出；肥胖、妊娠、腹水的患者采用坐位较好，并用悬吊架固定上肢。

（2）体位对循环功能的影响：仰卧位到立位转移时，正常人存在静脉泵作用，静脉回流增加、维持循环功能，但循环功能障碍患者如果泵作用丧失，下肢血液堆积，静脉回流减小，血压和心率减低。重症患者，特别是严重瘫痪患者、利用机械通气的患者、使用交感神经阻断剂和肌肉弛缓剂的患者，易引起显著的循环变化。

出血性休克和静脉回流减少引起的循环系统障碍中，采取仰卧位或特伦德伦伯格卧位的变形位，左心衰竭采取仰卧位或福勒体位，右心衰竭采取福勒体位，心动过缓采取仰卧位，同时这几种情况都应进行监测，在允许的范围内进行体位变换。

（3）体位对颅内压的影响：头部上抬，可促进静脉回流。但针对不同的病例，应在监测血压及颅内压变化的情况下，调整头部上抬角度，避免出现脑血流和颅内压过低。颈部的旋转、屈曲应在不使脑部静脉回流受阻的情况下进行。若颅内压亢进的话，采用头部 10°~30° 上抬的福勒体位，并使颈屈曲或者不过度伸展。开颅手术后一般采用仰卧的福勒体位。

2. 体位变换注意事项　ICU 内的患者身上经常有各种导线、插管，在进行体位变换时不要将这些插管弯曲。若患者插有锁骨下中心静脉管，在侧卧位或俯卧位时应注意将肩关节外展；若有大腿动脉管，则应注意髋关节屈曲，并确定动脉压波形。患者俯卧位时应注意气管内软管，可在上胸部下方垫上软枕；胸腔导管在体位变换时，应确认水封管的水柱面是否为呼吸性运动。经胃管摄食 30 分钟内，应避免选择特伦德伦伯格卧位。

由于伴有疼痛或不舒服的体位将导致呼吸变浅，不利于排痰，因此一定要为患者选择痛苦最小的体位，并注意缓慢进行体位变换。可考虑患者在手术创伤镇痛的情况下进行体位变换和体位排痰，以最大限度减少患者的痛苦。体位变化应确保 1 天内保持 4~5 次的俯卧位。

3. 临床常用体位特征及注意事项　见表 5-4-2。

表 5-4-2　体位特征和注意事项

体位	图	特点	适用病例	维持体位时的注意事项
水平仰卧位		·最常用 ·静脉回流好 ·呼吸功能稍差时	·出血性休克 ·年轻人术后 ·不能采用其他体位时	·通常在颈部放置颈枕 ·必要时在腰部屈曲处放置软枕或毛巾卷 ·使用踝部保护支具，维持背屈位 ·用枕头支撑下肢外侧避免下肢呈外旋位

体位	图	特点	适用病例	维持体位时的注意事项
膝屈曲仰卧位		·腹肌弛缓 ·其他同上	·腹部外伤 ·腹部手术后 ·肝功能障碍	·如果在腘窝处直接加压的话，会造成下肢循环障碍和神经障碍，所以将枕头放于大腿下部
特伦德伦伯格体位		·四肢躯干静脉回流差 ·呼吸功能差 ·颅内压上升	·出血性休克 ·气管内分泌物排出	·特伦德伦伯格卧位变形体位仅仅将床的足侧抬高45°，使患者腰部高于肩部
反特伦德伦伯格卧位		·四肢静脉回流较差 ·呼吸功能好 ·颅内压低	·头部外伤 ·脑出血	·在大腿下放小枕，利用踏板防止足下垂
福勒体位		·呼吸功能好 ·静脉回流较差 ·颅内压低	·心脏衰竭 ·肺水肿 ·肥胖者术后 ·呼吸衰竭 ·颅内压亢进	·至少有两个枕头分别放于头部和后背 ·支撑手腕的枕头最好两侧都放置 ·在大腿下放小枕，利用踏板防止足下垂 ·床的膝部不要过于屈曲 ·半福勒体位为30° ·高福勒体位与坐位相近
侧卧位		·可减少误饮的危险 ·健侧在下时，通气/血流比改善	·意识障碍 ·口腔内出血 ·鼻出血 ·呕吐时 ·一侧肺病变（肺不张、肺炎等）	·下侧下肢髋、膝关节近90°屈曲，对侧上侧上肢伸直。两膝之间放置小枕 ·在背部、腹部放置枕头支撑 ·在颈部放置枕头，主要是防止颈部侧屈，调到适当高度
席姆斯氏体位（半俯卧位）		·可减少误饮的危险 ·腹侧肺的通气血流改善	·意识障碍 ·口腔内出血 ·鼻出血 ·呕吐时 ·背侧肺不张	·俯卧位脸朝向侧方 ·面朝向侧上肢屈曲，对侧上肢沿躯干伸展，或屈曲放于躯干下方 ·为保持姿势，将枕头卷起放在腹部和肋部 ·必须注意减少对眼球、颈部、上臂神经的压迫
坐位		·呼吸功能好 ·静脉回流较差 ·颅内压低	·慢性心衰 ·肺水肿 ·肥胖者术后 ·呼吸衰竭	·靠背置于90°，并在腰部适当地使用枕头 ·在床上小桌子上使用数个枕头，使患者的手腕能靠在上面

（二）体位排痰法

利用体位进行排痰是促进痰移动的治疗方法，再配合咳嗽、强制呼气技术和吸痰等，适用于 1 天内痰量为 30~50 mL，一次治疗排出痰量为 5 mL 以上的患者。多应用于痰黏稠并在末梢、高度通气障碍、手术后疼痛引起咳嗽障碍、意识障碍、气管切开以及装配机械通气时。

1. 注意事项及禁忌证（多为相对禁忌）

体位排痰会增加患者的耗氧量，易合并低氧血症、心律不齐、颅内压升高、支气管痉挛、疼痛等，应予以注意。

急性呼吸衰竭的患者采取体位排痰时，应禁用叩击手法，选择负荷较小的挤压手法。

另外，当患者伴有某些疾病时，则不适合应用体位排痰法，如心脏衰竭、重度心律不齐、肺水肿、肺出血、肺栓塞、休克等。

2. 排痰体位　ICU 患者因有很多导线及软管，再加上患者身体耐力较差等问题，可选择修正排痰体位（图 5-1-16）。尤其是头低位，由于存在问题较多，因此，颅内压20 mmHg 以上或出血性休克患者禁忌使用。为了减少负担，多可将头低位 30°改为 10°~20°，或单纯采取患侧在上的侧卧位。在 ICU 内，肺不张多出现在下肺叶，占91%（左下叶 52%，右下叶 39%），最频繁采用的体位是头低侧卧位。当体位排痰维持 3~15 分钟，可一过性提高重度低氧血症的吸气氧浓度。

利用体位促进末梢气道里痰的移动，每 1~2 小时进行一次体位变换，以预防肺部并发症。体位变换的时间以氧合能力和呼吸音为基准，听诊时不能单纯只听上侧肺叶，一定要将听诊器伸入身体下侧，对背侧的呼吸进行听诊。另外，使用呼吸机的重度呼吸衰竭（急性呼吸窘迫综合征、肺水肿等）患者采取仰卧位时，由于重力的影响，背侧（负重侧）肺里会出现渗出物、气道分泌物、血液的潴留，容易引起负重侧（下侧）肺疾患，如负重侧肺通气低下，肺内分流血流增加，氧合能力恶化。此时应利用背侧在上的体位，也就是俯卧位改善通气/血流比，改善氧合能力。俯卧位 0~30 分钟后，氧合能力会有改善，但随着时间的增加逐渐低下时（通常 4~6 小时后），有必要再度转换为仰卧位。使用镇静剂的患者可长时间耐受俯卧位，但有意识的患者长时间保持较困难，应 10~20 分钟左右频繁地变换体位。当多发外伤或骨折等无法采取俯卧位时，采取 3/4 俯卧位或利用电动床频繁地变换体位，在头低侧卧位下进行管理。肺炎、胸水、开胸术等导致的一侧肺创伤的情况，采取患侧在上的侧卧位以改善氧合能力，但肺脓肿、肺出血等注意不要使之流入健侧。双侧肺创伤一般采取左下侧卧位以改善氧合能力。有报告显示，利用电动床持续体位变换，对脊髓损伤可减少死亡率和肺部并发症；对脑外伤、多发外伤可减少肺不张、肺炎的发病；对败血症、COPD、脑卒中可减少 ICU 在室天数，减少医疗费用。

3. 促进痰移动的治疗手法　结合排痰体位，为促进胸廓区域的痰移动，可进行徒手排痰。但当患者凝血功能异常，血小板在 50×10^9/L 以下时禁止叩击手法。血小板在 20~50×10^9/L 时可以应用震颤手法。应用电动除痰器时，振动频率在 10~15 Hz 为宜，与徒手进行的震颤技术波频相近。使用呼吸机的重症患者应在医生指导下进行手法排痰。挤压手法为侵害小且较为有效的排痰方法。肺不张或病变的胸廓活动受限，通气功能下降，可采用挤压技术，即在呼气末对有痰部位的胸廓进行压迫，增加呼气的流速，促进痰的移动，从而被动地使气体入口得到改善。此手法的机理是增加末梢支气管和肺泡的吸气量，即利用呼气流速将痰排出的临界开口压（critical opening pressure）（图 5 - 4 - 1）。根据气管内纤毛的运动方式，挤压比叩击更符合生理学理论，增加与纤毛运动频率一致的震颤，使得纤毛运动效果更好，而且不会给利用机械通气的多脏器衰竭患者或主动脉内球囊反搏（intra - aotic balloon pump，IABP）插入等重度心脏衰竭的患者的循环功能造成很大的变化。

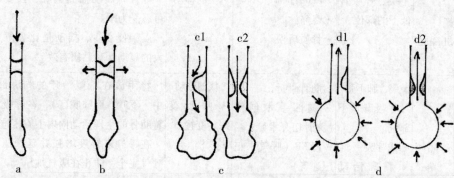

图 5 - 4 - 1　排痰机制临界开口压

a. 痰使支气管闭塞，肺泡塌陷；b. 呼气时，支气管扩张，呼气压、呼气流速、呼气量增大；c. 超过临界开启压力，闭塞的痰被破坏，空气进入肺泡；（c1. 黏稠的痰，附着力比凝聚力大的情况；c2. 黏性低的痰，附着力比凝聚力大的情况）d. 塌陷的肺泡膨胀，利用呼气流速将痰排出。（d1. 黏稠的痰，附着力比凝聚力大的情况；d2. 黏性低的痰，附着力比凝聚力大的情况）

在机械通气或急性呼吸衰竭时，首先是以挤压手法为中心，改善肺的局部通气，与机械通气的呼气频率一致，可促进气道内分泌物的移动和局部通气。机械通气的通气方式是持续气道正压（continuous positive airway pressure，CPAP）、正压支持通气（pressure support ventilation，PSV）、压力控制性通气（pressure control ventilation，PCV），可用挤压手法。通气方式为容量控制通气（volume control ventilation，VCV）时，是每隔一次呼吸进行，可增加一次通气量和呼吸流速。使用间歇性正压呼吸（intermittent position pressure breathing，IPPB）时，在下部胸廓应用挤压手法也要与 IPPB 的呼气同步。应用挤压（squeezing）手法时，要注意低氧血症或心律不齐。有心脏衰竭或 IABP 时，为不引起过度负荷，要在仪器监护下进行。挤压手法可使每次通气量增加 100～200 mL。呼气末正压（positive end-expiratory pressure，PEEP）若在 5 cmH_2O，因挤压可使气道内压为负压，而要注意氧合能力的低下，若在 10 cmH_2O 以上，则没有问题。

因前面所述的情况，叩击手法因侵害较大，不宜采用，震颤和挤压手法合用则更为有效。呼吸音低下，气体入口不好的地方，应用反弹手法。当患者只能保持仰卧位时，应用背部抬起的手法改善肺底部的吸气效果比较有限，可应用加入乙酰半胱氨酸（mucomyst）安装的雾化吸入的气囊，进行加压通气。

如果气道内分泌物向主支气管移动，可以通过咳嗽、强制呼气及气管内吸痰等方式排痰。充分的吸气对有效咳嗽非常重要，患者缓慢地吸气，治疗师可以在创伤部位给予保护，咳嗽时在下部胸廓给予辅助。强制呼气的效果和咳嗽基本一致，但相对侵害较小（表 5 - 4 - 3）。

表 5 - 4 - 3　手法排痰技术

技术	适应证	禁忌证及注意事项	效果	方法
叩击 percussion（clapping）	·痰、呼吸音低下的部位 ·肺不张	·肋骨骨折 ·脊柱骨折 ·胸部手术创伤	·痰的移动	·手呈杯状，在呼气时进行。也可在深呼吸时，保持最大吸气位时进行。对婴幼儿用食指、中指、名指呈杯状进行
摇动/震颤 shaking/vibration	·痰、呼吸音低下的部位	·Flail chest ·疼痛 ·骨质疏松	·痰的移动	·呼气时震动摇晃胸廓，强度以患者可忍受为限 ·震颤侵袭少，摇动是比震颤更强更大的震动，对黏痰有效
挤压 squeezing	·痰、肺不张 ·呼吸音低下部位 ·浅呼吸 ·胸廓活动度小	·肋骨骨折 ·胸部手术创伤（胸骨切开术） ·PEEP（呼气末正压通气） ·连枷胸	·痰的移动 ·呼吸变深、变慢 ·放松	·将手放在希望治疗的胸廓部（上、中、下叶，后肺底区），在呼吸之间沿着肋骨的生理活动向内下方压迫 ·在呼气末轻度增强并延长压迫，使呼气完全，防止在吸气加压
背部过伸展 post lifts	·浅呼吸 ·强制处于俯卧位时 ·后肺底部呼吸音低下时	·脊柱骨折	·促进后肺底部痰的移动和通气	·仰卧位在下部胸廓的后方分别放置左右手，吸气时将下部肋骨向上提 ·或者在一侧胸部后方放置双手，指尖抵于脊椎棘突，吸气时上提，并加上手掌震颤，同时手背前腕压于床面
反弹 springing	·呼吸音低下部位 ·痰 ·肺不张 ·胸膜粘连	·肋骨骨折 ·胸部手术创伤	·痰的转移 ·呼吸音增加 ·肺不张部位膨胀	·手放在希望治疗的胸廓部（上、中、下叶，后肺底区），患者呼气时，给予压迫，使气呼出，患者吸气开始时施加压迫，一旦感觉到患者的抵抗，突然放开手，吸气终末时结束 ·在改善胸膜粘连时与体位疗法共用 ·在侧卧位应用于上部的下外侧胸廓
强制呼气技术 huffing（forced expiratory technique）	·痰，不能有效咳嗽 ·或者在咳嗽之前进行	·COPD ·胸部、腹部手术创伤 ·咽痛	·痰的移动	·口和声门打开，最大呼气 ·从最大吸气位开始到呼吸基准位的呼出，可以有效除去大气道的痰。从中度吸气位到最大呼气位的呼出，可以有效除去终末支气管的痰 ·在最大吸气位保持 2 秒钟，进行 3 ~ 4 次间断的"哈"样呼气
辅助咳嗽 assisted cough	·咳嗽低下的时候 ·疼痛	·胸部、腹部手术创伤	·咳出痰	·胸腹部手术创伤。在下部胸廓，腹部，随咳嗽进行压迫。 ·脊髓损伤，可以握拳在上腹部随咳嗽进行压迫

续表

技术	适应证	禁忌证及注意事项	效果	方法
气管刺激 tracheal stimula- tion	·咳嗽低下的 时候	·咽痛 ·气管导管	·诱发咳嗽	·用拇指在胸骨上切迹给予瞬间压迫
漱口 gragling	·去除上气道 的痰	·咽痛	·咳出痰	·咽喉和声门轻度闭锁，发"嘎"的 音进行强制呼气
气囊 bagging	·痰，肺不张 ·通气量少的 时候	·肺过度膨胀	·痰的移动 ·促进通气	·用徒手加压气囊加压数次后，在最 大吸气位保持 1~2 秒突然离开 ·用双手固定一侧胸廓（健侧胸廓）， 另一人用气囊加压

（三）放松

对于过度紧张或者疼痛的患者，呼吸辅助肌群常处于紧张状态，尤其是斜方肌、头后肌、菱形肌、斜角肌、胸锁乳突肌、竖脊肌、胸大肌、腰方肌等较为明显，可采用按摩方法缓解肌肉的紧张。

（四）胸廓活动度训练

治疗目的是提高胸廓的柔软性。常用治疗技术包括徒手牵张法（肋骨的捻转、胸廓的旋转、胸廓的侧屈、背部过伸展、Silvester's 法），肋间肌牵张法，呼吸肌按摩，呼吸体操等。其中最为有效的方法是肋骨的捻转。治疗师的手沿肋骨走行，在呼气时，逐个捻转肋骨。需要注意上位的肋骨和下位的肋骨运动方向不同。装配机械通气时，作为常规的胸廓活动范围训练，与呼吸节律相配合进行肋骨的捻转。躯干的屈曲、伸展、旋转、侧屈，以及颈、肩、肩胛骨的关节活动度也非常重要，可改善胸廓的活动范围和血氧饱和度（SaO_2）。

（五）呼吸训练及呼吸肌训练

1. 呼吸训练　装配机械通气时的呼吸训练与平时的呼吸训练基本相同。促进膈式呼吸（腹式呼吸），抑制胸式呼吸。要脱离机械通气，呼吸训练和呼吸肌训练是有必要的。但是患者在逐步脱离机械通气时，自我呼吸会加重其负担，所以不可勉强进行，应在小范围内逐步改善。

呼吸疲劳的表现：①浅快的呼吸。②胡佛征（Hoover's sign）或前腹壁的矛盾运动（abdominal paradox）。③胸式呼吸和膈式呼吸的交替性呼吸（respiratory alternance）。矛盾呼吸和吸气辅助呼吸肌活动时，脱离机械通气较为困难，因此，如何提高膈式呼吸和膈肌力量就显得非常重要。

虽然装配机械通气调节时进行呼吸训练较困难，但是在同步间歇强制通气（synchronized intermittent mandatory ventilation，SIMV），CPAP，PSV 模式时是可能的。SIMV 在呼吸频率较低时较易进行，在变为 5~10 次时，要一边在气道内压力计监测下，一边与机械通气的模式和节律相一致进行。

（1）膈式呼吸训练（diaphragmatic breathing，DB）：又称腹式呼吸训练，是利用下胸部、膈肌和腹肌的协调运动进行轻柔、缓慢的吸气和呼气，保持上胸部、肩部和辅助呼吸肌松弛。即吸气时膈肌收缩下降，腹肌松弛，下胸部轻微抬举，获得较大潮气量；呼气时腹肌收缩，膈肌松弛并随腹内压增加而上抬，下胸部回位，以增加呼出气量。

（2）下部胸式呼吸：可采用徒手胸部压迫法（manual chest compression）或辅助呼吸，此方法对呼吸困难的恢复非常有效。

2. 呼吸肌训练　ICU 患者由于使用机械通气将导致快速的膈肌选择性萎缩，特别是肌力和负荷之间的不平衡，也是脱离机械通气失败的主要原因。因此，呼吸肌训练就非常必要。呼吸肌训练可按照普通肌肉训练基准进行。根据目的分为力量和耐力训练，对呼吸肌而言，耐力更为重要。训练频率为每天 2~4 次，持续 4~6 周。

（1）利用肺量仪的训练：主要分为两大类：①以增大吸气量为目的的深呼吸。②以增大吸气流量为目的的快速吸气。其中对于呼吸肌训练，快速吸气效果更佳。

肺外科手术后进行呼吸训练体位为 30°坐位，上腹部手术后仰卧位即可。

（2）吸气抵抗负荷法：即在正常通气中施加外部抵抗的方法。测定最大吸气压，施加其 30% 的吸气负荷。简单的工具有 Threshold，其施加恒定负荷，与吸气流量无关。并且在仰卧位，上腹部置沙袋进行的呼吸训练也有效。重量从 0.5 kg 开始直到 3~5 kg，训练 10 分钟。

（3）呼吸肌耐力训练：一般来说，训练耐力的负荷大小为最大肌力的 30%，呼吸肌强化可采用膈肌张力时间指数（tention time index of diaphragm，TTdi）进行判定，该指数为反映膈肌收缩强度与膈肌收缩持续时间的综合指数。$TTdi = Pdi/Pdimax \times Ti/Ttot$。其中 Pdi 为跨膈压（transdiphragmatic pressure），$Pdimax$ 为最大跨膈压（maximum trans-diphragmatic pressure），Ti 为吸气时间，$Ttot$ 为呼吸周期总时间。正常人平静 TTdi 约为 0.02 左右，当 >0.15 这个阈值时，膈肌可能在呼吸 45 分钟内发生痉挛。

（六）周围肌肉训练

研究结果显示在身体不活动的第一星期肌力最多会下降40%，而健康状况下降会使得 Ⅱa 型肌纤维转变为 Ⅱb 型肌纤维而使有氧活动变差；选择性肌肉萎缩会依位置和功能而不同，抗重力肌肉萎缩得更快；另外，心肺功能对于运动的反应也会改变，容易有姿势性低血压，在 ICU 内，多重神经病变和肌病变患者相当常见，也将影响到脱离呼吸器械的能力。因此，周围肌肉训练的目标主要是恢复正常肌肉力量且可以从事基本的日常活动，包括上下肢的主动和被动运动，包含抗阻运动。一旦患者可以行走，即可开始行走训练，逐渐增加其运动。

（七）气管吸引

对于有插管的患者，这项技术是肺部运动疗法的完整组成部分。深度吸痰对于那些不能通过咳嗽或呼气将分泌物移到气管插管的病人是非常有必要的。分泌物的滞留会导致气管闭塞或血氧不足。由于上气道的分泌物通常出现在体位变化前后或是物理治疗中或后，所以吸痰应同其相适应。吸痰是无菌操作，眼睛防护罩和口罩用来隔离血性或黏性分泌物，也应戴无菌手套。

（八）激励性肺活量测定法

为预防、治疗拔管后或胸部、上腹部术后及四肢瘫痪、长期卧床患者的并发症，应积极地应用 IS 进行肺扩张治疗。鼓励患者深吸气以降低胸内压，增加跨肺压，促进肺泡扩张。

术后第 1 天，应每小时进行 1 次持续 10 次，保持 3~5 秒的最大吸气。之后的 3~7 天根据患者的情况进行治疗。如果肺活量（vital capacity，VC）或深吸气量（inspiratory capacity，IC）是术前的50%，4小时进行一次；若为60%，则6小时进行一次；达到65%时，12小时进行一次；恢复到75%时，可以终止训练。肺外科手术后采取30°坐位，上腹部术后采取仰卧位。

在进行肺扩张治疗时，以下情况需要注意：①患者合作或理解能力差。②因呼吸和循环能力缺乏而不能保持深呼吸。③因过度通气、强烈的疼痛、支气管痉挛、疲劳、感染等导致的氧吸入中断等。

（九）呼气正压面罩

为预防肺并发症，呼气正压面罩比肺扩张疗法、IPPB、体位排痰更加简便有效，配合吸入疗法效果更显著。呼气正压面罩的生理学效果是预防肺泡塌陷，建立侧支气道，使中央及末梢气管内分泌物移动。

当患者有重度呼吸困难、呼吸负荷量增加、急性副鼻窦炎、鼻出血、耳道感染、颜面或口腔外伤及手术后等时要格外注意，还要注意肺内出血、气胸和压力外伤等情况。

（十）肢体训练

大量研究结果显示，接受早期运动疗法患者下床时间较早、住院时间短、并发症减少。对于机械通气的患者，没必要绝对安静卧床，在循环功能或全身状态稳定时，应积极鼓励患者开展运动疗法，为早日离床打好基础，但是要结合患者的具体情况进行监测。

对于长期使用机械通气的患者，可延长呼吸机导管的长度，使患者能够绕床行走，自己一边利用气囊通气，一边步行。若患者身体较弱，则在楼道按照10 m/分钟的速度从1分钟开始步行，逐渐增大速度和延长时间。

训练内容包括主动运动、被动运动、辅助主动运动及身体移动等，治疗目标主要是增加氧气的运送，另外，重力的刺激能够使体液均匀分配。通过被动运动可维持和扩大关节活动范围，增加软组织长度、肌力和肌肉功能，降低血管性栓塞症。但是被动运动只能够增加代谢和血液动力的变化，增加15%氧气消耗量。运动疗法的介入可参照2008年Peter E. Morris制定的治疗计划，分为四个阶段（表5-4-4）。

表5-4-4　运动疗法介入阶段

	阶段Ⅰ	阶段Ⅱ	阶段Ⅲ	阶段Ⅳ
意识情况	无意识	下列指令中可完成3个以上：睁开（闭上）眼睛、看着我、张开嘴、伸出舌头、点头、数到5时抬高眉毛	与阶段Ⅱ相同	与阶段Ⅱ相同
进入下一阶段的标准	意识进步	上肢肌力可抗重力活动，肱二头肌（biceps）肌力3级以上	下肢肌力可以抗重力活动，如股四头肌（quadriceps）肌力3/5以上	

续表

	阶段 I	阶段 II	阶段 III	阶段 IV
运动疗法介入	被动运动每天 3 次,肩关节和髋关节伸展因仰卧位姿势而延迟。每 2 小时翻身	除和阶段 I 相同外,增加主动和辅助主动运动,增加床上坐位 30 分钟,每天 3 次	除和阶段 II 相同外,增加床边坐位 30 分钟,每天 3 次	除和阶段 II 相同外,增加功能性活动,如主动由床边移至轮椅,坐位平衡训练,坐位至站立,立位平衡,原地踏步训练等

(叶 淼)

第五节 哮 喘

一、概述

哮喘(asthma)属 I 型超敏反应性疾病。特应性个体接触过敏原后诱导肥大细胞、嗜碱性粒细胞脱颗粒,使之释放前列腺素、组胺和白三烯等活性介质,引发支气管痉挛和肺通气障碍。患病率的地区差异性较大,各地患病率约 1%~13% 不等,近年北京、上海、广州、西安等地抽样调查结果显示哮喘的患病率约 1%~5%。全国五大城市的资料显示 13~14 岁学生的哮喘发病率为 3%~5%,而成年人患病率约 1%。男女患病率大致相同,约 40% 的患者有家族史。发达国家高于发展中国家,城市高于农村。

(一) 病因

哮喘的发病原因错综复杂,但主要包括两个方面,即患者的体质和环境因素。患者的体质包括"遗传体质"、免疫状态、精神心理状态、内分泌和健康状况等,是患者易感哮喘的重要因素。环境因素包括各种变应原、刺激性气体、病毒感染、居住的地区、居室的条件、职业因素、气候、药物、运动(过度通气)、食物以及食物添加剂、饮食习惯、社会因素甚至经济条件等,这些均可能是导致哮喘发生发展的更重要原因。

过敏原是诱发哮喘的一组重要病因。过敏原主要分吸入性过敏原和食物性过敏原。吸入性过敏原主要来源于生活环境中的含有变应原的微粒物质,其致敏成分主要为蛋白质和多糖。过敏原侵入机体的途径可以决定病变发生的器官,由于微粒可借助空气传播且在生活中随时存在,因此吸入通常是引起儿童呼吸道过敏和哮喘发作的主要途径。

吸入性过敏原的种类繁多,主要分室内过敏原和室外过敏原。室内过敏原包括室尘、尘螨、真菌等,是儿童哮喘的主要原因;室外过敏原主要包括花粉和真菌。由于儿童室外活动较少,室外过敏原相对不太重要。

（二）发病机制

哮喘的发病机制不完全清楚。多数人认为，变态反应、气道慢性炎症、气道反应性增高及自主神经功能障碍等因素相互作用，共同参与哮喘的发病过程。

1. 变态反应　当变应原进入具有过敏体质的机体后，通过巨噬细胞和 T 淋巴细胞的传递，可刺激机体 B 淋巴细胞合成特异性 IgE，并结合于肥大细胞和嗜碱性粒细胞表面的高亲和性 IgE 受体。若过敏原再次进入体内，可与肥大细胞和嗜碱性粒细胞表面的 IgE 交联，促发细胞内一系列的反应，使该细胞合成并释放多种活性介质导致平滑肌收缩、黏液分泌增加、血管通透性增高和炎症细胞浸润等。炎症细胞在介的作用下又可分泌多种介质，使气道病变加重，炎症浸润增加，出现哮喘的临床症状。

根据过敏原吸入后哮喘发生的时间，可分为速发型哮喘反应（IAR）、迟发型哮喘反应（LAR）和双相型哮喘反应（OAR）。IAR 几乎在吸入过敏原的同时立即发生反应，15～30分钟达高峰，2 小时后逐渐恢复正常，属于 I 型变态反应。LAR 约 6 小时左右发病，持续时间长，可达数天。而且临床症状重，常呈持续性哮喘表现，肺功能损害严重而持久。LAR 的发病机制较复杂，不仅与 IgE 介导的肥大细胞脱颗粒有关，主要是气道炎症反应所致。现在认为哮喘是一种涉及多种炎症细胞相互作用、许多介质和细胞因子参与的一种慢性气道炎症疾病。LAR 主要与气道炎症反应有关。

2. 气道炎症　气道慢性炎症被认为是哮喘的基本的病理改变和反复发作的主要病理生理机制。不管哪一种类型的哮喘，哪一期的哮喘，都表现为以肥大细胞，嗜酸性粒细胞和 T 淋巴细胞为主的多种炎症细胞在气道的浸润和聚集。这些细胞相互作用可以分泌出数十种炎症介质和细胞因子。这些介质、细胞因子与炎症细胞互相作用构成复杂的网络，相互作用和影响，使气道炎症持续存在。当机体遇到诱发因素时，这些炎症细胞能够释放多种炎症介质和细胞因子，引起气道平滑肌收缩，黏液分泌增加，血浆渗出和黏膜水肿。已知多种细胞，包括肥大细胞、嗜酸性粒细胞、嗜中性粒细胞、上皮细胞、巨噬细胞和内皮细胞都可产生炎症介质。主要的介质有：组胺、前列腺素（PG）、白三烯（LT）、血小板活化因子（PAF）、嗜酸性粒细胞趋化因子（ECF-A）、嗜中性粒细胞趋化因子（NCF-A）、主要碱基蛋白（MBP）、嗜酸性粒细胞阳离子蛋白（ECP）、内皮素 - 1（ET-1）、粘附因子（adhesion molecules，AMs）等。总之，哮喘的气道慢性炎症是由多种炎症细胞、炎症介质和细胞因子参与的，相互作用形成恶性循环，使气道炎症持续存在。其相互关系十分复杂，有待进一步研究。

3. 气道高反应性　气道高反应性（airway hyperresponsiveness，AHR）表现为气道对各种刺激因子出现过强或过早的收缩反应，是哮喘发生发展的另一个重要因素。目前普遍认为气道炎症是导致气道高反应性的重要机制之一。气道上皮损伤和上皮内神经的调控等因素亦参与了 AHR 的发病过程。当气道受到变应原或其他刺激后，多种炎症细胞释放炎症介质和细胞因子，神经轴索反射使副交感神经兴奋性增加，神经肽的释放等，均与 AHR 的发病过程有关。AHR 为支气管哮喘患者的共同病理生理特征，然而出现 AHR 者并非都是支气管哮喘，如长期吸烟、接触臭氧、病毒性上呼吸道感染、慢性阻塞性肺疾病（COPD）等也可出现 AHR。极轻度 AHR 需结合临床表现来诊断。但中度以上的 AHR 几乎可以肯定是哮喘。

4. 神经机制 神经因素也是哮喘发病的重要环节。支气管受复杂的自主神经支配。除胆碱能神经、肾上腺素能神经外，还有非肾上腺素能非胆碱能（NANC）神经系统。支气管哮喘与 β 肾上腺素能受体功能低下和迷走神经张力亢进有关，并可能存在有 α 肾上腺素能神经的反应性增加。NANC 能释放舒张支气管平滑肌的神经介质，如血管肠激肽（VIP）、一氧化氮（NO），以及收缩支气管平滑肌的介质，如 P 物质、神经激肽等。两者平衡失调，则可引起支气管平滑肌收缩。

（三）临床症状及发病特点

哮喘的症状有咳嗽、喘息、呼吸困难、胸闷、咳痰等。典型的表现是发作性伴有哮鸣音的呼气性呼吸困难。严重者可被迫采取坐位或呈端坐呼吸，干咳或咯大量白色泡沫痰，甚至出现发绀等。哮喘症状可在数分钟内发作，经数小时至数天，用支气管扩张药或自行缓解。早期或轻症的患者多数以发作性咳嗽和胸闷为主要表现。

发病特点表现为：①发作性加重特点，即当遇到诱发因素时呈发作性加重。②时间节律性特点，即常在夜间及凌晨发作或加重。③季节性特点，即常在秋冬季节发作或加重。④可逆性特点，即能够缓解症状，有明显的缓解期。

（四）哮喘类型

1. 外源性哮喘 外源性哮喘是患者对致敏原产生过敏反应，致敏原包括尘埃、花粉、动物毛发、衣物纤维等，不过并不是每一个哮喘患者对上述各类致敏原都会产生同样敏感的反应，所以患者应该认清对自己有影响的致敏原。外源性哮喘患者以儿童及青少年居多。除致敏原外，情绪激动或者剧烈运动都可能引起发作。

2. 内源性哮喘 内源性哮喘患者以成年人和女性居多，发病初期一般都没有明显的特征，而且症状往往与患上伤风感冒等普通疾病类似，有时甚至在皮肤测试中也会呈阴性反应。一般来说，内源性哮喘对药物治疗没有外源性哮喘理想，而且即使经治疗后呼吸道也不易恢复正常。

（五）诊断标准

1. 反复发作的喘息、气急、胸闷或咳嗽，多与接触变应原、冷空气、物理化学性刺激、病毒性上呼吸道感染、运动等有关。

2. 发作时双肺可闻及散在或弥漫性，以呼气相为主的哮鸣音，呼气音延长。

3. 上述症状可经治疗缓解或自行缓解。

4. 除外其他疾病引起的喘息、气急、胸闷和咳嗽。

5. 临床表现不典型者应有下列三项中至少一项阳性：①支气管激发试验或运动试验阳性。②支气管舒张试验阳性。③昼夜 PEF 变异率≥20%。

符合 1~4 条或 4、5 条者，可诊断为支气管哮喘。

二、临床常见功能障碍

1. 呼吸功能障碍 哮喘患者的支气管平滑肌变紧、增厚，因此气道变得易受刺激，发炎并且充满黏液。这将不利于空气通过支气管，使呼吸变得困难（图 5-5-1）。

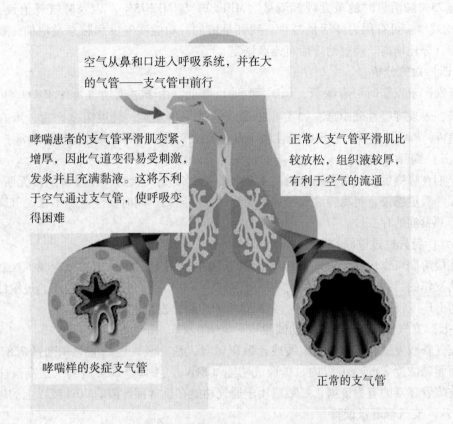

空气从鼻和口进入呼吸系统，并在大的气管——支气管中前行

哮喘患者的支气管平滑肌变紧、增厚，因此气道变得易受刺激，发炎并且充满黏液。这将不利于空气通过支气管，使呼吸变得困难

正常人支气管平滑肌比较放松，组织液较厚，有利于空气的流通

哮喘样的炎症支气管

正常的支气管

图 5 - 5 - 1　哮喘患者呼吸功能障碍解剖机制

2. 异常姿势　辅助呼吸肌过度用力，导致异常姿势，表现为双肩上抬、颈部肌肉突出等。

3. 身体耐力低下　导致步行耐力明显下降。

4. ADL 能力下降。

5. 心理障碍　焦虑状态等。

三、评定内容

（一）观察呼吸模式

掌握患者的呼吸模式，为指导其进行正确呼吸提供依据。

（二）血液和痰液检查

发作时可有嗜酸性粒细胞增高，但多数不明显，如并发感染可有白细胞数增高，嗜中性粒细胞比例增高。痰涂片革兰染色、细胞培养及药物敏感试验有助于病原菌诊断及指导治疗。

（三）肺功能检查

了解和掌握呼吸功能的具体参数，为指导预后判断和进行训练前后的比较提供量化指标。缓解期的肺通气功能多数在正常范围。在哮喘发作时，由于呼气流速受限，表现为第一秒用力呼气量（FEV_1），一秒率（$FEV_1/FVC\%$）、最大呼气中期流速（MMER）、呼出

50%与75%肺活量时的最大呼气流量（MEF50%与MEF75%）以及呼气峰值流量（PEFR）均减少。可有用力肺活量减少、残气量增加、功能残气量和肺总量增加，残气量占肺总量百分比增高。经过治疗后可逐渐恢复。

（四）血气分析

哮喘严重发作时可有缺氧，PaO_2 和 SaO_2 降低，由于过度通气可使 $PaCO_2$ 下降，pH值上升，表现呼吸性碱中毒。如重症哮喘病情进一步发展，气道阻塞严重，可有缺氧及 CO_2 潴留，$PaCO_2$ 上升，表现呼吸性酸中毒。如缺氧明显，可合并代谢性酸中毒。

（五）胸部 X 线检查

早期在哮喘发作时可见两肺透亮度增加，呈过度充气状态；在缓解期多无明显异常。如并发呼吸道感染，可见肺纹理增加及炎症性浸润阴影。同时要注意肺不张、气胸或纵隔气肿等并发症的存在。

（六）特异性过敏原的检测

在缓解期可作皮肤过敏试验判断相关的过敏原，在日常生活中尽可能减少接触，以达到预防发作的目的。可用放射性过敏原吸附试验（RAST）测定特异性 IgE，过敏性哮喘患者血清 IgE 可较正常人高 2~6 倍。判断过敏原应防止发生过敏反应。

（七）支气管激发试验或运动试验

支气管激发试验常采用组织胺或乙酰胆碱吸入法。吸入组织胺累积剂量 7.8 mmol 或乙酰甲胆碱浓度 8 mg/mL 以内，肺通气功能（FEV_1）下降≥20%者为气道高反应性，是支持支气管哮喘的有力证据，一般适用于通气功能在正常预计值的70%或以上的患者。

（八）支气管舒张试验

吸入 β2 激动剂后 15 分钟，或强化平喘治疗（包括激素的使用，故亦称激素试验）1~2周后，FEV_1 增加 15% 以上，且绝对值增加≥200mL 为阳性。适用于发作期，FEV_1 <60% 的正常预计值者。

（九）分期和严重程度分级

1. 非急性发作期病情的总评定　许多哮喘患者即使就诊当时没有急性发作，但在相当长的时间内总是不同频度和（或）不同程度地出现症状（喘息、咳嗽、胸闷），因此需要依据就诊前一段时间的发作频率、严重程度、需要用药物和肺功能情况对其病情进行总的评定。

2. 哮喘急性发作时严重程度的评定　哮喘急性发作是指气促、咳嗽、胸闷等症状突然发生或加重，常有呼吸困难和喘鸣，伴有呼气流量降低。对病情严重程度做出正确评定，是给予及时有效的治疗的基础。对重症哮喘的认识，是避免哮喘引起死亡的关键（表5-5-1）。

（十）其他评定

采用运动平板试验评定哮喘患者身体耐力。ADL 和生活质量评定至关重要。

表5-5-1　哮喘急性发作严重度分级

临床特点	轻度	中度	重度	危重
气短	步行、上楼时	稍事活动	休息时	
体位	可平卧	喜坐位	端坐呼吸	
讲话方式	连续成句	常有中断	单字	不能讲话

临床特点	轻度	中度	重度	危重
精神状态	可有焦虑，尚安静	时有焦虑或烦躁	常有焦虑、烦躁	嗜睡、意识模糊
出汗	无	有	大汗淋漓	
呼吸频率	轻度增加	增加	常 >30 次/分钟	
辅助呼吸肌活动及三凹征	常无	可有	常有	胸腹反向运动
哮鸣音	散在，呼吸末期	响亮、弥漫	响亮、弥漫	减弱、乃至无
心率	<100 次/分钟	100～120 次/分钟	>120 次/分钟	>120 次/分钟或脉率变慢、或不规则
奇脉（收缩压下降）	无（<10 mmHg）	可有（10～25 mmHg）	常有（>25 mmHg）	
使用 β2 激动剂后	>70%	50%～70%	<50%、或 PEF 占正常预计值或本人平时最高值% <100 L/min 或作用时间 <2 h	
PaO_2（吸空气）	正常	60～80 mmHg	<60 mmHg	
$PaCO_2$	<40 mmHg	≤45 mmHg	>45 mmHg	
SaO_2（吸空气）	>95%	90%～95%	≤90%	
pH	≥7.20			

四、治疗原则

（一）哮喘的治疗原则

1. 早期不典型者（如咳嗽变异型哮喘）或与其他疾病同时存在者（如慢支合并哮喘），应该通过支气管激发试验或运动试验、支气管舒张试验、PEF 监测或治疗前后肺功能的系列变化，明确诊断。

2. 注意鉴别气管阻塞性疾病，如气管内膜结核、肿瘤等。

（二）哮喘防治基本临床策略

1. 长期抗炎治疗是基础的治疗，首选吸入激素。

2. 应急缓解症状的首选药物是吸入 β2 激动剂。

3. 规律吸入激素后病情控制不理想者，宜加用吸入长效 β2 激动剂，或缓释茶碱，或白三烯调节剂（联合用药），亦可考虑增加吸入激素量。

4. 重症哮喘患者，经过上述治疗仍长期反复发作时，可考虑做强化治疗。即按照严重哮喘发作处理，待症状完全控制、肺功能恢复最佳水平和 PEF 波动率正常 2 至 4 天后，逐渐减少激素用量。部分病人经过强化治疗阶段后病情控制理想。

（三）治疗目标及临床意义

1. 治疗目标　①尽可能控制症状，包括夜间症状。②改善哮喘患者的活动能力，提高生活质量，使肺功能接近最佳状态，预防病情发作加重。③普及知识，提高患者自我认识和处理急性发作的能力，减少急诊或住院。④避免影响其他医疗问题和药物副作用。⑤预防哮喘引起死亡。

2. 临床意义　上述治疗目标的意义主要是患者积极地治疗，争取完全控制症状，保护和维持尽可能正常的肺功能，避免或减少药物的不良反应。总之，为达到上述目标，关键是要有合理的治疗方案和长期的坚持治疗。

五、治疗方案及运动疗法

（一）临床治疗

1. 哮喘急性发作治疗方案

（1）轻度症状：①按需吸入 β2 激动剂，效果不佳时口服 β2 激动剂控释片。②口服小剂量控释茶碱。③每日定时吸入糖皮质激素（200～600 μg）。④夜间哮喘可吸入长效 β2 激动剂或加用抗胆碱药。

（2）中度症状：①规律吸入 β2 激动剂，或口服长效 β2 激动剂，必要时使用持续雾化吸入。②口服控释茶碱或静脉点滴氨茶碱。③加用抗胆碱药物吸入。④每日定时吸入大剂量糖皮质激素（600 μg/日）。⑤必要时口服糖皮质激素。

（3）重度症状：①持续雾化吸入 β2 激动剂，加用抗胆碱药物吸入或静脉点滴沙丁胺醇。②静脉点滴氨茶碱。③静脉用糖皮质激素，病情控制后改为口服，乃至吸入用药。④注意维持水电解质平衡。⑤避免严重的酸中毒，pH 值 < 7.20 时应适量补碱。⑥氧疗。⑦有指征时进行机械辅助通气。⑧防治呼吸系统感染。⑨驱除痰液。

2. 哮喘非急性发作期治疗方案

（1）间歇发作：间歇出现症状，少于每周 1 次短期发作（持续数小时至数天），夜间哮喘症状少于等于每月 2 次，发作间期无症状，肺功能正常，PEF 或 FEV_1 ≥80% 预计值，PEF 变异率 < 20%。具体方案：①按需间歇使用快速缓解药（吸入 β2 激动剂或口服 β2 激动剂）。②口服小剂量控释茶碱。③可考虑每日定量吸入小剂量糖皮质激素（ < 200 μg）或口服白三烯调节剂。

（2）轻度症状：症状多于每周 1 次，但少于每天 1 次，发作可能影响活动和睡眠，夜间哮喘症状多于每月 2 次，PEF 或 FEV_1 ≥80% 预计值，PEF 变异率 20%～30%。具体治疗方案：可使用一种长期预防药物，在用抗炎药物时可以加用一种长效支气管扩张剂（尤其用于控制夜间症状）。

（3）中度症状：每日有症状，发作影响活动和睡眠，夜间哮喘症状多于每周 1 次，PEF 或 FEV_1 > 60%，< 80% 预计值，PEF 变异率 > 30%。具体方案：①每日应用长期预防药物：如吸入糖皮质激素。②每日吸入短效 β2 激动剂和（或）长效支气管扩张剂（尤其用于控制夜间症状）。③每天定量吸入糖皮质激素（200～600 μg/天）。④按需吸入 β2 激动剂。效果不佳时可加口服小剂量控释茶碱或（和）口服 β2 激动剂的控释片。⑤夜间哮喘可吸入长效 β2 激动剂或加用抗胆碱药物。

（4）重度症状：症状频繁发作，夜间哮喘频繁发作，严重影响睡眠，体力活动受限，PEF，FEV_1 < 60% 预计值，PEF 变异率 > 30%。具体方案：①每日用多种长期预防药物，大剂量吸入皮质激素，长效支气管扩张药和（或）长期口服糖皮质激素，吸入大剂量糖皮质激素（>600μg/天）。②规律吸入 β2 激动剂，可加口服 β2 激动剂的控释片和缓释茶碱，必要时持续雾化吸入 β2 激动剂，联用抗胆碱药物。③部分患者需口服糖皮质激素。④可试用一些新的药物或疗法，如联合应用白三烯调节剂等。但应注意的是，一个患者可能同时具备不同严重度级别的特点，应将其列入较严重级之中。

（二）运动疗法

哮喘康复的目标是教会哮喘患者正确的呼吸方法，改善呼吸功能；纠正异常呼吸模式，预防及减轻发作次数与程度；提高运动能力以及提高日常生活活动能力，改善生活质量。

1. 注意事项　哮喘的运动疗法应在非发作期进行，必要时可与药物治疗同时进行。严格控制运动强度，高强度运动可以诱发哮喘，因此应避免跳远、跳绳等剧烈运动。运动前后应做充分的准备活动和结束活动。运动量应控制在运动后无明显疲劳感、运动后第二天早晨无残留疲劳感为宜。

适当的运动对哮喘患者是有益的，但对于有些患者，运动本身也能引起哮喘的急性发作。原因不明，但是观察发现锻炼时吸入大量干燥、寒冷的空气能恶化呼吸系统。就拿跑步来说，它诱发的哮喘比游泳多得多。有一种方法来降低这种由运动诱发的哮喘就是戴上口罩，这样能够保留热和湿的空气，减少呼吸寒冷和干燥的空气。

另外，正确的热身运动和放松训练可预防和降低由于运动导致哮喘的发生率。

2. 治疗方法

（1）缩唇呼吸：哮喘的主要症状是发作性呼气性呼吸困难。哮喘发作时气道变窄，导致肺内空气不易排出体外。缩唇呼吸可以通过增加气道阻力使肺比起通常呼吸时更像一只气球被吹鼓，这样可使气道扩张，从而使肺内气体排出，吸入更多新鲜气体。

缩唇呼吸的具体方法：①首先，排除鼻腔内异物，保证鼻腔气道通畅。②通过鼻子进行吸气（一边在脑海中数"1、2"一边吸气）。③之后像吹口哨一样将腮部收拢。④保持腮部收拢呼气（一边在脑海中数"1、2、3、4"，一边呼净气体）。呼气时要注意，并非是将肺内气体强行"挤"出体外。吸气与呼气时间比为1:3。

（2）腹式呼吸：正常呼吸模式分为胸式呼吸和腹式呼吸两种，其中胸式呼吸占30%~40%，腹式呼吸占60%~70%。哮喘发作时，肺不能有效地排除肺内气体，从而使吸气量减少。由于氧气摄入不足，刺激中枢神经命令迅速而多量地摄取氧气，导致呼吸变浅变快。缓慢地进行腹式呼吸可使短而快的呼吸模式恢复到正常的模式。

腹式呼吸具体方法：①为使腹肌放松，采取屈髋屈膝的仰卧位（也可采取坐位）。②将手分别放置于胸部和腹部。③用置于腹部的手轻轻向下按压腹部，先将肺内气体呼出。④用鼻吸气，置于腹部的手引导腹部向上隆起，使气体充盈。⑤之后再次用置于腹部的手轻轻向下按压腹部，同时利用缩唇呼吸进行呼气，其中置于胸部的手在腹式呼吸运动中保持不动，只起到对比作用。

另外，还可以在腹部放置重物（0.5~3 kg）进行腹式呼吸的训练，以锻炼膈肌。可早晚各进行一次，一次以10分钟为宜（图5-5-2）。

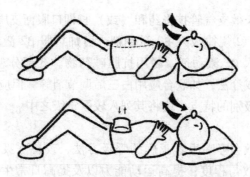

图 5 - 5 - 2 腹式呼吸的训练（膈肌的训练）

注意事项：呼气时，并非是将肺内气体强行"挤"出体外。吸气与呼气时间比为 1∶3（图 5 - 5 - 3）。

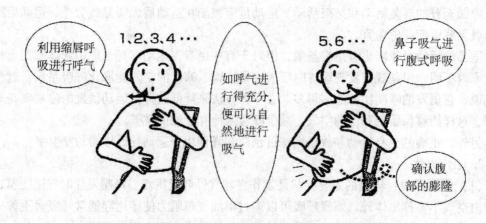

利用缩唇呼吸进行呼气

1、2、3、4……

如呼气进行得充分，便可以自然地进行吸气

5、6……

鼻子吸气进行腹式呼吸

确认腹部的膨隆

图 5 - 5 - 3 呼吸训练注意事项

（3）康复指导：哮喘发病较为紧急，而患者发病时大多情况下是在医院之外，因此，对患者自己及其家人进行病情处理的指导是十分重要的。患者应充分了解哮喘发作的原理，争取做到在出现哮喘发作先兆时，及时调整呼吸方法，以避免或减轻哮喘的发作。另外，患者平时应随身携带几种支气管扩张气雾剂，如 β2 受体激动剂类（喘乐宁、喘康素、沙丁胺醇气雾剂等），抗胆碱药类（爱全乐气雾剂）等，以备不测。哮喘急性发作时，首先应保持镇静，不要惊慌紧张，就地或就近休息，并立即吸入 β2 受体激动剂类气雾剂约 2～4 喷，必要时可与爱全乐等药同用。此后依据病情可以每 20 分钟重复一次；1 小时后若仍未能缓解，应口服缓释茶碱类药（舒弗美、葆乐辉等），配合吸入糖皮质激素气雾剂如必可酮 400 μg 左右，并继续每间隔 4 小时左右吸入一次 β2 受体激动剂，必要时还应去医院就诊。

（4）有氧运动：根据患者运动平板试验的结果，按其能力进行一些缓和的有氧运动，以提高心肺功能，改善运动能力。

（5）体重控制：肥胖者运动时的耗氧量大，导致其心肺的负担大于身材匀称者。通过饮食控制和运动减轻体重，可改善其心肺功能，得到预防或减轻症状的效果，并可有效地减少并发症，改善生活质量。

（6）控制焦虑状态：哮喘患者要学会处理压力、焦虑以及愤怒。因为这些情绪可能会诱发哮喘。压力经常能够使肌肉紧张。对于哮喘患者来说，压力可能导致支气管平滑肌的紧张，从而进一步引起胸部憋闷和呼吸困难。如果患者哮喘的发作可能是由压力引起的，那么放松技巧可能有益。可以尝试比如瑜伽、生物反馈和沉思，它们中一个或几个会帮助患者呼吸更加舒畅。

（李德盛）

思考题

1. 如何通过触诊评定患者胸廓的扩张性和活动性？
2. 缩唇呼吸和腹式呼吸的特点及指导方法有哪些？
3. 简述改善胸廓活动度的方法。
4. 排痰法的目的和注意事项有哪些？
5. 简述运动疗法对胸腹部外科术后患者的作用。
6. 简述胸腹部外科术后患者的 PT 评定内容。
7. 简述胸腹部外科术后患者运动疗法的目的。
8. 简述 COPD 患者临床常见功能障碍。
9. 简述物理治疗师在 COPD 患者康复中的角色。
10. 简述 COPD 患者的运动疗法。
11. ICU 内呼吸运动疗法的治疗原则？
12. 呼吸管理的体位有哪几种？
13. 如何掌握膈肌耐力训练的时间？
14. 简述哮喘的诊断标准。
15. 简述哮喘的运动疗法。

第六章 临床儿科疾患运动疗法

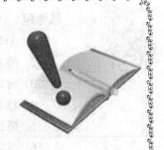

第一节 概　述

一、基础知识

（一）我国残疾儿童基本状况

儿童时期是奠定人生健康基础的时期。儿童的健康关系到全民素质的提高，关系到国家的发展和民族的未来。对于一些导致儿童残疾的疾病早发现、早介入、早康复，能够减轻家庭和社会的负担，使患儿尽量融入社会和学校，提高患儿的生活质量。

1. 我国残疾儿童的状况　我国0～14岁儿童人数是3.075亿，占全国总人口28.68%。据2008年中国残疾人联合会调查统计，残疾儿童人数为817.35万。每年新生缺陷儿数字也很惊人。据卫生部门公布的数字，全国每年新生缺陷儿38万，按每年出生2000万新生儿计算，出生缺陷率为19‰，还不包括以后陆续显现缺陷的儿童。

2. 儿童疾患的康复状况　肢体残疾儿童的康复是康复医学的重要组成部分，是儿科领域全方位正常化及无障碍的主要对象。

2008年中国残疾人联合会调查结果显示，0～14岁残疾儿童大多数通过康复治疗可使功能得到部分或全部恢复。从活动能力状况分析，能上街行走的占63.14%，能在户内活动的占33.96%，完全不能走动的占2.9%。从生活能力状况分析，生活能自理的占54.45%；能部分自理的占39.54%；完全不能自理的占6.01%。大多数残疾儿童属于中轻度残疾，能否适时进行康复治疗对残疾儿童生活质量影响巨大。国内外专家认为，3～7岁是最佳康复年龄段，我国这个年龄段的残疾儿童有213万，占残疾儿童总数的26.1%。抓紧在这个年龄段治疗，可以增强康复效果，降低康复难度。

3. 残疾儿童入学情况 国家教委公布的残疾儿童入学率：聋童为 5.5％，盲童为 2.7％，弱智儿童为 0.33％。抽样调查数据与此不同。听力语言残疾儿童入学率为 45％，视力残疾儿童入学率为 42.9％，智力残疾儿童入学率为 61.9％，肢残儿童入学率为 59.9％，精神残疾儿童入学率为 41.2％，综合残疾儿童入学率为 17.6％。我国有针对智力残疾儿童和盲聋儿童设立的专门学校，但没有为肢体伤残患儿设立的专门学校。

（二）儿童残疾常见康复问题

1. 贻误最佳康复时机 有些脑瘫患儿由于家长缺乏对康复的认识，当出现高危因素时，没有及时进行早期的运动干预。经常是在患儿不会站、不会走时才来就医，贻误康复的最佳时期。

2. 治疗方案不当 有些残疾儿童出现肢体肌张力过高或过低，如果早期康复治疗和装配适合矫形器，可预防肢体出现固定畸形，并能代偿一部分肢体功能。

3. 康复治疗方案应重视患儿的全面康复 采用综合手段，取得家庭和患儿的积极配合，将训练和游戏与教育相结合，使残疾儿童在大运动、精细活动、认知能力、社会交往以及语言发育全方位的康复。

（三）早期诊断及早期运动疗法的重要性

1. 婴幼儿期脑的发育最旺盛（前 18 个月最快），可塑性强，出生脑容量约 370 g，6 个月 700 g，2 岁达 1000 g，7 岁达 1400 g，接近成人。2 岁前髓鞘化最快，达 75％。此时神经突触修饰极为活跃。

2. 出生时脑细胞数已固定，140 亿左右，不可再生，但可进行功能补偿。

3. 如果患儿出生时异常状态较轻，则较易恢复到正常或接近正常发育的状态。在早期介入运动疗法，可以避免异常姿势的形成，防止痉挛及畸形的发生。

4. 以脑瘫为例，脑瘫定型大约在 2 岁左右，1 岁以前的诊断称早期诊断，4~6 个月以前诊断为超早期诊断。如能早期治疗或早期干预，其效果相当可观。各国的康复专家都在致力于对脑瘫及其他脑部损伤的早期诊断、早期康复的探索，力争在 6 个月龄前诊断脑瘫。

（四）肢体残疾儿童矫治手术前后的康复

1. 肢体残疾儿童常实施的手术 包括马蹄足畸形、儿童脑瘫肢体畸形、膝关节屈曲畸形、臀肌挛缩、脊髓灰质炎后遗症等手术。

2. 肢体残疾儿童矫治术前、后康复训练 包括增强肌力、耐力、扩大和维持关节活动度训练和恢复步行能力等，以最大限度地恢复肢体运动功能，提高日常生活活动能力。在实施运动疗法前应注意：①术前术后及时评定，循序渐进实施运动疗法。②主动运动与被动运动相结合。③可配合热疗等传统物理因子疗法。④出院时应教会患者及其家属简易、实用的治疗技术，坚持终生训练。为防止术后畸形复发，应及时装配适宜的矫形器，以巩固手术效果、恢复肢体运动功能。手术医生要与治疗师和假肢矫形器技师共同提出矫形器安装方案，治疗人员应对矫形器使用进行适应性调整，并与适当的训练相结合。

二、运动疗法实施原则

（一）儿童与成人运动疗法的区别

与成人疾患的运动疗法相比，儿童运动疗法注重运动与感觉的输入，同时强调促进发育与抑制异常姿势。尤其是婴幼儿时期，脑的容量迅速发育，一些中枢性疾病如脑外伤、脑瘫等，经过康复训练能够取得良好的效果。

（二）运动疗法实施前的准备

1. 接诊时收集患儿基本情况，了解患儿的全身状况　不仅是运动状况，还需要了解视觉、听觉、情绪、认知及社会性等必要信息。儿童有各种各样的功能发育，在个体内相互作用，要了解它们之间的相关性。

2. 应了解正常的发育，特别是运动发育　正常发育的基准与异常有何不同。正常发育的重要时期，例如独立步行可能是一岁几个月。至于过细的项目如一个月会什么，两个月会什么，三个月会什么，没有必要都记住，记住重要的运动发育标志即可。

应该通过了解0个月、3个月、6个月、9个月的运动项目的完成情况，来推测获得的功能及运动年龄。例如：学习运动发育的内容后，就可以通过观察儿童的运动情况和其母亲的接触情况，推测一下儿童的发育年龄，然后问一下其母亲"您的小孩几个月"或者"您的小孩几岁了"，来验证自己的判断。

3. 应了解患儿的健康状况

（1）了解患儿睡眠、进食及排泄等生活节奏情况。

（2）婴幼儿或者是重度障碍儿往往表现为睡眠时间少、易噎住、进食量少及易便秘等，要了解造成这些不安定的生活节奏的原因。

（3）如果患儿存在以上问题，会影响到运动疗法的评定与实施的顺利进行。

（4）即使参加运动疗法，患儿的身体状况仍然会受到限制，因此，完善其生活环境是必要的。

4. 创造一个可预防患儿产生不安感和恐怖感的训练环境

（1）初次与陌生人面接，不仅是孩子，即使成年人也会有一些紧张。

（2）尽快完成初期评定，以缓解患儿的紧张情绪，创造一个轻松的氛围。

（3）如果是幼儿的话，可以把患儿放在治疗师的双膝上或抱着玩，不要让患儿哭闹，这是评定前的重要准备。

（4）对于较小的患儿，要观察患儿的妈妈用什么语言会使其安静，记住这些语言。要了解一些儿童喜欢的流行动画片的内容、主人公，这样能引起患儿的兴趣，拉近距离。

5. 据实观察患儿的情况

（1）在对患儿实施运动疗法评定时，依据运动发育检查和运动分析得到特定的运动情况。

（2）把握运动方面的关键问题，例如能否翻身，能否行走。对患儿的问题和障碍不要批评和指责。不可以说"你的姿势怎么这么奇怪呀"，"把腿伸直走好吗"这样的话。作为治疗师，应该努力去发现患儿运动问题的真正原因。

（3）当患儿一进入治疗室，就应开始观察。对于需要观察的运动项目，可以设计一项课题，从中观察。例如让患儿从盒子里取玩具，观察患儿以什么方式完成移动，是自己行走，还是手膝位爬行，是否能拿出治疗师所指令的玩具，是否理解。

（三）不要过度注意患儿的异常

作为治疗师，在观察患儿运动时，不要总是带着"为什么不能做呢"，"为什么异常"，"异常的部位在哪里"等过度的意识来进行观察。要积极发现患儿能做什么，优势在哪儿。对患儿能做的、优势方面的提高，就是改善患儿不能做的、差的方面。应重视积极方面，这对治疗师十分重要。

治疗师要使患儿感觉有亲切感，以使康复评定和治疗顺利进行。多与患儿一起游戏，多抱抱患儿，有利于建立良好的关系。

三、各种姿势下的运动发育

（一）俯卧位姿势和运动发育

1. 新生儿的俯卧位姿势和运动

（1）俯卧位：新生儿取俯卧位时，为了保持呼吸通畅，头转向一侧保持回旋位，有时也向对侧回旋。头部的位置低于臀部，患儿的腹股沟抬起，臀部的位置比较高，以肩部和胸部负重为特征。

（2）蹬踏运动：新生儿腹股沟离开床面，下肢自主出现蹬踏运动，髋关节和膝关节不能完全伸展（图6-1-1），新生儿面部和胸部着床，下肢出现蹬踏动作。

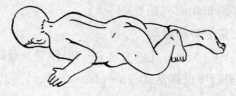

图6-1-1　新生儿下肢的蹬踏动作

（3）寻觅反射：手向新生儿口腔周围接触刺激时引起的反射，可以看到，新生儿将手放入口中，引起吸吮反射。

（4）保护性头部回旋：未成熟儿的俯卧位臀部的位置低于头部的位置，双下肢外展，腹股沟着床，大腿内侧面与床面相接触，头部保护性回旋能力较弱（图6-1-2）。

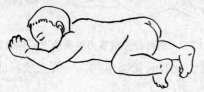
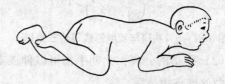

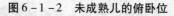

图6-1-2　未成熟儿的俯卧位　　　**图6-1-3　俯卧位正中位不能上抬头部**

（5）侧弯反射：生后2～3个月快速减弱，此反射是沿脊柱的一侧给予皮肤刺激，受刺激侧的躯干出现侧屈，下肢外展，受刺激侧头部侧屈。

2. 一个月儿的俯卧位姿势和运动　头部动摇明显，即头从床面瞬间抬起，停住比较困难，头部呈现动摇状态。当头部从床面抬起时，颈部开始伸展活动，肘关节的位置比肩关节向后，头部从中间位上抬困难，从身体一侧边回旋边上抬是此时期的特点（图6-1-3）。

3. 两个月儿的俯卧位姿势和运动

（1）头部上抬：取俯卧位时，头可抬起与水平面成45°，较一个月抬起的时间延长，开始出现头部回旋和追视同步进行。但是，头部抬起动作仍较困难（图6-1-4）。

（2）前臂负重：肩关节外展、肘关节屈曲减少，前部负重增加。

4. 三个月儿的俯卧位姿势和运动

（1）本体感觉：能用前臂支撑体重，肘关节在肩关节的直下方，肘关节可以负重，肘关节的本体感觉开始发育，头几乎可以上抬90°，颜面部可以完全看正面（图6-1-5）。

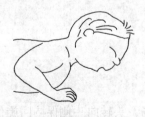 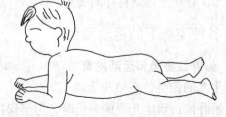

图6-1-4　俯卧位头部上抬45°　　　　图6-1-5　肩关节外展活动范围增加

（2）肘支撑：这个阶段腹股沟可以完全放在床上，上臂稍稍外展，前臂可以负重，此姿势称为肘支撑，与小狗的姿势类似，又称为puppy position。

（3）胸部离开（chest off）：3个月儿俯卧位，双肘与头顶连线形成等边三角形，从前面可见上胸部，所以又称为chest off（图6-1-6）。

5. 4～5个月儿的俯卧位姿势与运动

（1）抗重力伸展活动：4～5个月儿的脊柱进一步伸展，身体可离开床，抗重力活动达到骨盆，以腹部为支点进行飞机样活动（air plane activity）较多，四肢出现外展，但此时还不能爬行（图6-1-7）。

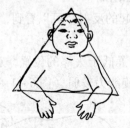 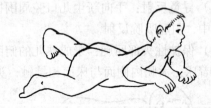

图6-1-6　头顶与双肘形成等边三角形　　　图6-1-7　俯卧位做抗重力伸展的飞机样活动

（2）手指的分离：此期手指可以伸展支撑体重，上肢开始够东西，一侧上肢屈曲，另一上肢伸展支撑体重。

（3）三点支撑：可以取三点支撑（图6-1-8），开始时处在不安定的状态，平衡易被破坏，容易向侧方摔倒，偶尔从仰卧位做翻身动作。

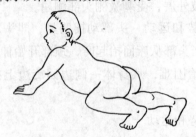

图6-1-8　俯卧位一侧上肢伸展三点支撑

6. 6个月儿的俯卧位姿势与运动

（1）上肢的伸展体位和手腕支撑：上肢伸展位，手腕支撑（图6-1-9），继续飞机样活动，手可支撑在床面上，维持此姿势可以促进脊柱抗重力伸展活动，增加上肢的伸展力量。

（2）翻身动作：可以完成翻身动作，婴儿进入仰卧位和俯卧位的平衡反应完成期，可以完成圆滑的翻身动作，开始有较高的移动能力（图6-1-10）。

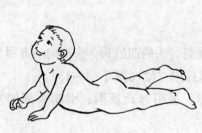

图6-1-9　手腕支撑　　　　　　图6-1-10　俯卧位和仰卧位的翻身动作

7. 7个月儿的俯卧位姿势与运动

（1）向后蹭行：婴儿俯卧位的移动能力提高，通过腕关节的反复支撑动作，向后蹭行。

（2）上肢前伸抓取物品活动：幼儿开始自己创造机会移动，如上肢前伸抓取物品活动。幼儿在俯卧位下看见物体伸手去够，对距离较远的物品也尽可能伸手去够。通过上肢前伸活动可增强上肢从侧方上抬的能力，以及以腹部为轴的回旋活动，也称为轴的活动。

8. 9~10个月儿俯卧位的姿势与运动

（1）手膝位：从俯卧位变换成手膝位并向前爬行。大约3个月左右以手膝位为中心，躯干垂直位伸展动作较难完成。

（2）坐位：可自由地从坐位变成手膝位，躯干回旋。

（3）连锁反应：出现一系列的连锁反应，手膝位支撑移动。初期出现三点支撑，单手支撑床面，对侧下肢同时向前迈出，这时，手膝位的对角线上下肢同时向前方迈出。

（4）两点支撑：从正常的手膝位爬行，然后双手抬起至从前方看到手掌部，对于痉挛型双瘫或四肢瘫的脑瘫患儿，双手进行上举时，手腕的背屈动作不充分，或者处于屈曲状态（图6-1-11）。

9. 12~13个月儿的俯卧位姿势与运动　手膝位爬行时膝关节从屈曲位爬行转换成膝关节伸展状态（图6-1-12），足底脚掌着地。此时期手膝位和高位爬行混合进行，顺着行走的步骤，快速地从手膝位爬行过渡到高爬位。此运动的获得对行走很重要，在运动发育过程中应反复观察此动作。

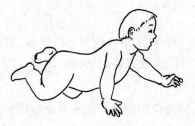

图6-1-11 保持手膝位上肢前伸抓取物品

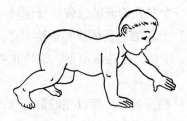

图6-1-12 高爬位

（二）仰卧位下的姿势与运动

1. 新生儿的姿势与运动

（1）屈曲位占优势：持续保持胎儿时期的屈曲优势，头的前后长，头部向一方回旋保持安定，头部的抗重力活动未发育成熟，头部不能保持中立位（图6-1-13）。

（2）觅食反射：此期对口腔周围进行触觉刺激，易引起此反射，引起头部的左右回旋。

（3）拥抱反射：上肢因拥抱反射引起外展、伸展，平时这个时期是处于内收、屈曲位。

（4）蹬踢：在清醒的时候，出现下肢蹬踢活动，若没有完全伸展，则表现为空踢。新生儿清醒和睡眠时的姿势有不同的变化，表现为以口为中心的身体发育，如吃手，把脚放在嘴里等。

2. 一个月儿的仰卧位姿势和运动　全身屈曲占优势，非对称性紧张性颈反射（AT-NR）影响姿势发生变化（图6-1-14）。正常情况下，颜面侧的上肢屈曲，受此反射的影响，颜面侧上肢伸肌占优势，另一侧上肢屈肌占优势，这是肌紧张异常分布出现非对称性引起全身的自发运动。这是最初认识自己手的时期。

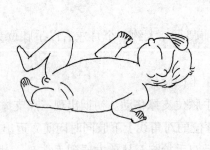

图6-1-13 成熟新生儿

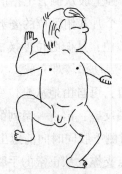

图6-1-14 成熟新生儿ATNR姿势

正常的ATNR是非定型的、部分的、非强制的。总之，颈部的回旋必伴有一定非定型的姿势，上肢受ATNR的影响，下肢不受影响，而异常的ATNR是定型的、全身的、强制的。

3. 3个月儿的仰卧位姿势和运动　正中线的发育：受ATNR影响逐渐减少，头部开始出现左右的回旋，开始有中间位的保持能力，追视活动范围扩大到180°，双眼视功能开始发育。3个月是以对称性发育为出发点，此时，发育的重要指标（milestone）正中位指向（milestone orientation）开始出现，正中位指向是幼儿最初认识自己身体左右的重要时期（图6-1-15）。

4. 4～6个月儿的仰卧位的姿势和运动

（1）骨盆的倾斜运动：骨盆倾斜活动开始活跃，仰卧位时，抗重力屈曲活动使骨盆后倾，能够触及视野以内的东西，手能触摸到膝部（图6-1-16）。

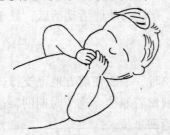

图6-1-15　三个月正常儿的正中指向

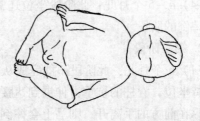

图6-1-16　手和膝部接触

（2）腘窝角：骨盆的倾斜运动更加活跃，骨盆后倾伴随着腘窝角活动范围的扩大，手开始接触脚，手拉住脚将脚放入口中（图6-1-17）。

（3）躯干轴的回旋：后背与床的接触面变窄，有侧方转动，这与躯干轴的回旋活动相一致，出现翻身动作，躯干的回旋在幼儿自己进行身体姿势的变换中起重要作用。

（4）桥式动作：仰卧位双足或单足着床，臀部从床上抬起，称为桥式运动，是抗重力活动。侧方转动的场合比较多，引起翻身运动。从新生儿全身屈肌占优势到脊柱伸展，髋关节屈曲，膝伸展的组合动作是不同要素组成的分离动作。

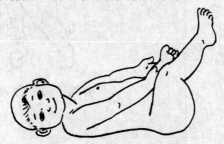

图6-1-17　手和足的接触

5. 8个月儿的仰卧位姿势和运动　此时期称为生理性多动，安静时喜欢取俯卧位，经常进行翻身、俯卧位、俯爬、手膝位的姿势转换。此时期小儿不喜欢仰卧位，母亲会感觉给小孩换尿布非常不容易。如果此时过度喜欢仰卧位，可能提示小儿智能发育存在问题。

（三）坐位的发育

幼儿坐位发育是脊柱抗重力发育的重要过程。坐位的发育分三个阶段，第一阶段，幼儿被置于坐位时，没有支撑易摔倒。第二阶段，短时间能保持坐位姿势。第三个阶段，幼儿从俯卧位能独立坐起。

1. 第一阶段（从新生儿期到5个月）（图6-1-18）

（1）新生儿期：屈曲占优势，新生儿的脊柱完全处于圆形，没有生理性的弯曲，头可抗重力瞬间抬起，但马上落下。膝关节有较强的屈曲，之后，膝开始逐渐伸展。

（2）2个月儿：伴随颈部抗重力伸展的发育，脊柱上部开始出现伸展，头部开始向上，出现较强的上抬，但是还未出现对称性上抬，称为非对称性上抬阶段，没有支撑，不能保持坐位。

（3）3个月儿：颈部的抗重力活动继续发育，头部能够保持中立位，面部可以向正前方看，脊柱的抗重力发育开始向胸部以下发展。但是还不能用手支撑身体保持坐位，在必要的保护下进行坐位是重要的。

（4）4~5个月儿：此阶段坐位还需要必要的支撑，脊柱的伸展活动活跃，处于易向后方摔倒的阶段。

2. 第二阶段

（1）6个月儿：此阶段不能完成从坐位的站起。坐位时，手放在前方地上支撑，能稍稍保持坐位，脊柱的抗重力伸展到达腰部，腰部以下还残留着屈曲。这个时期的特征是如果支撑在前方的手离开，则马上会摔倒，不能从俯卧位返回坐位。

（2）7~8月儿：此期开始俯卧位爬行，但独自从床上坐起有些难度。随着身体逐渐回旋，形成侧卧位下肘、骨盆和足三点支撑（图6-1-19），这是坐起来的基础。然后以手支撑，逐渐扩大支撑面积，也可将手放在侧方支撑身体，一旦身体倾斜，头和躯干侧屈（图6-1-20）。这种头部侧屈反应是身体的翻正反应、视性翻正反应及迷路性翻正反应协同作用的结果。

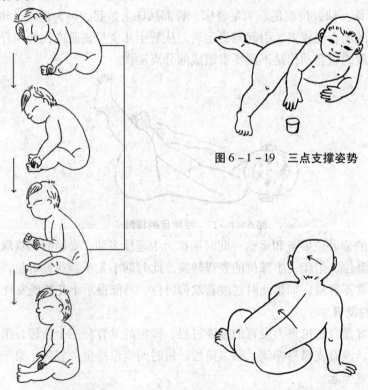

图6-1-19　三点支撑姿势

图6-1-18　坐位的发育　　　　图6-1-20　坐位的侧方手支撑

3. 第三阶段　9~10个月。此阶段小儿用上肢支撑从床上坐起，从俯爬转换成手膝位爬行，骨盆旋转变成盘腿坐位，独自保持坐位，双手可在前方、侧方和后方支撑或双手放开自由活动，脊柱充分伸展，自由的幼儿以坐位为中心完成俯爬、手膝位爬行和扶站等动作（图6-1-21）。

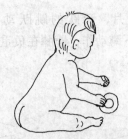

图6-1-21 脊柱伸展充分,双手自由活动

(四) 立位与步行的发育

1. 新生儿期 支撑新生儿腋窝,足底触及床面,让下肢支撑,不能支撑体重。立位膝关节屈曲残存,站立时身体前倾,下肢交替踏出(图6-1-22)。在摆动初期下肢有过度的髋、膝、踝关节的屈曲,支撑的下肢不能伸展。

2. 失立、失步行期 生后2~3个月,下肢不能支撑体重,婴儿不能保持站立,称为失立,此期间不能步行,称为失步行期(图6-1-23)。

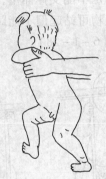

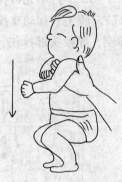

图6-1-22 初期步行   **图6-1-23 失立**

3. 下肢负重开始 4~5个月时,在腋窝支撑下很短的时间内,开始有一些体重负重,但不能支撑全身体重,足趾屈曲,单足上抬。此阶段主要特征是髋关节、膝关节轻度屈曲(图6-1-24)。

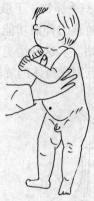

图6-1-24 支撑下保持短时间站立

4. 跳跃期 6~7个月,站立位能保持下肢伸展,下肢充分支撑体重,此期有活跃的跳跃动作(图6-1-25)。

5. 双侧支撑体重　8~9个月，活跃的跳跃动作减少，双手抓物可站立（图6-1-26）。这时还不能独自完成下蹲动作，髋膝在负重时缺乏节律性活动。

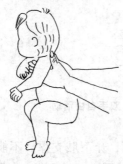

图6-1-25　跳跃时期　　　　图6-1-26　拉物站立

6. 移动性支撑　在负荷体重时关节的活动称为移动性支撑，与闭链的意思是一致的。

7. 站立的过程

（1）拉起过程：9~10个月小儿可抓物直线站立，单足不能支撑体重，可双足同时使用站起（图6-1-27）。膝关节移动支撑功能不充分，抓物可站起但不能蹲下，以哭闹求助，易发生向后部摔倒，导致头部摔伤，应引起注意（图6-1-28）。

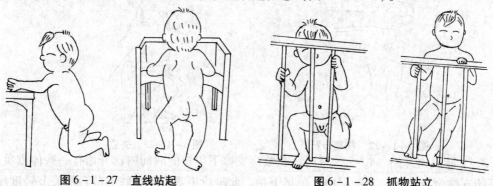

图6-1-27　直线站起　　　　　　　图6-1-28　抓物站立

（2）抓物行走：11~12个月，可抓物横向行走（图6-1-29），上肢可做伸手取物的动作。

（3）迈步反应：可以一手抓物，一手够物，下肢一侧肢体移动体重向另一侧。最初是一步，然后变成连续的步行，脊柱的抗重力伸展功能增高，脊柱的回旋伸展能力也得到提高。有时，双手可离开物体自己独立站立。这种情况下，可进行单手抓物游戏，一手支撑行走（图6-1-30），以支撑手为支点完成身体的旋转。

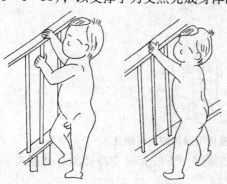
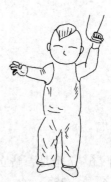

图6-1-29　抓物步行　　　　　　　图6-1-30　单手抓物步行

（4）独立行走，退行：12~13个月小儿能从地面独立站起，一个人行走，并快速地以手膝位向后运动，称为退行现象。当幼儿独自行走时，通过上肢伸展维持脊柱抗重力伸展，肩胛骨固定，双下肢过度外展，使基底面增宽，以确保行走时的安定性。独立行走初期，一侧下肢向前迈步时，另一侧下肢全负重，上肢上举，下肢伸展（图6-1-31），此姿势称为高保护性姿势。随着年龄的增加，双上肢上举的动作逐渐下降，称为中保护性姿势；上肢的位置逐渐放下，大约在18个月左右完全放下（低保护性姿势）（图6-1-32）。

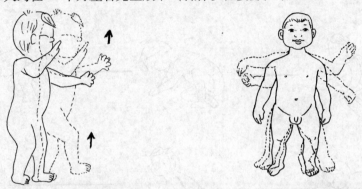

图6-1-31　下肢迈步伴上肢上举　　　　图6-1-32　伴有上肢不同平衡状态的步行

从地面上站起的模式在初期是从仰卧位完全旋转，转换成俯卧位、手膝位、高爬位，保持平衡站起来（图6-1-33）。

接着站起的模式也发生变化，仰卧位伴回旋，从坐位起来变成高跪位然后站起来（图6-1-34）。2岁左右，从坐位变成膝立位然后站起来（图6-1-35）。到6岁左右，开始出现以对称模式从仰卧位坐起，躯干无回旋动作，直接站起（图6-1-36）。

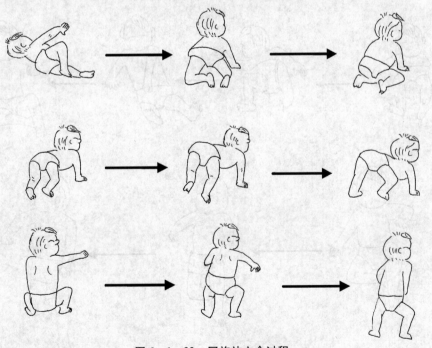

图6-1-33　回旋站立全过程

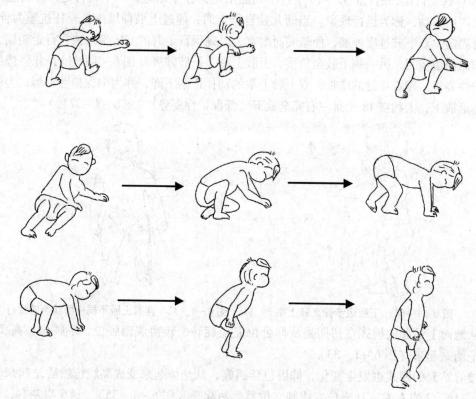

图 6 - 1 - 34　仰卧位—坐位—高跪位—站起

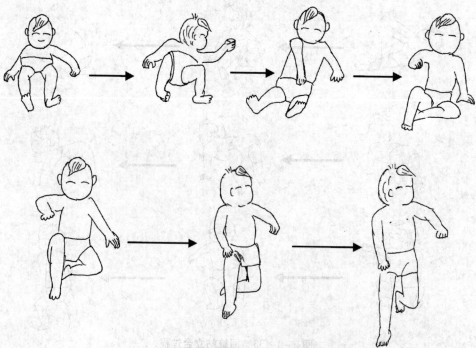

图 6 - 1 - 35　从仰卧位、坐起、站起的姿势转换

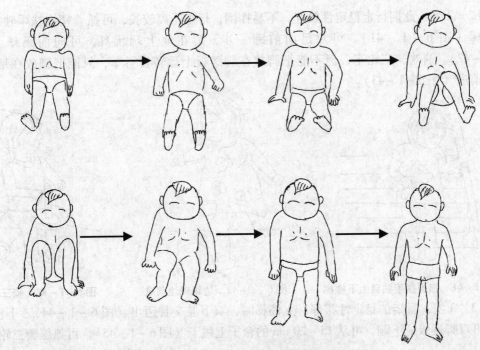

图 6-1-36　对称性站起模式

8. 1 岁 6 个月后的立位、步行的发育

（1）1 岁 6 个月：可笨拙地行走，有时摔倒，膝关节活动少，上下楼梯时必须单手扶助（图 6-1-37）。此期幼儿喜欢推着小车到处走（图 6-1-38），且喜欢抱着大毛绒娃娃（图 6-1-39），可从立位蹲下拾取地上的玩具（图 6-1-40）。

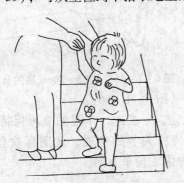

图 6-1-37　单手支撑上下楼梯

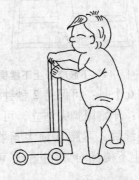

图 6-1-38　推小车玩

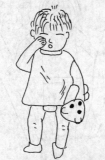

图 6-1-39　抱玩具步行

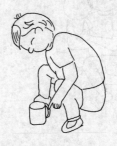

图 6-1-40　从立位蹲下玩

（2）2岁：此期行走稳定性较好，不易摔倒，行走距离较长，可抓着楼梯扶手独自上下楼梯（图6-1-41）。可双足向前蹦一步，蹲在地上玩玩具，可向前踢球（图6-1-42）。喜欢骑三轮车，但不能把脚放在脚踏板上运转自行车，只能把脚放在地上，骑车前进（图6-1-43）。

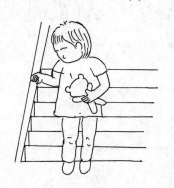 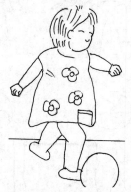 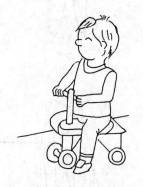

图6-1-41　抓握扶手独自上下楼梯　　　图6-1-42　边踢球边前进　　　图6-1-43　骑三轮车

（3）3岁：行走的稳定性很好。上楼梯时，双下肢交替迈出（图6-1-44）。下楼梯时，可双脚逐级往下蹦，可从15～20 cm的台子上跳下（图6-1-45），可熟练骑三轮车。

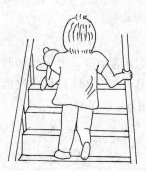 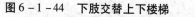 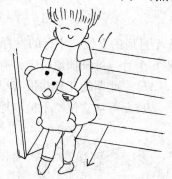

图6-1-44　下肢交替上下楼梯　　　　图6-1-45　从15～20cm高的台阶往下跳

（4）3岁6个月：可保持2秒钟单足站立（图6-1-46）。

（5）4岁：开始用脚尖站立，可以一会儿走，一会跑，单足站立可保持3～5秒的平衡，可用脚连续跳，弯腰从地上拾物时可保持膝关节的伸展，此期喜欢登爬高处（图6-1-47）。上下楼梯均交替进行，可很好地操纵三轮车方向。

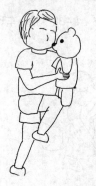 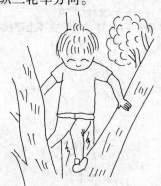

图6-1-46　2秒钟单足站立　　　　　图6-1-47　喜欢上树的游戏

（6）5岁：能保持8~10秒的单足站立，可向前跳2米左右，能做跳跃动作，能按照节奏活动，可沿着细线行走（图6-1-48，图6-1-49）。

（7）6岁：能跳跃25cm高的绳索（图6-1-50）。可以边踢石子边跳1~3回，在室内可连跳12次左右，跳绳可以连续跳3次。

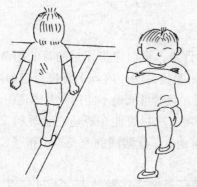 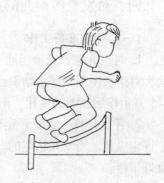

图6-1-48　沿细线步行　图6-1-49　可单足站立　　图6-1-50　能跳跃25cm高的线

（8）7岁：可以很快地下4级楼梯，连续踢4次石子，可连续跳12次以上，渐渐地会骑自行车。

（9）8岁：可在户外自由地蹦跳20次，在安全的场合下，可独自骑自行车。

（10）大运动发育的简易检查法：运动功能的发育表现出一些共同的规律性，即随意运动出现之前有关的原始反射必先消失，发育自上而下（头、颈、下肢），从中央到末梢（手臂、手到手指），从泛化到协调（看见喜爱的东西从手舞足蹈到伸手抓取），先取后舍（先能握物后能扔掉）。

1）抬头：新生儿颈肌无力，从仰卧位拉至坐位时，维持头竖直仅3~5秒钟，到2个月方能间歇性地勉强仰头，4个月扶坐时头部控制较稳。

2）坐：婴幼儿腰肌张力低，3~4个月扶坐时背脊呈弧形。5个月方能直腰。5~6个月能伸臂向前，在身体前方支撑维持坐位，呈三脚架样。8~9个月独坐稳，11个月拉着床栏，可从卧位坐起。

3）爬：适当条件下爬的发育从卧位开始。新生儿置俯卧位仅能挣扎着使脸稍离床面，同时下肢作匍匐动作，3~4个月能用双肘撑起胸部达数分钟，7~9个月，可用手或肘支撑胸腹在原地打转，8~9个月能从坐位卧下，胸腹贴地爬。约1岁，可完成手膝位爬行，约1岁半，可爬上较低的台阶。

4）站立与行走：站和走的能力与原始立足反射及踏步反射有关（立足反射出现在婴儿被扶至立位并使其足触及桌边时，表现为抬脚踏到桌面上。在桌上抱婴儿使其身体稍向前倾，足触桌面，则出现两足交替向前跨步的踏步反射），但直至2~3个月，扶立时只见下肢肌张力增高而不能负重。到8~9个月立位时，腰、髋、膝关节能伸直。1岁时两足贴地独站数秒钟，2岁半，可单脚站立。多数婴儿在13~15个月间能独走，也有早在1岁前或晚到17个月者。1岁半或稍晚能稳步拖着玩具车或抱玩具走，在扶持下两步一级地登楼梯。2~3岁能自己登楼梯。3岁一步一级登楼梯。4岁半~5岁能快跑。

5）跳：婴儿约1岁半，能两脚先后跨过较低障碍物，2岁并足原地跃起，从最低一级台阶跳下。3岁半~4岁能单脚向前跳1~3步，蹦跳。5岁单脚前跳8~10步，跳远。

如果有下列现象提示发育异常，需作进一步检查：7 个月不能从俯卧位翻身，9 个月不能从仰卧位翻到俯卧位，10 个月不能独坐，18 个月不能独走，2 岁不能跑，3 岁不能跳等。

四、对发育障碍儿的评定

（一）评定准备工作

1. 与患儿家长交流沟通　对发育障碍儿的评定，事前应将评定的目的用清晰易懂的语言对家长说明，评定结果也必须简单扼要地向家长说明。内容主要包括目前患儿情况，3 个月治疗后预测的变化、治疗计划、治疗频度，且尽可能地不使用专业术语。

2. 评定环境　由于评定环境不同于家庭环境，应尽可能在舒适、温暖和安静的环境下评定患儿。当幼儿认生的时候，不要一直盯着他看，让陪同的家长逗引孩子，使其保持良好情绪。

3. 双亲（母亲）的观察　患儿的双亲是孩子最亲密接触的人，通过与双亲的交流，可以推测患儿运动功能。如观察母亲拉着孩子行走时用哪一侧手拉着，母亲抱着孩子的时候用哪一部分支撑孩子的身体，一般来说，母亲撑着孩子的部位，多存在功能障碍。

评定较大患儿时，可开始问孩子一些问题，例如："几岁了"，"喜欢草莓吗"，如果总是妈妈代替孩子回答，那就要观察孩子是否有语言功能发育障碍。有时急性子的妈妈代替孩子回答，剥夺了孩子回答问题的机会。

4. 观察孩子穿脱衣服　通过观察孩子穿脱衣服的过程，可以了解家长的借助情况。

5. 了解孩子在家庭中的姿势和运动　询问家长患儿在家庭中采取什么样的姿势，运动多还是少。是否已经习惯异常的姿势，对抗异常姿势的手段和方法有哪些。在家庭中使用的自助具、辅助具的情况（坐位保持的座椅、轮椅、步行器和站立保持用具）。

6. 孩子的生活节奏　了解孩子的生活节奏对治疗计划有一定作用，特别是孩子几点午睡、几点就寝、起床时间、半夜是否醒来以及是否服用一些药物等。

7. 父母主诉　通过双亲主诉患儿的主要问题点，可从中了解孩子的欲望，了解家长希望达到的目标以及父母对孩子障碍程度的了解。

（二）评定流程

1. 注意事项　发育过程中何时出现障碍，缺乏哪些正常因素，有哪些异常的发育，发育停滞的时期等，都是治疗师重点观察的内容。对已出现的发育障碍，治疗师要分析：头为什么不能转动？为什么不能保持坐位？为什么不能翻身？为什么不能灵活地使用手？为什么不能走路？阻碍功能的因素是什么？治疗时需要把发育障碍的因素进行分类整理，分清哪些是未成熟的因素，哪些是异常的因素，是在正常的发育过程中必须出现的未成熟运动和姿势，还是超越年龄持续存在的未成熟运动。

2. 观察要点　从观察身体的躯干部开始评定。一般情况下，治疗师习惯用眼观察孩子的末端部位，如手和足，易忽视躯干部位。治疗师应详细观察的内容包括患儿胸廓的状态、是否对称、肋骨下部是否突出、呼吸是否异常及是否有漏斗胸等。

治疗师不仅要观察患儿是否有异常动作，还要令患儿模仿治疗师的动作，在动作中观察左右的差别、代偿动作以及在日常生活中的影响因素。

（三）姿势反应的评定

1. 颈部对身体的翻正反应　此反应出现在新生儿期，头部的回旋可激活颈肌的感受器，上半身与头部在一条直线上引起身体的回旋，进而引起腰部和骨盆的回旋，最终出现全身的翻正反应。

未成熟型的颈部对躯干的翻正反应是身体出现圆球样的反应（log rolling），成熟型颈部对躯干的翻正反应是身体为分节性变化，身体分节性回旋是对非对称性紧张性颈反射的统合。

2. 身体对头部的翻正反应　此反应是保持头和躯干的正常对线关系，与头的控制有关。在做此反应时，身体的一部分与支撑面相接触，刺激压觉感受器，头保持在正中位置，头的控制受到视觉、触觉、迷路等的影响。身体对头部的翻正反应使3个月的婴儿做斜位悬垂时不能保持体轴线上的直立状态。如果在较硬的支撑面保持坐位，可表现为一侧臀部负重，且向此侧倾斜，头可在体轴线上保持直立。

3. 身体对身体的翻正反应　此反应加入了旋转返回的反应，此活动是为了保持躯干的对称性。通常在出生后4个月出现，从幼儿动作的连续性可以观察，从仰卧位到立位多有此反应。这种躯干的回旋动作是连续的链性反应，之后身体对身体的翻正反应受到抑制，动作发生对称性的变化。不伴有分节性的回旋活动，完成翻身，坐位，站起。也就是说，两岁以内的连续动作的要素主要包括体轴内的回旋，两岁过后，多从侧卧位坐起，体轴内的回旋要素越来越少，到6岁左右从长坐位直接坐起不伴有体轴的回旋。

4. 视觉性翻正反应　通常，头的控制受身体对头的翻正反应和迷路性翻正反应的影响和视觉的影响（图6-1-51）。头的控制是人类姿势和运动的重要作用的结果，视觉性翻正反应是迷路翻正反应的补充，若破坏迷路视觉反应也不可能，迷路视觉反应和视觉性翻正反应相互协调作用。孕40周时，颈部的屈肌紧张增加，生后2个月后，颈部向后方倒的现象逐渐减少，这是颈部屈肌力和迷路性以及视觉性翻正反应协调的结果。到4个月头部向后倒消失，到6个月逐渐出现仰卧位头部向上抬。

5. 迷路性翻正反应　最初出现的是俯卧位头部的上抬，如果缺乏，孩子易有俯卧位窒息的危险。此反应是新生儿期保护生命的最初时期的重要反应。抗重力反应的运动方向有一定的顺序，最初是在矢状面，接着是冠状面，然后是水平面。生后2个月可以明显地看出在矢状面上和冠状面上的翻正反应，在生后6个月这一层面上的反应增强，也就是视性的翻正反应增强。

6. 平衡反应　此反应是为了保持动态的姿势与翻正反应的3个分节相对立的方向而产生的运动。例如：令孩子坐在一个高一些的台子上，以外力推使其倾斜，孩子仍然保持良好的姿势（图6-1-52）。

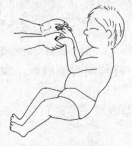 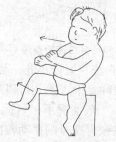

图6-1-51　拉起反射　　　　　　　图6-1-52　平衡反应

(四) 姿势性肌张力评定

1. 姿势性肌张力检查 检查的目的是了解患儿在姿势变化过程中所伴有的肌张力的变化。发育障碍儿往往在姿势发生变化时出现异常的肌张力升高或者下降，在中枢神经系统发生障碍时出现异常的肌张力的分布，在制定训练计划时，应把握异常肌张力的分布。被动活动患儿的四肢，治疗师通过手触摸感觉肌肉的紧张度。肌张力的评定可参考以下标准：

（1）正常：对四肢进行被动活动，感觉四肢非常轻，无明显的抵抗感，肌肉有适度紧张度。

（2）痉挛：对四肢进行操作，感觉明显的抵抗，从开始就有抵抗，可突然抵抗减少，称为折刀样变化。一般上肢屈肌和内收肌的肌张力较高，下肢伸肌和内收肌张力较高。评定时可参考改良 ASHWORTH 评定量表。

（3）手足徐动：对四肢进行操作时，肌张力处于动摇状态，表现为时而过度抵抗，时而抵抗不完全消失，预测肌张力的变化比较困难。

（4）弛缓：对四肢的被动操作，几乎没有抵抗，治疗师在操作时手会感觉到四肢的重量。

2. 小儿神经疾患常用的肌张力评定 主要包括肌肉伸张性，被动性及肌肉的硬度。

（1）肌肉伸张性：对关节进行缓慢的牵伸，在活动时感觉牵伸的程度。

1）窗口征检查法（window sign）：治疗师被动掌屈被检者的腕关节，从程度来看，成人可到90°，新生儿掌屈的角度更大，这种柔软度到6个月逐渐与成年人相同，超过6个月还有过度被屈的状态，提示有肌张力低下（图6-1-53）。此检查适于肌张力持续低下的疾病，如先天愚型、新生儿先天性重症肌无力或一些代谢性疾病，这种伸张性的持续存在往往合并精神发育迟缓。

2）髋关节外展角度：新生儿的髋关节外展角度平均是76°~77°，然后急速下降，生后3个月平均角度71°，然后角度又增加，到2岁左右又到76°~77°，伴随步行能力的发育，髋关节固定性增加，内收肌的伸展性降低，到5岁时为75°。

3）足背屈角：成熟的新生儿背屈角度较大，生后3个月逐渐减少。

4）腘窝角：新生儿的腘窝角约为90°，角度逐渐扩大（图6-1-54），中枢神经损伤的患儿可出现角度过大或过小，或者有左右的差别。

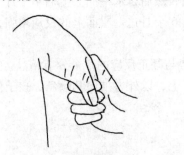

图6-1-53　窗口征检查法

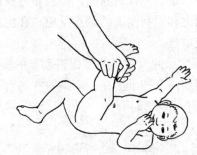

图6-1-54　腘窝角的检查

5）围巾征检查法：握住小儿一侧的手，向围巾样伸向对侧肩峰，成熟的新生儿腕关节能够达到对侧肩峰，未成熟儿可以越过肩峰。

（2）摆动度：一般情况下，可握住小儿的腕关节或踝关节进行摆动，肌张力低时摆动的幅度大，反之肌张力高时则摆动幅度变小。

（3）肌肉的硬度：安静状态下观察肌肉的形态，触摸肌肉的硬度，如果肌肉过硬则提示肌张力升高。触摸肌肉松软，支撑自身体重的能力差，仰卧位呈现 W 状，长坐位时身体过度前倾，站立时足处于外翻扁平状等，提示肌张力低下。

（庞　红）

第二节　脑性瘫痪

一、概述

（一）定义

脑性瘫痪简称为脑瘫（cerebral palsy，CP），是指胎儿在出生前、出生过程中或出生后一个月内，由于各种原因引起的非进行性的、永久性的脑损伤所致的大脑功能不良综合征。主要表现为中枢性运动障碍及姿势异常。

诊断脑瘫的三要素：

1. 发育阶段　脑瘫是在脑发育过程中受到损伤而引起的，成人的脑卒中也可以出现相同的症状，但不诊断为脑瘫。

2. 非进行性　病变是非进行性的，某些脑部疾病是进行性的。

3. 永久性　脑瘫不是一过性疾病，经康复治疗可以发生变化和改善，但各种功能障碍将伴随其一生。

（二）原因

1. 产前的原因　染色体异常、风疹、巨细胞病毒感染、一氧化碳中毒、母亲重度贫血、妊娠中毒症及胎盘异常。

2. 围产期的原因　颅内出血、早产、过期分娩、新生儿呼吸异常及胎盘异常。

3. 产后的原因　由于窒息、黄疸和早产造成中枢神经系统感染以及头部外伤等。

（三）分类

1. 根据障碍部位分类　见图 6 - 2 - 1。

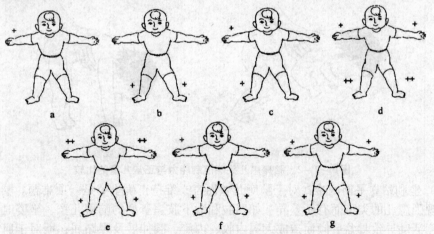

图 6 - 2 - 1　脑瘫的分类

a. 单瘫；b. 截瘫；c. 偏瘫；d. 双瘫；e. 双重偏瘫；f. 三肢瘫；g. 四肢瘫。

2. 按临床特点分类

（1）痉挛型：是脑瘫中最常见的类型，其临床特点是：腱反射亢进，肌张力增高，上肢屈肌张力高,下肢伸肌张力高,头、颈、躯干部的姿势异常。缺少四肢的灵活性运动,易出现关节的挛缩和变形,影响患儿的运动功能。

(2)手足徐动型:由于肌张力的变化,患儿出现难以控制的不随意运动。肌张力呈动摇状,运动为非对称性,姿势的固定能力差,缺乏平衡反应。咀嚼、吞咽困难,语言障碍,表情异常,常因情绪变化使症状加重。

(3)僵直型:肌张力高,呈铅管状或齿轮状。

(4)共济失调型:上下肢动作不协调,辨距不良,步态不稳。肌张力常在低紧张和正常之间动摇,关节活动度超常。

(5)混合型:患儿多为痉挛型加手足徐动型,大关节有挛缩和变形的可能,原始反射残存。有明显的非对称性。

(6)肌张力低下型:全身肌张力低下,关节活动范围增大,无站立行走能力。肌张力随年龄的增长逐渐增强,可变为手足徐动型和痉挛型。

二、临床常见功能障碍

(一)运动功能障碍

1. 分级标准　WTO 将脑瘫患者运动功能障碍程度分为 4 级:

一级:活动不灵活,但日常生活不受影响,如行走、登梯和用手操作不受限制。

二级:手指活动受限,日常活动受到影响,但仍能独立行走和握物。

三级:5 岁以前不能行走但能够爬或滚,不能握物,但能扶物。

四级:丧失有作用的运动功能。

其中一、二级属轻型运动障碍,三、四级属重型运动障碍。

2. 主要表现　脑瘫儿童的运动能力低于同年龄的正常孩子,运动自我控制能力差,障碍程度较轻的患儿表现为手、脚动作不灵活或笨拙,严重的则头部控制差,双手不会抓东西,双脚不会行走,有的甚至不会翻身,不会坐,不会站立,不会正常的咀嚼和吞咽。

(1)粗大运动功能落后:大运动如抬头、手膝位支撑、翻身、爬行、站立、行走均在发育的时间上落后于正常儿童(图6-2-2)。

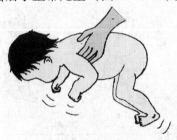

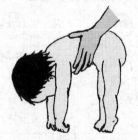

正常儿童　　　　　　　　脑瘫患儿

图6-2-2　脑瘫患儿头部控制能力与正常儿童的比较

(2)坐和站立平衡困难:对于脑瘫儿童而言,维持正确坐姿是一项难题。脑瘫儿童的坐姿表现因患儿的类型而有所差异。如四肢和双下肢痉挛型的脑瘫儿童,坐姿时因躯干伸展肌过度活动导致骨盆后倾而造成大腿内收、内旋、膝伸展及踝跖屈;而对于肌张力低下的脑瘫儿童,坐位时则因严重的腰伸展肌和髋屈肌挛缩,而使得骨盆前倾(图6-2-3)。

(3)手臂活动困难:不会使用手臂,不能把手放到所要求的位置;或仅使用一只手(图6-2-4)。

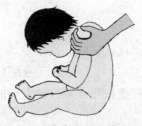
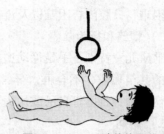

图6-2-3　脑瘫患儿不能独自保持坐位　　图6-2-4　手臂前伸取物困难

（4）手部精细动作障碍：表现为打开手掌困难，不能松开拿在手中的物件，不能摆弄物件，很难将拇指和其他手指进行对指活动。

（二）姿势障碍

脑瘫儿童身体的各种姿势异常，姿势的稳定性差，在运动时或静止时姿势异常，左右两侧不对称，有些严重的病例头常不能像正常的孩子那样处于竖直正中位置，而是习惯于偏向一侧，或者左右前后摇晃。

（三）关节挛缩、畸形障碍

由于异常姿势或身体长时间处于同一种姿势而产生关节挛缩和关节畸形。

（四）日常生活活动能力低下

由于肌肉僵硬、身体动作不协调以及姿势异常导致喂养困难，婴儿期表现为吸吮困难，稍大后表现为咀嚼困难，也可能有吞咽困难，导致患儿吃饭时间较长，不能独自吃饭。稍大些的患儿在日常生活中自我照顾能力较低，如上厕所、穿衣服、洗漱等均需辅助。

（五）肺部感染问题

由于咀嚼、吸吮、吞咽障碍，常使患儿不能得到充足的营养，缺少微量元素，免疫力较低。再加上长期以某种固定姿势和体位生存，甚至长期卧床而极易引起肺部组织的感染。

（六）智力障碍

在所有的脑瘫儿童中，智力正常的孩子只有约1/4，智力轻度、中度障碍的约占1/2，重度智力不足的约占1/4。

（七）语言障碍

大多数的脑瘫儿童可能伴有不同程度的语言障碍，有的表现为语言表达困难或构语困难，有的表现为发音不清或口吃，有的还表现为失语症，即能理解别人的语言，但自己无法讲话，这种情况尤其以手足徐动型脑瘫占比例为大。

（八）视、听觉障碍

不少脑瘫儿童伴有近视或斜视，其中以内斜视为多见，听力减退以徐动型脑瘫较为多见。脑瘫儿童往往对声音的节奏辨别存在困难。

（九）生长发育障碍

一部分轻型脑瘫儿童生长发育可以基本或接近正常，但大多数的脑瘫儿童都比同年龄的正常孩子身材矮小，生长发育显得落后。

（十）牙齿发育障碍

脑瘫儿童牙齿多数发育不良，牙齿质地疏松、易蛀，各种牙病的发生率较正常儿童为高。

（十一）口、面功能障碍

一部分脑瘫儿童面部肌肉和舌部肌肉均出现明显痉挛或不协调收缩。从而导致孩子咀嚼和吞咽困难，口腔闭合困难以及流口水。

（十二）情绪和行为障碍

不少脑瘫儿童特别是手足徐动型的儿童性格比较固执、任性，情绪波动变化大，善感易怒，有的甚至孤僻，不合群。异常行为表现为：①强迫行为：自己强制自己作某一动作。②自伤行为：自己打自己或用头不停地撞墙。③侵袭行为：殴打他人，但较少见。

（十三）癫痫

约有 39% ~50% 的脑瘫儿童由于大脑内的固定病灶而诱发癫痫，智力重度低下的孩子癫痫的发生率尤其突出。

三、评定内容

脑瘫患儿因年龄、障碍的部位、肌张力、智能状况的不同，临床症状差异很大，充分地理解脑瘫是中枢神经系统成熟和发育过程中的障碍是非常重要的。所以从姿势、发育、随意运动、日常生活动作等方面评定是必要的。

（一）运动发育的评定

1. 全身运动发育

（1）新生儿期：几乎不出现自发的运动，整日呈睡眠状态，当受到 Moro 反射或非对称性紧张性颈反射时出现运动，俯卧位时髋关节和膝关节屈曲，仰卧位也是屈曲状，髋关节轻度外展。

（2）1 个月：俯卧位时头部可瞬间抬起，全身仍处于屈曲位。

（3）3~4 个月：牵拉上肢缓缓地将小儿从仰卧位拉起，头可以与躯干呈一直线。俯卧位时用前臂及肘关节支撑上半身，头部可以呈垂直位观看事物。

（4）5~7 个月：俯卧位可用双手手掌支撑，肘关节呈伸展位，胸部可离开，腹部和下肢与地面接触。可完成从仰卧位到俯卧位的支撑。可用前臂支撑往前爬。

（5）8~11 个月：不用任何支撑，独立完成坐位，可完成从仰卧位到俯卧位再到坐位的姿势转换。扶东西可站立（8~10），11 个月可不扶东西站立。

（6）12 个月：可步行，最初用双手扶着走，后为单手扶物，继而独立行走，开始双脚分开，以扩大支撑面积，为保持平衡抬高上肢行走。

（7）15 个月：行走时双手降至腰部水平。

（8）18 个月：行走时上肢可出现左右摆动，由于个体差异，也可延迟。

（9）3 岁：单脚站立。

（10）5~6 岁：完成跳跃。

2. 上肢运动发育　上肢的运动一般是抓、放、拍、打等。出生后至 2 月是双手紧紧抓握着，一般情况下，小儿不能朝物体的方向推、打。

3 个月开始出现手指的动作，把手指放入嘴中，吸吮手指。

4 个月伸开紧握的双手，用手推、抓、打周围的玩具，易把东西放入嘴里。

6 个月用手推物体，双手交换拿物体。

8~9 个月可以较好地拿物体，可以将手中的东西放下，再拿另一物体。

10~12 个月可完成捏的动作。

2 岁左右可完成投掷的动作。

3 岁左右可完成投掷动作，能有一定距离，有对目标的准确性和一定的力度。

3. 神经系统的运动发育检查 见表 6-2-1。

表 6-2-1 运动发育简表

发育阶段		发育月龄	运动行为			感 觉		
			A	B	C	D	E	F
			运动	言语	手的功能	视觉	听觉	触觉
大脑皮质	VII	早36个月，平均72个月，迟滞96个月	上肢出现灵活、精细动作	可用完整的词汇组成正确的语句	由于优势大脑半球的支配，可写字	读书	可以理解完整的词汇和简单的文章	可以用手触摸判断物品
	VI	早22个月，平均46个月，迟滞67个月	充分的交替动作，步行和踢腿	可以组成简单的句子	可以使用双手，一侧手呈优势	认识个别符号和文字	可以理解一般语言	用触觉识别物品
	V	早13个月，平均28个月，迟滞45个月	解除上肢掌握平衡的步态	具有少量的词汇	两侧同时的皮质性对立	可以区别相似的标志	可以理解少量的词	可以利用触觉区别相似但又有不同之处的物品
	IV	早8个月，平均16个月，迟滞26个月	将上肢上举与肩同高或更高以掌握平衡的步态	简单的会话	两手皮质性的对立	能立即看到摇摆物	理解简单的语言	可以利用触觉认识立体物品
中脑	III	早4个月，平均8个月，迟滞13个月	用手和膝支撑呈膝手卧位	能发出有意义的声音	为抓东西而握手	可以识别图形中细微部分	可以听出有意义的声音	识别刺激的感知
桥脑	II	早1个月，平均2.5个月，迟滞4.5个月	俯卧位可用前臂支持身体	遇危害时表现为哭泣	自发地张开小手	对摇摆物可追视，会往上看	听到声音会转头寻找声源	出现对刺激的感知
延髓脊髓	I	出生	不伴有躯干运动的上、下肢运动	哭声	抓握反射	对光反射	惊吓反射	Babinski 反射

（二）各种反射、自主反应的评定

1. 反射检查

（1）检查原始反射是否残存和延迟消退：包括紧张性迷路反射、拥抱反射、交叉伸展反射、非对称性紧张性颈反射、握持反射及侧弯反射等。

（2）检查生理反射是否亢进。

（3）检查病理反射：是否有锥体束征阳性，如 Babinski 阳性、踝阵挛阳性等。

2. 自主反应检查　包括翻正反应、平衡反应、保护性伸展反应等。

3. 米拉尼评定法（Milani – Comparetti）

米拉尼认为运动功能与神经反射有关。表由上下两部分组成，上半部是 1～24 个月内的小儿运动发育情况，显示各项运动出现的时间。下半部是 1～24 个月小儿神经发育的情况，黑框部分显示各项神经反射出现和消失的时间（表 6 – 2 – 2）。

表 6 – 2 – 2　自发动作与诱发动作的关系

分类		项目	发育时间及内容	
自发动作	姿势控制	头	垂直位	保持中立位
			俯卧位	抬头
			仰卧位	抬头
		身体	牵拉坐起	
			坐位	L3
			膝手卧位	肘支撑　手支撑　膝手卧位　高膝手位
			起立	不能支撑体重期　可支撑体重
	主动运动		仰卧位起立	支持反应　I　E　利用旋转扶持站立　独立站立　旋转 3 岁（部分）5 岁（无）
			移动	足主动蹬踏　翻身　爬行　行走（双上肢高举）　上肢摆动行走（无监护）　跨
诱发反应	原始反射		抓握反射	
			非对称颈	
			莫勒反射	
			对称性颈	A　B
			足趾抓握	II
	调查反应		头在空间	
			躯干在矢状面	I
			躯干旋转	
			旋转起坐	C D F G H　J K L M
	上肢保护性伸展反应		下方	
			侧方	III
			前方	
			后方	
	平衡反应		俯卧位	
			仰卧位	
			坐位	
			膝手卧位	
			立位	

表中有罗马字母表示的 5 条黑粗箭头线，大写英文字母表示的 13 条细黑箭头线，说明运动与反射、反应之间的关系，说明如下：

（1）黑粗箭头线

Ⅰ. 抓握反射不消失，肘支撑不出现。

Ⅱ. 非对称性紧张性颈反射不消失，躯干的旋转和调整反应不出现。

Ⅲ. 拥抱反射不消失，上肢保护性反应和平衡反应不出现。

Ⅳ. 对称性紧张性颈反射不消失，爬行动作不出现。

Ⅴ. 足趾抓握反射不消失，不能出现站立支撑动作。

（2）细黑箭头线

A. 躯干的调整反应，抑制屈肌，易化伸肌，不出现影响坐位的发育。

B. 躯干的调整反应不出现，影响身体的旋转和翻身。

C. 俯卧位平衡反应不出现，影响肘伸展，双手支撑。

D. 侧方的保护伸展不出现，影响坐位。

E. 对称性紧张性颈反射不消失，影响手膝位的发育。

F. 仰卧位和坐位平衡不出现，不能独坐。

G. 前方的保护伸展不出现，手膝位平衡难维持。

H. 坐位平衡和手膝位平衡反应不出现，爬行动作不发展。

I. 后方保护伸展不出现，不能完成躯干的旋转扶物站起。

J. 手膝位平衡反应和立位平衡反应不出现，不能独立步行。

K 和 L. 立位平衡反应不出现，不能掌握正确步态。

M. 立位平衡反应不充分，跑的功能不发育。

（三）肌力评定

肌力检查是脑瘫评定的组成部分，对于判定功能障碍的程度和预后，制定康复治疗计划，选择辅助器具等十分重要。针对脑瘫患儿肌力检查一般较困难，这是由于存在肌张力变化、智力情况和年龄太小不配合等因素的影响。一旦患儿能配合检查，即可采用 MMT 检查确定肌力。

（四）肌张力检查

1. 肌肉硬度的检查方法　观察肌肉的形态，触摸肌肉的硬度。

2. 被动检查法　以不同的速度对患儿的某一关节进行屈、伸、内收、外展、旋转等被动活动，体会抗阻的变化。

3. 摆动运动检查　使患儿以一个关节为中心，主动肌和拮抗肌快速收缩，使肢体摆动，观察摆动幅度的大小。

4. 姿势张力检查　令患儿变换各种姿势和体位，对四肢和躯干进行被动活动。记录抵抗情况。

痉挛的分级，目前多用 Ashworth 分级。

（五）ROM 检查

1. 对于 0 ~ 1 岁脑瘫患儿的 ROM 检查法　见表 6 - 2 - 3。

表 6 – 2 – 3 0 ~ 1 岁脑瘫患儿 ROM 检查

	内收肌角	腘窝角	足背屈角	足跟耳角
1 ~ 3 月	40° ~ 80°	80° ~ 100°	60° ~ 70°	80° ~ 100°
4 ~ 6 月	70° ~ 110°	90° ~ 120°	60° ~ 70°	90° ~ 130°
7 ~ 9 月	100° ~ 140°	110° ~ 160°	60° ~ 70°	120° ~ 150°
10 ~ 12 月	130° ~ 150°	150° ~ 170°	60° ~ 70°	140° ~ 170°

2. 对于能配合的患儿 ROM 的检查法

检查肌肉有无变形挛缩而导致的关节活动范围受限，检查内容包括：①髂腰肌：Thomas 检查。②骨薄肌：膝伸展位外展。③腘绳肌：SLR 检查。④股直肌：髋伸膝屈曲。⑤腓肠肌：膝伸展位足背屈。

（六）协调功能评定

1. 观察 患儿是否出现手指、足趾重复的、不规则的蠕动或出现肢体扭曲动作和快速、粗大、不规则的舞蹈样动作，手和唇部肌肉有节奏性反复收缩，躯干和肢体缓慢旋转性不自主运动。

2. 共济失调检查 上肢协调性检查包括指鼻试验、轮替试验，下肢协调性检查包括活动跟膝胫试验、闭目难立征。

（七）日常生活活动能力的评定

日常生活活动能力是在独立生活中反复进行的最必要的基本活动。评定内容包括：个人卫生动作、进食动作、更衣动作、排便动作、转移动作、移动动作、认知交流能力。

（八）粗大运动功能评定量表

粗大运动功能评定量表（gross motor functional measure，GMFM）是主要针对脑瘫患儿的粗大运动功能而设计的评定量表。治疗师通过不同体位的检查和观察，评定患儿粗大运动功能状况。量表将不同体位的反射、姿势和运动模式分为 80 项评定指标，每项评定指标的评分为 0 ~ 3 分，共分 5 个功能区：Ⅰ. 仰卧位、俯卧位、翻身、部分原始反射残存及姿势反射的建立；Ⅱ. 四点位及爬行；Ⅲ. 坐位、跪位及平衡反应的建立；Ⅳ. 立位运动；Ⅴ. 走、跑、跳及攀登运动。

（九）粗大运动功能分级系统

1997 年，Palisano 等在对脑瘫粗大运动功能测量研究的基础上，制定了粗大运动功能分级系统（gross motor functional classification scale，GMFCS），其信度和效度已得到了大量研究的证实，目前已被广泛地应用于临床实践和研究，已有研究证明 GMFMCS 可用于预测结局，可促进治疗师和家长之间的交流和制定训练计划，GMFMCS 主要应用于 10 个月至 12 岁的脑瘫儿童。

四、康复治疗方案

（一）治疗原则

1. 早期发现、早期康复 大脑在出生后头 3 年发育最快，年龄越小，大脑可塑性越强，特别是受损的大脑。脑瘫儿童在 3 岁前应开展早期的康复训练，可以发挥孩子不可估量的潜能，收到意想不到的良好效果。研究证明，窒息儿或早产儿等高危新生儿，如能从出生后生命体征稳定时开始早期干预，可促进患儿智力和运动发展。因此，在出生时有窒息、早产、颅内出血等高危因素致使有可能发展为伤残的孩子，应尽早从新生儿期开始进行早期干预，促进神经系统的正常发育，改善异常姿势和运动，抑制异常反射，防止肌腱挛缩和关节畸形等并发症，减轻致残率。

2. 综合治疗、全面康复　脑瘫儿童康复治疗是综合性康复治疗，主要以患儿为中心，临床医生、治疗师、护士、教师等共同制定康复治疗方案，开展综合性治疗。而治疗的关键是运动疗法及矫形器的应用，其他治疗方法来辅助，包括生活技能、语言治疗、物理因子疗法、针灸、按摩、药物、手术治疗等。

3. 家长参与、治疗师指导　家长需在治疗师指导下共同参与，并学会部分简单常用的治疗手法。父母在帮助患儿康复治疗时，最易解除患儿的心理障碍，使患儿积极配合，取得更好的康复疗效。

4. 坚持长期治疗　脑瘫康复是长期的、复杂的过程，必须持之以恒，切忌中断。

（二）康复治疗措施

脑瘫儿童的康复治疗强调综合治疗，包括运动疗法、作业疗法、言语治疗、矫形辅助器具的应用、心理治疗及行为治疗等。

1. 运动疗法

（1）治疗原则

1）主要以运动功能和肌肉－骨骼的管理为重点，将预防关节的变形和挛缩作为目的，为患儿制定个性化治疗方案，长期坚持全面康复。

2）针对能力障碍进行 ADL 训练，特别是移动动作方面。引导患儿进行正常姿势、运动的同时获得移动手段。

3）针对社会参与能力方面，根据患儿各年龄段与幼儿园、学校一起进行。

（2）治疗的主要内容

1）仰卧位训练：头部控制、中线的控制、翻身、起坐、下肢的控制。

2）俯卧位训练：双手双肘的支撑、爬行、保护性伸展反应的诱发、四点跪位的支撑。

3）坐位训练：头/躯干/骨盆的控制和强化，上肢保护性伸展反应的诱发，长坐位、横坐位、椅坐位的保持，躯干的旋转，站起动作。

4）跪位和立位训练：单腿跪位，立位平衡。

5）步行训练：辅助和独立行走。

（3）常用治疗技术：①传统运动疗法技术，如维持和改善关节活动范围的训练、增强肌力和耐力训练、促进平衡和协调能力训练、正确姿势摆放及姿势转换训练、姿势矫正训练、步态矫正训练和步行能力训练。②神经生理学疗法，如 Bobath 疗法、引导式教育、Vojta 疗法等。

2. 作业疗法　主要作用包括保持正确的姿势，促进手的精细活动和上肢功能的发育，促进感知觉功能的发育，促进日常生活动作的能力，提高社会适应能力等。

3. 其他治疗　①语言治疗，包括早期语言发育刺激、言语训练、构音器官训练、代替言语的交流方法等。②药物治疗。③中医传统治疗，如针灸、按摩等。④手术治疗。

⑤辅助器具和矫形器具的应用。⑥水疗。

五、临床常见脑瘫类型的运动疗法

（一）痉挛型四肢瘫

1. 常见运动功能障碍　见图6-2-5。

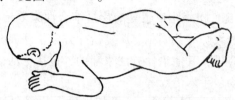

图6-2-5　痉挛型四肢瘫患儿俯卧位的临床表现

（1）全身运动量少，运动范围窄：特别是四肢远离躯干的活动，有固定的运动模式，不能适应姿势的变化。

治疗时，应促进躯干的抗重力伸展活动，增加主动运动，提高姿势和运动的适应性。强调多进行四肢远离躯干的活动，如在进行脊柱伸展的同时，扩大肩胛带的后撤和肩关节外展、外旋的活动范围。

（2）胸廓运动问题：常表现为桶状胸。在发声和呼吸能力低下的同时，有睡眠、排泄等生活方面的障碍。

治疗时易化肩胛带及胸廓的运动，在改善呼吸能力的同时，调整生活的节奏。

（3）视力、听力刺激反应低下：治疗时，应评定小儿对感觉的反应，然后进行多样性、多次少量、分阶段的感觉刺激，增加患儿的反应性。

（4）肌张力异常：由于痉挛的左右差异，临床表现为非对称性，障碍少的一侧活动多。由于联合反应，导致全身出现异常肌张力。

在治疗时，不要设计让患儿勉强做到的运动，可利用联合运动抑制肌张力亢进的手法，促进肌张力正常化发展。

（5）上肢功能受限：肩和肘关节的活动受限，脊柱的伸展欠缺，上肢的前方上举、外旋、前臂外旋的活动域窄，在空间使用非常困难。由于受到联合反应的影响，做部分运动时全身的肌张力亢进，姿势保持和两手动作困难。

在治疗中易化脊柱的伸展活动，扩大肩胛带和上肢的活动范围，教给患儿上肢从躯干中分离出的动作，尽量避免引起联合反应的手法操作。

（6）异常姿势：表现为脊柱侧弯，下肢髋、膝关节的屈曲挛缩，髋关节脱臼，易出现尖足，上肢易出现肘关节屈曲挛缩，前臂旋前挛缩，易发生骨折。

在日常的姿势管理中，俯卧位和立位时上下肢负重的机会较多，应确保姿势的变换和运动量的适度。对于变形和挛缩，应定期与骨科医生商谈，选择手术的最佳时期。

2. 临床治疗方法

（1）俯卧位的训练：在俯卧位抑制双肩的屈曲，在双上肢上举的同时保持头部的抬起。纠正并保持骨盆前倾，诱导髋关节的伸展。在上肢上举时下肢保持伸展外展或屈曲外展（图6-2-6）。

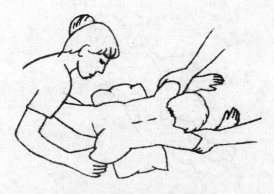

图 6-2-6　俯卧位的训练

（2）坐位的训练：在坐位给躯干施加刺激，提高躯干下部肌肉的收缩（图 6-2-7a）。然后做左右的重心转移，躯干的向后倾斜（图 6-2-7b），增加头部的控制。

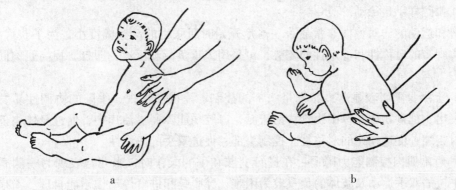

a　　　　　　　　　　　　b

图 6-2-7　坐位的训练

（3）站立位训练（图 6-2-8）：让患儿站在与肩同高的桌子前，在骨盆处引发上肢的活动。由于骨盆前倾时下肢伸肌占优势，开始站立时，保持垂直位，矫正骨盆前倾，促进躯干下部肌肉的收缩，进一步保持下肢的正确负重。应注意避免出现过度骨盆后倾，诱发下肢的屈肌张力。

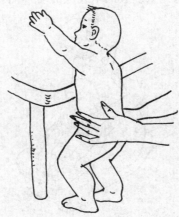

图 6-2-8　站立位的训练

（二）手足徐动型四肢瘫

1. 常见运动功能障碍　见图 6-2-9。

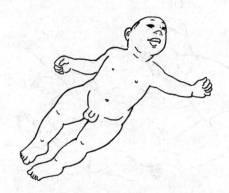

图 6 - 2 - 9　手足徐动型四肢瘫患儿仰卧位的临床表现

（1）姿势控制障碍：患儿姿势性肌紧张动摇性明显，根据动摇的幅度分 4 型，以姿势和运动能力为特征：①伴有间歇性肌紧张的手足徐动。②痉挛型手足徐动。③纯粹型手足徐动。④舞蹈样手足徐动。

姿势和运动的非对称性非常显著。治疗开始时肌张力的动摇幅度小，为了获得头部、躯干、肩胛带的对称性和稳定性的姿势，可采用体重负荷和压迫、叩打，提高肌肉同时收缩的能力。

（2）上半身障碍较显著：特别是头部的控制、注视和追视、手眼的协调性易发生障碍。舌突出，把食物放在口中困难，易流涎，口腔功能障碍。治疗中，促进身体中枢部肌肉的同时收缩，促进动作的对称性。控制头部，促进双手的协调性。

（3）近端肌肉控制能力障碍：在进行上肢和手的操作时，患儿常表现为一侧肩向后伸，正中位的双手运动及肢体的负重较为困难，穿脱鞋和进食等动作不能自理。治疗中提高躯干部和四肢近端部的同时收缩，学习上肢的控制。

2. 临床治疗方法

（1）长坐位的训练：长坐位时确保下肢的支持面，治疗师在后方控制姿势，用双下肢固定小儿的骨盆带和躯干侧方。在双肩给予刺激以提高躯干的同时收缩，抑制上肢过度活动，保持头部的中立位，促进患儿双上肢的中线位活动（图 6 - 2 - 10）。

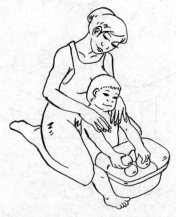

图 6 - 2 - 10　长坐位的训练

（2）端坐位的训练：让患儿取端坐位保持双上肢的支撑，治疗师用双脚从后方固定患儿骨盆，双手挤压躯干促进躯干的收缩。然后，治疗师再从双肩处沿患儿上肢长轴向下进行挤压并叩打，以促进上肢的支撑能力（图 6-2-11a）。在此基础上，让患儿一侧支撑，另一侧上肢向前方伸手取物（图 6-2-11b）。俯卧位保持上肢支撑的姿势时，头部和躯干易向侧方倾倒，此时对双肩进行挤压，能促进上肢的支撑能力。

（3）椅坐位的训练：在日常生活中应指导患儿采取正确的椅坐位，增加双手在中线位操作的机会（图 6-2-12）。另外，也可通过站立增加下肢负重的能力。

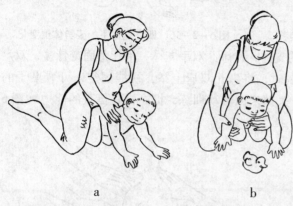
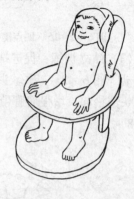

　　　　　a　　　　　　　　　　　b

图 6-2-11　端坐位的训练　　　　　　图 6-2-12　椅坐位的训练

（三）共济失调型脑瘫

1. 常见运动功能障碍

（1）肌张力低下：出生时肌张力较低，视觉的控制不能协调进行。

（2）震颤明显：手放松和抓握时有震颤，近位有小的震颤，有活动意图时，震颤较大。

2. 治疗方法

（1）坐位的训练：①调整腰椎对线，促进坐位的稳定性：患儿肌张力较低并伴随震颤的问题，在治疗时，治疗师应从小儿的脊柱和骨盆向体重支持面进行挤压，并调整腰椎的对线，促进髋关节的活动（图 6-2-13）。②坐位上肢的控制：在坐位下促进双上肢的活动，如上肢的缓慢伸展，身体重心的左右移动等（图 6-2-14）。

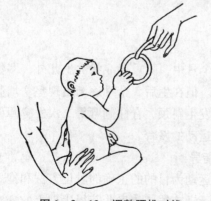
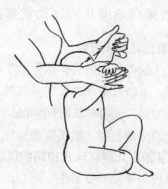

图 6-2-13　调整腰椎对线　　　　　　图 6-2-14　坐位上肢的控制

（2）四点跪位的训练：①重心转移训练：在四点跪位下进行身体重心的转移，促进躯干的控制能力。在稳定地保持双手、双膝的姿势下再逐渐过渡到单手支撑，促进身体重心的转移（图 6-2-15）。②姿势体位变化：在四点跪位的基础上进行各种姿势和体位的转换，如逐渐转换成三点支撑跪位、双膝跪位、单膝跪位等（图 6-2-16）。

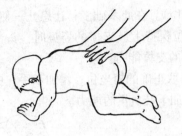
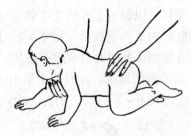

图6-2-15　四点跪位下的重心转移　　　图6-2-16　四点跪位下的姿势体位变化

（3）站立训练：促进站立位双足的支撑，让患儿双手支撑，治疗师固定骨盆，双足保持不动（图6-2-17）。头部不能控制时，将患儿双肩上举，视线固定，可看桌子的一角，头部抬起，增强肩胛带的稳定性，头部来回转动训练，提高脊柱挺直的能力（图6-2-18）。

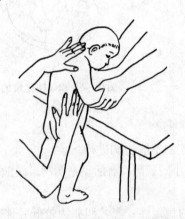
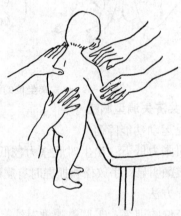

图6-2-17　促进站立位双足的支撑　　　图6-2-18　站立位上半身的控制

（4）仰卧位的训练：患儿保持仰卧位，在关节的远端绑上弹力绷带，并上抬外展肢体以促进肌肉的同时收缩，增加动作的稳定性，动作从低的基底面到高的基底面。

六、脑瘫高危患儿的运动发育指导

（一）高危儿的发育特征

在高危儿脱离急性期后，从生后3周到2个月中，除重度症状的患儿外，多数可表现为无症状期，可以没有一过性的异常神经症状。但在生后3个月逐渐出现痉挛增高，紧张性反射活动增强，此时如长时间仰卧位，容易发生斜颈、脊柱侧弯等二次发育障碍，进一步出现异常的运动范型，阻碍姿势反应和自主运动的发育。

（二）从新生儿期到乳儿初期的运动发育指导

应用以抑制异常姿势紧张、预防出现异常运动为目的的正确的卧位方法和抱患儿的方法，易化感觉-运动学习和姿势反应为中心的运动疗法，使患儿获得生理上的安定和觉醒状态下的安定，从而获得良好的姿势发育。

高危儿初期开展康复的目的是获得头部的控制，头部、躯干的翻正反应和迷路性翻正反应，此反应的出现是正常儿获得最初活动的基本条件。包括以下四个反应：①头作用于躯干的翻正反应。②颈部的翻正反应。③躯干的翻正反应。④视觉性翻正反应。

（三）具体训练内容

1. 治疗原则

（1）在运动疗法的初期，尽可能保持正常体位，通过被动保持头部、躯干、四肢在姿势变换中的正常对线关系，诱发自主反应，如翻身、爬行等运动。然后，逐渐向抗重力方向发展，诱发和易化姿势反应，适度利用视听觉刺激、皮肤刺激、关节压迫、牵引抵抗、体重负荷等深部感觉刺激，促进翻正反应、姿势保持功能和平衡反应的发育，促进四肢的随意运动，促进感觉-运动的反馈及精细活动的发育。

（2）诱发脑瘫患儿的姿势反应，可防止病理性紧张性姿势反射活动的增强，有利于调整四肢发软及肌张力低的患儿。对未成熟儿来说可以诱发原始的感觉-运动模式，通过易化头部的控制训练，增加感觉输入，可活化紧张性姿势。

2. 训练方法

（1）保持正确体位：通过被动运动，诱发患儿的自发运动。在训练中应注意避免过度的强制运动。

1）双上肢的外展：患儿仰卧位，摆正头部，治疗师的双手握住患儿的双手做双上肢的外展（图6-2-19）。

2）双手正中线的活动：患儿仰卧位，摆正头部，治疗师的双手握住患儿的前臂，保持于胸前，尽量使患儿的头部、双手在身体的中线上（图6-2-20）。

3）双下肢的交替活动：患儿仰卧位，摆正头部，保持舒适的姿势，治疗师双手分别握住患儿的膝关节，做下肢的交替的髋关节屈伸活动（图6-2-21）。

4）上肢和下肢对角线活动：患儿仰卧位，摆正头部，保持舒适的姿势，治疗师分别一手握住患儿的手，另一手抓住患儿另一侧的腿，做相向的活动（图6-2-22）。

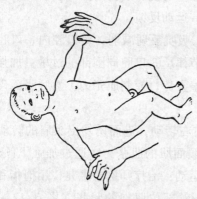

图6-2-19　双上肢的外展

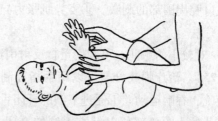

图6-2-20　双手正中线的活动

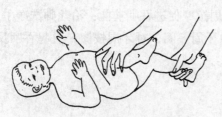

图6-2-21　双下肢的交替活动

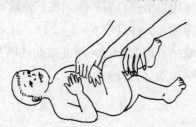

图6-2-22　上肢和下肢对角线活动

（2）易化头部的控制训练：患儿坐位，治疗师利用拉起反应握住患儿的双手，把患儿的双手放患儿胸前边牵引边使患儿的身体向前屈，头部也向前屈，使患儿保持头部的稳定姿势（图 6 - 2 - 23 ~ 24）。

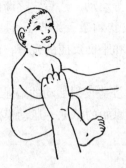 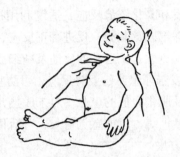

图 6 - 2 - 23　利用牵引反射控制头部　　　图 6 - 2 - 24　抑制肩胛骨后方牵引易化头部的控制

另外，可让患儿坐在治疗师或母亲的大腿上，一手在患儿的胸前支撑保护，左右手交替。帮助患儿穿脱衣服，易化头部、上部躯干的翻正反应。

（3）哺乳障碍的指导

1）造成高危儿哺乳障碍的原因：①神经系统的发育未成熟。②吸吮 - 吞咽功能减退。③呼吸障碍引起的吸吮 - 吞咽功能减退。④姿势调整系统未发育。⑤口唇周围，口腔内感觉过敏。

由于中枢神经系统的障碍易造成口腔运动功能和头、颈、躯干的姿势调整、协调性障碍，易发生吸吮、咀嚼、吞咽等异常。口腔周围肌和头、颈、躯干的异常肌张力的存在，口腔周围感觉过敏及感觉 - 运动体验的不足，均能加重哺乳、进食的困难度。对哺乳障碍的指导，可以预防异常姿势，促进口腔周围的感觉 - 运动反馈。

2）针对哺乳障碍儿的原因制定的相应对策：①吸吮反射减弱：对口腔内、口腔周围部进行刺激。②吸吮 - 吞咽协调障碍：调整哺乳的节律。③口腔周围部的过敏：加强对口腔内及口腔周围部的刺激。④姿势肌张力异常：调整姿势，控制肌张力。⑤呼吸障碍：呼吸运动疗法。

3）对较小的患儿：可利用觅食反射引起头部左右转动，进而诱发出头肩的转动（图 6 - 2 - 25）。治疗师或母亲可以用手指控制口腔 - 颜面肌的肌张力，通过加强下颌运动，促进吸吮、吞咽运动。①促进下颌的开闭舌骨喉头运动：治疗师抱着患儿，用拇指和食指轻揉患儿的下颌角部位以促进下颌的开闭，缓解下颌部位肌肉的紧张（图 6 - 2 - 26）。②治疗师用手指做口唇颊部训练：治疗师用食指分别在患儿口的上下左右进行触摸，以促进患儿舌的灵活性（图 6 - 2 - 27）。③通过对牙周按摩促进吞咽功能：治疗师洗净手，在食指上戴一消毒的指套，伸进患儿的嘴里，轻触牙周一圈，对牙周按摩，引起吞咽反应，促进吞咽功能（图 6 - 2 - 28）。

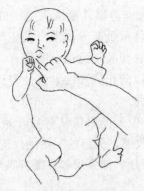

图 6 - 2 - 25　利用觅食反射引起头部转动

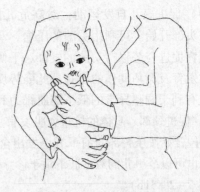

图 6 - 2 - 26　促进下颌的开闭舌骨喉头运动

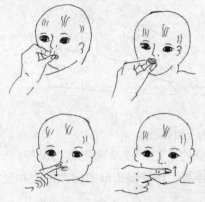

图 6 - 2 - 27　治疗师用手指做口唇颊部训练

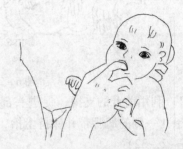

图 6 - 2 - 28　通过对牙周按摩促进吞咽功能

4）注意事项：哺乳时应注意避免使患儿头部、下颌、肩胛骨后退及躯干过伸展，尽量保持头颈部和躯干部的垂直位，保持身体左右对称姿势（图 6 - 2 - 29）。随着患儿头部控制能力的提高，也可以在俯卧位下进行哺乳（图 6 - 2 - 30），可促进吸吮 - 吞咽运动的发育，同时更进一步增强患儿头部的控制，让患儿俯卧位时保持肘和双肩稍向前方，用前臂支撑上半身的体重。

哺乳的指导必须和姿势的调整、呼吸运动疗法一起进行，才能获得正常的进食动作。与哺乳、进食有关的口腔 - 颜面器官也是重要的构音器官，在哺乳时与孩子进行必要的交流，可促进言语发育，增进母子之间的感情，这一点也是非常重要的。

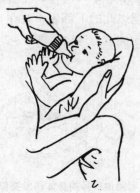

图 6 - 2 - 29　哺乳时正确姿势

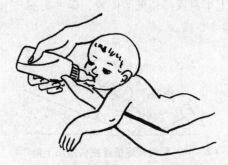

图 6 - 2 - 30　控制头部促进吞咽运动

（4）促进患儿自发运动：对高危儿的自发性训练应遵循儿童从头到尾的运动发育规律，从头部开始。可利用关节的压缩、牵引、抵抗、体重负荷等诱发出翻正反应，翻正反应的发育促进姿势保持功能的发育、平衡反应的发育、四肢随意运动的发育、感觉－运动模式的发育及灵巧动作的发育。此姿势反应的发育可以防止病理性紧张性姿势反射活动的增强，有利于调整异常的低下的肌张力和脑瘫的低紧张。

1）促进颈部、身体的抗重力肌发育训练：从仰卧位到俯卧位从骨盆开始被动地回旋，从侧卧位开始按压臀部的前下方诱发出全身伸展肌的收缩、头部的上抬的反应（图6－2－31a）。也可以令患儿的双下肢下垂于诊疗床下，臀部下压，使颈后部、腰背肌伸展，头部上抬（图6－2－31b）。

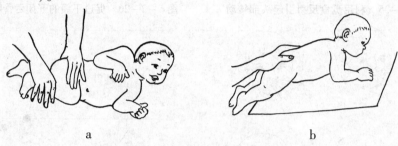

a   b

图6－2－31　促进头部上抬的训练

2）利用前臂的支撑，促进头部和身体上半身的上抬：被动地让患儿保持前臂支撑，轻扶患儿一侧的肩胛带并保持上抬，向对侧移动体重，诱发出头部的向上回旋和竖直反应（图6－2－32）。

治疗师或母亲用语言或玩具等视听刺激前臂支撑诱发头部上抬（图6－2－33），同样，也可以利用吸吮－吞咽反射。

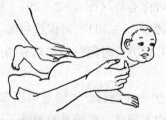 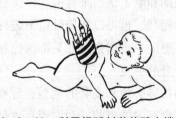

图6－2－32　前臂支撑诱发头部上抬　　　图6－2－33　利用视听刺激前臂支撑诱发头部上抬

3）利用楔形垫使患儿保持肘支撑：可利用楔形垫使患儿保持15°～30°左右的头部上抬，容易控制头部（图6－2－34）。治疗师或者母亲可以把患儿的下部躯干放在自己的腿上，上半身保持稍低的位置，促进头部、上肢、上部躯干的抗重力运动（图6－2－35）。

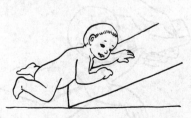 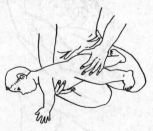

图6－2－34　利用楔形垫诱发头颈部上抬　　图6－2－35　利用治疗师的身体诱发头部和上肢的控制

4）不同体位下促进自主控制训练：将患儿放在治疗师（母亲）的腿上，下半身保持稍低的体位，可促进下部躯干、下肢抗重力肌的控制（图6－2－36）。

治疗师（母亲）也可以取坐位（图6－2－37），膝关节屈曲，把患儿放在两腿之间，做两手的游戏，如手－口－眼的指向或双手握住玩具玩耍等上肢的协调性动作。

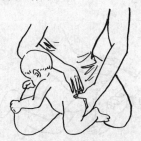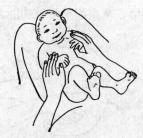

图6－2－36　促进下部躯干下肢抗重力肌控制　　　图6－2－37　保持安静体位促进双手协调性训练

在做躯干的强化运动时可先做头部和臀部的上抬，然后诱发其转头、翻身等动作（图6－2－38）。对伸肌张力较高的患儿可以通过刺激腹壁的皮肤，引起腹部肌群的收缩，抑制伸肌紧张（图6－2－39）。同样，也可以在手背部刺激抑制手部的屈肌紧张，刺激足背部抑制足部的伸肌紧张（图6－2－40）。通过皮肤刺激、深部感觉刺激促进躯干、四肢的选择性自发活动。

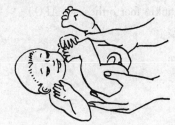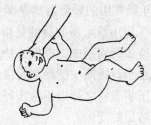

图6－2－38　躯干的强化促进自发运动

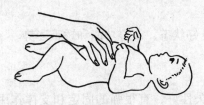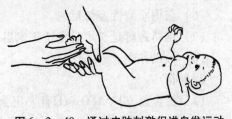

图6－2－39　通过刺激腹壁的皮肤促进腹肌　　　图6－2－40　通过皮肤刺激促进自发运动

（5）呼吸运动疗法：新生儿由于纤毛功能不全，咳嗽反射弱化，呼吸能力弱等解剖生理学特性，易造成气道内分泌物潴留，堵塞气道，再加上呼吸中枢发育未成熟，易发生呼吸困难。新生儿代谢活跃，需氧量大，按单位体重耗氧约是成人的两倍。根据以上特点，施行呼吸的物理治疗可以维持气道的通畅，促进分泌物的排出，改善肺不张区域的再膨胀。一般进行的是改善肺功能为目的的姿势管理、支气管排痰法、呼吸借助法。由于新生儿头部较大，颈部稳定能力差，易发生过屈曲或过伸展，为了确保其气道通畅，可以将患儿头转向一侧，保持侧卧位，与仰卧位、俯卧位相比，可以改善呼吸状态，保持安定，减少哭闹。

支气管排痰法主要有体位排痰法、轻叩法、震动法、呼吸借助法等。体位排痰法是利用重力促进痰排出的一种方法，在新生儿期可以采用头低 10°~20°位。治疗师首先通过听诊器确认痰的部位，采用一定体位，对患儿进行轻叩法和震动法，持续 3~5 分钟。其中，呼吸借助法（图 6-2-41）主要是顺应胸廓的活动，呼气时对胸廓进行徒手压迫，增大呼气量，吸气时使胸廓扩张量增加，增大换气量，有利于气体交换，改善肺不张，促进分泌物的排出，从而改善呼吸功能，增强胸廓的弹性。

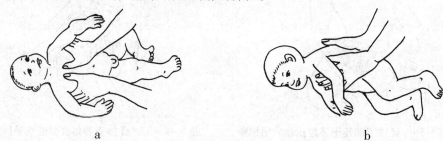

a   b

图 6-2-41 呼吸借助法
a. 仰卧位手法摆放；b. 侧卧位手法摆放。

七、辅助器具在脑瘫患儿中的应用

（一）矫形器具
脑瘫患儿最常用的矫形器具是踝足矫形器（ankle foot orthoses，AFO）。

1. 目的　应用矫形器的目的是帮助脑瘫患儿：

（1）保持步行周期中支撑期的稳定。

（2）防止步行周期中摆动期足尖着地，蹭行。

（3）矫正步态使之接近正常步行。

（4）预防足的变形。

（5）抑制下肢的痉挛。

（6）获得全身性姿势反射。

（7）维持跟腱延长术后和矫正术后肢体的良好状态，改善功能和矫正姿势。

（8）辅助站立。

2. 特征

（1）带金属支柱 AFO：①有一定强度，耐久性好，有很强的固定和支撑作用。②可以附带内翻、外翻的矫正皮带，能有效地控制姿势。③可调整人工踝关节角度。④可调整成品后的状态以及更换局部零件。

（2）热塑型塑料 AFO：①具有重量轻、易清洁的优点。②可外配穿普通鞋。③具有可塑性，可调整材料的薄厚程度。④可调整角度。⑤可调整辅助力量。

3. 种类

（1）可塑型 AFO

1）TIRR - AFO（the texas institute for rehabilitation and research）：此矫形器开发于 1968 年，主要从后方起支撑作用（图 6-2-42）。其特点为：①具有可塑形性，耐久性。②在后方和跟部有开口，重量轻、易外穿鞋。③足跟直接着地，有柔软足跟的效果。④适应于轻度到中度内翻、外翻尖足，或弛缓型麻痹。如果足跟开口较小，可活动性小，在某种程度上可改善弛缓状态，以促进膝关节肌力的恢复。如果跖屈肌张力升高时，踝关节背屈的活动变小，不易屈膝。将矫形器踝关节处的两侧削窄，可增加踝关节背屈活动性（图6-2-43）。TIRR-AFO的扭转力较弱，需用内、外翻矫正带固定，痉挛较高的患儿长期穿戴此矫形器，可引起肢体永久性变形，易产生疲劳。

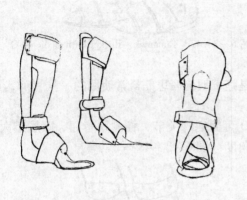

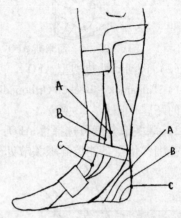

图6-2-42　TIRR-AFO　　　　　　图6-2-43　足部可调节矫形器

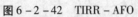

2）Heel gait AFO（川口式）：从TIRR-AFO衍生而出，可促进患儿使用足跟行走，增强踝背屈的活动度（5°~10°），从而起到抑制痉挛、诱发踝关节主动背屈作用，使足跟平衡，获得正常步行（图6-2-44）。

3）汤式AFO：是浅山1980年开发，主要适用于轻度的痉挛型偏瘫的脑瘫患儿，足的前边是热塑型塑料，足跟部有空隙，易穿脱鞋（图6-2-45）。其特点为：①重量轻，足部没有带子，单手方便穿着，适宜偏瘫患儿。②外表美观，可获得足底反馈。缺点是踝关节不易背屈，且不能对足前部和足跟进行调整。

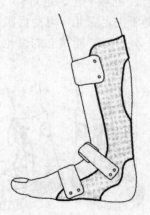

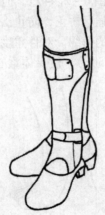

图6-2-44　Heel gait AFO　　　　图6-2-45　汤氏AFO

4）海米斯AFO：呈螺旋状围绕小腿半周，步行时伴随踝关节的跖背屈，螺旋被打开、缩紧，即通过储存和释放能量的反复进行来控制小腿的活动（图6-2-46）。与TIRR-AFO相比，此型AFO易控制踝关节跖背屈，可利用矫正带从侧方向上牵引，由于没有足跟的部分，穿着较方便。这种螺旋型AFO可弯曲，患儿穿着后可下蹲。若患儿有轻度踝内翻合并尖足时，可从支柱外踝侧安装固定带。

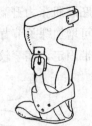

图 6-2-46　海米斯 AFO

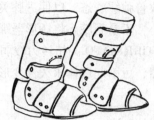

图 6-2-47　Tamarack - Becker Orthopedic AFO

（2）可活动性热塑型 AFO

1）Tamarack - Becker Orthopedic AFO：是痉挛型脑瘫患儿最常使用的一款 AFO，可限制踝的跖屈（图 6-2-47）。

2）踝关节角度可选择性 AFO：此款 AFO 可固定踝关节，控制踝背屈、跖屈最大 30°活动范围，优点是能控制踝关节处于不同的角度（图 6-2-48）。

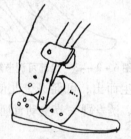

图 6-2-48　踝关节角度可选择性 AFO

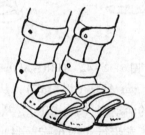

图 6-2-49　脑瘫患儿定制的靴型鞋

3）靴型矫形器：适合患者的足部，可改善站立、步行时足部的平衡，并可起到抑制痉挛的作用。对于轻度-中度的内翻、外翻尖足挛缩的患儿，可选择扁平足靴型矫形器或半高腰的靴型矫形器。也可直接穿着市场上出售的运动鞋（高腰）。而对于重度患者，可定制特殊的鞋（图 6-2-49）。但应考虑患儿是否有外翻扁平足、足舟骨（足弓），是否有足弓垫，不要强行矫正，防止出现压迫性压疮。对于尖足患儿，可对后跟进行补高，一般选用硬度较高的海绵。对伴重度外翻尖足（图 6-2-50a）能站立的患儿，最好采用靴型鞋（图 6-2-50b），使身体重心线处于足心内侧。

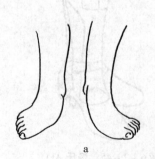

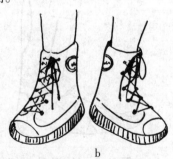

a　　　　　　　　　　　　b

图 6-2-50　根据脑瘫患儿具体情况定制的靴型鞋

a. 重度内翻、尖足，且能站立的患儿；b. 带有内侧弧度的高腰鞋。

（3）石膏绷带（heel gait cast）：石膏绷带常用于患儿骨折或手术后的固定。现使用的石膏绷带，不需要特殊技术，操作简便，由于其中加入了玻璃纤维和橡胶树脂，硬化速度快，约 20 分钟左右便可负重行走，也便于塑形，使用方便。石膏绷带装配后应注意检查，患儿是否有疼痛、感觉麻木，是否有循环障碍、皮肤破溃、压疮等。如果有以上症状，应尽快与医院和有关医生联系。另外，由于穿着石膏绷带的足部较大，足底较厚，易出现左右差异，可对健侧足底进行补高。

（二）移动辅助用具

主要作用是帮助下肢功能障碍的脑瘫儿童进行行走和体位转移等。

1. 拐杖　包括手杖、多点拐、肘拐（前臂拐杖）及腋拐等（图6-2-51）。

（1）单点拐杖：俗称手杖，用单手支撑，一个支撑点与地面接触。适用于步行不稳的脑瘫儿童。使用手杖可以减少患侧下肢承重的20%~25%。

（2）多点拐杖：用单手支撑，多个支撑点与地面接触，常见的是四点拐杖。由于多点拐杖比单点拐杖有更高的稳定性，所以适合于使用单点拐杖感觉稳定程度不够的患儿。

（3）肘拐：又称前臂拐杖，用前臂（小臂）和手联合支撑。稳定程度比单点拐杖和多点拐杖更高，而且可以减少患肢承重的40%~50%。适合于使用单点拐杖和多点拐杖感觉稳定程度不够的、上肢功能较好的脑瘫儿童。

（4）腋拐：由腋窝和手联合支撑，稳定程度比肘拐更高，而且可以减少患肢承重的80%。如果使用双杖，则全身重量均由拐杖支撑。适用于使用单点拐杖、多点拐杖和肘拐感觉稳定程度不够，双下肢严重残疾的脑瘫儿童。

（5）各种拐杖配件：包括普通拐杖头、防滑拐杖头、手柄套、腋托套等等，用于拐杖的修配。

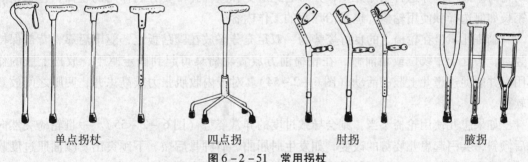

单点拐杖　　　　　四点拐　　　　　肘拐　　　　　腋拐

图6-2-51　常用拐杖

2. 助行器　是一种铝制或钢制的框架结构的助行工具，有带轮和不带轮两种。主要种类包括腕手支撑式（普通框式、交叉步进式、前轮助行、三轮助行、四轮助行）和前臂支撑式（平台支撑式、臂托支撑式）。适合于下肢虽有支撑能力和迈步能力，但因肌力太弱而且协调能力很差，靠各种拐杖已不能行走的脑瘫儿童使用（图6-2-52）。

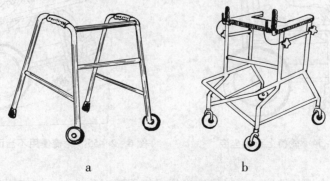

a　　　　　　　　　　　b

图6-2-52　助行器

a. 腕手支撑式助行器；b. 前臂支撑式助行器。

3. 一些无障碍设施　可方便脑瘫患者的出行（图6-2-53）。

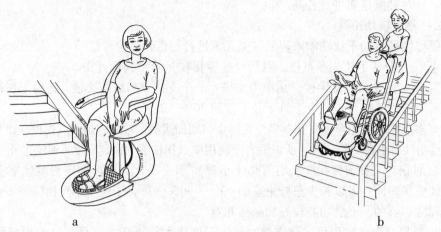

图6-2-53　公共无障碍设施

a. 自动楼梯升降椅；b. 轮椅楼梯升降。

（三）轮椅

1. 选择轮椅的重要性　对于一些中重度的脑瘫患儿，日常生活中主要移动方式是借助轮椅。如何选择适合脑瘫儿童，并可起到避免和减轻异常姿势的作用的轮椅，包括指导家长如何选择和使用轮椅，也是治疗师的工作内容。

脑瘫儿童坐在轮椅上的良好姿势为：双足充分平放在脚踏板上，躯干后靠，背部保持竖直，头处于中线位或稍前倾，在轮椅前方放置轮椅桌可起到固定躯干、放松上肢的作用，并能促进患儿上肢的活动（图6-2-54）。对于内收肌张力较高患儿，两腿之间放置软枕。

如果患儿使用轮椅不当，则会导致过度的异常姿势（图6-2-55）。一旦轮椅突然向后倾斜，会引起患儿姿势的改变，如发生肘屈曲、肩胛骨后撤、下颌突出、颜面肌过度收缩且发生流涎等问题，而下肢易出现内收肌紧张，出现尖足。

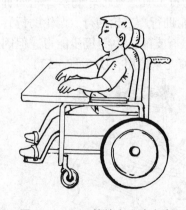

图6-2-54　轮椅上正确坐姿

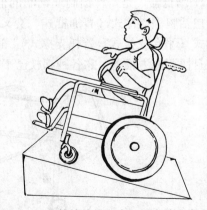

图6-2-55　轮椅使用不当而诱发的异常姿势

2. 轮椅种类

（1）带前方支撑的轮椅：可以保持坐位时躯干的对称性。由于躯干稳定性的改善，有利于促进肩关节的前伸动作，因此，双上肢在前方的活动能力会随之增强，从而促进患儿头部控制，以及腕和手指的自发性活动（图6-2-56）。

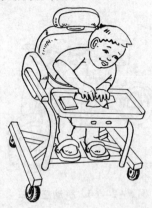

图6-2-56 带前方支撑的轮椅

（2）普通轮椅：适用于步行功能障碍的年龄较大的脑瘫患者（图6-2-57）。

（3）可躺式轮椅：又称为高靠背轮椅，主要适用于重度成人脑瘫患者。由于日常生活全借助，患者可利用后背可调性，即患者可以从坐位转变成卧位，方便乘坐者在轮椅上休息。靠背高至乘坐者的头部，且靠背、小腿支撑板和脚踏板均可调至水平位（图6-2-58）。

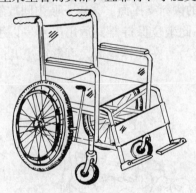

图6-2-57 普通轮椅

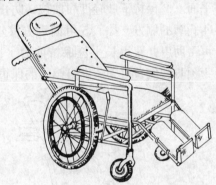

图6-2-58 可躺式轮椅

（4）电动轮椅车（图6-2-59）：包括室内电动轮椅和户外电动轮椅。适用于上肢有一定操纵能力，且具有一定理解能力的脑瘫患者。

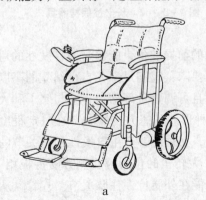

a

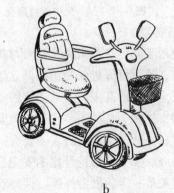

b

图6-2-59 电动轮椅车

a. 室内用电动轮椅；b. 室外用电动轮椅。

（5）机动三轮轮椅车：适用于具有一定参与社会活动能力和一定驾驶能力的脑瘫患者（图6-2-60）。

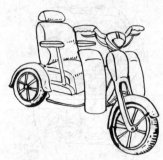

图6-2-60　机动三轮车

（四）体位保持器具

1. 坐位保持座椅　使用这种带靠背的座椅，可防止脊柱变形，保持双侧骨盆同等水平位，使头部前倾，改善头部控制能力（图6-2-61）。

2. 长坐位保持器具　长坐位是正常儿童发育过程中必不可少的姿势，也是较小患儿玩耍和移动时最爱采取的坐位姿势。长坐位保持器具主要包括4个组成部分：①坐骨结节支撑平面。②保持下肢轻度屈曲位，防止骨盆活动的倾斜支撑面。③双下肢中间放置的台子。④胸廓的侧方支撑。⑤可向后方移动的靠背。此坐位保持器具适用于4岁以下的患儿，可帮助患儿获得长坐位保持能力（图6-2-62）。在此体位下，可解放患儿的双上肢。为预防跌倒，可安装固定躯干的保护带。

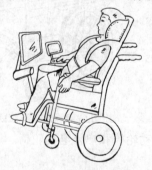

图6-2-61　坐位保持座椅

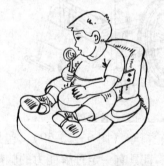

图6-2-62　长坐位保持器具

3. 站立架

立位对于脑瘫患儿来说，是参与各种各样活动的前提准备，能够延伸自发性的运动技能。因此，适宜脑瘫患儿使用的站立架应满足以下要求：①满足患儿自己站立的高度，能够达到完全站立的高度。②最适宜的立位支撑面，且可调整足部踏板。③与躯干和大腿部相吻合的支撑板，从髋关节垂直方向向前10°，这种形态与患儿的髋关节在一定程度上的屈曲角度相一致，支撑板的表面要有一定的柔软度，必须能够产生自发性的髋关节的伸展和骨盆前倾。④为了维持骨盆的安定性和对称性，大转子的位置应与侧方支撑板相一致。⑤保持髋关节一定角度的外展，保持双膝的间距，能在外展位锁住膝关节。⑥骨盆从中间位稍前倾位使用保持稳定的骨盆带。⑦为稳定躯干和保持身体的对称性，增加自发性活动的范围，可使用胸廓外侧支撑。⑧为了加强躯干运动，保持肩胛带前伸及上肢的自由活动，可在胸廓前方增加支撑。⑨使用固定胸部的带子，既要考虑活动性，又要考虑安全性。⑩根据肘关节的高度设置小桌板的高度，以确保前臂的支撑（图6-2-63）。

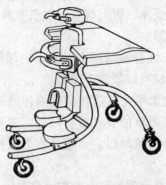

图6-2-63　常用站立架

（庞　红）

第三节　脊柱裂

一、概述

（一）定义

脊柱裂（spina bifida）是以脊髓和/或脊膜通过未完全闭合的脊柱而疝出或暴露于外为特征的先天性畸形，主要是由于胎儿发育过程中的椎弓融合失败而导致椎管闭合不全。临床上常分为隐性脊柱裂和囊性脊柱裂。隐性脊柱裂指仅有椎板缺失而无椎管内容物膨出。隐性脊柱裂合并椎管内的脊髓畸形者称为脊髓发育不良。囊性脊柱裂指椎管内容物从骨缺损处膨出。根据膨出物内容不同又分为脊膜膨出和脊髓脊膜膨出等。

（二）病因

环境因素：①宫内物理因素如创伤、胎儿位置变异等。②宫内感染如风疹、水痘、腮腺炎病毒等。③母体代谢紊乱如营养不良、糖尿病、低氧血症、碘缺乏等。④中毒及药物因素如一氧化碳、汞、酒精、抗代谢药物及维生素过量或缺乏等。

遗传因素：染色体异常，单基因显性、隐性遗传等。

（三）分类

脊柱裂分为完全性和部分性，前者常伴有严重先天性颅骨裂，多为死胎，后者包括以下类型：

1. 隐性脊柱裂　至少5%的新生儿有此症，较为常见，但大多数患儿无症状。脊柱X线检查可显示椎弓缺损，缺损局部皮肤可见脐性隐窝、毛斑、脂肪瘤、皮肤色素沉着。以L5~S1为特发部分，一旦合并神经症状称隐性脊髓闭合不全。

2. 隐性脊髓闭合不全　由于脊柱内神经纤维缠绕粘连，脊髓内发生脂肪瘤、皮下脂肪瘤及表皮囊肿等，脊髓或根部可发生扭曲，包括脊髓生长度受限及裂形脊髓等，其中以脊髓生长受限较为常见。

临床上，症状轻重程度不同，有时也可无症状，主要取决于神经受累的程度。由于异常神经组织形成或脊髓、神经根受压，可出现双下肢肌力弱或感觉丧失，间歇性肠道、膀胱感染或遗尿症，跟腱反射减弱等。

3. 脊脑膜膨出　本症是先天性脊髓畸形中最复杂的缺陷之一，脊髓、神经根、脊脑膜、椎体、皮肤均出现畸形，脊髓可以暴露于体表。

本症可能位于脊髓任何纵向水平，其病损范围由神经损害的性质及程度而定。腰骶部多见，胸部病变最复杂且常有严重的合并症。局部病变易触及隆起波动性包块。主要症状为不同程度的下肢轻瘫，括约肌障碍。也可伴有先天性髋脱位，足畸形，严重者感觉丧失。

本症并存扁桃体下疝畸形及脑水管梗阻，脑积水是最常见的并发症。

4. 脊髓裂　本症是中线部位的中隔把脊髓沿纵向分为两部分，通常不相等。中隔由中胚层发育而来，可延伸到第 10 胸椎及胸腰段，也可跨越整个脊髓，固定在椎体、椎弓和硬脊膜上。临床特点为足畸形，脊柱侧凸，两下肢长度不等。

5. 双脊髓和脊髓发育不全　本症是脊髓侧方或前后的重复。通常有两个中央管，两条脊髓常在尾部重合，也可向下分裂直到圆锥髓质的末端。两个脊髓可以发育相等，也可以不相等，常见左右排列和前后排列，具有脊髓的正常功能。

6. 骶部缺损　指骶骨完全或部分缺如，半骶骨或尾骨发育不全。常合并生殖系统、泌尿道畸形。常有神经源性膀胱、排便困难等表现。

7. 脑膨出　指大脑半球或脑膜通过颅骨缺损部突出颅骨外，其中枕骨最易受累，约占 75%。颅骨缺损处可见一圆形或类圆形的有波动气球样肿物突出颅骨外，肿块外覆以半透明的膜或正常皮肤。本症易合并扁桃体下疝，空洞脑，视神经发育不全，小头畸形等。

（四）临床表现

1. 原发性临床表现　损伤水平不同，临床表现各异，主要特征有：①软瘫，即肌肉无力。②肌肉废用。③腱反射减弱或消失。④视觉、听觉和本体感觉减弱或消失。⑤直肠和膀胱失禁。⑥瘫痪和先天畸形。⑦脑积水等。除了以上临床表现，腰段或胸段的损伤由于受到单独的未损伤的反射弧影响，可能出现个别肌群的痉挛。

2. 继发性临床表现　由于感觉缺失和皮肤营养缺乏导致压迫性溃疡，严重的血管收缩改变，骨质疏松可能合并骨折，智力、身体和情绪发育落后。由于患儿缺乏移动能力，失去与外界广泛接触，不能与正常儿童玩耍和联系。软组织挛缩，甚至出现骨骼变形。伴随先天性的脊柱和脊髓损伤，可能还伴有其他的先天性畸形，如髋关节脱位、踝外翻尖足，伴脊柱畸形合并脊柱侧弯，局部脊柱后凸，唇腭裂，循环、泌尿系异常等。

二、临床常见功能障碍

由于脊柱裂患儿的病理损伤导致了运动功能的受限，继而影响了患儿的参与（表 6 - 3 - 1）。

表 6 - 3 - 1　损伤、活动和参与局限性的关系

损伤	活动受限	参与局限性
受损神经以下肌肉瘫痪	·运动能力差，运动发育迟缓 ·肥胖趋势	·与同伴的交往能力减弱，社会孤立 ·患儿不能进入轮椅不能进入的区域
肌肉不平衡	·站立受限 ·由于佩戴支具产生压力或长期坐位导致溃疡	·在家里也很难拿到自己需要的东西 ·治疗时不能上学
因缺乏站立而骨质疏松	·骨折，脊柱后凸、侧凸	·可能上学和工作时间减少
对触摸、疼痛、温度丧失感觉，反应能力减弱	·压疮 ·在寒冷的天气，因为对温度感觉丧失增加了冻伤的危险 ·本体感觉弱导致站立平衡低	·可能上学和工作时间减少 ·参加户外活动的时间减少
不能控制小肠、膀胱括约肌，尿潴留，肾损害	·尿失禁，需要尿布或自我导尿 ·泌尿系统感染	·因为自卑而减少与同伴的交流 ·因为治疗减少了上学的时间，在学习和工作场所需要特殊的卫生间设施
中枢神经损伤，脑积水，经常需要分流	·脑积水导致功能障碍 ·视力障碍 ·语言障碍	·学习障碍，工作机会受限 ·社交障碍
脊髓积水	·肌肉功能下降或肌肉痉挛导致以前的功能受限	·上学或工作时间减少 ·因为能力下降导致情绪低落

三、评定内容

（一）神经系统检查

主要目的是确认正常脊髓功能的残存水平，评定脑积水的程度。

1. 头骨　检查头骨时要对骨的接缝处和囟门进行触诊，以此来确诊膨胀的程度和增加的压力。枕骨前头围要进行测量和记录，并通过刺激视觉动力反射来检查眼的运动。

2. 颅神经　观察面部五官的对称性，舌头和上腭的运动以及婴儿的吸吮等检查颅神经。

3. 脊柱　由于脊柱损伤有时是多发的，且症状不明显，因此要沿着脊柱进行触诊。对损伤的范围、水平进行确认。

（二）下肢检查

通过刺激下肢或使用原始反射来诱发下肢主动运动。肌力测定采用徒手肌力检查法分别进行。同时要注意检查是否存在关节变形，如踝关节是否有畸形，以及髋关节是否伴有先天性脱位及发育不良等问题。

（三）MMT 检查

肌力检查是脊柱裂患儿进行运动疗法前的基本评定内容。患儿残存的肌力级别会明显影响治疗师治疗方案的制定。尽管神经外科医师对患儿的神经损伤水平进行了确诊，但患儿残存的肌力是不同的。对新生儿很难评定肌力，治疗师可以通过观察患儿在仰卧位、俯

卧位和支撑坐位时的姿势保持来判定患儿的肌力是否达到 3 级或以上。如患儿仰卧位时，治疗师可以通过观察患儿在玩耍时是否出现双下肢的自主屈伸动作判定患儿髋屈肌的力量是否达到 3 级。股四头肌的肌力可以通过观察患儿在仰卧位或坐位时双腿是否可以伸展等判定。在患儿玩耍时，治疗师也可通过仔细观察判断患儿哪些肌肉有主动活动。

当患儿肌力为 2 级或更低时，评定患儿的肌力更加困难。但是如果忽略而不评定患儿的肌力，则患儿肌力较弱的肢体和关节将存在变形的可能。

当患儿达到学龄阶段，已经可以理解并能按指令完成简单的任务，此时可进行肌力检查。主要检查的肌肉包括：腹肌、竖脊肌、髋屈肌、髋伸展肌、髋外展肌、髋内收肌、腘绳肌、股四头肌、足背屈肌、足跖屈肌、足内翻肌、足外翻肌、趾伸肌和趾屈肌等。

（四）ROM 检查

由于关节周围肌力不平衡，易导致患儿关节挛缩变形。通过对患儿肢体进行被动运动，治疗师可检查受神经支配的肌肉的张力。大多数患儿其神经支配的肌肉是正常的，而失神经支配肌肉的患儿则会出现软瘫。进行性关节挛缩则表明患儿大多数时间处在一个特定的姿势，或者表示某些肌肉的肌力为 2 级或更小。

（五）挛缩和变形的评定

当患儿脊髓损伤水平在 T 12 或以上时，其双下肢丧失主动活动能力。根据胸椎损伤的水平，躯干肌力也有可能减弱。表 6 - 3 - 2 所示为不同损伤水平患儿残存的运动功能及可能出现的继发性障碍。

表 6 - 3 - 2　不同损伤水平患儿残存的运动功能和继发性障碍

损伤水平	残存肌力	继发性障碍
T 6 ~ T 12	· 躯干上部肌力正常 · 双下肢肌力丧失	· 脊柱后凸 · 挛缩 · 髋内收 · 髋伸展 · 髋外旋 · 马蹄内翻足
L 1 ~ L 3	· 髋屈肌正常 · 髋内收肌正常 · 膝伸展肌肌力减弱	· 髋的屈肌挛缩 · 髋脱位 · 脊柱侧偏
L 4	· 膝伸展肌正常 · 踝内翻和跖屈肌正常	· 髋屈肌挛缩 · 髋脱位
L 5	· 髋外展肌正常 · 膝屈肌和伸展肌肌力减弱	· 腰椎前凸 · 足外翻
S 1 ~ S 2	· 膝屈曲肌正常 · 髋伸展肌正常 · 踝外翻/背屈正常 · 趾屈肌正常	· 足内翻 · 足趾屈曲畸形 · 足跟溃疡
S 3 ~ S 5	· 所有肌肉功能正常	· 无

（六）感觉检查

针对患儿的感觉检查，尤其是婴儿的感觉检查较为困难。如果婴儿在睡觉，可以用别针刺激。刺激的部位开始于身体下部骶骨周围，包括臀部、大腿，然后连续刺激前部的皮肤并上移直至腹部。通过观察婴儿是否哭闹，确认是否有感觉。当患儿长到 5 或 6 岁时，可以对触觉、痛觉和温度觉作出相应的反应。

（七）功能检查

功能检查包括运动发育和功能以及平衡功能检查两部分。

1. 运动发育和功能　由于患儿的个性不同，家长的鼓励和参与程度不同，导致具有相同失神经控制肌肉的患儿，其运动发育水平不同。因此使用恰当的运动功能评定量表来评定患儿的粗大运动功能是运动疗法评定的一项基本内容。目前还没有专门设计用来评定脊柱裂患儿运动功能的量表，临床常用评定脑瘫患儿的功能评定量表来记录脊柱裂患儿的运动功能。另外，正常儿童也可用这些量表进行评定，尤其是新生儿和幼儿的评定。临床常用的量表包括：PEABODY 运动发育量表和粗大运动功能评定量表（GMFM）。对于脊柱裂患儿，应分别评定患儿使用支具和不使用支具下的运动功能，以判定患儿在何种情况下佩戴支具有利于其功能，在何种条件下将阻碍其功能的发展。

2. 平衡功能检查　对于较大的患儿或青少年，平衡功能的检查有助于判定患儿站立或轮椅坐位所需的支撑能力。功能性前伸检查（functional reach test，FRT）可以用于脊柱裂患儿的平衡功能检查。检查时应该考虑到患儿下肢，特别是髋伸展肌的瘫痪程度对患儿维持坐位和站立位有很大的影响。因此，治疗师需要在治疗过程中寻找能够起到代偿作用的方法以提高平衡能力，如使用支具、步行器或改造患儿或成年患者的轮椅。

四、运动疗法

（一）治疗原则

患儿出生后，一旦确诊脊柱裂，即应尽早开始运动疗法。无论是婴儿或年龄较大的患儿，在实施运动疗法时，治疗师应选择那些富有趣味的治疗手段和方法，避免只进行一系列没有意义的练习和被动运动。

1. 预防关节畸形、皮肤溃疡、继发性障碍以及精神发育迟缓，矫正出生时就存在的肢体关节的畸形。

2. 促进基本运动功能，诱发有效的平衡反应，加强头部控制以及对周围环境的兴趣。增强上肢及躯干的肌力，尽快开始步行功能。

（二）治疗方法

当患有脊柱裂的婴儿经过手术，并确保脊柱损伤愈合稳定后，物理治疗师可以开始实施运动疗法。在此阶段，治疗目的是通过加强姿势控制和日常护理等防止关节的挛缩。患儿的姿势控制的形式需要根据损伤水平和残存肌力而定。通常患儿在母亲子宫里保持屈髋屈膝的姿势。正常新生儿经过一段时间的屈曲姿势后，会开始使用髋和膝关节的伸展肌，出现踢腿的动作。而脊柱裂患儿，即使是位置比较低的腰和骶部水平的损伤，也不会出现髋的主动伸展来对抗新生儿屈曲的姿势。因此治疗师要注意强调患儿髋和膝屈曲的活动范围。同时，也要指导患儿家长或护理人员在白天让患儿采取卧位姿势，利用重力牵伸髋的屈肌，同时保持踝关节的活动范围。

根据脊髓损伤水平的不同，脊柱裂患儿分为 4 种不同类型：①胸椎损伤。②高位腰椎损伤。③低位腰椎损伤。④骶椎损伤。尽管损伤的部位不同，但患儿的基本需要和要解决的问题是一致的。下面就每种不同类型患儿的运动疗法分别进行阐述。

1. 胸椎损伤

（1）预防肌肉挛缩：损伤在 T 12 或以上的患儿，双下肢丧失运动能力，根据损伤水平的不同，躯干肌力有可能减弱。由于脊神经在身体两侧的损伤不同，导致身体两侧肌肉力量不平衡。

脊柱裂患儿双下肢丧失肌力，再加上重力牵伸作用，常导致下肢呈外旋体位，而下肢外旋体位主导所有的姿势，因此，下肢较易出现髋外旋伴随膝关节轻度屈曲的异常姿势。

预防肌肉的挛缩和变形是运动疗法的重要内容。患儿每天通过被动运动保持关节活动范围以及佩戴支具等可以预防关节的挛缩。大多数胸椎损伤的患儿出生时没有固定的挛缩，在没有不适的情况下就可以完成全范围的关节活动度。为了减轻挛缩的发展，胸椎水平的脊柱裂患儿可以使用支具矫正足的变形。当患儿必须佩戴支具时，可用踝足矫形器（ankle foot orthosis，AFO）防止踝关节畸形。对骨骼力线异常的马蹄内翻足患儿，若保守治疗没有明显效果，可以实施手术。进行性脊柱后凸的患儿则需通过外科手术进行矫治。

由于双下肢感觉的丧失，胸椎损伤的患儿容易形成溃疡，导致压疮。长时间的坐位压迫坐骨、爬行时不穿鞋均易在臀部及脚趾部位形成溃疡。此外，支具也可对身体造成过大的压力而形成溃疡。另外，患儿长时间保持在一个固定姿势也是造成皮肤溃疡的原因之一。物理治疗师应指导家长定时为患儿变换体位，检查皮肤状况。

（2）促进运动功能的发育：尽管丧失了双下肢肌力，胸椎损伤的患儿必须学会基本的运动技巧，如翻身、俯卧位爬行和体位的转换等动作。与正常儿童相比，脊柱裂患儿需要更多的时间和努力才能掌握这些技巧。

一旦患儿被确诊为脊柱裂，通常通过手术可挽救其生命，改善其生活质量。但是针对患儿的损伤部位，家长通常不知道如何照顾患儿，而尽量让患儿保持卧位。物理治疗师要指导家长如何抱起患儿、安抚患儿，保持患儿正确的姿势，给予患儿任何新生儿都必需的刺激。由于胸椎损伤的脊柱裂患儿均存在运动功能受限，因此指导家长通过运动来为患儿提供感觉刺激至关重要。

除了对患儿进行基本牵伸训练以防止挛缩外，治疗师还应鼓励患儿进行"垫上运动"，如翻身、俯卧位爬行等。许多父母经常使用婴儿座椅或者抱着患儿，使患儿在运动发育的关键阶段缺乏垫上的自主活动。翻身和腹爬可能是胸段脊柱裂患儿不需要支具的情况下能自我完成的运动。

胸椎损伤患儿的坐位保持能力通常会延迟发育。这是由于胸椎损伤的脊柱裂患儿缺乏髋伸肌和内收肌的控制能力，而这些肌肉又是保持坐位的关键肌群。因此，患儿在坐位时很难完成双手中线位的操作。物理治疗师可为患儿提供能保持躯干稳定性的座椅，使患儿双手解放出来进行自主运动。通常，胸椎损伤的脊柱裂患儿伴有视觉、认知障碍，其双手的精细运动较差，因此，治疗师可在治疗时使用辅助具以增强患儿的躯干稳定性，并为患儿提供使用双手的机会。

对于胸椎损伤的患儿，站立和移动能力是运动疗法应达到的目标。双下肢的移动和持续负重可以促进骨骼的生长，减少骨质疏松发生率，防止骨折发生。另外，患儿可通过佩戴髋-膝-踝-足矫形器，在助行器辅助下完成室内外的行走，也可在站立架内维持站立。

通常情况下，胸椎损伤的患儿均需要借助轮椅完成室外长距离的移动。患儿使用轮椅时，治疗师必须确保患儿可以安全地使用轮椅而不对自己或他人造成伤害。患儿的轮椅靠背必须能为躯干提供足够的支持，可让患儿双手解放出来自由活动。另外，患儿的轮椅必须配有坐垫，以减少对坐骨的压力，防止压疮的发生。

2. 高位腰椎损伤（L1~L3）

（1）防止肌肉挛缩：高位腰椎损伤的患儿可能保留髋屈肌和髋内收肌（L1~L2）的主动活动，但膝伸展力量低下（L3）。由于患儿髋伸肌和外展肌力量较低，不能抵抗髋屈肌和内收肌的拉力，因此，患儿较易出现髋关节的屈曲挛缩。为了防止固定挛缩的形成，应对患儿尽早开始肢体的被动活动，另外，每天应保持至少30分钟的俯卧位姿势。

高位腰椎损伤的患儿，由于其脊髓两侧的损伤不一致，有可能导致患儿出现一侧下肢外展，另一侧下肢内旋。这种不平衡导致患儿站立平衡和移动困难。内旋的一侧下肢也存在脱位的风险。因此，早期正确体位的摆放，支具的使用和被动活动可以减少这种情况的发生。另外，高位腰椎损伤的患儿较易产生髋关节半脱位。可尽早佩戴保持髋外展的支具防止髋脱位。

（2）运动控制：高位腰椎损伤的患儿可以获得与胸椎损伤的脊柱裂患儿一样的运动功能。此阶段的患儿存有髋关节主动屈曲和内收能力，可完成从俯卧位到手膝位的体位转换。患儿能否完成手膝位爬行，主要取决于髋屈肌的肌力和患儿的个性。个性活泼的患儿至少可以爬行一段距离。即使患儿不能爬行，也可以从手膝位变换至坐位，也可以扶着沙发或桌子从手膝位变成双膝立位。此节段损伤的患儿在无支具的辅助下很难完成站立，但可以完成从地面到座椅上的姿势转换。

与胸椎损伤患儿比较，高位腰椎损伤的患儿在坐位时双手可更好地完成同时操作。由于丧失髋伸展肌力，导致髋的稳定性较差，患儿需要双上肢的支撑保持稳定。髋的内收肌可以加强髋的稳定，使患儿一手支撑保持稳定，另一手进行前伸够物。此节段损伤的患儿可以使用辅助具给予躯干支撑，有利于双手同时使用。

另外，高位腰椎损伤的患儿虽有更好的移动能力，但是主要还是在室内步行。患儿需要使用步行器和髋膝踝的长下肢支具进行站立和行走。

3. 低位腰椎损伤（L4、L5）

（1）防止肌肉挛缩：此节段损伤的患儿双下肢有更强的肌力。除了高位腰椎损伤患儿具有的肌力外，患儿还保留膝关节伸展肌、部分踝背屈和髋外展肌（L5）的力量。由于患儿保留部分髋外展肌的力量，因此，减少了由于髋屈肌挛缩造成髋脱位的风险。此节段损伤的患儿使用保持髋外展的支具可以促进髋臼的发育，同时可对抗髋屈肌的收缩力，被动保持牵伸髋的屈肌。另外，利用俯卧位牵伸髋屈肌也可以防止髋的继发性屈曲挛缩。因为缺乏髋的主动伸展肌力来保持髋的稳定性，患儿通常使用躯干的过伸展保持坐位和站立平衡。在患儿髋屈肌挛缩形成之前，使用胸围可以减少躯干的过伸展和腰椎的过分前凸。改善腰的过分前凸可以减轻患儿将来下背部可能产生的疼痛。

L 5 损伤的患儿，其髋外展和股四头肌力量较强。一旦患儿能保持站立姿势，就需要用胸围来保持姿势的稳定性，以代偿髋伸肌肌力的低下。低位腰椎损伤的脊柱裂患儿可以在社区小范围内行走。

（2）运动控制：低位腰椎损伤的脊柱裂患儿可以取得正常 10 个月儿所取得的运动能力。患儿可以爬行，拉着物体站起，扶着家具行走。物理治疗师要尽力促进患儿的运动发育，指导患儿使用支具和步行器。患儿在长距离的移动时，需要使用轮椅。此节段损伤的脊柱裂患儿不需要使用过多的躯干支撑，但轮椅重量要轻，要附有椅垫，以减轻坐骨的受压，防止压疮的产生。

4. 骶骨水平的损伤（S 1，S 2）

（1）防止肌肉挛缩：除了具有低位腰椎损伤患儿具有的肌力外，骶段损伤的患儿还保留髋伸展肌和踝背屈肌的功能。这些肌群的力量越强，患儿的髋关节的稳定性越强，步行的模式越正常。足内翻和外翻肌力的不平衡，或足背屈和足跖屈肌力的不平衡，也可以导致肌肉的挛缩。由于此节段损伤的患儿以步行为移动的手段，预防足的挛缩和压疮等的发生是至关重要的。跟骨的内翻，足趾抓握和踝背屈的紧张均可降低站立稳定性，导致足部压疮。年龄较大，尤其是肥胖的脊柱裂患儿较易出现踝部的溃疡。使用 AFO 可以改善足的位置和减少压疮的产生。当患儿年龄增长、体重增加时，要注意定时检查患儿的足部皮肤情况。

（2）运动控制：此节段损伤的患儿可以取得正常儿 1 岁所能取得的运动能力，但是发育速度相比正常儿要缓慢得多。大多数患儿可以扶物站起、步行，但需要佩戴足的矫形器来增强足的稳定性。

当进行社区内移动时，根据患儿的具体情况决定患儿是否需要辅助器具或轮椅代步。若需要轮椅代步，则要根据患儿足的情况、肌力、生活方式和性格决定。骶段损伤的脊柱裂患儿有可能有足部溃疡，一旦出现溃疡，则要求患儿一段时间不负重，此时应该使用轮椅代步。如果足部问题是慢性的，则需要长期使用轮椅。

（三）压疮的处理

1. 造成压疮的原因　有些患儿可能会出现压疮，具体原因如下：

（1）由于异常和不对称的姿势导致在一个较小的区域出现过大的压力。

（2）血液和淋巴循环差。

（3）异常的骨骼结构，外科手术后瘢痕组织变硬。

（4）在背部损伤愈合后，瘢痕组织合并血液循环较差的皮下组织。

以上都是可能导致溃疡的因素，加上患儿对于正常刺激缺乏感觉以致不能改变姿势，所以容易产生溃疡。

2. 预防措施　针对较易产生溃疡的部位，治疗师要注意预防。

（1）坐骨：保持清洁，天天清洗，控制尿失禁。坐位姿势也是非常重要的。仔细选择合适的坐垫来减少坐骨区域过大的压力。每个小时患儿都要把骨盆抬离椅子几次。

（2）下肢：要选择合适的支具，在术后的支具中加上软垫，在鞋带系上前，要确定脚趾没有屈曲。

（黄　薇）

第四节　臂丛神经损伤

一、概述

(一) 定义

臂丛神经损伤 (brachial plexus injury, BPI) 是由于产伤、外伤或肌肉注射部位不当等引起的神经损伤。神经损伤后，表现出功能受限，运动能力下降，可以发生于任何年龄的儿童。本节着重介绍分娩性臂丛神经损伤。

(二) 生理解剖

1. 神经走行

臂丛神经是支配上肢的重要神经，由第 5～8 颈神经前支及第 1 胸神经前支一部分组成。臂丛自斜角肌间隙穿出，行于锁骨下动脉后上方，经锁骨后方进入腋窝，形成前、后两支，前支又围绕腋动脉形成内侧束、外侧束及后束。后束由第 5 颈神经到第 1 胸神经组成，支配上臂的伸肌群，外侧束由第 5～7 颈神经组成，内侧束由第 8 颈神经及第 1 胸神经组成，内外两束共同支配上臂的屈肌群 (图 6－4－1)。

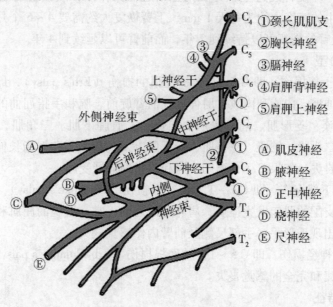

图 6－4－1　臂丛神经走行

2. 臂丛的分支　臂丛神经分成锁骨上支和锁骨下支，锁骨上支在颈长肌和斜角肌群分为肩胛背神经、胸长神经、锁骨下神经和肩胛上神经；锁骨下支又分为外侧胸背神经、肌皮神经、内侧胸背神经、内侧上臂皮神经、内侧前臂皮神经、尺神经、肩胛下神经、胸背神经、腋神经、桡神经和正中神经。

（三）发病原因及发病率

臂丛神经的损伤经常发生于难产时。在臀位分娩时，当头在娩出时牵伸新生儿的肩部容易损伤婴儿的颈神经根，造成锁骨和肱骨的骨折，或是肩的半脱位。当头先露时，暴力牵伸和旋转头部来帮助肩部娩出也易造成颈5至颈6神经根的损伤。造成臂丛神经损伤的原因包括出生体重超过3500克，肩部难以娩出，产程过长，母亲患有糖尿病等。

随着产科技术的发展，新生儿臂丛神经损伤的发生率已经明显降低。根据世界卫生组织的统计，新生儿臂丛神经损伤的发病率为1%~2%，在发展中国家的发病率较高，在发达国家发病率较低，美国为0.2%。

（四）病理

新生儿臂丛神经损伤可以发生在与脊髓相连的神经根部、神经根前或后部，或者神经根合并部位。损伤可以是完全的或部分的。完全损伤是指神经根、神经干、分支、轴索和周围神经的断伤。部分损伤是指轴索的断裂或神经麻痹。神经损伤后，神经本身及其支配的肌肉均出现一系列变化，损伤24小时后神经细胞出现水肿，细胞核移至细胞周边，染色质逐渐分解，尼氏小体消失，2~3周后，分解程度达到高峰，然后逐渐恢复，约80天后恢复到原来状态。如果损伤靠近神经细胞，则造成细胞死亡，神经纤维不能再生。在神经损伤后3个月内终板没有变化，3个月后终板开始退化，2~3年后几乎完全消失不见，神经终板消失后，即使神经再生，对肌肉也不起任何作用，故损伤后的治疗不应拖延过久。神经轴突再生的速度大约为每天1mm，上臂恢复大约需要4~6个月，而前臂恢复大约7~9个月。上臂的恢复可以持续到2年，而前臂可以延续到4年。

（五）临床分型

1. 臂丛神经上部损伤 即C5~C6神经根的损伤（Erb's palsy），最为常见。患儿的肩部经常保持在伸展、内旋和内收、肘伸展、前臂旋前、腕和手指屈曲的姿势。由于损伤导致以下肌肉瘫痪：菱形肌、肩胛提肌、前锯肌、肩胛下肌、三角肌、肩胛上肌、冈下肌、胸小肌、肱二头肌、肱肌、肱桡肌、旋后肌以及腕指关节和拇指长伸展肌等。手指可以抓握，但感觉丧失。如果C7也损伤，肘和手指的伸展受限。

2. 臂丛神经下部损伤 即C7~T1神经根损伤（Klumpke's palsy），损伤导致正中神经内侧和尺神经支配的肌肉发生瘫痪，肩和肘的运动正常，但腕的屈肌和伸肌以及手的内在固有肌瘫痪，出现爪形手，手部尺侧及前臂内侧感觉缺失。

3. 整个臂丛神经损伤 即C5~T1神经根损伤（Erb-klumpke's palsy），比较少见，导致整个上肢的软瘫和完全的感觉丧失。

（六）临床特征

出生时，双上肢可能运动异常。出生后两天，神经检查准确度更高。C5~C6的损伤，表现为上肢内旋，前臂旋后，肩和肘无主动运动，手和腕的屈曲挛缩明显。如果患儿为整个臂丛神经损伤，则整个上肢和手没有任何运动。如果患儿伴有Horner综合征（表现为眼球内陷，眼睑下垂，瞳孔缩小），提示T1断裂。

根据神经损伤程度不同，Sunderland把神经损伤分为5个级别：

1. 一级 受损部位的神经脱髓鞘，出现暂时的障碍。电诊断发现损伤部位以上和以下正常，没有出现肌肉的去神经。在神经髓鞘重新连接的区域出现完全的恢复，需要12

周左右的时间。

2. 二级　由于更严重的外伤和挤压导致轴突断裂。电诊断显示受累肌肉去神经化。因此将出现神经的再生和运动单位复原。轴突再生的速度为 1 mm/天。

3. 三级　比二级更严重的损伤，电诊断表明受累肌肉的肌原纤维去神经。因此将出现神经再生和运动单位复原。由于损伤程度加重，神经膜管不完整，因此再生的轴突不能与其原来的运动和感觉靶器官连接。恢复的模式是混合和不完全的。神经再生仅发生在感觉纤维到达感觉末梢器官，运动纤维到达肌肉靶器官。感觉纤维可能会发生连接错误。由于长时间去神经化，神经再生发生，但肌肉的再生可能不完全。

4. 四级　神经束膜损伤，电诊断表明受累肌肉去神经。功能不能改善，患儿需要手术来重建神经的完整。

5. 五级　神经干完全断裂。要求手术重建神经的完整性。

二、临床常见功能障碍

(一) 组织结构的改变

在神经生长发育阶段，患儿异常的肌肉运动模式强化了未受损的肌群。当患儿抓物时，可能出现肩的内旋、前臂旋前及腕屈曲。由于感觉缺失和健侧上肢的代偿，患儿可能出现患侧忽略。每天重复这些异常运动模式，使患儿形成固定的异常运动模式，将导致软组织挛缩和骨骼的异常发育。软组织的挛缩导致肩胛骨前伸，出现肩内收、内旋，肘屈曲或伸展，前臂旋前以及腕、手指的屈曲。根据患儿的损伤情况，异常的发育模式存在个体化差异。常见的骨骼异常包括肱骨头扁平、锁骨异常缩短、肱骨头发育不全或肱骨关节窝异常等。

(二) 活动能力受限

根据受损神经的范围、神经发育情况和残存能力的不同，臂丛神经损伤患儿的活动受限和运动能力均有所不同。

1. 日常生活活动能力受限　通常情况下，患儿活动受限包括手指的抓握能力、上肢前伸取物动作以及双上肢共同完成的日常生活动作，如穿脱上衣、系纽扣、系鞋带等均需代偿。

2. 运动发育落后　从仰卧位或俯卧位到坐位的姿势转换总是从一侧进行，导致躯干两侧肌力不对称。由于患儿受累的一侧上肢不能负重，导致患儿不能完成手膝位的爬行，一侧上肢的平衡反应延迟。

3. 感觉丧失　可能出现对患侧的忽略或自我虐待的行为，比如咬自己受累侧的上肢。

三、PT 评定内容

评定内容以主动和被动的活动度、感觉状态为关键进行检查，同时要对患儿进行运动发育量表的检查，检查患儿是否存在其他的病理情况。对于新生儿要反复检查数次，并记录患儿神经发育是否有助于其运动功能的恢复。所有的评定项目将有助于运动疗法治疗方案的制定，如患儿是否需要配戴支具、是否需要手术等。

(一) ROM 检查

关节活动范围的检查主要包括受伤的上肢和颈部。由于患儿有可能存在肩关节不稳定或肢体感觉的缺失,因此,检查关节活动度一定要小心,避免由于用力不当而造成二次损伤。

(二)肌力和运动功能检查

对于新生儿,物理治疗师可以通过观察患儿的运动,或者在检查原始反射或平衡反应时触诊肌肉的收缩,如视觉追视、颈的翻正反应、MORO 反射、GALANT 反射等。当患儿清醒时,可以在其玩耍时,如把手指放到嘴里或上臂牵伸取玩具时,观察头和上肢的运动。要注意这些运动是否可以抵抗重力。不对称的腹部和颈部运动提示患儿的膈神经损伤。表 6 – 4 – 1 所示为主动运动量表(Active Movement Scale),可以用来评定臂丛神经损伤患儿的肌力分级。经临床研究,本评定量表对于评定 1 岁以下臂丛神经损伤的患儿有较高的可信度。

表 6 – 4 – 1   主动运动量表

	观　察	肌力评分
非抗重力	无收缩	0
	有收缩,无运动	1
	活动范围 < 1/2	2
	活动范围 > 1/2	3
	全关节的活动范围	4
抗重力	活动范围 < 1/2	5
	活动范围 > 1/2	6
	全关节的活动范围	7

注:非抗重力下的全关节活动范围(4 级)必须在抗重力的运动出现前完成。

对于年龄较大的儿童可以使用徒手肌力检查法,也可用测力计对患儿的肌力和握力进行客观测量。患儿的运动模式、身体耐力检查和上肢的姿势也可用来检查患儿的肌肉是否平衡。此外,可采用 Mallet 的上肢功能评定量表(表 6 – 4 – 2)评定上肢的运动功能。

表 6 – 4 – 2   Mallet 的上肢功能评定量表

检查项目	Ⅱ级	Ⅲ级	Ⅳ级
肩关节主动外展	患侧上肢外展 < 30°	患侧上肢外展 30°~90°	患侧上肢外展 > 90°
肩关节外旋	患侧上肢外旋 0°	患侧上肢外旋 < 20°	患侧上肢外旋 > 20°

检查项目	Ⅱ级	Ⅲ级	Ⅳ级
患手放到头后部	不能	困难	容易
患手放到后背	不能	能放到 S 1	能放到 T 12
手放到嘴边	出现代偿	轻微代偿	无需代偿

注：Ⅰ级（图未显示）为要求的动作中，无运动出现。Ⅴ级（图未显示）可以完成要求的全部运动。

（三）感觉检查

新生儿感觉检查通常敏感度和可信度并不高。临床检查时，可使用感觉分级来进行评定。S 0 代表对疼痛或其他刺激没有反应，S 1 对疼痛刺激有反应，S 2 对触摸有反应，S 3 是正常的反应。感觉的损伤不一定引起相应的运动障碍，因此对于臂丛神经损伤不严重的患儿不应该忽略感觉方面的评定。当神经发育时，感觉的丧失会使患儿在获得正常感觉前变得较为敏感。对感觉刺激或简单的触摸，此类患儿均会感觉疼痛或不舒服。而对于年龄较大的患儿，可以使用冷、热、轻微触摸及两点辨别的方法进行检查。对感觉缺失的区域要进行标注。

（四）运动和参与能力的评定

针对较小患儿，可通过对粗大和精细运动功能的评定，来确定其由于上肢损伤造成的运动功能障碍程度。对于年龄较大的患儿，可以使用口头指令或模仿身体的姿势来检查其功能性活动能力，如为了吃饭把手放到嘴里，为了梳头把手放到头上，各种工具（勺子、牙刷）等的使用情况。

目前还没有适当的评定量表来评定臂丛神经损伤患儿的运动能力。

（五）肌电图检查

EMG 检查已经用来评定神经损伤的范围和程度。在手术后可以使用 EMG 来诊断神经恢复情况。在运动还没有恢复前，使用 EMG 可以帮助治疗师根据患儿神经的实际情况进行治疗方案的制定。

（六）肌张力检查

治疗师可以通过观察患儿俯卧位时能否抬起双手并举过头顶，双手能否交叉越过胸部，并通过与正常一侧的比较，评定患侧肌张力是否异常。

四、运动疗法

（一）治疗原则

针对臂丛神经损伤的新生儿，运动疗法的治疗目的是使患儿获得正常的运动控制和感觉能力，而不出现任何运动障碍。在患儿确诊的最初几个月，运动疗法的治疗原则是促进任何自发的恢复及防止继发性的损伤，如肌肉的挛缩和关节的损伤。如果经过详细检查，患儿已经确诊不能完全恢复，此时要重新制定运动疗法的治疗目标和原则。在患儿满 2 岁前，根据损伤的情况，保持全范围的关节活动和正常的肌力是运动疗法的治疗原则，这是因为通过矫形外科和神经外科的治疗，患儿有可能继续获得运动控制和神经发育的机会。患儿自发恢复最关键的时间持续到第 9 个月，但是有的患儿也可能持续到伤后 2 年。

当患儿发育到 9 个月至 2 岁这个阶段时，神经发育基本完成，此时运动疗法的治疗方案要根据情况重新制定。由于肌肉发育不平衡，全范围的关节活动很难获得，此时治疗方案要针对患儿的关节活动受限或发育迟滞。治疗原则是使患儿具有双侧功能性的活动能力。患儿发育到 2 岁时，需要逐渐掌握自我护理的技巧，如使用双手穿脱衣服、自我清洁和与年龄相符的某些运动。但由于关节活动范围受限或肌力差，常导致患儿不能完成某些活动。因此，训练目的主要是维持或扩大关节活动范围和增强患儿上肢肌力，如增强肘关节屈肘能力，可令患儿使用双手从地上捡起物品并放在桌子上。

（二）治疗方法

大多数臂丛神经损伤的新生儿不需要外科手术，仅需要运动疗法。臂丛神经损伤后需要休息 7～10 天，等待出血和水肿消退。在此期间，不要对患儿进行被动活动或其他训练，受累侧的上肢要轻柔地跨过腹部摆放，避免身体压在患侧肢体上。

在最初的制动期过后，治疗师开始对患儿进行评定，同时要教会家长如何开展家庭治疗，治疗项目包括防止肌肉挛缩的被动关节活动范围的训练，指导家长如何避免关节的半脱位和脱位。同时告诉家长患儿身体的哪些部位感觉丧失。

1. 治疗目标　针对臂丛神经损伤，运动疗法的目标是：①维持和扩大关节活动范围。②维持或强化肌力。③提高感觉能力。④获得正常的发育和运动能力。⑤防止关节挛缩和变形。⑥培训家长进行正确姿势的摆放，知道如何正确地照料患儿。

2. 注意事项　在运动疗法实施过程中，注意事项包括：①如果患儿存在肩或肘关节的脱位，受累的关节必须保持固定，仅能进行闭链训练。②如果患儿有软组织损伤，运动要柔和。③如果锁骨有骨折，要休息 2 周后再进行评定治疗，治疗前需要 X 光片确认。④如果患儿有感觉丧失，避免任何形式的物理因子疗法。

3. 训练内容

（1）日常生活动作的训练：运动疗法的治疗目标是促进患儿最大运动功能的发育，特别是上肢的前伸取物动作，包括上肢牵伸和手指抓握这两项功能的发育。如前所述，患儿会使用未受损的肌肉进行异常模式的代偿运动。治疗师通过不同的治疗方法对患儿进行干预，以促进正常运动模式的发育。具体治疗措施包括：在患儿向前取物和双上肢支撑负重时抑制代偿，促进正常的运动模式。

在训练时治疗师要考虑到儿童的特点，训练项目要设计得富有趣味。如可以让患儿拿起 10 个玩具小人放到玩具屋来代替重复 10 次的肩关节屈曲。在患儿进行上肢前伸够物时，治疗师要特别关注患儿的肩部，在训练患儿使用正常的运动模式的同时，要使用减轻负重的方式来促进肌力较差的肌肉参与正常运动，同时要防止代偿动作的出现。通过治疗师的手法操作引导受伤肢体的运动，完成设计好的任务，如手到嘴的运动、移动物体。

在俯卧位、手膝位和坐位时手在体前或后方的支撑，爬行及够取不同角度和高度的物品时，强调患儿上肢的体重转移。治疗时治疗师应注意利用手法引导患儿双肩屈曲、外旋，使患儿体验更为正常的运动模式，通过打开的手掌来体会更准确的感觉信息。肩胛骨的固定可以起到牵伸连接肩胛骨和肱骨的软组织的作用。

C 5 和 C 6 损伤的患儿通常缺乏主动的肩外旋和前臂的旋前，治疗师训练时应该把玩具放在患儿面前，鼓励患儿出现肩的外旋、前臂旋前。

训练时应将患儿放置于健肢在下的侧卧位，避免对患侧上肢的压迫，同时有利于患侧肢体的前伸够物动作及双手的中线位的玩耍。另外，可让患儿手持重物或玩具来增强肌力。当患儿使用患侧时，治疗师应控制患儿健侧肢体，并对患儿进行感觉刺激，通过负重压缩关节对患儿也是有所帮助的。

新生儿臂丛神经损伤会影响患儿的正常姿势和运动发育。患儿通常会采取从一侧坐起的移动方式，因此较易造成姿势和运动的不对称，导致患侧的平衡反应延迟出现。在坐起等姿势转换动作时，治疗师应使用手法引导和刺激患侧感觉。当患儿能保持坐位时，可通过训练患儿的保护性支撑，诱发患儿肩的外展。有些患儿双侧上肢的使用可能会延迟出现，通过训练患儿使用双手，如双手抱球的训练来增加双手中线位的使用。

（2）扩大和维持关节活动范围的训练：对于没有完全恢复的患儿，肢体的被动活动是非常重要的。训练时，手法应该轻柔而不引起患儿的疼痛。避免过分牵伸造成对不稳定关节和关节囊的损伤，如用力保持患儿前臂的旋前可能造成桡骨头的脱位，从腋下举起患儿和拉起患儿的上肢均易造成患儿肩关节的损伤。

防止肩胛骨与肱骨的粘连是运动疗法的重要治疗目标。当上肢前伸够物时，尤其是当肩外展的前 30°，应该保持肩胛骨的稳定来牵伸连接肩胛骨和肱骨的肌肉组织。当肩外展超过 30°时，肩胛骨必须伴随着肱骨的外旋而发生旋转，以避免软组织的损伤。上举上肢不伴随着肩胛骨的旋转和肩的侧方旋转将导致肩的外伤，这是因为肱骨会撞击固定的肩峰。外展或屈曲上肢时要伴随肩关节外旋，必要时需要在治疗师辅助下产生外旋。

（3）针对感觉缺失的训练：感觉缺失将导致患儿对自己肢体的忽略，甚至出现自残，如咬手等异常行为。治疗师应教会父母注意任何由于感觉缺失导致的身体受伤的风险，避免患儿可能出现的自残行为。在患儿运动时，治疗师要注意患侧的参与，或者让患儿手握一个瓶子，以此感受患侧是身体的一部分。可以通过让患儿触摸不同质地和温度的物体来强化感觉认知，也可以让患儿的患手在温水和冰水里寻找玩具。对于年龄较大的患儿，可以将眼睛蒙上，然后逐一把其熟知的物品放在患手上，去感觉物体的形状和质地。

（4）姿势摆放和支具的利用：把患儿的手放在合适的位置是有效牵拉受限软组织的方法。患儿睡觉时，患侧上肢可以摆放在体侧的一个枕头上，保持肩外展、外旋、肘屈曲和旋前的位置。

患儿也可以间歇配戴腕指支具。腕的支具可以保持腕指肌腱的完整性，直到功能的恢复。晚上配戴的支具可以防止腕指屈曲挛缩。

4. 物理治疗的步骤　治疗的频率可以根据患儿损伤程度的不同有所区别，但每次治疗时间不能超过 45～60 分钟。当患儿的肌肉出现挛缩或紧张，在患儿没有感觉缺失的情况下，治疗前先进行 15 分钟的热疗，然后进行按摩。

（三）不同阶段患儿的运动疗法

1. 第一阶段　从患儿损伤稳定开始，运动疗法前 2 周。

（1）照料患儿和体位姿势的摆放

1）指导家长扶住患儿上肢，使其保持旋前和外旋位，利用枕头或毛绒玩具支撑于患侧上肢下方，并确保患儿在休息或睡觉时可持续牵伸上肢。

2）指导家长观察患儿的头部位置，在任何姿势下都保持头的中间位置，当患儿俯卧位头转向一侧时，可以在患侧的腋下放置毛巾卷。

3）抱患儿时，不要让患侧的手悬在空中（图 6-4-2）。家长应注意使患侧肘屈曲，将手放在胸前（图 6-4-3），但此姿势不要保持太长时间。

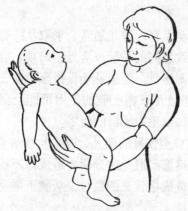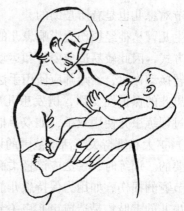

图 6-4-2　抱患儿时的错误姿势　　　　图 6-4-3　抱患儿时的正确姿势

4）教会家长正确包裹患儿的方式（图 6-4-4），患侧上肢放在患儿身体前方。

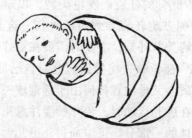

图 6-4-4　正确包裹患儿的方式

（2）日常生活活动能力

1）穿衣：从患侧开始穿衣，从健侧开始脱衣。

2）洗澡，个人卫生：指导家长保持患儿腋下干爽和清洁。给患儿洗澡时，用一只手扶住患侧肩关节和肩胛骨，另一只手给患儿洗澡。

3）喂食：给患儿喂食时，总是保持患侧上肢屈曲在胸部，同时记住要分别在两侧喂食。

（3）患侧上肢肩、肘、腕和手指关节的被动活动（固定近端关节，活动远端关节）。

2. 第二阶段　2周到4个月。

（1）继续第一阶段的方法。

（2）当患儿肌肉僵硬时，使用体表热敷15分钟。

（3）轻柔缓慢的被动活动以提高患儿关节的灵活性，被动活动应该在现有的角度内进行，重复10次。活动肩关节时，应固定肩胛骨（图6-4-5）。

（4）治疗师要根据患儿的运动发育制定促进患儿有效运动和防止代偿运动的特定练习。

（5）主动运动和肌力增强训练。

（6）诱发患儿的运动模式要从短杠杆臂、离心收缩开始，然后向心收缩（图6-4-6）。

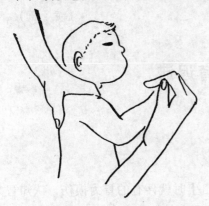 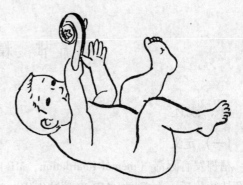

图6-4-5　活动肩关节时固定肩胛骨的方式　　图6-4-6　利用此体位诱发患儿的肘关节主动运动

（7）感觉刺激：使用不同质地的材料或使用震动和擦刷等技术增加患侧敏感性。

（8）关节压缩和负重：可以用来增加本体感觉的输入和肌肉的等长收缩（图6-4-7）。

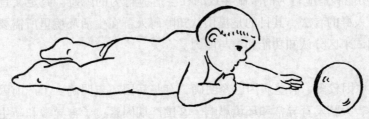

图6-4-7　鼓励患儿使用患侧负重来提高本体感觉的输入和肌肉的等长收缩

3. 第三阶段　4个月到6个月。

（1）继续以上两个阶段的项目。

（2）鼓励患儿进行双手的运动，防止患儿由于患侧忽略导致进一步的代偿或变形，防止患侧失用。

（3）用各种支具或绷带来防止肌肉骨骼的变形。使用支具时，要注意血液循环，如是否有皮肤受压发红，是否出现肿胀、麻木和冰冷等。

（4）使用滚筒和球来增加活动能力、增强肌力、加强本体感觉的输入，诱发翻正反应、平衡反应、保护性伸展反应和肢体的协调能力。

4. 第四阶段　从 6 个月到 1 年。

（1）继续以上阶段提到的训练。

（2）当患儿发育时，使用各种活动来促进患儿的肌力和协调性。

（3）功能性电刺激可以用来提高上肢的功能和运动能力。功能性电刺激是通过产生电冲动至瘫痪肌肉的神经，使瘫痪的肌肉产生功能性运动，在治疗期间要每天使用 30 分钟。

5. 第五阶段　从 1 年到 4 年。

（1）当肌肉出现挛缩或僵硬时，可使用热疗 15 分钟，然后按摩。

（2）鼓励患儿使用双手进行与年龄相符的运动，如扔球、爬梯子等。

（3）促进日常生活粗大运动和精细运动，提高患侧肌力和肢体的协调性。

（4）在此阶段可以使用水疗来防止肌肉僵硬，提高肌肉控制，改善 ROM。

（黄　薇）

第五节　精神发育迟滞

一、概述

（一）定义

精神发育迟滞（mental retardation，MR）是指在出生时就伴有的智力损伤，认知智力发育持续落后。在美国，MR 经常被组织，教育和社会服务结构用来指 18 岁前有认知损伤的人群。这个概念经过多年的衍变，已经从最初主要强调智商测试到现在主要强调在自然环境下个人的功能。2002 年，美国精神障碍联合会采取了一个新的 MR 定义，其内容是：MR 是由于智力功能和适应行为的限制导致的社会适应行为的障碍。此定义旨在帮助人们转变对认知障碍人群的看法，其目的是提供认知障碍人群在生活环境里所需要的帮助，而不是根据智商测试来区分认知功能和参与能力。

（二）病因

导致 MR 的原因较多，有些病因已经明确，有些病因还未明确。①产前因素：染色体异常、代谢障碍、大脑发育异常和环境影响。②围产期因素：子宫异常和新生儿疾病。③产后因素：头的损伤，感染，脱髓鞘异常，退行性病变，癫痫，中毒和代谢紊乱，缺乏营养，环境因素等。

许多患儿还伴有视力、听力障碍、脑瘫、癫痫以及心肺功能障碍等，这些障碍均将影响患儿的运动发育和活动能力及参与局限性。

（三）预防措施

目前，一部分认知障碍可以预防，如苯丙酮尿症、风疹、铅中毒等导致的 MR。此外羊膜穿刺术、超声诊断和其他的诊断技术已经用于产前检查，降低了 MR 的发病率。

对于精神发育障碍的新生儿，早期干预可以改善患儿的智力发育和学习能力。以下 6 个因素被认为是早期干预最重要的部分，主要包括：

1. 鼓励患儿从环境中发现和学习。

2. 由患儿信任的成人指导患儿基本认知能力。

3. 与患儿的同伴一起祝贺患儿所取得的进步。

4. 指导患儿复习和加强新的技能。

5. 防止患儿得到不恰当的拒绝、戏弄、惩罚。

6. 为患儿提供一个丰富的语言环境。

（四）临床表现及分型

1. 临床分型　精神发育迟滞的主要临床症状是智力低下和社会适应能力受损，其程度轻重不一，按严重程度分为：轻度、中度、重度和极重度，其分型及所占比例见表 6 - 5 - 1。

表 6 - 5 - 1　精神发育迟滞患儿的临床分型

分　型	IQ	适应能力	比例（%）
轻度	50 ~ 69	经教育可独立生活	75 ~ 80
中度	35 ~ 49	简单技能、半独立生活	12
重度	20 ~ 34	自理有限、需监护	7 ~ 8
极重度	<20	不能自理、需监护	1 ~ 2

2. 临床表现

（1）极重度：又称白痴，个人生活不能自理，没有语言功能，顶多只能说几个简单的单词，情绪反应原始，常伴有多种残疾和癫痫发作，多数早年夭折。

（2）重度：又称痴愚，早年各方面发育迟缓明显。发音含糊、词汇贫乏，动作十分笨拙。这类患儿情感幼稚，经过长期训练后，可养成简单的生活和卫生习惯，但生活仍需人照顾。

（3）中度：又称愚鲁，整个发育均较正常儿迟缓。语言功能发育不全，吐词不清，词汇贫乏；只能进行较简单的具体思维；略具学习能力，经过长期教育和训练，能学会简易的书写和计算；能以简单方式与人交往，并在监护下从事较简单的体力劳动。

（4）轻度：又称愚笨，早年发育较正常儿迟缓。言语发育略迟，生活用词上虽困难不大，但掌握抽象性词汇极少；分析和综合能力差；经过耐心教育，可获得一定阅读和计算能力，在加强辅导下可达到小学三四年级水平；长大后可担任一般家务劳动和从事简单、具体的工作；适应能力也低于同龄儿童的水平，不善于应付外界的变化，容易受到别人的影响和支配。

3. 不同年龄阶段的发育特征　见表 6 – 5 – 2。

表 6 – 5 – 2　美国精神缺陷学会拟定的精神发育迟滞的发育特征表

程度	学龄前（0~5 岁） 发育与成熟阶段	学龄期（6~20 岁） 训练及教育阶段	成年期（21 岁以上） 社会及职业实践阶段
极重度	显著迟钝，感觉及运动功能极少，生活完全依赖	具有一些运动功能，可接受极为有限的生活习惯和自我照顾的训练	有一些运动功能及少许语言功能，能做极为有限的自我照顾，终生需人照管
重　度	运动发育差，言语极少，自我表达能力差，一般不能接受训练，生活完全依赖	能说话，可学着表达自己的意思，可学会基本卫生习惯	在全面监护下，可有部分自我照顾能力及防卫能力
中　度	能说出和表达自己的意思，不能进行社交活动，运动发育良好，经过训练可学会自我生活照顾，但仍需监护	经过训练可学会一些社交及职业技能，学习不会超过小学三年级水平，在熟悉的范围内可独自外出	在照顾性条件下可做些非技术性或半技术性工作谋生，稍遇社会压力及经济困难，即需给予监护及指导
轻　度	有社交能力及表达能力，感觉及运动功能发育稍迟，一般要到较大年龄才能发觉其异常	10 岁以后能学会相当于小学六年级的学业，经引导可适应社会生活	具有维持较低生活水平所需的社会及职业能力。遇到较大的社会压力或经济困难时，需给予指导及帮助

二、临床常见功能障碍

（一）肌张力低下

许多智力发育落后的患儿在出生后的前几个月表现为肌张力低下。在婴儿早期表现的特征为进食问题，患儿吸吮和吞咽困难。有可能还会出现反应障碍，微笑和识别母亲的脸延迟。睡觉的时间明显延长，哭声弱，自主运动少，语言进展慢，不会像正常儿童那样重复声音。当患儿发育时，会出现持续的手部障碍。即使过了 1 岁，也还会用嘴咬玩具或任何可以拿到手的物品。患儿还会产生刻板姿势，重复无意义的运动，比如摇头、翻身，好像固定在某种姿势里，因此缺乏平衡和各种其他运动的能力。在玩耍时，患儿不会在意自己的玩具，玩具掉了也不会拣起，好像忘了玩具。如果玩具放在伸手够不到的地方，患儿也不会移动过去。

（二）运动发育障碍

粗大运动功能受到的影响要比语言、手指的精细运动、智力行为受到的影响少。中等程度障碍的患儿可以有正常的运动发育，只是发育速度较慢。患儿的运动接近正常，尽管缺乏完全伸展的姿势。在站立时，患儿躯干、髋关节和膝关节会出现部分屈曲。患儿的肌力也比正常儿低。

患儿的运动发育可能停滞在任何一个发育阶段。重度的患儿可能在早期就停止，比如学会坐位之前。在评定时，脑瘫患儿与 MR 患儿是有不同的，因为二者的发育过程是不同的。脑瘫患儿的发育是不同步的，一些运动发育停滞，但另一些运动发育还在继续。但MR患儿表现的是整体的停滞。患儿可能停在某个发育点而不再发展，如可以学会扶物站起，但不能扶着家具步行和独立步行。

精神发育迟滞患儿身长和体重较正常同龄儿低，且常伴躯体畸形和神经功能障碍。常见的躯体畸形有小头、尖头、塔形头及脑积水等头颅异常，前额窄、发际低下，两眼距宽，耳郭位置低下，眼、鼻、唇、牙等颜面和五官发育异常，脊柱、四肢、手足畸形及内脏先天性缺陷等。

（三）头部控制发育缓慢

低肌张力的患儿头部控制发育缓慢尤为空出。部分原因是因为患儿的家长忽略了患儿的运动，很少与患儿玩耍。因为MR的患儿对家长的交流缺少反馈，家长逐渐停止了对患儿的刺激。同样，一个很少哭的婴儿也不易引起外界的注意，很容易被忽略。患儿给家长的印象就是很乖，很温顺。因此患儿大部分时间仰卧在床。在仰卧位很难取得头的控制，而且会加剧患儿对周围环境的淡漠。家长很少抱患儿，也会减少对患儿头部的刺激。

（四）平衡功能建立缓慢

整天躺着或者在坐位时被保护得很好的患儿，没有机会去发展保持平衡的能力，平衡功能建立不好。

同正常儿一样，患儿也有发育的关键期。如果患儿错过这个发育的关键期，将很难再次发育，错过的发育阶段也不能再取得。比如，如果患儿在早期不能双脚站立，他将讨厌双脚站在地上。当试图让他保持双脚站立时，他将把腿屈曲抬起拒绝站立。

（五）对周围环境缺乏兴趣

患儿不会探索新的事物，因此也不会从中得到新的刺激。MR患儿的手眼协调性发展缓慢，特别是双手中线位获得较晚者。

患儿运动功能和发育的速度取决于智力障碍的严重程度。如果出生后尽早进行干预刺激，患儿的发育可以有较大程度的改善。如果患儿2岁后才开始第一次治疗，他的功能也能得到一定的改善，但是绝对不可能达到从几个月就开始治疗所能取得的功能改善。

三、评定内容

精神发育迟滞的患儿有大脑的损伤，同时出现痉挛或失调等症状。评定内容包括功能评定，运动发育，口腔功能和喂养，感觉运动统合，视力、听力及智商测试等。

在评定过程中，治疗师要分清婴儿的运动发育迟滞是由于中枢神经系统的发育延迟还是由于精神发育障碍造成的。如果患儿是发育延迟，那么他最终会赶上同龄儿的发育，而且可能在运动和智力上表现正常。但在MR患儿，随着年龄的增长，运动发育将明显落后于同龄儿。

（一）运动能力和参与能力的评定

评定患儿的运动能力和参与能力最好在患儿真实的生活环境下进行。在真实的环境下对患儿进行评定更能针对患儿的情况采取有效的干预治疗，提高患儿的日常生活活动能力。与正常发育顺序相对比，旨在识别患儿身体的异常发育，如关节活动范围、姿势反应和原始反射的评定等。在患儿日常生活的真实环境中对患儿进行评定，对找出活动与参与能力的障碍更为有效。

（二）智商测试

诊断患儿有 MR，要求进行标准的常用的智商测试，通常由心理医生完成。

（三）认知能力评定

物理治疗师可以对婴儿的认知能力进行评定。研究发现，针对新生儿运动感觉的评定，比如是否能完成运动的"里程碑"，以及运动中视觉、听力是否协调，与婴儿长大后的认知能力关系不大。

治疗师评定婴儿的认知能力是否正常，一种方法是对婴儿的信息处理能力进行评定。这个测试是通过观察婴儿对新旧刺激的不同行为反应，来测试婴儿的视觉记忆和听觉记忆，以及区分新旧刺激的能力。婴儿出生时就具有这个能力，对以前经历过的刺激有记忆。如果婴儿对新刺激的反应时间长于对以前有过的刺激的反应时间，表明婴儿对以前的刺激有记忆，并且具备区分新旧记忆的能力。婴儿信息处理能力的评定也包括婴儿对刺激的视觉关注，以及接受刺激时心率、表情的变化和其他的反应等。

（四）适应行为的评定

尽管 MR 患儿的智商测试是诊断的依据，但其适应行为也是评定的重点。物理治疗师可以提供有关患儿适应行为的信息，如移动功能和自理能力。治疗师也可以提供辅助器具帮助患儿提高适应能力。

儿童残障评定量表（Pediatric Evaluation of Disability Inventory，PEDI）包括自我护理、移动和社交能力的评定，常用来评定 MR 患儿的适应行为。

四、运动疗法

（一）治疗原则

在为精神发育迟滞患儿制定治疗方案时，治疗重点主要是提高患儿的运动功能及主动参与能力。

1. 限制患儿的损伤，防止继发性损伤　治疗师要鉴别出患儿神经肌肉、骨骼肌肉和心肺功能的障碍。针对以上的问题进行干预，防止继发性损伤和运动障碍。如唐氏综合征等中度运动损伤的患儿，主要是加强姿势控制，增强肌力和促进运动发育。而针对严重运动损伤的患儿主要通过姿势摆放和其他运动来保持肌肉和关节的灵活性，防止骨骼肌肉的对线异常、变形，促进运动发育和控制能力。

2. 改善认知、交流和心理障碍，从而改善功能障碍　物理治疗师可以通过改善患儿的运动能力，增加患儿与外界交流的机会，由此改善患儿的认知、交流和心理障碍。在其他正常同龄儿开始爬行和步行探索外部世界的时候，由于运动损伤限制患儿出现同种探索行为，此时治疗师可以提供替代的运动方式帮助患儿完成与外界的交流。此外，使用一些辅助器具帮助患儿保持姿势来促进其与外界的交流也是非常重要的。

（二）治疗方法

1. 俯卧位姿势的保持 白天，MR 患儿最好保持在俯卧位或坐在座椅上，而不是长时间处于仰卧位。这是因为俯卧位和坐位会刺激患儿头和躯干的伸展发育，增强头的控制。对于低张力的患儿，在俯卧位伸展躯干、抬头非常困难。治疗师可以把患儿放到球上，通过球的上下振动来刺激患儿。对于年龄较大的患儿，可以让其俯卧于楔形垫上，双上肢支撑，患儿可以抬头观察室内的环境，同时可以玩玩具。如果患儿一定要保持仰卧位，可将不同形状、颜色的玩具悬挂在可以够到的前方。锡纸做成的玩具由于反光，也可以吸引患儿的注意。有些患儿有可能喜欢侧卧位，对于低张力患儿，侧卧位比俯卧位安全。

有研究指出，若避免仰卧位，精神迟滞患儿常见的摇头就可能避免。一旦患儿开始摇头，就很难消失，因此最好从早期就避免它的开始。如果患儿可以在不同的姿势尝试不同的运动，就可以避免出现持续的重复运动。

一旦患儿开始具有用前臂或手负重的能力，治疗师即可开始通过给予刺激，诱导患儿进行体重的侧方转移，同时练习上肢前伸。正常儿童达到伸展上肢支撑体重的阶段，在练习上肢前伸时，一侧上肢经常下降支撑体重。治疗师也要训练患儿产生相同的动作。

2. 体位姿势转换训练 治疗师要训练患儿进行姿势的转换，在姿势转换的同时要注意通过不同的运动诱发患儿的平衡反应，获得旋转身体轴线的能力。伴随着患儿平衡反应的建立以及获得充分的体轴旋转，患儿可以完成从手膝位到侧坐位的姿势转换，从一侧坐位转换到另一侧坐位，从膝立位站起、步行。治疗师为了诱发患儿出现以上的运动，可以在患儿的头、肩、躯干或骨盆给予刺激，诱导患儿自动反应。治疗师在训练时应注意不要让患儿在同一个姿势保持时间过长，虽然在学习过程中重复是必要的，但是训练的重点是要患儿尝试不同的运动。

要让患儿尽早体验站立的感觉。正常儿很早就开始体验直立的姿势，即使在这个姿势还没有取得平衡。唐氏综合征的患儿由于其低肌张力，很难保持站立。治疗师要训练患儿的抗重力伸展能力，可在患儿俯卧位下给予刺激。在训练时，可以使用控制膝关节的支具帮助患儿进行站立。让患儿尽早站立可避免患儿常有的厌恶站立的趋势。一旦患儿讨厌站立，他就会把腿抬高，拒绝把脚放在地板上。

患儿厌恶把脚放在地板上是治疗师要避免的一个负面反应。此外，如果患儿不能尽早开始双手的负重，那么以后也很难进行双手的负重。通过训练患儿双手负重，可以避免患儿出现啃咬手指的刻板运动。没有经过训练的患儿在俯卧位时，不能充分伸展上肢进行双手负重，因此父母总是帮助患儿从一个姿势转移到另一个姿势，患儿因此也会缺乏机会使用双手。

一旦患儿对某个运动产生厌恶反应，治疗师可使用各种刺激帮助患儿进行脱敏治疗。开始要使用患儿可以接受的刺激，经过一段时间后，再加大刺激强度，效果比较明显。可利用电动振荡器放在患儿的上肢或下肢，逐渐在背侧移动，然后转移到掌侧。通过脱敏治疗，患儿较易接受双手负重的训练。

随着患儿逐渐长大，治疗师应注意强调增加患儿的耐力。游泳是很好的改善患儿运动功能的运动。治疗师需要指导患儿如何带着游泳圈在水面漂浮，如何把头放进水中而不呛水，如何在水中运动。指导患儿在水中的姿势控制时要注意，一是要学会控制呼吸，让自己放松，另一个是控制头部，因为头部会影响躯干和双下肢的姿势。例如，当俯卧位时头部伸展、仰卧位头屈曲，双下肢将沉入水底；在俯卧位时头屈曲、在仰卧位头伸展可以使下肢浮出水面。

3. 诱发平衡反应　平衡是运动的基础。婴儿缺乏运动的一个主要原因是平衡运动发育不充分。当患儿失去平衡或将要失去平衡时，需要重获平衡的重要因素包括头和躯干的运动和上肢的运动，最后通过手的支撑体重。

当 MR 婴儿试图保持一个姿势，如坐位时，通常仅仅依靠一个宽的支撑面来保持，双手不敢移动超出破坏其平衡的范围。在这个点之内，患儿已经建立了平衡，但是还不能从这个姿势解放出来，如果试图缩小其支撑面，患儿也不能做出反应进行调整。由于缺少头或躯干的运动，患儿不能获得平衡，将导致其倒向一侧。年长儿可能坐在椅子里，双腿分开保持平衡。如果将双腿放在一起，患儿将屏住呼吸，脸变红，身体变硬，这表明由于平衡差，患儿变得非常害怕和紧张。为了改善患儿的平衡能力，治疗师应训练患儿的侧方移动能力，使患儿适应侧方的移动。为了促进患儿头和躯干侧方运动能力的发展，治疗师可将患儿置于不同体位，如仰卧位、俯卧位、坐位、手膝位或站立位等不同的姿势，或者在球上、父母双膝上进行训练。唐氏综合征和其他 MR 患儿喜欢前后方向的运动，总是避免进行侧方的移动，治疗师要注意这一点，如果患儿在坐位或立位保持很宽的支撑面，就会强化前后方向的运动。

4. 感觉和认知的刺激　本体感觉的刺激可以促进运动。在足底或手心给予压力可以促进负重。用刷子刺激肢体可以产生一个特定方向的运动，沿着伸展的方向拍打额头可以刺激患儿头的伸展。还可以利用日常的物品进行感觉刺激，如帮助患儿手握一个橘子，感觉橘子的质地，闻橘子的味道，与其他的物品进行比较等。

教会患儿认识自己的身体也是非常重要的训练。可以训练患儿从桌子下爬过，然后爬过圆筒，越过障碍物，坐在椅子上。通过此训练，患儿认识自己身体与物体之间的空间关系。由于患儿眼睛的控制发育很缓慢，因此，患儿在出生后的第一个月就应该进行眼的刺激，训练患儿追视所熟悉的人和陌生人的脸。正常儿童 7 岁才能辨别出左右，MR 患儿需要持续的训练才能分清左右。通过感觉 - 运动统合训练，MR 患儿的运动能力也能得到相应的提高。

5. 双下肢的控制训练　对于肌张力偏低的 MR 患儿，应该在很小时就考虑其将来下肢的稳定性，如当抱起患儿时，要用一手扶住患儿的腿（图 6 - 5 - 1），防止患儿的双下肢出现过度外展外旋的姿势。

在患儿睡觉时，治疗师也应该考虑采取措施预防患儿出现过度的双下肢外展外旋。在患儿清醒时，应鼓励患儿保持俯卧位。侧卧位也是一个比较好的睡姿。

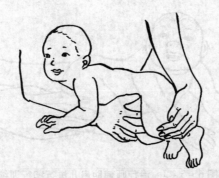

图6-5-1　抱起患儿时，要用一手固定患儿双下肢，防止其出现外展外旋

6. 诱发主动运动　治疗师要通过刺激方法促进患儿的正常运动发育。最好的刺激应该在患儿主动运动时给予，以此诱发患儿产生更多更正常的运动。当患儿能完成一些运动时，他才有兴趣进行更多的运动。如果运动完全是被动的，治疗师应采取不同的方法刺激患儿产生主动运动。如采用拍打和挤压等方法刺激患儿头、躯干的肌肉，使其从静止的姿势中解放出来。Vojta方法也可以用来刺激患儿产生主动运动。

在仰卧位，首先刺激患儿使其头保持中立对称，促进患儿双手越过中线位的主动活动。其次，治疗师应帮助其产生手和口的协调运动。在俯卧位，治疗师要诱发患儿产生对称的抬头和双肘负重（图6-5-2），然后是双手的支撑能力。

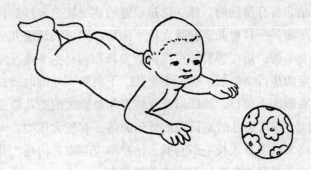

图6-5-2　俯卧位诱发患儿抬头和双肘负重

诱导患儿产生从仰卧位到俯卧位的翻身是非常重要的。如果被动地为患儿翻身，患儿将失去自我翻身的机会。有些患儿可能由于缺乏安全感而不喜欢翻身，在治疗时，治疗师要多与患儿沟通交流，加强患儿的安全感。

俯卧位的爬行动作对患儿运动功能的发育是至关重要的。治疗师要通过不同的刺激方法诱发患儿的腹爬，如果患儿自己愿意爬行，就说明此方法是有效的。治疗师也可以用双手扶住患儿的下肢，辅助其爬行（图6-5-3）。

对于肌张力低下的唐氏综合征患儿，治疗师一定要记住，不要在患儿运动年龄发育到坐位之前将患儿长时间摆放于坐位，除非是患儿自己练习坐位或在吃饭时。患儿从俯卧位坐起时，双下肢易出现过度外展，或者用上肢支撑坐起。对于髋关节的稳定性来说，前面描述的方法并不好。治疗师可采用图6-5-4所示的方式诱导患儿从俯卧位坐起。

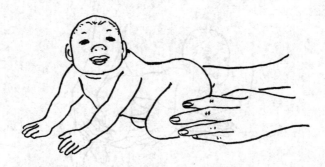

图 6-5-3　治疗师辅助患儿进行爬行训练

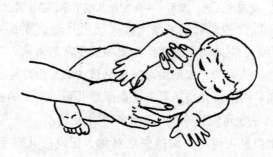

图 6-5-4　治疗师帮助患儿从俯卧位坐起

　　患儿经过腹爬过程，可进展至手膝位爬行，此动作可锻炼髋的稳定性，这对于将来患儿保持站立及行走是非常有帮助的。膝立位是很好的训练髋稳定性的体位。治疗师也可以训练患儿的膝立位平衡。一旦患儿掌握膝立位平衡后，则可训练患儿的单膝跪位。当患儿可以保持良好的站立平衡，治疗师要注意强调诱发患儿的自主平衡反应。

　　当患儿达到一定的步行功能后，可训练患儿上下台阶，并同时鼓励患儿在不同的地面和环境进行步行。在蹦床上爬行、跳跃以及玩球对年龄较大的患儿都是较好的训练。

　　7. 对家长的指导　MR 患儿的家长经常感到失落，有较大压力，对患儿的未来持否定的态度，这对患儿将来的发育成长是不利的。治疗师应与家长沟通，让家长意识到通过喂养、玩耍等可给予患儿必要的刺激，促进患儿的发育。

　　治疗师还可以帮助家长，为患儿制定一系列家庭治疗项目，以促进患儿运动和智力的发育。从患儿新生儿期即可开始制定计划，如指导家长如何照料患儿，如何抱起患儿并同他玩耍，如何同患儿讲话，并鼓励患儿目光追视家长的面部，或追踪声音，如铃铛发出的清脆的声音。这样做的目的不仅是刺激患儿对周围环境的认识，也是促进患儿与家长的亲密关系。治疗师要向家长讲解头部控制、手眼控制和平衡功能的重要性，并指导家长在家中进行这些训练。

（黄　薇）

第六节　儿童脑外伤

一、概述

（一）定义

本章介绍的儿童脑外伤（traumatic brain injury，TBI）是指儿童由于各种原因导致的脑部外伤。儿童脑外伤是导致儿童死亡的主要原因之一。尽管导致儿童脑外伤的病因也可以发生在成人，但儿童脑外伤的治疗和康复与成人是不同的。这些不同是由患儿解剖和生理的不同以及患儿完成运动发育的阶段而决定的。

（二）病因

导致儿童脑外伤的原因多种多样，主要包括交通事故、高处坠落、体育娱乐运动和冲撞。这些原因根据年龄的不同而有所差异，如婴儿和幼儿更多因摔落引起，年幼儿童常因行人和自行车碰撞受伤，中学生多在体育运动中受伤，青少年多在机动车辆事故中受伤。现我国儿童 TBI 的发病率逐年增加，5 岁以下的儿童早期和 15～17 岁的青少年中晚期是两个发病高峰。根据美国的统计研究，超过 2/3 的婴儿脑外伤是由于高处坠落。在学龄前儿童，最主要的致伤原因是高处坠落和交通事故，学龄儿童导致脑外伤的原因为交通事故、高处坠落和运动损伤。

（三）发病机理

导致闭合性脑外伤的原因可能是直接和继发性因素。直接因素是外力对大脑的直接冲击导致的，继发性损伤是对原发外伤的系统反应。

1. 原发损伤　是指外力冲击大脑的一瞬间产生的损伤。可以根据加速度的不同进行分组。根据加速度进行分组的脑外伤是指外力作用于移动的头部时产生的影响。这些力可以是平移的或是旋转的。

由于外力平移造成的损伤，相关力的矢量是力作用于头部，穿过大脑中心的实质。例如，当一个力作用于头骨的一侧，产生的反应是双侧头骨和大脑的侧方运动。当头骨碰到一个不能运动的物体，比如车门，立即迅速减速。而大脑还是继续侧方的移动，直到碰到侧方的颅骨才停下来。大脑与颅骨接触产生的损伤是撞击损伤。大脑对原发外力产生继发反应撞击颅骨的损伤（向对侧移动撞击对侧颅骨）称为对侧撞击。

力的旋转造成的损伤，合力矢量不是垂直穿过大脑的中心实质，造成角加速度。旋转损伤发生在大脑保持固定，而颅骨旋转时的损伤。最终的力是有角度的。旋转外伤与剪切力有关，表现为大脑表面组织的挫伤、撕裂伤。不同的轴性损伤也与剪切外伤有关。对于大多数患儿，造成损伤的力矩并不单纯是贯通伤或旋转的损伤，而是二者的混合。

大脑原发损伤的原因不仅由于加速度。颅骨压缩损伤脑组织也可导致大脑损伤。

2. 继发性损伤 是指由于原发损伤的发展导致的，由脑外伤产生的损伤继发引起。严重的脑外伤一定引起继发性损伤。

硬膜外血肿发生在脑膜的动脉、静脉或者静脉窦，血液进入硬脑膜和颅骨的硬膜。硬膜外血肿经常伴随头骨骨折或头骨凹陷，由于颅骨的反弹，血液流入颅骨和硬脑膜，形成血肿。血流聚集的速度、生成物增加了颅内的压力决定了预后。迅速增大的血肿将导致死亡。血肿的位置也决定了预后。目前研究表明，后颅凹血肿比脑前部的血肿更易造成大脑的移位和脑干受压。

急性硬膜下血肿指大面积的脑皮质损伤和皮质血管破裂，导致大脑组织迅速水肿。急性的脑血肿必须迅速清除。硬膜下血肿的预后是根据从血肿发展到清除所需的时间，和大脑组织损伤的范围来决定的。

脑外伤后，脑血流量的增加或脑水肿决定了脑血肿的不同发展。脑水肿的发展有3个机制：细胞水肿，血脑屏障损伤或渗透水肿。水肿或血肿导致脑损伤后颅内压的增高。未经处理的脑水肿致颅内压的增高可以导致脑疝、脑梗死、永久性的脑干坏死和不可逆的昏迷。

脑的继发损伤还包括缺血、低血压、细胞沉积、内皮细胞水肿、组织水肿压迫。这些损伤的发展将减少脑血流量，导致脑组织的缺血。

由于脑损伤是外伤导致的，所以患儿可能同时伴有其他的损伤，如骨折、皮肤擦伤和内伤。患儿也可能同时存在脑损伤和脊髓损伤。

3. 婴儿摇篮综合征

要全面地讨论儿童脑外伤，就不能缺少婴儿摇篮综合征（shaken baby syndrome）。婴儿摇篮综合征是导致婴儿死亡或严重神经损伤的原因。当婴儿不停地哭闹时，为了安抚婴儿，母亲会把婴儿放入摇篮或怀中摇晃。婴儿哭的越多，被摇晃的也越多。由于婴儿具有特殊的解剖结构：相对大的头部和脆弱的颈部肌肉，过度的摇晃会造成大脑损伤。过去，由于摇晃造成的大脑损伤被描述成弥散性轴突损伤。现在发现这个弥散性的轴突损伤是脑损伤的后遗症。当婴儿被摇晃时，头在颈部的中枢性运动包括颈的过伸展和屈曲导致了牵拉损伤。这个牵拉伤可以发生在颅面连接，引起位于皮质脊髓束和颈部脊髓神经根的轴突损伤。这个部位的损伤可以导致婴儿窒息，引发缺氧、脑水肿。

（四）恢复机理

脑外伤后功能的恢复与原发和继发性损伤的程度，以及残余区域的神经可塑性有关。脑损伤后功能的恢复与替代和代偿机制有关，主要取决于对细胞毒性、代谢紊乱、水肿的处理和出血产物的吸收。药物治疗限制原发和继发性脑损伤，加强脑的恢复。早期的运动疗法一定不能加重病情和影响预后。在开始和治疗过程中，治疗师要遵循医嘱，密切注意患儿的生理反应，使治疗量始终保持在安全范围内。

替代指神经的适应水平。运动疗法可以促进这一进程的发展。神经改变包括突触萌发、轴突或树突再生、髓鞘再生、感受器改变和离子通道改变等。目标为导向的治疗性运动可以产生功能依赖性，使以前无效的轴突暴露，功能依赖性改变了轴突的强度（使其学习、记忆）。

二、临床常见功能障碍

（一）认知行为的改变

儿童脑外伤后经常发生个性和行为的改变，包括多动、注意力分散、易挫折、容忍度低、不易控制情绪和易激惹等。患儿长大成人后易出现焦虑和低落情绪。患儿注意力障碍和记忆障碍也会影响将来的教育和就业。此外，已经发现患儿受伤后一年的智商与昏迷的时间有直接关系。

儿童脑外伤后，认知行为的改变影响了任务的完成，但机理尚不清楚。临床典型的脑外伤患儿，能完成拿球的动作，但是当治疗师命令患儿"把球捡起来"，患儿却做不到，甚至连胳膊都抬不起来。而当球滚到患儿面前时，患儿却能自动捡起球并抱住。当让患儿举起手时，患儿对这个指令并不做出反应。这表明患儿的视觉感受器、感觉运动系统和肌肉骨骼系统在运动反应中是正常的，但脑外伤患儿认知和语言的损伤会影响患儿对语言指令的反应，而认知和语言的损伤又可能影响功能性运动，包括注意力、感受能力（视觉、听觉）、执行能力（计划、起始、保持）、解决问题能力、记忆和语言等。

（二）运动控制和活动能力的改变

功能性活动需要多系统的共同反应才能得以完成，包括认知、行为、感觉、感觉运动统合、肌肉骨骼和生理状态等。脑外伤患儿有可能是任何一个系统或所有这些系统均受到损伤。严重的脑外伤患儿可能出现肌肉紧张、失调、挛缩、异位骨化、瘫痪和语言障碍等，其中大约50%～60%脑外伤患儿伴有痉挛或失调，35%为痉挛和失调混合型。

（三）骨骼肌肉并发症

脑损伤常合并脊髓损伤、臂丛神经损伤、骨折及脱位等。痉挛造成挛缩、压疮和脊柱侧弯等。卧床时间过长和神经控制不良均导致肌肉萎缩和肌无力。

意识不清醒或认知障碍的患儿很难进行肌肉损伤程度的评定。如果患儿抵抗关节活动，或在功能性活动时似乎有疼痛，治疗师要警惕患儿是否有未查出的肌肉骨骼损伤。

（四）骨科疾患

严重的脑外伤使患儿长时间卧床和持续的痉挛，从而导致关节活动度受限。有研究表明，受伤后出现关节挛缩的平均时间如下：跖屈挛缩，3～5个月；脊柱侧弯，22个月；髋内收挛缩，31个月；膝屈曲挛缩，37个月。

受伤后昏迷2～4个月后，患儿可能出现异位骨化。最常见的部位为肩、肘、髋和膝。

（五）心肺功能损害

脑外伤后儿童的收缩压在160～180 mmHg，舒张压在100～140 mmHg并不少见。如果收缩压在130 mmHg和舒张压在100 mmHg持续6周，患儿神经恢复的概率就会下降。患儿血压恢复到正常的同时，神经系统功能也会改善。

脑外伤患儿可能还合并肺活量、吸气量、肺总容量、1秒钟最大呼气量等减少。脑干损伤造成的自动运动功能障碍则将导致肺功能的下降。

（六）其他并发症

脑外伤患儿还伴有某些并发症。发烧和感染是外伤后的常见反应。儿童脑外伤可能会抑制免疫系统。内分泌失调包括尿崩症、异常抗利尿激素综合征和性早熟。此外，皮肤问题和胃肠功能失调也是脑外伤患儿并发症。骨科常见的病症包括颅骨骨折和异位骨化。异位骨化的患儿经常伴有疼痛、关节活动度减少和关节肿胀。导致异位骨化的原因目前还不清楚，但是相关因素包括关节周围肌张力增加、制动、昏迷。怀疑或诊断为异位骨化的患儿可以开展旨在维持关节活动度和增强肌力的运动疗法。这是因为某些关节的异位骨化将会发展成为关节僵硬。而对于病情严重的患儿，则需要配戴支具或矫形器以保持关节的功能位。

三、评定内容

运动疗法的评定包括患儿的功能评定，同时也要评定患儿的损伤程度。此外，评定也要关注患儿的预后和患儿的积极性，家长对脑外伤的理解，患儿生活自理所需要的环境，家庭和社区的资源等。

（一）昏迷程度的评定

脑外伤将导致患儿出现不同程度的昏迷。对于昏迷的程度可以用格拉斯哥昏迷量表测量（Glasgow Coma Scale）。此量表主要测量患儿对不同程度刺激的反应，从疼痛到复杂的语言指令。患儿对时间和空间的定位也会被评定。格拉斯哥综合评分的提高可作为改善的指标（表6-6-1）。

表6-6-1 **格拉斯哥昏迷量表**（Teasdale & Jennet）

行为	分数	反应
运动行为	1	无运动反应
	2	去大脑强直状态
	3	去皮质屈曲状态
	4	痛刺激有逃避反应
	5	拨开医生的手
	6	执行简单的口令
言语反应	1	没有声音
	2	可以发出声音
	3	可以发出无意义的单词
	4	言语混乱或没有定向力
	5	可以交流，回答出自己所处地点，自己的名字，当时的年份、月份
睁眼反应	1	对疼痛无反应
	2	疼痛刺激时睁眼
	3	大声命令下可睁眼
	4	自己自发性睁眼

（二）认知和行为的评定

常采用 Rancho 儿童意识水平检查表（Rancho Levels of Cognitive Functioning）检查患儿意识水平（表 6-6-2）。

表 6-6-2　Rancho 儿童意识水平检查表

Rancho 儿童水平	婴儿：6个月~2岁	学龄前：2~5岁	学龄：5岁或以上
I	对外界有反应 a. 对玩具表示出主动兴趣，在用嘴或扔掉玩具前，可以用手玩或检查玩具 b. 可以观看其他儿童玩耍，可以有目的的向他们靠近 c. 开始与成人有交流喜欢与他人交往 d. 对瓶子有兴趣 e. 触摸或接近人或物体	能定位自己和周围环境 a. 能提供关于自己的准确信息 b. 知道自己在家里 c. 知道玩具和衣服存放在哪里 d. 主动参与训练项目 e. 认出自己的房间，知道到浴室、卫生间的路 f. 可以使用便盆 g. 开始与成人接触，喜欢社交，与周围环境互动	知道时间和地点，可以报告正在发生的事情 a. 可以提供准确、详细的关于自己和目前情况的信息 b. 知道往返日常活动的道路 c. 知道日常活动的顺序 d. 能找到自己的床，知道私人的物品放在哪里
II	对环境有警觉 a. 对名字有反应 b. 可以认识母亲或其他家庭成员 c. 喜欢语言模仿 d. 当与他谈话或玩耍时，他会咯咯地笑或微笑 e. 恼怒时，温和的语言和触摸就能缓解	对环境有反应 a. 可以遵照简单指令 b. 可以用摇头或说"不"来表示拒绝 c. 模仿检查者的姿势和面部表情 d. 对名字有反应 e. 认识母亲或其他家庭成员 f. 喜欢语言模仿游戏	对环境有反应 a. 可以遵照简单的口令或手势 b. 开始有目的的行为 c. 主动参与治疗 d. 拒绝要求时可以用摇头或说"不"来表示
III	对感觉刺激产生局部反应 a. 当强光刺激眼睛时，眨眼 b. 眼睛可以追随物体移动 c. 转向或离开大的声音 d. 对疼痛产生局部反应	对感觉刺激产生局部反应 a. 当强光刺激眼睛时，眨眼 b. 眼睛可以追随物体移动 c. 转向或离开大的声音 d. 对疼痛产生局部反应	对感觉刺激产生局部反应 a. 当强光刺激眼睛时，眨眼 b. 眼睛可以追随物体移动 c. 转向或离开大的声音 d. 对疼痛产生局部反应
IV	对感觉刺激产生整体反应 a. 对大的声音有吃惊的表现 b. 对重复的听觉刺激有反应，表现为活动增多或减少 c. 对疼痛刺激有反应	对感觉刺激产生整体反应 a. 对大的声音有吃惊的表现 b. 对重复的听觉刺激有反应，表现为活动增多或减少 c. 对疼痛刺激有反应	对感觉刺激产生整体反应 a. 对大的声音有吃惊的表现 b. 对重复的听觉刺激有反应，表现为活动增多或减少 c. 对疼痛刺激有反应
V	对刺激无反应 a. 对视觉、听觉或疼痛刺激无反应	对刺激无反应 a. 对视觉、听觉或疼痛刺激无反应	对刺激无反应 a. 对视觉、听觉或疼痛刺激无反应

患儿伴有严重认知功能损伤为 Rancho 儿童意识水平测试Ⅲ或Ⅳ，将不能执行指令。如果要检查患儿的运动能力，应该着重观察其自发运动，或者是刺激下产生的运动，或者是被动运动。

（三）功能独立性评定

一个完整的功能独立性评定包括评定与年龄相符的认知和运动功能。对于脑外伤患儿，常采用 FIM（Functional Independence Measure）和 WEEFIM（Functional Independence Measure for Children）量表来评定认知功能。FIM 和 WEEFIM 包含 18 项日常生活评定项目，内容包括自我护理、括约肌控制、移动能力、转移能力、交流和社会认知。每项根据完成活动所需的不同辅助量计分。WEEFIM 适用于生后 6 个月到 7 岁的儿童，FIM 适用于 7 岁及以上的儿童。PEDI 是为生后 6 个月到 7 岁的儿童设计的功能评定量表，采用评分方式比较同龄儿童的功能表现或记录患儿的功能改善，着重评定儿童的自我护理、运动和社交功能。

（四）运动功能评定

患儿的意识水平决定了运动是偶然发生的还是有目的的，治疗师可以在患儿按照要求完成任务时，观察到患儿的不同运动表现。如 Rancho 测试为Ⅱ级的患儿，当治疗师要求其踢球时，患儿有可能会移动肢体和关节，或做出异常运动模式。患儿脑外伤恢复后，可自由移动肢体和关节，并能完成平衡和姿势调整。但是治疗师要清楚地意识到，有许多因素会影响患儿的运动能力，包括认知、姿势控制、痉挛、感觉运动障碍、ROM、感觉和视觉障碍等。治疗师评定患儿时，一定要考虑到这些因素，并且与言语治疗师和作业治疗师一起对患儿的认知、视觉和感觉运动障碍等进行评定。一旦相关障碍确定，要考虑这些因素对患儿功能的限制。

仔细观察患儿的活动可以帮助治疗师评定患儿的运动能力。治疗师要观察患儿不同姿势下的活动、抗重力和非抗重力的姿势、直立姿势（坐或站）、静态和动态的平衡以及在完成不同任务时的活动。这些活动均可提供相关肌群力量和周围神经是否损伤的信息。

（五）神经肌肉损伤的评定

1. ROM 评定 导致 ROM 受限的原因可能是单一的，也可能是几个因素合并，如由于制动、疼痛、周围神经损伤或痉挛均可导致患儿出现 ROM 受限。通过临床观察和使用量角器可以评定关节受限的程度。患儿脑损伤后，ROM 评定可能会较困难。这是因为患儿疼痛引起哭闹，拒绝或不能按照指令执行动作，对关节活动进行抵抗。治疗师要通过观察患儿的自主运动和功能性活动来评定患儿的关节活动度。此外，关节囊的紧张、肌肉长度变短以及异位骨化等也可能导致关节活动范围受限。

2. 痉挛的评定 采用改良 Ashworth 量表评定痉挛。

3. 体表感觉评定 患儿意识水平不同，对特定感觉刺激的反应也不同。特定的感觉测试需要根据患儿的年龄和认知水平。当儿童可以进行有目的的运动时，治疗师可以评定患儿的本体感觉。更为准确的评定如轻微的触摸、尖锐－迟钝和两点间距的评定要求患儿具有记忆、加工信息的能力和遵循复杂指令的能力。但是针对脑外伤患儿残留的能力，治疗师很难获得确切的评定结果，不同的患儿对相同的刺激会做出不同的反应，这是由脑外伤患儿的意识水平决定的。表 6－6－3 列出了 Rancho 认知水平为Ⅲ的患儿对不同的刺激应该产生的局部反应。

表 6 - 6 - 3　感觉刺激的局部反应

感觉系统	刺　　激	反　　应
听觉	声音	张开眼睛
	铃声	看着刺激物
	拍掌	头转向或避开刺激物
视觉	手指靠近眼睛	眨眼
	亮的物体	盯着和追随
	熟悉的玩具	盯着和追随
	熟悉的人	盯着和追随
嗅觉	氨	皱眉或转过脸
味觉	糖	微笑
	柠檬	皱眉
疼痛	挤压肌腹	挣扎躲开
	挤压甲床	看着疼痛刺激
	大头针轻刺	看着疼痛刺激

注：脑外伤患儿常伴有全身、口周和口腔敏感度低下，这可能是由于损伤后长时间缺乏刺激造成的。

4. 吞咽困难和进食的评定　因为脑干和颅神经的损伤，严重脑外伤患儿常伴有进食和吞咽障碍。此类患儿经常通过胃管来补充营养。长时间使用胃管将剥夺口腔的敏感性，抑制了正常反射的恢复。因此，胃管应该尽早撤除，恢复口腔喂养。

对于面部、唇、舌、面颊内部、软腭及咽底的触摸、味觉和温度觉检查可以判断这些区域是感觉过敏还是迟钝。评定吞咽、呕吐和咳嗽反射，有利于提供说明患儿是否可以完成吞咽和保护性反射的信息。软腭和咽底的运动则表明患儿有能力推进药丸准备吞咽。唇、舌和下颌对触觉的反应表明患儿的选择和自主控制能力。

四、运动疗法

（一）治疗原则

运动疗法应该根据患儿和家长的康复期望进行制定。其目标主要是减少骨骼肌肉的障碍，如改善受限的关节活动范围，帮助患儿找出最佳运动策略来完成任务。此外，治疗师在实施运动疗法的同时也要考虑到患儿将来长大后如何防止骨骼肌肉障碍（关节变形），如何促进患儿以健康的生活方式生活。

治疗原则包括：①促进患儿的运动功能和运动控制。②降低骨骼肌肉损伤。③促进患儿认知能力。④改善患儿心肺功能。⑤改善患儿吞咽困难和进食障碍。⑥满足患儿家庭需要，为家长提供必要的培训。

（二）治疗方法

1. 与认知损伤相关的训练　严重认知障碍（Rancho 儿童意识测试为Ⅲ～Ⅴ）患儿，对治疗师来说是较大的挑战。此类患儿缺乏反应或活动能力，治疗师只能通过认知刺激、姿势摆放来预防肢体的变形，等待患儿认知和运动功能的提高。当患儿 Rancho 儿童意识测试为Ⅱ时，治疗师可针对患儿的运动功能制定各种治疗方案。这时，患儿开始对环境有反应，认知障碍表现得更加突出，如注意力不集中、视觉辨别障碍及记忆障碍等。治疗师可以从时间、地点和自我出发让患儿重复任务以加强运动功能。治疗方案的目的是减轻患儿的认知障碍。

对于 Rancho 儿童意识测试为Ⅰ的患儿，治疗时除了要减轻损伤和重获功能外，还要注重促进患儿认知的重新组织。治疗要着重于在运动时提高患儿记忆，鼓励患儿对活动的分析和总结，同时促进患儿判断和解决问题的能力。此外，治疗师需要在不同背景下，训练患儿对安全、判断和应用活动能力的效果，如坐下时分别坐到椅子上或凳子上，同时也要注意脑外伤后由于注意力损伤导致的平衡下降。

在学校、家庭和社区进行的功能训练对脑外伤患儿是至关重要的。这是因为脑外伤患儿的功能障碍是多方面的，单纯对患儿进行肌力训练是不恰当的。脑外伤后偏瘫的患儿可能有足够的肌力完成独立步行，但由于缺乏视觉和认知能力而导致患儿不能步行。因此，治疗师制定治疗方案时应综合考虑患儿问题，如针对伴有严重痉挛的幼小患儿（1岁），治疗师要制定与坐位有关的功能性训练，这样患儿在功能性坐位时就能进行玩耍。而针对一个11岁的偏瘫型患儿，治疗师可让患儿进行骑车训练，方便患儿与朋友骑车上学。

2. 提高运动功能和运动控制的训练　治疗师要为患儿提供能促进主动参与活动的机会。功能性活动和相关的技能要在各种任务要求和环境下进行，如指导患儿在室外步行，在不同的地面上行走，或者反复练习投篮等。

静态和动态姿势控制能力是脑外伤患儿掌握功能性活动的关键。促进姿势控制能力已被认为可有效提高所有的运动功能。治疗师在治疗时要重点诱发患儿的平衡反应，治疗方案要针对导致患儿平衡障碍的因素，防止患儿出现代偿动作。

一旦认知能力提高，且能与环境互动时，患儿失调障碍就表现得更明显。为改善患儿失调障碍，提高运动功能的重点是减少复杂的运动，可通过减少主动运动时参与活动的关节数量来实现，如将上肢放置于固定平面（桌面）保持肢体的稳定以减少肩肘关节的失调运动，促进腕、手指关节的精细运动。

脑外伤后患儿的认知和运动控制障碍常会影响患儿功能任务的完成。随着患儿逐渐恢复，其认知、运动控制障碍和骨骼肌肉损伤也会逐渐发生变化。此时，治疗师应对这些变化进行评定，并重新调整治疗计划。

3. 减轻肌肉关节损伤的训练　减少肌肉和关节囊等挛缩的治疗方法包括正确体位摆放、肌筋膜牵伸、关节松动、持续牵伸以及佩戴支具等。针对痉挛型脑外伤患儿，通常选择被动活动保持或扩大关节活动范围，并使用支具进行长时间的静态牵伸，或用电刺激加强拮抗肌群的力量。针对中到重度痉挛型患儿，佩戴支具和姿势保持可在一定程度上帮助患儿保持关节活动范围，防止挛缩。

正确体位摆放的主要目的是防止挛缩和减少躯干和肢体的不对称，如轮椅坐位时保持骨盆对称，躯干伸展提供理想的对线。同时，正确的坐姿可为患儿上肢功能性动作的发挥提供稳定的支撑面。

在不同体位下增加功能性活动，会提高患儿肌力和耐力。此外，针对特定肌肉的力量强化和电刺激也可以快速增强肌力。

对于治疗师来说，异位骨化导致的关节活动范围受限是最难处理的，因为即使手术切除，也会经常复发。因此，患儿经常要学习如何代偿受限的关节活动范围，直到骨化吸收或手术切除为止。疼痛可能导致患儿拒绝受累肢体的活动，从而增加了将来挛缩的可能。一般来说，应鼓励患儿在无痛范围内活动肢体。若患儿拒绝使用肢体时，使用支具固定受累关节也可有效减轻疼痛。

4. 循环和呼吸训练　即使患儿卧床时间较短，也会出现循环功能障碍。治疗师在训练时要不断地检查患儿的心率、脉搏等，以确保在安全范围内挑战患儿的耐力极限。

对于急性期患儿，呼吸训练可帮助预防由于肺不张和肺炎而导致的肺功能低下。正确体位摆放、支气管引流和手法操作可改善肺功能。

5. 改善吞咽功能的训练　头和躯干的异常姿势可以影响患儿的吞咽功能。这是因为异常姿势导致口咽部结构的力线异常，从而影响到患儿说话的速度和吞咽功能。通过改善吞咽的控制功能可使患儿成功吞下丸药。另外，颈和躯干的肌力和耐力会影响吞咽，而咽部肌肉也会影响体力的消耗。提高运动控制的训练主要包括头、躯干和肢体的体位摆放、手法协助下颌和唇的闭合、快速牵拉、冰刺激以及唇、喉和颈部肌群的肌力增强训练等。

有些脑外伤患儿，由于使用胃管时间过长，也会导致敏感性下降，从而影响有节律的口腔运动。而口周的感觉刺激技术，如热、味觉和触觉输入等，可明显提高吞咽功能。由于脑干网状系统控制吞咽功能，网状系统的兴奋状态增加了口腔敏感性，协助完成吞咽动作。此外，口周和口内的高度敏感也会产生反射，影响下颌张开和吞咽反射。因此治疗师要使用降低敏感性的技术来减少这些反射的影响，而且最好在患儿开始进食前进行治疗。

（黄　薇）

第七节　杜兴氏肌营养不良

一、概述

（一）定义

术语"肌肉萎缩症"首次出现在 20 世纪，主要是指从显微镜检查中看到的肌肉的无序结构，其共同特点表现为：①遗传性质。②有随意肌的主要参与，并且由于肌肉的逐渐破坏或者坏死，有逐渐恶化的趋势。

肌肉萎缩症的最普通、最严重的形式是由英国医生 Edward Meryon 在 1851 年首先发现的，然而由于各种原因，Meryon 的早期观察被忽视，该病以法国神经病学家 Duchenne 的名字命名，称作杜兴氏肌营养不良（Duchenne Muscular Dystrophy，DMD）或假性肥大性肌营养不良。

（二）临床特征

DMD 不仅仅是最严重的肌肉萎缩，而且也是最常见的。DMD 的发病率与性别相关，为男性出生人数的 1/3000～3500。在 2/3 患有 DMD 的患儿中，母亲是基因的携带者。这表明 DMD 是 X 染色体相关形式的遗传。婴儿早期一般无异常，其中 50% 的 DMD 患儿到 18 个月仍不会走路。与同龄患儿相比，DMD 患儿主动活动少、走路慢、跌倒频繁、不会跑和上楼梯困难。到 4 岁时，有轻微的弓背姿势和鸭步现象。

1. 临床观察　小于 3 岁的 DMD 患儿，其步行通常是笨拙缓慢的，到 4 ~ 5 岁时，腰椎前凸（图 6 - 7 - 1）、鸭步（图 6 - 7 - 2）开始出现。不能踏上小台阶，不会跑，最多可快走。上楼梯缓慢费力。站起时，通常是从俯卧位开始，用手在某种程度上帮助自己站起来，从 4 ~ 5 岁的任何时间里，都将看到 Gower's 运动，即攀登性起立（图 6 - 7 - 3）。

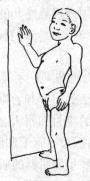
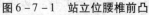
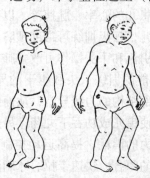

图 6 - 7 - 1　站立位腰椎前凸　　　图 6 - 7 - 2　步行时鸭步姿势

临床检查结果常显示肩部肌张力减低，当在腋下牵拉试图拉起患儿时尤为明显，一些肌肉过度肥大，尤其是小腿三头肌、三角肌、前臂伸肌群和颞肌，首先肱桡肌、胸大肌肋骨头、背阔肌、肱二头肌、肱三头肌、髂腰肌、臀大肌、股四头肌中间部的股直肌开始出现无力。随着病情的进展，趋向于末端肌肉比近端肌肉、腿后肌群比股四头肌、三角肌比肱二头肌和肱三头肌、腕屈肌比腕伸肌、颈伸肌比颈屈肌、足内翻和跖屈比足外翻和背屈的功能保留得更好。随着时间的推移，肥大的肌肉由于脂肪和纤维组织的浸润变成"假性肥大"（图 6 - 7 - 4）。

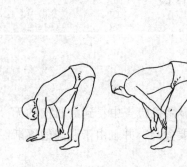
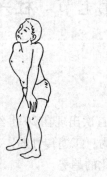
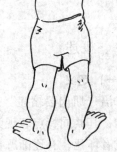

图 6 - 7 - 3　攀登性起立姿势　　　　　图 6 - 7 - 4　小腿的"假性肥大"

2. 症状进展　4 ~ 6 岁之间，有少数 DMD 患儿未见功能退化现象，甚至有些患儿表现出运动功能的好转。但大多数患者自诊断之时就出现不间断的退化。几乎所有的患儿在 6 岁时有明显的脊柱前凸和 Gower 运动。摔倒的频率增加，从地板（椅子）上爬起将成为一种更加费力的运动。8 岁以后的患儿很难自己上下楼梯。最早出现步行能力丧失是在 7 岁，最晚在 12 ~ 14 岁。一旦患儿出现步行能力的丧失，不久后会出现上肢功能的严重损害，甚至到了使用电动轮椅的地步。DMD 青少年则出现广泛的肌肉力量减弱，日常生活动作中如穿衣、洗浴、如厕及夜间翻身动作依赖性增加。髋关节、膝关节、肘关节及腕关节出现挛缩畸形，大多数患儿脊柱腰椎前凸消失，出现脊柱侧弯畸形。肺功能问题逐渐进展，贯穿于整个疾病过程中，由于脊柱侧凸的存在导致青少年时期胸部感染恶化，从十几岁到二十几岁，大多数情况下由于势不可挡的呼吸系统感染最终导致死亡。

（三）诊断依据

1. 典型症状　多因以走路延迟，动作笨拙，步履摇晃，蹲起或上下楼梯困难引起家长注意。最初多误诊缺乏维生素 D 及钙等微量元素引起的软骨病。

2. 基因缺失，突变。

3. Gower 征阳性　自仰卧位站起时困难，须先翻至俯卧位，然后用双手支撑着下肢，逐渐将躯干伸直而站起，此现象称为 Gower 征阳性。

4. 酶谱检查　患者血清肌酸磷酸激酶（CPK）、乳酸脱氢酶（LDH）、肌红蛋白（Mb）、谷草转氨酶（GOT）等多种肌酶含量明显增高。

CPK 是在骨骼肌和其他组织中大量存在的一种酶。无论是由于主动肌失调还是仅次于其他疾病或创伤造成的肌肉损伤，均可引起 CPK 的释放，使其进入血流中，从而比平时血液中的 CPK 含量水平更高。DMD 患儿婴儿期 CPK 值非常高。随年龄增长，数值会逐渐下降，但不可能降到正常值。

5. 肌电图（EMG）检查　对主动肌肌电活动的检查是应用一个针电极和由电子记录仪对肌肉动作电位的记录来完成的。在神经肌肉疾病中，可发现不正常的肌肉动作电位，异常的不同类型用以区别是神经性病变还是肌病。DMD 患儿肌电图显示一种典型的肌病图像，由大量的短时多相肌动作电位组成，为肌源性改变。

6. 肌肉活检　对疑似患有肌肉萎缩症的患者均要进行肌肉活检。样品可以通过小的外科手术或专门的肌肉活检针来获取。肌组织活检将显示广泛发生的肌纤维异常现象，即纤维核向中央迁移，并伴有广泛的脂肪和纤维组织渗透。而增加的脂肪和纤维组织使肌肉体积增大（假性肥大）。

二、临床常见功能障碍

（一）运动功能障碍

1. 肌力低下　髋关节的屈伸肌及膝关节的伸肌无力加重时，不能维持直立姿势，两腿必须分开才能站稳，用足尖行走时易跌倒。上肢前锯肌、斜方肌与菱形肌萎缩无力时，举臂时肩胛骨内侧远离胸壁，有如鸟翼，称为"翼状肩胛"。波及背阔肌时，检查者扶患儿腋下将其上举时，患儿两臂向上滑脱，使肩峰接近两耳。颜面肌尤其是口轮匝肌及眼轮匝肌受累时，颜面无表情、闭眼、举眉、皱额等动作均有困难，眼外肌受累时眼睑下垂，眼球运动受限，严重者眼球固定。咽喉肌受累时，有吞咽、呼吸、语言困难，膈肌、肋间肌受累时有呼吸困难。部分病例有假性肌肥大，以腓肠肌假性肥大最为显著。

2. 活动能力低下　骨盆带肌受累时，行走缓慢，走路时左右摇摆，似鸭行步态，上楼困难，蹲下后难以站立。

（二）骨骼异常

常见关节挛缩，主要是脊柱侧凸、踝和脚趾关节附近出现畸形。除挛缩外，骨骼还存在严重的骨质疏松，并可能随时发生骨折。

（三）肠道、膀胱功能障碍

随着运动能力减退，便秘成为主要问题。这不但引起不适还常伴有反常性失禁。尿失禁不是 DMD 患者的特征性症状，但时有发生。

（四）呕吐

由于肠系膜血管施加压力于十二指肠，常坐轮椅的患儿，有时会发生不可控制的呕吐。这在有腰椎前凸的患儿中最常见。有时需要外科手术进行矫正。

（五）肥胖

坐轮椅的 DMD 患儿肥胖较为常见，且不可能（或者不适宜）治疗。唯一的办法是预防体重的增加。

（六）压痛

压痛有可能会发生，特别是长时间保持轮椅坐位的肥胖患儿。

（七）智力

DMD 患者的平均 IQ 在 70~85 之间，智力并不随着年龄的增长而衰退。

（八）情绪困扰

家庭方面，诊断为 DMD，对父母来说是个巨大的打击，一些人难以接受，家庭内部关系紧张，通常是父亲对疾病的进展最难接受。若婚姻破裂，多为母亲照顾患儿。

三、评定内容

（一）功能障碍程度分级

1. 下肢功能障碍分级　见表 6 – 7 – 1。

表 6 – 7 – 1　下肢功能障碍程度分级量表

分级	动作能力
Ⅰ	可步行，可上下楼梯（不用扶手）
Ⅱ	可上下楼梯（需要辅助）
Ⅲ	可平地行走，从普通椅子上可以站起
Ⅳ	不能步行，可用膝和手爬
Ⅴ	不能用膝和手爬，但可跪地爬
Ⅵ	不能爬，可自我保持坐位
Ⅶ	不能自我保持坐位，全部需要辅助

2. 上肢功能障碍程度评定　见表 6 – 7 – 2。

注意事项：①Ⅰ~Ⅸ坐在椅子上测定，不能维持坐位，可使用固定带。②Ⅰ~Ⅴ从体侧下垂位开始测定，若有挛缩，可从挛缩位开始。③Ⅰ~Ⅵ固定体干避免代偿。④Ⅵ~Ⅸ：A 桌面高度与患者乳头平行；B 体干和桌子距离 10cm；C 手放在正中线，从离身体最近的位置开始。⑤手的运动是指前臂回旋，腕关节及手指运动。⑥穿长袖衬衫进行检查。

表 6-7-2　上肢功能障碍程度评定量表

分级	动作能力
I	利手持 500 g 以上重物，可从前方垂直举上
II	利手持 500 g 以上重物，可从前方垂直举上至 90°
III	利手不拿重物，可从前方垂直举上
IV	利手不拿重物，可从前方垂直举上至 90°
V	利手不拿重物，肘关节可屈曲 90° 以上
VI	肘关节放在桌上可完成伸展动作，并能在水平方向移动
VII	肘关节放在桌上可完成伸展动作，并能在水平方向移动
VIII	肘关节放在桌上，利用躯干的反向运动可完成伸展动作，并能在水平方向移动
IX	在桌上只能完成手的水平方向运动

（二）ROM 检查

通常测量肩外展、肘关节伸展、腕关节伸展、膝关节伸展、踝关节背屈、髋关节及髂胫束的伸展范围。

（三）肌力检查

采用 MMT 检查法，肩胛带周围肌力的 MMT 检查，包括：胸大肌、背阔肌、大圆肌、肩胛下肌、冈上肌、冈下肌、小圆肌、斜方肌、大小菱形肌、肩胛提肌、前锯肌、胸小肌、锁骨下肌。

（四）肺功能评定

1. 呼吸障碍程度，包括肺活量、残气量、潮气量及血气分析等。

2. 脊柱胸廓变形种类、程度。

3. 咳痰的性状、量、潴留位置。

4. 有无呼吸疾患。

5. 其他　包括肌力、鼻咽疾患、舌、胃肠消化道疾患、心脏病、末梢循环障碍及心理疾患等。

（五）心功能检查

90% DMD 患者伴有心脏损害。一般心电图检查多可出现窦性心动过速、异常 R 波、V1 导联 S 波变浅、深的 Q 波、P-R 间期缩短以及束支传导阻滞等异常。

（六）日常生活活动能力评定

见表 6-7-3。

表 6-7-3　日常生活活动能力（ADL）评定

床上活动	基本活动	站立活动	起坐和上下楼梯
保持坐位	端碗吃饭	站立	坐椅子
坐—仰卧位	洗脸	单足站	从椅子上站起
翻身	拧毛巾	双足倚站	上坡
爬	写字	步行	上楼梯
起坐（卧—坐）	穿裤子	跪	下楼梯
竖颈	上肢举起		从地面站起
持续呼吸			蹲下

评分标准：总计包括 4 类 25 项，每项 0~4 分，总分为 100 分。0 分：不能；1 分：困难；2 分：受限；3 分：稍受限；4 分：正常。

四、运动疗法

（一）治疗原则

一旦肌肉萎缩症被确诊，物理治疗师、作业治疗师、社会工作者和医生将组成团队治疗小组，以便在病情的不同阶段支持和指导家长。这些家庭需要做很多决定，每个家庭需要知道全部事实以便有足够的时间做出决定。治疗师与家长建立融洽的医患关系，获得家长的配合，治疗方案的制定会变得较为容易。必须谨记，最重要的是父母，若在治疗期间，患儿可得到家长的帮助和支持，将得到更好的治疗效果。

没有家长的合作，对肌肉萎缩症的儿童进行治疗几乎是不可能的。因为运动疗法需要每天坚持，且大部分治疗由家长实施。物理治疗师需要定期对已确立的治疗方案进行评定，以确保一切治疗正常进行。

多年以来，有关肌肉萎缩症患者参与适当的抗阻运动的争议较多。一度有人认为，对受累的肌肉进行运动疗法将加速病情的进展，然而，研究发现对受累的肌肉给予抗阻运动是有益的，同时可以促进日常生活活动以正常的运动模式进行。但是，由于病情是逐渐进展的，因此治疗师可选择在立位、坐位、跪位及卧位时促进患儿的平衡功能。患儿所有日常生活活动，如进食、穿衣、如厕动作等，应尽量自己独立完成。调高床椅及厕所的高度可方便患儿的转移动作。必要时，治疗师应鼓励患儿利用手膝位爬行到达目的地。

（二）治疗方法

1. 维持或扩大关节活动范围的训练　由于患儿易出现上肢、下肢关节及脊柱侧弯畸形等，因此关节活动范围的训练非常必要。一般常采用被动运动、关节牵伸运动及按摩等方法，以上治疗每次 30 分钟，每次训练以不感到过度疲劳为宜。此外，利用矫形器具，如持续的石膏固定逐渐增加活动范围，夜间用熟石膏夹板固定，或昼夜穿戴聚丙烯材料的踝足矫形器（ankle foot orthoses，AFO）。有助于避免髋关节屈曲的另一种方法是俯卧 20～30min/d，同时保持足背屈姿势。

2. 肌力增强训练　由于患儿肌力下降的特点是近端比远端重，伸肌比屈肌重，且臀肌、股四头肌早期即受侵犯。因此，应强调上肢上举及外展肌群、腹肌和髋外展肌群的强化训练。此外，应将起立、步行及床上功能动作为训练重点，但应避免过度疲劳加速病程恶化。

3. 呼吸训练　包括：①一般呼吸训练，如发声训练、缩唇呼吸、深呼吸、呼气训练和抵抗呼吸训练等。②徒手胸廓牵张。③徒手胸廓压迫。④排痰训练。⑤舌咽呼吸。⑥人工呼吸器的导入。

4. ADL 训练。

（三）娱乐活动

患儿坐在轮椅中，应适当进行娱乐活动。若可能的话，可以学习游泳和骑马。当病情进入下一阶段时，由于身体失去平衡及胸廓扩张度下降，这些娱乐活动完成起来可能较为困难，患儿可以从中选择自己喜欢的任何活动，较适合的活动包括钓鱼、TV 游戏、摄影、集邮、下棋、赏鸟和听收音机等。

（四）家庭环境的调整

在患儿问题出现和步行受限之前，就应考虑家庭环境的调整。床椅及厕所的高度决定患儿能否自理，当病情恶化进入下一阶段，患儿的父母必须频繁地检查其高度是否合适。房屋需要较大修改调整时，治疗师、社会服务者及当地房管部门一同协助家庭成员制定规划方案是很有必要的。门廊的宽度、台阶高度及楼梯造成的障碍，客厅、厨房、卧室、浴室及厕所的可达性等均应考虑。应该对坡道、电梯、栏杆、洗浴衬垫及厕所周边支撑杆的规格进行讨论。若病情进入下一阶段，可能的话，对模具座椅的形式也应进行讨论。可以使用部分珠子状的床垫，以减少受压面积，最大限度地减少夜间父母被患儿叫醒的次数。报警器的使用同样可以使夜间的护理变得更加容易。由于患儿一次能吸收的知识量有限，父母应经常与患儿沟通，以及时帮助患儿。

（五）学校生活

患儿在学校里上体育课或娱乐的时候也存在一些问题。若能与教育工作者建立起正确的友好关系，教育工作者和治疗师之间，以及父母之间定期地保持联系，对患儿出现问题需要解决时很有帮助。当患儿可以步行时，学校还可以处理，但是随着病情的恶化，患儿心理将变得更加脆弱；由于身体平时不能活动，导致不能与其他同学或老师交往，甚至辍学。在教育的早期和综合阶段，大部分学校不能为患儿提供轮椅，可以考虑特殊学校。

（六）常见并发症的运动疗法

1. 脊柱侧弯　脊柱功能必须定期复查。进行性脊柱侧弯会造成一系列问题，如一侧坐骨结节压力过大，导致平衡功能低下，患儿常用上肢扶着东西维持稳定而无法进行功能性活动。随着脊柱侧弯的加重，胸廓并发症也会随之出现。到最后阶段，维持坐位姿势将会是一个很大的难题。随着患儿状况的变化，坐位保持也需不断检查以确保患儿能维持最佳坐姿。

胸腰骶矫形器能保持患儿腰椎处于前凸姿势，患儿在开始坐轮椅时即应穿着，可在一定程度上防止或者推迟脊柱侧弯的出现。专家认为脊柱前凸的姿势可以锁定后凸关节防止造成脊柱侧弯的力出现。胸腰骶矫形器需每 3 个月检查一次，在重新制作时，要对矫形器的里外都进行检查，以监测脊柱的任何变化。如果脊柱侧弯是进行性发展的，有时会在胸腰骶矫形器对应脊柱侧弯顶点的相应位置加衬垫，而在对侧开一个开口，从而矫正脊柱侧弯。脊柱矫形器必须整天穿戴。穿在里面的背心最好是由弹性织物制作，接缝少，且身长要大于胸腰骶矫形器高度。天气热时，外套或背心需要经常更换，也可以通过在矫形器上增加一些小孔来增加其透气性。头部控制困难的患儿，可将简便头部装置安装到胸腰骶矫形器上，对于开车时突然停车时出现的甩鞭样损伤更加有保护作用。

2. 骨折　穿着矫形器行走，患儿可能会绊倒或摔跤，而且会由于上肢能力差而无法保护自己。上肢有可能会被压伤而出现骨折，头则会磕碰到地板。若有跌倒的危险，戴防护帽可以避免头部受伤。由于下肢力量较弱，且平衡功能较差，很多患儿离开轮椅或者厕所、浴室的座椅时会摔倒而造成骨折。当下肢出现骨折时，坐轮椅时，要用石膏固定把下肢抬高，可以安装个性化设计的腿部支撑装置以解决腿不能伸直的问题。由于下肢的抬高，使脊柱侧弯加重，压力会作用于一侧坐骨结节，若压力持续作用会导致压疮。用泡沫制作的坐垫能够减少这种状况的出现。随着运动的减少，骨质会变得疏松，有可能会出现压缩性骨折。

3. 肥胖症　一旦活动减少，特别是开始使用轮椅时，大多数患儿的体重会逐渐增加。

家长和患儿在调整饮食方面需要一些指导，在坚持健康饮食方面也需要帮助。当患儿面对喜欢的食物，也要适当控制摄入量。有些患儿和家长误认为可以通过过量的摄入营养来补偿残疾，其实此方法是不可取的。

4. 胸部并发症　随着患儿病情的进展，清除肺部分泌物会越来越难，因此需要教给父母呼吸训练、体位排痰、胸部叩击和辅助下咳痰技巧，治疗师应定时实施肺部运动疗法。

五、日常生活指导

（一）衣着

患儿穿着的服装应宽松、轻柔、保暖且扣子要尽量少。外出时，可穿着斗篷或由帽衫改成的斗篷，这样在户外很方便。戴轻薄防水的帽子并随身携带能覆盖下肢的毛毯等。如果下肢感觉较冷时，可用絮棉腿袋或羊皮暖筒保暖。当形成马蹄内翻足时，穿鞋也会有问题，毛皮制成的宽松靴可以克服这个问题。

（二）日常生活辅助

寝具应该轻薄，羽绒被是很好的选择。床托架有助于患儿完成床上移动。随着患儿病情的不断进展，要考虑到患儿在学校的问题。装有弹簧的剪子更容易剪切。磁铁和金属板在患儿写字时能把纸牢牢地固定住，磁铁靠近尺子防止其滑落。有足够力量的时候，手持物钳帮助取物。可以靠质量轻的餐具和碗碟来辅助进食，并用塑料吸管辅助饮水。

当汽车行驶时，患儿坐位不稳，此时可使用安全带或固定座椅，并用适合汽车的转换椅或升降机完成上下汽车的转移。

六、矫形辅助器具的应用

（一）矫形器的应用

1. 髋膝踝足矫形器（hip knee ankle foot orthoses，HKAFO）　可将膝关节保持在轻度屈曲、踝关节轻度跖屈位，维持躯干的稳定性。患儿借助矫形器的支撑可获得步行能力。由坐骨承重的聚丙烯 HKAFO 主要由三部分聚丙烯型材组成：坐骨承重的大腿部、足部和髌骨承重的膝关节支撑器。足部和膝关节支撑器由重量轻的金属零件连接，其中包含了患儿自身可以控制的膝关节锁定机制（图6-7-5）。

矫形器是一个稳固的稳定装置，而步行是由摆动运动完成的。因此，随着行走距离的增加，矫形器的使用时间为几个月到三四年不等，这取决于以下因素：①患儿与家属对步行的渴望程度。②学校对这方面的鼓励。③需要行走的距离。④设备的有效性，因为它们可能需要频繁的调试。⑤身体障碍状况。

2. 胸腰骶矫形器（thrunk lumbar sacral orthoses，TLSO）　主要作用是减轻躯干局部疼痛，保护病变部位免受进一步损伤，支撑瘫痪肌肉，预防矫正脊柱畸形。若患者出现脊柱畸形，使用长下肢矫形器仍然不能步行，则需要躯干矫形器辅助站立和站立平衡等训练（图6-7-6）。

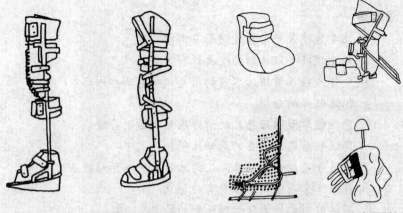

图6-7-5　髋膝踝足矫形器　　　　图6-7-6　胸腰骶矫形器

（二）轮椅的使用

不论患儿是否穿着矫形器，由于步行变得越来越困难，当与家人外出或是去购物时，都需要采取其他的移动方式，如使用轻便的手推车或轮椅，或两者皆备。家长应鼓励患儿尽可能多地完成力所能及的事情，如自己操控轮椅，从而尽可能地帮助胸廓的扩张和维持肌力。如果患儿还能站立，应防止患儿整天坐着，否则身体很快会出现关节肌肉的挛缩。当自己操控轮椅较困难时，可考虑使用电动轮椅。

为了维持正确坐姿，为患儿定制个性化的轮椅是非常重要的。通常，轮椅椅座两边只需很小的空间，以避免患儿一侧负重多于另一侧。双足应当在正确的角度（90°）加以固定保持，以避免出现马蹄足。轮椅扶手的高度应以患儿双肩放松为宜，双肘可舒适地靠在上面，以避免脊柱向一侧弯曲和下陷的坐姿。并且应当配置安装安全的腕带。

若患儿需要持续使用轮椅，则应安装一个稳固的坐垫。在坐垫下放置木板，可使患儿保持较好的坐姿。如果感觉不适，可以换成泡沫坐垫，再用吸汗不吸尿的聚乙烯半透塑料膜覆盖。为了更方便地使用尿壶，可以在坐垫前部留一个洞。若椅座宽度过宽，可在轮椅两侧加衬垫支持髋关节，并保持骨盆中立位。在小腿后部安装较宽的木板可以防止患儿把腿往后靠而出现马蹄足。若双足姿势不能控制，可在轮椅上安装模塑的足板和足带。轮椅扶手前部可以去掉，使轮椅更靠近桌子。轮椅靠背应该足够高以支持双肩，且靠背与椅座的角度应该接近正确的角度（90°），这有助于促进更好的坐姿。当患儿穿着脊柱矫形器，如 TLSO 时，其下缘可能在大腿上部造成一定的压力。这可通过两种方法解决，一是保持轮椅靠背尽可能垂直，二是安放一个后部比前部高的楔形坐垫，从而在髋关节处增加角度。若患儿使用的是电动轮椅，则控制器的位置很重要，它既不能引起脊柱侧弯也不能引起躯干向一侧屈曲。如果存在这一问题，可以改造轮椅使之在中线进行操作，通常是在轮椅前部安装一个可通过双手调节的小台。当肌力减弱，患儿在轮椅内不能保持坐姿时，则需要在轮椅侧方增加支撑。

（牛志馨）

思考题

1. 儿童残疾常见的康复问题有哪些？

2. 儿童残疾早期诊断的重要性有哪些？

3. 肢体残疾儿童矫治术前的康复训练有哪些内容？

4. 简述脑瘫的分型。

5. 简述痉挛型脑瘫患儿的治疗原则和运动疗法。

6. 简述脑瘫患儿主要的原始反射。

7. 简述手足徐动型脑瘫患儿的治疗原则和运动疗法。

8. 简述正常儿童俯卧位发育的特点。

9. 简述非对称性紧张性颈反射的特点。

10. 简述侧弯反射的表现及特点。

11. 简述紧张性迷路反射的表现及特点。

12. 针对脊柱裂患儿的肌力障碍，治疗师如何进行徒手肌力检查？

13. 根据脊柱裂患儿的不同损伤水平，治疗师如何评定肌肉残存功能和继发损伤？

14. 患儿年龄 8 个月，临床诊断 L1 脊柱裂损伤，简述此患儿的运动疗法。

15. 简述胸椎脊柱裂的患儿的 PT 评定内容。

16. 简述臂丛神经损伤患儿的肌力评定。

17. 简述臂丛神经损伤的分型。

18. 针对臂丛神经损伤的患儿，简述被动活动的注意事项。

19. 简述臂丛神经上部损伤患儿的运动疗法。

20. 简述精神发育迟滞患儿的早期临床表现。

21. 简述精神发育迟滞患儿的 PT 评定内容。

22. 针对精神发育迟滞患儿的感觉认知障碍，简述其运动疗法。

23. 简述精神发育迟滞患儿的主动运动。

24. 格拉斯哥昏迷量表的评定内容包括哪些？

25. 脑外伤患儿最主要的临床障碍包括哪些？

26. 认知功能障碍是脑外伤患儿的特点，物理治疗师如何制定与认知损伤相关的治疗计划？

27. 简述杜兴氏肌营养不良患儿的下肢功能障碍程度分级。

28. 简述杜兴氏肌营养不良患儿的特征性姿势及运动。

29. 如何调整杜兴氏肌营养不良患儿的脊柱侧弯？

30. 如何调整轮椅使杜兴氏肌营养不良患儿保持良好坐姿？

31. 踝足矫形器适合哪类型的脑瘫患儿？

32. 简述长坐位保持器具的组成。

33. 简述靴型矫形器适合的患者。

第七章　老年病运动疗法

学习目标

1. 掌握老年人跌倒预防对策，掌握糖尿病患者的运动疗法。

2. 了解老年人的年龄划分和认可老龄化、老年人的康复定义和意义。

3. 熟悉老年人身体形态及功能变化、老年人跌倒的原因、老年人常见疾病与运动疗法。

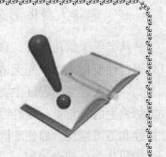

第一节　概　述

随着国民经济及医疗卫生事业的发展，目前我国老年人口的比例快速增加，出现了明显的老龄化趋势。由于我国家庭结构、人口结构的变化，老年人的问题日益突出。衰老导致老年人慢性病多、致残率高，可能会失去生活自理能力，这些问题给家庭和社会造成巨大的负担。老年康复的主要目的是尽可能地实现健康的老年生活，减轻由于疾病造成的残疾，提高老年人的生活质量。

一、老年人的年龄划分和人口老龄化

（一）老年人的年龄划分

老年是生命过程中细胞、组织和器官逐渐老化，生理功能日渐衰退的一个阶段。世界卫生组织制订的划分标准如下：在发达国家，65 岁以上为老年人，65～74 岁为老年前期，75 岁以上为老年后期，85 岁或 90 岁以上为长寿老年人；在发展中国家，60 岁以上为老年人。

我国根据 1980 年国际老年学会亚太地区第一次会议规定，把 60 岁定为老年期的开始年龄，45～59 岁为老年前期，60～89 岁为老年期，90 岁以上为长寿期。

（二）人口老龄化

人口老龄化是指人口年龄结构中，老年人口占总人口的比例不断增高的一种动态趋势。世界卫生组织以老年人口系数，即一定年龄的老年人口在总人口中所占比例来确定一个国家是否进入老龄化社会。所谓的老龄化社会，是指 65 岁以上的老年人口占总人口的

7%以上；老龄社会，则是指65岁以上的老年人口占总人口的14%以上的状态。日本在1970年进入老龄化社会，现在每5人中就有1名老年人，每10人中就有1名后期老年人，以这样的发展趋势，至2055年其老年人口系数将达到40.5%。联合国《世界人口统计》指出，2010年到2050年间，全球60岁以上人口将由11%上升到21.9%，中国由12.3%上升到31.1%，这意味着中国在未来40年里的老龄化增长程度十分惊人。至2009年，全国60岁以上老人已达1.6714亿，占总人口的12.5%；到2015年，老年人口总量将突破2亿，占总人口比例超过15%。中国将成为一个老年人数居世界首位的"老龄人口大国"。

二、老年人身体形态及功能改变

从老年医学角度讲，衰老是指人体随着年龄的增长，形态结构和生理功能出现的一系列退行性变化。由于先天遗传因素和后天环境因素等多方面的影响，老年人的个体差异很大，一个人的衰老程度主要受实际年龄、生理年龄和心理年龄等多方面的影响。衰老不是突然发生的，它是一些轻微的变化逐步积累的一个漫长的过程，具有普遍性、积累性、渐进性和不可逆性。即使不同个体的衰老速度不同，但是衰老加重的趋势是一致的。衰老造成的机体变化列举如下：

（一）神经系统

神经细胞的萎缩和减少、神经冲动传导速度减慢，使得神经肌肉活动能力受影响，造成老年人中枢处理信息的能力降低，神经系统的工作能力下降。主要表现为感觉减退，视力、听力下降，记忆力、认知功能减退，对刺激反应迟钝，恢复速度减慢等。加上外周本体感受器功能下降，造成控制身体运动的能力降低，平衡能力和运动协调性减退，容易跌倒。

1. 智能　单词的理解力、计算力、解决问题等能力在20岁以后开始逐渐下降，而由经验所获得的判断能力即使年龄增长也会保持。

2. 感觉

（1）特殊感觉：视力、视觉调整能力在50岁以后急剧下降；视觉敏感度减低；眼底血管硬化，视网膜变薄；视觉的立体感减退；色觉减退，分辨有色物体的能力下降；视野逐渐缩小。听觉则以高频部听力下降为特征；内耳骨质硬化、增生，妨碍声波的传导；耳蜗和听神经的变性，易发生神经性耳聋。

（2）躯体感觉：痛觉、触觉、振动觉、本体感觉均随年龄增长而下降。其因素包括感受器的功能下降（阈值上升）、数目减少，神经传导速度下降等。

3. 灵敏性　包括视反应时间、听反应时间在内，衰老造成反应时间延长；连续踏步等节奏性运动能力下降，会出现逐渐加速现象。

4. 平衡能力　利用动态平衡仪测试平衡能力，研究结果表明，老年人重心摆动增大、重心前后移动减少。控制身体动摇的动态平衡能力等的降低也是造成老年人跌倒的原因之一。

（二）运动系统

1. 骨骼肌　在衰老过程中，骨骼肌发生显著的退行性变化。其特征是肌纤维逐渐萎缩变细，肌纤维的体积和数量减少，尤其是下肢肌的快肌衰退更明显。伴随着肌肉体积的减小，肌肉力量也下降。因而老年人的动作灵活性、协调性及动作速度下降。

2. 关节 老化造成关节的稳定性和活动性逐渐变差。关节软骨因滑膜钙化和纤维化而失去弹性，毛细血管硬化，使关节供血不足，逐步发生关节软骨变性。关节软骨发生退行性变化，其边缘出现骨质增生。韧带、关节囊也因钙化和纤维化而僵硬，使关节的灵活性和活动度降低。骨关节的变性会使关节僵硬，活动范围受限。

3. 骨质 骨骼中有机物质含量逐渐减少、骨皮质变薄、骨小梁数目减少、骨密度降低，导致骨质疏松。骨质疏松是中老年人普遍存在的现象，老年人骨质疏松的原因尚未完全清楚，可能与性激素分泌水平降低、消化功能低下导致钙吸收障碍、运动减少、吸烟、酒精及遗传等综合因素有关。随着年龄增长，骨质疏松引起骨折的发病率也随之升高。

4. 柔软性 身体的柔软性由各关节活动范围、软组织的弹性等决定。软组织弹性、伸展性下降，粘滞性增加，关节活动范围减小等原因造成老年人身体柔软性下降，出现躯干旋转能力下降等现象。

（三）心血管系统

心肌细胞逐渐减少，心肌的兴奋性、传导性和收缩性减弱，心内膜出现局部或弥漫性纤维化，瓣膜与心内膜增厚，容易出现早搏、心房颤动等心律失常。老年人易发生动脉粥样硬化、管壁变硬、弹性差、周围血管的阻力增加，血压有随年龄上升的趋势。

1. 心率 随着年龄增长，静息时心率的变化很小，而最大心率却下降。老年人最大心率下降的原因可能是由于交感神经活动减弱、传至窦房结的神经冲动减少所致。

2. 心输出量 老年人的心脏容积保持不变，但静息时的每搏输出量减少。最大心率的降低和每搏输出量的减少，使心输出量也随之降低。大血管和心脏弹性随年龄增长而下降。血管硬化增大了心脏的负荷，使心肌的耗氧量增加。冠状动脉粥样硬化会引起心肌缺氧。由于老年人心血管系统的生理功能明显减退，所以在剧烈运动时，其心率和血压会急剧增加，成为心血管发病的重要诱因之一。

（四）呼吸系统

衰老使氧的运输和氧摄取的能力下降。衰老在呼吸系统表现为肺泡壁变薄、肺泡增大、肺毛细血管数目减少、肺组织的弹性下降及呼吸肌无力等，导致肺残气量增加，肺活量、最大通气量和时间肺活量等功能指标呈现进行性下降趋势。胸廓弹性减低、胸壁顺应性减低，胸式呼吸减弱，相对的腹式呼吸增强。呼吸肌、膈肌萎缩，肋软骨钙化，使肺及气管弹性减弱，通气和换气功能减退。肺泡数量及支持肺泡的弹性纤维网减少或变粗，使功能残余量增加。呼吸道黏膜因萎缩而变薄，润化气体的功能减弱。老年人的反射性咳嗽功能降低，易发生肺部感染、阻塞性肺病等。

（五）血液系统

老年人血液黏度的升高和红细胞的变形能力下降，使血液的流变性降低，循环阻力增加，心脏负担加重。因此，心输出量、有氧能力及清除代谢产物等功能均将减弱，成为诱发心血管疾病的主要因素。

（六）血脂代谢

血液中脂质水平增高是导致动脉粥样硬化的原因，动脉粥样硬化是常见的老年性疾病。体内的胆固醇、甘油三脂及载脂蛋白等的代谢异常与动脉粥样硬化密切相关。

（七）其他系统

口腔黏膜、胃黏膜萎缩，消化液分泌减少，食道、胃及肠道蠕动减慢，影响消化、吸收功能。张口幅度减小，咀嚼功能降低。泌尿系统中，肾血流量减少，肾小球滤过率下降；肾小管对葡萄糖的重吸收功能和浓缩功能减退，对水电解质调节功能降低。肾脏储备能力降低，易造成药物、毒素蓄积。膀胱收缩能力减弱，残余尿量增多，老年男性前列腺肥大。内分泌系统分泌激素的功能减退。胰岛功能减退，不能释放足够数量的胰岛素，糖耐量降低。女性进入更年期后雌激素水平逐渐下降，容易导致骨质疏松症。

（八）形态学改变

1. 身高的变化　随着年龄增长，脊柱和下肢弯曲、椎骨扁平化、椎间盘变窄等使人身高发生显著的变化。人体在 40 岁左右身高开始下降，平均每 10 年降低 1 cm 左右。

2. 姿势的变化　肌力下降、椎间盘压缩及椎骨退化、关节的变形导致脊柱后凸（驼背）、屈膝、O 型腿等。老年人常见胸腰椎后凸和骨盆后倾的姿势，这种异常姿势加上感觉功能障碍和神经肌肉功能障碍，使得老年人在行走、变换姿势等动作过程中容易受到外界干扰的影响，出现不稳定。

3. 步行动作　与年轻人相比，老年人步行速度减慢，同时步长缩短、双脚支撑期延长、单脚支撑期缩短。从关节角度进行观察，支撑期的踝背屈角度减少，足趾蹬离期踝关节跖屈角度、髋关节伸展减少，以上原因导致了步行中重心前方转移减少，向前方推进的力量减少。

（九）心理变化

老年期的心理变化与生理功能的衰老过程密切相关。随着机体的衰老过程，老年人在社会、家庭的角色发生改变，疾病、经济、人际关系等诸多因素使老年人出现不同的心理变化，主要表现在情绪、性格、意志、认知等方面，如沉默寡言、焦虑、抑郁、易怒、任性、自控力降低、固执与偏执、爱发牢骚等。

三、卧床状态与废用综合征

导致老年人卧床的原因包括身体、心理及环境因素。身体因素包括疾病、外伤、衰老等。加之欲望降低、家属护理不当（过度保护、忽视）、室内外环境的因素等，极易造成卧床状态，产生废用综合征。

（一）定义

1. 卧床状态　通常以日常生活的自理程度进行判定，"室内生活需要辅助，一天中以床上生活为主，可保持坐位"或者为"在床上度过每天的生活，如排泄、进食、更衣等需辅助"。准卧床状态的定义是"室内生活大致自理，但无辅助下不能外出"。

2. 废用综合征　因长期卧床或石膏固定等造成的综合征，包括肌萎缩、关节挛缩、心肺功能及消化功能下降等。

（二）卧床状态与废用综合征的症状

卧床状态及废用综合征常以肌肉骨骼系统、呼吸循环系统、消化系统、泌尿系统、神经系统等多组织异常的形式出现。具体症状见表 7 - 1 - 1。

表 7 - 1 - 1　卧床状态与废用综合征的症状

部　位	症　状
骨骼	骨萎缩，骨质疏松
肌肉	肌肉萎缩，肌力、肌肉耐力、肌张力下降
关节	关节挛缩
皮肤	皮肤萎缩，压疮
循环	心功能下降，体位性低血压，静脉血栓
呼吸	肺功能下降，坠积性肺炎
消化	食欲不振，便秘
泌尿	尿失禁，泌尿系感染
精神和神经	智能活动下降，运动调整能力下降

1. 骨萎缩　骨代谢是骨形成与骨吸收的循环往复。骨萎缩是指骨吸收过剩。长期卧床、长期固定等会对骨的机械性刺激减少而致骨量减少。

2. 肌肉萎缩　据报道保持绝对卧床会有 10% ~ 15% 的肌力下降。废用综合征中可见红肌减少。

3. 关节挛缩　韧带、滑膜、关节囊、肌腱、皮下组织等的缩短导致关节活动范围下降。用石膏等固定关节时，第 4 天开始出现组织方面的变化，30 天内可见挛缩，固定 60 天后出现不可逆变化。即使进行关节活动范围训练也不会改善。易产生挛缩的关节活动包括踝关节背屈、髋关节外展及屈曲、膝关节屈曲与伸展。

4. 呼吸循环功能下降　主要变化包括全身耐力下降、浮肿、体位性低血压、肺炎等。而全身性耐力下降则会出现运动时气短、心悸。肌肉收缩减少使促进静脉回流的肌泵作用下降，会产生浮肿及血栓性静脉炎。体位性低血压是因体位变换而产生的低血压，有头晕、无力、视力障碍、失神等症状。

5. 压疮　是由于机体组织受压致皮下血流受阻，长期持续缺血性变化所产生的组织坏死（压迫坏死）。压疮与受压的压力和时间直接相关，另外还与湿度、温度、皮肤及营养状况有关。压疮的好发部位有臀部、足跟、大转子、枕部等。

6. 消化功能障碍　运动不足导致食欲下降。无食欲下降时，会因摄入量不变、能量消耗减少而造成体重增加。胃肠蠕动下降，多会产生便秘。

7. 精神、神经功能障碍　卧床状态很孤独，换句话说是一种感觉阻断的状态。不仅思考能力及计算能力下降、心理状态也会异常，进而会产生幻听、幻觉等精神障碍，也会出现运动笨拙（协调运动障碍）。

8. 泌尿系统功能障碍　长期卧床状态容易产生尿失禁。不洁和失禁易造成泌尿系感染。

9. 疼痛　卧床状态后各关节运动变少，肌肉、关节易出现疼痛，好发部位多为肩部、腰部等。

四、老年康复的定义与意义

(一) 定义

老年康复是对有功能障碍的老年人进行康复治疗，尽量使其达到康复的目标。广义的老年康复包括对老年出现的残疾进行预防、医疗、功能训练或补偿、调解和适应性处理以及对患者及其家人的教育。

(二) 老年康复的意义

世界卫生组织近年提出了健康老龄化的目标，创造条件使老年人能过健康、安全、积极的生活。同时，减少老年人群组中的残疾也是 21 世纪的全球卫生议题之一。因此，需要做好老年康复工作，使老年人生理上和心理、精神上保持较好的个人独立生活和社会生活的能力，通过康复治疗工作提高老年人的生活质量，有利于健康的老龄化。

(三) 老年人康复的几个环节和层次

老年人康复的环节和层次如下：①预防致残性损伤和疾病。②控制原发疾病和功能障碍的发展。③预防并发症及继发的功能障碍。④恢复进行功能性活动的能力。⑤训练患者使之能适应外界环境。⑥调整和改变周围环境的条件，以利于患者全面康复。⑦教育患者、家属和公众，正确对待老龄、残疾及老年病者。

(四) 老年人进行运动疗法时的原则

1. 注意老年人的多样性特点 ①个体的唯一性。②老年人独有的进展性问题。

2. 关注功能性目标 ①通过评定找出可以改善的问题。②与老年患者和家属及时沟通，逐步提高康复目标。

3. 促进良好的健康状态 ①预防疾病。②降低与疾病和损伤有关的代偿。

4. 保持个人的最高功能水平和相对的独立 ①通过适当的帮助和环境改造，最大程度地提高老年患者的活动性。②提高其运动学习能力。③注意功能性活动能力及注意事项。

5. 整体考虑老年患者生活的所有方面 ①了解家庭环境和家属情况，并对家属进行宣教。②确认有无抑郁、痴呆等精神和认知障碍。③注意老年人希望被照顾的心理需求，将过度关照可能带来的后果告知老年人及其家属。

(五) 影响老年人康复效果的因素

1. 生物学方面 ①肌力、耐力下降。②心肺等脏器功能减弱。③关节僵硬挛缩。④身患多种疾病。⑤有氧活动能力下降。⑥体位性低血压。⑦末梢循环功能变差。⑧长期用药或用药过多。⑨亚临床器官功能不全。

2. 心理方面 ①学习速度缓慢，需多次重复。②认知理解能力减退或缺陷。③抑郁或焦虑。④欠缺主动意识，积极性不足。⑤怀疑康复作用或康复效果。⑥对自身情况认识不足或存偏见。

3. 社会方面 ①社会偏见或负面观点。②未能提供相关服务或进一步诊治。③环境影响或阻碍出行及社会参与。④经济困难等。

五、老年人常见疾病与运动疗法

（一）脑血管意外

1. **发病特点** 脑血管意外（cerebral vascular accident，CVA）是老年人的常见病、多发病，其发病概率较高，主要发生在 65 岁以上的人群。2013 年脑卒中大会，王陇德院士报告指出，在全国基于"六普"人口数据对脑卒中患者进行年龄、性别和城乡标化后，中国脑卒中患病率为 1.82%，以此估算全国 40 岁以上人群中有 1036 万例罹患过脑卒中。在幸存者中约 3/4 的人留下偏瘫等后遗症状，部分患者丧失劳动能力和生活能力。

2. **运动疗法目的和作用**

（1）急性期：主要目的是防止发生关节挛缩、肌肉萎缩、体位性低血压等废用综合征，预防肺炎、压疮等呼吸、循环系统并发症，并尽早脱离卧床状态。尽早脱离卧床状态会有一定的危险性，如病情加重，因此，应密切观察老年患者的意识状态、生命体征等，同时慎重地开展训练。在急性期，还应注意防止复发和病灶扩大、预防并发症，并根据病情在防止发生意外的原则下，边注意危险管理边开展训练。

（2）恢复期：对于主动性良好的年轻患者，即使出现废用综合征，也可在短时间内得到改善。但是活动性较差的老年患者容易引起身心两方面的废用，且难以改善。为了保持立位平衡，老年偏瘫患者的非瘫痪侧肢体的肌力需要比患病前还要强。非瘫痪侧肢体的肌力不充分时，患者会因为心理等不能很好地维持平衡。因此，作为全身训练的一环，不仅瘫痪侧需要治疗，维持和改善非瘫痪侧肢体的肌力也是非常重要的。对于老年患者，应该在翻身、起坐和站起等日常生活动作中动员全身肌肉，以便保障全身状态，预防废用综合征。能够采取坐位后，尽量让患者坐在轮椅或椅子上进食；指导家属应用正确的方法给卧床患者提供活动的可能，尽早使患者脱离卧床状态。需要注意的是，老年脑卒中患者容易出现精神状态低下、日常活动以及社会参与的愿望低下，这些是造成废用综合征的危险因素。

3. **老年患者的运动负荷量**

（1）运动负荷量的指标：老年患者多存在心血管疾病，不能使用最大负荷进行训练。由于在运动中最大耗氧量与心率成正比，因此，临床上可以通过测量患者的心率来间接地评定患者的耐力。以同年龄健康人的最大心功能为 100，希望了解目前患者的运动负荷时，可以用下面的公式进行计算：（　）% = 100 × 运动中的心率/（220 − 年龄），希望给患者施加最大心率的 60% ~ 80% 的运动负荷时，计算方法为：运动时的心率 =（220 − 年龄）×（0.6 ~ 0.8）。精神因素会影响心率。因此，稳定性欠佳的患者进行步行训练时选择 60% ~ 70% 的负荷，最终以 8000 步为目标提高患者整体的活动性。

（2）注意事项：糖尿病、心脏病、使用 β 受体阻断剂以及精神紧张等，都会使心率容易升高。不能仅以年龄推断心率的方式判断所有患者的耐力情况，特别是老年脑卒中患者必须避免负荷过大现象。精神状态、自主神经功能等均需考虑在内。在训练中，特别要注意观察患者的皮肤状态、脸色、眼神等直观信息。膝关节退行性变引起的疼痛是老年患者，特别是女性患者常见问题，因此，制定运动负荷时还需注意不要使膝关节负担过大，以免加重炎症和疼痛，反而会引起废用综合征。

（二）骨关节疾病

老龄化导致骨质疏松，而由于骨质疏松引起的股骨颈骨折、椎体的压缩骨折以及变形性膝关节炎将严重影响老年人日常生活自理能力和生活质量。以上这些疾病造成了严重的社会问题，股骨颈骨折已经成为仅次于脑卒中、导致老年人卧床不起的第二大原因。

在老年人骨关节疾病的运动疗法实施过程中，针对老年人骨关节的特点，治疗师不仅要考虑骨关节本身的问题，还要注意高血压、心脏病、糖尿病等老年人常见的内科疾病引起的问题和治疗风险。评定内容需要包含骨关节方面的问题、能力低下、妨碍功能恢复的废用性问题、并发症、精神以及社会因素，以此作为预后预测的依据。老化是一个复杂的过程，它与遗传、生活习惯和慢性疾病相关。因此，为了更加有效地进行运动疗法，应当注意以下几个方面：①早期以及慢性期进行运动对心血管系统的影响。②肌力强化对肌纤维的体积和数量以及骨质的影响。③姿势的稳定性、身体的柔软性以及跌倒预防。④运动对心理功能的影响。⑤虚弱和后期老年人运动功能低下。

1. 股骨颈骨折术后的运动疗法　老年患者即使进行了股骨头置换术，随着时间的推移，其步行能力依然会有不同程度的下降。股骨颈骨折术后患者的训练目标是使其再次获得步行能力。管理并预防内科的并发症、应对整体自理程度的降低、进行出院前指导（针对患者和家属）是股骨颈骨折术后运动疗法的三大方针。有关训练中的运动负荷，遵循 Delorme 原则，以小强度多次数的运动为准。肌力增强训练的目的是增加肌肉耐力，为了防止老年人自立程度降低，为了获得步行能力而锻炼必要的肌肉。运动中同样需要密切关注高血压、心脏病等问题，根据老年人身体情况随时调整运动负荷量（即运动的强度和次数），调整的指标参照 Anderson – 土肥标准（表 7 – 1 – 2）。

表 7 – 1 – 2　Anderson – 土肥制定的训练标准

标　准	指　征
不能进行训练	1. 安静时脉搏 120 次/分以上 2. 收缩压 200 mmHg 以上，或舒张压 120 mmHg 以上 3. 目前有发作性心绞痛 4. 新发心肌梗死在 1 个月以内 5. 有明显淤血性心功能不全 6. 房颤以外的显著心律不齐 7. 在运动实施前有心悸、呼吸困难
停止训练	1. 运动中出现中等程度呼吸困难、头晕、恶心、心绞痛 2. 运动中脉搏大于 140 次/分 3. 运动中 1 分钟出现 10 次以上期前收缩，或有室上性、心室性心动过速，或脉搏过缓 4. 运动中收缩压上升 40 mmHg 以上，舒张压上升 20 mmHg 以上
休息，待恢复后再训练	1. 运动中脉搏加快 30%，休息 2 分钟后脉搏不能恢复到加快 10% 的水平 2. 脉搏大于 120 次/分 3. 1 分钟出现 10 次以下期前收缩 4. 主诉有轻度心悸、呼吸困难

2. 骨质疏松症的运动疗法

（1）骨质疏松症特点：骨质疏松症是一种以骨量降低和骨组织微结构破坏为特征，导致骨脆性增加，易于骨折的代谢性骨病。常见于绝经后女性和老年人。性激素缺乏、活性维生素 D 缺乏、骨重建功能衰退、骨吸收增加以及骨形成减少等因素均会导致骨丢失和骨质量下降，脆性增加，直至发生骨折。另外，不良的生活方式，如吸烟、制动、体力活动过少、长期服用糖皮质激素、蛋白质摄入不足、肌肉功能减退等是发生骨质疏松症和骨质疏松症性骨折的危险因素。临床表现为骨痛、肌无力、易骨折、易发生驼背和胸廓畸形等。

（2）运动负荷：运动疗法可以改善骨密度。肌力增强训练、散步、有氧运动、健身操等的效果已经得到认可。运动负荷原则是以低强度（最大心率的 60% ~ 70% 左右）的运动，每天 1 次或至少每周 3 次，每次 20 ~ 30 分钟为宜。对于背部、臀部疼痛明显，躯干和下肢肌力明显低下的难以站起的患者，可以通过递增的等长性运动（骨盆后倾、背部等的等长性运动）、躯干的主动伸展运动等逐步展开训练。

3. 变形性膝关节炎的运动疗法　这是以关节软骨为主发生的典型退行性骨关节疾病。生物力学方面的失衡是造成症状加重的原因之一。也就是说，减轻作用于膝关节的负荷的股四头肌肌力明显减退，膝关节屈肌肌力占优势，这种肌力不均衡，形成膝关节屈曲挛缩，造成关节不稳定。疼痛、髋和膝关节活动范围受限、肌力下降均加重关节的炎症。

（1）注意事项：严重的变形性膝关节炎需要进行人工关节置换等手术。术后为了改善膝关节屈曲挛缩现象，可通过开链运动和闭链运动进行股四头肌和臀大肌的肌力增强训练。在生物力学的角度下进行下肢、姿势和步态的评定和训练；开展家庭内治疗，进行老年患者自我管理指导对改善症状非常重要。

（2）运动负荷：通过抗阻运动、有氧运动、水中主动运动等方法减轻疼痛，增强肌力。制定运动负荷的首要原则是关节保护，即不损伤关节，不加重关节炎症。肌力增强训练时，需要注意以下几点：①关节的支持性和关节炎症的程度。②不应锻炼至肌肉疲劳。③进行次最大负荷的抗阻运动。④关节有炎症时，使用小频率的等长收缩进行抗阻运动。⑤运动结束后，若疼痛和肿胀持续 1 小时以上证明运动过量。

（三）常见内科疾病

老龄化会带来体力减退，但是不良生活习惯以及运动不足除了造成体力减退之外，还会引起高血压和糖尿病。60 岁之后高血压和糖尿病的患病率急剧增高，并且多会同时发生。高血压是脑卒中和心血管疾病的主要原因，糖尿病还会导致重度的肾功能障碍。针对这些内科疾病，需要从其成因开始入手，通过运动疗法改善患者体力，提高心肺功能，改善临床症状。因此，对于老年人的内科疾病，不需要复杂的训练计划，指导老年人改变生活习惯、合理地进行运动即可获得较好的效果。

1. 高血压患者的运动疗法　运动有利于减轻体重和改善胰岛素抵抗，提高心血管适应调节能力，稳定血压水平。运动疗法可以将收缩期血压降低 10 ~ 20 mmHg，舒张期血压降低 5 ~ 10 mmHg。从降压效果来看，开展运动疗法时的负荷强度应选择最大耗氧量的 50%。最大耗氧量的 50% 或在这个强度以下持续进行较长时间有氧运动，养成运动的习惯，不仅可以降低血压，还可以预防缺血性心脏病、脑卒中和动脉硬化等。老年人更适合渐增全身性运动，如：功率自行车、步行。步行速度稍快一些的话，就可达到 50% 的最大耗氧量，等长性运动和跑步等会增高血压，因此不建议老年患者采用。

2. 糖尿病患者的运动疗法　衰老、不良的生活方式、营养过剩、体力活动不足等是 2 型糖尿病的诱因。60 岁以上的老年人发病率远远高于 30 岁以下的年轻人。针对糖尿病的运动疗法适用于没有并发症的血糖控制良好的 2 型糖尿病，当出现酮症、酮症酸中毒、血管病变和感染时不适合进行运动疗法。持续一定时间的全身肌肉、特别是大肌肉的节律性运动可以改善糖代谢。一般来讲，运动强度可以设定在 50%～74% 的最大耗氧量和 60%～79% 的最大心率，但因为老年人可能伴有无症状的并发症，建议从自我感觉较轻松的运动强度开始，在身体状况较好时，每天坚持 30 分钟至 1 小时的运动。餐后 1 小时，血糖开始上升时最适宜进行运动疗法，而注射胰岛素的患者则应禁止在空腹时进行训练。

糖尿病视网膜病变、糖尿病肾病和糖尿病周围神经病变是糖尿病的三大并发症。出现并发症后进行运动疗法有可能使症状加重，因此，在制定运动处方时应严加注意。如：在增殖性视网膜病变阶段，等长运动、无氧运动以及使血压上升的有氧运动会加重症状，引起玻璃体出血或视网膜脱离等，因此均不适宜；伴有糖尿病性肾病时，以尿中的白蛋白作为运动指标，虽然运动会使尿中白蛋白排出量增高，但是仍可持续 20～30 分钟的快步行走；出现自主神经病变时会有很多潜在的危险因素，例如：心率变化、体位性低血压等，因此，训练中应密切注意老年患者的心血管反应、皮肤状态以及肌力变化等。

（四）呼吸系统疾病

即使没有肺部疾病，老年人也会出现安静状态下末梢细支气管的闭塞现象，即呼气的后半程至吸气开始阶段细支气管闭塞，出现末梢部分的气体交换障碍，也是肺不张的原因之一。加上老年人胸廓活动性下降，呼吸肌肌力低下等问题，对老年人进行扩张末梢呼吸道、深呼吸和缩唇呼吸等呼气抵抗训练显得非常重要。以下介绍针对老年人开展运动疗法时的要点和注意事项。

1. 呼吸方法的练习　腹式呼吸和缩唇呼吸是常用的呼吸方法。疾病不同，腹式呼吸和缩唇呼吸的重要性有所不同。老年人和脑血管障碍的患者在进行呼吸方法练习时，容易背肌紧张、身体僵硬，造成换气量下降，而且越是想努力做好就会越紧张，几分钟后就会出现疲劳症状。因此，需要指导老年人在稳定的姿势下放松地进行呼吸练习。

2. 牵伸体操　老年人和残疾人多存在胸廓活动性下降的现象。即使肺部没有器质性问题，也容易出现深呼吸困难和换气障碍。这些限制性换气障碍不仅会引起排痰困难，还会引起呼吸肌疲劳、肋间肌紧张，长此以往还会出现异常肌紧张和疼痛。为了预防上述现象，可以通过耸肩、牵伸颈部肌肉和躯干肌肉等放松胸廓。但应注意牵伸时一定要管理好呼吸模式，如吸气时避免引起吸气肌紧张，而呼气时避免呼气肌紧张。

3. 肌力强化训练　除了呼吸肌之外，四肢、躯干的肌力强化也很重要。如：下肢肌力强化可以改善运动适应能力，提高对氧气的感受性；上肢的肌力强化可以改善呼吸困难。训练中重要的是在用力时加入缩唇呼吸的呼气动作。老年人可能会出现吸气容易呼气难的现象，此时，可以使用号令配合动作进行训练。

4. 日常生活动作指导　老年人在努力进行某个动作时，会吸气膨隆胸廓，然后屏住呼吸做动作。为此，患者可能会出现氧饱和度下降、呼吸困难的现象，有时还会并发气胸。即使患者努力进行呼吸训练，也未必能在日常生活中很好地加以应用。因此，治疗师可指导患者在日常生活动作执行的同时调整呼吸。例如：站起时注意缩唇呼气，双上肢上抬时注意呼气，步行中注意呼吸配合步调等。

5. 训练中注意事项

（1）肌力下降、智力减退带来的影响：除了呼吸功能障碍之外，身体其他方面的问题也会给老年人带来不良影响。由于肌力下降，难以提高对氧的感受性，容易产生疲劳和呼吸困难。活动范围缩小使老年人的体力下降、抵抗力减退，容易发生感染。智力减退使得老年人学习能力下降，不能很好地理解治疗师所指导的内容，不能进行自主训练及自我管理。最重要的是患者不能在日常生活中将呼吸和执行动作更好地同步进行。

（2）老年人的动作特征：如前所述，老年人在站起动作时，其呼吸特点是先吸气，然后屏住呼吸再开始站起。这样的特点在许多动作中较常见。吸气引起背肌紧张，躯干没有前倾，身体笔直向上猛地站起。这种动作虽然不会压迫到腹肌，但是背肌紧张增高，容易屏住气息。也有些老年人保持身体平衡较为困难，容易跌倒。在这种情况下，应指导老年人边呼气边前倾躯干，将重心前移超过双膝，然后慢慢站起。肌力严重下降的老年人可以扶物站起。在执行动作时，强调腹肌参与，不仅可以预防腰痛，还可以帮助呼气、咳痰。背肌的过度紧张容易造成上部胸式呼吸，而胸廓的过度紧张则使胸廓的活动性小，使得换气量减少。其他的基本日常生活活动也是如此，如在翻身、坐起时指导老年人使腹肌积极参与活动，缓慢地完成动作。

（五）心血管疾病

与青壮年人相比，老年人罹患心血管疾病的比例较高且症状较重，多合并多种其他疾病。这些疾病相互关联、相互影响，导致整体状态恶化。加上身体内环境稳定性减退、脏器功能和运动功能降低等问题，在开展运动疗法时，危险管理的重要性尤为突出。

老年心血管疾病患者的危险主要表现为：①多个循环系统疾病，并伴有其他疾病，如心肌梗死伴高血压、脑梗死、糖尿病、变形性膝关节炎等。②严重病例较多，多见3支病变的冠心病。③病态变化增加，非典型性症状增加，多见无症状性发作的病例。④容易出现药物的副作用或中毒现象。⑤容易出现心衰、心律不齐等严重并发症。⑥存在潜在病变。

1. 身体状态　运动疗法和健康宣教是老年人心血管疾病训练时的两大支柱，提高生活质量和改善预后为最终的训练目的。老龄化改变了运动中的生理反应，因此，掌握相关知识，关注运动负荷产生的生理反应，如心率、血压变化等，是安全实施运动疗法的关键。

通过观察运动负荷时的生理反应、运动完成程度以及主观疲劳程度等可以判断老年人的运动能力。与年轻人不同，老年人在运动中心率的增加相对较少，而每搏输出量增加；影响每搏输出量的射血分数也有所不同，与安静状态相比，年轻人在最大运动时射血分数增加25%～30%，而老年人不会增加，因此老年人在运动中通过增大心室舒张末期容积来增加每搏输出量。老龄化造成骨骼肌肌力低下，使得氧的摄取量减少，而下肢肌力减退减少了静脉循环血量，影响了心搏出量。在肌力减退的状态下，即使同样的负荷也会使老年人自我感觉运动强度增大，容易疲劳。

2. 运动疗法注意事项

（1）急性期（发病至出院）：训练开始之前需对心脏功能和并发症进行全面的了解和评定。而发病前的 ADL 能力、步行能力、有无骨关节疾病等对于早期的治疗干预会产生直接的影响。床边训练时以早期下床、重新获得移动能力为治疗目的，移动能力的提高可以扩大病房内的活动范围。一旦患者可以到治疗室训练，可优先选择轻量的肌力增强训练和关节负荷较少的功率自行车训练。随着运动能力的改善，再阶段性地展开步行训练和ADL 训练。利用功率自行车和跑台等康复器械开展训练有利有弊，其弊端在于老年人运动能力不足时可能会出现心脏负担过重的问题，但是器械可以设定一定的强度，并且通过细致的调整能够维持在恰当的运动量。由于老年人左心室功能降低，调节不良，在使用康复器械进行训练时，容易导致老年人出现血压反应过大，治疗师需要充分加以注意。低负荷，数日之内持续同一负荷的训练可以使老年人逐渐适应这一强度，这一点也证明了阶段性训练的重要性。但当分阶段展开训练依然会出现血压和心率过度反应时，需要与医生联系调整药物或变更训练时间。

心血管疾病的康复是逐步地、分阶段展开的。晋级与否的标准参见表 7 - 1 - 3。

表 7 - 1 - 3 心血管疾病康复的晋级标准

监测项目	内　　容
血　　压	收缩期血压不会上升 30 mmHg 以上，或降低 20 mmHg 以上
心　　率	小于 120 次/分
心电图	ST 段不会下降 0.1 mV，或上升 0.2 mV；没有重度心律不齐
自觉症状	没有胸部疼痛、心悸、呼吸困难、疲劳感、头晕现象

（2）恢复期（发病后 3～6 个月）：此期开展运动疗法时需要逐渐增加运动强度和运动量以达到扩大活动量的目的，同时还要将运动对心脏造成的负担，即心脏所做功的增加降低到最小。通过运动负荷试验得到的运动时间和强度在换算成 MET 时，可能会出现过度评定老年人运动耐力的情况，因此，需要配合运动过程中的自觉疲劳程度、呼吸困难程度以及运动后的疲劳感等设定运动处方。

准备活动和恢复运动可以减低老年人和高风险患者心脏负荷过重的危险。牵伸和肌力增强训练是准备活动的两项内容。在强化肌力训练时，可以以一次抗阻运动的最大值的40%～60% 作为负荷，每组少量，并在每组间适当休息，以避免患者心脏负荷过重。

在恢复期的早期阶段，需要监测运动前、运动中和运动结束时的血压、心率和心电图。为获得较准确的监测效果，最好在每天的同一时间段进行监测。如果在同一运动水平出现心率和血压反应过大时，其原因可以考虑为睡眠不足、感冒等身体状况不佳、用药或服药时间改变等；如果安静状态下或运动中出现高血压，可以考虑是否由于饮食控制不良造成；若安静状态下心率过快，则需注意是否有可能出现了心衰；心电图有心律不齐和心肌缺血等表现时，需要考虑是否出现了冠状动脉的狭窄等。这样，通过监测仪器即可准确把握老年人的身体状态，防止发生意外，又可以打消老年人对运动的不安心理。在开展家庭训练时，治疗师应指导老年人和家属记录运动的时间、睡眠时间、体重、服药和饮食情况、有无胸部疼痛、有无关节疼痛以及自觉疲劳程度等，再配合仪器监测结果，详细指导老年人运动中血压和心率的上限、饭后和服药后开始运动的时间等。养成运动的习惯、调整生活方式是二级预防的重要内容，出院后对老年人提供运动指导和心理支持，对家属进行危险防范指导等是物理治疗师的必要工作内容。

（常冬梅）

第二节 糖尿病

一、概述

糖尿病（diabetes mellitus，DM）是最常见的代谢性疾病。随着发病率的逐年攀升，患者人群逐渐扩大，我国已成为继印度之后患病率居第二位的糖尿病国家。据 WHO 流行病学调查资料统计，按目前糖尿病的增长速率，到 2025 年全世界糖尿病患者人口将由 1995 年的 1 亿 3000 万增加到 3 亿。在全世界范围内大约每二十人中就有一人会受到糖尿病的影响。我国现有的患者中 95% 为 2 型糖尿病。糖尿病可导致一系列身体功能障碍，是康复治疗的重要对象。

（一）基础知识

1. 概念 糖尿病是由遗传因素、免疫功能紊乱、微生物感染、环境因素多种因素参与，以胰岛素绝对或相对减少为主要病理基础，导致胰岛功能减退、胰岛素抵抗（insulin resistance，IR）等而引发的糖、蛋白质、脂肪、水和电解质等一系列代谢紊乱综合征。临床上以高血糖为主要特点，典型病例可出现多尿、多饮、多食、消瘦等表现，即"三多一少"症状。

2. 分型 目前糖尿病分型有不同的方法，但临床上将糖尿病分为继发性和原发性两大类。继发性糖尿病是指因一些内分泌疾病、胰腺疾病、对抗或抑制胰岛素分泌和作用的药物以及一些遗传相关的疾病所导致的糖尿病。其原因比较明确，去除这些因素，病情可延缓或消失。原发性的糖尿病是指引起的病因和发病机制尚不完全明确的糖尿病。原发性糖尿病根据遗传特点，对胰岛素治疗的反应性及临床经过等，分为 1 型糖尿病、2 型糖尿病和糖耐量减低等不同类型。在糖尿病患者中，2 型糖尿病所占的比例约为 95%。

（1）1 型糖尿病：多发生于青少年，胰岛素分泌绝对缺乏，多突然发病，有酮症趋向，需依赖胰岛素治疗。

（2）2 型糖尿病：多见于中、老年人，其胰岛素的分泌量并不低，甚至还偏高，正常情况下不发生酮症，只有 20%～25% 的患者需要胰岛素治疗。临床表现为机体对胰岛素不够敏感，产生 IR。

（3）糖耐量减低（impaired glucose tolerance，IGT）：过去称其为临界型糖尿病，仅表现为葡萄糖耐量曲线上某些点血糖值轻度增高，但不够糖尿病的诊断标准，介于正常与糖尿病之间。这些患者 5～10 年后，其中约 1/3 发展为糖尿病，1/3 转为正常，其余 1/3 维持现状。目前认为糖耐量减低是糖尿病自然发病过程中的一个阶段。对这类患者应重视教育，注意饮食控制和加强体育锻炼等，适当的干预治疗可以预防其发展为糖尿病。

（4）妊娠糖尿病（gestational diabetes mellitus，GDM）：妊娠过程中初次发现的任何程

度的糖耐量异常，不论是否需要用胰岛素或单用饮食治疗，也不论分娩后这一情况是否持续，均可认为是 GDM。

在各种类型的糖尿病中，康复治疗比较有意义的是 2 型糖尿病和糖耐量减低的患者。

3. 病因　糖尿病的病因尚未完全阐明。目前公认糖尿病不是单一病因所致的疾病，而是复合病因的综合征。发病与遗传、自身免疫及环境因素有关。从胰岛 B 细胞合成和分泌胰岛素，经血循环到达体内各组织器官的靶细胞，与受体结合，引发细胞内物质代谢的效应，在整体过程中任何一个环节发生异常均可导致糖尿病。

（1）与 1 型糖尿病有关的因素

1）自身免疫系统缺陷：因为在 1 型糖尿病患者的血液中可查出多种自身免疫抗体，如谷氨酸脱羧酶抗体（GAD 抗体）、胰岛细胞抗体（ICA 抗体）等。这些异常的自身抗体可以损伤人体胰岛分泌胰岛素的 B 细胞，使之不能正常分泌胰岛素。

2）遗传因素：目前研究提示遗传缺陷是 1 型糖尿病的发病基础，这种遗传缺陷表现在人第六对染色体的 HLA 抗原异常上。研究提示，1 型糖尿病有家族性发病的特点。

3）病毒感染可能是诱因：许多科学家怀疑病毒也能引起 1 型糖尿病。这是因为 1 型糖尿病患者发病之前的一段时间内常常受过病毒感染，而且 1 型糖尿病的"流行"，往往出现在病毒流行之后。如引起流行性腮腺炎和风疹的病毒，以及能引起脊髓灰质炎的柯萨奇病毒家族等，都可以在 1 型糖尿病中起作用。

（2）与 2 型糖尿病有关的因素

1）胰岛素抵抗：是指体内周围组织对胰岛素的敏感性降低，外周组织（肌肉、脂肪）对胰岛素促进葡萄糖的吸收、转化、利用发生了抵抗。临床观察胰岛素抵抗普遍存在于 2 型糖尿病中，高达 90% 左右。

2）遗传因素：和 1 型糖尿病类似，2 型糖尿病也有家族发病的特点。因此，很可能与基因遗传有关。这种遗传特性 2 型糖尿病比 1 型糖尿病更为明显。例如：双胞胎中的一个患了 1 型糖尿病，另一个有 40% 的机会患上此病；但如果是 2 型糖尿病，则另一个就有 70% 的机会。

3）肥胖：2 型糖尿病的一个重要因素可能就是肥胖症。遗传原因可引起肥胖，同样也可引起 2 型糖尿病。身体中心型肥胖患者的多余脂肪集中在腹部，他们比那些脂肪集中在臀部与大腿上的人更容易发生 2 型糖尿病。

4）年龄：年龄也是 2 型糖尿病的危险因素。有一半的 2 型糖尿患者在 55 岁以后发病。高龄患者容易出现糖尿病也与年纪大的人容易超重有关。

5）现代的生活方式：吃高热量的食物和运动量的减少，也能引起糖尿病。有人认为这也是由于肥胖而引起的。营养相对增加，运动相对减少导致人体组成的改变，肌肉肌腱比例减少，脂肪比例增多，使自身对胰岛素相对不敏感。

4. 临床表现　糖尿病可导致感染、心脏病变、脑血管病变、肾功能衰竭、双目失明、下肢坏疽等，成为致死致残的主要原因。由于分型不同，临床表现主要特征有以下几方面：

（1）代谢紊乱症状群：血糖升高后因渗透性利尿引起多尿，继而因口渴而多饮水。患者外周组织对葡萄糖利用障碍，脂肪分解增多，蛋白质代谢负平衡，患者肌肉渐见消瘦，疲乏无力，体重减轻，儿童生长发育受阻。患者常易饥、多食，常称为"三多一少"（多饮、多尿、多食、体重减轻）。1 型糖尿病患者大多起病急，症状明显。患者虚弱，恶心、呕吐、严重者运动能力减退，有低胰岛素血症和高胰高血糖素血症，易发酮症酸中毒。2 型糖尿病起病缓，早期症状不明显，随着病程进展出现全身疲乏无力，运动能力下降，皮肤瘙痒，视物模糊，肢体麻木，疼痛；中年轻症患者常因多食而肥胖，多伴有慢性合并症或并发症（高血压、动脉硬化，心血管病、高脂血症或屡发化脓性皮肤感染等）。

（2）并发症：相当一部分患者并无明显的"三多一少"症状，仅因各种并发症就诊。

（3）反应性低血糖：有的 2 型糖尿病患者进食后胰岛素分泌高峰延迟，餐后 3～5 小时血浆胰岛素水平不适当地升高，引起反应性低血糖，成为患者的首发表现。

5. 实验室检查

（1）尿糖测定：尿糖阳性是诊断糖尿病的重要线索，但尿糖阴性不能排除糖尿病的可能。正常人的肾糖阈约为 8.9 mmol/L（160 mg/dL），但有个体差异，仅尿糖阳性不能诊断糖尿病。2 型糖尿病患者空腹尿糖经常为阴性，所以应测餐后 3 小时尿糖。

（2）血糖：动脉血、微血管血和静脉血葡萄糖水平有 0～1.1 mmol/L（0～20 mg/dL）差别，餐后更加明显，一般以静脉血为准。正常空腹静脉血糖：3.9～6.1 mmol/L（70～110 mg/dL），空腹是指禁热卡摄入至少 8 小时。如空腹血糖高于 7.0 mmol/L（126 mg/L）可以诊断糖尿病，但空腹血糖正常不能排除糖尿病。

餐后 2 小时血糖：一般作为糖尿病监测指标，如果高于 11.1 mmol/L（200 mg/dL）可以诊断糖尿病。

（3）口服糖耐量试验（OGTT）：诊断糖尿病的方法。先测空腹血糖，然后口服相当于 75g 无水葡萄糖水溶液（12 岁以下为 1.75 g/kg），服糖后 1、2、3 小时重复测血糖。任何时间血糖高于 11.1 mmol/L（200 mg/dL）即可诊断为糖尿病。

静脉葡萄糖耐量试验（IVGTT）：除严重胃肠功能紊乱者一般不采用。方法：按 0.5 g/kg 剂量配制成 50% 的葡萄糖液，在 2～4 分钟内静脉注射完毕。如果两小时内静脉血糖不能降至正常范围，则表示为普通糖耐量减低。

（4）糖化血红蛋白测定（HbA1c）：糖化血红蛋白是人体血液中红细胞内的血红蛋白与血糖结合的产物。糖化血红蛋白越高，表示血糖与血红蛋白结合越多，糖尿病病情也越重。

空腹和餐后 2 小时血糖是诊断糖尿病的标准，而衡量糖尿病控制水平的标准是糖化血红蛋白。空腹血糖和餐后血糖是反映某一具体时间的血糖水平，容易受到进食和糖代谢等相关因素的影响。糖化血红蛋白可以稳定地、可靠地反映出检测前 120 天内的平均血糖水平，且受抽血时间、是否空腹、是否使用胰岛素等因素干扰不大。因此，国际糖尿病联盟推出了新版的亚太糖尿病防治指南，明确规定糖化血红蛋白是国际公认的糖尿病监控"金标准"。如果空腹血糖或餐后血糖控制不好，糖化血红蛋白就不可能达标。

世界权威结构对于糖化血红蛋白有着明确的控制指标，ADA（美国糖尿病学会）建议糖化血红蛋白控制在小于 7%，IDF（国际糖尿病联盟）建议糖化血红蛋白控制标准为小于 6.5%，目前我国将糖尿病患者糖化血红蛋白的控制标准定为 6.5% 以下。

糖化血红蛋白与血糖的控制情况：

4%～6%：血糖控制正常。

6%～7%：血糖控制比较理想。

7%～8%：血糖控制一般。

8%～9%：控制不理想，需加强血糖控制，多注意饮食结构及运动，并在医生指导下调整治疗方案。

＞9%：血糖控制很差，是慢性并发症发生发展的危险因素，可能引发糖尿病性肾病、动脉硬化、白内障等并发症，并有可能出现酮症酸中毒等急性并发症。

（5）胰岛素释放试验：步骤与糖耐量试验相同，目的是了解胰岛 B 细胞对葡萄糖负荷反应能力，在确定治疗方案时有指导作用。1 型糖尿病患者空腹胰岛素水平低，糖负荷后反应弱，峰值未超过空腹值的 2.5 倍。2 型糖尿病患者空腹胰岛素水平偏低、正常、甚至偏高，糖负荷后峰值超过空腹值的 2.5 倍，但其出现延迟，多在 2 小时以后。

6. 诊断标准　1997 年 ADA（美国糖尿病学会）诊断标准为：

糖尿病症状加随意静脉血浆葡萄糖≥200 mg/dL（11.1 mmol/L）；或空腹静脉血浆葡萄糖（FPG）≥126 mg/dL（7.0 mmmol/L），或口服糖耐量试验（OGTT）2 小时血糖≥200 mg/dL（11.1 mmol/L），即诊断为糖尿病。

7. 并发症

（1）急性并发症

1）糖尿病酮症酸中毒（DKA）：是糖尿病急性并发症，患者代谢紊乱加重，出现意识障碍，昏睡以至昏迷。1 型糖尿病患者多见，血糖在 350 mg/dL 以上，血酮体升高，多在 4.8 mmol/L（50 mg/dL）以上。患者出现酸中毒、严重失水、电解质平衡紊乱，周围循环衰竭、肾功能障碍，中枢神经系统功能障碍等症状。需密切观察病情，按血糖、尿糖测定结果，调整胰岛素剂量，给予输液、纠正电解质及酸碱平衡失调，并持续到酮症消失。

2）糖尿病高渗性非酮症昏迷：是糖尿病急性代谢紊乱的另一类型。初始阶段可表现为多尿、多饮、倦怠乏力、反应迟钝等，随着机体失水量的增加病情急剧发展，出现嗜睡、定向障碍、癫痫样抽搐，偏瘫等类似脑卒中的症状，甚至昏迷。实验室检查尿糖强阳性，但无酮症或较轻，血尿素氮及肌酐升高。突出表现为血糖高至 33.3 mmol/L（600 mg/dL）以上，血钠升高达 155 mmol/L，血浆渗透压显著增高达 330～460 mmol/L，一般在 350 mmol/L 以上。治疗大致与酮症酸中毒相近，应及时补液。

3）低血糖：是糖尿病治疗中发生频率较高的并发症。一般血糖低于 3.0 mmol/L（54 mg/dL）就可导致脑细胞缺糖而出现低血糖临床综合征。低血糖发作时表现为出汗、颤抖、心悸、心率加快、软弱无力、面色苍白、饥饿感；一旦发生低血糖即可有脑功能障碍，表现为精神不振、头晕、视物不清、步态不稳，可有幻觉、躁动、昏迷等症状。轻症神志清醒者经口给予糖水、含糖饮料，或饼干等即可缓解。疑似低血糖昏迷的患者，应及时测定毛细血管血糖值，甚至不等血糖结果，及时给予 50% 葡萄糖液 60～100 mL 静脉注射。

4）感染：患者常发生疖、痈等皮肤化脓性感染，可反复发生，有时可引起败血症或脓毒血症。皮肤真菌感染也常见。

（2）慢性并发症：糖尿病的慢性并发症可遍及全身各重要器官，可单独出现或以不同组合同时或先后出现。大多数患者死于心血管和脑血管动脉粥样硬化。主要有下列几种：

1）大血管病变：糖尿患者群中动脉粥样硬化的患病率较高，主要侵犯主动脉、冠状动脉、脑动脉、肾动脉和肢体外周动脉等，引起冠心病、缺血性或出血性脑血管病、肾动脉硬化、肢体动脉硬化等。

2）微血管病变：主要表现在视网膜、肾、神经、心肌组织，其中以糖尿病肾病和视网膜病变为重要。

3）糖尿病性神经系统障碍：末梢血管神经损伤所致手足麻木、足部的溃疡和坏死，心脑动脉损伤而引起冠心病、心肌梗死、中风等。足溃疡主要由下肢神经病变和血管病变加以局部受压甚而损伤所致，与其他慢性并发症一样，预防重于治疗，患者要注意保护双足。

二、临床常见功能障碍及治疗

（一）主要功能障碍（继发功能障碍）

1. 神经系统　外周血管病变、肌力减退和肌肉萎缩、脑神经障碍（颜面麻木、眼外肌麻痹、听神经麻痹）；感觉运动神经障碍，感觉异常（神经痛、感觉麻木）。

2. 视力障碍　糖尿病病程超过 10 年，大部分患者合并程度不同的视网膜病变，引起视力下降或失明。严格控制血糖是防治视网膜病变的基本措施，应努力使空腹血糖和餐后血糖均接近正常水平。若从糖尿病初期就能严格控制血糖，可显著推迟视网膜病变的发生和发展。

3. 肾功能障碍　糖尿病性肾病，肾脏血管的损伤导致肾功能的衰竭。

4. 自主神经障碍　排汗异常，体位性低血压，排便异常，排尿异常，自觉性低血糖。

5. 步行障碍　糖尿病坏疽足，截肢。

6. 心血管功能障碍　高血压，动脉粥样硬化。

7. 其他　感染等。

（二）治疗方法

1. 目的

（1）纠正糖代谢紊乱，控制血糖，使血糖降到正常或接近正常水平。

（2）纠正脂质代谢紊乱及其他代谢异常。

（3）防止各种急、慢性并发症的发生和发展，减少患者的致残率和病死率。

（4）保证儿童、青少年患者的正常生长发育。

（5）通过糖尿病教育，使患者掌握糖尿病的防治知识、必要的自我监测技能和自我保健能力。

（6）改善糖尿病患者的生活质量，使之能参与正常的社会活动。

2. 常用治疗方法　糖尿病患者的治疗必须采取综合治疗的方法，包括 5 个方面：饮食疗法、运动疗法、药物治疗、糖尿病教育和血糖监测。其中起直接作用的是饮食疗法、运动疗法、药物治疗三个方面，而糖尿病教育和血糖监测则是保证这三方面治疗正常发挥作用的必要手段。

不同类型的糖尿病治疗方法是不同的。1 型糖尿病主要是由于胰岛 B 细胞被异常的自身免疫反应选择性地破坏，胰岛素减少，必须依赖外源性胰岛素补充。因此，一旦确诊就应开始胰岛素治疗，配合胰岛素治疗进行饮食疗法和适当的运动。2 型糖尿病主要由于胰岛素受体的异常或缺陷，造成外周组织对胰岛素的抵抗，使细胞摄取与利用血糖减少，导致高血糖。对此应首先进行饮食疗法和运动治疗，从而达到控制血糖、消除症状的目的。如果 8~12 周认真治疗无效，则应考虑使用口服降糖药。如仍不能控制病情，则考虑加用胰岛素治疗。对糖耐量减低可给予干预治疗，减少其进展为糖尿病，方法有早期饮食控制、运动治疗、生活方式的改变。

（1）饮食疗法：饮食疗法是糖尿病治疗中一项最基本的治疗。不论是 1 型还是 2 型糖尿病都应重视饮食治疗。其目的是通过饮食控制减轻患者胰岛 B 细胞的负担，改善细胞分泌功能，使糖代谢得以改善或纠正，延缓和预防并发症的发生和发展。还可以改善外周组织对胰岛素的敏感性，从而减少降糖药物或胰岛素的用量。

原则：患者饮食中应含有足够的热量和营养成分，碳水化合物、蛋白质和脂肪比例适当。需要计算患者的饮食总热量（表 7 - 2 - 1），设计合理的饮食结构及正确的进食方法。按照性别、年龄、身高查表或者简易公式获得理想体重 ［理想体重（kg）= 身高（cm）－ 105］，然后根据理想体重和工作性质，参照原来生活习惯等计算总热量。

表 7 - 2 - 1　成人糖尿病每日热能供给量（kcal/kg）

	卧床	轻体力劳动	中体力劳动	重体力劳动
消瘦	25 ~ 30	35	40	45 ~ 50
正常	20 ~ 25	30	35	40
肥胖	15 ~ 20	20 ~ 25	30	35

（2）药物治疗

1）口服降糖药。

2）胰岛素治疗：主要用于 1 型糖尿病、糖尿病酮症酸中毒、高渗性昏迷，合并重症感染、视网膜病变、神经病变，妊娠及分娩，2 型糖尿病经饮食及口服降糖药未获得良好控制的患者。

（3）运动疗法：运动可使糖尿病患者对胰岛素的敏感性增高，促进全身组织比静息时更多地利用血糖，从总体上降低血糖。运动能加速脂肪分解，改善脂代谢，有利于预防糖尿病心脑血管并发症。

（4）糖尿病教育：是重要的基本治疗措施之一。糖尿病的现代综合疗法已远远超出了以往传统的治疗观念，健康教育被公认是其他治疗成败的关键。充分调动患者的主观能动性，积极配合治疗，有利于疾病控制达标，防止各种并发症的发生和发展。教育患者，使患者认识到糖尿病是终身疾病，治疗需持之以恒。

三、运动疗法

运动疗法是治疗糖尿病的方法之一，尤其是对 2 型糖尿病治疗作用较大，对达到康复治疗的总目标起着主要的作用。

（一）运动对机体的影响

1. 运动对糖代谢的作用　有即时影响和长期效应两方面，对糖尿病患者长期效果更加重要。

（1）运动的短期反应：运动时，肌肉的收缩需要能量的供应，机体将迅速进行能量代谢物质的动员及重新分布。多数情况下运动初期所消耗的能量物质来源于内源性肌糖原。随着运动持续，肝脏的糖原异生增加明显，成为主要的能源物质，保证脑组织和肌肉组织对葡萄糖的需要。即当肌肉运动时，消耗的是它储存在自身的葡萄糖，当自身的葡萄糖用尽时，肌肉把血液中的葡萄糖拿来修复这个损失，于是降低了血糖。当运动进一步持续，脂肪中游离脂肪酸的分解明显增加，作为肌肉收缩所需的主要能量物质，调节了血脂。机体中的这些复杂代谢过程依赖于体内激素、心血管系统和神经系统相互调节，密切配合。

（2）运动对内分泌的作用：运动时，机体受到多系统的调节，如：运动初期肝脏的糖异生调节，胰岛素与体内抗胰岛素激素（胰高血糖素、肾上腺素、去甲肾上腺素、生长激素、肾上腺皮质激素）的调节等。胰岛素是体内唯一的降低血糖的激素。运动时，胰高血糖素和儿茶酚胺分泌增加，可刺激胰岛素的分泌。在运动时细胞对胰岛素变得更加敏感。胰岛素能促进全身组织对葡萄糖的摄取和利用，并抑制糖原的分解和糖异生。

（3）运动的持续效应：持续的运动使肌肉的活动更为活跃，从而消耗体内更多的葡萄糖。长期运动可增加各种酶的活性，增加糖的分解和利用，改善肌细胞的氧化代谢能力。糖尿病患者长期运动后，在定量运动时，血糖的升高或降低的波动幅度较小，反映了机体对血糖的调节机制有所改善。这主要是因为运动改善了糖原合成酶的活性，使肌糖原的储备能力加强，血糖波动减小。另外，运动后维持血糖的激素变动较小，机体易于维持糖代谢稳定，以提高应激适应能力。有研究表明：有规律的运动对糖耐量减低和早期 2 型糖尿病患者有改善糖耐量的作用。除此之外，运动可以降低糖尿病患者糖化血红蛋白的浓度，改善糖代谢。

2. 运动对血脂的作用　运动可以降低血脂，改善血脂的代谢。脂质代谢异常是糖尿病动脉粥样硬化及冠心病的重要危险因素。尤其是有氧运动，如跑步、爬山等，具有降低血浆胆固醇的作用。

3. 运动对 1 型糖尿病糖代谢的作用　1 型糖尿病患者注射胰岛素会引起血糖降低，运动使这一作用加强，甚至出现低血糖。其原因可能是由于在运动中的肌肉增加对葡萄糖摄取和利用的同时，血中高胰岛素则抑制肝糖原的生成和输出，糖代谢不平衡，使血糖迅速下降，产生低血糖。另一方面，如果运动前未注射胰岛素，体内胰岛素缺乏，肝糖的生成和输出明显增加，而肌肉组织对葡萄糖的摄取和利用不完全，将导致血糖进一步升高，使病情恶化。运动还使脂肪分解增加，产生大量游离脂肪酸和甘油三酯。游离脂肪酸在肝内产生的酮体增加，引起高酮血症、酮症酸中毒，使病情加重。因此，运动时应注意这些反应，避免加剧各种代谢紊乱。

（二）PT 评定内容

在运动治疗前，治疗师要对患者进行详细的检查，掌握患者基本的病情及治疗情况。包括：是否确诊糖尿病，治疗后血糖控制情况，并发症的发生发展情况，患者是否运动，饮食习惯等。这些对于患者运动处方的确定是非常必要的。初次评定内容包括以下方面（表 7 - 2 - 2）：

1. 基本情况　在运动治疗前首先掌握患者的现病史，如患者发病时间、年龄、既往史（有无高血压、动脉硬化等其他疾病），发病类型，家族史，患病后用药情况。掌握全身各个系统的检查结果，如尿糖、血糖、糖化血红蛋白（HbA1c）、血脂、心率、血压、眼底检查、肾功能检查等。

2. 运动史　主要了解患者平时的运动经历，有无骨骼、关节、肌肉等运动系统的疾患。

3. 体重　过去的最大体重，健康时的体重，变化情况，是否有体重突然增减的情况。

4. 自觉症状 患者有无身体不适的症状，如神经系统障碍的表现——感觉的异常。在日常活动时，自我感知运动强度可以用 Borg 建立的主观劳累程度分级法（rate of perceived exertion，RPE）进行评定（表 7 – 2 – 3）。

5. 日常生活能量消耗 为了达到控制血糖、控制体重的目标，要根据患者的活动情况计算其能量消耗量。记录从起床至睡觉前的活动内容、饮食内容，整理几天的平均数，计算能量摄取及能量消耗量，为提出符合患者的运动处方做准备。首先计算患者目前日常运动的能量消耗量，如：患者男，年龄 42，体重 80 kg。患者日常活动消耗 1500 kcal 的热量，食物摄入 1800 kcal 的热量，需增加 300 kcal 的活动，则需增加运动时间，按照运动项目所用的代谢当量，计算要增加的运动时间。简单的方法就是使用运动代谢当量（MET）计算每分钟每个单位体重消耗的热量（表 7 – 2 – 4，表 7 – 2 – 5）。

例如：快步走 MET 为 4 ~ 6，通常取平均值 5，把它放在下面的公式中：

MET × 3.5（常数） × 体重 ÷ 200（常数）＝ kcal/min。

5 × 3.5 × 80 ÷ 200 ＝ 7 kcal/min

300 ÷ 7 ≈ 42 min

患者运动项目需要的时间为 42 min。

表 7 – 2 – 2 评定内容记录表

年　　月　　日　姓名　　　　年龄　　　　性别　　　　身高　　　　体重

时　　间	生活内容	RPE 分级	脉　　搏	% VO$_2$max

表 7 – 2 – 3 RPE 分级量表

分级	6	7	8	9	10	11	12	13	14	15	16	17	18	19	20
RPE		非常轻		很轻		有点累		稍累		累		很累		非常累	

表 7 – 2 – 4 运动项目的能量消耗（MET）

项　　目	能量消耗（MET）	项　　目	能量消耗（MET）
静坐	1	游泳（慢）	4.5
走路（速度 < 3.2 km/h）	2	游泳（快）	7.0
伸展，瑜伽	2.5	跳绳	12
轻度阻力训练	3	乒乓球	4.5
健身单车（50 W）	3	慢跑 1.6 km/10 min	10.2
上台阶（20 级/min）	3.5	划船器（100 W，用中等力量）	7
羽毛球	4.5 ~ 5.5	仰卧起坐、引体向上	8
有氧舞蹈	5 ~ 6	户外骑车（速度 16 ~ 19.2 km/h）	6
网球	5 ~ 6	篮球（非比赛）	6

表 7 - 2 - 5　日常生活活动时的能量消耗（MET）

活　　动	能量消耗（MET）	活　　动	能量消耗（MET）
整理床铺	3.4	坐位吃饭	1.5
穿衣	2	上下床	1.6
修面	1	站立热水浴	3.5
进食	1.4	园艺工作	5.6
坐厕	3.6	做饭	3
站立	1	扫地	4.5
洗手	2	拖地	7.7
坐椅	1.2	简单清洁房间	2.3
坐床边	2	种花、种菜	2.1
步行 1.6 km/h	1.5～2	浇水	1.5
步行 2.4 km/h	2～2.5	织毛衣	1.5～2
步行 4.0 km/h	3	打牌	1.5
步行 5.0 km/h	3.4	缝纫	1.6
步行 6.5 km/h	5.6	开车	2.8
步行 8.0 km/h	8	下楼	5.2
骑车（慢速）	3.5	上楼	9

6. 运动功能　为了到达较好的运动疗效，治疗师应掌握患者呼吸、循环系统的功能、内分泌及代谢系统的反应，对各关节肌力、关节活动度及身体柔韧性进行相应的检查。对于年龄较高的患者，应格外注意运动处方的制定及运动场所的选择。

7. 肺功能检查　在制定运动处方时，应掌握肺功能的状况，检查患者有无呼吸系统的疾病，如果有疾病，其程度如何，进行何种治疗。

8. 运动负荷试验　患者有其他系统疾病时，如高血压、心脏病，运动前需进行运动负荷试验，避免运动中出现危险。

（三）运动疗法的适应证与禁忌证

运动疗法主要适用于轻度和中度的 2 型糖尿病患者，肥胖型 2 型糖尿病是最佳适应证。

1 型糖尿病必须依赖胰岛素治疗，在稳定期也可进行运动，以促进健康和正常发育。

禁忌证：①合并各种急性感染。②伴有心功能衰竭、心律失常，活动后加重。③严重的糖尿病肾病。④糖尿病足。⑤严重的眼底病变。⑥新近发生血栓。⑦血糖未得到较好控制（血糖 >16.8mmol/L）。⑧有明显酮症酸中毒等。

（四）运动处方

运动疗法要遵照循序渐进、持之以恒的原则，根据患者的不同情况制定相应的运动项目和运动强度。通常适用于糖尿病患者的运动方法是低至中强度的有氧运动，一天的能量消耗约为 240 ~ 320 kcal。主要是机体中大肌群参加的持续性运动。

1. 运动量的掌握 运动量的大小是由运动强度、时间和频度三个因素所决定的。

（1）运动强度：运动强度决定了运动的效果。一般认为当运动强度达到相当于最大摄氧量 40% ~ 60%，才能改善代谢和心血管功能。由于在有效的运动范围内，运动强度的大小与心率的快慢呈线性相关，因此，常采取运动中的运动心率作为评定运动强度大小的指标。安全的运动心率（靶心率）是最高心率的 70% ~ 80%。靶心率的确定最好通过运动试验获得。最高心率简易计算法：220 − 年龄。如果患者服用影响心率的药物，也可采取自觉运动强度（RPE）决定运动强度大小。开始时宜用低强度进行运动。

（2）运动时间：糖尿病患者运动应选择在餐后 1 ~ 2 小时进行，因为餐后摄入食物，加上餐前使用胰岛素或其他降糖药物，能阻止肝糖原的分解，又能促进肌肉利用外源性葡萄糖，达到糖代谢平衡。餐后运动还应避开药物作用的高峰期，以免发生低血糖。例如：胰岛素的高峰时间为注射后 2 ~ 4 小时；口服药因品种不同，时间也不一致，以优降糖为例，高峰时间为服药后的 1.5 小时左右。因此，使用胰岛素或优降糖的患者，运动时间一般为餐后 30 分钟至 1 小时。

运动持续的时间可从 10 分钟开始，逐渐延长至 30 ~ 40 分钟，中间可以适当有间歇。运动强度和运动时间共同决定了每次的总运动量。总运动量确定后，运动强度较大时持续时间可相应缩短，强度小时则时间可相应延长。前者适用于年轻或体力较好的糖尿病患者，后者适用于年老体弱的患者。

（3）运动频率：一般每周至少运动 3 ~ 4 次，如果体力允许每日进行 30 分钟中等强度的运动。

2. 运动类型 运动方式有多种，但主要是耐力运动，如步行、慢跑、跳绳、游泳、功率自行车以及太极拳、医疗体操等。患者可根据身体情况选择 1 ~ 2 项，其中步行应作为首选。

（1）步行：步行是一种简便有效的训练方法。运动量的大小由步行的速度与步行时间决定。一般每分钟 90 ~ 100 米为快速步行，79 ~ 90 米为中速步行，40 ~ 70 米为慢速步行。开始应进行慢速步行，适应后逐渐增加步行速度。若患者体能较好，步行可以转为走跑交替，然后过渡为慢跑。治疗师可以根据患者体力情况，设计步行的速度，调整运动强度。运动的能量消耗可根据前面所列出的公式进行计算。

（2）登楼梯：方法包括走楼梯、跑楼梯和跳台阶三种形式。楼梯每级台阶高度 10 厘米，每分钟 20 级，MET 为 3.5；每分钟 30 级，MET 为 4.8。每级台阶 20 厘米，每分钟 20 级，MET 为 4.9；30 分钟则 MET 为 6.9。台阶 30 厘米高时，每分钟 30 级，MET 为 9。

（3）简易体操：糖尿病患者在家可做以下四种运动：①踮脚尖运动：立位，将手扶在椅背上，踮脚尖（即左右交替提足跟）10 ~ 15 分钟。②坐立运动：屈肘，两手扶上臂，将背部挺直，椅上坐、立反复进行，做多久依自己体力而定。③立位运动：将双手支撑在墙壁上，双足并立，使上体前倾，以增加肌肉张力，每次支撑 15 秒左右，做 3 ~ 5 次。室内的简单活动所需的 MET 大约在 3 ~ 5 的范围。

运动处方确定后患者在两周要进行各个方面的再评定，以检查运动的疗效。如果运动强度相对不足，糖尿病代谢改善不佳，则需要分析原因，调整治疗方案。

3. 注意事项　运动量因人而异，一般以每次 20～30 分钟最为适宜，运动时间过短或过长均达不到降低血糖的目的，以运动后微出汗，有轻度疲劳感但不气喘吁吁，运动中每分钟脉搏次数不超过 170 减去年龄为适宜。另外，还要注意，在运动前最好进行一下血糖的自我监测，血糖过高（大于 16 mmol/L）或者血糖过低（小于 3.6 mmol/L）都不能进行运动，否则会引起代谢紊乱。运动开始时应做些准备活动，切忌操之过急。不要空腹运动，以免出现低血糖休克。最好随身携带一些饼干、糖块、巧克力或含糖的饮料和水，尤其是在运动量相对较大时，一定要及时补充糖和水分。有并发症或合并其他系统疾病如严重肝肾衰竭、心律不齐、动脉硬化、重度高血压和血管栓塞等的中老年糖尿病患者，应在医师指导下进行运动。

4. 不同类型糖尿病的运动疗法注意要点

（1）1 型糖尿病：以胰岛素治疗和饮食控制为主，待血糖得到较好控制后再开始实施运动疗法。运动的类型和运动强度可根据患者年龄、病情、兴趣爱好和运动能力而制定，如步行、跑步、踢球、跳绳、游泳、舞蹈等。开始运动强度以 40%～60% 最大心率为宜，运动时间从每次 20 分钟开始，每周运动 3～4 次，逐渐增加运动量。每次运动要适度，不要过度劳累，以免加重病情。由于胰岛素的使用，血中胰岛素的浓度有可能出现过高或过低的情况，要保证运动中血糖相对稳定，必须处理好运动与使用胰岛素和运动与饮食的关系，防止运动诱发低血糖或高血糖的发生。注意运动应避开胰岛素作用的高峰期，如必须在这段时间运动，可在运动前适当增加食物量。胰岛素注射部位尽量避开要进行运动的肢体。运动开始前监测血糖，若空腹血糖低于 5.5 mmol/L，运动前应增加食物。教患者掌握低血糖的症状及简单的处理方法，随身携带补充用的食物。

（2）慢性并发症：糖尿病的慢性并发症应注意早期预防、早期治疗。对于已经发生并发症的患者，制定运动方案时应慎重考虑。根据患者体能，选择一些低强度的运动项目，如步行、太极拳、静气功等。

对于并发末梢神经病变的患者，运动前应进行感觉神经和自主神经的检查。如存在感觉损害，在运动时宜穿合适的袜子和软底运动鞋。足底有轻微破损时，应停止运动，并给予及时处理，防止破损扩大。预防糖尿病足的发生，可做简易家庭体操。

高血压的患者合并糖尿病非常多见。运动初期应在心电监测下进行，运动中避免闭气用力的动作，如举重物、用力的静态收缩等。类似动作会引起心率明显加快，同时外周血管阻力增高，血压上升，对左心室产生较高负荷，增加心肌耗氧量，加重心血管疾病的病情。步行的运动强度应在最大耗氧量的 40%～60%。服用 β 受体阻滞药的患者，由于心率变慢，运动时心率对运动的反应性减低，此时的靶心率按照比安静时心率增加 20 次/分钟计算为宜。停药后再适当提高靶心率。

对于有眼底病变的患者，如增殖型糖尿病视网膜病变，应避免进行剧烈运动、低头动作或闭气动作，以避免视网膜脱离和玻璃体出血。

四、健康教育

在糖尿病治疗中糖尿病的健康教育是预防糖尿病的核心。一方面教育健康人群提高对糖尿病的认识，减少发病率；另一方面，对患者的教育可充分调动患者及家属的主观能动性，使其了解长期高血糖的危害，减少慢性并发症的发生发展。

糖尿病患者实施综合治疗的目的是控制血糖，减少各种急慢性并发症的发生。为了达到这个目的，必须做好血糖的自我监测。向患者推荐简便、准确、可靠的血糖仪，自测血糖。结合监测尿糖判断治疗效果。

（沈　莉）

第三节　跌倒预防管理

一、概述

跌倒是指不受意识控制地或非故意地倒在地上或其他较低的平面上，而遭到猛烈的打击、意识丧失、突然瘫痪或癫痫发作等原因除外。按照国际疾病分类，跌倒可分为以下两类：①从一个平面至另一个平面的跌落。②同一平面的跌倒。

根据 2007 年卫生部报告，我国 65 岁以上的老年居民中，有 21% ~ 23% 的男性、43% ~ 44% 的女性曾经跌倒过，跌倒的发生率随着年龄递增，80 岁以上老年人跌倒的年发生率高达 50%。据统计，我国每年至少有 2000 万名老年人发生 2500 万次跌倒造成住院治疗，直接医疗费用达 50 亿元人民币以上，社会代价为 160 ~ 800 亿元人民币。跌倒是老年人的首位伤害死因。据资料显示，老年人跌倒占意外伤害的一半左右，而意外伤害死亡率排在心脑血管疾病、肿瘤疾病、呼吸道疾病之后，位列第 4。根据卫生部统计数据，每年由于意外滑倒造成骨折、扭伤等住院数据的比例占全部的 35%，其中大部分是老人，其比例高达 63.8%。跌倒是老年人常见的意外伤害，老年人股骨颈骨折的 80% 以上都是由于跌倒造成的，跌倒以后需要长期住院治疗，卧床不起又是老年人发生各类严重并发症致死致残的常见原因。跌倒之后的另一个问题是容易产生害怕跌倒和疼痛的恐惧心理，使得老年人不由自主地减少活动和活动范围，从而加速了肌力的下降以及关节活动范围受限等废用性问题，还有可能会造成生活自理困难。目前，我国已经进入了老龄化社会，分析、找出老年人跌倒的原因并预防跌倒，已成为今后的重要课题。

二、原因

（一）老年人跌倒常见原因

老年人跌倒的原因很多，表 7 - 3 - 1 针对不同居住环境中的老年人，对其跌倒的 12 种原因进行了总结，其中以意外和环境因素导致跌倒的频率最高。许多跌倒案例的原因虽然归结为意外，但实际上却是由于环境中的危险因素和老年人本身对危险的易感性的共同作用所导致的，而此易感性受到年龄的增加和疾病的长期影响。随着老龄化，姿势控制能力、协调性、身体定向反应能力、肌肉力量和节奏、迈步时抬脚的高度均会下降，削弱了老年人避免绊倒或滑倒的能力。年龄增长给视觉、听觉和记忆力带来的损害也可增加绊倒的次数。

表 7 - 3 - 1　12 项老年人跌倒原因总结

原　　因	平均百分比（%）*	变化范围（%）**
意外/环境因素	31	1 ~ 53
步态/平衡失调或乏力	17	4 ~ 39
头昏/眩晕	13	0 ~ 30
突发跌倒	9	0 ~ 52
意识模糊	5	0 ~ 14
体位性低血压	3	0 ~ 24
视觉障碍	2	0 ~ 5
晕厥	0.3	0 ~ 3
其他特定原因***	15	2 ~ 39
未知原因	5	0 ~ 21

　＊ 平均百分比是由 12 项研究中的 3628 个跌倒事例中计算得出的。

　＊＊变化范围是指在 12 项研究中所显示的百分比。

　＊＊＊该项包括：关节炎、急性病、药物、酒精、疼痛、癫痫以及从床上跌下等。

　　各种步态问题及缺乏力量是造成老年人跌倒的第二大类常见原因。正常的行走需要机体多个部分的协调来共同实现，包括：灵活的关节，尤其是腿部；适时的肌肉反应和适当的肌肉反应强度；正常的感觉输入，如视觉、本体感受和前庭系统。步态和平衡问题由很多原因导致，其中包括老龄化所导致的步态和平衡能力的变化，还包括神经、肌肉、骨骼、循环和呼吸系统中某部分的功能障碍或卧床一段时间后产生的健康恶化。

　　造成跌倒的另一个主要原因是眩晕，这在老年人中是极为常见的。眩晕是一种不明确的症状，可能反映出很多方面的问题，如心血管功能紊乱、过度换气、体位性低血压、药物的副作用、焦虑或沮丧。10% ~ 30% 的居家老人存在与体位性低血压有关的问题。造成此问题的原因包括：自主神经功能紊乱、血容量低、帕金森病、代谢和内分泌失调及镇静剂、降压药和抗抑郁药物的影响等。

　　突发性跌倒是指在未失去知觉或发生眩晕的情况下突然跌倒。老年人突发性的腿部无力通常是短暂的，但也可能会持续几小时。导致此症状的原因可能是腿部乏力、膝关节不稳、瞬间椎基底动脉供血不足。

　　其他引起跌倒的具体原因包括：中枢神经系统功能紊乱、认知缺陷、视力低下、药物副作用、酒精、贫血、甲状腺功能减退、足部问题、严重的骨质疏松并伴有自发性骨折以及急性病。由于大多数老人身上都同时存在多种易导致跌倒的危险因素，因此通常很难判断其跌倒的准确原因。

　　（二）造成老年人跌倒的内在因素

　　主要包括：感觉因素（深感觉障碍、视觉障碍、前庭觉障碍等），认知因素（注意力低下、睡眠障碍、意识障碍、记忆障碍、学习障碍等），运动因素（肌力减退、耐力低下、协调障碍、骨关节功能障碍等）。

　　1. 本体感觉障碍和跌倒　本体感觉是指在安静状态和运动过程中准确地了解身体各

部位相对位置关系的感觉，包括感知四肢位置和各部位朝向的位置觉、感知关节活动方向和速度的运动觉以及为了保持关节位置感知所需肌力的力的感觉。本体感觉会随着老化而低下，据报道，老年人随着年龄的增长，对前庭系统的依赖急剧减少，而对本体感觉和振动觉等源于末梢的感觉系统的依赖呈直线增加。因此，老年人姿势保持的能力与末梢感觉系统密切相关。

2. 视觉障碍和跌倒　人脑所获得的外界信息中，70% 以上来自视觉。通过视觉系统，人类能够感知外界物体的大小、形状、颜色、明暗、动静以及远近等。随着年龄的增长，视觉系统的能力逐渐减退。视力是指眼对物体细小结构的分辨能力。与年轻人相比，45岁左右人的平均视力呈直线下降；随着老化，观看动态物体的视力也会降低，速度越快视力越差。40岁以后中心视野的敏感度下降，到60岁之后周围视野的敏感度也下降。另外，对颜色的识别能力从40～50岁左右开始下降，三维空间的视知觉、视力和眼的调节能力等都会伴随老化急剧下降。根据文献报道，在视野变窄时老年人的姿势保持能力会明显下降；在柔软不稳定的地面上维持姿势时，视力和对比敏感度与重心动摇程度高度相关。以上可以证明在复杂的环境中进行身体活动时，视觉能力对平衡有至关重要的作用。有视觉障碍的老年人，在多彩的外界环境中如果分辨障碍物的能力下降的话，会引起跌倒；在熟悉的环境里，正确感知自身在空间的位置关系和活动的能力低下的话，也会引起跌倒。

3. 身体力线变化和跌倒　关节的相互位置关系和身体在轴线上的相对位置关系的生理和病理性改变使得老年人身体力线发生变化。老化的同时椎间盘变性带来身高变矮，骨代谢的改变、椎体压缩骨折等带来脊柱生理弯曲的改变，脑卒中后遗症老年患者肌张力的改变等运动功能障碍也会对身体力线造成严重影响，引起姿势和运动异常。力线改变、关节和肌肉柔软性降低、骨骼和肌肉萎缩、疼痛、感觉障碍等各种问题交织，导致了老年人的跌倒。一般来讲，在遇到外界干扰、行走中被绊倒等情况时，老年人也具有一定的保持身体稳定的能力，但是在动作过程中如果发生注意力分散的话，会影响姿势的稳定性，而力线崩溃加大了跌倒的可能性。与年轻人相比，老年人难以应对快速的外界干扰刺激，防御反应延迟。

4. 步行特点和跌倒　老年人跌倒多为行走中被绊到或滑到，虽然受到外因影响的可能性较大，但也不能忽视受外因影响时身体各种保护性伸展反应机制的减退。在日常生活中如果注意力分散或下肢肌力减退的话，会加大跌倒的危险性。50岁以后人的步行速度开始降低，到60岁左右步行速度、步长和步频快速下降，影响步行速度和步长的是膝关节伸肌的股四头肌和踝关节跖屈肌肌力。随着老化步行周期发生改变，单腿支撑期变短，双脚支撑期延长。单腿支撑期变短是老年人的身体为了保障安全，对应下肢肌力减退、平衡功能低下做出的适应性改变。从下肢关节角度来看，老年人足跟着地期髋关节屈曲、膝关节伸展以及踝关节背屈角度减小，足趾离地期髋关节伸展和踝关节背屈角度减小，这些问题是引起老年人步长缩短、步行速度下降的原因。步行中，躯干前倾以及前后的晃动加大，骨盆旋转减少，在摆动期足尖高度降低等也是老年人容易在步行中绊倒的原因之一。

5. 平衡功能障碍和跌倒　老年人的平衡功能和跌倒密切相关。

(1) 生理改变原因：由于老龄化，与平衡相关的中枢姿势反射机制、末梢的感觉器官和运动系统的变化导致平衡功能低下。

(2) 疾病原因：①椎基底动脉系统的病变，如脑血管障碍会造成姿势反射的障碍，加上肌张力调节障碍，使患者容易跌倒。另外，桥脑背侧的病变、小脑病变、中脑病变、网状激活系统障碍以及大脑后动脉病变引起的丘脑损伤等均会造成平衡功能低下和协调运动障碍。②糖尿病表现为躯体感觉，特别是振动觉的减退，如果再发生视力低下的话更容易引起平衡功能下降。③帕金森病会表现出姿势反射障碍，在受到外界干扰时身体的调整能力显著低下，运动开始和姿势转换困难这两大特征也增加了跌倒的危险。多发性脑梗死导致的帕金森综合征表现为启始运动迟缓、蹭步、近端肌肉轻度瘫痪，使得步行中足趾廓清不充分而被绊倒。④椎动脉循环不良、痉挛性头晕、良性发作性头位眩晕症等以及前庭系统疾病都会造成平衡功能减退。

（三）造成老年人跌倒的外在因素

老年人可以分为前期老年人（65～74岁）和后期老年人（75岁以上），两者活动性不同，跌倒的特点也有所不同（表7-3-2）。此外，受教育程度、收入水平、与社会交往程度等因素也是影响老年人跌倒发生率的原因。

表7-3-2　不同阶段的老年人活动性和跌倒的比较

	前期老年人	后期老年人
活动性	高	低
外出次数	多	少
跌倒地点	室外＞室内	室内＞室外
跌倒时间	下午＞早晨、上午	早晨、上午＞下午
骨折	多见上肢骨折	股骨颈骨折占绝大多数
对跌倒的恐惧感	低	高

1. 视觉功能与环境　如前所述，视觉功能伴随老化的过程而减退。视觉可以感知人与周围环境之间的三维位置关系，是人体在空间保持恰当位置的重要感觉信息。因此，存在任何视觉功能障碍的老年人都有可能因为难以分辨外界环境中障碍物的形状、宽度、颜色等而发生跌倒。也可以说，外界环境的好坏会直接影响到老年人的身体安全。

2. 室内和室外环境

（1）室内环境：与室外行走不同，在室内行走需要频繁地变换行走方向，有时需要侧方行走和后退行走、以一侧腿为轴转身等。除了前述的身体原因之外，室内环境因素也会造成老年人的跌倒，主要包括：

1）地面材质：①硬质地面的摩擦系数较小，容易打滑，使用拐杖时更是如此。足趾离地期本该出现的蹬离动作会由于地面的原因难以充分完成。如果穿拖鞋的话，鞋子较大、不合脚，导致行走中易脱落，增加绊倒的可能性。②地毯、脚垫等种类和用途不同，且此类物品薄厚不一。较薄的垫子容易掀开，而厚的容易和地面之间产生高度差并且造成足底不稳定。

2）家具和物品：不能轻易地改变物品的摆放位置。老年人习惯了家具和物品的摆放位置之后，会依照习惯在室内活动，改变摆放的位置会使老年人因为不注意而跌倒。地面上散落的电线、杂物等也是跌倒的诱因。

3）开关门：拉开门时站立的位置很重要。如果站在靠门口的墙边则不需要向后退，但是如果站在门后方则需要重心后移或向后退步，容易出现后方跌倒。关门时需要转身改变方向，增加了跌倒的可能性。

（2）室外环境：在室外导致跌倒的危险因素包括道路、公共场所（车站、商场、超市等）交通混乱、路面不平坦、台阶等障碍物多等。跌倒的原因多为绊到或滑到。

1）台阶：人行过街桥、地下通道和商店的楼梯等是老年人室外行走时经常遇到的障碍。从生物力学的角度来讲，上下台阶和平地步行大有不同。上台阶时重心移动的方式是先向前上方然后再向前方移动；下台阶时重心移动的方式是先向前方然后再向前下方移动。在向前下方移动重心时，为了过度向下移动，重心会保留在身体后方，然后再将腿迈下台阶。为此，在下台阶时支撑侧下肢将承担起大于体重的负荷，需要股四头肌强有力的离心性收缩。上下台阶的动作，尤其是高台阶和高度不一致的台阶、没有很好地加以修缮、积雪等都会给老年人带来很大的危险。

2）路面：感觉减退、反应减慢的老年人对于路面状况的变化难以做出及时、准确的调整；路面的凹凸使得下肢负重不均，行走困难。人行横道上视力残疾人用盲道具有坚固、防滑、耐磨的特点，但是对于下肢关节屈曲、踝关节背屈活动范围减少的老年人来讲，却成为了绊倒的诱因之一。

3）路缘石等障碍物：根据行走过程中跨越障碍物的研究，与年轻人相比，老年人足底至障碍物顶端的距离加大，障碍物越高，距离加大越明显；步行速度则正相反，障碍物越高跨越时的步行速度越缓慢；老年人迈过障碍物时的摆动期和迈过障碍后支撑期均早于年轻人；足尖距障碍物的距离较远。因此，老年人不能在行走过程中正确判断障碍物的高度、距离，容易跌倒。

三、评定内容

针对老年人，应进行老年人避免跌倒的能力以及跌倒可能性的评定。首先，需详细询问老年人情况，如：突然间由卧或坐位站起（体位性低血压），绊倒或滑倒（步态、平衡或视觉问题，或环境中的危险因素），突发性跌倒（椎基底动脉供血不足），仰望或向侧面看（动脉或颈动脉窦压迫）以及失去知觉（昏厥或癫痫发作）。在跌倒发生前不久所经历的症状也可能表明某种潜在的原因，如头晕或眩晕（体位性低血压、前庭系统问题、低血糖、心律不齐和药物的副作用），心悸（心律不齐），失禁或咬舌（癫痫），非对称性肌肉无力（脑血管疾病），胸部疼痛（心肌梗死或冠状动脉功能不全）。

（一）身体形态测量和观察

1. 关节活动度的测量　对老年人四肢的各个关节进行检查，以明确老年人在运动中各关节活动范围是否充分。

2. 肌力的检查　通过徒手肌力检查法（MMT）对老年人双下肢肌肉的力量进行检查。检查老年人有无肌力下降，双下肢肌群力量是否相当。

3. 下肢健康活动程度　国外有关跌倒预防的文献中通过简单的方法对下肢活动能力进行整体测试，测试内容包括：①尽全力步行 10 m 时的速度。②向前（或侧方）的最大跨步距离。③能否上下 40 cm 的台子。

4. 其他　观察坐位、立位姿势是否正确，观察行走动作是否存在异常，询问有无下肢关节及足部疼痛、询问跌倒史和罹患的疾病等。

（二）运动功能评定

1. 步行速度、步幅　行走距离从 2 m 到 10 m，行走速度分为在规定距离内的日常行走速度和最快行走速度。观察行走中的步幅以及下肢支撑和摆动状态。根据国外研究，2 m 步行速度慢于 0.8 m/s，容易跌倒；5 m 步行时 10 s 为临界值。

2. 计时起立 - 行走测试（timed 'up & go' test，TUG）　通过计算完成指定任务花费的时间来测评受试者的移动能力，现在也应用于测试跌倒风险。测试从 45 cm 高的椅子上站起向前走 3 m，折返后坐回椅子所用时间。20 s 以内能够完成的话说明移动能力自立。

3. 功能性伸展测试（functional reach test，FRT）　由 Duncan 研发，用于测试体位控制能力与动态平衡功能。双脚与肩同宽站立，上肢伸直，肩关节前屈 90°。在此姿势下尽量向前伸出上肢，测量从起点到前伸终点的距离。距离越近，跌倒的可能性越高，临界值为 15 cm。

4. 多方向伸展测试（multi-directional reach test，MDRT）　测试方法与功能性伸展测试相似，可以简便、有效地测量四个方向（前后左右）的稳定性。

5. 综合运动功能检查（performance oriented mobility assessment，POMA）　Tinetti 开发的对平衡和步行的评定方法，用于评定受试者动作中的安全性和稳定性。得分高者跌倒危险性低。平衡项目包括坐位平衡、站起、站起后的平衡、立位平衡、外力破坏时的稳定性、闭眼站立、360°转身、落座共 9 个项目，16 分满分；步行项目包括步行开始的状态、步幅的长度和高度、迈步的对称性和连续性、是否走偏、步行中躯干状态、步宽 7 个项目，12 分满分。

6. Berg 平衡量表（Berg balance scale，BBS）　此量表用于测评平衡与移动功能，包括 14 项日常生活测试项目，56 分满分，是目前应用较广泛的量表之一。少于 45 分有跌倒危险。

7. 单腿平衡测试（one-leg balance test）　受试者分别在睁眼和闭眼时单腿站立并保持平衡 5 秒钟。该测试简便而易于操作，能够反映受试者在日常生活中的体位、步态变化。

8. 平衡功能自我感觉测试（balance self-perceptions test，BSPT）　用于测定受试者对平衡程度的感知以及跌倒风险对日常生活干扰的认识。

9. 重心动摇仪　常用于身体平衡的测试，也应用于跌倒预测。老年人测试时一般测 60 秒，测试内容包括在不同状态下的测试，如闭眼、睁眼或改变足底环境等。

（三）生活环境评定

Mackenzie 等人关注生活环境，开发出了居家跌倒事故筛查表（home falls & accidents screening tool，HOME FAST）。包括地面、家具、厕所浴室、照明、收纳、台阶、活动性七大项 25 个子项目的评定。

（四）跌倒恐惧感评定

1. 修订版跌倒功效量表（modified falls efficacy scale，MFES）用于测定老年人完成指定活动内容时不失去平衡的信心，是目前应用较广泛的量表之一。从 0 分（完全没有自信）到 10 分（绝对自信）考察老年人入浴、穿脱衣物、购物、乘坐公共交通工具等 14 项内容能否不跌倒，能否安全地完成活动。

2. 特定活动平衡信心量表（activities-specific balance confidence scale，ABC）由 Powell 制定，应用于活动功能较高的老年人平衡信心的评定。要求受试者用目测类比评分，给自己在行使基本日常活动时的平衡信心打分，并可配合平衡测定量表使用来评定受试者活动能力的高低。

（五）其他

改良 Barthel 指数（MBI）和 London 残疾量表（LHS）可用于评定残疾、障碍和自理能力；简易智能量表（MMSE）可用于评定受试者精神状态和认知功能。以便全面地给老年人提供帮助。

四、跌倒预防对策

通过上述对老年人跌倒的原因和风险因素的分析以及评定结果，可以针对性地制定相应的治疗方案。

（一）扩大关节活动范围

有一定数量的老年人由于骨关节病引起髋、膝等关节受限，从而在步行中出现受力不均匀、重心不稳、平衡失调并最终导致跌倒。此时可以通过自我牵伸腰背肌、腘绳肌等来扩大关节活动度，使受限关节活动范围逐渐改善。但要注意老年人骨质疏松的特点，在治疗过程中采取适当力度，以避免骨折。

（二）增强肌力

伴随着老化的过程，易出现力量减退、老年性骨关节病、疲劳乏力等症状，这些都是造成双下肢肌力低下的主要问题。治疗师可以根据具体情况给予下肢躯干肌力增强的训练。由于大多数老年人伴有心脏病、高血压病史，因此在训练过程中，应注意训练幅度不宜过大、量不宜过多，以避免出现并发症。

（三）平衡能力训练

老年人的跌倒问题多由于平衡功能障碍引起。在保证其正常的关节活动，提高肌力、耐力的基础上，开展平衡能力的训练。但注意要在治疗师的严格监控下进行，以防止发生意外。老年人平衡训练的方法包括：练习单腿站立、直线行走、侧方行走、后退行走、打太极拳等，练习站立位下踝关节背屈、跖屈；练习在立位平衡被破坏时向前方、侧方和后方的踏步反应等

（四）提高耐力

随着年龄的增长，老年人的耐力也会有所降低，使其在长时间运动中不能维持肌肉力量，进而增加了跌倒的风险。可通过游泳、骑车、行走等有氧运动，在不加大关节负荷的基础上，提高耐力。

（五）步行训练

在步行中跌倒的老年人往往存在平衡、关节构造（畸形）、关节的稳定性、神经系统（偏瘫）等多方面问题。为此治疗师在进行分析和制定训练计划时要做到既全面，又有针对性。通过上述关节活动范围和肌力增强训练改善步态，还可以使用一些辅助用具，如助行器、手杖等，可以大大增加行走中的安全性。应注意的是，在步行训练的初期，一定要严密监控，以避免再次跌倒。

（六）防止持续性体位性低血压

对跌倒损伤后长时间卧床的老年人及因自主神经功能紊乱导致持续性体位性低血压的患者，治疗师可以通过一些方法来消除患者再次跌倒的可能性，如：睡觉时将头部垫高，从而使起床时的瞬间血压下降最小化；穿上弹力长裤，以减少腿部的静脉血流汇集；放慢起床速

度，或站起之前在床边静坐几分钟；清淡饮食，避免在炎热天气条件下进行剧烈运动。

（七）消除环境因素的影响

消除家中的危险因素，同时应对老年人及其家属说明改善家中某些环境因素的重要性。如：充足的照明、厕所和浴室中添加扶手和防滑垫、去除门槛以及穿着合脚并且防滑的鞋子等，以减少跌倒的发生。

1. 选用防滑地面　浴室是最容易发生意外的地方。水气造成地面湿滑，会令老人跌倒，造成骨折等严重伤害。居室的地板也应选择防滑材料，注意不使用过于柔软和长毛的地毯，薄的脚垫最好用胶将边角固定在地面上。为对应老年人辨色能力的减退，最好选用与地面颜色区别较大的地毯和脚垫。最好不穿拖鞋在室内行走。

2. 安装安全扶手　随着衰老进程，许多老年人开始行动不便，站起、坐下、上下台阶等动作都出现困难。除了家人适当换扶外，在浴缸边、马桶与洗手池的两侧、台阶处设置扶手，对行动不便的老人可以起到一定的帮助作用。厕所内设置如图7-3-1所示，选用坐便器，根据需要安装L型扶手。从卧室到厕所的过道安装照明设施，并注意冬季取暖。

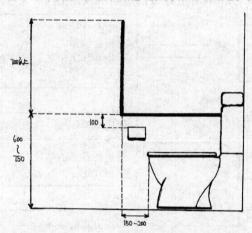

图7-3-1　老年人适用厕所及扶手高度

3. 打造方便、流通的空间

（1）门口放置椅子或台子以方便穿鞋和更衣。根据需要安装垂直或水平方向的扶手，脚下安装照明灯。

（2）浴室内放置防滑垫，防止滑倒，建议坐在椅子上洗澡，水管开关可选用容易操作的长把或粗把。

（3）零散在地面上的物品容易绊倒老年人，电线等注意悬吊固定或沿墙角放置。

（4）配合老年人的身高和身体情况收纳物品。

4. 使用拐杖　行走能力降低的老年人建议在室内使用拐杖。既可以提高单腿支撑时下肢和躯干的稳定性，在转身或上下台阶时也具有较好的保护作用。

5. 针对视觉功能减退　加大颜色的区别可以使老年人获得更多的视觉信息，提高他们的注意力。家中有台阶时，用彩色胶带做出标记。老年人身体前屈姿势明显，会影响行走中的视野，此时可以利用拐杖和扶手帮助老年人躯干伸展，扩大视野，提高注意力。

6. 室外行走注意事项　室外行走时，影响老年人安全的因素各种各样。无障碍设施不够完善时，需要物理治疗师配合生活环境进行训练和指导。例如，练习在各种地面环境下行走，提醒老年人在步行环境改变时提高注意力，高抬腿迈小步缓慢行走。

（八）预防治疗骨质疏松

跌倒所致损伤中危害最大的是骨折，尤其是骨质疏松症患者。可建议老年人适当补充维生素 D、钙剂，对绝经期女性必要时进行激素替代治疗，以降低跌倒后发生骨折的可能性。

（九）健康宣教

强化健康安全知识宣教，增强老年人安全意识。通过健康教育使其了解自身生理、心理变化特点，对有心脑血管疾病、骨关节肌肉疾病和视力听力减退的跌倒高危人群，应加强健康教育，学习预防措施。

1. 预防跌倒教室 1997 年日本厚生年金医院康复室首先开展了以体力和健康诊断、运动和生活指导为主题的预防跌倒教室，并取得了较好的效果，至今已推广到全日本。以下对预防跌倒教室进行简单的介绍。

预防跌倒教室流程：参与预防跌倒教室的有参加体检的医生、护士，物理治疗师和健康运动指导人员。运动练习和生活指导每周进行一次（图 7 - 3 - 2）。

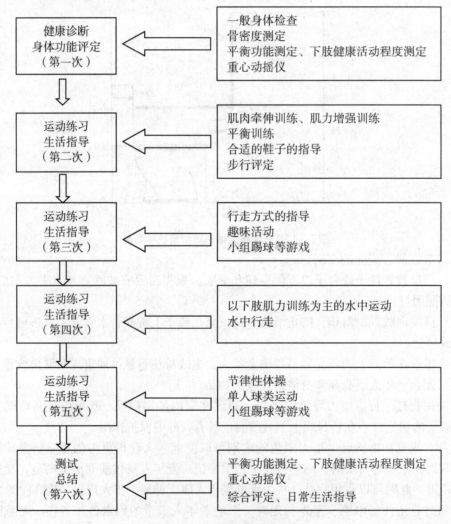

图 7 - 3 - 2 预防跌倒教室的流程

2. 物理治疗师的工作　在预防跌倒教室，物理治疗师参与第一次的身体功能评定、运动练习和生活指导以及最后一次的身体功能评定。

（1）身体功能评定：①下肢健康活动程度测定。②小腿三头肌肌力测定：足部的稳定性与重心动摇关系密切，为了通过肌力训练提高平衡能力，所以选择了小腿三头肌。③静态平衡能力：重心动摇仪测出睁眼、闭眼各 30 秒的总轨迹长、单位面积轨迹长等。④动态平衡能力：沿直线足跟对足尖行走 10 步。分为 4 个水平：需要轻微扶持，不能准确地足跟对足尖行走，不能足跟对足尖行走，需要使用拐杖。⑤步态：观察、分析每一位老年人的步行特点，确认支撑期有无折膝现象、摆动期有无足尖拖地现象以及有无上肢的摆动等。

（2）运动疗法

1）肌肉牵伸：为了预防老年人特有的前倾姿势，应强调牵伸背阔肌、髂腰肌、腘绳肌、小腿三头肌，提高肌肉的柔软性。对于后期老年人和有关节疾病的老年人，可指导在家里卧床或坐位的牵伸训练。

2）肌力增强训练：通过步行训练和水中运动等增加身体活动性，以提高整体肌力。有呼吸和循环障碍的老年人尽量不进行等长收缩。为了加强立位平衡能力，可进行小腿三头肌和臀中肌肌力强化训练。

3）平衡训练：四点跪位、双膝跪位的训练，立位前后左右身体重心转移训练等。

4）水中运动：确认老年人身体状况后进行训练。室内温度保持在 29 ℃、湿度 60%，水深 1 m，水温 34 ℃。对于身体肥胖，关节有退行性变的老年人来讲，在水里可以安全地、关节负担较小地进行身体活动，缓和疼痛。

5）健康体操：治疗师可编制一套适用于日常活动量不足的老年人，主要在坐位即可完成的简单体操，其目的是扩大上、下肢的关节活动度和维持肌力。

五、足部问题与老年人跌倒

（一）足部问题与老年人跌倒的关系

1. 足部的功能　足底由骨骼、肌腱、韧带构成，支撑人体的足弓具有保持足部柔软性、吸收地反力的冲击和分散体重的作用。因此，人体在站立和行走过程中能够快速顺应地面环境。足部的功能包括：①具有感受器的作用，通过足底、足趾的皮肤和足部的肌肉、肌腱等收集信息。②足底和足趾支撑体重，调节身体重心位置。指甲既能够保护足趾又有感受触觉的作用。

2. 老年人足部问题　80% 的老年人会出现足部问题。年龄越大发生问题的可能越大。足部的问题有脚垫、鸡眼、足趾变形、指甲变形、腱膜炎、溃疡、血液循环不佳、感觉障碍等，会伴有疼痛等症状。足趾变形主要是拇趾外翻，多伴有疼痛，严重的会引起脱位和其他足趾的变形。横弓和纵弓塌陷会引起扁平足。指甲过深会引起甲沟炎等。以上这些问题均与步行能力下降密切相关。足部作为感受器的功能以及调节身体重心位置的功能减退等问题直接影响行走中的安全。

3. 足部功能与老年人跌倒的相关研究

（1）Anacker 等根据有无跌倒史将 47 名社区老年人分为跌倒组和未跌倒组。在柔软的地面环境下，跌倒组立位平衡的保持时间短，老年人跌倒受足底感觉的影响。

（2）Tinetti 等对 336 名 75 岁以上社区老年人进行了前瞻性调查，证明足部的问题是跌倒的原因之一。

（3）姬野等人对 95 名 75 岁以上社区老年人的足部形态、功能以及跌倒情况进行了调查。结果是跌倒与疼痛、脚垫等有关，将跌未跌的情况与脚凉、疲劳感、脚垫等相关。问题越多，跌倒和将跌未跌的比例增高。

（4）山下等人对能独立行走的老年女性（平均年龄 81.4 ±6.1 岁）82 名进行调查的结果是，有跌倒史的老年人多见足趾间压力和姿势控制能力的减退。

（二）足部应对措施以预防跌倒

1. 足部的处理　已经证明修剪指甲、做足底穴位按摩、按摩小腿（膝上 5 cm 至足趾尖），挑选合适的鞋子等方法有利于改善老年人的足趾间压力和静态平衡能力，可以用于跌倒的预防。

2. 足趾肌力强化训练　根据半田等的研究，足趾屈曲形成的握力与睁眼单腿站立平衡以及功能性前伸动作相关。足趾握力的训练方法包括：用足趾抓起布包，将报纸抓皱，用足趾拉动压住重物的毛巾，用足趾转动物体等。

3. 矫正拇外翻的训练　外翻拇趾在老年女性中较为多见。由于会导致拇趾、拇趾的跖趾关节、第 2 趾的跖趾关节负重量减少，所以有必要强化拇趾外展肌肌力。训练方法如用力分开脚趾、两拇趾间挂上皮筋分开脚趾将皮筋向外拉开等。

（常冬梅）

思考题

1. 老年人的身体形态及功能改变有哪些？

2. 卧床以及废用带来的危害有哪些？

3. 影响老年人康复效果的原因有哪些？

4. 患有脑卒中的老年人在运动负荷量方面应如何把握？

5. 患有心血管疾病的老年人在进行运动疗法时的注意事项是什么？

6. 患有常见内科疾病的老年人在运动疗法训练中的注意事项是什么？

7. 患有呼吸系统疾病的老年人在运动疗法训练中的注意事项是什么？

8. Anderson – 土肥制定的训练标准有哪些？

9. 糖尿病的诊断标准是什么？

10. 糖尿病运动疗法目的有哪些？

11. 糖尿病运动处方中运动量的制定与哪些因素有关？

12. 糖尿病患者运动中的注意事项是什么？

第八章 临床其他疾患运动疗法

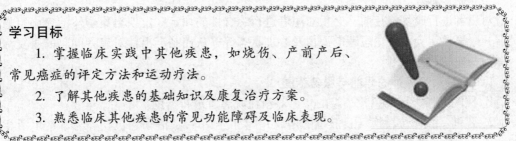

学习目标

　　1. 掌握临床实践中其他疾患，如烧伤、产前产后、常见癌症的评定方法和运动疗法。

　　2. 了解其他疾患的基础知识及康复治疗方案。

　　3. 熟悉临床其他疾患的常见功能障碍及临床表现。

第一节　烧　伤

一、概述

　　近二十年来，随着人们对于火灾防范的重视与医治、护理烧伤水平的不断提高，烧伤的发病率与病死率呈逐年显著下降的趋势，烧伤程度较严重的患者生存率也得到了大幅度提高。因此，烧伤后的康复治疗成为重要课题。

　　（一）烧伤的原因与定义

　　烧伤是指温度烧伤（热水、热蒸气、热油、热水泥、冻伤）、火焰、电流以及化学物质和放射性物质等因子作用于人体皮肤、黏膜、肌肉、肌腱等形成的损伤。

　　1. 温度烧伤　分为热烫伤和冷冻伤。通常为Ⅰ、Ⅱ度烧伤，偶有第Ⅲ度烧伤。

　　2. 火烧伤　通常为火焰点燃衣物等，需要判断烧伤的严重程度。

　　3. 电烧伤　由高压电流导致的烧伤，为家庭中较常见的烧伤类型，如儿童触摸裸露电线引起的烧伤。电烧伤通常较严重，并且表面看到的组织损伤较严重。

　　4. 化学药品产生的烧伤　与电烧伤类似，表面可见较大的组织损伤范围。需要及时用大量的水和中和药品冲洗伤口。特别是此类化学药品飞溅到颜面和眼睛中一定要反复冲洗。

　　5. 闪光烧伤　身体组织短时暴露于强辐射下所造成的烧伤，通常为第Ⅰ、Ⅱ度烧伤，偶有第Ⅲ度烧伤。

　　（二）烧伤治疗的基本流程

　　以美国的加利福尼亚州州立烧伤中心为例，烧伤的重症患者首先收入烧伤评定室，并在此组成烧伤医疗小组。在完成急救之后，患者状态较为安定，则转移到烧伤看护室，并有烧伤护士24小时看护。这种治疗方式可以促进患者的心理医疗康复，并可促进患者提早出院。

　　（三）烧伤康复治疗小组成员

　　如上所述，烧伤患者住院的同时，也要成立康复治疗小组。由于烧伤的部位不同，造成的残疾可能各不相同。例如颜面部的烧伤可能不会造成大的身体功能障碍，但是会影响患者参与社会的能力。此时，为了使患者能够回归社会，社会工作者和心理学家，以及患者的亲友就要发挥很大的作用。

康复治疗小组的人员包括：康复医生（受过特别烧伤训练的整形外科医生、一般外科医生或皮肤科医生）、心脏病科医生、小儿医生（小儿烧伤患者）、肺功能医生、专业护士、物理治疗师、作业治疗师、检验科技师、临床心理治疗师或者精神科医生、社会工作者和假肢制作师等。

对患者进行康复治疗前，必须对患者进行综合性的评定，定期召集全体治疗小组的成员召开康复评定会，讨论患者的病情及心理状态等，从而制定出针对患者的总的康复治疗目标与相应的治疗计划。

（四）物理治疗师的职能与服务范围

1. 住院　作为烧伤急救小组的一员对新住院患者进行帮助。

2. 咨询　就体位转换（良肢位的摆放）、装配悬吊带、活动、包扎等与日常生活相关的动作等问题，为患者提供咨询。

3. 资料　进行初期评定、物理疗法科内的各种治疗记录等。观察患者每天治疗的情况，如果患者状态发生变化，与其他治疗相关小组成员和烧伤康复部门联系。

4. 指导　对烧伤的患者进行辅助具以及其他康复器具适配的指导。

5. 每周的查房　在每周的指定时间内，参加烧伤小组的讨论会，并与其他小组成员讨论患者的状态和问题点，提出并记录正确的建议。

6. 每天的查房　与烧伤护士和作业疗法师一同参加每天的查房，并制定出院计划。具体工作内容：①讨论每日患者的问题。②对患者的良肢位再次进行讨论并提出自己的意见。③检查悬吊架（辅助具）、训练、绷带等是否合适。④再次探讨患者的功能能力。⑤检查影响患者治疗计划实施的原因。⑥在查房时教给物理治疗学学生烧伤的康复与管理流程。

7. 装配悬吊架（辅助具）　作业治疗师有制作并修正悬吊架（辅助具）的责任。评定患者住院时是否需要悬吊架（辅助具）以维持肢体的功能位，并判定日后悬吊架（辅助具）应用的必要性。

8. 日常生活活动训练　评定患者自理能力的水平，如果患者存在问题，则需开始功能性康复训练，并根据医生的指示使用适当的辅助具。

9. 治疗用具　如悬吊架（辅助具）、水疗中的药液等的管理也是 PT 的责任。

10. 清创及消毒　清除烧伤组织的异物，并在进行水疗前保证患者伤口的无菌环境，以及使用无菌绷带等。

11. 运动计划　根据患者的需要，遵从医生的指示制定适合患者的运动计划。

12. 记录关节活动度　使用正确的测量方法，最少一周一次记录患者的关节活动度，并根据记录进行再评定等。关节活动度是物理治疗师工作的重要内容，可以评定患者进行水疗前后、手术前后状况的改善等，并据此制定相应的治疗计划。

13. 出院计划　根据患者需要，与社会工作者、其他医疗小组成员制定出院计划。包含内容如下：继续康复的必要资金、运动计划、推荐后续康复设施。

14. 家庭指导　指导患者在家自我训练时的动作，对患者家属进行皮肤瘢痕等方面的管理指导。

15. 影像保存　住院、手术前后，护士及作业疗法师发现重大变化及出院时，都要对患者进行照相并记录。

二、烧伤诊断与评定

在进行烧伤患者接诊时，首先要听取包含受伤原因在内的全部病史。根据受伤原因可以初步判断烧伤的严重程度，并且可以预防延误救治的情况。在问诊的时候要从患者及其家属处听取烧伤的原因、时间以及要注意烧伤后自身免疫反应。

由于烧伤和其他外伤有较明显的不同，很多患者在烧伤后并没有马上表现出严重的反应，如果忽视的话容易产生严重的后果。

烧伤的评定依据烧伤面积、烧伤深度和严重程度来评定，以下分别介绍。

（一）烧伤面积的评定

1. 9分法　是将身体的不同范围的烧伤分为约占体表总面积的9%或9%的倍数。新9分法是对人体烧伤所采用的新的临床估计烧伤面积的方法（图8-1-1）。目前，在临床一般采用新9分法与手掌法估计烧伤面积。这种方法不将Ⅰ度烧伤计在内。新9分法将体表面积分成11个9%与1个1%。其中头颈部占1个9%（发部3%，面部3%，颈部3%），双上肢占两个9%（双手5%，双前臂6%，双上臂7%），躯干占3个9%（腹侧13%，背侧13%，会阴部1%），双下肢占5个9%及1个1%（双臀5%，双足7%，双小腿13%，双大腿21%）。小儿头颈部面积为 [9 + （12 - 年龄）]%，双下肢面积为 [46 - （12 - 年龄）]%，其他部位与成人相同。

2. 5分法　乳儿和小儿采用"5分法"（图8-1-2）。乳儿和小儿头颈部分别占20%和15%，双上肢各10%，躯干40%（前后各20%），乳儿和小儿双下肢分别为10%和15%。

3. 手掌法　不论年龄大小或性别差异，将伤者的手掌五指并拢，单掌面积约为体表面积的1%（图8-1-3）。这种计算方法，对于计算小面积烧伤很方便。如果伤员手的大小与检查者相似，可直接用检查者的手来估计。在估计大面积烧伤时，此法可与中国9分法结合应用，更为方便。如双下肢皮肤均被烧伤，而躯干皮肤为散在烧伤时，可用中国9分法估计双下肢烧伤面积，用手掌法估计躯干的烧伤面积，然后相加。幼儿也可采用手掌面积按照单手1%将各处的烧伤面积进行叠加计算。

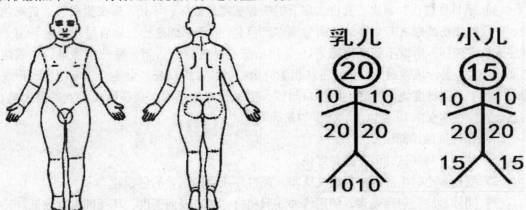

图8-1-1　9分法　　　　　　　　图8-1-2　小儿烧伤面积评定"5分法"

（二）烧伤深度的评定

1. 根据烧伤所影响的深度进行分类　从浅到深的表皮层、真皮层、皮下组织层分为

Ⅰ、Ⅱ、Ⅲ度烧伤（表 8 - 1 - 1）。

表 8 - 1 - 1　烧伤深度的表现与转归

深度	皮肤损伤深度	外观特点	感觉	皮温	拔毛试验	愈合过程
Ⅰ度（红斑性烧伤）	伤及表皮，生发层大部分健在	局部似红斑，轻度红肿，表面干燥	疼痛和烧灼感	稍高	痛	3～5 日可痊愈，脱屑，不留瘢痕
浅Ⅱ度（水疱性烧伤）	伤及生发层，甚至真皮乳头层	水疱较大，渗出较多，去表皮后创面红肿、湿润	剧痛感觉过敏	温度增高	痛	不合并感染者，两周可痊愈，不留瘢痕
深Ⅱ度（水疱性烧伤）	伤及真皮深层，上存留皮肤附件	水疱较小，去表皮后创面微湿、浅红或红白相间，可见网状栓塞血管	感觉较迟钝	局部温度较低	微痛	不合并感染者，3～4 周可痊愈，预后留有瘢痕，基本保存了皮肤的功能
Ⅲ度（焦痂性烧伤）	伤及皮肤全层，甚至皮下、肌肉、骨骼	创面无水疱，蜡白或焦黄、干燥，皮革样，可见树枝状栓塞血管	感觉消失	局部发凉	不痛，易拔除	愈合缓慢，创面修复依靠植皮或周围健康皮肤长入，愈后遗留有瘢痕或畸形

（1）第Ⅰ度烧伤：影响到表皮角质层，主要出现炎症症状。表现为毛细血管扩张、浮肿、刺痛。产生原因为长时间日照等。持续时间为 2～3 日，有碎屑、色素沉着等。

（2）第Ⅱ度浅层性烧伤：表皮完整但烧伤达到真皮层，产生毛细血管充血，有组织液渗出，形成水疱，并伴有疼痛。如果没有引起感染大约 2 周可痊愈，并不产生瘢痕。原因多为接触热水和蒸汽。

（3）第Ⅱ度深层性烧伤：表皮破坏后，达到真皮层的烧伤。组织液渗出并形成混浊的水疱，可见凝固的毛细血管，不伴有疼痛。残存的表皮组织（汗腺、皮脂腺等）形成新的皮肤大约需要 30 天以上。若此烧伤引起感染可转成第Ⅲ度烧伤。原因多为火焰灼伤。

（4）第Ⅲ度烧伤：表皮、真皮、皮下组织等被完全破坏、坏死，形成黑褐色、黄褐色的、坚硬的烧伤结痂（若为婴幼儿则呈现赤红色）。由于形成血栓，血管呈现黑色。由于神经末梢被破坏，所以不感到疼痛。1～2 周后烧伤结痂自然溶解，易产生感染，如果烧伤面积较大，易形成败血病。由于皮肤组织完全被破坏，所以疮口会逐渐挛缩增生，形成瘢痕。为了预防Ⅲ度烧伤后产生的伤口闭锁，需进行植皮手术。烧伤原因为：高温火焰、灼热金属、在沸水中 10 秒以上、化学灼伤等等。

2. 烧伤深度的诊断法

（1）使用针刺测试，但不感觉疼痛。

（2）受伤 8 小时内静脉注射埃文斯蓝，观察坏死周围产生的色素轮。

（3）同样静脉注射荧光素，使用红外线照相机，测定表面温度，坏死部温度较低。

（三）烧伤程度的判定

烧伤的严重程度首先由烧伤面积决定，烧伤面积越大烧伤约严重，而且血管通透性异常增高，血浆等向血管外渗出，血液总量减少。烧伤的严重程度还与烧伤深度、年龄、部位、合并症等有密切的联系。如果合并心、肾功能障碍，即使局部表现为中度烧伤也要判定为重度烧伤。

1. 烧伤指数（burn index） 烧伤严重程度的评定要使用 burn index（图 8 - 1 - 3），由烧伤面积、烧伤深度和系数决定。burn index = 第Ⅲ度烧伤% + 第Ⅱ度烧伤% × 1/2。burn index 在 15% 以上则考虑为重度烧伤。在应用此系数来判定烧伤程度时，还要考虑患者的年龄，但在烧伤初期应用时，较为困难。烧伤的评定还要依据烧伤的面积和烧伤的严重程度。烧伤面积评定可应用 9 分法，烧伤深度分为第Ⅰ度、第Ⅱ度（分为浅层性和深层性两类）和第Ⅲ度。

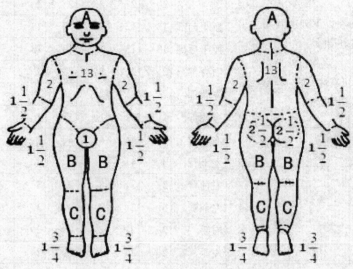

面积（%） 部位	年 龄					
	0	1	5	10	15	成人
头部半面（A）	$9\frac{1}{2}$	$8\frac{1}{2}$	$6\frac{1}{2}$	$5\frac{1}{2}$	$4\frac{1}{2}$	$4\frac{1}{2}$
大腿一侧半面（B）	$2\frac{3}{4}$	$3\frac{1}{4}$	4	$4\frac{1}{4}$	$4\frac{2}{4}$	$4\frac{3}{4}$
小腿一侧半面（C）	$2\frac{1}{2}$	$2\frac{1}{2}$	$2\frac{3}{4}$	3	$3\frac{1}{4}$	$3\frac{1}{2}$

图 8 - 1 - 3 烧伤评定系数公式

2. Artz 分类 为考虑烧伤面积、深度、部位、烧伤原因及部位的综合分类法。

（1）重度烧伤：30% 以上的第Ⅱ度烧伤、10% 以上的第Ⅲ度烧伤、颜面、手、足、会阴部等地有第Ⅲ度烧伤，伴有呼吸道灼伤，伴有骨折、软组织损伤的烧伤，化学电烧伤、酸性溶液造成的Ⅲ度烧伤。

（2）中度烧伤：15% ~ 30% 的第Ⅱ度烧伤、10% 以下的第Ⅲ度烧伤（不包括颜面、手、会阴部等）。

（3）轻度烧伤：15% 以上的第Ⅱ度烧伤、2% 以下的第Ⅲ度烧伤。

以上须考虑患者年龄及其他条件。

3. 气道灼伤 与烧伤面积无关。气道灼伤死亡率高。如果患者痰中混有灰烬、咽喉发红，则考虑合并有气道灼伤，及早转送呼吸管理医疗机构。

4. 烧伤评分（参考用）　包含了烧伤患者年龄、烧伤面积、深度、部位、合并症、烧伤原因的量化表格。0~5 点为轻度，6~9 点为中度，10 点以上为重度（表 8-1-2）。

表 8-1-2　烧伤评定表

部位	0~1 岁	1~4 岁	5~9 岁	10~15 岁	成人	Ⅱ度	Ⅲ度	总和
头	19	17	13	10	7			
颈	2	2	2	2	2			
躯干前部	13	13	13	13	13			
躯干后部	13	13	13	13	13			
右臀部	$2\frac{1}{2}$	$2\frac{1}{2}$	$2\frac{1}{2}$	$2\frac{1}{2}$	$2\frac{1}{2}$			
左臀部	$2\frac{1}{2}$	$2\frac{1}{2}$	$2\frac{1}{2}$	$2\frac{1}{2}$	$2\frac{1}{2}$			
会阴部	1	1	1	1	1			
右上臂	4	4	4	4	4			
左上臂	4	4	4	4	4			
右前臂	3	3	3	3	3			
左前臂	3	3	3	3	3			
右手	$2\frac{1}{2}$	$2\frac{1}{2}$	$2\frac{1}{2}$	$2\frac{1}{2}$	$2\frac{1}{2}$			
左手	$2\frac{1}{2}$	$2\frac{1}{2}$	$2\frac{1}{2}$	$2\frac{1}{2}$	$2\frac{1}{2}$			
右大腿	$2\frac{1}{2}$	$6\frac{1}{2}$	8	$8\frac{1}{2}$	$9\frac{1}{2}$			
左大腿	$5\frac{1}{2}$	$6\frac{1}{2}$	8	$8\frac{1}{2}$	$9\frac{1}{2}$			
右小腿	5	5	$5\frac{1}{2}$	6	7			
左小腿	5	5	$5\frac{1}{2}$	6	7			
右足	$3\frac{1}{2}$	$3\frac{1}{2}$	$3\frac{1}{2}$	$3\frac{1}{2}$	$3\frac{1}{2}$			
左足	$3\frac{1}{2}$	$3\frac{1}{2}$	$3\frac{1}{2}$	$3\frac{1}{2}$	$3\frac{1}{2}$			

入院日期＿＿＿＿时间＿＿＿＿上午、下午
年龄＿＿＿＿性别＿＿＿＿民族＿＿＿＿烧伤的日期和时间＿＿＿＿＿＿＿＿＿＿烧伤情况＿＿＿＿＿＿＿＿＿＿＿＿烧伤的流行性病学（在以下列项画圈）火焰　化学物质或电接触
热液体浸泡/飞溅　室内室外光灼伤
提供消息人＿＿＿＿可靠性　好　一般　差
到达烧伤中心的最初治疗：
日期＿＿＿＿时间＿＿＿＿上午、下午
处方＿＿＿＿＿＿＿＿＿＿＿＿＿＿＿＿

体重＿＿＿＿＿＿＿＿％烧伤
过敏史＿＿＿＿＿＿＿＿＿＿＿＿＿＿＿
预期血液需求＿＿＿＿＿＿＿＿＿＿＿＿

预期第一次手术日期＿＿＿＿＿＿＿＿＿

＿＿＿＿＿＿＿＿＿＿＿＿＿＿＿＿＿＿

地址图

烧伤评定　烧伤程度　Ⅰ度 =▦　Ⅱ度 =▨　Ⅲ度 =■

Ⅲ Ⅱ

烧伤指数

$$(\%Ⅲ度 + \frac{1}{4}Ⅱ度)$$

5. 瘢痕的评估 烧伤后的皮肤最明显的特征就是瘢痕。对于增生性的瘢痕，需要记录患者的受伤时间，观察和比较增生性瘢痕的面积、厚度、颜色、弹性、质地，并询问患者的皮肤感觉，是否有痛痒的症状；可以采用 Vancouver 烧伤瘢痕评定表（表8-1-3）。

表8-1-3 Vancouver 烧伤瘢痕评定表

项　目		评分标准
色素沉着	0	正常（与身体其他部分颜色相似）
	1	色素减退
	2	混合色泽
	3	色素沉着
血液供应	0	正常（与身体其他部分颜色相似）
	1	粉红色
	2	红色
	3	紫色
柔顺性	0	正常
	1	柔软——很小外力作用即变形
	2	较软——压力作用下即变形
	3	坚硬——外力作用下不变形，不易被推动或呈块状移动
	4	带状——绳索样，伸展瘢痕时，组织变白
	5	挛缩——瘢痕永久性缩短，导致畸形
瘢痕厚度	0	正常——平坦
	1	$0\ mm < H \leqslant 1\ mm$
	2	$1\ mm < H \leqslant 2\ mm$
	3	$2\ mm < H \leqslant 4\ mm$
	4	$H \geqslant 4\ mm$

三、烧伤后的急救处理

（一）急救措施

1. 去除烧伤部位周围衣物 在必要的情况下，快速撕开或剪开周围衣物。

2. 寒冷疗法 最适温度为5 ℃。但是不能直接将患处浸于冰水中，要使用无菌毛巾。

3. 涂抹适当烧伤药物 如烧伤膏、獾油等可降低皮肤表面温度的药物。

4. 一般Ⅰ度烧伤不用治疗，仅用清洁干燥绷带进行包裹，防止污染即可。

5. Ⅱ度烧伤需在医生的指导下给予止痛剂等，并在其监护下对创口进行清洗和无菌处理，如果水疱破溃则需要进行包扎。

6. 病历记录 记录烧伤原因、接受治疗情况、年龄、体重、过敏及日常用药，并且察看是否存在骨折、外伤等情况，同时必须维持患者气道通畅等。

（二）初期的治疗

1. 病历记录 患者尿量比重、静脉流量以及症状。制订治疗计划，召开评定会。

2. 照相 治疗前的初始状况非常重要。

3. 尿路插管 烧伤程度为20%以上的患者，为了观察患者补液情况，留置尿管非常必要。

4. 静脉补液。

5. 输血及预防休克。

6. 测定尿量。

7. 口服补水。

8. 减张切开烧伤结痂。

9. 防治烧伤合并症。

四、康复治疗方案及运动疗法

烧伤后康复的治疗阶段比急性期要长 5 倍，甚至是 10 倍以上。这是由于在这期间内，患者会出现众多身体上和情绪上的变化，如果患者在这一阶段得不到及时的帮助与康复治疗，使其重获信心，那么，其结果将变得更为严重。因此，医生和治疗师要首先想到一些可能会出现的问题，同时制定一些对应的、有效的康复治疗计划，并贯穿烧伤患者康复的全过程。物理治疗师对于烧伤患者存在的功能性及器质性损伤，如皮肤及伤口的护理、痛、痒、关节挛缩、关节强直、脱臼、压疮、截肢、肌力低下、末梢神经损伤等状况，实施早期的介入，可以预防其不良后果的产生，最大限度地保留、恢复患者身体功能，减少患者的疼痛。

（一）烧伤后的急救处理与治疗

1. 烧伤各阶段康复治疗目的

（1）初期：烧伤医生迅速进行检查和评定烧伤面积，并尽快开始输液治疗，以防止或治疗烧伤后出现的休克；利用焦痂切除术来缓解增高的组织压力；还需要进行伤口覆盖，使用暂时皮肤覆盖的替代品。此时治疗的主要目的是维持患者生命，康复也应围绕此中心进行辅助性训练。治疗目的包括：维持生命、环境控制（无菌、适当的温度湿度等）、床边训练、为患者提供心理援助、对患者及家属进行宣教。

（2）急性期：急性期是从患者的抢救结束后开始，主要预防患者出现危及生命的并发症。急性期至患者伤口闭锁愈合为止。此期康复治疗目的为促进伤口愈合，防治并发症，维持最大限度的功能，对患者和家属的宣讲与寻求精神上和社会方面的帮助。

（3）康复期：目的是患者生活自理自立、积极自我护理，主要工作是对患者及家属的教育，以及制定出院后的计划。此期是关系到患者达到最大功能能力的关键时期。治疗着重皮肤和瘢痕的管理，提高 ADL，并达到自立水平，使患者重获信心，尽早回归家庭和社会。

2. 烧伤各阶段康复治疗内容

（1）初期（紧急期）：需要进行初期清创（保持患者伤口的洁净）。床边训练内容有：体位转移、保持良肢位和功能位、装配悬吊架（辅助具）、关节活动度维持等。同时，还需对护士、患者及家属予以协助与指导教育等。

（2）急性期：保持患处洁净，辅导患者进行积极的自主运动（根据烧伤深度决定），适当佩戴悬吊架（辅助具），注意体位变换（良肢位的保持），加强 ADL 训练以及指导使用辅助具及安全管理，指导步行训练（应考虑患者身体情况、植皮因素、烧伤部位、绷带等因素），对患者家属进行指导训练。除此以外，还要对合并症（疼痛、骨折、肺炎等）

进行相应的治疗。

（3）康复期：运用软组织松动术对瘢痕松解软化等治疗；同时注意皮肤清理，教给家属清理的方法，避免太阳直射、按摩、水泡等方法；对于功能的维持，应给住院患者或门诊治疗的患者制定出相应的运动计划、家庭治疗计划等；给患者提供适合的辅助具或悬吊架；回归社会前，要进行职业咨询，对患者进行心理援助；制定出院计划，教给患者及家属必要的皮肤护理清洁技术等。

（二）烧伤后的康复治疗

1. 康复治疗的作用　维持患者最大的功能，促进创伤愈合，对患者及家属的教育，为患者提供心理援助，帮助他们尽早地回归社会。

2. 烧伤的康复治疗原则　促进伤口愈合、维持 ROM、防止关节变形、牵拉瘢痕、促进肌力及耐力、清洁皮肤及消除瘢痕和心理及社会支援。

（1）促进伤口愈合：最为常用的方法为"药剂水疗－清创处理－绷带包扎"的方法。这是一种针对患者存在疼痛而采用的水疗，并且在进行水疗之前，要先对伤口进行药物处理。此种方法适用于没有进行植皮手术的患者，冲洗创口的水温为37℃～38℃。水中常加入聚维酮碘、卓夫特消毒剂等药物。

在除去患者创面的渗出液、外用药，并将干燥的结痂去除后，对伤口进行拍照。然后使用绷带配合相应外用药进行包裹。常用外用药包括磺胺嘧啶银（烧伤宁）、铈磺胺嘧啶银、磺胺米隆、硝酸银、庆大毒素等。

（2）维持关节活动度，防止关节变形：患者的自主运动和被动运动应尽早开始，如果烧伤患者形成瘢痕组织，则维持患者的 ROM 将变得非常困难。由于患者运动不充分，慢慢牵拉挛缩的皮肤，适当地使用悬吊架或辅助具，可以尽可能地维持 ROM，促进康复早期进行。另一个在治疗中的重要原则是：尽量使烧伤瘢痕的全长度处于一个全拉长的状态。换言之，如果瘢痕贯穿多关节，要同时牵拉所有涉及到的关节。

在给患者进行被动活动或指导患者进行主动活动时，应尽量选择节律稳定、关节松动安全的治疗。烧伤创口愈合后的 6～12 个月期间，是瘢痕组织最容易形成的时期，所以一定要鼓励患者主动参与。

1）保持良肢位：具体内容见表 8－1－4。

表 8－1－4　良肢位的保持

烧伤部位	预防肢位
颈部	不使用枕头，用毛巾卷成小筒，放置于患者的颈后，使颈部处于轻度伸展位。选用颈部的支具可以预防颈部出现挛缩
腋窝	上肢处于前方15°～20°，至少90°外展位
肘关节	如有必要，使用悬吊架（辅助具）将肘关节完全伸直，以维持全部的 ROM
腕关节	腕关节处于中间位，或者35°的伸展位，夜间也要装配
手	根据烧伤的面积、深度选用包裹 PIP 关节的支具，保证其处于完全的伸展位。若为 MP 关节，腕关节保持30°～45°伸展，MP 关节60°～80°屈曲

续表

烧伤部位	预防肢位
胸廓	不使用枕头，肩关节处于外展位。用小的枕头或毛巾卷放于双侧肩胛骨之间，胸廓正中部
髋关节	为了保持在中间位，髋关节中度外展、伸展，没有内旋外旋。为了保持良肢位，可以让患者俯卧位，避免屈曲
膝关节（腘窝表面烧伤）	为了防止踝关节处出现压疮，使用悬吊架（辅助具）。膝关节保持在伸展位
踝关节	为了防止跟腱的短缩，踝关节保持在背屈中间位。可以根据患者小腿情况配做悬吊架（辅助具）

2）使用悬吊架（辅助具）：悬吊架（辅助具）分为静态和动态两种，具有制作简单、清洗方便、能有效防止并发症、容易穿脱等优点。装配悬吊架（辅助具）的主要目的有：防止变形，矫正变形，保持关节正常对线，增强功能（对关节的固定与增强、代偿损伤和麻痹的组织），增强肌肉组织肌力。

但是在佩戴悬吊架（辅助具）时需要注意避免以下几点：不恰当的佩戴，对骨头的过度压力，患者感觉障碍，关节过度制动（没有必要的长期固定制动）。

烧伤应用悬吊架（辅助具）的目的是为了保护肌肉、腱膜，并防止关节变形。烧伤初期时要保证烧伤部位完全制动。以下就几种常用的悬吊架（辅助具）进行论述。

①手部辅助具：此辅助具根据患者手的形状进行制作。根据图标所示测量前臂长度（1/2）、前臂正中线分别到手腕的桡侧、尺侧的长度（手掌面、手背面）、拇指宽、四指PIP（近指关节）宽、CPC（掌指关节）宽等，并记录腕关节屈、伸、展、收的活动度（图 8 - 1 - 4）。

根据上述测量数据利用热塑材料制作手部辅助具，并保证有效活动度。腕关节 40°伸展、MP 关节 90°屈曲、IP 关节 0°伸展，并且将拇指处于最大外展、伸展位。

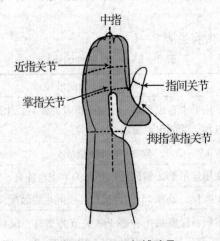

图 8 - 1 - 4　手部辅助具

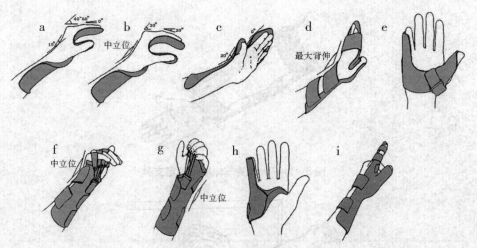

图 8 - 1 - 5　手部支具

a、b、c 为急性期的手部支具；d、e、f、g、h、i 为康复期的支具。

有经验的治疗师要让支具发挥更大的作用，即应用压力在增厚瘢痕组织上的同时，可控制多个关节的活动。在康复期最为关注的部位是手，还有一些困难的情况需要特殊的支具，这些情况是：手掌挛缩（图 8 - 1 - 5c、d），杯状手掌（图 8 - 1 - 5e），第五指屈曲挛缩（图 8 - 1 - 5h），拇指与食指间的紧缩（图 8 - 1 - 5i），伸肌覆盖机制的撕裂伤，颈部屈曲挛缩，小儿髋关节的屈曲合并外展 - 外旋，踝关节背屈挛缩。

装配方法（图 8 - 1 - 6）：a. 首先拇指放入。b. 伸展腕关节，使之与辅助具相吻合。c. 放置患手处于 MP 屈曲、IP 伸展位。为了使患手能够维持在辅助具内，由腕关节逐渐向手指包扎。装配辅助具时皮肤不能与辅助具直接接触，应用无菌绷带将患手完全包裹。

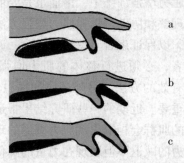

图 8 - 1 - 6　装配方法

注意：使用手部辅助具，即使将患肢上举也会出现浮肿的状况，所以要定期检查。

②其他上肢辅助具与悬吊架

肘关节伸展位固定支具：通过对大臂和腕部的固定，以保持肘部的伸展，防止肘部软组织的屈曲挛缩（图 8 - 1 - 7）。

上肢良肢位保持用悬吊架：该支具在床边使用，以保证肩关节处于90°以上外展外旋和上举位，防止肩部软组织的挛缩，确保肩关节的良好肢位（图 8 - 1 - 8）。

（3）增强肌力：随着患者关节活动度的增加，可以加入肌力增强训练。训练方法有徒手肌力增强、主动抵抗运动、等速训练仪器等。肌力增强训练一定要在监护下进行，防止患者体温过高，尤其是第Ⅲ度烧伤患者，因为其汗腺已经破坏，维持体温的功能降低。另

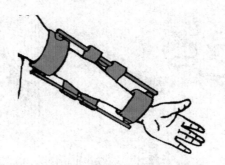

图 8 - 1 - 7　肘关节伸展位固定支具

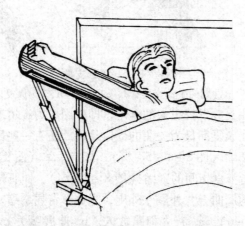

图 8 - 1 - 8　上肢良肢位保持用悬吊架

外，长期住院的烧伤患者经常伴有平衡功能和协调功能的减弱，这些也要包含在康复计划中。对于烧伤的患者，在进行肌力增强训练中，疼痛也是要面临的一大难题，事先要对患者充分说明，得到患者充分的理解和协助。选择肌力增强方法时，一定要根据患者具体情况选择相对轻柔和缓慢的方法，以保证患者坚持治疗。

对长期缺乏运动能力的患者，必须进行整体的肌力增强训练。在预防挛缩及治疗方面，拮抗肌的抗阻训练是极为有效的方法。另外还应加强患者全身耐力和协调性的训练，这在整个康复训练过程中极为重要。近期的一些研究结果报道，伤及 30% 以上全身体表面积的严重烧伤，身体不同部位的肌群会相继出现肌力减退的现象，这有可能是由于无能力恢复或缺乏康复治疗所致。肌力的减退不但表现在力量的降低，同时在快速运动中也呈现薄弱的状态，这由于快肌纤维的优先萎缩所致。在康复训练方法的选择上，等速肌力增强训练要比等长和等张训练更为奏效。

（4）清洁皮肤及消除瘢痕

1）皮肤的日常护理：患者即使出院后也要对皮肤进行日常护理。

①清洗：每天要对患处使用低刺激的香皂冲洗。

②光过敏：烧伤后 1 年内，皮肤处于对太阳光敏感时期，直接照射太阳光时一定要用衣物等覆盖。

③水疱：新生皮肤容易产生水疱，为了保护新生的皮肤，使皮下组织的新生纤维不被破坏，要将水疱内的渗出液排出。

④润滑剂：由于皮下皮脂腺被破坏，新生皮肤容易干燥而破坏，要时常涂抹润滑剂使

得皮肤柔软。

2）瘢痕组织管理

①如果烧伤后产生瘢痕组织，会导致受伤部位变硬、关节变形。瘢痕组织是由外伤的炎症反应导致，生长中的瘢痕组织呈现鲜艳的粉红色，并且具有敏感性。如果创口愈合之后立即进行瘢痕治疗，可使瘢痕颜色变浅、变薄。瘢痕组织的完全成型及治疗大约需要1~2年时间。

②Duane Larson 和 Hugo Linares 的研究证明，25 mmHg 的压力可以减少瘢痕的生成，所以对于烧伤的瘢痕管理可以应用绷带缠绕加压的方法。

③联合瘢痕贴，或蜡疗后再涂上润肤油，对软组织和关节进行手法松解和松动，可缓解增生性瘢痕和疤痕的紧张程度，延长弹性长度，提高皮肤的活体组织、纹理、颜色、厚度与耐久性，并大幅度地改善瘙痒。

（5）心理及社会支援：患者出院后，从一个受到保护的环境中回归到社会，会产生对社会的不适应感觉，常会出现失眠、食欲减少等情况。要改善这些情况，需要社会工作者、心理医生等的协助，更需要患者家属的充分理解。康复不仅仅是在医院中，还要为患者回归社会创造一个安心、可信赖的环境。

（胡春英）

第二节　产前产后

一、概述

女性在妊娠、生产、育儿的过程中，身体上、精神上都会发生改变。随着人们生活质量的提高，越来越多的人开始关注这些变化，愿意学习相关知识，同时积极地参与这一过程的管理。

运动对妊娠期体重的控制及妊娠期高血压、糖尿病、产后抑郁症、育儿神经症、腰痛、肿胀等诸多产前、产后疾病的防治有着重要的作用。在顺利生产、产后早期恢复、安定育儿等方面，运动疗法是一种极为有效的干预与治疗方法。

物理治疗师日常康复治疗的要点：一方面，依据在妊娠及产后不同时期内女性身体的变化，对其实施及时、专业的评定，并采取以维持身体健康为目的的相应康复训练；另一方面，根据对女性在妊娠不同阶段身体易出现的问题与肌肉骨骼易发生损伤的部位，开展预防性或具有针对性的康复治疗。其中，盆底肌在产后极易发生损伤，对盆底肌的康复治疗虽可作为躯干肌增强训练的一部分，但多数情况仍需要专业的仪器或设备，在专家的指导下进行针对性的康复治疗。

本节介绍了妊娠时女性身体发生的一些基本变化，以供安全、有效地开展相应康复训练时予以参考。同时，提供了一般产科患者康复训练的指引及训练计划，并介绍了一些维持盆底肌肌力的训练方法。关于剖腹产或高危妊娠，以及其他特殊状况下的康复训练，则是分开加以讨论。

（一）基础知识

1. 定义

（1）妊娠：是胚胎和胎儿在母体内发育成长的过程。成熟卵子受精是妊娠的开始，胎儿及其附属物自母体排出是妊娠的终止。

1）早期妊娠：受孕至怀孕第 12 周末。受精卵的发育从受精后 7~10 天开始，孕妇可能出现恶心或呕吐、疲乏、尿频、乳房逐渐增大、体重小幅增加、孕妇经常会发生情绪的改变。到本期末，胎儿的身长约 7~9 cm，近 20 g 重。这时胎儿已经可以踢、转头、吞咽并有心跳，但是这些活动不能被孕妇感受到。

2）中期妊娠：怀孕 13~27 周。孕妇的腹部逐渐隆起，在第 20 周时可以感受到胎儿的活动，孕妇恶心和疲乏感通常已经消失。本期结束时胎儿能有约 35 cm 长，大约 1000 g 重。

3）晚期妊娠：怀孕 28 周以后。子宫非常大，可出现经常性不规律的宫缩；孕妇经常抱怨尿频、背痛、腿肿、疲乏、圆韧带疼痛、呼吸急促以及便秘；到本阶段，胎儿将会有 35~50 cm 长，能达到将近 3000 g 重。

（2）分娩：妊娠满 28 周（196 日）及以上，胎儿及其附属物从临产开始到全部从母体娩出的过程。总产程即分娩全过程，是指从开始出现规律宫缩直到胎儿胎盘娩出。分为三个产程：

1）第一产程（宫颈扩张期）：宫颈管逐渐消失、扩张，直至宫口完全扩张即开全为止。

2）第二产程（胎儿娩出期）：宫口完全扩张到胎儿娩出的过程。这时腹内压是胎儿产出的主要力量。腹内压通常是由有意识的腹部或膈肌的收缩产生的。在第二产程盆底肌的放松和牵伸也是阴道分娩成功所必需的。

3）第三产程（胎盘娩出期）：即胎盘剥离和娩出的过程。

2. 怀孕及分娩时母体的身体变化　在怀孕过程中妇女的身体会发生相当大的变化。

（1）妊娠体重增加：通常建议的体重增加平均为 12.5 kg。

（2）各器官系统的变化

1）生殖系统：子宫由非孕时（7~8）cm×（4~5）cm×（2~3）cm 增大至妊娠足月时约 35 cm×25 cm×22 cm，大小增加了 5~6 倍。宫腔容量非孕时约 5 mL 左右，至妊娠足月增加约 1000 倍。

2）泌尿系统：肾脏增大了 1 cm，同时由于子宫增大，输尿管以直角进入膀胱。这可能导致尿逆流出膀胱返流到输尿管内。由于尿停滞使得尿路感染的机会增多。

3）呼吸系统：①整个胸廓的周径增加了 5~7 cm，通常回不到怀孕前的状态。由于肋骨位置的变化，横膈上升 4~5 cm。②呼吸频率改变不大，但呼吸的深度增加。耗氧量有 15%~20% 的增加，为了满足怀孕对氧的需求，换气过度的存在是正常的。

4）心血管系统：①在怀孕期间血容量会逐渐增加 35%~50%（平均 1500 mL 左右），并能在妊娠结束后 6~8 周恢复正常。②生理性贫血。③有些孕妇静脉回流的减少造成心输出量的减少，进而导致直立性低血压。④心率每分钟会增加 10~20 次并在妊娠结束后 6 周恢复到正常水平。⑤血压的变化：在第一阶段收缩压有轻微的降低，舒张压降低较大。

怀孕中期时血压达到最低水平，从怀孕中期开始又逐渐地升高，到分娩后 6 周恢复到怀孕前水平。尽管心输出量增加，但静脉扩张，所以血压减小。

5）肌肉骨骼系统：①怀孕结束时腹部肌肉被拉伸到极限，这大大地减少了肌肉产生强大收缩的能力，也减少了收缩的有效性。同时，重心的改变也减少了腹部肌肉的力学优势。②由于激素的影响，关节韧带松弛，如骶髂关节、骶尾关节、耻骨联合及骨盆韧带等。③盆底肌因为要承受子宫的重量，骨盆会下降多达 2.5 cm。④会阴撕裂。

6）体温调节机制：基础代谢率和产热量都增加。

3. 孕期的姿势改变　如图 8-2-1 所示。

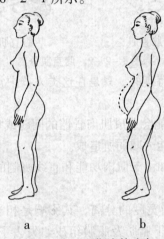

a　　　　　　　b
图 8-2-1　孕期姿势改变
a. 正常姿势；b. 孕期姿势。

（1）重心：子宫和乳房的增大，导致身体重心向上、向前移动，这就需要通过姿势对平衡和稳定性进行补偿；由于乳房增大和产后护理照料，胸大肌变得坚韧，同时伴有肩胛延长和上肢内旋，使肩胛带和上背部变圆；上颈椎、腰椎前凸增加，膝关节过伸，以代偿身体重心的改变。此后随着体重的增加，身体的重心稍后移。

怀孕的姿势改变不会在生产后自发纠正，而是会作为一种习得姿势保持一段时间，同时因为护理孩子的活动，也会造成错误姿势的产生。

（2）平衡：由于重量的增加及身体质量的重新分布，为了保持平衡，会有代偿动作。如：孕妇走路时支持面变宽，髋关节的外旋角度增大；走路、弯腰、爬楼梯、举重及够取物品等一些动作会变得困难；一些需要有良好的平衡和快速的方向转换能力的动作（如有氧舞蹈、骑自行车等）是不可取的，尤其在晚期妊娠阶段。

（二）主要问题

1. 腹直肌分离

（1）定义：腹部肌肉为腹部重要器官、脊柱和骨盆提供了内部保护。腹部肌肉由腹直肌、腹外斜肌腹内斜肌及腹横肌组成。两侧的腹直肌交会于身体的中线，形成纤维性的结构，即腹白线。这是腹部保护最弱的部分。正常情况下，腹直肌逐渐牵伸以适应胎儿的增大。而在某些情况下，腹白线由于承受过大压力，造成过度牵伸甚至撕裂，这就是所谓的腹直肌分离。此时，腹壁处于连续性混乱或被破坏状态（图 8-2-2）。

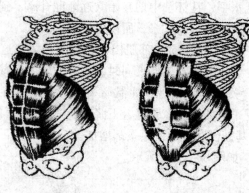

正常腹直肌　　　　　腹直肌分离

图 8 - 2 - 2　腹直肌分离

腹直肌分离并不是孕妇所特有的，只是在这类人群中常见，怀孕前有良好腹部肌肉的妇女较少发生。

（2）意义：腹直肌分离可能会造成肌肉骨骼的问题或疾病，如下腰痛就有可能是由于腹部肌肉对骨盆和腰椎的控制能力减弱所造成。

功能活动障碍也会发生，如由于肌肉功能和直线机制的严重缺失，造成不能独立完成从仰卧位到坐位的转换等。

任何超过 2 cm 或两个手指宽度的分离，其影响是相当大的。在严重分离的情况下，腹肌的前部只有皮肤筋膜、皮下脂肪及腹膜组成。失去了腹部的支撑，胎儿的安全就会受到影响。严重的腹直肌分离或腹直肌分离后治疗不及时、处理不妥当，有可能形成腹疝。

（3）腹直肌分离试验：患者仰卧位，双下肢屈曲，足放平于床面。令患者缓慢抬头和肩，离开检查台面，手向膝的方向伸，直到肩胛骨离开检查台面。治疗师把一只手水平地跨过腹部正中线放在脐部（图 8 - 2 - 3）。如果存在分离，指头就会陷入到间隙中。分离的程度通过放入到腹直肌间隙的手指数来衡量。腹直肌分离也可以腹白线旁边的纵向凸起来判断。由于腹直肌分离可以发生在脐上、脐下或在脐水平，所以三个区域的检测都应进行。该试验应在产后 3 天或 3 天以后进行。

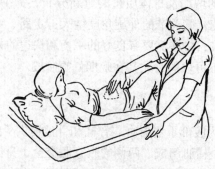

图 8 - 2 - 3　腹直肌分离试验

2. **腰背和骨盆痛**　有报道显示约 60% ~ 70% 的孕妇有腰背或骨盆痛，产后有约 40% 妇女持续这种疼痛，其中约 67% 延续到产后 1 年以上。

（1）腰背痛：疼痛主要是由于怀孕时腰椎前凸、骨盆前倾的姿势改变。孕期受激素影响，全身的韧带结缔组织处于松弛状态，使得腰背肌和腹肌等负担增加，肌肉韧带的支持性降低，造成疼痛。有些孕妇对生产有强烈不安全感，其心理因素也是主诉腰痛的原因。同时，由于运动不足、家务活动减少，再加上肥胖等，都可导致肌力低下，发生腰痛。

（2）骶髂关节痛：有研究显示，怀孕妇女骶椎痛的发生率比下腰痛高 4 倍。骶髂关节的症状可能是由于韧带松弛同时伴有姿势适应和肌肉失调等所造成。疼痛通常出现在骨盆后部，并被描述为一种深达 L5/S1 臀部末梢和侧支的刀割般剧烈疼痛。疼痛可能会向大腿后部或膝盖放射，但不会放射到足部。

骶髂关节痛的症状包括以下几种：长时间坐、站、行造成的疼痛；爬梯子，床上翻身，单足站立或扭转活动所造成的疼痛；不能通过休息缓解，并且经常随着活动而加剧的疼痛。也可能包括耻骨联合的不适应及半脱位，或两者兼有。

3. 盆底功能失调

（1）盆底的结构：盆底由耻骨和尾骨间多层肌肉和筋膜组成，承托和保护盆腔脏器处于正常位置。盆底的肌肉组织通常由肌层及与耻骨和尾骨间的附属组织组成。各部分组成和功能见表 8 - 2 - 1。

表 8 - 2 - 1　盆底解剖

解剖分层	结　构	活　动
外层（浅筋膜和肌肉）	坐骨海绵体肌 球海绵体肌 会阴浅横肌 肛门外括约肌	阴茎或阴蒂勃起 阴道括约 固定会阴体 挤压肛门
中层（泌尿生殖隔）	深部的横向会阴肌 尿道括约肌 尿道阴道的括约肌	挤压尿道和阴道内壁 支持会阴体和会阴口
内层（盆隔）	肛提肌 耻骨尾骨肌 耻骨直肠肌 髂骨尾骨肌 尾骨肌	主要支持作用 为肛门关闭提供帮助 弯曲尾骨

注：有志专攻这一领域的治疗师需要再深入学习相关解剖知识和文献，将骨盆底的功能作为一个整体单元来研究。

（2）盆底功能：为骨盆器官和器官内容物提供支持，承受腹内压的增加，为膀胱和肠道提供括约肌控制，在生殖和性活动中起到相应的作用。

（3）盆底功能失调

1）作用因素：分娩过程尤其是阴道分娩，会对盆底的神经肌肉结构产生挤压和牵拉，引起较大的创伤；难产、手术钳的使用、会阴撕裂、巨大儿等都会对盆底产生不同程度的影响。

2）常规分类：脱垂，大小便失禁，疼痛/肌张力升高。

4. 静脉曲张　怀孕时静脉曲张随着子宫重量的增加、下肢静脉停滞及静脉扩张而加重，症状可能会从一系列轻微的不舒适感到下肢末梢的严重疼痛，尤其是腿处于支撑姿势时。

5. 关节松弛。

6. 挤压综合征　胸廓出口综合征或腕管综合征。

二、治疗原则

（一）基本原则

在参与练习前，由内科医生对每个参加者进行身体检查，并分别询问每名孕妇既往存在的肌肉骨骼系统的问题及姿势和健康水平。练习的负荷不应超过怀孕前。

根据对田径运动的研究，应用胎心宫缩监护（cardio toco graphy，CTG）检测，当运动强度达到 70% 以上时，常出现胎儿心率减慢的异常情况。因此，提倡的安全基准为运动强度 70%、胎儿心率 150 次/分以下，孕妇心率 130～140 次/分，最大摄氧量（VO_2 max）70% 以下。

进行预防性的产前运动，可增加妊娠期间的舒适感，改善分娩时身体状态，消除孕妇的不安情绪。使用不负重的有氧练习，如静止的蹬自行车或游泳练习，可减少受伤的危险。允许的情况下，孕妇可以继续进行活动，如跑步和有氧舞蹈。

考虑孕妇的精神心理因素，除了运动疗法，在日常生活中听听音乐，适当地进行一些能带来快乐的工作也是必要的。

（二）危险管理

1. 产前

（1）正常的孕妇与非孕妇在运动适应性上虽然没有很大差异，但是在妊娠期，由于激素的影响，关节韧带松弛，选择针对单块肌肉或肌肉群的牵伸训练、不对称的牵伸训练和多个肌肉群的牵伸练习会增加关节的不稳定性。跟腱和内收肌牵伸时要小心，因为这些肌肉群的过度牵伸会增加骨盆的不稳定性或造成活动过大。关节活动应不超出正常的活动范围。

（2）因腹部增大使平衡发生改变，影响快速的方向变换和重心转移，所以激烈的跳动及会引起振动的运动等均不适合孕妇。减少单腿站立负重的活动，如站立踢腿，因为这些会造成平衡不稳，还会导致骶髂关节和耻骨联合的不适。

（3）为了避免子宫增大造成腔静脉的压缩，怀孕 4 个月后不要在仰卧位超过 5 分钟，可在右髋下放置小的楔形物或圆毛巾，以减轻子宫收缩对腹部血管的影响并改善心输出量。楔形物使孕妇身体轻微向左转，帮助孕妇在仰卧位时进行检查和治疗（图 8 – 2 – 4）。

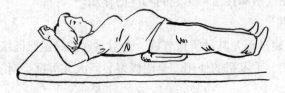

图 8 – 2 – 4　检查体位

（4）为了避免体位性低血压的影响，指导孕妇缓慢进行从卧位到站位的姿势变化。

（5）避免憋气对心血管系统的压力。

（6）避免脱水的危险性，及时补液。

（7）练习前鼓励患者排空膀胱，充盈的膀胱会给已经变得薄弱的骨盆底增加压力。

（8）保暖。

（9）应有适当的热身和整理运动。

练习课程的顺序为：①整体的有节律的活动进行热身。②为直线姿势和会阴及内收肌的柔韧性仔细选择牵伸练习。③针对心血管训练的有氧活动（15 分钟或更少）。④姿势练习：上下肢增强和腹部练习。⑤整理活动。⑥盆底练习。⑦放松技巧。⑧分娩技巧。⑨教育信息。⑩由于产妇可能参加产后课堂，应进行产后练习指导（如开始练习时怎样循序渐进及预防措施）。

（10）孕妇最安全的步行速度为 55 ~ 65 米/分，骑自行车保持同等强度。步行中要保持基本姿势。

2. 产后

（1）避免进行膝胸俯卧位练习，臀部抬高超过胸的水平有空气栓塞的危险。

（2）循序渐进进行，如有不适应立即中止治疗，并报告医师。

3. 密切观察参与者有无用力过度或并发症发生的迹象。出现下列症状时应停止训练，并与内科医生联系：疼痛、出血、呼吸过缓、心律不规则、头昏眼花、衰弱、心动过速、背部和耻骨疼痛、行走困难。

（三）意义

1. 产前

（1）增强对姿势的意识和控制。

（2）学习安全的身体机制。

（3）增强上肢的力量以满足产后照顾婴儿的需要。

（4）增强正确的身体意识。

（5）下肢力量训练，以满足增加的负重和循环危险。

（6）增强对盆底肌肉的意识和控制及对盆底功能失调进行治疗的意识。

（7）保持腹部的功能，预防并纠正腹直肌的病理情况。

（8）促进或保持心血管健康。

（9）学习放松技巧。

（10）预防怀孕有关的损害（如：下腰痛，盆底功能变弱，循环减少）。

（11）为分娩、产后治疗做好准备。

（12）为安全的产后练习进行教育。

2. 产后 通过运动疗法，可以恢复因妊娠及分娩而松弛的腹壁及盆底肌肌力，帮助恢复全身以及生殖器官的功能，并能缓解分娩后的肌肉疼痛和疲劳，促进乳汁的分泌，矫正异常姿势等。此外，通过进行运动疗法，可以给产妇的精神状态带来好的影响。但是，分娩对每个产妇的影响是不尽相同的，是否可以进行某项运动，应该咨询产科医生或物理治疗师。

三、禁忌证

妊娠期间进行运动治疗，掌握相应的禁忌证是非常必要的。

妊娠期运动疗法的绝对禁忌证有：①活动性心脏病。②先天性心脏病。③风湿性疾病（二级及以上）。④血栓性静脉炎。⑤近期肺栓塞。⑥急性感染。⑦有早产征兆，子宫颈松弛，多胎妊娠。⑧子宫出血、破水。⑨子宫内发育延迟，巨大儿。⑩严重同种免疫。⑪重症高血压。⑫未接受妊娠检查者。⑬怀疑胎死。

相对禁忌证有：①原发性高血压。②贫血或其他血液异常。③甲状腺疾病。④糖尿病。⑤妊娠后期盆腔位。⑥过度肥胖或体重不足。⑦既往有非活动的生活（长期卧床）。

上述以外的禁忌证由医生决定。

伴有妊娠糖尿病的运动疗法禁忌证有：①缺乏对低血糖的反应。②合并增殖期糖尿病视网膜病变。③合并肾脏疾病。④比怀孕前严重的高血压。⑤缺血性心脏病。⑥心律不齐。⑦合并直立性低血压等自主神经功能障碍。

四、评定内容

1. 生命体征　血压、体温、脉搏（心率）、体重等。

2. 掌握一般检查的数据　血糖尿糖水平、血红蛋白值、尿常规（尿蛋白值）等。

3. 排便排尿情况。

4. 末梢循环状况。

5. 疼痛　关节痛，腰痛等。

6. 关节活动度　要注意髋关节的活动角度。

7. 肌力　要注意腹直肌分离的检查。

8. 日常生活动作能力。

9. 基本动作分析。

10. 其他危险管理。

其中，关节活动度和肌力的测量需要十分注意。

五、运动疗法

（一）腹部肌肉训练

妊娠时进行腹部肌肉训练，必须适应个体状况，进行周期性（一般为4周）调整，产后应检查是否有腹直肌分离。腹直肌分离矫正训练应在产后大约3天开始，持续到分离矫正到2 cm，才可以开始进行腹部训练，同时，需要观察腹白线的完整性，以确定分离是否在持续地减少。

1. 腹直肌分离的矫正训练

（1）患者仰卧位，头部抬高，髋膝关节屈曲，足放平，手交叉放于腹中线上保护这个区域。呼气并抬高头部，仅使头部抬离床面，或在腹白线旁的纵向凸起出现前，双手立刻向中线的方向移动，并轻柔地放于腹直肌上。然后缓慢地放下头并放松。这个练习重点加强腹直肌，对腹斜肌的练习较少。

（2）患者仰卧位，髋膝关节屈曲，足放平，手交叉放于腹直肌并向中线方向牵伸。缓慢地抬起头部离开床面，同时进行骨盆的后倾，然后缓慢地把头放下并放松。所有腹部的收缩都应伴随呼气，这样，腹内压才会降到最小（图8-2-5）。

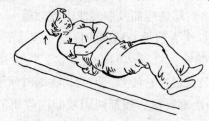

图8-2-5 腹直肌分离的矫正训练

2. 腿部滑动 患者仰卧位，髋、膝关节屈曲，足放平，骨盆后倾。患者保持骨盆后倾，一侧下肢沿床面滑动，直到把腿伸直，当不能保持住骨盆后倾时停止脚的滑动，缓慢抬起腿并回到初始位置，然后，进行另一侧。腹部收缩与呼气同时进行。只有当腹部肌肉可以在整个练习中保持住骨盆后倾时，才可以与双侧下肢的运动同时进行（图8-2-6）。

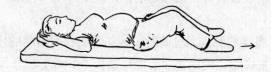

图8-2-6 腿部滑动

3. 骨盆倾斜练习 患者手膝跪位，进行骨盆后倾。保持背部平直，然后牵伸和收缩腹部并保持住，然后，放松并进行不完全的前倾。还可在保持腹部收缩和背部平直时向右侧屈躯干看右髋部，然后，转向右侧。孕妇应在不同的体位下进行骨盆倾斜练习，包括侧卧位和坐位。

4. 躯干弯曲 仰卧起坐是腹直肌增强训练经典动作，可以用于能够承受并且无腹直肌分离的情况。做躯干屈曲时，令孕妇把手交叉放于腹中线上保护腹白线区域（同图8-2-5）。对角线的屈曲是为了增强腹斜肌的肌力，当孕妇躯干前屈时，令其抬起一侧的肩关节向对侧的膝关节靠近，同时，双手也要交叉来保护腹白线区域。

5. 改良自行车练习 患者仰卧位，一条腿屈曲，另一条腿不完全伸直。下腹部来稳定骨盆，以对抗由于蹬车时双腿交替屈曲和伸直所造成的重量改变。下肢伸得越直，对抗越大。孕妇应通过控制蹬车模式来保持背部平坦，以防止背部过度紧张。

双侧直腿抬高及腿下垂的活动会给下背造成过度的应力，不适用于妊娠中采用，可以在产后进行。腿下降的幅度要把握在能控制骨盆后倾和保持后背平坦的范围内。如下背部感到拉伸或腰椎开始变成拱形即变弯，这些练习就不应再进行。对腰大肌的牵拉会造成对腰椎的剪切力，支持韧带也有可能被拉紧。

（二）盆底功能障碍的干预治疗及盆底意识增强训练

1. 干预治疗 许多妇女的盆底肌有严重的本体感觉的损害，因此，神经肌肉功能的重建是非常重要的。为了获得最佳的效果，通常向患者介绍自我检查和评定的方法。徒手牵伸肛提肌是一个非常有效的治疗方法。开始时，先强调单块盆底肌的收缩，避免其他肌肉做代偿活动。一旦患者协调性有所改善，就可以用日常生活动作、腰椎稳定性及其他功能性练习，作为整合骨盆的活动训练。目前盆底康复训练和生物反馈技术等已经得到很多人的支持。在妊娠期用理疗的方法如表面热敷、冰敷或徒手技术来缓解不适，经皮电刺激或电刺激肌肉分别可以用于产后缓解疼痛及刺激肌肉收缩等。

2. 盆底意识训练和增强　患者取重心辅助的位置（髋高于心脏，如搭桥或肘膝位）。

（1）收缩－放松：排空膀胱，指导孕妇收紧骨盆，就像是在憋尿或憋气一样。保持3~5秒钟然后放松。盆底的肌肉很容易疲劳，因此，收缩时间不应超过5秒钟，每组最多重复10下。疲劳时，可能会出现臀肌、腹部肌肉或髋内收肌的代偿。为了最大限度地增强本体感受及控制，在练习时，应强调盆底肌的单独收缩，尽可能地避免代偿肌肉的活动。

（2）快速收缩：指导孕妇做快速重复的盆底收缩，运动时保持正常的呼吸频率，同时协同肌放松，每组重复15~20次。

（3）乘电梯练习：指导妇女想象自己坐在电梯里。当电梯从一层到另一层时，盆底肌收缩的幅度加大。逐渐地放松肌肉，就像是电梯每次下降一个楼层。这需要离心收缩，是非常具有挑战性的。

（4）肌张力过高：当孕妇肌张力过高时，增加盆底收缩组间的休息时间。对于这些患者，强调放松也是同等重要的。使用表面肌电反馈技术，对于加强保持收缩和放松的意识是非常有用的。

（三）腰痛的预防及治疗

1. 预防

（1）腹肌肌力强化，以减少腰椎前凸。

（2）控制体重。

（3）保持正常的身体对线，减少身体的负担。

（4）日常生活指导：选择稍微硬一点的床垫，穿着低跟鞋。

（5）孕妇水疗：改善骨盆内淤血，改善血流，减轻腰的负担。

2. 治疗

（1）保守治疗：急性期需要静卧，之后行保守疗法。包括：①保持安静：身体上和精神上的安静（急性期）。②谈话治疗：向孕妇说明，较轻的腰痛症状是妊娠时伴有的一过性的生理现象，可在分娩后自然减轻消失。③生活指导：饮食、运动、姿势等。④器具：孕妇马甲、腰带、腹带。⑤理疗：牵引、温热、电刺激。⑥药物治疗：消炎镇痛药、维生素制剂、中药、肌肉放松制剂。⑦注射治疗：硬膜外注射，神经根注射。⑧孕妇运动疗法：游泳等。

（2）防止姿势性背痛的骨盆动作训练：改善本体感觉，腰椎、骨盆和髋的移动性。

1）骨盆钟：患者仰卧位，髋膝关节屈曲，足放平，腿可以在练习时轻微移动。孕妇想象其下腹部为钟摆的形象：脐是12点，耻骨联合是6点。先从12点到6点做轻微的活动（基本的骨盆倾斜练习），然后从 3 点（重量转移到左髋）移动到 9 点（重量转移到右髋）。接下来以顺时针方向从 12 点移动到 3 点、到 6 点、到 9 点，最后再回到 12 点。通过练习，这些会成为非常平滑的动作，并且不需要关注钟表上的每个数字。在练习中应保持放松的呼吸，并且不强迫任何部分的动作。

2）骨盆钟表的移动：设想将钟表的形象切成两半，这样会有左半部分和右半部分或是有上部和底部。孕妇将骨盆沿着一侧的弧线运动，然后通过中间的线回来，接着沿对侧的弧线运动，通过中间线回来。开始时，患者会注意到对比两侧时，有不对称的现象，但这会随着时间的推移得到改善。训练难度的提高可通过全表的逆时针活动，或在坐位下进行同样活动等其他的变化形式来达到。

（四）呼吸训练

呼吸练习对分娩时的放松是重要的。

1. 妊娠时的呼吸　进入妊娠后期，因为胎儿的增大，限制了膈肌下降，深呼吸变得困难，孕妇呼吸变浅，即使进行很少的运动也会觉得费力。缓慢的深呼吸比浅呼吸的运动效率好，使孕妇由浅快呼吸恢复到缓慢的深呼吸是非常有必要的。

2. 分娩时的呼吸

（1）缓慢深呼吸：是分娩初期子宫收缩时最舒服的呼吸方法。分娩初期疼痛开始，以吸气—呼气—放松的顺序，每分钟进行 10~15 次。疼痛缓解后，就可恢复到一般呼吸方式。

（2）浅快呼吸：分娩如果可以继续，可采用比缓慢深呼吸较浅、较快的呼吸方式，并伴随着宫缩的波动一起进行。宫缩结束，即可恢复到一般呼吸方式。

（3）喘气式呼吸：这种呼吸是浅快呼吸方式的变型，以快速吹气的方式，使用脸颊的肌肉，而不用腹部肌肉，防止增大腹压，克服推动，直到宫缩暂停。

（4）用力呼吸：一旦子宫口全开，子宫收缩以推动胎儿沿产道向下，产妇用口吸气，深吸气后闭口，用鼻将气体慢慢呼出后再快速吸气，避免长时间憋气。因长时间憋气会引起盆底的张力和抵抗的增加。

（5）短促呼吸：可以放松盆底肌和胸大肌，避免出现突然用力呼吸，胎儿从产道产出的最后瞬间，产妇抬头，双手放在胸前，反复数次"哈"气，直到腹肌放松。

（五）产前、产后体操

1. 目的

（1）改善下肢血液循环，预防缓解浮肿、疲劳和静脉曲张等。

（2）为分娩做准备。

（3）保持正确的姿势。

（4）增强腹部和盆底肌等肌肉的肌力，同时也保持其柔软性，可以使之随意地紧张和放松。

（5）放松精神和身体，缓解疲劳。

2. 原则　经过验证，对孕妇实施安全的运动强度是 VO_2max（最大摄氧量）为 40%~60%，主观疲劳指数（rating of perceived exertion，RPE）14（稍微吃力），安全有效的运动频率是每周 3～5 次。实际持续时间最多为 65～75 分钟，在这期间，$VO_2 max$ 达到 40%～60% 的运动大约为 30 分钟左右。进行孕妇体操的时间，应从妊娠 15～16 周开始，原则上在 35 周左右结束。同时，要考虑到先兆流产、早产、妊娠高血压、多胎妊娠、羊水过多、子宫内胎儿发育迟缓、胎儿胎盘功能障碍，以及其他妊娠合并症的发生。实施过程中要由医师把握。

3. 实际动作

（1）产前体操，如图 8－2－7 所示。

1）运动 1

目的：改善下肢循环，预防浮肿和疲劳等。

方法：将双下肢放在被子枕头等物品上抬高约 45°，进行足背屈、跖屈。最佳训练时间为睡前和中午。

2）运动 2

目的：适应腹部的变化，放松呼吸，为体内运输充足氧气，学习呼吸方法，为分娩做准备。

方法：①仰卧位，双膝屈曲，足放平，闭口用鼻呼吸，随着呼吸频率，腹部慢慢地上下浮动。②随着吸气，胸廓向左右扩张，然后慢慢呼气。③张口，吸入新鲜空气，然后轻轻呼出。④盘坐，一侧手放在头上，颈胸向侧方伸展。

3）运动 3

目的：适应体重的增加、姿势保持及肌力增强。

方法：①仰卧位，双膝屈曲，足放平，下腹部肌肉及足部肌肉反复收缩放松，然后臀部肌肉和背部肌肉反复收缩放松，各做两组。②手膝跪位，臀部肌肉和下腹部肌肉反复收缩放松（为使骨盆后倾）。③仰卧位，双侧下肢交替进行膝关节屈曲动作，足部不离开床面。④仰卧位，一侧下肢在膝关节屈曲状态下进行内收、内旋和外展外旋动作（向内侧和外侧倒），然后换另一侧下肢。⑤盘坐，双手轻轻放在膝上，使腹肌及上半身放松，每日进行几次，每次几分钟。

4）运动 4

目的：增加腹部肌肉及盆底肌的肌力和柔软性，使之可以进行随意的收缩和放松。

方法：①仰卧位，双膝屈曲，足放平，按顺序收缩臀大肌、肛门括约肌、阴道、尿道口，然后再依次放松。②半蹲位，进行双下肢外展、外旋动作，刚开始可以扶握器械帮助稳定，适应后双手可放在大腿上。

5）运动 5

目的：精神及身体的放松，避免不必要的能量消耗及疲劳。

方法：①休息或入睡前，可进行规律性地、缓慢地呼吸。②全身关节逐个进行屈曲，使肌肉收缩，然后，再伸展回到原来。③起床时，先缓慢活动双手及双足。④立位，双上肢在体侧自然下垂。双上肢先保持缓慢向下的姿势，然后缓慢耸肩，再恢复到起始位，反复进行几次。⑤肘膝位，低头，保持背部平直，维持此姿势 1～2 分钟，避免超过 2 分钟，每日进行几次。

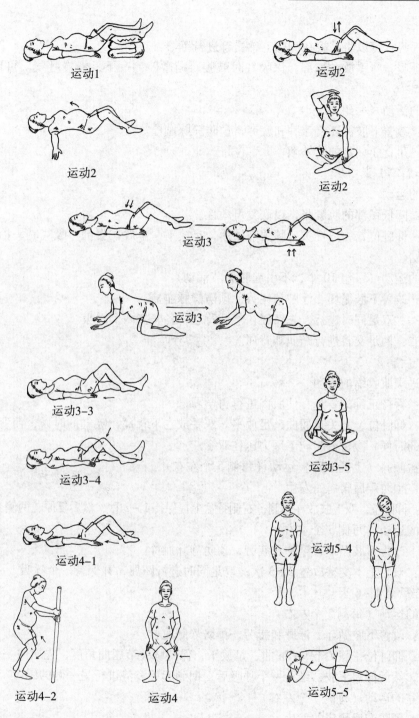

运动1　　　　运动2

运动2

运动2

运动3

运动3

运动3-3

运动3-5

运动3-4

运动4-1

运动5-4

运动4-2　　　　运动4　　　　运动5-5

图 8 - 2 - 7　产前体操

（2）产后体操：如图 8 - 2 - 8 至图 8 - 2 - 13 所示。

1）产后当天

①深呼吸

目的：放松，并提供足够的氧气。

方法：

胸式呼吸：可以将手放在胸廓上感受着进行练习。

腹式呼吸：将手放在腹部，深吸气时鼓腹，稍微停顿一下，慢慢呼气。可以每 2～3 小时进行 5～6 次。

②足的活动（一组 10 个）

目的：改善下肢循环、浮肿和疲劳，预防静脉血栓。

方法：足背屈，足的内外翻。

2）产后第 1 天

①头的运动

目的：降低颈部的肌紧张，以恢复可动性。

方法：仰卧位，去掉枕头，膝关节屈曲，足放平，手放在腹部。吸气时头抬起，呼气时回到起始位。

②足的运动（一组 10 个，不引起膝关节活动）

目的：改善下肢循环、浮肿和疲劳，预防静脉血栓。

方法一：双足同时进行，先跖屈，然后背屈，各坚持两个呼吸。

方法二：两足交替进行跖屈和背屈。

3）产后第 2～3 天

①促进腹肌收缩的运动

目的：保持正确的姿势，使肌肉进行再学习。

方法：仰卧位，膝关节屈曲，足放平。双手放在下背部，吸气的时候，使背部离开床面；呼气的时候，腹背一起向下用力压住双手。

②骨盆倾斜（上提下降）运动（每侧 5 个左右）

目的：预防产后腰痛的发生。

方法：仰卧位，双上肢放在体侧，右侧骨盆上提保持 1～2 秒，然后复原，两侧交替进行。

③足的运动（每侧 5 个左右）

目的：改善下肢循环、浮肿和疲劳，预防静脉血栓。

方法：双足上下交替放置 2～3 次；双足同时进行跖屈，并保持一个呼吸。

4）产后第 4～6 天

①足的运动（每侧 5 个左右）

目的：改善下肢循环、浮肿和疲劳，预防静脉血栓。

方法：仰卧位，膝关节 90°屈曲，足放平，保持膝关节屈曲角度，先屈曲一侧髋关节，靠近胸部，然后伸展下肢，维持一个呼吸后，回到起始姿势进行另一侧的练习。

②骨盆的运动（每侧 5 个左右）

目的：预防产后腰痛的发生。

方法：仰卧位，肩外展 90°，屈髋屈膝 90°，保持肩部尽量不离开床面，进行躯干的旋转。

5）出院至产后 1 个月

①保留住院时进行的运动。

②增加上半身的运动，以放松并增加柔软性：肘关节屈曲/伸展，进行肩关节旋转；双手交叉反复进行肘关节屈伸。

③躯干前屈站起，增加全身的活动：双足分开站立，膝关节轻度屈曲，使身体前屈，然后用力，慢慢地使躯干直立，最后抬头。

④俯卧位，在腹部和踝关节处放上枕头或小垫子，慢慢进行身体的扭转以放松。

6）产后2个月以后

①立位进行臀大肌的收缩（随着呼吸反复进行）：收缩放松腹部及盆底肌，保持肌肉的柔韧性。

②下蹲（深蹲）：促进腹部和盆底肌的收缩，增加下肢的肌力。膝关节屈曲时，不超过足尖，并尽量使膝关节和足向同一方向用力，重心在足的拇趾处。

③骨盆的运动：预防产后腰痛（在立位或坐位进行骨盆的前后倾，左右倾斜及腰旋转）。

④仰卧位，双下肢空中交替屈伸（像骑自行车的动作）：可以改善下肢循环、浮肿和疲劳，预防静脉血栓。

⑤跳跃（跳绳）。

⑥身体的扭转运动，作为准备活动。

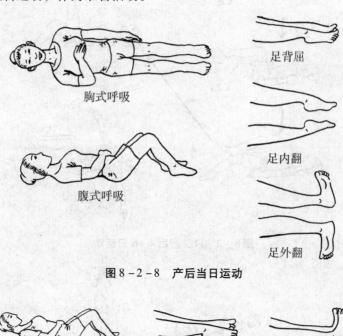

胸式呼吸　　足背屈

腹式呼吸　　足内翻

足外翻

图 8 - 2 - 8　产后当日运动

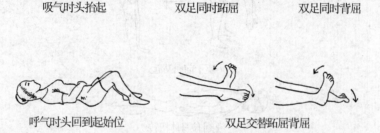

吸气时头抬起　　双足同时跖屈　　双足同时背屈

呼气时头回到起始位　　双足交替跖屈背屈

图 8 - 2 - 9　产后第 1 日运动

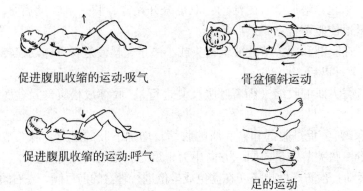

促进腹肌收缩的运动:吸气

骨盆倾斜运动

促进腹肌收缩的运动:呼气

足的运动

图 8-2-10 产后 2~3 日运动

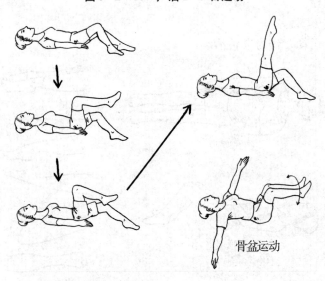

骨盆运动

图 8-2-11 产后 4~6 日运动

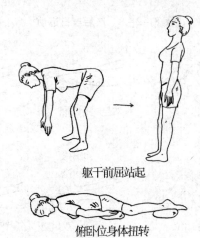

躯干前屈站起

俯卧位身体扭转

图 8-2-12 产后出院至 1 个月运动

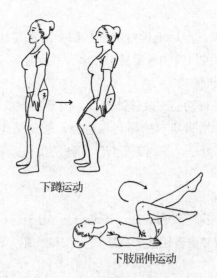

下蹲运动

下肢屈伸运动

图 8 - 2 - 13 产后 2 个月以后运动

（六）孕妇水中运动

在运动前行健康检查，包括体重、体温、血压、妊娠过程中的母子健康情况确认、问诊等，充分进行准备活动，泳姿以自由泳、蝶泳为主，避免对髋关节和耻骨的压力比较大的、易造成髋关节及耻骨疼痛的蛙泳姿势。游泳时间在 30 ~ 45 分钟，共计 300 ~ 500 m，应结合个人可以承受的疲劳程度。通常从胎盘进入稳定期，妊娠大约 16 周左右开始，具体何时开始，要看是否满足相应条件。适合水疗的孕妇需满足的条件有：①正常妊娠过程。②无多次腹肌及子宫收缩感觉。③子宫口保持关闭。④无阴道滴虫及念珠菌等妇科传染性疾病。游泳环境设施方面的要求：①水温及室温在 (30 ± 1)°C。②上午 10 点至下午 2 点之间。③水中运动在 1 小时之内。④妊娠末期禁止仰泳及蛙泳。⑤做好发生紧急情况时联系医院及与交通相关的准备，同时最好配备物理治疗师或游泳教练。

六、体重管理与饮食

妊娠中体重的增加与胎儿体重的增加有关，胎儿、羊水、胎盘合重约 4 ~ 5 kg。体重明显增加一般在妊娠 5 个月左右开始，胎儿在 7 ~ 8 个月左右增长速度最快，所以一周内体重增加 500 g 是允许的，但体重过度增加多伴随浮肿，也是妊娠高血压综合征、巨大儿、分娩时间延长、迟缓性出血等的诱因。特别是从怀孕前就开始有肥胖、高血压、糖尿病的时候，更易引起妊娠高血压综合征。因此，实际营养摄取量可咨询专业营养师或医师。若身高在 150 cm 以下、有骨盆狭窄的情况，为预防因胎儿较大造成的难产，要严格控制体重。

七、剖宫产及高危妊娠患者的运动疗法

（一）剖宫产

剖宫产（cesarean section）指通过腹壁和子宫壁切口娩出胎儿的分娩过程。通常使用

脊柱或硬膜外麻醉。

1. 剖宫产术后处理原则 产后干预对剖宫产妇女的重要性和阴道分娩妇女一样，但是，剖宫产术是一项充满各种风险和术后易引发多种并发症的重要腹部手术，所以，损伤和处理指导要遵循一定的原则。

2. 治疗目的 ①增强肺部功能，改善肺通气，但要减少咳嗽及活动所引起的伤口痛。②预防术后血管并发症。③增强切口的循环和愈合，避免粘连形成。④减少由于肠胃气胀、发痒及导尿管造成的不舒适。⑤纠正姿势。⑥预防损伤，减少下腰痛。⑦预防盆底功能障碍。⑧增加腹部肌力。

3. 治疗方法

(1) 呼吸指导：咳嗽、深呼吸和哈气（Huffing）：由于切口疼痛，咳嗽变得困难，用快速哈气方法排出粘液。指导患者用枕头或手固定切口，用力说"哈"，然后在收缩腹部肌肉时重复进行。

(2) 积极进行下肢关节活动范围练习，早期离床活动，可促进循环和预防静脉曲张。

(3) 切口固定下进行轻柔的腹部练习，瘢痕松动和按摩：①检查腹直肌分离，并在腹直肌分离练习时保护切口部位，先进行无压力的肌肉控制技巧练习。②伤口愈合后，可在切口部位进行交叉按摩。

(4) 姿势训练：帮助其恢复到怀孕前姿势，增强肩胛带肌肉的控制，以应对照顾婴儿活动中应力增加。

(5) 伤口固定和 ADL 位置的指导。

(6) 盆底练习：对盆底功能障碍的危险因素和类型进行指导。

(7) 减少肠胀气疼痛治疗：①左侧卧位时对腹部进行按摩或揉捏，右侧卧位时按照升结肠、横结肠、降结肠的顺序（顺时针）轻按。②骨盆倾斜或搭桥（可以在结合处使用按摩）。要注意这个位置可能易于产生空气栓塞，在产后早期应该谨慎进行。

妇女在恢复有力活动前，至少需要 6~8 周的时间，因此应强调安全，并在有意识的控制下进行。

（二）高危妊娠

1. 定义 对孕妇、胎儿、新生儿有较高危险性的妊娠，称高危妊娠。包括：①孕期出血，如：先兆流产或早产、前置胎盘、胎盘早剥。②胎位异常。③妊娠高血压综合征或先兆子痫。④多胎妊娠。⑤妊娠合并内科疾病，如：心脏病、糖尿病、肾炎等。伴有妊娠糖尿病的妇女，非常适合进行有监督的、个性化的运动项目，例如卧位蹬自行车练习或手臂测力计练习等。

2. 主要问题

(1) 主要的功能受限是由于不能离床和长时间的静止姿势所致，如：①关节僵硬和肌肉痛。②肌力降低和肌肉萎缩。③血管并发症。④远端肢体本体感觉的减弱。⑤便秘。⑥姿势改变等。

(2) 心理因素：情绪过度紧张导致流产的危险增加。

3. 治疗目的　①减少僵硬。②保持肌肉的长度和体积。③防止深静脉血栓形成。④改善本体感觉。⑤改善姿势。⑥放松精神，缓解烦躁。

4. 治疗方法　高危人群的所有训练项目，必须有个体化、针对性的诊断、评定和专科（妇产科/内科）医师会诊。在每次治疗后都要重新评定并监测、记录和报告治疗中的任何变化。

（1）姿势指导：高危患者最佳体位为左侧卧位，防止下腔静脉压迫，增加心输出量并减少下肢浮肿，在双膝间和肚子下垫枕头。短时间的仰卧位，应在右髋下垫楔形物，以减轻下腔静脉压迫。改良的俯卧位（侧卧位，部分地转向俯卧位，枕头放于腹部下方）减轻下腰的不适和压力。

（2）无压力关节活动范围训练：颈部上、下、左、右的活动，肩、肘、腕屈曲、伸展、旋转动作；下肢外展、内收和踝关节的活动。根据妇女的状况，个体化地选择重复的次数和频率。

（3）放松技巧：为分娩做准备。

（4）盆底放松：骨盆倾斜、搭桥。

（5）腹部练习：检查腹直肌分离，动作要非常轻微并需要密切监督，如出现刺激子宫收缩的情况时，应立即修改或中止练习。

（6）移动、站立：通常是禁忌的。

（叶　淼）

第三节　癌　症

一、概述

癌症是一种常见病、多发病。恶性肿瘤生长迅速，易复发转移，病死率高。据世界卫生组织统计，全世界每年有近 600 万例新诊断癌症，有 400 多万人死于癌症，占总死亡人数的 10%。在我国，随着人口老龄化和环境的污染，癌症的总发病率有增高的趋势。根据近日卫生部提供的我国肿瘤发病率和十大恶性肿瘤发病率排序显示，我国每年癌症新发病例为 220 万人，因癌症死亡人数为 160 万人。近 20 年来，我国每 4~5 个死亡者中就有 1 个死于癌症，癌症是居心脑血管疾病后的第二位死因。在癌症患者中肺癌、乳腺癌分别位居男、女恶性肿瘤发病首位。

据统计，在现在的癌症患者中，约有 1/3 可以预防，1/3 可以治愈，1/3 可以延长生命。在这些存活的患者中有相当一部分致残，不同程度地存在着身心健康和功能的问题。因此，如何使这些患者的心理创伤与躯体的健康与功能得到康复，提高生存质量，重返社会的问题，日益受到患者乃至整个社会的重视。随着 20 世纪 80 年代我国康复医疗事业的兴起，癌症的康复工作也得到发展。癌症康复治疗与评定的基本原则和方法，既与其他病残者康复有共性，也具有癌症本身的特点。癌症康复是康复医学的组成部分，其服务的对象是癌症患者这一特殊群体，是针对癌症所导致的原发性或继发性残疾，通过医学、教育、心理、职业等综合性手段，使癌症致残者尽可能地改善或恢复功能，减轻或消除癌症及其治疗给患者造成的损害和痛苦，提高生存率、延长生存期、改善生存质量的治疗措施。

恶性肿瘤所致的功能障碍，包括心理障碍和躯体不同系统、不同器官的障碍，并不是某一个专科的问题。恶性肿瘤患者康复必须由肿瘤科、康复医学科和有关科室医生以及心理医生、物理治疗师、作业治疗师、言语治疗师、护士等多专业人员共同组成协作组，讨论康复的目标、方法和方案的制定和调整，在患者住院期间提供康复治疗，并对有需要的患者进行家庭康复服务。由此可见，癌症患者的康复需要多科室协作，采取综合的康复措施，尤其是要注意与临床治疗措施相结合。不同癌症患者的身心功能障碍不同，并且可能会随着病情与治疗的变化而变化，因此要强调对患者进行个体化和循序渐进的治疗原则。癌症患者在判定了恶性肿瘤的存在或预示会出现功能障碍时，就应积极进行心理、身体方面的治疗，而不应等到临床治疗结束或形成残疾以后再进行。因此，在病情稳定的前提下，康复越早介入，取得的效果也就越好。

二、评定内容

不同癌症患者在治疗前后致残所造成的功能障碍不完全相同，需要在肿瘤康复治疗的不同时期，定期对其病情、功能和预后进行必要的康复评定，并作前后对比分析。

（一）癌症病情的评定

对癌症进行分期，不仅是对疾病严重程度的一种分析方法，也是对治疗质量的一项评定指标。癌症的病理分级和临床分期是癌症病情评定的两个最基本方法。

1. 病理分级　在病理学上根据肿瘤细胞的分化程度来确定其恶性程度，通常分为四级：Ⅰ级为未分化癌细胞占 0% ~ 25%，Ⅱ级为未分化癌细胞占 25% ~ 50%，Ⅲ级为未分化癌细胞占 50% ~ 75%，Ⅳ级为未分化癌细胞占 75% ~ 100%。

2. 临床分期　大多数部位肿瘤的临床分期，采用国际抗癌联合会所规定的癌症 TNM 分期法。这是一种比较科学、公认的癌症分类法。

T（tumor，肿瘤）代表原发肿瘤的范围、大小、穿透程度以及对邻近组织的侵犯程度等。Tis 代表原位肿瘤；To 表示未发现原发癌；肿瘤局部扩展的不同范围以 T_1、T_2、T_3、T_4 来表示，共四期；Tx 则指原发灶大小不明。

N（node，淋巴结）代表淋巴结转移的状况。No 是指临床检查无淋巴结转移；N_1、N_2、N_3 则表示有淋巴结不同程度的转移，具体按淋巴结转移多少、大小、范围及是否固定等情况而定；Nx 表示无法估计淋巴结是否转移。

M（metastasis，转移）代表肿瘤的远处转移。Mo 表示无远处转移；M_1 表示已有远处转移的临床或病理依据。T、N、M 分类后进行组合，就得出该癌症的临床分期了。

这种分类法的规范应用，有利于科学评定各种治疗方法和方案的效果，正确估计预后，更有利于国内外学术交流。但 TNM 分类法也有某些不足。如：T 只考虑肿瘤的大小、范围，未考虑肿瘤细胞的分类与分化程度，因而不能反映出肿瘤的恶性度。因此，在 TNM 分类、组合的基础上，再将肿瘤分Ⅰ、Ⅱ、Ⅲ、Ⅳ期。一般认为，癌灶局限于黏膜或黏膜下层，尚无淋巴结转移时，为Ⅰ期；癌灶局限于黏膜或黏膜下层，但已有淋巴结转移，或虽无淋巴结转移，但癌灶已浸润肌层和浆膜下层，则为Ⅱ期；癌灶浸润肌层或浆膜下层，已有较远距离的淋巴结转移，或癌灶已穿透浆膜外，并已累及邻近组织器官，则为Ⅲ期；若癌灶侵犯周围脏器，并有较远距离的淋巴结转移，或有远处转移者，均为Ⅳ期。

（二）癌症残疾的评定

1. Raven 癌症残疾分类法

Raven 从患者的肿瘤是否得到治疗、控制与残疾状况，将肿瘤患者的生活质量大致分为三级（表 8 - 3 - 1）。

表 8 - 3 - 1　Raven **生活质量分级**

肿瘤状况	残疾状况	生活质量
	无残疾	能正常生活
肿瘤已治疗，得到控制	因肿瘤治疗而出现残疾：器官的截断或截除（如：截肢、乳房切除、生殖器官切除等），器官的切开或大手术（如：气管造口、结肠造口、回肠导管、颌面术后缺损、器官成型或重建术后等），内分泌置换治疗（如：甲状腺切除、肾上腺切除、垂体切除等），心理反应、精神信念改变等，其他如：家庭、职业、社会活动等问题	生活质量好
	因肿瘤本身而出现残疾：全身性反应（如：营养不良、贫血、恶液质、疼痛、焦虑、恐惧等），局部性残疾（如：软组织与骨的破坏、病理性骨折、膀胱与直肠功能障碍、周围神经瘫痪、四肢瘫、截瘫、偏瘫等），其他如：家庭、职业、社会活动等问题	生活质量好
肿瘤未得到控制	因肿瘤本身治疗而出现残疾	生活质量较差，生存期有限

2. 癌症患者活动状况评定

（1）Karnofsky 活动状况分级标准：1948 年 Karnofsky 首先将肿瘤患者的活动功能分为 10 级，对患者的躯体功能和生活质量进行量化评定（表 8 - 3 - 2）。这个量表经信度和效度测定，被认为可信，与其他康复评定方法，如 Katz 的日常生活活动能力指数有显著相关性，可专用于评定患者的活动能力，但不能肯定患者存活的可能性。

表 8 - 3 - 2　Karnofsky 活动状况量表

一般状况	记分	标准
能进行正常活动，不需要特殊照顾	100	正常，无症状，无疾病的表现
	90	能进行正常活动，症状与病征很轻
	80	经努力能进行正常活动，有些症状与病征
不能工作，但能在家生活，能自理个人的多数需要，需不同程度的协助	70	能自我照料，但不能进行正常活动或工作
	60	偶需他人协助，但尚能自理多数的个人需要
	50	需他人较多的帮助，需医疗护理
不能自我照料，需要医疗，疾病可能迅速发展	40	致残，需特殊照顾与协助
	30	严重致残，应住院，无死亡危险
	20	病重，需住院，必须积极的支持性治疗
	10	濒临死亡
	0	死亡

（2）活动状况五级评定标准：见表 8 - 3 - 3。

表 8 - 3 - 3　活动状况五级评定标准

级别	活动状况	相当于 Karnofsky 评分
0 级	能充分活动	90 ~ 100 分
1 级	活动受限，但可步行，进行轻工作	70 ~ 80 分
2 级	离床时间超过清醒时间的一半，能自我照顾，但不能工作	50 ~ 60 分
3 级	自我照顾有限，清醒时间中有一半以上时间卧床或坐在椅子上	30 ~ 40 分
4 级	完全卧床不起	10 ~ 20 分

3. 疼痛五级评定标准　在肿瘤发展过程中，尤其是晚期发生骨转移时，疼痛剧烈。目前缺乏客观、精确的评定疼痛的方法，临床上只能根据患者自己对疼痛程度打分，如 McGill 法、VAS 法，或根据患者应用镇痛药、麻醉药的种类或剂量来评定疼痛的程度，即将癌痛分为五级（表 8 - 3 - 4）。

表 8 - 3 - 4　癌痛五级评定标准

级别	应用镇痛药情况
0 级	不痛
1 级	需非麻醉性镇痛药
2 级	需口服麻醉剂
3 级	需口服与/或肌内注射麻醉剂
4 级	需静脉注射麻醉剂

4. 心理评定　癌症是一种复杂、严重的疾病。一旦确诊患有癌症，患者的精神心理状态会发生剧烈的变化，尤其是造成躯体障碍或残疾的癌症患者，其心理障碍会更多、更严重。这种精神心理障碍对癌症患者的生活、病情的发展、治疗和康复的效果均发生不良的影响。

三、康复治疗方案

（一）康复治疗的目标

癌症患者的康复治疗是使患者在自身疾病和治疗的限制范围内获得身体、社会、心理与职业方面的最大恢复。根据肿瘤发展的不同阶段、治疗达到的结果及其引起的残疾可能恢复的程度不同，康复治疗目标也有所不同。

1. 预防性康复 是指对已被确诊为癌症的患者在治疗前和治疗过程中尽可能避免或减轻其精神压力，预防残疾的发生或减轻其功能障碍的程度。

2. 恢复性康复 是指对癌症已治愈或明显缓解的患者尽可能使其健康损害、功能障碍和心理障碍得到最大程度的恢复，无明显残疾，能自理生活，重返社会。

3. 支持性康复 是指对癌症不能完全控制及残疾不能完全恢复的患者，应尽可能改善患者的心理状况和身体健康，控制或减缓肿瘤的发展，减轻功能障碍的程度，防止并发症的发生，使其达到生活基本或部分自理，延长生存期。

4. 姑息性康复 是指对癌症未得到控制、病情仍在进展并有残疾的晚期患者，尽可能给予精神心理上的支持，预防或减轻合并症，改善健康状况，减轻痛苦。

（二）康复治疗措施

1. 心理治疗 根据以往对癌症患者的调查发现，不同类型的癌症患者有不同程度的心理障碍，尤其是有躯体障碍的患者心理障碍更多、更严重。精神心理障碍对癌症的发病、病情发展、治疗和康复均会造成不良的影响，因此，心理康复是癌症康复的一个重要方面。

由于癌症对人的生命威胁很大，因此癌症的确诊对患者本身及家属是个沉重的打击，往往都会发生剧烈的心理变化，如抑郁、恐惧等，对今后在身体状况、生活能力、经济来源、家庭工作等各个方面可能发生的问题产生焦虑。治疗师应帮助患者及家属正确对待病情，稳定情绪，积极配合治疗。

对一些破坏生理功能和面容形体的手术，在术前要使患者及其家属了解手术的必要性，对术后可能出现的一些问题要有一定的思想准备。术后，患者身体会发生某些变化，如器官的缺损、功能障碍或形体外貌缺陷等，这时，患者会再次出现情绪波动、烦躁、忧郁、自卑。针对这些心理，应该帮助他们解决具体的困难并进行技术指导，使其更快适应新的身体状况，树立信心，坚强地生活，避免意外发生。

对于那些结束治疗出院的患者，由于出院后生活环境和医疗条件与医院不同，残疾使他们的生活方式发生了改变，因此，患者的情绪波动和生活的适应需要一个过渡的阶段，才能逐渐趋向稳定。

总之，癌症患者的心理康复要根据癌症不同阶段的心理特点，进行有针对性的治疗。

2. 营养康复 营养不良是肿瘤患者在患病及治疗中经常遇到的问题。患者常因食欲不振、食物摄入困难而体重减轻、身体虚弱。由于身体虚弱，患者活动减少，食欲更差。这样就形成了恶性循环，使机体抗病能力严重降低，导致疾病恶化。

癌症本身可引起脂肪、蛋白质、碳水化合物、维生素及无机盐等的代谢失常。加之患者经常出现食欲减退、摄食困难及进食过少，因此，有人认为营养不良是癌症必然出现的后果。

（1）抗癌治疗对机体营养状况的影响：各种治疗肿瘤的方法都会影响患者的营养状况。例如：

1）放射治疗：约有90%以上的患者在接受大剂量放射治疗后，体重都有下降。对头颈部的放疗可导致唾液分泌减少、咀嚼与吞咽困难；上消化道的放疗能发生口腔、食管与胃部的炎症；腹部与盆腔的放疗可产生消化吸收不良，其结果均可导致摄食减少。

2）化学治疗：能引起消化道黏膜溃疡，如：唇炎、舌炎、厌食、便秘或腹泻。一些药物的使用还能加重放疗导致的胃肠道反应。

3）手术治疗：头颈部手术切除舌、颌骨与咀嚼肌时，可造成咀嚼、吞咽困难；消化道手术能引起胃肠道运动及吸收障碍，从而造成营养缺乏、电解质紊乱等。

由于肿瘤本身及肿瘤治疗对机体的消耗，肿瘤患者普遍表现营养不良。营养良好的患者不但能耐受手术、放疗或化疗，而且能使精神、体力在治疗后迅速得到恢复。

（2）癌症患者的营养治疗：患者应由营养师设计一份含有适量蛋白质与热量的平衡饮食食谱，保证每日能摄入足够的营养。吞咽或咀嚼困难的患者，可以适当采用半流食或流食。进食时应注意以下几点：

1）饭前轻微活动5~10分钟，能增加食欲。

2）进食时，环境要舒适愉快，尽可能与他人共同进餐。

3）少量多餐，即在三餐之间再吃些高蛋白、高营养的饮食。

4）经常改变食谱，充分利用食物的外形、色泽及调料等，烹制各种色、香、味俱佳的菜肴，以增加患者的食欲。

3. 医疗康复 外科手术，尤其是根治性手术，以及放射治疗、化学治疗等常用治疗手段，对患者均有不同程度的损害。如：较大范围的器官、组织被切除或破坏，从而影响患者的器官功能、形体外貌以及全身健康。因此，应从各方面进行全面康复。

（1）全身康复：癌症患者在治疗后，体质多有下降，应采用一些必要的医疗手段改善全身状况，防止肿瘤复发或发展。除加强营养及医疗体育外，还需配合物理疗法、针灸、按摩、气功、合理使用中西药等，以促进患者身体状况的好转，提高机体免疫力，延长生存期。

（2）残缺功能的康复

1）代偿功能的康复训练：患者某些器官遭受破坏出现功能障碍时，首先要使未被完全破坏的器官充分发挥代偿功能，最大程度地弥补失去的功能。如：截肢后的残端和其他健康肢体的训练，喉切除术后的食管语言训练，肺叶切除术后的呼吸功能训练，结肠造瘘术后的排便功能训练等，这些功能训练应在手术或治疗后全身情况稳定时即开始进行。

2）配备必要的功能性康复辅助装置：器官功能残缺严重时，应尽早配备必要的功能性康复辅助装置，如功能性假手、夹板、文具、助行器、拐杖、轮椅、人工喉等，并训练患者学会正确使用这些装置，以补偿失去的功能。

（3）并发症的处理

1）手术并发症的处理：手术可能造成组织损伤、粘连、感染、血液淋巴循环障碍等并发症，应及时给予药物治疗、手术治疗、物理治疗等，以免给患者增加新的痛苦，保证康复医疗的进行和康复医疗的效果。

2）放疗、化疗副作用的处理：放疗和化疗可能抑制患者骨髓的造血功能，引起恶心、呕吐、食欲减退、腹泻等胃肠道反应，降低全身免疫力或造成局部组织的损伤。补气、养血、滋阴和清热生津的中药对这些副作用具有良好效果。与此同时，还应调整饮食，给予高蛋白、高维生素、甘寒生津、滋润清淡的食物，辅以必要的支持疗法和西药治疗。

3）其他并发症的处理：患者长期卧床可能会发生压疮、坠积性肺炎、泌尿系感染、血栓形成等并发症。应加强对长期卧床患者的康复护理，多帮助患者翻身，可能时应使患者适当坐起或站立（可使用倾斜台），搞好个人卫生，指导患者深呼吸、咳嗽、咯痰、多喝水，预防并发症的发生。若有并发症发生，应及时应用抗感染的中西药物、对症药物、物理治疗等，使并发症早日好转痊愈。

（4）身体形态的康复：患者的肿瘤得到控制，生存期延长，全身与器官功能康复后，形体外貌的康复就是一个相当重要的问题。在毁容性、破坏性手术后，应适时地给患者安装美容装饰性康复装置（装饰性假手、颌面假体、假乳乳罩等），或进行必要的矫形外科手术（乳房成形术、耳郭成形术、鼻成形术等），以便及早弥补或改善患者形体外貌的缺陷。此外，还要根据患者的缺陷调整服饰，如：配以大小适当的衣服、裤子、手套、鞋袜、帽子、眼镜或装饰品，以掩盖形体外貌的缺陷。形体外貌的改善，可促使患者致残后形成的心理缺陷的正常化。对某些人特别是年轻妇女来说，形体外貌康复的重要性不亚于功能康复。

（5）运动疗法：肿瘤患者在长期卧床后，要想恢复原来的体力活动，一般需要经过一段时间。长期卧床使身体处于废用状态，关节变得僵直，肌肉萎缩，骨质脱钙。卧床时间越长，恢复体力所需时间也越长。此时不应急躁，要缓慢而循序渐进地进行锻炼。治疗师应当指导患者在卧床期间就开始进行各种形式的运动。等张、等长、有节律的重复性动作都能提高肌肉力量，增加耐力，使关节灵活，减轻脱钙，防止压疮和血栓形成，还可增加食欲，改善精神状态。中国传统的太极拳、气功、按摩等均能改善血液循环，使身心得到放松，帮助患者恢复健康。运动疗法在原则上可分三个阶段：第一阶段是些简单动作，不需花多大力气，卧床时即可进行。这些活动能帮助患者略为恢复一些体力。此后，可根据患者体力改善的情况，适当增加运动强度。当患者可以起床活动时，就开始第二阶段的锻炼。这时的活动量比第一阶段大。目的在于增加体力储备，补偿肿瘤或治疗肿瘤造成的消耗，为恢复正常活动准备条件。在患者可以整日离床时，就进行第三阶段的锻炼。此时的活动量更大，以便加强体力，恢复健康。在拟定运动疗法计划时，对于患有不同肿瘤的患者应区别对待，充分考虑到疾病或治疗所造成的后果。如：乳癌根治术后要加强上肢的活动，肺切除术后要加强胸部的活动，骨肿瘤截肢后要加强肢体活动等。

4. **职业康复** 患者的身体健康与功能恢复到一定程度后，有的可以恢复原来的工作，有的可以调换较轻的工作，有的需要先进行作业训练，使之能从事力所能及的工作。对残疾较严重者，应根据其残疾的情况对其生活用具、劳动设备进行适当改装，或配备自助装置，以方便使用，达到自理生活、自食其力。

四、临床常见癌症残疾与运动疗法

（一）乳腺癌

乳腺癌是一种常见肿瘤，在某些地区占妇女肿瘤发病率的第一位，多发生于 40～60 岁绝经前后的妇女，发病与多种因素有关，常出现肿块、乳头改变、乳房轮廓及皮肤改变、疼痛等临床症状。治疗方法主要是手术、放射、化疗和内分泌治疗。乳癌根治术的 5 年生存率为 50%，10 年生存率为 30%，若早期乳癌进行根治术为主的综合治疗，5 年生存率可达 90% 以上，但会因接受根治术或改良根治术出现一些功能障碍，对患者日常生活活动造成一定影响，需进行康复治疗。早期康复疗效较好，一般可恢复生活自理，参与社会活动和工作。

乳癌患者，尤其是年轻女性患者可能会对根治术后一侧乳房缺失、肩胸畸形有顾虑。术前要了解患者的忧虑及恐惧，给予详细的解释，鼓励患者保持乐观态度，向患者介绍有关乳腺癌的治疗进展、成功率及整形方面的信息，增加患者的信心。同时向患者说明手术的必要性、术后的注意事项和康复的可能性，解除顾虑，使其术后能配合康复治疗。

1. 术前指导　向患者及家属介绍术后可能出现的改变及后遗症，如患侧肢体活动障碍，呼吸、活动将增加伤口的疼痛等。为预防后遗症的发生，术后需早期活动。向患者示范腹式呼吸、咳嗽排痰，预防肺炎的发生。

2. 肩关节运动　有肩周炎的患者术后易产生反应性炎症，导致肩关节活动受限。可指导患者用非术侧上肢握住术侧上肢，做自主或辅助的肩外展、外旋运动。

3. 呼吸　患侧胸壁手术切口较大，加压包扎会影响呼吸时的胸廓活动，最好术前先教患者做呼吸练习，术后定时改变体位，叩打振动背部，促进呼吸道分泌物排出。鼓励患者做深呼吸，促使肺叶扩张，防止肺部感染，同时可增加胸壁活动，有利于术区皮肤的放松。患者能坐起或下地时，需做深呼吸练习，即双手放在上胸部锁骨下方，吸气时用鼻深吸气，双肩缓慢向外旋转，使胸廓扩张，呼气时用嘴呼气，胸廓放松。

4. 手指运动　如出现浮肿，可令患者将患肢取高举位，活动手指。

5. 术侧检查　主要是评定术后术侧上肢，有无疼痛，疼痛部位、程度及引起方式；术侧上肢主要是肩关节、腕关节的 ROM 是否受限；肩关节周围进行 MMT 的检查，手部肌力可用握力计测定；由于术侧上肢淋巴回流障碍引起浮肿，要对上肢到前臂进行周径的测定；对上肢、手指功能以及术后有感觉异常者进行检查。

6. 良肢位　由于乳癌根治术切除与肩关节活动有密切关系，若胸部肌肉、筋膜、皮肤伸展性降低，便可引起患侧肩关节活动范围产生明显的受限，因此，要做好良肢位的处理。术后应使患者处于半卧位，术侧上肢放置于功能位，在患侧肩后垫一个薄棉垫，使上肢保持外展，稍前伸，以枕头支持前臂和手，防止患者因怕撑开伤口而上臂内收，长时间的内收挛缩必会使日后肩关节的外展变得更为困难。

7. 早期开始患侧上肢活动　目的是加强手术中保留下来的肌肉的力量，预防粘连，最大程度地恢复肩关节的活动范围。术后患者清醒时即可采取半卧位，使术侧上肢置于自然舒适的功能位，术后第一天可做手指屈伸、握拳、屈肘活动，拔除伤口引流后改仰卧位，可逐步开始进行上臂、肩的活动，并在他人协助下用术侧上肢洗脸、刷牙、吃饭，逐渐过渡到自己独立完成。伤口拆线后，可增加上臂、肩的活动范围和活动次数。活动动作注意要轻柔，以主动活动为主，活动范围和力量由小到大，以产生轻微疼痛为限，切勿强力牵拉。具体活动如下：

（1）钟摆样运动：坐位或立位，身体前倾，术侧上肢自然下垂，做向前、后、内、外方向的摆动。做内收活动时，术侧上肢的摆动应超过身体的中线。

（2）耸肩旋肩运动：坐位或立位，缓慢耸肩，使肩上提至耳朵水平，然后下降，再使肩在水平面上做缓慢地向内和向外旋转活动。

（3）双臂上举运动：立位，双手紧握，伸肘，缓慢地上举过头，达到尽可能的高度，然后缓慢放下。

（4）深呼吸运动：坐位或立位，用鼻缓慢深吸气，用口呼气，呼吸时将双手放在上胸部锁骨下方。吸气时双肩缓慢向外旋转，应感到胸廓扩张，呼气时应感到胸壁放松。

（5）爬墙运动：立位，面对墙壁，足趾离墙约 30 cm，双手指尖抵墙面，缓慢向上爬，使双臂保持平行，连续练习数次，然后改为侧立，使术侧肩对墙壁，肩外展，手指尖抵墙面，缓慢上爬，连续练习数次。肩关节活动范围有改善时，可逐渐缩小足与墙的距离。

（6）护枕展翅运动：坐位，双手十指交叉，上举至额部，然后移向后枕部，将双肘移向前方，再分开移向耳部。最后将交叉的双手举至头上，再降回到起始位。以上所有动作均宜缓慢地进行。

训练活动量和活动范围应逐渐加大，先易后难。开始时，可用健侧上肢带动术侧上肢进行活动。活动时可能会出现疼痛，此时可稍作休息或做几次深呼吸，然后继续训练。结合日常生活活动是很好的训练方式，注意尽量减少或避免以健侧上肢代替术侧上肢完成动作，逐渐增加术侧上肢的活动和负荷。术后两周出院前可用患手拿起少于 0.5 kg 的物品进行活动，如水杯倒水、进食、洗脸、化妆、梳头、操作家用电器、打电话、翻书报等。术后 3～4 周出院回家的最初两周活动负荷量渐增加，如洗头、一般打扫房间、一般烹饪、折叠衣服、穿套头衫等。回家一个月时活动负荷量可进一步增加，如挂衣入柜、铺床被、抓公共汽车扶手等。回家两个月时，可提手提包、菜篮、背包，进行轻量体育活动等。

8. 防治肢体水肿　术后常逐渐出现患侧上肢水肿，这是由于乳癌根治术切除了大量淋巴结，患侧上肢淋巴回流不畅，加之手术引起组织广泛的粘连，瘢痕形成，造成对血管、淋巴管的压迫，加重了血液、淋巴液的回流障碍，形成水肿。患者自觉肢体沉重，影响活动，还容易发生破损、感染持久不愈。故术后要适当抬高患肢，早期开始手和前臂的活动，必要时进行向心性按摩，配制压力袖套，使用循环治疗仪等，帮助血液、淋巴液回流。水肿时注意保护皮肤，预防损伤。

（1）抬高患肢：术后即应将术侧上肢抬高至心脏水平。以后应注意避免上肢下垂或做重体力活动，以促进淋巴回流。

（2）患肢护理：注意保持患肢皮肤清洁润滑，劳动时戴防护手套，缝纫时戴顶针，不使用腐蚀性洗涤剂，防止破损感染，避免在患肢测量血压或做静脉穿刺注射。一旦发生破损感染，应及早做抗感染治疗。患肢衣袖宜宽松。

（3）运动与按摩：患肢宜作适度活动或向心性轻手法按摩，以促进淋巴回流，但应避免术后过早、过强的活动，以免加重水肿的程度。

（4）压迫性治疗：患肢使用间断性气压袖套，每天 2 ~ 12 小时。也可穿弹性压力袖套（在上肢高举时套上袖套），以压迫约束上肢，促进淋巴回流。

（5）其他治疗：饮食限盐，用利尿药。严重者试行瘢痕松解术，解除瘢痕对血管、淋巴管的压迫。

9. 形体康复　由于手术切除胸部大块组织，造成胸部两侧不对称。为减轻这种缺陷畸形，指导患者选择胸围和袖管宽松的上衣，穿戴松软的假乳罩。有的患者希望使用能弥补乳房外观的假体，市场上有假体成品，但稍有些重，患者反映有压迫感，建议使用弹性较好的文胸，内部用纱布填充。胸大肌切除后，胸部受风会有寒冷感，可用保湿吸汗性好的纱布代替衬垫来填充。

10. 皮肤护理　皮肤反应包括皮肤红斑、皮肤干燥或湿性脱屑及溃疡坏死皮炎，是乳腺癌放疗患者最常见的反应之一，是放射线侵袭组织细胞所造成的。因此，放疗期间的皮肤护理十分重要。首先要保持局部皮肤清洁干燥，禁止直接用肥皂擦洗，防止机械刺激，禁止手抓，避免阳光直接照射，如感到瘙痒难忍时，可用苦参煎水外洗或用炉甘石洗剂涂搽。

11. 预防　普及乳腺癌的多种易患因素知识，提倡"三早"：早发现、早诊断、早治疗。其中早发现是关键，开展防癌普查。

（1）积极宣传教育，普及预防乳腺癌知识。40 岁以上，35 岁以后结婚未育或未授乳、有乳腺癌家族史或曾患一侧乳腺癌者发病均高于一般妇女，应定期进行自我检查和防癌普查。

（2）平时注意内衣上有无浆液性或血性分泌物污渍。若发现乳头内有溢液，应立即就诊。

（3）对乳腺癌的高危人群（家族史、未生育、月经初潮早、绝经晚、长期高脂肪高蛋白饮食、肥胖、有乳腺增生病史、长期接触放射线者）要重点普查，并定期摄片或红外热相仪检查，必要时做细胞学检查。有计划地对乳腺癌易感人群定期定点普查，是乳腺癌早期发现、提高治愈率的关键。

12. 社区康复指导

（1）帮助患者建立温暖和谐的家。

（2）制定患肢功能练习计划，注意患侧上肢勿受损伤，以免感染。防止患肢血液和淋巴回流障碍，不得在患肢测血压、注射或采血。注意保护患侧皮肤，内衣宜宽松、柔软，需戴假乳者，一般在手术 6 个月后方可使用，以免局部组织受压。长时间活动可使腕肿胀，经上肢放松、抬高，肿胀仍不消退者，应就诊检查原因。

（3）全身化疗或术后辅助化疗者要注意口腔卫生，进食高热量、高蛋白、易消化的食物，加强营养，并每周测体重 1 次，验血象 1 ~ 2 次，注意保暖防着凉。便秘时可食用蜂蜜、香蕉或缓泻剂，脓血便应及时就医。

（4）指导自我检查法：脱去上衣，面对镜面，双臂叉腰或上举过头，反复数次，观察乳房外形轮廓是否完整对称，乳头有无回缩、畸形。取坐或卧位，手掌平置胸前，右

（左）手查左（右）侧乳房，自乳腺外上、外下、内下，腋窝部和乳头乳晕次序轻轻触摸，反复数次。月经来潮前后乳腺发胀、疼痛、不适等症状明显者，应在月经前后对比检查。术后接受放疗者要注意保护放射部位的皮肤，避免感染、损伤及暴冷、暴热（冰袋、阳光）等刺激。适当参加家务劳动和社会活动，注意劳逸结合。

（5）服用激素类药物及更年期药物须经医生许可。术后半年内每月定期到医院复查1次，3～5年内必须避免妊娠，若有妊娠必须早期中断，以免促使复发。

（二）喉癌

喉癌是头颈部恶性肿瘤中较常见的一种，男性明显多于女性，常见于50～69岁。目前认为喉癌的发病与吸烟、饮酒的关系较为密切，与病毒感染、癌基因、抑癌基因及性激素也有关联。治疗以手术治疗、放射治疗为主，少数可化疗。手术治疗分为全喉切除和部分癌切除及喉癌联合根治术等。

1. 临床表现

（1）常见症状：发病早期患者以声嘶、咳嗽、咽部不适、吞咽疼痛为主要表现，也可有吸气性喉鸣、三凹征、血痰等症状，可向颈淋巴结、肺、肝等处转移。

（2）功能障碍：接受单纯放疗、化疗的患者，生活不受限制，但会觉得口干咽燥。若行部分喉切除术，发音功能将受到影响，若声音沙哑，但仍能讲话，呼吸一般不需改道，生活大致正常。全喉切除患者，生活改变较大，不但失去讲话的功能，且需在颈前下方正中作气管造瘘，将呼吸改道，患者往往需2～3个月才能适应新的生活。全喉切除术后发音方法主要有食管音电子喉及发音重建术。

2. 心理康复 喉部具有重要的生理功能，特别是语言功能，是社会活动和日常生活的重要组成部分。失去语言和呼吸通道，将会给患者造成巨大的精神压力。尤其是全喉切除术，它是目前应用最多的一种手术。全喉切除术需将整个喉体切除，患者失去声带，不能发声，丧失与他人进行语言交流的能力。许多患者往往因怕术后失声而不同意接受这种手术，甚至失去生活的勇气和信心。因此，手术前必须向患者充分说明手术的必要性和手术的程序，向患者和家属解释术后可能会出现的交流、呼吸、饮食等问题，并指出术后可能采用的康复措施及其效果。对患者进行交流指导，备好写字板、笔、纸等，以备术后使用；准备各种图形、纸牌，给不识字的患者术后表达用意。治疗师应稳定患者情绪，端正其对疾病的认识，动员患者密切配合治疗计划，尽早手术。

3. 发音方法 要解决患者语言障碍的问题，可在患者手术完成、出院后，即开始进行发音训练。一般来说食管发音是基础，通过训练患者可以说话。食管发音是以食管发声来代替正常的喉发声。食管发声的机制是咽部的咽缩肌收缩，使咽腔和食管入口缩小，缩小的食管入口与喉咽的皱襞一起形成类似"声带"的皱襞。发声前先使空气进入食管，再以换气的方式徐徐放出气体，使由食管入口与喉咽形成的"声带"皱襞发生振动而产生基音，最后经唇、颊、舌等构音器官的加工，而形成语言，即食管语言。一般人经过指导，4～6个月的时间即可掌握食管发声技术。但食管与喉咽皱襞所形成的"声门"活动度较小，所发出的基音低、音量小；有的患者因大量气体进入食管容易发生腹胀、打嗝、胃痛等不适；有些年龄较大的人不易使用食管发声技术。

食管语言训练3个月以上仍不能成功者，可安装人工喉。人工喉发生装置的基本构造是一个由两片簧片或发音膜构成的人工声门，这个发声装置的一端有一根管子插入患者颈前的气管造口，发声时肺内气流经过管子流至发声装置内振动"人工声门"而发出基音。基音再由发声装置另一端的管子进入口腔后部，再经口腔、舌、齿、唇、鼻腔等共鸣协调活动而形成语言。人工喉能代替失去的喉发声，声音比较宏亮，稍加训练即可发声；但人工喉的装置需随身携带，发声时管子插入气管造口及口腔后部可能会引起不适，其发声的清晰度和声调不如食管语言。

4. 气管护理　全喉切除术后发生的另一个重要障碍是患者终生要通过气管造口呼吸。空气不经过鼻腔、口腔，不能得到湿润，尘埃也会随同空气直接由造口进入气管，患者常感到气管内干燥不适，也容易发生上呼吸道感染。所以气管造口的护理是一个重要的问题。因此，患者要绝对禁止烟酒，保持室内空气清新，无刺激性气体，温度和湿度适中。气管造口可覆盖一块潮湿、清洁的双层纱布进行保护。戴气管套管者要及时清除管内的分泌物，经常擦洗内套管，保持套管通畅清洁。

5. 其他问题处理　有的患者进行根治性颈清扫术，手术时切断胸锁乳突肌和副神经，术后会出现肩下垂、肩部活动障碍，有的还并发肩关节周围炎、粘连性滑囊炎等。这时可施行局部温热疗法、按摩，进行主动运动和抗阻运动训练，增大肩关节的活动范围，还可以用吊带来牵拉和支持肩臂或进行神经或肌肉移植手术。

为了掩饰气管造口的缺陷，患者不应穿无领袒胸的衣服，可用衣领适当掩盖颈前造口，但不可妨碍造口通气呼吸。

（三）肺癌

肺癌是支气管黏膜上皮、支气管腺上皮和肺泡上皮发生的恶性肿瘤，又称支气管肺癌。不同的病因有不同的临床特征、治疗方法和预后。近年来肺癌的发病率有逐年增长的趋势，在某些工业城市或地区占恶性肿瘤发病率的首位，多发生在中年以后，男性多于女性。肺癌的治疗方法主要有手术、放射、化疗及免疫治疗。手术是早期肺癌的首选治疗，肺癌手术的 5 年生存率为 30% 左右。

肺部手术结束，患者清醒、血压平稳后可采取半卧位，以利呼吸和胸腔引流。开始时患者因伤口疼痛，不能进行胸式呼吸，可先用腹式呼吸；疼痛减轻后可作自然的胸式呼吸；伤口愈合拆线后开始练习胸式深呼吸，最后过渡到吹瓶等有阻力的呼吸运动。呼吸功能训练应在体温下降后开始，并逐步加大训练的强度，延长训练的时间。不同的病情需采用不同方式的局部呼吸运动进行训练：

1. 为了加强肺上部的通气，患者可双手叉腰，充分放松肩带，进行深呼吸。

2. 为了加强肺下部的通气和膈肌运动，患者在深呼吸的吸气期，应尽量高举双手，勿使双手低于头部，呼气期则手还原。

3. 为了加强一侧肺下部的通气和膈肌运动，患者进行深呼吸时，身体向对侧屈，吸气期尽量高举同侧上肢，呼气期还原。

肺部手术后进行呼吸运动练习，可加深呼吸深度，加大肺活量，使肺叶扩张，避免肺不张的发生；也可增加气体交换，以利于全身新陈代谢；还可以促进呼吸道分泌物排出，以利于防止或减轻肺部感染；在呼吸运动时胸膜活动，胸膜腔容积不断改变，有利于防止或减轻胸膜粘连；呼吸运动周期中胸膜腔内压力的周期性变化可促使上下腔静脉血液回流，有利于改善周围血液循环，减轻血液淤滞，减轻心脏负担。总之，呼吸运动练习可以改善呼吸功能和心脏功能，增强身体体质。呼吸运动练习还可与全身性体操结合进行。在全身情况好转后，还要进行预防脊柱侧弯和矫正肩部异常姿势的体操练习。鼓励患者进行上肢练习。通过体操动作做一些高度超过肩部水平的各个方向的活动，还可做手持重物进行运动的活动，每次练习后以出现轻微的呼吸短促为度。肺癌患者康复后，不宜从事繁重的体力劳动，应调换较轻的工作。

（四）鼻咽癌

鼻咽癌是鼻咽腔黏膜上皮及腺体上皮发生的恶性肿瘤，多见于我国南部地区，尤其广东省发病率较高。有一定的家族倾向，男性较多。由于鼻咽腔部位狭小，局部有许多的血管神经，难以进行手术，加之鼻咽癌的细胞对放射线较敏感，因此，放射治疗是鼻咽癌的首选疗法。该病的预后与病情的进展程度有一定的关系，30%～60%的人可治愈。

1. 心理康复 鼻咽癌患者因手术可出现面部缺损和皮肤问题，导致容颜的改变而出现不良的心理状态。因此，应在手术前向患者充分解释治疗的必要性，取得患者的理解和配合。指导患者在治疗期间注意营养、加强锻炼，在放疗期间做好皮肤护理。

2. 改善和恢复功能

（1）鼻腔分泌物减少：鉴于手术和放疗后患者出现鼻腔干燥、痒，要告诫患者不能用手挖鼻孔，不能用力擤鼻涕、打喷嚏、咳嗽，一旦出现鼻出血，应立即作止血处理。

（2）面神经麻痹：为防止面部麻痹肌的萎缩，可对患者进行表情动作训练、自我按摩，配合物理治疗。

（3）吞咽功能障碍：开展咀嚼和吞咽训练，根据不同的吞咽困难，采用合适的食物。

（4）言语功能障碍：开展针对性言语训练。

3. 口腔自助训练 每天勤漱口，保持口腔清洁。每天坚持做张口、叩齿、左右搓齿、伸舌等活动。

（五）恶性骨肿瘤

1. 原发性恶性骨肿瘤 骨的原发性恶性肿瘤多发生于青少年，好发于下肢，发病率不高，但容易发生转移，治愈率低，死亡率高。多数肿瘤以手术治疗为主，常需要截肢。截肢对于青少年来说是个沉重的打击，因此需要术前对患者做好解释工作，术后早期开始功能康复，要加强健侧肢体的代偿功能训练、截肢残端的被动活动和负重训练，尽早安装临时假肢下地活动，并过渡到安装永久性假肢。这样不但可以促进患者功能的改善，而且对患者心理康复也具有重要作用。

2. 继发性恶性骨肿瘤 骨的继发性恶性肿瘤为其他部位恶性肿瘤（如乳腺癌、肺癌、肝癌、肾癌、甲状腺癌、胃癌等）转移所致，多发生于椎骨，其次为股骨和肱骨近端。常发生剧烈疼痛及病理性骨折，此时患者的心理障碍及全身状况较严重，应限制其活动，采用姑息性治疗。

（朱 琳）

思考题

1. 简述烧伤的原因与定义。

2. 简述烧伤物理治疗师的职责与服务范围。

3. 简述烧伤的诊断、评定、分类与烧伤瘢痕的评定。

4. 简述烧伤的康复治疗。

5. 简述烧伤患者良肢位的摆放。

6. 简述烧伤患者皮肤护理和瘢痕管理。

7. 解释腹直肌分离的临床重要性，检查步骤及矫正性练习。

8. 简述产前产后运动疗法的危险管理。

9. 如何进行腰痛的预防？

10. 简述两至三种盆底意识增强训练方法。

11. 什么是癌症的康复？

12. 癌症康复的目标是什么？

13. 癌症运动疗法的原则是什么？

14. 简述乳腺癌术后的良肢位摆放。

第九章　临床常见功能障碍运动疗法

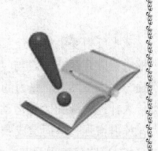

第一节　痉　挛

一、概述

　　痉挛是上运动神经元损伤后临床上常见的一种异常现象，其特征是肌肉牵张反射亢进，即对肌肉牵张的速度越快，肌张力越高，并伴有腱反射的亢进。在临床上，痉挛表现为肌张力的异常增高，导致患者运动功能障碍，形成异常运动模式，使患者无法主动、随意地完成运动，且动作的协调性缺乏，保护性反应动作缺失，最终影响患者日常生活动作的完成，降低其生活质量。

　　（一）发病机理

　　痉挛产生的机制主要是由于牵张反射过度增高。牵张反射的感受器是肌梭，它位于肌纤维之间，并与肌纤维平行排列。肌梭内含有 6～12 根肌纤维，称为梭内纤维。肌梭外的肌纤维称为梭外肌纤维，是牵张反射的效应器。肌梭的传入神经纤维有两类，一类属于传导速度快、直径较粗的 I α 类传入神经纤维，与 α 运动神经元发生兴奋性突触联系；另一类系直径较细的 II 神经纤维，与本体感觉有关。传出纤维发源于脊髓前角大型运动神经元 α 运动神经元，支配梭外肌纤维活动。此外，还有支配肌梭两端一些纤维较细的运动神经，发源于脊髓前角一种小型的 γ 运动神经元。当肌肉被拉长时，肌梭也受到牵张，γ 传出神经纤维活动增强，梭内肌纤维收缩，从而提高了肌梭感受装置的敏感性，其传入冲动增加，引起支配同一肌肉的 α 运动神经元兴奋，导致梭外肌收缩，恢复其原来的长度。一旦梭外肌收缩，梭内肌纤维则放松，导致其传入冲动减少，α 运动神经元的兴奋性减弱，肌肉的收缩将不会持续（图 9 - 1 - 1）。

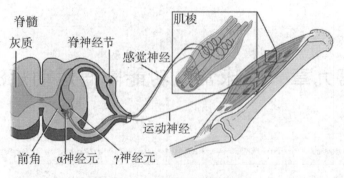

图 9-1-1　牵张反射的示意图

牵张反射受中枢神经系统调节。中枢神经系统损伤后，由于失去大脑皮质及其他高级中枢对相应脊髓节段 α 与 γ 运动神经元的抑制，牵张反射阈值降低，γ 运动神经元敏感性增强，失去了其对肌张力的调节作用。当肌肉被牵张时，众多同步兴奋的冲动将沿着 Iα 类传入神经纤维到达 α 运动神经元，引起同步兴奋的 α 运动神经元数量增加，牵张反射扩大，反射增强，从而造成肢体的痉挛。

（二）临床表现及其特征

痉挛的程度、部位、发生频率和状态与其疾病本身是密不可分的，在临床上，通常把痉挛的病因分为脑源性和脊髓源性。

脑源性痉挛多数是由于病变损害到脑皮质、基底节、脑干部及其下行运动径路的任何部位，一般在发病后 3～4 周出现，临床多表现为受累瘫痪部位肌张力增高或呈痉挛状态。病因包括脑外伤、中风、脑瘫、缺氧性脑病和脑代谢性疾病等。脑源性痉挛的主要特点为：单突触传导通路的兴奋性增强、反射活动快速建立和抗重力肌倾向过度兴奋并形成典型的异常模式（如偏瘫体态）。

在临床上，脑源性疾病所引起的痉挛主要表现为受累部位肌张力持续增高。在临床运动疗法实施中，通过利用缓慢、反复牵拉痉挛肌群的治疗技巧可缓解肌肉痉挛，但维持时间较短，当患者尝试任何主动运动时，痉挛就会再次出现。以偏瘫患者为例，痉挛的临床表现多为：头、颈部向患侧屈曲，面向健侧；躯干患侧肌紧张且向患侧屈曲，并向后方旋转；上肢呈屈曲内收位；下肢呈固定伸展位。痉挛的状态严重影响患者主动运动的能力，使得肢体的协调性、精细活动、平衡的维持及其他日常活动动作的完成变得更加困难。

脊髓源性痉挛是由于脊髓受到损伤，上运动神经元和与之形成突触的中间神经元以及下运动神经元受累，一般在患者发病 4～6 个月出现，时间上较晚于脑源性痉挛的出现。临床上多表现为肌张力的增高、深反射与病理性反射亢进、阵发性痉挛和肌强直等现象。病因多为脊髓外伤、多发性硬化、脊髓缺血、变性脊髓病、颈椎病、腰椎病和横断性脊髓炎等。

脊髓源性痉挛的临床表现也因其损伤部位的不同存在差异。如：颈、胸和腰段的脊髓完全损伤可阻断全部上运动神经元下行的指令，使得受累的身体部位出现整体或局部痉挛；骶段的完全脊髓损伤，由于伤及下运动神经元，临床上多表现为受累身体的部位呈弛缓状态。脊髓源性痉挛的特点：①节段性的多突触通路抑制消失。②兴奋状态由于外界刺激与兴奋阈值的叠加而缓慢地、渐进地提高。③一个节段传入的冲动可引起相邻多个节段产生反应。④身体受累部位屈肌和伸肌的兴奋度过高等。

（三）痉挛对运动功能的影响

痉挛是上运动神经元损伤后的一种病理性临床表现，它与肌力减退以及各种主动运动功能的控制和协调能力的降低或丧失等，总称为上运动神经元综合征。痉挛对人体运动功能的影响既有有利的方面，也存在着弊端。益处体现在：①痉挛可以相对保持受累肌群的肌容，减缓肌肉萎缩的程度。②由于痉挛的肌群处于强收缩状态，它可以充当静脉肌肉泵的作用，利于瘫痪肢体水肿的缓解，防止压疮的发生，并降低深静脉血栓发生的概率。③对于下肢存在一定程度痉挛的患者而言，也可借助痉挛帮助其锁住关节，进行站立和行走等。弊处体现在：如果痉挛程度较严重，受累肢体始终处于僵硬的、病理性的运动状态，在日常生活活动中，不但不能主动地完成有目的的动作，维持与之相应的平衡，有时甚至造成受累部位关节出现挛缩、病理性骨折或异位骨化等现象；腹部痉挛还会造成呼吸困难和二便障碍。

1. 痉挛导致关节挛缩　痉挛导致的关节挛缩一般分为两类，即废用麻痹、肢体无法活动所造成的挛缩以及由于肌肉张力、肌力不均衡或异常而导致的进行性挛缩。挛缩的发生机制为：中枢神经损伤后，一方面，由于受累部位身体处于麻痹或异常状态，无法自主进行活动，使得存在于关节囊、韧带、肌肉结缔组织层和皮下组织等部位的疏松结缔组织发生短缩，形成致密结缔组织，失去了原有的弹性和伸展性，最终导致关节的挛缩；另一方面，受累肢体长期不活动，导致局部循环障碍，出现水肿，再加上日常护理或康复训练方法不当，过度牵拉了关节周围组织，导致关节局部小出血、细胞浸润等，造成受累部位关节的挛缩。

2. 痉挛导致异常运动模式　痉挛导致的异常运动模式包括静态和动态两种类型。静态异常运动模式主要表现为软组织自身张力过高，即受累皮肤、肌肉、肌腱、关节囊、韧带、血管和神经等组织的弹力、塑形性和粘滞力等过高，使得关节偏离了正常的力线位置，关节活动范围相应减少，运动轨迹偏移，产生运动异常。静态异常运动模式严重时会引起关节挛缩而形成畸形，如痉挛型脑瘫患儿的马蹄足内翻畸形现象等。

而动态异常运动模式则是由受累肌群的异常收缩所造成。在临床上，动态异常运动模式也因疾病本身的不同而存在着差异，表9-1-1所示为偏瘫患者典型的异常屈曲和伸展运动模式。

表9-1-1　偏瘫患者患侧上、下肢屈曲和伸展的异常运动模式

	上　肢	下　肢
屈曲模式	·肩胛带：内收、上提 ·肩关节：后伸、外展、外旋 ·肘关节：屈曲 ·前臂：旋后	·髋关节：屈曲、外展、外旋 ·膝关节：屈曲 ·踝关节：背屈、内翻 ·足趾：背屈
伸展模式	·肩胛带：外展 ·肩关节：屈曲、内收、内旋 ·肘关节：伸展 ·前臂：旋前	·髋关节：伸展、内收、内旋 ·膝关节：伸展 ·踝关节：跖屈、内翻 ·足趾：跖屈

3. 痉挛导致协调运动与平衡能力低下　　协调运动是指人体的多个肌群或部位依据神经系统的指令，肌群间进行相互协调的收缩与放松，使得身体各部位按照一定的程序，有目的地、准确地、可控制地完成某一活动或行为。而人体平衡能力的维持则有赖于感觉的输入（视觉、躯体感觉和前庭系统）、中枢的整合和运动的控制。当中枢神经系统损伤时，无论是身体各种感觉的输入，还是中枢神经系统的控制、调配与正确运动指令的输出等，都出现了不同程度的障碍，导致患者协调与平衡能力的降低。另外，由于患者受累肢体或部位肌张力的异常增高，使其无论是在静态还是动态的活动中，身体均处于异常的运动模式，这种异常模式又加剧了异常的感觉信息向中枢神经系统的输入，使得中枢输出了更加异常的运动指令。由此，在这种周而复始的恶性循环下，患者不但无法完成肢体的粗大运动，更加无法完成精细动作，并且当身体平衡受到外力破坏时，也不能快速地、准确地做出相应的保护性动作。

4. 痉挛导致日常生活活动能力低下　　日常生活活动（activities of daily living，ADL）是指人体为了独立生活而每天必须反复进行的、最基本的、具有共同性的身体动作群，即进行衣、食、住、行、个人卫生等的基本动作和技巧。这类动作的完成有赖于人体感觉向中枢输入信息的正常，肢体活动能力的正常，身体各部具有自如地、协调地活动能力和当人体完成某一动作时身体同时可维持相应的平衡能力等。痉挛患者在感觉、运动、协调、平衡功能等身体方面都存在着不同程度的障碍，因此也相应地、大幅度地降低了其日常生活活动能力。

5. 痉挛阻碍正常的运动发育进程　　运动发育是人在出生后第一年里最主要的发育内容，其发育的进程具有一定的规律性，即随着年龄的增长在不同阶段中会出现不同的运动行为。但是，如果中枢神经系统（特别是脑部）在其未发育成熟时，受到了损伤，将会引起中枢性神经瘫痪和姿势的异常，同时还会伴有不同程度的智力障碍、语言障碍、癫痫及视觉、听觉、行为和感知异常等多种障碍。痉挛作为运动障碍中一种常见的临床表现（例如脑瘫），不但使得人体运动模式异常、运动控制能力低下、动作的协调能力和平衡能力低下，同时还使本应该正常发育的运动功能发育迟缓或停止，严重时可导致不可逆的肌腱挛缩、骨发育不良和关节的畸形等。

二、评定内容和治疗原则

对痉挛的评定一般分为：一般性评定、痉挛程度评定和功能性评定。

（一）一般性评定

包括：病史采集、视诊和反射检查。

1. 病史采集　　主要通过阅读患者的病历和与患者或家属、临床主管医生面谈获得。包括：患者的年龄、性别、发病及入院日期、临床诊断、现病史、既往史、接受治疗的过程及结果、并发症等，应特别注重与痉挛相关的内容，如有无膀胱感染、尿路结石、急腹症或其他有害疾病，因为这些也有可能导致痉挛的出现。与患者或家属、临床主管医生面谈时，还应对患者目前痉挛的状态做进一步的了解，如易发生的部位、范围、程度、频率及易诱发的动作；有无伴随疼痛或由此带来睡眠障碍等。

2. 视诊　　作为最初的临床检查项目，治疗师应特别注意患者肢体或躯体在静态/动态时有无异常姿势，即身体形态学上（如骨的力线、关节、肌肉等）有无改变；痉挛发生的部位、范围、程度及易引起或加剧的动作；可导致患者哪些动作不能主动完成等。

3. 反射检查　包括腱反射检查和病理性反射检查。在检查时，治疗师可直接使用指尖、标准的反射叩诊锤轻叩或其他特殊的方法，根据检查反射所导致肌肉收缩的状况或动作反应的程度来进行判定。

（二）触摸与被动运动检查法

即对痉挛肌肉/肌群本身的触摸和与之相对应关节被动活动能力的检查。对痉挛肌肉/肌群的检查，治疗师应通过手的触摸，感觉肌肉自身的容积与弹性状况，并通过被动活动，感受其纤维的走向及有无挛缩现象的发生。如果有挛缩的现象，应进一步加以判定该挛缩发生的部位，即肌腹、肌腱或肌腹与肌腱两者兼有。对关节进行被动活动时，应随时感受痉挛所带来的阻力的大小、发生时间和其变化的过程、规律等。同时，还应对受累关节的力线、运动方向及活动范围进行初步的评定。

（三）痉挛程度评定

治疗师一般选用被动运动、摆动等特殊的检查方法来评定痉挛的程度。同时，也利用电生理和其他如被动关节活动范围检查、改良 Ashworth 分级和 Penn 痉挛频率评分等量表的方法来衡量痉挛的程度。

（四）痉挛功能性评定

包括对受累肢体进行关节活动范围、移乘与转移能力、平衡能力、日常生活活动能力、步态分析、辅助具应用、痉挛引起疼痛与睡眠障碍、生活质量等方面的评定。

（五）治疗原则

运动疗法无法从根本上彻底解决因中枢神经系统损伤而产生的痉挛，只能作为一种重要的康复治疗辅助手段来降低痉挛的程度，缓解因痉挛所引发的疼痛，改善关节活动范围，防止肌肉挛缩，最大限度地提高患者的运动能力，改善其生活质量。具体的治疗原则为：

1. 尽可能地减少诱发痉挛加剧的外在因素　如安静的训练环境，适宜的室温，训练前与患者良好的沟通，建立一个良好的互信关系，消除患者不安、焦虑、精神过度紧张等不良的心理情绪，给患者所穿衣服和鞋要宽松，患者饮食上戒烟戒酒、少吃辛辣食物等。

2. 防止受累区域出现压疮、骨折、脱位、异位骨化、肌肉拉伤等现象的发生。

3. 运用各种手段缓解因痉挛引起的疼痛的程度。

4. 维持受累关节活动范围的正常　包括关节的力线、位置、运动方式、运动方向等。

5. 保持痉挛肌肉或肌群肌纤维的走向、长度、伸展性、收缩方向与方法等方面的正常。

6. 提高患者的运动能力　包括重塑正常的感觉－运动通路、运动的活动能力、控制能力、协调能力、耐久性、功能性等方面。

7. 提高患者的协调与平衡能力，使其在日常生活活动中不但能够完成粗大的运动，也能完成较精细的活动；当遇到突发状况时，身体能快速地做出相应的反应等。

8. 提高患者日常生活活动能力等　运动功能的恢复必须与身体其他方面功能恢复相结合，必要时采取给患者提供相应的辅助器具或对其生活环境进行改造等方式，最终达到改善患者生活质量的目的。

三、运动疗法

针对痉挛的临床运动疗法主要包括神经生理促进治疗技术、手法治疗和利用物理因子等一般性物理治疗。

（一）神经生理促进治疗技术

此技术是依据人体正常神经生理和发育的过程，即由头到脚、由近端到远端的发育过程，以中枢神经系统障碍患者为主要治疗对象，利用多种感觉输入的方法（躯体、语言、皮肤、视觉、听觉、前庭感觉等），运用多种诱导或辅助的方法，为人体重塑正常的感觉－运动通路，使得患者逐步学会如何以一种正常的运动方式去完成日常生活动作的一类治疗方法。典型代表为：Bobath 技术、Brunnstrom 技术、神经肌肉本体感觉促进技术（PNF 技术）和 Rood 技术等。

1. Bobath 技术　是一种主要用于治疗偏瘫患者和脑瘫患儿的训练方法。其基本的观点是通过对不正常的姿势、病理性反射或运动模式进行早期的干预，尽可能地修正患者异常的感觉－运动通路，诱发出正常的运动模式，最终达到提高患者日常生活动作能力的目的。对于痉挛的治疗，Bobath 技术采用张力干预性模式（tone influencing patterns，TIPs）的方法来修正异常的肌张力，通过对身体运动控制点的活动能力与运动控制能力的训练，逐步使受累肢体产生正常的运动。之后，再把身体各个部位的运动能力相整合，使之变为功能性的活动。

2. Brunnstrom 技术　主要运用于偏瘫患者的康复治疗。对于脑损伤后痉挛和病理性异常模式的产生，Brunnstrom 认为是患者在恢复正常自主运动之前的一个必经阶段，主张早期不应抑制痉挛的产生，反而应当合理地利用痉挛的模式，使患者能观察到瘫痪肢体仍然可以运动，刺激患者康复和主动参与治疗的欲望。诱导患者通过利用病理性反射、主动参与等方式，训练其身体逐步脱离痉挛模式，向正常、功能性运动模式发展，最终达到自主运动的目的。

3. 神经肌肉本体感觉促进技术（PNF 技术）　通过对患者详尽的评定，特别是对其运动控制能力的评定，找出患者运动功能残存能力的分布与状况，在强化残存运动能力的同时，诱发身体或肢体较弱的部位产生功能活动。例如：利用非对称性的交叉运动模式来诱发患侧肢体产生相应的功能性活动，或利用屈伸交替的训练方法，在缓解痉挛一侧肌肉的紧张程度后，强化与痉挛运动方向相反的肌群产生主动收缩，并随着痉挛程度的逐步降低，也可加入对痉挛肌群主动收缩能力的训练，最终使患者能够掌控痉挛，提高其正常的运动活动能力。在 PNF 众多基本和特殊手法技术之中，适用于缓解痉挛的手法包括：手法接触、时序、口令交流与视觉刺激、节律性发动、慢逆转与慢逆转－保持、收缩－松弛技术等。

4. Rood 技术　又称为多种感觉刺激治疗法或皮肤感觉输入诱发技术，主要通过在身体特定部位给予相应感觉的刺激来减缓兴奋传导的速度，或刺激与痉挛相反的部位兴奋，利用交互抑制的原理达到缓解痉挛的目的。具体方法有皮肤感觉刺激、关节负重、体位的摆放、痉挛肌肉的牵拉和反复运动等。

（二）手法治疗

在缓解痉挛方面，临床常用的传统治疗手法包括：被动牵伸、关节负重和其他局部缓解痉挛的手法。

1. 被动牵伸 被动牵伸是运动疗法缓解痉挛手法技术中最常用的技术，它不但可以暂缓痉挛及保持痉挛肌群肌纤维的长度，还可以维持关节的活动范围，防止关节挛缩变形。由于中枢神经系统损伤后痉挛的出现，肢体不能自主地活动，肌肉纤维的长度被长时间地保持在某一或某几个特定的位置上。随着时间的推移，肌肉纤维逐渐钙化短缩，关节周围结缔组织增生，关节液变得黏稠，最后形成粘连，严重时引起关节的变形。因此，在早期痉挛出现时，对痉挛肌肉进行适当的牵伸是极其重要的。但在实际操作中，治疗师应通过对痉挛肌群及其相对应的关节进行专业评定。

被动地、缓慢地、长时间地牵伸痉挛的肌群，还可以通过作用于关节内的压力感受器、肌梭和高尔基腱器官，激化出对痉挛的抑制反应。被动牵伸的手法主要通过治疗师徒手、借助外力、器械等方法来完成，但有时由于患者的痉挛程度不严重，为了便于其在家中进行康复训练，也可采取自我牵伸的手法，帮助缓解其肢体的痉挛。在手法的具体操作时，无论采用哪一种方式进行都必须注意以下问题。

（1）在实施被动牵伸技术之前，必须对患者进行详细的评定，包括：

1）痉挛的程度、分布、发生频率及易诱发的动作或体位等。

2）相应关节的活动范围，有无受限的现象和导致的因素等。

3）痉挛肌群肌纤维的长度、走向和伸展性有无异常表现。

4）痉挛肢体有无疼痛、异位骨化、骨质疏松现象等。

（2）被动牵伸处方的制订与实施中的注意事项包括：

1）使患者身心尽可能放松，治疗师应注意选择可缓解肢体痉挛的条件和方式（如训练环境设施、室内的温度、患者体位的选择等）。

2）牵伸痉挛肢体各部位时，依据其痉挛所在的部位，遵循一定的顺序操作，如：由头到脚，由近端到远端的顺序等。

3）牵伸时，应选择合适的痉挛肢体固定方法和操作手法。

4）牵伸力度的施加应缓慢、循序渐进地进行，防止在痉挛强度异常增加时给予较大的牵拉力度，以免造成肌肉的拉伤或病理性骨折等。

5）牵伸的方向要与正常的关节运动方向一致，防止以复合的运动方向进行，如肩关节外展加外旋的联合运动方向等。

6）牵伸痉挛肌肉伸展性的范围，一般以正常的关节活动范围为准，防止过度牵拉，引起肌肉损伤。

7）在牵伸的末端（或关节活动范围的末端）持续 5~10 秒的短暂停留，待痉挛缓解后再缓慢地回到起始位。

8）对于跨越两个或多个关节的肌群（如腘绳肌），应先对每一个关节进行牵伸，再对整个肌群进行牵伸。

9）每次牵伸的次数不限，但每个关节的运动方向应至少 3~5 次，对痉挛较重的肌肉应做多次的牵伸，直到达到缓解肌肉痉挛的目的。

10）被动牵伸手法结束后，让患者先做短暂的休息，再利用痉挛程度得以暂缓的时机开展诱发患者痉挛肢体主动运动的训练。

2. 关节负重　关节负重可使患者的躯干或肢体关节在外力或自身肢体的重力下，关节间隙变窄，从而激化关节内的感受器，引起关节周围的肌肉收缩，达到稳定关节的目的。关节负重分为短时间和长时间，短时间关节的负重多用于刺激关节周围肌肉的收缩，而长时间的关节负重则有降低肌肉张力、缓解痉挛的作用。治疗师在应用关节负重缓解痉挛的方法时，应注意以下几点：

（1）患者体位的选择：一方面应选择抵抗或利用病理性姿势反射用以缓解痉挛的体位；另一方面，应使患者感觉舒适、稳定，尽可能地不同时加剧身体各部分痉挛的程度。

（2）痉挛程度较严重的患者，应先做长时间的被动站立或应用牵伸的手法缓解部分痉挛后，再进行局部肢体的关节负重。

（3）在局部肢体负重前，治疗师应被动地把患者将要负重的肢体摆放一个正常肢位。以下肢负重为例，在患者站立时，应特别注意单/双足的位置，即双脚的位置应与肩同宽，防止因内收肌痉挛而导致膝关节内收、足外翻等现象出现。无论哪一种负重方式，治疗师都应注重患侧肢体负重的力线及关节的位置，防止某一关节负重过度或力线的不正常而造成关节的二次损伤。

（4）治疗师可利用夹板、上/下肢短支具、分指板、足部矫正支具或鞋等，对患者负重肢体的各部分痉挛加以控制。在关节负重的同时，痉挛的肌群也可进行长时间的被动牵伸，从而加大缓解痉挛的力度。

痉挛的程度经过负重得以缓解后，应及时开展在该体位或肢位下的关节稳定性、姿势控制能力或功能性的活动训练。

3. 缓解局部痉挛的手法　除了上述利用被动牵伸和肢体关节负重的方法来缓解痉挛的肌群以外，还可利用一些特殊的手法进行局部痉挛的缓解，如肌腹/肌腱挤压、轻刷和振动等。

（1）肌腹/肌腱挤压法：对肌腹长时间挤压，可减弱 α 运动神经元的兴奋性，使其传入的兴奋性冲动减少，抑制了牵张反射发生的程度，从而达到缓解痉挛的目的。而对肌腱的挤压，主要是要引起位于肌肉和肌腱结合处的高尔基腱器官的兴奋，激发抑制反应，从而使痉挛的肌肉张力降低，肌肉松弛。在临床运动疗法的实施中，肌腹/肌腱挤压法应通过治疗师的手法操作来加以实施，也可利用固定的平面（如桌面、床面、墙面）或特殊的康复训练设备等来完成。同时，这种缓解痉挛的手法通常还与关节的负重、诱发主动运动与运动控制、平衡维持等康复训练手段相结合。

（2）轻刷法：是一种通过刺激拮抗肌的收缩来交互抑制主动肌痉挛的手法。其作用机理为：当外界刺激作用于人体的皮肤时，感觉刺激的冲动由神经经脊髓－丘脑束传送至大脑皮质运动区，引起锥体束细胞兴奋，再经过皮质脊髓束传至脊髓，由 α 纤维传出到肌肉，引起相应肌肉的收缩。临床上轻刷法的使用主要是通过治疗师徒手或借助毛刷、软棒等器械进行。

（3）振动法：是一种快速的、连续性的刺激。该刺激一般作用于肌腹或肌腱，引起拮抗肌的收缩，从而相应地缓解了主动肌痉挛的程度。这种反应也被称之为紧张性振动反射。振动的频率一般为 100～200 Hz，但也有一些研究发现，利用低频的电子振动仪直接作用于患者的痉挛肌群，可刺激高尔基腱器官和肌梭中 I b 传入神经，产生对痉挛肌肉的抑制作用。

在实施振动法缓解痉挛时，应依据患者的具体状况，把振动的刺激施加于肌腹或肌腱，但同时需远离骨骼的突出部位，以免引起患者不适和疼痛。刺激的时间以不产生热和摩擦感为准，一般 1～2 分钟。对于幼小的患儿，如小脑失调和手足徐动型的脑瘫患儿，不宜采取此疗法缓解痉挛。这是由于振动的刺激可能播散到其他相邻肌肉，引起震颤、痉挛加剧，从而导致不正常运动模式。

（4）脊柱背部两侧缓慢轻擦法：对脊柱背部两侧实施缓慢轻擦，可刺激脊神经的末梢和自主神经系统的副交感神经，从而引起全身松弛，缓解张力。具体操作方法为：患者仰卧位或坐位，治疗师利用手掌，从患者的头颈后方开始逐渐向下至尾骨，双手缓慢、连续、略施压力地交替进行轻擦。整个轻擦的持续时间一般约为 3 分钟。

在临床应用中，无论选择上述哪种手法缓解痉挛，其作用多是短暂性的，必须及时对该肢体诱发主动运动或功能性活动，通过缓解痉挛 - 诱发主动运动或运动模式的反复多次的康复训练，逐步使患者的主动活动能力得到提高，加强痉挛的控制能力，以期使患者逐渐摆脱痉挛，以正常的运动模式来完成日常活动中的各种动作。

（三）物理治疗

一般性物理治疗是利用电、光、声、磁、温度等物理因子进行的治疗，也就是临床常称之为理疗的方法。在一般性物理治疗过程中，患者无需像前面所述的那样主动参与训练，只是被动地接受治疗。一般性物理治疗作为一种辅助疗法多采用功能性电刺激、生物反馈、温度的改变和超声波等方法来缓解痉挛。

1. 功能性电刺激　缓解痉挛的原理主要是通过刺激拮抗肌的收缩来交互抑制主动肌痉挛的程度，或通过电流直接刺激痉挛肌肉，使之产生强烈收缩，引起肌腱上高尔基腱器官的兴奋，经 I b 纤维传入脊髓，产生反射性地抑制主动肌痉挛的作用。在临床应用方面，多采用单组和多组电极按照不同顺序的刺激方法来诱发患者受累的肢体产生功能性活动（如步行）。但其缓解痉挛的效果还存在一定的争议，如虽然功能性电刺激可使无自主活动的肌肉产生明显的收缩，但对于刺激深层肌肉的收缩，疗效较不理想。而且，由于每一肌群对每一次电刺激的反应不一，所需刺激肌群的肌力普遍较弱，所以，功能性电刺激极易使被电刺激的肌肉产生疲劳。治疗结束后，电极所接触皮肤的周围也有发红等不良的反应出现。

2. 生物反馈疗法　是应用电子仪器，将人们通常情况下意识不到的身体功能的变化，转变为可以被人体感觉到的信号（如视觉、听觉反馈），再让患者根据这些信号，主动地、有意识地学会控制自身不随意功能的训练方法。在临床上，治疗师可通过这些反馈信号，尽量鼓励患者尝试放松痉挛的肌群，努力完成设定的动作或将要达到的训练目标。患者能自如地完成这一动作或达到该目标后，治疗师可通过改变电极的大小或提高仪器对痉挛的灵敏度等方式，提高训练难度。

3. 温度疗法　是利用热、冷的温度物理因子作用于人体组织的一种常用的物理疗法，主要包括冷疗法、热疗法和水疗法等。

（1）冷疗法：在缓解因上运动神经元损伤而引起的痉挛方面，既可以通过刺激拮抗肌的收缩来交互抑制主动肌的痉挛，也可直接作用于痉挛的部位缓解痉挛。

（2）热疗法：可以缓解疼痛，促进血液的循环及新陈代谢的速度，软化结缔组织纤维，使之易于被牵拉，从而防止粘连现象的进一步加剧。另外，热疗法通过刺激皮肤温度感受器，减缓了γ纤维神经传导速度，从而降低了肌梭的兴奋性，可短时间地缓解肌肉的痉挛。临床上主要通过热蒸汽疗法、湿热疗法和蜡疗法的方式对痉挛进行暂缓作用。

（3）水疗法：是利用水的温度、静水压、浮力和水中所含的化学成分，以不同的方式作用于人体组织，达到治疗或训练的目的。水的流动性使之能与身体各部位密切接触，是传递冷热温度刺激的最佳介质。当患者在池中呆上一段时间后，紧张的肌肉及关节周围其他软组织得以松弛，因此，对于上运动神经元损伤所引起的痉挛，也起到暂时缓解的作用。另外，水的浮力可有效地减轻身体的重量，当患者痉挛的肢体沿浮力的方向运动时，浮力可辅助患者在水中完成一些在陆地上本不能完成的动作，如截瘫患者的步行训练等。而当患者对痉挛自我控制能力提高或主动运动能力增强时，浮力又可变为阻力施加于患者，使之进一步提高其主动活动的能力。

4. 超声波疗法　一般很少用于缓解中枢神经系统损伤所引起的痉挛，但对于那些痉挛程度较严重的患者，由于其肢体长时间地处于痉挛的模式中，在肌肉纤维发生粘连，严重妨碍了患者的功能性活动时，超声波疗法可以加速血液循环，促进新陈代谢，同时，由于超声波在人体细胞组织间产生按摩作用，使得凝缩的结缔组织纤维被延长和软化，从而提高了结缔组织及肌肉的伸展性，放松了痉挛肌肉的紧张程度。

总之，对痉挛的治疗需要跨学科、多专业以综合的方式来进行。运动疗法只是众多辅助疗法之一，必须积极、密切地配合其他疗法（手术、矫形器、药物等）才能真正帮助患者最终缓解痉挛，达到日常生活动作的自理。

附：病历讨论

患者，男，45 岁，因右基底节梗死并出血导致左侧痉挛性瘫痪。患者感觉检查：患侧肢体浅感觉减退，本体感觉消失，复合觉消失；上、下肢运动功能按 Brunnstrom 运动功能分级法分为Ⅲ级，表示痉挛程度严重，上、下肢共同运动达到高峰阶段，无自主的分离运动；功能性活动方面的检查：患者不能独立完成床上翻身、起坐、轮椅转移等动作，坐位静态平衡需辅助下维持，立位平衡不可维持，不能步行。

讨论：该患者除了患侧肢体痉挛程度严重以外，还伴有严重的感觉障碍，特别是患侧本体感觉的消失。治疗师在考虑选择以何种神经生理发育技术来诱导患者主动运动时，应注重对感觉（特别是对本体感觉）的刺激作用。因此，针对此患者的特殊情况，治疗师主要采用神经肌肉本体感觉促进技术（PNF 技术），并在训练中附加上一些特殊的手法以缓解患者局部的痉挛。具体操作方法为：

1. 向上翻身动作训练　患者呈侧卧位，治疗师分别按照肩胛带 D2 和骨盆 D1 的螺旋对角交叉的运动模式，通过慢逆转和慢逆转 – 保持等技术，对患者躯干先进行痉挛松弛的训练，之后再诱导患者主动完成翻身的动作。

2. 坐位平衡训练　治疗师辅助患者保持坐位后，先被动地、缓慢地旋转患者躯干。待痉挛缓解后，治疗师通过对患者双侧肩关节向下挤压躯干及骨盆，同时，鼓励患者尝试去抵抗向下的压力。

动态坐位平衡训练应结合患侧上肢负重训练一起进行，如当治疗师被动地把患者的患侧上肢固定后，让患者用力向下或向前推，治疗师可通过改变患者手推的方向来提高其动态坐位平衡的能力。

3. 患侧上、下肢分离活动的训练　上肢的分离运动可通过关节挤压、负重，并利用轻刷法刺激拮抗肌收缩来交互抑制主动肌的痉挛。在对该名患者患侧上肢的训练中，治疗师指示患者采用双肘支撑卧位或四点跪位等负重体位，首先通过诱导患者学会放松全身肌肉紧张，努力控制住肢体的位置，再尝试以支点为中心，指导患侧肘关节或患手沿对角线的方向（PNF技术）缓慢地进行活动。该训练难度的提高可通过扩大对角线活动的范围或增加外来阻力等方式获得。

患侧下肢的分离运动训练，主要采用下肢髋关节D1屈伸附加膝关节屈伸的螺旋对角交叉的运动模式进行。开始时，治疗师可通过慢逆转的手法，首先让患者学会如何放松患侧下肢，待痉挛缓解后，再鼓励患者缓慢屈伸下肢，直至能自如地掌握该动作，并能抵抗一定的阻力完成动作为止。

4. 患者的步行训练　除了对患者立足期与摆动期分阶段的训练以外，待患者能独立步行后，还应注重鼓励患者倒退行走训练，以弥补其感觉的障碍，进一步提高步行的能力。

经上述运动疗法3个月后，该名患者上肢的运动功能（按Brunnstrom运动功能分级法）由Ⅲ级提高为Ⅳ级，下肢由Ⅲ级提高为Ⅴ级。并且，患者已可维持坐位、立位平衡的稳定，独立步行约50米。但患侧上肢肘关节、手部的分离运动和踝关节外翻的动作、步态的矫正、步行速度及步行的耐力等方面仍有待进一步提高。

（常　华）

第二节　挛　缩

一、概述

(一) 定义

挛缩指人体肌肉骨骼系统中的软组织如韧带、肌腱或肌肉的缩短或弹性降低而导致关节的活动范围减小或关节变形。常见于骨骼、关节和肌肉系统损伤及疾病损伤后缺乏活动能力的患者，各种类型的中枢神经系统受损如脊柱裂、痉挛型脑瘫患儿（图9-2-1）以及肌肉萎缩症患者，长期卧床、坐轮椅的患者。挛缩可造成明显的肢体功能障碍，轻者肢体处于短缩位置，但关节尚存在小范围的活动；重者关节完全不能活动。

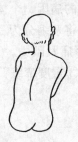
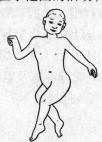
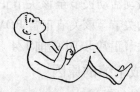

躯干侧弯　　　　下肢内收　　　　下肢屈曲

图9-2-1　脑瘫患儿部分关节挛缩状况

（二）挛缩机制的研究学说

主要原因可能是胶原纤维的结构和组合方式发生变化，造成结缔组织的性质改变所致，目前针对此研究有两种学说。

1. "胶原纤维网状支架"学说　在疏松结缔组织中，胶原纤维多以束的形式分支吻合成网，正常时分布是比较疏松的。当关节长期静止不动时，关节囊中的胶原纤维之间就出现了"桥样物质"，使"网"的密度加大，从而形成了"胶原纤维网状支架"。如果在损伤后能早期活动，这种变化可以预防，即"桥样物质"可以不出现，疏松结缔组织的结构仍然如常。如果已经出现了"桥样物质"，经过训练还可消失。如果长期不运动，则这种变化不可改变，成为不可逆的现象。

2. "两种结缔组织相互转换"学说　疏松结缔组织纤维排列疏松，很柔软，当其发生创伤、水肿时，可由于"桥样物质"的出现，形成"胶原纤维网状支架"，从而转化为致密结缔组织，如果挛缩发生的早期能及时训练，则致密结缔组织还可由于"桥样物质"的消失，又转回为疏松结缔组织。关节活动度的保持与关节囊的柔软和弹性密切相关，由于后者状态正常，关节可以做多个方向的活动。当创伤部位固定制动，关节囊组织转化为致密结缔组织后，局部变硬、弹性降低，再做其他方向的关节运动很困难，由此固定为某种姿势即挛缩。康复医学中早期采用运动疗法就是促进致密结缔组织逆转为疏松结缔组织的过程，从而治疗挛缩。

（三）临床分类及表现

1. 皮肤组织挛缩　好发于手部，多见于烧伤。

2. 结缔组织挛缩　皮下组织、韧带、肌腱的挛缩，如掌腱膜挛缩。

3. 肌性挛缩　主要病理变化是肌肉的延展性的丧失。肌肉长期不活动，维持某一使其短缩的体位。如截瘫患者由于长期卧床，产生足下垂而导致腓肠肌挛缩。

4. 神经性挛缩　主要包括：①反射性挛缩，如疼痛引起的保护性反应。②痉挛性挛缩，好发于小儿大脑发育不全及脑外伤、脑中风患者。临床常见偏瘫患者上肢由于屈肌痉挛而导致挛缩，表现为肩胛带后撤下沉、肩关节内旋、内收，屈肘、前臂旋前，腕掌屈、握拳，拇指屈曲、内收向掌心；而下肢常呈伸展挛缩状态，如临床常见的踝跖屈、内翻挛缩导致站立、行走时身体重心转移困难，步行不稳，从而导致日常生活中的移动和转移出现功能障碍。③弛缓性挛缩，好发于小儿麻痹症患者。

（四）挛缩程度分级

根据患者病史、症状、体征等确定挛缩程度。根据挛缩发生的病因、个体差异以及预防措施等影响，挛缩的程度亦有所不同。临床上按肌痉挛程度，将挛缩分为三级：①轻度挛缩：快速被动活动关节至该关节正常 ROM 的后 1/4 才感觉疼痛及阻力。②中度挛缩：快速被动活动关节至该关节正常 ROM 的 1/2 就有疼痛及阻力。③重度挛缩：快速被动活动关节至该关节正常 ROM 的前 1/4 就有疼痛及抵抗。

二、造成挛缩的原因

（一）肢体缺乏运动

1. 关节周围组织障碍

（1）维持关节稳定性因素：①构成关节的骨的形态，即互相吻合的两个关节面的弧度大小。例如髋关节两关节面吻合弧度约为180°，肩肱关节约为75°，故髋关节稳定性高，灵活性小，而肩肱关节则灵活性大，稳定性较小。②关节囊的厚薄与松紧度。③关节韧带的多少与强弱。各韧带在特定姿位时紧张，以限制关节的异常或过度运动。韧带纤维挛缩会损害关节的灵活性，韧带松弛则损害关节的稳定性。④关节周围肌肉的强弱与伸展性，是维持关节动态稳定的重要因素。

（2）常见关节活动障碍：①关节活动范围受限，即关节活动范围减少或过度，临床上以前者较为常见，不论何种原因，制动是主要因素。关节及周围软组织疼痛、骨折术后固定将限制关节的活动，局部的制动可造成肌肉废用性萎缩，在损伤关节固定2周以上即可造成肌肉萎缩。肌肉萎缩时，除了肌肉横断面积减少，肌肉长期保持在缩短状态下之外，还可导致肌节缩短，肌纤维纵向挛缩。制动还可使关节周围韧带的刚度降低、强度下降，能量吸收减少，肌腱附着点处则变得脆弱，韧带易断裂。伤肢的制动，关节和肌肉得不到充分的运动，静脉和淋巴淤滞，循环缓慢，组织及肌肉间形成水肿，造成粘连。水肿的关节局部血液循环减慢，关节液分泌减少，使关节囊、韧带因缺血而出现营养不良，进而关节囊挛缩乃至关节僵硬，关节活动受限。除上述原因造成粘连外，还可由于关节囊、滑膜、韧带的损伤修复，形成瘢痕，瘢痕粘连广泛、致密，加重关节挛缩，影响到关节正常功能的恢复。一些骨折术后、神经系统疾病及重症疾病术后的患者，经常使关节在非功能位放置，可导致关节僵硬以致畸形，如足下垂、爪形趾。②关节活动大于正常范围，主要原因包括外伤导致的韧带断裂，由于炎症所致关节囊处于伸张状态以及脊髓性小儿麻痹。③关节发生变形。

2. 肌肉和肌腱损伤障碍 肌腱附着肌肉，肌肉的收缩强度与其横断面积相关，较大肌肉能输出较大的收缩力，在连接它的肌腱之上产生较大的拉伸负荷，同样，粗大的肌腱也能承受较大负荷。从各种数据可知正常肌腱的最高应力承受量是它所连接肌肉的两倍，也就是说肌肉损伤比肌腱断裂更为常见。通常是肌肉周围及包埋其中的结缔组织层的胶原被撕裂，由于损伤后胶原的异常交联以及肌筋膜的粘连，肌肉通常变短，伸长能力下降。损伤部位通常发生在肌肉和肌腱结合处，即肌肉肌腱关节，或发生于肌腱与骨膜连接部位处，即肌腱骨膜关节。肌肉损伤多是由于不正确的姿势、静态应力、拉伤后变得张力过高或创伤后萎缩变弱等原因造成。肌腱障碍常见于外伤所致的断裂和肌腱炎。典型的表现为肌肉肌腱关节、肌腱骨膜关节或肌腱内的胶原纤维撕裂，肌腱断裂多发生于冈上肌腱、肱二头肌腱、小腿三头肌腱；肌腱炎是肌肉 - 肌腱单位的肌腱部分损伤，肌腱容易劳损和退行性变，从而导致慢性炎症。由于损伤和不运动，使肌腱缺乏正常活动，导致胶原纤维减少，肌腱和周围结构包括腱鞘在内发生粘连，从而降低了肌腱强度，加速及加重了关节的挛缩。

（二）运动控制异常

肌张力异常是导致运动控制异常的原因之一。由于人体某些肌群长期处于兴奋状态，得不到中枢抑制性信号使其放松，久之肌肉僵硬，肌纤维变性，弹性减退，运动困难；拮抗肌性质改变将导致肌纤维的活性、数量和肌容积均降低，因此，主动肌长期处于无抵抗的收缩状态；某些原始反射持续存在，使受影响的患儿经常固定在不对称和不良的姿态，久之即出现挛缩，严重的甚至导致骨骼变形，如非对称性紧张性颈反射（asymmetric tonic-neck reflex，ATNR）导致特定肌群的挛缩，长期屈曲步态姿势步行导致膝屈肌挛缩及髋屈肌挛缩，下肢长期交叉导致髋内收肌挛缩，足尖行走导致跟腱挛缩。

（三）肌肉与骨骼生长发育不同步

处于生长发育期的儿童，需要通过大量的主动活动牵伸肌肉使之与骨骼的生长同步，而运动障碍的儿童主动活动存在困难，往往缺乏这种主动的牵伸，所以其肌肉生长速度跟不上骨骼的生长速度，肌肉长期处于相对短缩的位置，最终导致关节活动范围丧失。

三、挛缩对运动功能的影响

（一）关节活动范围受限

由于患者将肢体放置于最舒适位置或不能自主活动，加上痉挛肌肉的牵拉，造成关节周围韧带纤维化，结缔组织胶原纤维增生，软组织结构破坏，关节间隙出现骨桥，最终导致关节的肌性挛缩及变形，固定关节活动度缩小。

关节周围软组织疼痛、骨折术后的固定限制了关节的活动，造成肌肉废用性萎缩，损伤关节固定2周以上即可出现肌肉萎缩，即肌肉横断面积减少。由于肌肉长期保持在缩短状态下，还可导致肌节缩短，致使肌纤维纵向挛缩。另外，关节囊、滑膜、韧带的损伤修复形成瘢痕，瘢痕粘连广泛、致密，加重关节的挛缩，从而导致关节本身的功能丧失，如上肢关节受限将会影响到患者的个人卫生、进食、穿衣等日常生活及工作，而下肢活动范围受限则将严重影响患者的步行、上下楼梯等功能动作。

（二）肌肉痉挛及萎缩

肌肉或肌群间断或持续的不随意收缩，造成肌肉间结缔组织胶原纤维增生；限制肌肉活动，将导致肌肉处于被动缩短或固定于痉挛性缩短位；加上肢体血液循环不良及活动性下降，致使肌肉的失用性及营养不良性萎缩。因下肢的伸肌占优势，故下肢挛缩时，肢体处于伸展状态；相反上肢挛缩时即处于屈曲状态。

（三）肢体功能障碍严重

因肌肉挛缩及关节变形、固定，肢体活动性降低，运动减少或只有简单的移动及笨拙的痉挛性运动。中枢神经系统疾患所出现的肌无力或肌痉挛，会导致肌肉、肌腱、关节内外结缔组织的挛缩，从而加重了瘫痪肢体的功能障碍。挛缩造成体力差、精细动作不良，相邻关节产生适应性改变，如踝关节跖屈、内翻畸形导致行走时的足跟不能着地等将影响走路的姿势和效果，加大行走时的能量消耗，减少接触环境的机会。

（四）肢体疼痛

原发病及挛缩均可致肢体疼痛或阵挛，增加患者痛苦，使患者更不愿活动患肢而影响其功能的恢复。

（五）日常活动能力低下

痉挛型脑瘫儿童的双下肢内收、屈曲挛缩导致洗浴、穿脱衣服等自我护理难度增大，严重影响日常生活质量。

（六）心理障碍

挛缩所致的各种关节功能障碍，如关节的变形等，以及关节障碍对日常生活的影响使患者出现不同程度的心理障碍。同时，由于疾病本身或心理因素的影响，老年患者往往不愿活动患肢甚至拒绝被动运动而延缓康复进程。

四、评定内容

软组织挛缩是肌肉骨骼系统的一种重要的功能障碍，应详细评定患者的挛缩状况，为制定康复治疗计划做准备。

（一）关节活动范围检查

肌腱与关节挛缩的运动功能评定主要是对受累关节进行被动关节活动范围检查。

（二）肌肉挛缩的检查

临床检查中，若发现关节活动范围减小并伴有末端阻力较大，应注意鉴别是挛缩还是痉挛，或者两者兼而有之。跨越两个关节的肌肉更容易发生挛缩而且治疗的难度较大，如肱二头肌长头、阔筋膜张肌、腓肠肌、腘绳肌、髂腰肌等肌肉发生痉挛时，应特别注意防止挛缩的发生。具体检查方法如下：

1. 髂腰肌挛缩检查　患者取仰卧位，充分屈曲健侧髋膝，并使腰部贴于床面，若患肢自动抬高屈膝离开床面或迫使患肢与床面接触则腰部前凸时，称托马斯征（Thomas sign）阳性。

2. 髋关节内收肌挛缩检查　仰卧位，健肢伸直，患侧髋与膝屈曲，大腿外展、外旋，将小腿置于健侧大腿上，形成一个"4"字，一手固定骨盆，另一手下压患肢，出现疼痛为阳性。

3. 腰大肌挛缩试验　又称过伸试验。患者取俯卧位，患肢屈膝90°，检查者一手握住踝部将下肢提起，使髋关节过伸。若骨盆随之抬起，为阳性。说明髋关节后伸活动受限。

4. 欧伯（Ober）试验　又称髂胫束挛缩试验。患者侧卧，健侧在下处于屈曲体位，以减少腰椎前凸。检查者站在患者背后，一手固定骨盆，另一手握患肢踝部，屈膝到90°，然后将髋关节外展后伸，再放松握踝之手，让患肢自然下落。正常时应落在健肢后侧，若落在健肢前方或保持上举外展姿势，即为阳性。此试验阳性说明髂胫束挛缩或阔筋膜张肌挛缩，并可在大腿外侧摸到挛缩的髂胫束。

5. 股直肌挛缩试验　髋关节屈曲畸形可由髂腰肌或股直肌痉挛所致。区别的方法是：患者俯卧位、屈膝，若臀部翘起，则为股直肌挛缩；如臀部仍平放，则为髂腰肌挛缩。

（三）其他评定

包括异常姿势、步态分析及 ADL 评定等。

五、运动疗法

不论何种原因引起的挛缩，为了预防或减轻挛缩，尽可能缩短固定时间，应及时开展运动疗法，包括关节活动度练习，逐步牵伸挛缩与粘连的纤维组织，以改善挛缩关节的活动范围。治疗内容包括主动运动、被动运动、辅助主动运动等。

（一）主动运动

利用主动运动在恢复关节活动度的同时也可增强肌肉运动，促进肢体血液循环，消除肿胀，具有温和的牵拉作用，能松解粘连组织，有助于保持和增加关节活动范围。进行主动运动时，由患者根据疼痛感觉控制用力的程度，不易引起损伤，适于早期进行。主动运动适应面较广，不受场地限制，但只对轻度关节挛缩粘连的效果较好，对于重度粘连和挛缩的治疗作用不明显。

1. 训练方法

（1）徒手训练：包括步行和日常生活活动以及防止个别关节挛缩的关节活动范围训练，如关节体操。首先要明确训练的目的，然后示范并引导进行规定的动作，必要时予以保护或帮助，活动时动作宜平稳缓慢，尽可能达到最大幅度，以引起轻度疼痛为度。

（2）阻力训练

1）徒手阻力训练：可使用 PNF 技术中的主动抑制技术，主动抑制是指在牵伸肌肉之前，要让患者有意识地放松该肌肉，使肌肉收缩机制受到人为地抑制，此时进行牵伸的阻力最小。主动抑制技术只能放松肌肉组织中具有收缩性的结构，而对结缔组织则无影响。这种牵伸主要用于肌肉神经支配完整，患者能自主控制的情况下，而对那些由于神经肌肉障碍引起的肌无力、痉挛或瘫痪，则作用较小。常用以下三种技术：①保持－放松技术：在关节活动末端最大抗阻收缩挛缩肌群，持续 10 s 后放松，牵伸挛缩肌群以增加关节活动度达到新的范围。②保持－放松－拮抗肌收缩：在关节活动末端最大抗阻收缩挛缩肌群，持续 10 s 后放松，再进行挛缩肌群的拮抗肌的最大收缩。③拮抗肌收缩：使挛缩肌群的拮抗肌最大抗阻力收缩而使挛缩肌群放松。

以上由治疗师提供阻力，其大小、方向、次数根据病情和经验而定。

2）器械阻力训练：包括带器械的训练和在器械上的训练。又分为等长、等张、等速训练以及向心与离心训练，目的均为增加肌肉的收缩力、耐久力。

2. 注意事项

（1）注意对于心血管病患者和老年人为减少心血管负荷，防止屏气的危害，不作等长训练和重阻力训练。

（2）防止疲劳：每次剧烈运动后应有充分的休息时间以消除疲劳。

（3）防止过量：注意控制阻力训练的强度、时间和频率。

（4）防止代偿运动：注意合适的体位并稳定肢体位置。

（5）骨质疏松的患者阻力应适当控制。

（6）防止肌肉疼痛：运动后肌肉立即疼痛多因血液和氧供应不足，乳酸和钾堆积，停止运动后恢复较快；运动后 24～48 h 开始疼痛，延续 1 周后消退者为迟发性疼痛，原因可能是肌肉或结缔组织的撕裂伤。用力训练前先牵伸被训练的肌肉，逐渐增加阻力，有利于预防延迟性疼痛。

（7）肌肉关节有炎症或肿胀时不宜进行阻力训练。

（二）辅助主动运动

通常用健肢徒手或通过棍棒、肋木、绳索和滑轮装置等方式帮助患肢运动，兼有主动运动和被动运动的优点，应用广泛。

（三）被动运动

即关节的运动由外力进行，肌肉不做主动收缩，常用于牵伸挛缩肌肉、肌腱、韧带组织及松动功能障碍的关节。在关节的可动范围内进行重复的关节运动，是一种保持或恢复关节活动度或放松痉挛肌肉的治疗技术。它的活动力度比主动运动大，因此必须根据患者的疼痛感觉控制用力程度，避免引起过度疼痛，更不可施加暴力，以免引起新的损伤。

1. 持续被动运动 持续被动运动（continuous passive motion，CPM）是一项较常用的关节功能康复技术。20 世纪 70 年代初由 Salter 等人提出，80 年代初用于膝关节人工关节置换术后，之后逐渐推广应用。它利用专用器械使关节进行持续较长时间的缓慢的被动运动，主要用于防治制动引起的关节挛缩，促进关节软骨、韧带和肌腱的修复，改善局部血液淋巴循环，促进肿胀、疼痛等症状的消除，最终目的是配合肌肉功能练习等其他康复治疗，促进肢体功能的恢复。

（1）主要作用：CPM 可温和但持久地牵伸关节囊、韧带、肌腱及关节周围软组织，防止这些纤维组织废用性挛缩，松解粘连，从而预防及矫治关节活动度受限。其主要作用包括：①CPM 造成关节面相对运动及关节内压周期性改变，可加速关节液的流转及更新。同时在被动运动中对关节软骨面温和地交替加压及减压，可促进软骨基质液与关节液之间的渗透交换，从而改善软骨营养，防止关节软骨因持续受压或缺少压应力刺激而引起的退行性变化。②实验证明，在软骨修复过程中，通过 CPM 对关节面经常施加压应力及摩擦应力，可促使修复组织中的未分化细胞向软骨细胞转化，便受损关节面最终由透明软骨修复，而不是由纤维组织或骨组织修复。同时，早期开始 CPM 可使修复的关节面获得较好塑形，从而减少以后发生骨关节病的机会。③实验证明，关节韧带修复后应用 CPM 可减轻韧带的萎缩，显著增加修复后 6 周及 12 周时的韧带强度。④持续被动运动中关节本体感觉系统不断有向心冲动发放，可阻断疼痛信号的传送（闸门学说），因而减轻疼痛。⑤与一般被动运动相比，CPM 的特点是较长时间持续进行，有较充分的时间发挥其作用。同时，运动缓慢、稳定、可控、较舒适并不易引起损伤。与主动运动相比，CPM 不引起肌肉疲劳，可持续进行，同时由于不承重，不伴肌肉收缩，因而关节受力较小，可在关节损伤或炎症时早期应用而不引起损害。

（2）治疗方法：CPM 机是专用于具体关节的一种器械，关节活动幅度、速度和持续时间可酌情选择。活动幅度一般从无痛可动范围开始，以后酌情增加。运动速度一般选择每分钟 1 个周期。运动持续时间原来是指 24 小时连续进行，后来多缩短为每日进行 12.8 小时；也可每日 2 次，每次 1~2 小时。一般认为，在关节手术后第一周为防止关节内粘连或为了促进软骨修复时，宜 4 小时连续进行，至少 1 周，以后改为间断进行。人工关节术后一般间歇应用 2~3 周。

（3）注意事项：①CPM 机是用以维护关节的活动范围或预防其发生功能障碍的一种工具，并不具备直接改进或矫正已发生障碍的关节功能的功效。因此，应在新鲜创伤、早期手术后，或在已有功能障碍的关节进行手术松解后使用，而不能直接用于未经松解的功能障碍关节。②起始时间应在手术后麻醉尚未失效之前，而非在术后若干小时，甚至拆线后。③运动的速率和幅度可以逐渐增加。④运动的期限第一周是关键，最好持续一周，不能过短。⑤在 CPM 机上进行锻炼，应基本上是无痛的。⑥上、下肢均有专用的 CPM 机，使用前需熟悉其特点及使用方法。

2. 关节功能牵引　对于已经挛缩的关节，利用持续一定时间的滑轮进行重力牵引，更好地牵伸挛缩和粘连的纤维组织，从而更有效地恢复关节活动度。牵引时将挛缩关节的近端肢体固定，在其远端按适当的方向施加一定的牵引力，其力的大小以引起疼痛但又能忍受为宜（图 9-2-2）。此方法简单，作用力很强，适用于髋、膝等大关节，每次牵引 15~20 分钟，每日牵引两次。目前已有专用的关节牵引设备，可根据患者病情，设置一定的牵引力、牵引时间和牵引方式。在牵引前或牵引同时配合温热疗法是治疗挛缩最有效的方法。据报道，在持续牵引的同时，将局部加热至 40 ℃~43 ℃，去除牵引后可获得胶原组织的有效延伸。

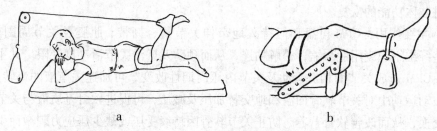

a　　　　　　　　　　　　　b

图 9-2-2　膝关节屈曲牵引方法

a. 膝关节屈曲牵引；b. 适用于严重屈曲受限的牵引。

3. 徒手被动活动　即治疗师借用外在力量，控制活动方向、速度、强度和持续时间，以改善挛缩所致的关节活动受限。活动的强度和持续的时间根据患者耐受性、治疗师的力量和耐力而定。包括软组织牵伸和关节松动术。

（1）软组织牵伸：是针对组织损伤或损伤后的制动、固定导致肌肉、肌腱、韧带、关节囊的缩短，或关节内外瘢痕粘连以及肌肉痉挛等原因造成的关节活动范围受限而进行的被动活动。在软组织损伤的康复治疗过程中，既要避免使损伤组织过早地承受不适当的应力负荷，妨碍其愈合或转变为慢性损伤，又要使患肢保持及时而必要的活动，以防止骨、关节及肌肉等组织失用性改变的发生。因此尽早、及时地应用适当的软组织牵伸可恢复和保持肌肉、肌腱及韧带等结构的正常长度，降低肌张力，分解已发生的粘连，维持并增加关节活动度。牵伸分为静态牵伸、本体感觉神经肌肉促进术（PNF）牵伸、摆动牵伸、动态牵伸，其中最常用的是静态牵伸。在进行静态牵伸时，由于肌肉处于放松状态，牵伸速度较慢，因此不会激活牵张反射。PNF 牵伸是指通过改变肢体关节活动范围，从而使收缩的肌肉得到牵伸的一种技能。摆动牵伸和动态牵伸两者都是利用肢体的快速运动达到牵伸效果，由此会激活牵张反射，在牵伸后刺激肌肉群的收缩，故不鼓励使用这两种牵伸方法。在牵伸前要先对患者进行评估，根据关节活动范围受限的原因选择适当的治疗手法，并向患者解释牵伸的目的，以取得配合，同时注意患者及牵伸部位的体位。在牵伸时可采用手法牵伸，治疗师对发生紧张或挛缩的组织以及活动受限的关节被动牵伸。还可采用自我牵伸的方法，利用患者自身重力作为牵伸力量来完成肌肉的伸展性训练（图9-2-3，9-2-4）。

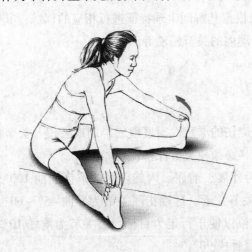

图9-2-3　腘绳肌牵伸法　　　　图9-2-4　跟腱牵伸法

（2）关节松动技术：是一种骨关节的被动活动技术，如果将它用于脊柱，即为脊柱松动术。在进行关节松动术时，速度要慢，有时会运用振动或牵张（以非常慢的速度）。

当关节因为受到损伤或疾病而导致活动范围受限或失去活动性时，就需要进行关节松动术。在关节可动范围内进行松动和轻柔的振动，也是一种减轻疼痛的技术。常用的关节松动术包括：①牵引：主要是分离关节面，用于缓解疼痛，同时也能通过对关节囊的牵张来增加活动范围。②滑动／平移：属于牵张手法，主要用于牵伸紧张的关节囊，并且顺着关节正常移动的方向给予一定的力度，但是不要挤压关节软骨。此方法力度较大，速度很快，在关节活动范围末端快速进行。主要治疗目的是扩大关节活动范围，松解粘连组织。③挤压：一般用于周围有肌肉短缩，需要促进其稳定性的关节。作为一种关节松动术，挤压与牵引恰好相反，即借助外界的被动压力使关节间隙变小。通过间歇的挤压，增加关节滑液的流动，改善关节软骨健康。但是，过大的挤压会损伤软骨，甚至使软骨退化，因此挤压一定要适量。

在手法应用技巧方面，应熟练掌握手法操作时的运动方向、幅度、强度、治疗时间及治疗后的反应，有助于提高临床治疗效果。

4. 注意事项

（1）被动运动力的大小：挛缩组织的弹性较小而脆性较大，故不可用力过大而造成新的损伤。对于预防性治疗一般不要用太大的力，不要明显增加患者的疼痛。疼痛必然引起肌肉保护性痉挛，加重挛缩。不能使疼痛持续到治疗后2~3小时以上，过久的疼痛说明有组织损伤，应当减轻运动量。

（2）被动运动的时机：一般是愈早愈好，关节手术后第一日即可开始治疗，但是仍要考虑外伤修复的稳定性。一般肌腱缝合后的最初几日不能牵拉肌腱，但要在无痛范围进行适当活动，防止粘连。即屈指肌腱缝合时可被动屈指，但不要使之伸展超过手术后固定的位置。骨折内固定的患者术后即可进行无剪力的被动活动，而外固定患者只能进行固定范围以外的关节活动。

（3）个别对待：对于不同的关节应当根据其解剖生理特征进行相应的训练，其中包括运动的起始位，运动的轴向、范围以及运动前的关节松动等。

六、其他治疗方法

（一）功能位保持

在有些情况下挛缩难以避免，如严重烧伤的增殖性瘢痕形成早期或者侵及关节面的骨折。为了减轻挛缩或减轻挛缩所致的后果，必须使关节保持在功能位。

1. 各关节的功能位　肩关节功能位为外展、前屈、内旋。肘关节为屈曲 $100°$，前臂中立位。腕关节为背伸 $30°$，桡偏。掌指关节及近、远端指间关节为屈曲 $45° \sim 60°$。拇指与小指为轻度对掌位。下肢各关节的功能位以便于行走为目标，髋关节为前屈 $10° \sim 15°$，膝关节为屈曲 $5° \sim 10°$，踝关节为足底与胫骨成 $90°$ 位。

2. 保持功能位的方法　功能位的保持必须 24 小时持续进行，卧位患者可以用枕头、毛毯等软性织物保持关节的固定。对于有明显挛缩倾向的患者可用石膏或塑料夹板矫形器。卧于硬床可以减少屈髋屈膝挛缩的机会，足底垫板或用踝足矫形器可以预防足下垂。

3. 矫形器的应用　利用矫形器可有效矫正关节挛缩，尤其是关节被动运动后，可利用矫形器将关节固定于功能位，起到持续牵伸关节的作用。

治疗关节挛缩的矫形器有静力型、静力递增型和动力型三大类型。

（1）静力型或固定角度矫形器：此类型是治疗关节挛缩的经典方法，一般用于预防关节挛缩，即采用夹板或石膏等简易矫形器具将关节置于功能位。大量研究表明，采用软组织夜间夹板治疗挛缩性四肢瘫儿童，可减轻严重的膝关节屈曲挛缩。夜间夹板的被动牵伸作用可以延缓肥大型肌营养不良患儿关节挛缩的发生。使用静力型矫形器是延缓进行性神经肌肉疾病关节挛缩发生的重要方法。

（2）静力递增型矫形器：此类矫形器与静力型不同之处在于矫形器装配了铰链并附属了调节装置，可随时调整矫形器的关节角度。因此，可明显改善由于挛缩而导致的关节活动范围受限。常用于矫正由于外伤、脑损伤或中风形成的足下垂畸形。

（3）动力型矫形器：此类型矫形器可用于任何类型的关节挛缩。由于矫形器内置有弹簧或橡皮带等动力装置，可对关节产生扭矩作用，并可调节力矩的大小。据报道，应用动力夹板每日 $8 \sim 12$ 小时，关节挛缩有所缓解。

（二）理疗

通常在主动或被动运动之前进行热疗，尤其是在被动牵伸前使组织加热，可以增加缩短组织的伸展性，加热后的肌肉更容易放松和动牵伸。热疗的目的在于镇痛、松弛肌肉、减少胶原的黏弹性。几乎各种热疗法均可采用，包括传导热的水疗、蜡疗、泥疗，辐射热的红外线等。一般在损伤后 48 小时开始，先采用低温度、短时间，逐渐增加，每次治疗时间应少于 30 分钟，每日 $1 \sim 2$ 次。

（三）药物治疗

药物治疗多数是消除疼痛，减轻炎症反应，以配合运动疗法的实施。

（四）手术治疗

严重的挛缩需采取手术治疗，手术治疗效果快而可靠。但手术治疗前后应使用一切康复手段，以减小手术的规模，增加手术的效果。常用的手术有瘢痕切除与植皮术、粘连松解术、肌腱延长术等。

（朱　琳）

第三节　慢性疼痛

近年来，严重的慢性疼痛对患者生活质量的影响逐渐引起人们的关注，已列为康复医学的主要病种之一。在发达国家及部分发展中国家广泛建立了疼痛门诊，缓解疼痛卓有成效，提高了复工率，减轻了社会的负担。我国近年来也逐渐出现了以现代康复治疗技术来调整感觉输入，纠正肌、骨骼、关节的生物力学关系的失衡，调节心理情绪，并配合药物等与国际接轨的综合疗法来治疗慢性疼痛的发展趋势。

一、概述

（一）基础知识

1. 疼痛的定义　疼痛是与现存或潜在的组织损伤有关，或可用损伤来描述的一种不愉快的感觉和情绪体验（国际疼痛研究学会，1986）。该定义有两个要点：

（1）疼痛与损伤的关系具有高度可变性和不可预测性：疼痛通常由外界伤害性刺激或体内潜在的病损引起，但有时也有例外（身体遭受了大面积严重损伤，有时却无痛；有时可被非伤害性刺激诱发；有时没有器质性病损出现自发痛），损伤与疼痛的关系已不是单纯的因果关系。但由于人们多体验过损伤后的痛觉，常用损伤时的疼痛感受和语汇来形容与损伤无明确关系的疼痛。

（2）疼痛是一种复杂的多维度的病理生理状态：涉及机体的感觉识别、情绪感受、认知评定、运动与自主性反应等方面，常伴有一系列生理、心理反应和行为学改变；比其他感觉更容易受情绪环境和过去经验的影响，有很大的个体差异。

2. 有关疼痛的概念

（1）痛阈：受试者首次报告引起痛觉的最小刺激量。

（2）痛耐受阈：受试者由于疼痛将刺激除掉或要求停止刺激时的最小刺激量。

（3）痛过敏：对伤害性刺激产生过强的疼痛反应。分为如下两类：①原发性痛过敏：对来自损伤区机械刺激和热刺激的过强反应，为外周神经元敏感化的表现。②继发性痛过敏：对来自损伤区周围的非损伤区的机械刺激的过强反应，为中枢神经元敏感化的表现。

（4）痛超敏：又称痛性感觉异常，指在非伤害性刺激作用下产生痛觉。

（5）诱发痛：由可见的刺激诱发的疼痛。包括痛过敏和痛超敏。

（6）自发痛：指在没有可见的刺激条件下产生的疼痛。

（7）神经源性疼痛：由中枢或外周神经系统的伤病引起的疼痛综合征，通常包括自发痛和诱发痛。

（8）中枢性疼痛：指由于中枢神经系统伤病造成的自发痛和对于外加刺激的过度疼痛反应，包括一种不愉快的触物感痛。

3. 急性疼痛与慢性疼痛的区别　　见表9-3-1。

表9-3-1　急性疼痛和慢性疼痛的区别

	急性疼痛	慢性疼痛
时　　程	时程短	长期存在（3个月以上），反复发作
性　　质	是一个生物学症状	是一种疾病，为就诊的主要原因，影响日常生活甚至致残
情绪反应	疼痛伴随焦虑	疼痛伴随抑郁
药物使用	采用需要的药物	最好采用非麻醉性止痛药及抗抑郁药
药物成瘾	少见	多重成瘾性
诊　　断	单纯	复杂
治　　愈	易于达到	通常很难达到

（二）疼痛的传导

疼痛的传导通路主要可分为三类：

1. 脊髓丘脑束（STT）　在脊髓的痛觉传导中起主要作用。

（1）新脊髓丘脑束：Aδ纤维进入脊髓后角板层 I 换元，一部分经前连合交叉至对侧，经脊髓丘脑侧束上行直达丘脑后腹核群、丘脑腹后内、外侧核，后经内囊投射到大脑皮质中央后回的第一感觉区，引起有定位特征的痛觉，它主要传导痛感觉成分。

（2）旧脊髓丘脑束：在新脊髓丘脑束内侧有一些纤维经直接通路或网状结构的多突触通路上行，到达丘脑的髓板内核群，投射到大脑的边缘叶和第二感觉区，引起伴随痛觉的强烈情绪反应。这类纤维主要传导痛情绪成分。

2. 旁中央上行系统　来自 C 纤维的冲动进入脊髓板层 V 后，在脊髓灰质周围的固有束上行，经多次换元后到达网状结构和丘脑，这些通道总称为旁中央上行系统，与慢痛和情绪反应有关。另外，背索多突触系统、粗纤维/脊髓/内侧丘系系统中有少量突触后纤维仅对伤害性刺激反应，中止于背柱核更靠近吻端部位，在痛知觉和痛行为中有一定作用。

3. 内脏痛的传导通路　由交感神经中的 C 纤维进入脊髓后与躯体痛觉的走行相同。但食道、气管、直肠、外阴部痛觉纤维与副交感神经伴行。盆腔器官的痛冲动经盆神经传入中枢，经脊髓丘脑侧束深部上行，再经网状结构多次中继，从下丘脑投射到嗅皮质或额叶、脑岛等部皮质。脊髓网状束（SRT）、脊髓中脑束（SMT）、脊髓旁臂杏仁束（SPAT）参与内脏痛的传入。

（三）疼痛的调控

脊髓尤其是后角的第二层（脊髓胶状质）是痛觉整合、调制的第一站，其抑制疼痛的功能是最经济有效的，闸门学说的核心就是脊髓的节段性调制。脑干是内源性痛觉调控系统的中心，延髓、脑桥的网状结构中的重要核团在痛觉的调整中占有重要地位。

丘脑是最重要的痛觉整合中枢，其外侧核群主要行使痛感觉的分辨功能，髓板内核群主要行使痛情绪反应功能。大脑是痛觉整合、感知的最高级中枢，第一感觉区（疼痛的感觉分辨区）、第二感觉区（内脏痛的感觉）、第三感觉区（痛反应）和边缘系统（内脏痛和心理性疼痛）参与痛的全过程。

在痛觉的下行调控机制中，脑干的功能尤为重要。中脑导水管中央灰质（PAG）与间脑的室周区、下丘脑边缘系统形成往返联系，可能是边缘前脑活动与感觉信息的会聚区，主要起以情感状态为基础的痛信息调制作用。中脑中央灰质和间脑室周区富含脑啡肽和阿片受体，向下传导冲动到延髓中缝大核（NRM）和巨细胞旁网状核（Rmc）的5羟色胺能神经元、单胺能神经元，通过下行纤维作用于后角胶状质的脑啡肽神经元，使其抑制初级传入末梢，从而镇痛。中脑中央灰质、延髓中缝大核和脑桥背外侧网状结构被认为是特异的抑痛系统，起承上启下的作用。

一般而言，在疼痛治疗中永久性地损毁某一神经结构的方法是不可取的。它的止痛作用短暂，神经系统的可塑性会使机体内部发生多种反馈作用来调适和代偿，往往造成疼痛复发或改换形式，多造成程度加剧，甚至成为顽固性疼痛。故此在疼痛治疗中专家们提倡的"调节感觉的输入"，一般不指永久性"切断"某些通路，充其量是"暂时地阻断"输入，这一基本点已为众多的临床及基础实验所证实。

治疗的原则为发展那些不影响其他感觉运动功能和全身状态的，不要求复杂设备和昂贵药物的方法。选取随机信号、杂乱波形，或选择某些特定频率的电刺激给以少量多次循环使用，可以降低病人对治疗的耐受性，大大提高疗效，确实不失为一种切实有效的治疗方法。

（四）痛觉学说

关于疼痛的发生，目前比较公认的是闸门学说（图9-3-1）。

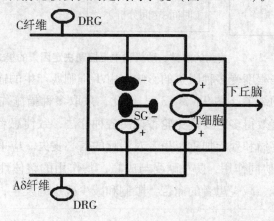

图9-3-1　闸门学说示意图
SG：脊髓后角胶状质；DRG：后根神经带。

闸门学说认为，脊髓后角胶状质（SG）具有疼痛的闸门作用，对传入神经纤维的感觉传入具有突触前抑制作用。外周传入既可直接作用于二级细胞（T细胞），又可改变SG

对 T 细胞的抑制作用。闸门的开关，受外周感觉输入与中枢下行抑制相互作用的结果所制约。

细纤维（C 类）的输入，除作用于 T 细胞外，还抑制 SG 对 T 细胞的抑制而起正反馈作用，使闸门开放，产生痛觉。粗纤维（Aδ 类）的输入，除作用于 T 细胞外，还兴奋 SG 对 T 细胞的抑制而对后者起负反馈作用，使闸门关闭而镇痛；同时还通过上行纤维的传入，触发中枢的下行抑制过程（包括记忆、注意、传递经验等过程），以关闭闸门。

闸门控制系统与疼痛的感觉、情绪及中枢控制之间有多种联系，T 细胞输出主要投射到感觉－分辨系统（新脊髓丘脑系统）和动机－情感系统（旁中央上行系统）。粗纤维兴奋又可以触发中枢控制过程。以上三个系统相互作用后，都投射到运动系统（图 9－3－2），引起一系列的痛反应：烦躁、抑郁、恐惧等情绪；身体屈曲、坐卧不安；呻吟、喊叫、咬牙；检视伤区，抚摩、捶打、揉搓伤区、跛行；面红耳赤、大汗、心慌憋气、恶心呕吐、血压下降等各种自主神经反应；诉说疼痛体验，估计后果，增加服药频率；睡眠习惯的改变；发作时被迫停止活动及进餐等。

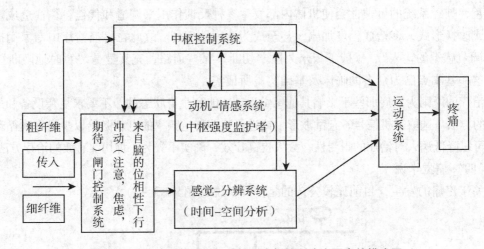

图 9－3－2　疼痛的感觉、动机和中枢控制决定因素的模式图

闸门学说认为疼痛程度受多种因素的影响。由 T 细胞所产生的输出的性质取决于多方面因素对其作用总和的结果（图 9－3－3）。因此，采取多种措施作用于多个环节的综合疗法势必比单一方法有效得多。要避免轮番试用各种疗法，致使患者依次出现抗药性、耐受性而迁延不愈，使疼痛和残疾加重，患者对治疗的信心丧失。应采用综合疗法进行"总攻"，发挥多种疗法的协同作用，防止耐受与成瘾，其作用的整体性远远大于各疗法的简单相加，对于缩短病程、减轻患者的痛苦，限制和减少残疾的发生，减轻家庭和社会的负担，具有重要意义。

二、评定内容

疼痛作为一种复合感觉，具有很大的变异性和多样性。疼痛的产生、调制与其感受器、传导通路、反馈系统及与其相关的神经递质有关，包括感觉识别、情绪诱发、认知评

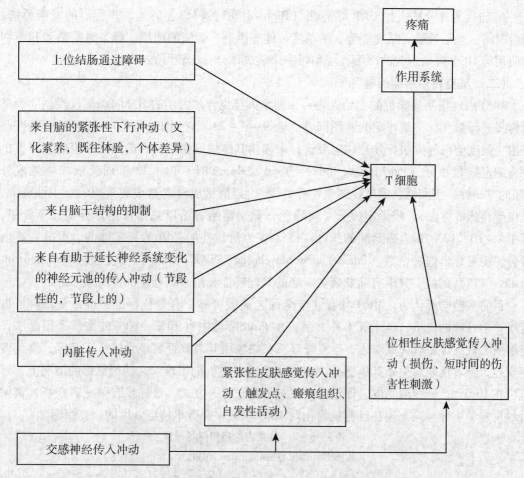

图 9 - 3 - 3　对中枢神经系统传递细胞（T 细胞）多源性影响的概念模式图

定等多个维度的变化，常伴有生理、心理和痛行为学的改变，表现在发生的时间、节律、部位、特点、对生活的影响等方面千变万化，多数缺乏规律。因此，需要全面评定。

（一）临床常用疼痛评定方法

1. 口述描绘评级法　包括 3 ~ 6 个级别的描绘词，在次序衡量上给以量化。

2. 视觉模拟量表　视觉模拟量表（visual analogue scale，VAS）最为简便，是评定疼痛强度的较好方法。方法是在白纸上画一条平直线段，长 10 厘米，左端点为 0，代表"无痛"，右端点为 10，代表"无法忍受的痛"。给患者看的一面两个端点中间无刻度，让患者根据感受的痛强度，在线段上点上一点，表示感知到的疼痛强度。以左端起点至终点处距离的长度为疼痛的强度，可以从纸的另一面标有刻度的线段上两点的位置读出痛强度的读数。它的优点是简单易行，灵敏度高，可表示疼痛的细微变化，并有具体的量化指标，便于进行治疗前后的统计学处理。也可用作多方位的疼痛评定。

3. 调查表法（问卷法）　有通用和专用两种。莫克吉尔疼痛问卷（McGill Pain Questionnaire，MPQ）、威斯康辛疼痛简明问卷（Wisconsin Pain Index，WPI）等为通用问卷，专门为某一种疼痛设计的问卷为专用问卷，如背痛功能障碍问卷等。以上三种问卷都是以评测患者主观上的痛体验为主。

4. 痛行为评分法　如 UAB 评分法（Richard 等），将口述诉痛、非言语的发声诉痛、躺卧时间、愁眉苦脸、站立姿势、活动度、体态语言、器械的使用、静态时的活动和药物的应用等 10 个疼痛行为的严重程度和频率作三级评分，比较可靠。

（二）莫克吉尔疼痛问卷

MPQ 由疼痛闸门学说的创始人之一、加拿大莫克吉尔大学的 R. Melzack 教授创立，是对疼痛进行量化、多维评定的常用问卷（表 9 - 3 - 2）。它列出 20 组 78 条词汇（可按顺序值、强度值两种方法计分）供患者选择来描述其疼痛的性质。由选词的分值的和可算出疼痛测定指数总分（Pain Rating Index – Total scale，PRI – T）。20 组词又依痛感觉成分（痛的时间性、空间性、温度、钝锐性等方面）、痛情绪成分（造成疲劳感、自主性反应、恐惧受罚感等方面）、痛评定成分（将痛感知觉、情绪等给以总体评定）分为三个亚组，其中 1 ~ 10、17 ~ 19 为感觉性的，11 ~ 15、20 为情感性的，16 为评定性的，可分别算出得分。还可算出选词个数（number of words chosen，NWC）和疼痛强度（present pain intensity，PPI）的值。并附有简要病史、痛的其他特性和用来填充痛部位的人体图。

目前多数学者认为，MPQ 具有评定全面、灵敏可靠、有量化标准、可重复性、可进行统计学处理的优点，已译成多种文字，在 *Pain* 杂志中有 70% ~ 80% 的文章采用此法评定疼痛。戴红等将其译成汉语，反复修订，在临床用其对数百名患者进行了评定，受到普遍欢迎。患者反映解决了其痛感受"难以用言语表述"的困难。在使用熟练的情况下，评定可在 10 至 15 分钟内完成。评定中应注意采取一对一方式，最好没有第三者在场，询问时尽量避免主导导向。现在已有就简化及 MPQ 全文中文版本信度效度的研究报道。

表 9 - 3 - 2　莫克吉尔疼痛问卷

（McGill Pain Questionnaire，MPQ）

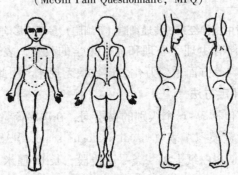

患者姓名：_____　年龄：_____　病历号：_____　问卷日期：_____

临床科室：_____　临床诊断：_____

镇痛药：1. 曾用的镇痛药_____　2. 剂量_____　3. 最近一次给药时间_____

患者的智力：圈出表现最好时的评分：1（低）　2　3　4　5（高）

* *

本问卷是为了解您的疼痛情况而设计，主要问以下四个问题：

第一部分　你的疼痛在哪里？

请在以上人体图上标出你感觉疼痛的部位，外表痛请标"E"，内部痛请标"I"。外部内部都痛，请标"EI"。

第二部分　你的疼痛情况怎样？

1）A 闪烁痛

B 震颤痛

C 搏动痛

E 抽动痛

D 拍击痛

F 猛击痛

2）A 跳跃痛

B 掠过痛

C 枪击样痛

3）A 刺破痛

B 钻孔痛

C 钻通痛

D 戳伤痛

E 戳穿痛

4）A 尖锐痛

B 切割痛

C 割碎痛

5）A 捏夹痛

B 按压痛

C 啃咬痛

D 夹紧痛

E 压碎痛

6）A 拖拽痛

B 拽伤痛

C 扭伤痛

7）A 热痛

B 烧灼痛

C 烫痛

D 烧焦样痛

8）A 刺痛

B 痒痛

C 针扎痛

D 蜂螫样痛

9）A 钝痛

B 发炎样痛

C 受伤样痛

D 连续固定的痛

E 沉重痛

10）A 敏感痛

B 绷紧痛

C 挫伤样痛

D 裂开样痛

11）A 使人疲倦的痛

B 使人筋疲力尽的痛

12）A 使人恶心的痛

B 使人窒息的痛

13）A 使人害怕的痛

B 使人惊恐的痛

C 使人极度恐怖的痛

14）A 惩罚样痛

B 折磨人的痛

C 残酷的痛

D 恶性的痛

E 致死的痛

15）A 使人泄气的痛

B 把人弄糊涂的痛

16）A 使人烦恼的痛

B 使人讨厌的痛

C 使人难受的痛

D 剧烈的痛

E 使人无法忍受的痛

17）A 扩散痛

B 放射痛

C 贯穿痛

D 刺穿痛

18）A 勒紧痛

B 麻木痛

C 抽吸样痛

D 压榨痛

E 撕裂痛

19）A 凉痛

B 冷痛

C 冰冻样痛

20）A 使人不得安宁的痛

B 令人厌恶的痛

C 使人极度痛苦的痛

D 令人畏惧心焦的痛

E 受刑似的痛

按照以上 20 个栏目的词汇描述你现在感到的疼痛。选出最恰当地描述你的痛的词所在的栏目，跳过不适合的栏目。在每一适合的栏目中，只圈出对于描述你的疼痛最准确的一个词。

第三部分　你的疼痛怎样随时间变化？

1. 以下哪个词可描述你的疼痛模式？

1	2	3
A 持续的	A 有节律的	A 短暂的
B 稳定不变的	B 间歇的	B 瞬息间的
C 经常不断的	C 断断续续的	C 倏忽的

2. 什么可以减轻你的疼痛?

3. 什么会加重你的疼痛?

请看下表,填出以下各项内容与疼痛的关系,减轻画"－",加重画"＋"。

饮酒		睡眠、休息	
饮咖啡		躺卧	
进餐		转移注意力	
热		大小便	
冷		紧张	
潮湿		明亮光线	
天气变化		大声噪音	
按摩、振动		工作	
按压		性活动	
制动		适度活动	
活动		疲劳	

4. 伴随症状及对日常生活的影响

1）伴随症状

恶心	头痛	眩晕	排尿
便秘	腹泻	月经	其他

2）睡眠　　　A 良好　　　B 不规律　　C 失眠

3）食纳　　　A 良好　　　B 可以　　　C 差　　　　D 无

4）活动　　　A 良好　　　B 可以　　　C 差　　　　D 无

第四部分　你的疼痛的强度如何?

以下五个词表示疼痛强度的由弱到强的改变:

1. 轻微的痛; 2. 不适的痛; 3. 使人苦恼的痛; 4. 可怕的痛; 5. 难以忍受的痛。

请回答以下每个问题,填出解答每一问题最适合的词的号数。

1. 哪个词描述你现在的疼痛? _____

2. 哪个词描述你最厉害的疼痛? _____

3. 哪个词描述你最轻微的疼痛? _____

4. 哪个词描述你曾有过的最厉害的牙痛? _____

5. 哪个词描述你曾有过的最厉害的头痛? _____

6. 哪个词描述你曾有过的最厉害的胃痛? _____

三、康复治疗方案

（一）慢性疼痛的主要类别

临床上可以根据疼痛的病因、发病机制、病程、疼痛感觉、情绪反应、疼痛的程度及部位、时间、表现形式等进行不同的分类,对于了解疼痛的性质、诊断、治疗等有一定帮助,同时对于在临床总结分析病例、疗效的统计有一定参考价值。

慢性疼痛的主要类别:慢性腰腿痛、下背痛、颈肩痛,神经痛（如三叉神经痛、带状疱疹后痛、周围神经损伤后疼痛）,偏头痛,灼痛,幻肢痛和截瘫幻觉痛,晚期癌痛等。

（二）慢性疼痛的特点

1. 以弥漫性剧痛为主诉。

2. 不良姿势和活动能力低下以及误用支具、围领、步行器等造成的功能障碍。

3. 误用、滥用或过量用药。

4. 对医院和家庭的过度依赖。

5. 残疾程度大大超过了现实存在的病理情况。

6. 持续的疼痛主诉以获得同情和更多的医疗福利费用。

（三）慢性疼痛的康复目标

1. 减少痛行为。

2. 提高活动水平和日常生活活动的独立性。

3. 避免或减少不必要的镇痛药。

4. 提高病人及其家庭的心理适应技术。

5. 使患者重新适应爱好的职业活动和业余活动，以重返社会。

（四）慢性疼痛的处理方法

1. 药理学控制　临床常用镇痛药多分为两类：①阿片类药物：如吗啡、可待因、哌替定、芬太尼、曲马多等，对慢性持续性疼痛有明显镇痛作用。②非阿片类药物：如阿斯匹林、布洛芬、消炎痛、氨糖美辛等，多为水杨酸盐。对皮肤、肌肉、关节和骨骼的疼痛疗效较好。

用药原则是三阶梯用药：先用非阿片类，再用弱阿片类药，最后用强阿片类药。用阿片类药开始即用够剂量，以减轻痛苦、防止耐受。

2. 感觉性控制　闸门学说强调兴奋性影响和抑制性影响的动态平衡，包括各中枢间的反馈相互作用，由此提出新的治疗方式——调节感觉输入。

（1）局部神经阻滞：采取喷雾、神经干、神经节注射及硬膜外注射局麻药（可镇痛一小时或一小时以上，常用于三叉神经痛等的治疗）镇痛。现常采用埋藏导管连续应用短效局麻药的方法，可镇痛几天至几十天，发现并发症须立即终止。

（2）经皮神经电刺激（TENS）：以特定的低频脉冲电作用于皮肤，刺激感觉神经的粗纤维而镇痛，是治疗慢性疼痛的有效方法。目前认为，高频刺激（100 Hz 左右）使脑脊液中强啡肽释放增加，低频刺激（2 Hz 左右）使脑脊液中脑啡肽释放增加，15 Hz 刺激可使体内以上两种阿片肽都有轻度升高，同时还可兴奋粗纤维传入使闸门关闭。TENS 本身频率、波宽及电压均可调，可通过调整刺激参数使粗纤维兴奋的同时，体内不同类型的阿片类物质释放，而避免治疗中的耐受现象，取得较强且作用时间较长的镇痛效果。刺激频率对风湿关节炎多采用 70~100 Hz，平均痛缓解可持续 18 小时，对神经源性疼痛采用 2~15Hz 或低、高频率交替使用，可取得较满意疗效。TENS 还可促进血液循环，可加速局部致痛物质的排除。常用类型、用法和适应证、禁忌证见物理治疗部分。

（3）其他电刺激：①刺激脊髓白质后索：主要治疗灼痛。②刺激与镇痛相关的脑区：如中脑导水管周围灰质、丘脑腹后外侧核、尾状核等，可以缓解晚期癌痛。

3. 针刺、按摩、理疗　针刺有关穴位及痛区局部阿是穴，可快速镇痛。按摩使用不同强度手法的按压刺激兴奋或抑制感觉传入；理疗则除了电刺激粗纤维关闭闸门的作用外，还可用深浅不同的热疗改善局部血液循环，对于深部组织损伤疗效较好。理疗主要有间动电、干扰电、调制中频电、超短波、微波等及药物离子导入等方法。尤其是冷疗，采用冰袋或冰块按摩给组织以超强刺激，尤其适用于急性疼痛的治疗，可与 TENS 交替使用来克服适应现象。

4. 运动疗法 现代康复医学的基本观点之一是一些骨骼肌肉疾患的慢性疼痛的发生主要是由于反复进行某一动作造成局部慢性劳损或长期维持某一不良姿势致使骨骼肌肉的生物力学关系不平衡所引起。PT 中所用的运动疗法（体操及手法）主要是纠正这种紊乱关系以止痛。

对颈、肩、腰、腿痛的手法治疗主要是关节松动术，即在急性期、痛重时采用手法促进肌肉骨骼关节正常生物力学关系的恢复，待有一定恢复后教给患者专门的医疗体操，采用特定的体位、姿势进行主动训练，达到镇痛的目的。康复治疗的特点是强调主动参与，在慢性疼痛的治疗中，一般认为主动疗法的效果优于被动疗法。

5. 心理学控制 应采用以下各种疗法的多元化的综合治疗。

（1）生物反馈疗法和放松疗法：其核心是分散注意力、放松肌肉的同时放松心情，降低中枢神经系统的敏化状态，解除大脑对疼痛的注意。前者由仪器显示视或听觉的指标，指导患者放松，使特定肌肉的肌电图或皮温逐步接近目标，而达到转移注意力、降低觉醒水平、减少疼痛感受的作用。后者配合舒缓的音乐和录制好的指导语，指导患者依照一定次序逐块地放松肌肉，以产生宁静的主观体验、分散注意力、提高控制疼痛的能力，对于紧张引起的头痛、背痛有一定疗效。

（2）操作性条件技术：有学者认为，疼痛是受别人强化或鼓励痛行为造成，故治疗"痛行为"的方法是停止鼓励。做法是略去患者对疼痛的诉说等行为，以微笑、赞扬和物质奖励来鼓励患者增加活动，减少药量，以减轻痛行为和药物成瘾，改善患者的功能障碍。同时，教给患者放松训练方法，并进行支持性心理治疗，可取得一定程度缓解。

（3）催眠术：催眠术可改变大脑疼痛信号，阻断慢性疼痛恶性循环且改变体内神经介质，是疼痛治疗的辅助干预措施。催眠术具有独特的心理暗示作用，可以减轻过重的情感负担，并显著提高患者的疼痛阈值及增强患者处理疼痛的能力。

6. 外科学途径 可采用化学药品永久性地阻断或破坏周围神经、脊神经根、交感神经系统；有多种手术方法。但大多在术后疼痛有短期缓解，随后出现新的顽固性疼痛，因此，现在总的趋势不主张使用，而倾向于不同部位给予电刺激以镇痛。

（五）临床常见慢性疼痛的运动疗法

1. 慢性颈痛 颈椎的功能主要是支持头部，调控其位置、方向以适应感官发挥作用的需要，保护中枢神经。适应这些功能，颈椎的上半部与脊柱间没有其他骨质的连接，使其柔软而活动灵活；但是由于缺少其他组织的保护，又易于损伤。正常人站立时，头应在肩的上面，颈椎有一个向前的生理弯曲。但办公室工作人员等由于长期低头工作，常忽略了正确姿势，头部过度向前、下颌突出，而使颈椎周围的韧带和软组织过度伸展引起颈痛甚至组织损伤（瘢痕形成）而进一步加重疼痛。颈椎前端承受过大压力，造成劳损，而后方压力相对较小，易于造成颈椎的屈曲度变直，椎间盘中的髓核也易于向后方位移、脱出，压迫硬脊膜、肩袖，造成颈部疼痛，严重时压迫颈神经根造成手臂的麻痛。另外，卧姿和睡眠、剧烈活动后休息的体位异常，在狭窄的环境中工作，需要长期坐着完成精细工作，颈部需要长时间位置固定等，也可造成颈痛。采用 Mckenzie 自我复位法主要可使上下颈椎间力学关系逐步恢复，促使椎间盘自动回位。如能注意颈后部保温，调整好枕头高度和摆法，配合物理治疗、生物反馈及药物治疗，可取得很好的镇痛效果。以下简单介绍 Mckenzie 自我复位法。

（1）具体自我复位方法

①颈部后缩（坐位）：患者坐位，双眼平视前方，下颌回收，头颈部相对于躯干上半部进行水平方向的向后运动使耳朵到达肩后，可用双手于颏部向后加压。保持3~5秒，然后回复至起始位，有节律地重复5~15次（图9-3-4a）。

②颈部后仰（坐位）：在保持下颌回收的基础上，头后仰，保持3~5秒，然后复位，重复5~15次（图9-3-4b）。

③颈部后缩（仰卧位）：患者平卧（不用枕头），下压头后部并下颌回收，保持3~5秒，然后复位，重复5~15次（图9-3-4c）。

④颈部后仰（仰卧位）：患者平卧，一手置于头下，将头、颈、肩移出床边，手扶头后仰，放开手，使头、颈后仰到最大范围，停留30秒，再手扶头复位，重复5~15次。然后平卧休息数分钟（图9-3-4d）。

⑤颈部侧屈（坐位）：在保持下颌回收、双眼平视的基础上，嘱患者将颈向痛最重的一侧作侧弯，可用手于头侧加压使侧弯充分，保持3~5秒，然后回复至中立位，重复5~15次，每一次活动范围逐渐增大（图9-3-4e）。

⑥颈部转动（坐位）：坐位，先进行头颈后缩，然后向痛侧旋转，旋转至最大范围后保持3~5秒，回复至起始位，重复5~15次。可用双手施加旋转力（图9-3-4f）。

⑦颈部前屈（坐位）：患者坐位，双眼平视全身放松，低头时下颌尽量贴近胸前，至最大范围后回复至起始位。重复5~15次。可用双手于枕后加压（图9-3-4g）。

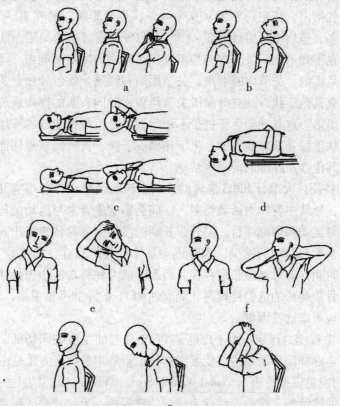

图9-3-4　慢性颈痛的运动疗法

（2）根据患者疼痛状况，选择运动方法

1）明显痛时：练习①和②，疼痛加重时，练习③→练习④；随着疼痛减少可选择③或④，再练习①和②。

2）急性痛明显减少时：颈活动仍痛或僵硬。应恢复软组织的伸缩性和柔韧性。头转动或前屈痛时，练习⑥或⑦（全范围，如僵硬，用手加压）→练习③结束。

3）不再痛或僵硬时：练习⑥（2 次／日）→练习①或②，注意保持正确姿势。

4）无效果时：多为一侧痛重，应先练习⑤→疼痛减少，练习①或②。

5）头痛时：练习①→①和⑦→④→①或②。如仍不好，请教物理治疗师。

（3）颈部自我复位法的适应证和禁忌证

1）适应证包括：①间断性痛。②痛部位：限于肘以上。③坐时间长，加重。④颈前弯时间长，加重。⑤晨起时疼痛加重，30 分钟后疼痛进一步加重。⑥静止时加重，活动后改善。⑦躺时减轻。⑧以往多次发作。具有以上 4～8 项为适应证。

2）禁忌证包括：①腕以下剧痛，指无力、麻。②严重意外引起的颈痛。③最近出现头痛。④无明显原因的严重渐进性头痛。⑤严重头痛引起恶心及眩晕。

2. 髌股关节疼痛综合征

（1）定义：髌股关节疼痛综合征（patellofemoral pain syndrome，PFPS）在运动医学科和普通骨科门诊是一种常见的膝关节病症，是指膝关节前部的疼痛，包括髌骨及其支持带，不包括关节内和髌骨周围的其他病理原因引起的疼痛，俗称"髌骨软化"。

近期研究报告指出，其患病率为 10%～40%，主要影响年龄在 10～35 岁之间的年轻人，女性受累较多，患病率是男性的 2～3 倍。PFPS 起病时通常局限于前膝髌骨后方，疼痛范围不明确，在不知不觉间关节疼痛加重，疼痛性质为钝痛到刺痛，经休息可缓解。患者最常见的症状是疼痛，关节内噼啪声，关节塌陷和锁死，偶尔肿胀。关节内噼啪声出现时可无任何疼痛或其他症状。站立时髌股关节负重，股四头肌的疼痛缓解，引起膝关节突然放松，导致膝塌陷。这有别于由于韧带不稳定或半月板损伤造成的膝塌陷。加重髌股关节压力的活动可加重膝关节疼痛，如：上下楼梯、下蹲、长时间双腿屈曲坐位、长时间坐位后站起动作或其他涉及膝伸肌的一些活动。

（2）疼痛的特征：大部分 PFPS 患者的症状会自动消除，一旦疼痛开始出现，通常会转变成慢性疼痛，导致患者体力活动受限。疼痛会影响患者参与运动的能力，尤其是需要跑步或行走的体育运动和训练项目。另外，长期的慢性疼痛导致患者出现抑郁、退缩、失眠、移动障碍以及参与活动的减少，也会进一步导致其他病症，如营养不良、步态失调，延误康复的最佳时间。如果疼痛长期存在，将影响肌力和膝功能，患骨质疏松的危险性增加。由于女性患骨质疏松的危险性较高，而女性 PFPS 的发病率也很高，为 PFPS 患者确定早期预防计划时应考虑这些因素。

（3）疼痛严重程度的评定：由于疼痛是 PFPS 患者的主要临床特征，膝关节疼痛的严重程度可作为评定疼痛治疗结果的重要参考指标。最常用的评定方法是由 Bond 和 Pilowsky 在 1966 年开发的视觉模拟量表（Visual Analog Scale，VAS）。此量表是一条 10 cm 长的线段，代表着疼痛的连续性，线的两端代表感觉的极限——无痛或最大限度的疼痛。受试者根据自己的感觉指出相当于自己疼痛水平的刻度点。若测试后 VAS 量表上有 2 cm 以上的变化，则反映患者症状确实有变化。Price 等证明，VAS 是评定疼痛程度的有效可靠的方法。VAS 的测试方法相对敏感和简单，大多数患者容易完成，已被广泛用于评定 PFPS 患者的疼痛程度。对于 PFPS 患者，评定其动机、情感、认知、行为和感觉的疼痛尺度也是非常重要的。McGill 疼痛问卷（McGill Pain Questionnaire，MPQ）是一种自我汇报的测试方法，是物理治疗师常用的评定疼痛的工具。然而，MPQ 测试需要患者有一定的时间完成自我汇报。另外，患者需具有一定的文化水平并了解一些与疼痛相关的概念。评定 PF-PS 患者疼痛的变化最重要的是要定期进行，并应用标准化评定工具评定疼痛程度和部位、疼痛的变化以及疼痛治疗的有效性，以便与其他医务工作人员交流评定结果。

（4）运动疗法

1）股四头肌强化训练：PFPS 患者运动疗法的首要目的是强化股四头肌肌力，主要强调股内侧斜肌的最大自主收缩，这是由于此肌肉能为髌骨提供稳定大腿内侧的力量，是治疗师训练 PFPS 患者的主要任务之一。训练方式可选择开链（open kinetic chain，OKC）或闭链（closed kinetic chain，CKC）运动，OKC 运动似乎比传统的 CKC 运动更为流行。许多治疗师认为，CKC 运动较安全和更具功能性，因此强调 PFPS 患者在康复中应用 CKC 运动。此外，Witvrouw 等的研究比较了 OKC 运动和 CKC 运动对缓解疼痛程度的有效性，结果显示，CKC 运动组患者的疼痛有显著性改善，而且两种训练对降低髌股关节过度压力非常有效。

有些文献也探讨了髋、膝和踝处于不同角度时所能募集的股内侧斜肌的最大肌电活动，以便找出促进其活动的最佳训练角度。有研究表明，当髋内旋合并踝背屈或在下肢负重位下髋内旋伴膝屈曲 40°时，可募集股内侧斜肌的最大肌电活动。通常，患者在选择性收缩股内侧斜肌时会存在一定难度。LeVeau 和 Rogers 等的研究曾成功应用神经生物反馈仪进行独立于股外侧肌的肌肉收缩，选择性募集了股内侧斜肌的肌电活动。将表面电极摆放在股内侧斜肌和股外侧肌肌纤维的中间位置，通过视觉和听觉反馈提示患者改变肌肉的收缩状态。

2）髋关节周围肌力量训练包括髋关节外展肌、外旋肌及后伸肌群的强化训练。有研究表明，经过 8 周的髋关节周围肌群的力量训练，PFPS 患者在膝关节疼痛及功能方面有明显改善，其原因是髋关节外展及外旋力量的增加，可纠正髋关节过度内旋以及膝关节外翻的不良姿势，以减轻关节间的压力和疼痛。

3）下肢肌肉牵伸训练：牵伸训练是运动疗法的一个重要部分。为降低髌股关节压力，下肢后部肌群如腘绳肌和小腿三头肌需要进行牵伸。当膝关节屈曲增大，僵硬的肌肉将引起髌股关节疼痛，特别是在步态的支撑期会对髌股关节产生较大压力。侧方韧带紧张是另一个 PFPS 患者普遍存在的问题。大部分侧方韧带起源于髂胫束，而髂胫束一旦出现挛缩，膝屈曲时，髌骨将被过度拉向侧方。因此，牵伸这些肌肉组织对患者的康复至关重要。

4）髌骨扣压技术：此技术由 McConnell 于 1986 年发展而来，现已成为大部分物理治疗师治疗髌股疼痛的标准技术。首先通过手法将髌骨松动，使髌骨产生向内侧方倾斜的机械力量，以改善髌骨轨迹，使髌骨处于滑车沟中间，以胶带固定，再行股内侧斜肌的强化训练。大部分患者经 5~7 次训练后，疼痛完全消失或缓解。许多研究报道了短期应用髌骨扣压技术后显著减少髌股关节的疼痛。研究结果显示，接受髌骨扣压技术治疗的患者疼痛指数显著低于对照组患者。Bockrath 等研究应用此技术治疗后进行下楼梯的动作（8 英寸高台阶），结果显示，VAS 疼痛指数减少 50%。Harrison 等采用 McConnell 基础训练计划，主要包括髌骨扣压技术、髌骨松动手法和肌肉牵伸并配合股内侧斜肌肌力强化训练以降低疼痛并促进股内侧斜肌肌电活动。与对照组相比，实验组患者的膝功能和疼痛得到显著性改善。但至今为止，应用髌骨扣压技术缓解疼痛的原理仍不太清晰。McConnell 假设髌骨的位置可通过扣压而改变，当正确应用此技术时，扣压可作为对髌骨的一种静态抑制，使髌骨重新处于滑车沟内以便获得较好的接触平面，关节负荷得到平均分布。一旦疼痛随着活动的增加而降低，便可进行股内侧斜肌的募集活动。

5）髌骨矫形支具：有前膝疼痛的患者指出，穿着适合的动态髌骨固定支具可明显缓解关节疼痛。应用支具改善症状可能与以下因素有关：支具能增加关节间接触面，在较大的关节面上分散了关节的应力，从而降低了对关节的压力，并缓解了疼痛。

6）足矫形垫：Eng 和 Pierry - nowski 研究了一组诊断为踝内翻的 PFPS 女性患者穿着足矫形垫后的有效性，结果显示，8 周训练后，与安慰组患者比较，实验组患者在进行那些可加重疼痛的训练时明显感到关节疼痛减少。近期的一项研究也探讨了应用足部矫形垫的有效性，此研究中 102 例患者入选，结果显示，有 2% 的患者疼痛消失，76.5% 的患者症状改善，16.7% 无任何改善。此研究为证明足矫形垫可作为缓解 PFPS 患者疼痛的辅助手段提供了循证医学基础。

（5）手术治疗：对 PFPS 患者进行手术治疗缓解疼痛是最后的治疗选择，主要目的是矫正髌骨的异常排列或其他畸形。手术处理方式主要包括：侧方韧带松解术，通过将股内侧肌前移配合广泛的侧方松解将膝关节近端重新排列，通过移动胫骨结节将远端重新排列，通过将髌骨削平清创以恢复粗大关节面的平滑，将胫骨结节位置升高，髌骨复位以及髌骨切除术等。手术主要适用于保守治疗无效的少数患者或病情长时间拖延而导致的重度残疾患者，但是其中大部分手术方法的有效性还没有深入研究过。侧方韧带松解手术是最广为患者接受的手术方法之一，主要是切开侧方韧带以降低髌骨侧方的部分牵伸力，手术可通过关节镜或小切口进行。Larson 等很早以前的研究显示，此手术可有效降低对髌骨关节面的压缩力，有 82% 的患者成功地进行了侧方韧带延长手术。

（戴红　张琦）

第四节　排尿障碍

一、概述

排尿障碍是常见的康复问题。无论是偏瘫、截瘫还是脑瘫患者，大多存在全部或部分排尿（膀胱）功能障碍。随着我国逐渐进入老龄化社会，老年人排尿障碍也成为突出问题。虽然年龄增长和出现排尿障碍并没有必然的联系，但是随着年龄的增加，排尿的频率也会增加。排尿障碍的病因各种各样，药物治疗、认知的改变、身体的残损或神经病原学方面的因素都会造成排尿问题。对排尿障碍做到及时的识别和治疗是非常重要的。对排尿障碍的治疗需要医生、护士、物理治疗师、作业治疗师、社会工作者、患者家属一起进行团队工作组的模式。

（一）基础知识

1. 膀胱和排尿的生理功能　正常的膀胱能够贮存 300 ~ 400 mL 的尿液，并且排尿和贮尿过程呈现规律性的间隔往替。人类从出生开始随着年龄增长，身体尤其是脑的功能不断完善，排尿（膀胱）功能在 3 ~ 4 岁时完全建立，由脑支配。

一个正常的排尿贮尿过程必须具备以下要素：①解剖结构正常。②神经系统功能正常。③各相关脏器间协调活动。

在贮尿期中，排尿的各个肌群处于弛缓状态，膀胱颈部、尿道括约肌和盆底肌等收缩。在排尿过程中，排尿肌群收缩，膀胱颈部开口处、尿道括约肌和盆底肌等处于弛缓状态。

2. 神经支配　对泌尿系统的神经支配是通过脑和脊髓传导完成的。贮尿与排尿的功能是副交感、交感和躯体神经相互作用支配下尿道而完成的。除此以外，还需要有中枢神经系统的调节（图9-4-1）。

在贮尿过程中，脑（脑桥的排尿中枢控制）通过胸髓、腰髓、骶髓传导信号使排尿肌群放松，同时通过会阴部神经对尿道括约肌、盆底肌发出收缩的指令。

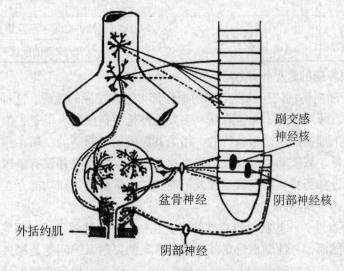

图9-4-1　膀胱与尿道的周围神经支配

在排尿过程中，膀胱的充盈感将刺激膀胱壁中的感受器，通过骨盆神经发送向心性信号，传导至骶髓神经，并向上经脑桥传至大脑皮质感觉区，从而使人体产生尿意。再由大脑皮质向脑桥的排尿中枢发出排尿指令，经骶髓的副交感神经传导神经信号，使膀胱逼尿肌收缩。同时从骶髓神经经会阴部神经向尿道括约肌发送弛缓信号，从而完成排尿行为。

（二）膀胱功能和排尿障碍

1. 膀胱功能　膀胱基本功能是贮尿及排尿，这依靠一系列反射来完成，受高级中枢控制。对于排尿障碍的分类，有许多不同的描述。按神经损伤的类型、临床症状、尿动力学显示的资料及治疗的选择来进行分类，比较全面。目前是根据神经损伤、尿动力学显示的资料、功能性的分类，还要结合尿动力学测试的膀胱和尿道的功能进行综合判定。表9-4-1所示 Wein's 分类可以起到指导治疗的作用，但要基于尿动力学的资料。

表9-4-1　尿动力和功能性分类

尿失禁	膀胱原因	无抑制性的收缩
		容量减小
	膀胱壁顺应性低	正常（认知/流动的问题）
	出口原因	膀胱颈压力减小
		外括约肌张力减低
尿潴留	膀胱原因	逼尿肌无反射
		大容量/高顺应性
		正常（认知/流动的问题）
	出口原因	低流率的高排泄压力
		内括约肌的失调
		外括约肌的失调
		括约肌过于活跃（括约肌或假性括约肌协同失调）
尿潴留和尿失禁	膀胱原因	无抑制性的收缩不活跃逼尿肌
		正常（认知/流动的问题）

2. 造成排尿障碍的常见神经损伤

（1）脑桥上部损伤：任何脑桥上部的损伤都可引起排尿的障碍。这种损伤是由于脑血管疾病、脑水肿、颅内肿瘤、帕金森病和多发性硬化症造成的。但是，值得注意的是多发性硬化症在脑桥上部的损伤是很独特的，因为其影响到了脊髓的白质，并且是经常反复发作，然后再行恢复。尿流动力学检查结果显示逼尿肌反射亢进并没有逼尿肌括约肌的协同失调。不同因素，如药物、前列腺肥大及可能性的正常膀胱认知功能存在问题，排尿障碍可能与预期想象的有所不同。

（2）脑血管意外：一些脑血管意外的患者在初期有急性尿潴留的现象。逼尿肌反射消失的原因不详。然而，急性脑血管意外之后最常见的泌尿系统问题是尿失禁。有大量研究报道指出，40%～60%的患者在发生脑血管意外后1周之内均存在尿失禁的现象。在住院康复的患者中，在脑血管意外后的前3个月内有33%出现尿失禁。但是大部分患者这方面的问题都会得到改善和解决。一般情况下脑血管意外后一个月内尿失禁的比例就会降到29%～42%，6个月到一年只有14%～15%的患者仍有尿失禁的问题，这个比率与老年人群中有15%～30%尿失禁的比率相近。中风后的尿失禁的危险因素包括年龄大于75岁，协同失调，运动肌肉减弱以及视野缺失。中风两年后的患者，尿失禁患者比自制性排尿的患者存在高致命率（67%∶20%），高复发率（39%∶16%）和高残疾率（39%∶5%）。在中风之后，尿流动力学检查结果最常见的是70%～90%的患者会出现逼尿肌反射亢进伴无抑制性的膀胱收缩。这种结果只能存在一种假设，那就是从高级抑制中心释放出脊髓排尿反射。这种症状与尿流动力学检查检查结果并没有关系。

（3）帕金森病：有37%～72%的帕金森病患者有膀胱功能障碍。这些症状可能为尿频和尿急（57%）、阻塞（23%）或以上两种症状的组合（20%）。逼尿肌反射亢进伴无抑制性的膀胱收缩在尿流动力学检查中经常见到（72%～100%）。逼尿肌反射亢进的出现是因为基底神经节对排尿反射的抑制输入的缺失，然而逼尿肌的不稳定与良性的前列腺炎有关。逼尿肌反射消失可能是由于膀胱出口的阻塞以及不断使用抗胆碱能和α肾上腺素类药物导致膀胱的代偿失调。外括约肌的 EMG 研究显示了患者可能有假性括约肌协同失调或运动缓慢问题，但并没有真性的逼尿肌括约肌协同失调。大部分患者均有正常的括约肌功能。

（4）多发性硬化症：约6%的多发性硬化症患者首先出现泌尿系统症状。如果病情进一步发展，至少50%以上的男性和80%的女性更易出现泌尿系统症状。由于疾病的扩散面积和类型发生改变，排尿障碍的类型也难以预测。脑桥上部和骶髓上部的病变发生最频繁，在尿流动力学检查结果中逼尿肌的反射亢进也最为常见，有50%之多的患者存在不良的持续的无抑制性膀胱收缩伴低效的膀胱排空的情况。涉及到尾髓病变的患者，20%的人有泌尿系症状存在逼尿肌无反射的问题。当出现骶髓上部的多发性硬化，真实的逼尿肌括约肌协同失调也会发生。大约15%～20%的患者出现逼尿肌括约肌协同失调，这种状况是由于潜在的上尿道的损伤和回流的发展促使室内的压力增加，迫使尿液通过协同失调的括约肌。上尿道存在病变者，如肾盂肾炎、肾结石、倒流、肾积水，其中10%～20%患有多发性硬化症。

（5）骶尾部以上的脊髓损伤：创伤性损伤造成骶尾部以上的脊髓损伤是最常见的，而且影响排尿功能。其他骶骨上部的损伤还包括横向脊髓炎、多发性硬化症、原发性或转移性脊髓肿瘤。骶尾部以上脊髓损伤的患者常出现逼尿肌反射亢进并伴有逼尿肌括约肌协同失调。然而，在一些不完全性损伤的患者，也并非总是如此，会出现掩盖尾髓的损伤或是处于持续性脊髓休克期的情况。创伤性骶尾部以上脊髓损伤造成初期的脊髓休克期，此时损伤部位以下的躯体系统反射减退，并且逼尿肌反射消失。在此期间，膀胱没有收缩，即使其他的诱发活动，如冲水、胆碱的高敏感测试、耻骨上叩击，膀胱都没有反应。脊髓休克的神经生理及其恢复现在仍不清楚。膀胱功能的恢复通常是随着骨骼肌的反射而恢复。无抑制性的膀胱收缩在6～8周后，也逐渐恢复。96%的骶髓上部损伤的患者都会发生逼尿肌外括约肌协同失调，而且括约肌协同失调的肌肉纹理也有所不同。除此之外，内括约肌像逼尿肌、外括约肌一样，经常同时出现协同失调。

（6）骶尾部神经损伤：多种损伤都会侵袭到骶髓或神经根。这些损伤包括脊髓损伤、腰椎间盘突出、原发性或转移性肿瘤、脊髓发育不良、动静脉畸形、腰椎狭窄、炎症反应（如蛛网膜炎）。创伤是导致50%以上的患者圆锥和马尾损伤的主要原因。另一种比较常见的原因是L4～L5或L5～S1的椎间盘突出。椎间盘突出引起马尾综合征的发生率占1%～15%。损害了尾髓和神经根会导致高顺应性无收缩膀胱，特别是不完全损伤的患者，反射消失会伴随膀胱的顺应性降低，导致膀胱内压逐渐增加。膀胱的骶尾副交感神经的分散引起顺应性降低的原因尚不明。外括约肌并不像逼尿肌一样受到同样的影响，这是因为针对膀胱骨盆的神经支配比阴部神经支配括约肌的起点要高一个节段。神经核在骶髓通常位于不同的位置，逼尿肌的神经核是位于细胞柱的内外侧之间，而阴部神经核位于灰质的前侧。逼尿肌反射消失和完整的括约肌的组合造成膀胱的过度膨胀和代偿失调。

（7）周围神经损伤：周围神经损伤的多种病因都会影响排尿功能。最常见的是糖尿病周围神经病变。其他与排尿障碍相关的神经病变还包括慢性酒精中毒、带状疱疹、格林巴利综合征和盆腔内的手术。尿流动力学检查发现包括膀胱感觉的降低、慢性的膀胱过度膨胀、残余尿量的增加、可能性的膀胱代偿失调等，都可能是源于膀胱的过度膨胀而产生继发性的降低膀胱充盈度感觉的因素。膀胱容积范围是 200mL～1150mL，平均为 635mL。自主神经系统主导降低膀胱的收缩能力。格林巴利综合征和带状疱疹是以运动神经病变为主导，据报道 40% 的患者出现过一过性的排尿症状和显著尿潴留，并且认为涉及骶部副交感神经。逼尿肌反射亢进偶发在格林巴利综合征的患者。因盆腔手术和骨盆创伤造成的排尿障碍通常涉及膀胱的运动与感觉的神经支配。

二、排尿障碍的分类和诊断

（一）排尿障碍的分类

1. 尿频　患者感到有尿意的次数明显增加，严重时几分钟排尿一次，每次尿量仅几毫升。正常人膀胱容量男性约 400 mL，女性约 500 mL。一般白天排尿 4～6 次，夜间 0～1 次。尿频由泌尿生殖道炎症、膀胱结石、肿瘤、前列腺增生等原因引起。由于炎性水肿或膀胱伸缩力降低可以引起膀胱容量减少，或者由于膀胱排空障碍导致持续性尿潴留而引起膀胱有效容量减少。若排尿次数增加而每次尿量并不减少，甚至增多，可能为生理性如饮水量多、食用利尿食物，或病理性如糖尿病、尿崩症或肾浓缩功能障碍等所致。有时精神因素亦引起尿频。夜尿指夜间尿频，常见于前列腺增生症。

2. 尿急　有尿意即迫不及待地要排尿而难以自控，但尿量却很少。常与尿频同时存在。当膀胱功能和容量正常时，因环境条件不许可，有尿意时可延迟排尿。但膀胱炎症或膀胱容量过小、顺应性降低时，则难以自控。亦可见于无尿路病变的焦虑患者。

3. 尿痛　排尿时感到尿道疼痛，可以发生在尿初、排尿中、尿末或排尿后。疼痛呈烧灼感，与膀胱、尿道或前列腺感染有关。在男性多发于尿道远端，女性发于整个尿道。尿频、尿急、尿痛常同时存在，三者合称为膀胱刺激征。

4. 排尿困难　包含排尿踌躇、费力、不尽感、尿线无力、分叉、变细、滴沥等。由膀胱以下尿路梗阻所致。排尿踌躇是指排尿开始时间延迟。排尿费力是需要增加腹内压以启动排尿的过程。排尿不尽感是指患者排尿后仍感到膀胱内有尿液未排出。尿流分叉为尿流形成双股状或散射状。排尿变细是由于尿流阻力的增加。排尿滴沥是指排尿完毕后仍有少量尿液从尿道口滴出。

5. 尿流中断　排尿中突发尿流中断伴疼痛，疼痛可放射至远端尿道，大多是由于膀胱结石在膀胱颈部形成球状活塞，阻断排尿过程而引起。

6. 尿潴留　分急性和慢性两类。急性尿潴留见于膀胱出口以下尿路严重梗阻，突然不能排尿，使尿液留于膀胱内。腹部、会阴部手术后不敢用力排尿，常会发生。慢性尿潴留见于膀胱颈部以下尿路不完全性梗阻或神经源性膀胱。临床上表现为排尿困难，耻骨上区不适，严重时出现充盈性尿失禁。

7. 尿失禁　尿失禁是指尿液不能受到控制，自行外溢的现象。尿失禁患者的数量与年龄的增长成正比。由脑、脊髓等的神经疾患导致膀胱功能障碍称为神经源性膀胱，在尿失禁中占有很大比例。除此以外的尿失禁根据症候和病态进行分类。

（1）根据症候进行分类

1）腹压性尿失禁：由于咳嗽、打喷嚏、姿势变换、运动等造成腹压上升，在膀胱没有收缩的情况下发生漏尿。此种尿失禁称为尿道括约肌性尿失禁、解剖学尿失禁。病因主要为两种。一种是由于骨盆盆底肌迟缓，造成尿道的可动范围过大，尿道括约肌不能发挥有效的功能而导致漏尿；另一种是由于尿道括约肌功能不全，所以在腹压上升时尿液漏出。

2）压迫性尿失禁：在有强烈尿意时产生的漏尿。存在压迫性尿失禁的患者，经常可以观察到其膀胱、尿道的解剖结构没有异常，但排尿肌存在无意识的收缩。如果患者没有神经系统异常的症状，多是由于不安定的状态造成的。如果患者存在神经系统异常，则称为排尿肌过反射。但近年来上述两种情况统称为过活动性膀胱。在骶髓以上的脊髓损伤患者中，排尿肌收缩的同时括约肌也会同时收缩，产生排尿肌和尿道括约肌的活动不协调。在此种状态下，很有可能发生残留尿量过多、膀胱尿管逆流、尿路感染等，甚至引起肾功能障碍。

3）连续性尿失禁：这可能是由于病理或结构的异常造成的，尿道上存在异常的开口，如尿道裂等先天性疾患或在骨盆内脏收缩后发生的膀胱室瘘等后天疾患，常发生此种不经尿道的尿失禁。

（2）根据病态进行分类

1）溢流性尿失禁：由于存在较多的残留尿量，导致膀胱扩张、尿液溢出。多由于排尿肌的收缩力减弱、下尿路闭塞造成。排尿肌肌力低下的原因多为糖尿病造成的末梢神经损伤、骨盆内恶性肿瘤手术造成的末梢神经损伤。老年男性的下尿路闭塞多由于前列腺肥大、前列腺癌、尿路狭窄等。女性多为骨盆内脏器下垂等造成。

2）反射性尿失禁：指患者由于脊髓损伤丧失了高位中枢向下传导的抑制信号，在没有任何征兆、没有任何尿意的情况下，骶髓神经发生排尿反射从而产生的漏尿。也多合并排尿肌、尿道括约肌协同不全的状况。并且由于膀胱内压的显著上升、残留尿量较多、膀胱尿道逆流、尿路感染等而可能引起肾功能障碍。

3）功能性尿失禁：病因主要为患者步行困难、脱衣服花费较多时间等日常生活能力的低下，不能及时上厕所导致的尿失禁，或者由于认知障碍，在厕所以外的地方排尿等。患者膀胱尿道的功能正常，不存在下尿路障碍的情况，是由其他原因引起的尿失禁的总称。

8. 漏尿　指尿不经尿道口而由泌尿道邻近瘘口中流出。常见于输尿管阴道瘘、膀胱或尿道阴道瘘、脐尿道瘘、先天性输尿管异位开口及膀胱外翻等。患者经阴道漏尿时常自称尿失禁，应予鉴别。

9. 遗尿 除正常自主排尿外，睡眠中无意识地排尿。新生儿及婴幼儿为生理性，3 岁以后除功能性外，可因神经源性膀胱、感染、后尿道瓣膜等病理性因素引起，应予泌尿系统检查。

（二）临床诊断和评定方法

1. 问诊 年龄、发病时间、失禁量、失禁状态、有无漏尿、排尿时有无疼痛、既往史、常用药、手术史。并询问发病前的排尿状态。

2. 一般检查 确认尿液的浑浊度，尿液中有无漂浮物、有无结石。并进行下腹部的触诊，检查是否有异常的膨出，是否存在前列腺肥大，确认前列腺形状、硬度、压痛等。

3. 神经检查 检查内容包括患者的骶髓神经、马尾神经、肛门括约肌的功能。

（1）球海绵体反射检查：可检查骶 2 ~ 骶 4 的神经。轻度刺激龟头或者阴核，肛门括约肌和盆底肌反射性地收缩。如果出现明显的收缩则呈阳性，但是正常人中也有 10% ~ 20% 不会出现此种反射，称为球海绵体反射伪阴性。

（2）肛门反射：可检查骶 2 ~ 骶 4 的神经。对肛门周围的皮肤用针进行刺激，则反射性地出现肛门外括约肌的收缩。

（3）感觉检查：对肛门周围骶 2 ~ 骶 4 支配区域的皮肤进行针刺检查。

4. 临床检验 对尿液进行细菌培养、肾功能检查、X 线检查是最基础的临床检验。对于滞留尿管存在尿路感染的患者，除了 X 线检查，还要进行 CT、静脉肾盂造影检查，详细考察是否存在尿路结石和肾积水。需要客观检查尿流状态时，常采用尿动力学检查，具有代表性的检查为膀胱内压检查和括约肌肌电检查。

（1）膀胱内压检查：向膀胱内注入水和二氧化碳，并连续测定膀胱内的压力。正常贮尿期内膀胱压力为 15 cmH_2O，可以贮存 400 mL 左右的尿液。排尿时膀胱收缩的内压增长为 60 cmH_2O（图 9 - 4 - 2）。而在贮尿过程中的过活动性膀胱中，可观察到在膀胱注入尿量达到 300 mL 之前，膀胱内压并没有明显增加，超过此量之后，随着膀胱的不随意运动，膀胱内压上升（图 9 - 4 - 3）。

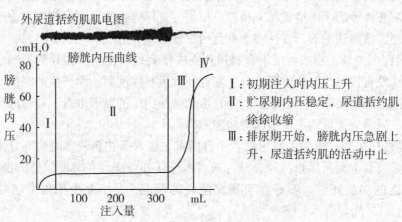

图 9 - 4 - 2 排尿时膀胱收缩的内压变化

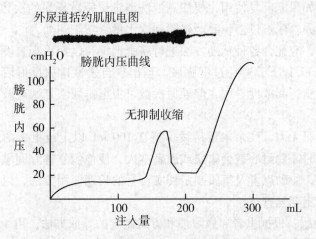

图 9 – 4 – 3　膀胱活动性过大和尿道功能不全

（2）括约肌肌电图检查：为了记录尿道括约肌的活动电位，通常使用表面电极和针电极，多与膀胱内压检查一同进行。正常情况下在贮尿期可以观察到括约肌的活动，而在排尿期活动消失。如果活动不消失则考虑为排尿肌括约肌协同失调。

三、治疗

（一）治疗原则

不同的排尿障碍要选择相应的治疗方法。如果是残留尿量不足 50 mL 的压迫性尿失禁患者，可采用膀胱训练、盆底肌治疗、药物治疗。如果是残留尿量不足 50 mL，腹压性尿失禁或混合性尿失禁的患者，可采用盆底肌体操、膀胱训练、药物疗法（交感神经刺激剂）、手术等。

（二）治疗方法

1. 辅助排尿　主要有三种方法：间歇导尿、诱导式导尿、建立排尿习惯。

（1）间歇导尿：据文献记载，早年 Stromeyer 已推荐采用定期导尿的方法，将感染的尿液从膀胱内导出。由护士在 4～6 小时内对脊髓损伤患者进行无菌性间歇导尿，使患者得以摆脱留置导尿管，避免阴茎、阴囊部合并症，降低感染率，使膀胱能有周期性的扩张与排空，得以维持近似正常的生理状态，并促使膀胱功能恢复。由护士或护理者在 2～3 小时内对患者进行导尿。

间歇导尿技术的要求：在开始间歇导尿前，要向患者详细说明导尿的目的，消除患者的思想顾虑，配合操作。住院患者由护士或经过训练的人员施行。操作手法力求轻柔熟练，并且要了解尿道括约肌部位的阻力，当导尿管前端到达括约肌处时，稍稍停顿，轻轻转动，再继续插入，必要时加用尿道黏膜表面麻醉剂。导尿完毕后，拔除导尿管时需缓慢，到达膀胱颈部时，稍稍停顿，同时用手压迫下腹部，最后使全部尿液引出，达到真正排空膀胱。每次导尿后，均要求将导尿时间、尿量准确记录在专用的记录纸上。

进行间歇性导尿的患者每日液体摄入量应严格限制在 2000 mL 以内，并要求能够逐步做到均匀摄入，即每小时在 125 mL 左右，并避免短时间内大量饮水，以防止膀胱过度充盈。要反复向患者解释，取得患者的配合。对所使用的导尿管，如果条件允许，可采用一次性塑料导尿管。如果需反复使用，要注意清洗消毒。间歇导尿的次数为每 4 ~ 6 h 一次，每日不超过 6 次，如果尿量过多，要严格限制饮水量。

在每次导尿前，应配合各种辅助方法进行膀胱训练，以期出现自发性排尿反射。膀胱容量应控制在 500 mL 以下，避免过度膨胀。当出现自发性排尿反射后，常因仍不能将膀胱排空，而需继续施行间歇性导尿，但导尿次数可根据排尿恢复情况及排出尿量多少而做出调整。

对于膀胱逼尿肌无力，残余尿量持续保持在 100 mL 以上或更多的患者，需要长期使用间歇性导尿，同时需要耐心教会家属或患者本人，使他们掌握好间歇性导尿技术，并结合不同的具体情况，协助患者及家属制定切实可行的长期使用方法，以便出院后能长期施行间歇性导尿，并定期复查。

（2）诱导式导尿：根据患者导尿习惯和方式制定的导尿方法，由于患者的情况各不相同，此种导尿方式适合在家庭中进行。

（3）建立排尿习惯：适用于能够感知尿意，并且有排尿反应的患者。定期对患者进行回访，是否存在尿意，并给予正性评定和反馈。适用于老年患者，但是要注意与患者的沟通方式，不能伤害患者的自尊心。

2. 膀胱训练　是恢复膀胱功能，达到自行排尿的常用方法，此训练可使膀胱容量增大，适用于压迫性尿失禁、腹压性尿失禁、混合性尿失禁等。方法为设定患者日间的排尿间隔时间为 2 ~ 3 小时，患者再有尿意时稍微忍耐一下。膀胱训练一般进行数月时间。Jarvis 曾经对 50 名压迫性尿失禁的女性患者做过对比调查（17 ~ 78 岁），分别使用膀胱训练和药物治疗，治疗的有效率分别为 84% 和 56%，膀胱训练的疗效更佳。

膀胱训练的目的是保持有规律的排尿（3 ~ 4 h 一次），减少残余尿量（< 100 mL），维护膀胱输尿管的瓣膜功能、避免产生返流，减少泌尿系感染的发生率，保护肾脏功能，提高患者的生活质量，增强社交活动中的独立性。对神经源性尿道功能障碍的患者，应争取及早训练。膀胱输尿管返流、肾积水、肾炎患者禁用膀胱训练；泌尿系感染、结石、高血压病、糖尿病和冠心病患者慎用。

（1）耻骨上区轻叩法：常用于上运动神经元性膀胱尿道功能障碍（骶髓以上损伤或病变）导致的逼尿肌反射亢进的患者。通过逼尿肌对牵伸反射的反应，经骶髓排尿中枢引起逼尿肌收缩。用手指轻叩患者耻骨上区，引起逼尿肌收缩而不伴尿道括约肌同时收缩，即可产生排尿。

（2）屏气法：增加腹部力量来提高膀胱压力并使膀胱颈开放而引起排尿的方法。患者身体前倾，快速呼吸 3 ~ 4 次，以延长屏气增加腹压的时间，做一次深吸气，然后屏住呼吸，向下用力做排便动作。这样反复间断数次，直到没有尿液排出为止。

（3）挤压法：与屏气法相仿，均适合逼尿肌无力的患者。先用指尖部对膀胱进行深部按摩，可以增加膀胱张力。再将手指握拳状，置于脐下 3 cm 处，用力向骶尾部加压，患者身体前倾，并改变加压方向，直至尿流停止。

3. 骨盆盆底肌体操　1948 年 Kegel 首先提出尿失禁与盆底肌（球海绵体肌、深浅会阴横肌、尿道括约肌、肛门外括约肌、提肛肌等）存在相关性，并因此指出盆底肌对尿控制的重要作用。对于腹压性尿失禁的女性患者，采用盆底肌肌力强化有明显的治疗效果。

Kegel 体操在欧美各国已经得到广泛的推广和应用。

（1）治疗原则：进行正确的盆底肌运动。盆底肌虽然经常与腹肌一同收缩，但是腹肌肌群的强化训练和盆底肌训练是不同的。腹肌的肌力强化和骨盆的后倾活动、髋关节内旋肌肉强化有很大关系。理解腹肌运动和盆底肌训练不同之后，才能进行正确的盆底肌体操训练。训练量应每天 1 次，持续至少 3 个月才能有效果。

（2）盆底肌体操主要内容：①仰卧位，双膝轻度屈曲，双下肢与肩同宽打开。②盘腿坐位，背肌伸展，双上肢自然放松下垂。③半蹲位，足部稍稍内旋，腰微前弯。④立位，双下肢与肩同宽，腰略微前弯。⑤椅坐位，双足与肩等宽，双足着地，背肌伸展，上肢放松下垂。⑥半仰卧位，强化腹肌的同时也会增强盆底肌。双手抱头或前伸都可以，但此体操动作要求患者身体功能及力量较好。⑦双下肢外展的仰卧位：双下肢略外旋，双手轻轻屈曲，抚摸臀部感受盆底肌收缩。⑧桥式运动体位下收缩盆底肌。⑨俯卧位，双下肢外展略外旋，双手重叠，头可抬起也可向下；或稍屈曲一侧下肢，在此体位下进行盆底肌收缩。⑩四点跪位，另一侧下肢也屈曲，腰略微前弯（图 9 - 4 - 5）。

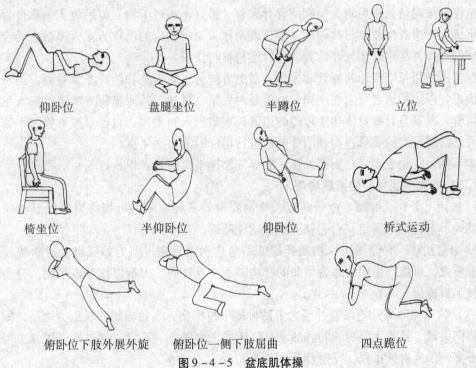

| 仰卧位 | 盘腿坐位 | 半蹲位 | 立位 |

| 椅坐位 | 半仰卧位 | 仰卧位 | 桥式运动 |

| 俯卧位下肢外展外旋 | 俯卧位一侧下肢屈曲 | 四点跪位 |

图 9 - 4 - 5 盆底肌体操

（3）训练时注意事项：①在上述体位下，肛门应持续收缩 5 秒钟左右，使盆底肌处于向上提拉内脏的收缩状态。可尝试在排尿过程中停止，但需注意不要养成排尿中途停顿的习惯。②本体操在各种体位下，任何时候、任何地方均可进行，因此可在早中晚及睡觉前进行，每次进行 10 ~ 20 次，并持续训练 3 个月。③在上述盆底肌基础训练进行 4 ~ 6 周后，要进行腹压负荷下的盆底肌肌力强化训练。开始训练应在膀胱排空情况下进行。方法为：

盆底肌群收缩（肛门收缩状态）下，进行咳嗽和放松训练。顺序为：收缩—咳—放松—休息，收缩—咳—咳—放松—休息，一旦习惯后，也可在膀胱少量尿贮存时进行，不仅可加入咳嗽训练，还可以加上喷嚏、跳、举重物等训练。所有上述训练须在物理治疗师的指导监督下进行。

四、临床常见疾患导致的排尿障碍及运动疗法

(一) 脑血管意外导致的排尿障碍

1. 病因 脑血管意外常见病因为高血压性颅内出血及脑梗死,患者除有意识、运动及感觉功能障碍等临床表现外,常出现排尿功能紊乱,急性期尿潴留十分常见;恢复期可出现尿频、尿急及紧迫性尿失禁,也可表现逼尿肌收缩无力、充盈性尿失禁。脑血管疾病造成的排尿障碍患者,多为老年人。排尿障碍的原因多半是由于脑损伤导致的神经学病因(麻痹、失调、感觉障碍、认知障碍等),以及老年人特有的因素,如长期用药、心理因素、各种疾病等。

2. 康复治疗 住院急性期排尿障碍比例较高,与脑梗死相比脑出血多有排尿功能障碍。排尿障碍的严重程度与病变部位相关,额叶、基底核、内囊处病变多合并排尿障碍。皮质、脑干部病变也导致排尿障碍。但是后脑病变多不合并排尿障碍。

急性期尿潴留处理原则为短期留置导尿管,最好不超过1周。以后改为间歇性导尿和膀胱训练,等患者恢复自行排尿后,根据残余尿量制定相应的治疗方案,多数患者经用抗胆碱能制剂,并配以外集尿器装置,可以维持自行排尿。

尽量不使用长期滞留的尿管和尿布,对患者进行入厕训练和治疗非常重要。虽然对于排尿困难、尿闭的患者可以使用尿管,但是对失禁、尿频、贮尿障碍等的慢性病人尽量不使用尿管。尤其是合并身体功能障碍的患者,在进行入厕动作、自己穿脱衣物、平衡功能保持方面需要较高的要求,物理治疗师在进行治疗时需多加注意。

老年痴呆、帕金森病、头部外伤、肿瘤等泌尿系统症状表现及处理原则相同。

(二) 脊髓病变导致的排尿障碍

1. 病因 外伤、肿瘤、血管病变、蛛网膜炎等多种原因均可损坏脊髓骶髓排尿中枢及脊髓内上下行神经通路,引起膀胱尿道功能障碍。

2. 康复治疗 脊髓损伤从初期开始就需急性膀胱管理,因为如果患者对膀胱管理没有充分重视,可能产生威胁患者生命的肾功能不全等疾病。根据损伤部位不同,分为核上型和核下型障碍。

(1) 核上型障碍:指骶髓神经之上的排尿中枢损伤,多数出现膀胱压力增高,尿道括约肌协同失调,导致无抑制的膀胱活动,临床表现为尿急、不自主性排尿、尿频、每次排尿量不多,如反射性排尿、反射性尿失禁等。

(2) 核下型障碍:指骶髓神经中枢、马尾反射神经损伤,导致自律性、弛缓性膀胱,临床表现为膀胱无力、尿潴留、排尿困难,多引起漏尿、溢流性尿失禁。

3. 治疗原则 不使麻痹性膀胱处于过紧张状态;预防膀胱感染;尽早拔除尿管进行排尿练习;骶髓以上损伤的患者要根据尿动力学检查,分别采用降低膀胱逼尿肌张力和监督尿道阻力的办法,包括选用适当药物及手术治疗,多数患者需要佩戴外集尿器装置;治疗师教会骶髓损伤的患者以手法挤压下腹部增加腹压协助排尿为主,如果残余尿量超过100 mL以上,则需要加用间歇性导尿,但次数可酌情减少。

虽然物理治疗师有时不直接参与患者的排尿管理,但是物理治疗师要确保患者完成排

尿动作所必备的关节活动度、坐位平衡、残存肌肉力量等条件，并注意预防并发症，改善患者心肺功能。另外，步行训练对于改善患者膀胱功能也很有帮助。

（三）周围神经病变导致的排尿障碍

1. 常见为糖尿病引起的神经损害，起病隐袭，根据神经受损情况表现为排尿困难、尿潴留、充盈性尿失禁，并影响上尿路，造成肾及输尿管积水，极易并发泌尿系感染。治疗方面，在积极治疗糖尿病同时，及早发现并查清泌尿系情况，多数患者以指导定时排尿为主，一般不超过每 3～4 小时一次，患者经常并无尿意，配合手法压迫下腹部，力求排空尿液，保持残余尿量不超过 100 mL。

防治并发感染，需经常进行尿常规、尿细菌学检查，以及时发现。急性泌尿系感染需住院治疗，慢性感染时建议间断性服用小剂量抗感染药，服药2～3个月，停药1个月。

2. 盆腔脏器切除术后，经常可因盆腔内支配膀胱及尿道的神经受累而发生排尿功能障碍，临床表现为排尿困难、尿潴留、尿意丧失、充盈性尿失禁。轻者一般 3～4 周自行恢复，严重时恢复期较长，需要做尿流动力学检查，确定受损神经的性质、程度及其所产生的影响。多数患者为膀胱逼尿肌无力，需间歇性导尿及膀胱训练，少数患者出现尿道阻力增高，可用 α 受体阻滞剂（酚苄明）治疗，一般不需手术治疗。

（胡春英）

第五节　直肠功能与排便障碍

一、概述

食物在口腔经充分咀嚼搅拌后，通过食道进入胃，并在小肠吸收其中的养分，在大肠吸收其中的水分，最终变硬凝结成粪块，通过直肠的运送经过肛门排泄出体外。由大肠蠕动运送的粪块在乙状结肠处堆积，在达到一定量之后一起向直肠运送。在直肠中压力增高，产生便意，进而引起直肠的运动和肛门括约肌的活动，并且腹压增大，上述活动一起协调运动才能完成正常的排便活动。如果上述神经或肌肉发生瘫痪则产生排便障碍。

直肠、肛门是由躯体神经系统（脑脊髓神经系统）和自主神经系统双重支配。所以即使是脑桥以上水平的中枢神经系统损伤，一直到结肠弯曲部位为止的功能并不发生变化。但是由于脊髓损伤引起的向心性传导障碍，导致不能自我察觉便意，大脑中枢控制功能丧失，主管排便的随意肌瘫痪，或者下部肠道蠕动障碍，均将导致排便障碍。

通常由于有便意，人们才去厕所，通常采取蹲位或者坐位进行排便，并且在排便后下腹部产生舒适的快感。对于健康人来说，排便是一种自然而然的习惯，自古以来顺畅的排泄就是人的健康指标之一。一般所说的便秘并不是排便障碍，大多数与环境、精神因素有关。本文叙述的是狭义的排便障碍。

（一）粪便自制机制

生理性的排便是指便块在直肠内蓄积并由直肠壁的伸展产生刺激，刺激信息沿脊髓向心性通路经脊髓传至大脑中枢，产生便意。但是直到在厕所马桶坐下之前，肛门括约肌、肛门提肌等一直由躯体神经中的阴部神经支配收缩，防止排便。在开始进行排便活动后，膝关节强力屈曲，腹压升高、声门关闭、横隔膜固定，腹肌和骨盆肌群处于收缩状态。便块通过肛管对相同的感受器进行刺激，并且在自主神经的介入下（交感神经、副交感神经），由直肠到下行结肠的肠壁固有肌层产生收缩，完成排便反应。

正常人处于静息状态下肛门直肠部为一高压区，阻止粪便泄漏，即对排便具有一定的自制力。只有较大量的内容物进入直肠时，才引起排便反射。如果进入直肠的内容物较少，由于自制力的作用，可对其进行调节，并不都引起排便动作。如果进入直肠的内容物稍多一点，则引起直肠壶腹部的容纳性舒张，引起肛门外括约肌等收缩，实现自制作用。

1. 肛门自制的定义　有随意延缓排便、鉴别直肠内容物性质及保持夜间控制排便的能力。

2. 参与肛门自制的因素　自制力的维持主要依赖于肛门括约肌的收缩，但括约肌活动的直接效果并不是唯一的而且也不是最重要的因素，其理由是：①外括约肌一般仅可维持收缩1min左右，静息时起作用较小，只有当粪便进入肛管时才起作用。②切除部分或全部外括约肌，肛管压力会降低，但仍能对抗腹内压，维持自制。③用Valsalva（捏鼻屏气）动作或咳嗽使腹内压突然增加，所产生的直肠内压可超过肛门口的阻力，但并不造成粪便外漏。④扩张直肠导致肛管收缩压降低，盆底肌肌电图活动减少，但直肠内粪便不一定外漏。

（二）影响粪便自制的因素

1. 粪便的容积和黏稠度　Ambroze等人指出粪块大小和黏稠度影响排便速度：单个固体粪球的排出时间与粪球的直径呈反比，即大块软便排出时间短而省力，而小块较硬粪便排出时花费时间长而比较费力。这是由于小的粪块很难产生足够的直肠内压。健康人摄取的大量水分，其中10%作为粪便残留。如果水分吸收不良则成为稀便，在直肠不能停留，向肛门外溢以致失禁，固体便的失禁较水样便难。究竟输送量达到何种地步才引起失禁，至今尚不明了。有人提出，如果进入结肠的液体大于3~4 L/d时（超过结肠的最大吸收能力），即发生失禁。

2. 肛管长度　在排便过程中，肛管长度的自制作用不容忽视。肛管关闭好主要依赖于盆底括约肌的压力，但其效能可因肛管长度不足或更短所抵消。肛管长度即肛管高压带长度或括约肌的"功能长度"，此长度并不完全与解剖上的肛管长度相等，正常男性静息状态下的生理括约肌长度为3~5 cm，平均（3.8±0.11）cm，女性较男性稍短，小于3个月的婴儿更短。当括约肌用力收缩时肛管变长，用力排便时肛管变短。肛管长度和压力大小与肛门自制力有关，肛管的长度越长，抗粪便溢出的自制力越强。

3. 内外括约肌与肛肠直角　人体控制排便的三个要素为肛肠直角与内、外括约肌三块肌肉的高张力状态。其中肛肠直角最重要，它是由耻骨直肠肌将肛管直肠结合部向前牵拉而成。在一般情况下，当进入直肠的粪便量较少，不足以引起直肠充胀时，起自制作用的是内括约肌；当进入的肠内容物较多而引起直肠充胀时，自制功能主要取决于外括约肌。

4. 结肠贮袋作用　结肠可容许其内容物和压力增加，只有当其超过某一极点时，方激起蠕动，此即所谓的贮袋作用。此功能的维持主要依赖于：

（1）机械性因素：乙状结肠外角和Houston氏瓣具有阻止或延缓粪便前进速度的作用，粪便的重量可增强此角度的栅栏作用。

（2）生理性因素：直肠的运动频率和收缩波幅均较高于乙状结肠，这种方向的压力梯度，可阻止粪便下降，对维持直肠经常处于空虚和塌陷状态是必要的，对少量稀便和气体的控制是重要的。若结肠贮袋作用遭到破坏，则结肠内粪便将不断进入直肠，而直肠内粪便又不能借逆蠕动返回结肠，势必造成直肠粪便堆聚，压力上升，排便反射及便意频频不断，而外括约肌和耻骨直肠肌收缩已为时过久，因疲劳而不能坚持，必然引起失禁。

5. 直肠顺应性　直肠能保持低压下粪便潴留。当直肠充胀，其容量上升为 300 mL 时，直肠内压不出现任何变化，甚至反而降低，直到直肠所能耐受的最大容量引起便急感时，压力才明显上升，此种特性称直肠顺应性。它是一种反射性的适应性反应，在某种意义上与膀胱类似。顺应性的大小反映肠壁伸展性及贮袋功能的状况，正常人为 4 ~ 14 mL/cmH_2O，顺应性过高可导致慢性便秘。顺应性过低，即使少量便也能使直肠内压升高，超越括约肌的抵抗力以致排便失禁。因此，直肠顺应性是影响粪便自制的重要因素。

6. 直肠感觉　直肠感觉神经能觉察到 50 mL 容量的球囊内 5 mL 气体所引起的直肠充胀感。大约 100 mL 粪便充盈直肠即可产生便意。Pierce 发现即使正常括约肌存在，切除直肠也可出现自制障碍。说明直肠感觉在维持粪便自制方面起着重要作用，排便感觉缺失是一部分人大便失禁的原因。

7. 神经肌肉反射　各种排便自制反射活动必须协调方能维持肛门自制。当直肠内有较多粪便时，直肠肛门抑制反射可使内括约肌松弛，静息压下降，括约肌变短，近端肛管上皮与肠内容物接触，为机体有意识地明确粪便性状提供信息。若环境不许可排便时，则直肠肛门收缩反射可使外括约肌及耻骨直肠肌反射性或主动性收缩，压缩内括约肌，间接地引出 Debray 氏反射抑制直肠收缩，加大直肠扩张度，提高直肠顺应性，因而自制时间得以延长。由此看来，自制活动不能单纯以盆底肌对肛管的挤压来解释，尤其是当腹内压或直肠内压升高时，盆底肌将因不能持久收缩而疲劳，若不通过盆底反射改变直肠顺应性，出现失禁就不可避免。因此外括约肌及耻骨直肠肌的自制作用并非依赖于其随意收缩力的大小，而是取决于其反射活动增大直肠顺应性的结果。因此，健全的肌肉神经协调控制对保证正常排便活动是重要的。

（三）盆底横纹肌的调控

盆底肌的神经支配分上、下两级运动神经元。上运动神经元指从大脑皮质运动区到脊髓前角细胞的神经通路。下运动神经元指从脊髓前角细胞到肌肉的神经通路。运动单位包含四个成分：脊髓前角细胞、轴突、神经－肌肉接头及肌纤维。

盆底肌功能失调的原因　包括肌源性和神经源性两类。

1. 肌源性失常　① 先天性发育不全或一侧肛提肌缺损。② 进行性肌营养不良。③ 激素依赖性改变：绝经后妇女的卵巢功能减退，雌激素减少或缺乏，盆底肌发生退行性病变，变得薄弱、松弛，甚至萎缩。④ 损伤：包括手术和分娩损伤。尤其在难产、滞产、第二产程延长时，肛提肌分离或肌纤维断裂，降低了盆底肌的正常功能。

2. 神经源性失常　① 脊髓前角病变，如脊髓灰质炎、脊髓肿瘤等。② 脊柱畸形：脊柱裂常发生于 1 ~ 4 骶椎，损伤下部骶神经根，导致盆底肌薄弱或麻痹。③ 马尾损伤。④ 神经牵拉性损伤：正常人下腹部压力为 1.3 kPa（10 mmHg），上腹部只有 0.2 kPa（2 mmHg）。咳嗽、呕吐、排便及负重时，下腹部压力可增至 1.9 ~ 2.6 kPa（20 mmHg）。因此，如长期慢性咳嗽、便秘或排便用力，经常处于高腹压状态，将会导致盆底下降，支配盆底肌的神经将会受到反复牵拉而损伤，致使盆底肌发生去神经病变，造成盆底功能失常。

（四）结直肠的运动功能调控

1. 结、直肠的运动形式和推进作用　Ritchie 用 X 线延时摄影术研究人体结肠运动，观察到结肠运动的基本形式有分节运动、多袋推进运动以及蠕动等。最常见的是分节运动，它在结肠壁的某一点上出现、消失，再重新出现。

（1）非推进性分节运动：又称袋状往返运动（图9-5-1）。这是由于环肌无规律地收缩引起肠黏膜折叠形成袋形。它在不同部位交替反复发生。这种运动使肠腔内容物向两个方向缓慢地往返移动而并不向前推进，但使内容物受到搓揉和混合。空腹时此种运动形式多见。

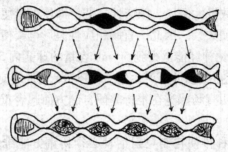

图9-5-1　非推进性分节运动

（2）推进性分节运动：是指一个结肠袋收缩，其内容物被推移到下一段的运动。这种运动可将肠内容物挤向两个方向，但出现逆向的机会是正向的2/3，所以起到向前推进的作用。分节收缩为胆碱能刺激，摄食时增强，睡眠时减弱。

（3）多袋推进运动：结肠几个节段大致同时收缩，将其中一部分或全部内容物推到邻近的一段结肠中，使袋形消失。随后，容受了内容物的远段结肠也以同样方式收缩，这样使肠内容物得到较大的推进。进食后多袋推进运动增多。

（4）蠕动：结肠袋蠕动波与小肠相似，但速度比小肠慢得多。结肠的蠕动将粪便以每分钟 1～2 cm 的速度向前推进。收缩波前面的肌肉舒张，舒张的肠段往往充有气体，收缩波后面则保持在收缩状态，使该段肠管排空并闭合，可持续 5 min～1 h 之久（图9-5-2）。

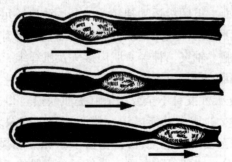

图9-5-2　结肠的蠕动推进形式

（5）集团运动：是一种进行很快、推进很远（可达 15 cm）、收缩强烈的蠕动，每天约发生 2～3 次。常从结肠肝曲开始，将大便推进到降结肠。如大便在乙状结肠，则可被推进直肠。此类运动一般在进食后、谈论食物和排便时发生。进食后发生者又称为胃-结肠反射，如果此反射过于敏感，则每餐之后均有排便活动，多见于儿童。结肠对其内容物的推进比胃-小肠慢得多，通过胃-小肠的时间一共不超过 12 h，但通过结肠的时间则较长。结肠的推进有个体差异。结肠推进如此缓慢的原因，除了结肠的蠕动比小肠慢以外，还由于升结肠段常有逆向的运动，使肠内容物在盲肠中停留时间较长。其次，结肠的分节运动引起肠内容物向前及向后往返，也阻碍了向前推进的速度。正常人结肠内容物向前移动的速度平均8 cm/h，而向后返回的速度为3 cm/h。这样，实际向前推进的速度约为5 cm/h。

2. 结直肠运动功能的调节

（1）运动功能的调节：神经系统对结直肠运动功能的整合过程是由三个环节调节并相互协调统一而完成的。①第一环节是结直肠壁内神经系构成一个完整的自主神经系统，执行任何外来神经所不具备的一种十分精细的调节。当然，内在神经受外来神经的控制。②第二环节的整合作用是在椎前神经，其他节纤维是外来神经支配的一部分，接受和处理来自内在神经系和中枢神经的信息。③第三环节的整合是中枢神经系统，中枢神经通过自主神经系统的交感和副交感神经，将调节信息传送至最后通路——壁内神经丛（节）。

（2）运动调节的因素

1）壁内神经的调控：壁内神经具有许多中枢神经系统的一般特征，它如同信息处理系统，在感觉神经元和运动神经元之间以至和肠道效应器系统间执行着独立的整合作用。目前，对黏膜下神经丛的功能了解不多，一般认为有感觉功能，而肌间神经丛对维持结直肠的正常张力和蠕动运动具有非常重要的意义。壁内神经元通过轴突－胞体、轴突－轴突、轴突－树突的突触结构，将信息在肠神经节细胞之间传递，并调节着运动神经元的活动。可能还形成控制运动功能的整合环路，驱动运动神经元调节完成反复进行的周期性活动，如分节运动或移行运动。壁内神经的重要意义是，它作为一个独立的胃肠神经系统，能更有效地专线调控复杂的肠道运动功能，并能减免大量从中枢神经到肠道间长途的指令通路的需要，这样既减少了中枢神经系统的空间，也避免了冗长的信息干扰。

2）外来神经的调控：支配结直肠的外来神经中除胆碱能和肾上腺能神经外，还有第三种神经，即非肾上腺素能非胆碱能神经。

3）肽能神经的调控：它是含各种神经肽神经的总称。神经肽或称肽类激素，是非肾上腺素能非胆碱能神经末梢所释放的活性物质（表9-5-1）。

表9-5-1　结直肠肽类的调控功能

名称	分布	作用	调节
血管活性肠肽（VIP）	肌间神经丛	直肠平滑肌舒张	巨结肠症：VIP减少
	黏膜下神经丛	粪便贮留	Crohn病：VIP含量高
P物质（SP）	肌间神经丛	内括约肌收缩，参加分节运动及蠕动的调节	便秘：SP减少
	黏膜下神经丛		
脑啡肽（ENK）	肌间神经丛	分节运动增强，蠕动减弱	便秘：ENK含量高，无推进作用的分节运动

4）一氧化氮（NO）的作用：NO是胃肠道非肾上腺素能非胆碱能神经（NANC）所释放的递质，在内括约肌活动中起着重要作用，使平滑肌细胞舒张。

5）反射性调控：来自结直肠本身和人体其他器官的传入冲动反射性地影响直肠的运动。在壁内神经系的水平上完成的反射，称局部反射或肠内反射；在外来神经的参与下完成的反射，称为肠外反射。

① 肠内反射包括：黏膜局部反射，被刺激处近侧肠管收缩，而远侧舒张；蠕动反射，纵肌收缩 1/4 ~ 1/2 波长后，环肌才开始收缩，并向肛门侧推进；肌局部反射，刺激肠管纵肌使刺激处收缩，其两侧的运动均被抑制。肠内反射中枢在壁内神经丛。

② 肠外反射：包括盆底反射和肠－肠反射等。盆底反射中枢在骶髓第 2 ~ 4 节段。肠外反射中枢在腹腔神经节和肠系膜下神经节。

6）中枢神经的调控：有关资料甚少。但是精神因素能影响结肠运动，身体或精神不适可改变结肠运动。例如肛裂或痔疮的患者因害怕大便时疼痛，往往用意识来控制，不进行排便。有些人情绪紊乱时肠蠕动增强，引起腹泻。如果大脑经常或长时间地抑制排便，一方面可使直肠对粪便刺激的敏感性降低或消失，另一方面粪便在直肠、乙状结肠和降结肠等处停留过久，水分过多吸收而使粪便干燥，易产生便秘。因而在日常生活中养成按时排便习惯是非常必要的。

7）中枢脑肠肽的调控：近年来研究发现，许多胃肠肽（如胆囊收缩素、血管活性肠肽、胰多肽等）也存在于脑内。相反地，一些原来被认为只存在于脑内的肽（如脑啡肽、生长抑素等），也被证实存在于胃肠道。从而出现了"脑肠肽"的新概念。脑肠肽的新概念反映了肠道系统和神经系统在起源上和功能上存在密切关系。更重要的是表明两个调控系统（即神经与激素）可能作为一个统一的整合系统——神经内分泌系统而起作用。许多资料表明随着个体的生长、发育，脑肠肽在分布及含量上都有变化。脑肠肽含量的变化可以影响结直肠的生理功能，影响疾病的发生、发展，因而具有潜在的治疗意义。

二、排便功能障碍的分类

排便功能障碍主要分为排便困难的便秘（功能性便秘和器质性便秘）和贮便障碍的便失禁两种类型。

（一）便秘

1. 功能性便秘　功能性便秘分为弛缓性便秘、直肠性便秘、痉挛性便秘三种。

（1）弛缓性便秘：由于大肠的紧张性低下，蠕动运动减弱造成。长期卧床、低运动量、药物（抗胆碱类药物）易造成此种便秘。

（2）直肠性便秘：虽然直肠内贮有大便，但是排便反射迟钝，引起习惯性便秘。

（3）痉挛性便秘：结肠痉挛，或者肠内容物滞留导致过敏性肠炎造成。

2. 器质性便秘　主要根据病因分为肠的通过障碍和大肠形态异常两种。

（1）肠的通过障碍：大肠癌、粘着、痔疮、肠套叠等引起。

（2）大肠的形态异常：主要由于乙状结肠过长症等造成。

（二）便失禁

便失禁主要有三种类型：反射性便失禁、肛门括约肌不全性便失禁及溢流性便失禁。

1. 反射性便失禁　由于骶髓神经之上的中枢神经系统疾患引起，肛门周围受到刺激后，直肠反射性收缩，常不伴有便意。

2. 肛门括约肌不全　由骶髓下位运动神经元损伤引起。病因多为脊髓损伤（圆锥马尾）、脊柱裂、末梢神经损伤等。

3. 溢流性便失禁　由于贮留了大量的便块，逐渐少量溢出。

（三）常见神经损伤排便障碍

排便障碍根据神经学病因分为 3 大类，并且也有特殊病因引起。

1. 脑性排便障碍　脑梗死后、脑出血后、脑手术后、脑外伤后等引起的意识障碍（特别是昏睡状态）时可见。进入慢性期之后，肛门括约肌缺乏随意的排便反应，从理论上来说，病因主要是腰骶椎中枢的反射性排便秩序混乱。

2. 由于腰部交感神经起始部发生的高位脊髓折断引起的排便障碍　脊髓的外伤、炎症、肿瘤等原因造成的脊髓横断麻痹引起的排便障碍。即使有意识，由于向心性通路被切断，直肠、肛门的知觉消失，排便反射及便意缺失。发病初期直肠壁肌肉层、肛门括约肌处于完全失禁的状态，急性期后通过腰骶髓中枢恢复反射性排便功能。患者一般保留迷走神经支配的小肠以及右半结肠的蠕动运动，所以便块可以向下位的大肠运动。调节大便性状需要药物疗法进行辅助。

3. 马尾神经以下（末梢侧）的神经障碍产生的排便障碍　此种情况反射性排便功能也丧失，并且不会恢复。但是在慢性期中，仅仅由于直肠、肛管壁分布的交感神经作用即有送便的功能。但由于肛门括约肌弛缓，所以患者的失禁状态持续存在。由于上位大肠还残存功能，所以使用人工肛门管理方法较好。

4. 其他疾病引起的排便障碍

（1）肛门括约肌损伤引起的失禁：手术、外伤等造成肛门括约肌损伤，或者同时损伤肛门提肌引起的失禁状态。即使轻度也会存在夜间漏便。如果括约肌损伤严重，即使外科修复效果也不理想。如果随意性的排便调节困难，并且处于较强的失禁状态，应考虑安装人工肛门。

（2）里急后重：大多数是由于直肠黏膜的炎症、道格拉斯窝脓肿和其他盆底疾病引起的刺激而产生便意次数较多的状态。一般来讲虽然有便意，但是基本没有排出。一般不给予止泻药，直到找出病因再予治疗。

（3）巨结肠症：下部大肠中存在狭窄节段，由于送便功能的丧失，再加上上部大肠便块逐渐蓄积，导致左侧结肠扩张阈值增高，送便能力显著低下。婴幼儿常见，青春期后个别也可观察到，以肛门括约肌异常造成的顽固性便秘为主要特征。

（4）直肠性排便困难症：主要在高龄者中发病。通常由于排便习惯混乱等原因造成，便块在扩张的直肠内大量潴留、硬化而发病。由于直肠的过度扩张导致直肠壁收缩能力低下、消失，造成一过性排便障碍。通常使用摘便、洗肠等方法促进排便。

（5）大肠伪闭塞症：在高龄者、精神病气质、缓下剂乱用者中可以观察到，为由于下行结肠在肛门侧功能性狭窄所引起的排便障碍。大肠检查未见异常，行大肠镜下大肠内容物吸引的大肠减压处置可以改善症状，需反复进行。

（6）直肠内容的识别障碍：正常人有辨别肛管内有无便块、液体或者气体的能力，所以才能自如排气。但由于下部直肠、肛门病变，导致识别功能丧失，造成有意识地抑制排便。这种情况应首先治疗原发疾病，排便障碍自然解决。

（7）由于肛门疼痛造成的排便障碍：痔疮发作、肛裂、肛周脓肿等造成的肛门疼痛而导致肛门括约肌反射性挛缩，以及想象伴随排便产生疼痛等原因造成的排便反射抑制。

（8）其他：由于长期卧床、高龄、体力消耗等造成腹肌群等随意肌群肌力低下，肛门括约肌肌力低下等造成的排便习惯混乱、漏便等。

三、评定内容

排便障碍是一种生理现象的病态，不仅仅是排便问题，经常在其背后隐藏着难治性或者恶性疾病。因此，应将排便障碍考虑成某一个疾病的一种症状，并对其进行问诊、运动疗法评定等，并对检查结果进行详细探讨。

对于排便障碍的治疗不能仅仅局限于排便习惯的调节，必须找出基础性疾病，并对其进行治疗。排便障碍多伴随神经性障碍或者器质性疾患，很少单一出现，需治疗师根据实际情况把握（图9-5-3）。

评定时应注意：心理状况和压力等对于排便有很大的影响，脑卒中患者麻痹的严重程度和步行对于排便功能有很大的影响，咀嚼能力低下或假牙装配不合适等口腔科问题也对排便功能有着很大的影响，如果患者没有摄入食物纤维则容易产生便秘。

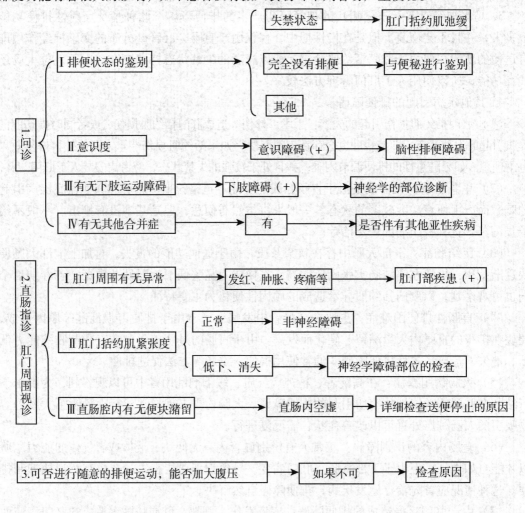

图9-5-3 评定流程

治疗师在对患者进行检查时，需要用听诊器听取患者肠蠕动的声音，并在腹部进行触诊、叩诊，检查是否有压痛部位、是否有以下结肠为中心的宿便、腹部是否有膨出、是否有防御性肌紧张、腹肌挛缩等。在直肠指诊时，需要确认直肠腔是否存在狭窄、肿瘤和宿便。神经学检查与排尿障碍检查相同，具体见前所述。此外还要对患者进行验血，检查患者是否存在脱水、低钙血症、黏液水肿等，并进行腹部 X 线检查和便潜血检查。如果有必要，则进行 CT 扫描、灌肠造影等。

（一）腹部视诊

患者仰卧位，自然呼吸，观察腹部膨隆和扩张的肠道有无变形等。腹部平坦，呈现呼吸性运动则为正常。

（二）腹部触诊

患者仰卧位，双下肢膝立位。治疗师将右手掌放于腹壁进行触诊。由于偏瘫患者常存在患侧腹肌肌力减弱，长期卧床的老人也可见腹肌肌力低下。因此，若观察到扩张的肠管，可用手轻压或轻叩，若患者主诉疼痛（这种疼痛不称为腹部压痛，称为叩击痛），则怀疑存在腹部疾患。腹部触诊柔软、没有肿块、没有抵抗为正常。当腹壁较硬的时候需要鉴别是单纯的还是病理性的。

（三）腹部听诊

在患者腹部放置听诊器，可听诊患者肠蠕动的声音。通常在腹部中央可以听到连续的较轻的"咕噜"音。如果没有听到此声音、或为一过性的，则怀疑肠管麻痹。如果声音逆向较强，同时伴有腹痛的排便障碍，则怀疑肠闭塞症。

（四）肛门周围视诊

患者采取左侧卧位，双手抱膝，治疗师观察肛门及周边有无肿胀、发红、化脓性变化、漏便等。正常的肛门周围有皮肤褶皱，为肛门上皮。

（五）直肠指诊

患者采取左侧卧位，双手抱膝，治疗师在患者背侧站立，戴橡胶手套并在右手食指涂抹凡士林等润滑剂，缓慢由肛门插入直肠腔。肛门括约肌正常的话，在食指插入时会有轻度疼痛，肛门周围皱褶增多，肛门周边没有硬结和疼痛，容易触摸直肠内的便块，并且可以判断其性状、有无血液和黏液。如果是肛门括约肌弛缓的病例，食指插入时没有任何抵抗，并且患者肛门周边皱褶的紧张度不发生任何变化。

（六）排便障碍的基础、异常、鉴别及轻重的判定

针对排便障碍的患者，治疗师要判断患者是否具有向直肠腔内输送大便的能力，并了解患者大便的性状。如果直肠内潴留便块，首先要确认患者肛门处是否存在器质性通过障碍、是否有麻痹性肠梗阻，其次应诊断肛门括约肌的紧张度，能否进行随意性的排便动作，并对原因疾病进行鉴别诊断（图 9－5－4）。仅仅表现为排便障碍的疾患有很多，因此常常需要确认患者的意识、摄食状况、生命体征（血压、脉搏、呼吸数、体温）等，并且考虑患者是否有其他重症疾病。

四、康复治疗

（一）便秘的治疗

1. 运动疗法　包括步行能力训练、盆底肌强化训练、内脏康复以及 ADL 训练等，可明显改善肠道功能，对治疗便秘有良好疗效。

2. 建立排便习惯　每天按规定时间上厕所，建立按时排便的习惯。

3. 稳定的心理状态　对厕所进行必要的改造，包括入厕环境、位置、气味以及有可

能对患者产生影响的因素均应全盘考虑，并定期对患者可能存在的心理疾患进行辅导。

4. 检查假牙和牙齿状态。

5. 摄取水分　除进食以外，每天还要饮用 1000 ~ 2000 mL 水或者牛奶。

6. 摄取食物纤维　推荐患者食用绿色蔬菜、水果、谷类等富含纤维的食物。

7. 机械刺激　对腹部进行按摩，在腹部、腰背部进行温热疗法，诱发肛门反射等。

8. 药物疗法　使用促进排便的药物。

（二）便失禁的治疗

预防由于肛门括约肌不全造成的便失禁，主要措施是限制摄入水分，使大便变硬，但调节起来较困难。如果由于肛门括约肌功能不全导致每月有 1 次以上的便失禁，则采用清除下行结肠以下宿便的方法，用温水将数日的宿便一并排出，即洗肠。

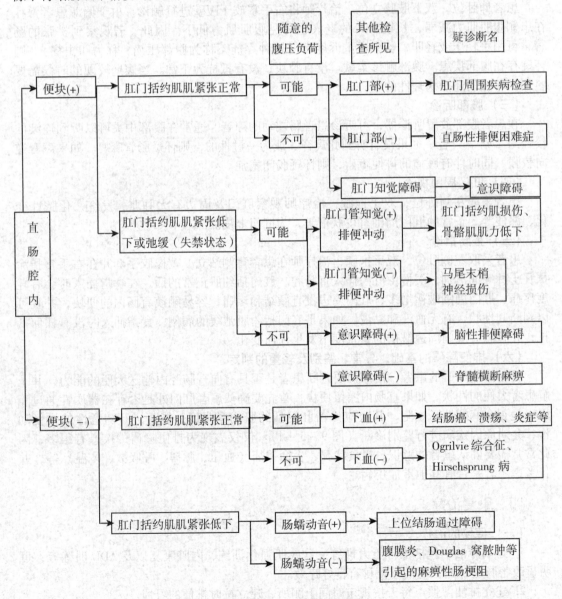

图 9 - 5 - 4　直肠指诊

五、排便障碍的运动疗法

排便训练的目的是训练患者在一定规律的时间间隔内，将肠道内容物完全排空。脊髓损伤患者随着脊髓休克期的恢复，脊髓水平反射将会逐渐恢复，此时应当介入直肠排便训练。由于乙状结肠为贮藏大便的器官，而脊髓损伤病人乙状结肠并未受影响，障碍仅仅是乙状结肠内的粪便不能向直肠运送，导致在肠道内粪便淤积等一系列连锁反应，所以要对乙状结肠在一定时间间隔内给予刺激。刺激的方法包括：①给予缓泻剂和软便剂。②让患者饮用热饮，刺激患者的胃肠反应，并在下腹部进行按摩，引起肠道整体运动。对于上位运动神经元损伤导致直肠反射消失的患者，可以用手指涂上润滑油伸入肛门刺激直肠，从而引发直肠反射，产生肠道的运动。

（一）排便间隔时间和建立排便习惯

虽然患者希望能够每天进行排便，但是排便要花费较多时间，并且在排便后容易产生疲劳与贫血，所以对于脊髓损伤患者，2～3日进行一次排便活动较为适宜。如果大便滞留时间超过3天，容易造成大便过硬等排便障碍，并且长期滞留大便容易导致麻痹性肠梗阻。排便时间最好为早饭后，因为进食后胃肠反射活动亢进，更容易完成排便动作。制定排便障碍治疗计划时，要根据患者自身的生活习惯，有计划地进行排便管理。

（二）排便方法

1. 首先在床上的左侧卧位下进行排便。如果患者在进行腹部按摩和刺激肛门之后，还是不能顺利排便的话，则在前日就寝前服用缓泻药，最开始时一定要选用药效较弱的缓泻药。

2. 患者左侧卧位，治疗师戴上橡胶手套后将药栓插入肛门内，如果在肛门内有硬的粪块阻碍手放入时，可先将便块取出再放入药栓。5分钟后可按摩腹部，在患者自然排出反应便之后，在橡胶手套手指头的位置上涂抹凡士林油，缓慢轻柔地取出肛门内残余粪便，此时在患者腹部加压效果更好。如果没有发现患者的反应便，治疗师应将手指插入患者肛门，轻柔快速地旋转进行刺激，并加大药栓的药量。如果还是没有排出大便，则尝试采用灌肠等方法。

但是如果长期使用灌肠的方法，将导致患者肠壁变薄，肠道弹性消失，运动功能减弱。所以日常情况下应尽量避免使用灌肠。

3. 一般来说，刺激患者肛门即可以促进患者排便，时间约需15分钟。在排便结束后，用纸巾进行轻轻擦拭，然后再用湿毛巾抹净，最后用干净的毛巾擦干。这之后还要教给患者本人如何辨别粪便的性状、量、硬度等知识。

对于脊髓损伤患者，为完成排便动作必须具备以下能力：关节活动度不受限，具有残存肌力和感觉（如果患者肛门周围没有残存感觉，则可以使用镜子），具备较好的坐位平衡，有手指功能，有使用辅助具的能力以及移乘能力等。

患者要达到排便自理的程度，必须具备上述能力，并且还要进行翻身训练和穿脱衣服的训练，以及在床上侧卧位下，对着镜子使用辅助器具将药栓插入肛门的训练。如果患者家庭内采用的是西式马桶，患者要能在插入药栓5分钟内，具备脱掉下半身衣服并移至坐便器上的能力。经过上述训练，患者再确认自己大便的情况、使用辅助具进行便后清洁等动作，逐渐达到自理。

4. 内脏康复　物理治疗师可利用运动疗法治疗技术，调整腹部的张力，促进肠道的蠕动，辅助患者排便。

（1）体位：患者仰卧位，髋关节、膝关节均屈曲90°放在治疗师腿上或治疗垫上，使患者的腹部完全放松。

（2）具体手法：治疗师沿升结肠、横结肠、降结肠（顺时针）的方向与顺序进行推动按压，促进肠蠕动。可在按压的同时施行振动手法。

（3）放松手法：当患者紧张或出现痉挛时，可运用 Vojta 手法在关键点进行抑制，位置在脐上两指及脐与髂前上棘连线的右下 1/3 处（麦氏点）。

6. 盆底肌训练　详见本章第四节排尿障碍的运动治疗。

（三）排便调节

食物的种类和含水量对于排便的频率和大便的硬度有很大影响。富含纤维素的食物、生的蔬菜、水果、凉水、牛奶可以使大便柔软，并促进肠道的运动。食物的量和进食时间也对建立排便习惯非常重要。患者必须进行适当的运动，在轮椅中也可以适当地活动身体。

（四）排便训练中注意事项

在脊髓损伤患者中，由于肠管的扩张极易导致反射亢进。患者容易出现头疼、面部潮红、下肢和腹部痉挛增强、血压上升等症状。如果患者出现此症状需停止排便训练，并在以后的训练中提前与医生沟通，事先给予患者胆碱阻断剂。

（五）排便障碍患者常用坐便器

1. 仰卧位型坐便器　适用于不能维持坐位排便的患者，如早期的 SCI、直立性低血压、压疮、全身状态低下的患者。包括床上或床形便器两类。

2. 坐位支撑型　适用于不能自我保持坐位，需要支撑躯干才能保持坐位平衡的患者。使用对象主要为高位脊髓损伤患者（C 4），类似于入浴轮椅。

3. 自立保持坐位型　适用于能够自我保持独立坐位30分钟~1小时的患者，相对来说身体功能较好，但也需要椅背扶手等。此外，便器要前后径较长，且方便患者插入药栓。

4. 侧卧位型　对于家庭环境中不方便，轮椅不可接近便器的患者最为常用。具体应用方法为：在床上铺一层塑料布，患者在其上完成插入药栓等动作，完成侧卧位下的排便动作。应用此种方法前，事先需要准备好镜子、辅助具、湿纸巾等。

5. 长坐位移动型　对于可以保持长坐位，并且臀部在床上可以滑动的患者适用（C 6）。在床面上要有一个挖下的便坑和防压疮垫，还要准备靠垫和扶手，以防患者突然平衡破坏而摔倒。注意床面高度与轮椅等高。其他与侧卧位型便器一致。

6. 前方移动型　便器在患者前方，适用于可以在轮椅上进行前后移乘的患者。使用西式马桶，应选择前后径较长且在两侧设置扶手的。注意便器的高度要和轮椅相一致。前方要有支撑躯干和头部的支撑台，这样才能保证移动、插入药栓并保持排便时的稳定性。如果患者躯干稳定性差，一定要充分考虑患者使用扶手的位置。

7. 侧方移动型　便器在轮椅的侧方，使用者可以从侧方安全地由轮椅转移到便器上

（主要为 C 7 以下损伤的患者）。此种厕所多采用西式马桶，并在两侧安装可开闭的扶手，在一侧设置有平台，后方有靠背，这样能够让使用者获得更好的平衡支撑，也使患者更加容易将药栓插入肛门内。坐便器的高度应根据患者实际需要进行调整（图 9-5-5）。

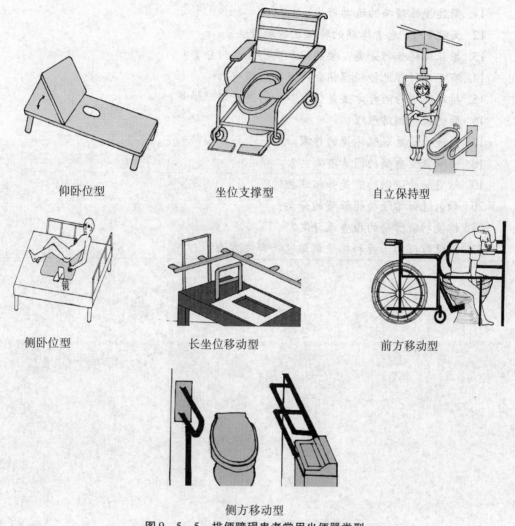

仰卧位型　　　　　　　坐位支撑型　　　　　　　自立保持型

侧卧位型　　　　　　　长坐位移动型　　　　　　前方移动型

侧方移动型

图 9-5-5　排便障碍患者常用坐便器类型

（胡春英）

思考题

1. 运动疗法缓解痉挛的治疗原则是什么？

2. 利用关节负重的方法缓解痉挛的机制是什么？

3. 利用肌腹/肌腱挤压法缓解痉挛的机制是什么？

4. 利用 Bobath 技术缓解痉挛的机制是什么？

5. 影响关节稳定性与灵活性的因素有哪些？

6. 挛缩的定义？

7. 挛缩会造成哪些运动功能障碍？

8. 软组织牵伸的方法有哪些？

9. 简述临床常用疼痛评定方法。

10. 慢性疼痛的处理方法有哪些？

11. 简述慢性颈痛的运动疗法。

12. 简述 PFPS 患者疼痛的特征及运动疗法。

13. 排尿障碍如何分类？按病候和病态又如何分类？

14. 有哪几种常见神经损伤会造成排尿障碍？

15. 排尿障碍的治疗方法是什么？如何进行辅助排尿？

16. 简述膀胱训练原理。

17. 简述骨盆盆底肌体操的作用。

18. 影响粪便自制的因素有哪些？

19. 结直肠的运动功能是如何调控的？

20. 如何进行排便功能障碍的分类？

21. 排便功能障碍的检查及评定？

22. 排便障碍的治疗和排便训练包括哪些方法？

第十章 临床运动疗法实践中危险因素管理

学习目标

　　1. 掌握运动疗法中运动处方的制定、临床常见疾患的危险因素及其管理措施。

　　2. 了解国内外危险因素的管理经验。

　　3. 熟悉危险因素的相关概念、在危险管理中物理治疗师的作用、运动疗法技术实施时易发生的危险因素及管理措施。

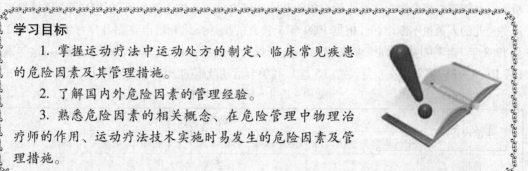

第一节　概　述

一、相关概念

（一）定义

　　1. **危险因素**　无论内科、外科还是其他科室，所有治疗过程中都是风险和利益并存，贯穿诊断、治疗和康复全过程。有时极为简单或微不足道的临床活动也有可能引发意外。"医疗风险无处不在"已成为医疗界的共识。危险因素是指危险度以及能够预测的危险。物理治疗范畴的危险管理包括危险管理和危机管理两大部分。

　　2. **危险管理**　是指进行物理治疗时为避免可以预测的危险所必需的技术。例如防止患者在步行中跌倒、对高血压患者的血压进行控制、脊髓损伤患者并发症的预防等。

　　3. **危机管理**　是指出现了医疗事故之后的对应措施。在治疗过程中如果患者跌倒或出现了意识障碍，应立即联系相关人员，根据医生指示迅速采取措施。

（二）运动疗法实施过程中存在的危险因素

　　主要可以从以下几个方面进行考虑：①病情变化的复杂性以及既往史的影响。运动疗法的主要服务对象脑卒中患者，大多既往有高血压、糖尿病、心脏病等。运动强度、情绪、睡眠等因素，会使患者的血压出现较大的波动，而血压异常升高会突发脑出血或引起脑血管病复发。又如颈髓损伤患者往往合并体位性低血压，如果处理不及时则会引起晕厥。②人为因素。主要有三点：一是操作失误。主要由注意力不集中导致。注意力不集中产生失误的原因包括疲乏、厌倦、过度疲劳或紧张等。二是知识不足。通常发生在解决问题时，因对问题缺乏必要的知识而出错。例如骨折术后的早期康复，不恰当活动等会引起骨折移位，轻者需要再复位，重者需要重新进行内固定。三是责任心不足。当患者出现不适或疏于管理时，由于不能及时把握患者的状态而导致意外。③环境因素。强音、强光刺激、突发精神刺激等可直接造成大脑神经功能紊乱，导致癫痫发作；纷杂的环境还会引起患者注意力不集中、精神紧张等。另外，肢体功能障碍的患者多数存在平衡问题，拥挤的场地、不完善的设备等更是导致事故的重要原因。

（三）国外对运动疗法实施过程中事故及意外的总结

日本的物理治疗师以事故报告书为依据，对工作中发生的意外和事故进行了详细的统计分析。北九州市立综合疗育中心收治对象除肢体残疾之外，影响运动发育的遗传病、精神发育迟滞等患儿的人数也不断增加。根据 1989 年千代丸的统计，北九州市立综合疗育中心在 1982 年到 1988 年 7 年中共发生训练事故 17 起，包括骨折和跌倒引起的口唇、牙齿损伤等。这些事故（表 10 - 1 - 1）多发生在步行训练（5 起）和关节活动范围的训练与检查中（4 起）。

表 10 - 1 - 1　事故具体内容

事故内容	训练内容							
	步行训练	立位训练	ROM 训练	易化训练	上下台阶	转移	其他	合计
骨折	3	1	3	2	1			10
嘴唇、牙齿损伤	2	1					1	4
挫伤			1			1		2
外伤							1	1
合计	5	2	4	2	1	1	2	17

有马温泉病院从 1986 年 4 月 1 日起规定无论患者有无受伤，只要是在治疗中发生的事故，如转移动作时膝盖、臀部的磕碰等情况，均要记录在事故报告书上。根据糠野等人的统计，有马温泉病院在 1986 年至 1989 年 3 年之间，在 PT 部门共发生了 51 起意外和事故，其中有 35.3%（18 起）给患者造成了不同程度的伤害。事故以跌到最为常见，发生了 41 起，占总数的 80.4%。意外和事故多发生在步行和移乘动作中。在一对一治疗中发生的事故和意外共有 26 起，其中由于治疗师防范不周引起的有 21 起，占 80.8%；发生事故的治疗师以工作年限不足 1 年的为主（6 起），工作年限 5 年以下的共发生了 18 起事故。事故详细情况见图 10 - 1 - 1。

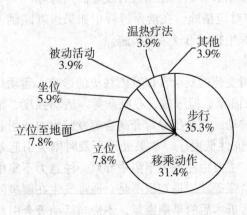
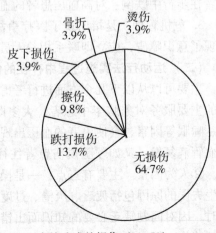

发生事故的场面（n = 51）　　　　事故造成的损伤（n = 51）

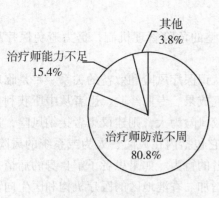
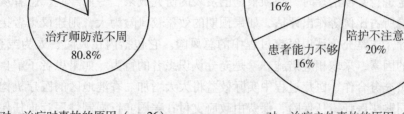

一对一治疗时事故的原因（n=26）　　　　一对一治疗之外事故的原因（n=25）

图 10 - 1 - 1　事故原因

二、国外与运动疗法相关的法律诉讼案例

起诉失职行为，从民事侵权法的基本原则方面解释，是指受害方向造成伤害的一方寻求赔偿的过程。在日本，物理治疗师违反"业务上的注意义务"（失职）时，会被诉民事、刑事和行政责任。民事责任包括不法行为责任、债务不履行责任（患者来医院进行治疗等同于签署契约）；刑事责任指的是业务上的过失所导致的致死致伤罪；行政责任是指违反物理治疗师、作业治疗师法的规定，在行政上予以取消从业执照、停止工作等处分。美国的民事侵权法的基本作用是确定伤害者是否由于疏忽或行为失当而对受害者所需的赔偿负有法律责任。在发生医疗纠纷时，将事故处理报经医疗评审与监督委员会进行调解，调解不成可通过司法诉讼解决，解决时通常由陪审团判定医务人员是否存在过错，由法官判决赔偿费用。具体案例举例如下。

病例 1：原告 32 岁，美国女性。于被告方（医疗中心）内接受物理治疗，由于原告在儿童时期曾有过一次未成功自杀经历，深受病痛折磨，并且活动受限，只能乘坐轮椅。原告的物理治疗工作由一名在被告方（医护中心）工作的某治疗公司的雇员（物理治疗师）进行，治疗场所位于一个离地面 20 英寸高的治疗垫上。其物理治疗师短暂离开治疗室时原告从治疗垫上摔倒在地，面部着地造成下颌擦伤及面部损伤。原告声称由于工作人员疏忽，使她无人看管。被告方辩护称原告的治疗师在离开治疗室之前已经要求其他两位在治疗室中的治疗师照看她的患者，因此原告并不是无人看管。根据以上辩论，陪审团判决治疗公司赔偿患者 7 628 美元。医疗中心被宣判无罪。

病例 2：原告，女性律师，接受肩袖撕脱修补手术后在被告方的康复机构中接受治疗，她的评定由物理治疗师完成，但其治疗过程是由一位无执照的助理人员指导完成。该名助理要求其完成一些肩部活动，这些活动马上导致原告感到肩部疼痛。但该名助理人员要求其继续完成动作并没有向物理治疗师报告。由于以上原因原告接受了二次肩袖撕脱修补手术并且造成三角肌永久性肌力减退和左肩部手术瘢痕。根据公布结果，陪审团判决被告赔偿 300 万美元。同时陪审团驳回了被告控告早先进行肩袖撕脱修补手术的外科医生的要求。

三、相关危险管理机制

目前，国外及我国香港地区的医院已建立了完整的危险管理机制，努力避免医疗事故，降低医疗风险，提高医疗质量。

香港医院管理专家提出，要教育医务人员充分认识医疗风险和效益的关系。一是临床人员在决定进行某项治疗时，必须根据已发表的研究成果、专业经验、患者从中所获利益和潜在风险所占比例等作出评估，如果预期的效益较风险为大，则建议患者接纳风险，进行有关治疗。二是充分认识医疗过程中的总风险。它包括内在风险、人为或系统的风险，根据不同的因素，采取相应措施。三是充分认识患者的行为。如果患者了解自身的病情并与医护人员充分合作，医疗过程中实际效益将大大增加。香港地区的医疗机构和医生向商业保险公司购买医疗责任保险，保费由政府支付；美国实行强制性医疗责任保险，医院和医生必须分别购买医疗责任保险；新西兰采取医疗机构、医护人员和政府共同出资成立医疗损害赔偿基金，对发生的医疗损害进行赔偿的制度。

日本物理治疗师协会制定的《物理治疗师指南》中指出，物理治疗师对治疗仪器、治疗场地的安全、各疾病/障碍所特有的危险因素等有注意义务。为了吸取过去的经验教训、防患于未然，各医院建立事故报告书、意外报告书、患者识别卡等制度，物理治疗师以事故、意外报告书为依据，对工作中发生的意外和事故进行统计分析。2000 年 4 月，日本厚生省针对部分医院发布了"安全管理体制的四项规定"，并于 2002 年 10 月和 2003 年 4 月进行了两次《医疗法实施规则的改定》，目的都是将医疗安全管理纳入医院管理常规。为了确保医疗质量和健全的经营，各医疗机构也全方位地推动医疗安全对策以及危险管理（事故防范）体制，目的不仅是为了预防医疗事故，还涉及到发生事故时的对应方法和防止事故发生后出现纠纷和诉讼。1993 年 4 月，日本物理治疗师协会与保险公司合作，推出了物理治疗师责任赔偿制度。物理治疗师协会会员在交纳一定的费用（4000 日元/年）之后，如果在工作中发生了对人（造成患者骨折等）、对物（损坏了患者的衣物等）、人格损害（与患者对话时无意中损伤了患者的名誉等）问题时，可以由保险公司支付一定的赔偿（对人责任：1 次事故最高限额 1 亿日元，在投保期间最高限额 3 亿日元；对物责任：1 次事故最高限额 100 万日元）。物理治疗的专业杂志多次以专集的形式讲述物理治疗中的危险管理，与物理治疗相关的医疗事故和案例；2006 年《物理疗法安全管理手册》再版，《物理疗法危险管理·视点》于 2007 年出版。

据资料，1978 年，在美国的医学院校中，只有不到 40% 的院校有医学法律课程；在 1989 年，76% 的医学院校有医学法律课程。物理治疗初级课程中也包括了医疗事故的教学，有半数包括失职问题教学的物理治疗课程聘请律师作为课程的教师。相较于本科生的课程，研究生的课程包括 11 小时或更多时间的医学法律课程。在日本也同样强调对医学生加强危险管理教育的重要性。

四、危险管理中物理治疗师的作用

鉴于疾病的复杂性等，在治疗过程中总会存在一定的风险，要完全杜绝过失是不可能的，重要的是要致力于了解和掌握治疗过程中可能出现的风险，在尽可能地降低风险的同时提高治疗效果。

（一）从本专业角度探讨防止医疗事故的方法

运动疗法实施过程中危险管理的重要程序：①掌握危险因素。②对危险因素进行评定、分析。③决定处理方法。④再次进行评定。其中最重要的是如何掌握危险因素。可以说，危险管理、事故的预防都是从掌握危险因素开始。

（二）提高预测危险和预防事故的能力

观察患者什么时候、什么状态下、可能会出现什么样的问题等，提高对危险的预测能力；培养出现问题时采取迅速应对措施的能力。危险预测练习的 4 个基础回合值得借鉴。它包括 1R：（把握现状）存在什么样的危险；2R：（本质追究）这是危险因素；3R：（确立对策）如果是你，你会怎么办；4R：（重点实施项目）我们这么做。

从危险管理的角度来看，在运动疗法领域，避免再次发生医疗事故，公开和收集已经发生的事故和可能造成事故的意外事件进行分析、反复进行教育都是必需的。美国有关危险管理的关键词是 proactive（预行动）。reactive（出现了之后再反应）是被动的，不及时的，必须是 proactive，在发生之前行动。发生的医疗事故可以作为预防类似事故的借鉴。

（三）普及危险管理知识

提高患者、家属的安全意识从预防事故的角度来讲也非常重要。治疗师确实地掌握患者状态，对患者和家属进行充分讲解、指导，取得患者和家属的配合，提高患者及家属的事故预防能力。

五、我国物理治疗师的现状

在运动疗法的实施过程中，为了减少和避免发生意外和事故，有必要全方位把握患者状态，制定正确、严谨的训练计划。为此，物理治疗师必须具备大量的医学基础知识和纯熟的专业技术。目前，我国的物理治疗专业队伍仍存在许多现实问题。据调查，我国现有的物理治疗师多数是医生、护士、针灸按摩师转行，只有极少的一部分（占 9.1%）接受过专业教育。根据 2003 年霍明等人对中国残疾人联合会下属各省康复中心，全国各地二级、三级综合医院康复科主任所进行的调查，我国现有的物理治疗师从事此专业的时间以 4 年以下居多，占总人数的 43%，不满 10 年的占 63.3%。有 20.5% 的治疗师每周用于专业学习的时间不足 3 小时，有 33.3% 的人在过去的 5 年之中没有参加过全国的康复学会，有 31.4% 的人在过去的 1 年之中没有参加过各类学习班。即便如此，仍有 58.3% 的医院和康复中心承担着在校学生的临床实习指导工作。

笔者等曾对 52 名来自国内部分医院、在中国康复研究中心进修学习运动疗法的医务工作者进行了调查。从调查结果看，虽然全国来学习运动疗法治疗技术的大部分是专科以上学历的医务工作者，但是超过 70% 的进修人员原来并不从事运动疗法工作，学习结束后有 77.5% 的人要直接从事运动疗法工作。这些人由于原来从事工作类型的不同，对运动疗法实施过程中的危险管理意识也存在差异。原来从事临床医师工作，转而进行运动疗法的工作人员，危险管理意识较高，比原来从事其他专业的从业人员在危险管理方面具有优势。目前国内还没有关于运动疗法中危险因素防范与安全管理意识的文献报道和相关书籍；在学校的专业教育中，也缺乏系统的相关教育。

（常冬梅）

第二节　安全实施运动疗法的运动处方

运动疗法实施过程中的运动处方包括运动强度、运动持续时间、运动频率以及运动类型。运动处方的制定为患者康复治疗提供科学依据，其目的是在确保治疗安全的同时使患者身体功能得以康复。随着现代医学技术的发展，康复医学逐渐被重视，并广泛应用。运动疗法是以生物力学和神经发育学为基础，通过徒手或应用器械进行运动，治疗伤、病、残患者，恢复或改善患者功能障碍的方法。运动疗法的对象包括中枢神经系统疾病、内科疾病、骨科疾病等患者。脑血管疾病或（和）高龄患者既往有高血压、心脏病等合并症的人较多，在运动时要保证安全、有效，就需要治疗师充分考虑患者的年龄、既往史、合并症等身体状况，掌握适当的运动负荷量，制定完善、合理的运动处方。运动处方的制定使康复训练目的更明确，治疗方法更准确，康复疗效更显著。

一、制定运动处方的目的

运动疗法能够改善或保持肌力、肌耐力，提高心血管及肺脏等内脏器官的功能，改善平衡及运动协调性，提高日常生活活动能力，预防和治疗各种临床并发症等。运动疗法处方主要是根据患者的病情，在确认运动治疗目的后为患者选择适应的运动项目，掌握运动负荷量（如初次运动量、运动量增加的方法）。运动处方的制定可以明确运动方式，还可以为患者出院后的社区康复提供依据，并且为治疗和管理提供永久的记录。

二、制定运动处方的原则

运动处方的制定应遵循安全性、针对性、实用性、疗效性的原则，以人体生理学、运动学、医学基础为依据，在保证安全的前提下，因人而异，制定相应的运动处方。在训练前要对患者进行详细的评定，包括身体的一般情况（血压、心率、呼吸、体温、性别、年龄）、既往史、精神状况、并发症及与运动相关的功能检查（肌力、关节活动度、平衡、步行、日常生活动作等）。根据评定的结果，掌握患者的病情，制定合理的运动处方。实施时应循序渐进，运动强度由小到大，运动时间由短到长，动作由简到繁，使患者逐步适应，并在不断适应中得到提高。在运动中要根据患者个体情况变化，对初期制定的运动处方进行调整，使之成为随时间变化而符合个体条件的运动处方。运动要持之以恒，不要随意间断，以免影响治疗效果。在运动时应密切观察患者情况，在运动中是否有不良反应，并及时调整运动处方。

三、运动处方的内容

运动处方包括运动强度、运动持续时间、运动频率、运动类型几方面内容。

（一）运动强度

运动强度是运动处方中关键的因素，是处方定量化与科学性的核心问题，它直接关系到运动疗效和安全。运动强度是单位时间内的运动量。训练时可根据不同的训练目的选择运动强度。判断方法有检测心率、最大摄氧量的百分数、代谢当量值、主观疲劳程度分级法、运动负荷试验等。在有一定危险因素存在时，必须通过运动负荷试验测定出机体运动能力，即运动时应达到和保持的强度。

1. 心率预测　　心率预测是临床确定运动强度较常用的方法。为了获得最佳效果，并保证安全的运动心率，可计算出患者的最大心率（最大心率＝220－年龄），然后取最大心率的60%～80%为运动适宜心率（靶心率THR）。最大心率随着年龄的增加而下降。曾有文献指出，25～85岁人的最高心率，其测定值与预测值非常接近。运动适宜心率＝180（170）－年龄，其中60岁以上或体质较差的用170－年龄。一般来讲患者进行训练时，心率的增快应控制在10～20次/分。心率增快少于10次/分，可以增加运动强度；大于20次/分，或心率不随强度增加而增加，甚至减少时，应停止当前训练。在有氧训练时（如快走、骑自行车）可每5分钟左右检测脉搏，以确定是否达到靶心率。

心血管疾病患者开始时要将靶心率降低至最高心率的50%。2型糖尿病患者也应以50%～60%的最大心率为最初的训练强度，然后逐渐增加运动至65%、75%。

2. 代谢当量值　　在康复医学中较为常用，常用MET表示。MET值由耗氧量（VO_2）推算而来，健康成人坐位安静状态消耗$3.5 mLO_2/(kg. min)$即1 MET。在不同年龄可通过心率或完成动作时患者能量消耗程度换算得到MET值，从而指导患者进行日常生活作、家务、体育娱乐等活动。一般患者运动能力至少应达到5 MET，才能满足日常活动需要。

3. 最大摄氧量百分数　　根据心肺功能测试或运动负荷试验测出最大摄氧量（VO_2 max），然后取其50%～75%作为运动处方适宜的强度。运动强度小于70%最大摄氧量的持续运动中，乳酸不增高，血液中肾上腺素和去甲肾上腺素保持在较低水平；高于70%或80%最大摄氧量则为高强度运动，对于患者或老年人有危险；但小于50%最大摄氧量常较难取得训练效果。

4. 主观劳累程度分级法　　运动可以使患者出现心率、呼吸加快等生理指标的改变，同时也会有主观的身体感觉变化。根据患者运动时主观感受劳累的程度，可以判断运动强度大小是否适宜。此方法简便，特别适用于家庭和社区康复训练。主观劳累程度分级（rate of perceived exertion，RPE）可有两种计分法：10级计分法或15级计分法，其中15级计分法较常用（表10－2－1）。其主要优点是将得分乘以10即为此劳累级别的心率（次/分）。

表10－2－1　主观劳累程度分级法

程度	不能坚持	非常累		很累		累		稍累		轻松		比较轻松		非常轻松	安静状态
分级	20	19	18	17	16	15	14	13	12	11	10	9	8	7	6
强度(%)	100	92.9	85.8	78.6	71.5	64.3	57.2	50.0	42.9	35.7	28.6	21.4	14.3	7.1	0.0
心率	200		180		160		140		120		100		80		60

5. 运动负荷试验　　此试验是通过一定负荷量的生理运动，了解患者的生理和病理变化。某些静止时难以被检测的心脏功能异常，在运动时由于负荷增加而表现出来，并通过

运动心电图的检测、记录而得以发现。因此，心电图运动负荷试验是对已知或可疑心血管病进行临床评定的诊断试验。试验方法有活动平板运动试验、踏车运动试验、二级梯运动试验。

对冠心病、心肌梗死、高血压病等内科疾病患者，在进行体力活动和日常生活活动前，需进行运动负荷试验，确定运动处方的运动强度。

（二）运动持续时间

运动持续时间一般为 15 ~ 60 分钟。运动负荷控制在 70% 最大心率时，以 20 ~ 30 分钟为宜。运动时间长短应与运动强度相互调节。

心脏病的患者在病情稳定后，每次运动时间可为 30 ~ 60 分钟，包括 10 ~ 15 分钟热身活动和 5 ~ 10 分钟整理运动，15 ~ 30 分钟运动，并且要随时监测心率（如前所述）。在日本厚生省循环系统疾病研究所，急性心肌梗死患者住院期间的运动处方中，患者在 CCU 监护室阶段，第 1 ~ 2 天应绝对卧床；第 3 ~ 4 天可开始床上坐起；第 5 ~ 6 天床边站立，每次 10 分钟，每日 3 次；第 10 ~ 14 日，在他人扶持下室内缓慢步行，每次 5 ~ 10 分钟，每日 2 次，1 ~ 2 MET 运动强度活动；第 3 周病情稳定后可转入普通病房，第 15 ~ 20 天可在走廊缓慢步行，每次 10 ~ 15 分钟，或步行距离 50 米，逐步增加活动量和步行的距离；第 4 周步行距离可增加至 500 米，3 ~ 5MET 运动强度活动。在活动期间严密监测患者活动后心率、血压、心电图变化，如出现胸痛、呼吸困难、心率明显增快、血压明显升高或降低、心电图 ST 段降低，应停止运动。患者在出院前，平地步行时间为每次 20 ~ 30 分钟，速度由慢逐渐加快，运动期间休息 1 ~ 2 次，每次休息 3 ~ 5 分钟。4 周患者病情稳定后出院。在运动中可以参照主观劳累程度（RPE）在 11 ~ 13，掌握患者的运动劳累程度，随时调整运动强度。

脑血管意外的患者，早期病房训练时间以 10 ~ 15 分钟为宜，患者病情稳定后，训练时间为 30 ~ 45 分钟。运动期间如患者出现头晕、胸闷、心悸等不适症状，应停止运动。

（三）运动频率

运动频率取决于运动强度和每次运动持续的时间。运动强度可以通过调整众多的处方变量来达到，如：增加阻力或负荷重量，增加每组运动的重复运动次数，或减少两组运动之间的休息时间。以抗阻训练为例，每次有足够强度的运动，一次训练效应可维持 2 ~ 3 天，但是为了达到有效的运动效果，通常应以每天运动为宜。运动目的不同，运动频率也会有相应的变化。在进行肌力增强运动时，可采用高强度、低频率的运动；进行耐久性运动时，采用低强度、高频率的运动。

（四）运动类型

运动类型分为耐力性运动和力量性运动。耐力性运动为中等强度、较长时间的运动。耐力性运动是有氧代谢性运动，如步行、慢跑、走跑交替、游泳、骑自行车、上下楼梯、跑台行走、骑功率自行车等。力量性运动是肌力增强运动，利用器械或治疗师辅助完成主动运动或抗阻运动，可以分为等长运动、等张运动、等速运动。等长运动和等张运动因为操作方便，所以较为常用。由于运动类型不同，对机体的循环系统会产生不同的影响（表 10 - 2 - 2）。

表 10 – 2 – 2　等张运动和等长运动对循环系统的影响

	等张运动	等长运动
心输出量	+ + +	+
心率	+ +	+
每搏输出量	+ +	0
收缩压	+ + +	+ + +
舒张压	– ~0	+ +
平均血压	0	+ +

注：+　增大；–　减少；0　不变。

由上表可见，等长运动会使收缩压和舒张压增高，收缩压升高显著，外周血管阻力显著增加，心脏后负荷增加。因此，心血管疾病的患者应尽量少做等长运动，尤其避免做憋气的等长运动。等张运动时，心输出量增加，血压轻度升高，符合人体的生理条件，是心血管病患者宜采用的运动形式。等张运动时也应注意强度，不要用力过大。在进行全关节活动范围运动时，放慢并控制速度；进行等张抗阻训练时，应当选择适当的阻力大小，并且在运动时保持一定节奏，有序选择上肢或下肢活动，以便使肢体得到充分休息，随时检测脉搏，避免意外的发生。最近接受过冠状动脉手术的患者应尽量避免传统的上肢抗阻活动，应在术后8 ~ 12周再开始训练量为≥50％最大自主收缩能力的训练，以便胸骨更好地恢复。

四、运动处方执行时的注意事项

治疗师在实施运动处方时应该考虑患者的各种情况。高血压患者有氧运动需在50％的心脏储备以下进行，注意降压药的用药情况，运动前后要测量血压，观察血压变化。糖尿病患者需注意运动中低血糖的发生，了解使用降糖药的种类、服药时间，避免在药效高峰期进行运动。心血管病患者运动更应小心。目前，由 Anderson – 土肥制定的心脏病患者的训练标准在日本的运动疗法实施中被广泛应用（表7 – 1 – 2）。

总之，运动处方的制定需要治疗师对患者病情进行全面的掌握，选择合理的运动强度、运动频率和运动项目。在进行运动前首先要对患者进行必要的检查，对患者身体的状态有充分的了解，针对不同的疾病给予相应的运动处方。并且与患者沟通，使患者了解运动的必要性，以及运动的目的。在运动过程中随时掌握患者的病情变化，及时进行调整，以免发生意外。运动宜从小运动量开始，循序渐进，以达到满意的训练效果。

（沈　莉　常冬梅）

第三节　临床常用治疗技术实施中危险因素管理

运动疗法是一种贯穿于预防、治疗疾患和损伤康复过程的重要的专业康复服务技术。物理治疗师一方面要最大限度地帮助患者恢复、维持或开发其运动功能及活动能力，预防残障的发生，全面提高患者生活自理能力，改善其生存质量；另一方面，又要考虑如何在临床工作中，加强对所面临危险因素的认识及其管理，避免或减少危险的发生。后者已被越来越多专业人士所关注。

在临床治疗过程中，治疗师依据不同的康复治疗目标，采用相应的运动疗法技术为患者进行康复训练。在具体实施不同的运动疗法技术时，所面临的风险也存在着差异。以下将列举几个常用的徒手操作治疗技术加以说明。

一、体位或肢位摆放及危险管理

治疗师在对患者进行体位或肢位摆放时，应注意患者的衣服、床面、支持用的垫子或枕头有无皱褶，以防止由此对患者皮肤产生不均衡的压力，导致皮肤局部血液循环不畅而产生损伤。同时，对于受压部位的皮肤、骨性突出部位或关节，要定期进行检查，以防止压疮的发生。远端肢体的摆放应尽可能地高于近端，防止因悬空而造成手或足部的肿胀。对于特殊肢位的摆放，如髋关节置换术后，为防止术后人工关节的脱位，在仰卧位时，应放置一三角垫于患者双腿中间，以维持其髋关节处于外展位；在向健侧卧位时，还应在双腿之间摆放一枕头，以防止髋关节有内收的动作发生；被动活动髋关节时，屈髋的范围不能超过90°。

二、关节被动活动训练及危险管理

主要应用于长期卧床、严重意识障碍或身体因某种原因不能进行主动活动的患者，其目的是维持关节的正常活动范围，防止挛缩现象的发生，为日后康复训练打下良好的基础。治疗师在进行此类被动活动时，应注意以下几点：

（一）关节的位置

在做被动关节活动范围的训练时，治疗师必须先保证操作关节处于正常位置，然后再针对关节实施被动手法技术。这样才能保证手法技术操作是维持了患者关节的活动范围，而不是加剧了关节的障碍或人为地对关节造成了二次损伤。如在进行肩关节被动活动时，治疗师应先检查其关节有无半脱位或脱位的现象，如果存在此类问题，应将关节复位，再以肩关节的轴心为运动的中心点，缓慢地、准确地围绕关节的轴心对关节的各个方向实施被动活动。

（二）关节的活动范围与方向

在进行维持性被动关节活动时，范围不宜过大，以防止对关节周围组织过度牵拉。治疗师只能在患者关节现有或正常的范围内进行被动活动，不能引起患者的疼痛或不适。在具体手法操作时，每次应只针对一个关节、沿一个运动方向进行活动，不宜采取集团式（如屈髋、屈膝式）或复合式（如屈曲加外展、外旋）的运动模式。这样，才能避免因手法力度过大或操作方向有所偏差而导致关节周围组织的损伤。

（三）手法的实施

治疗师在实施手法技术时，用力的手应尽可能地靠近所操作关节的轴心，防止因力臂过长而导致病理性骨折的发生。操作过程中，运动的速度应缓慢、均匀，手法的力度适中。在遇到肌肉痉挛或局部肌肉高度紧张时，不应快速返回或继续向前，正确的做法是在该处稍作停顿，待肌肉的张力有所缓解之后，再继续向前完成余下范围的被动活动。这样才能降低被动手法操作时与痉挛肌肉形成对抗性作用力的力度，减少痉挛肌肉纤维被拉伤和病理性骨折发生的概率。

三、关节松动技术及危险管理

关节松动技术是用于改善关节活动范围的一种被动手法技术。在使用此种手法之前，治疗师必须首先对患者的关节进行细致的专业性评定，找出关节活动受限的原因、方向和程度等，然后选择针对性强的手法进行治疗。如果患者关节活动范围受限的主要原因是疼痛，就应采用力度较小的手法，由起始位逐渐接近关节活动范围的末端，并在治疗过程中使疼痛逐步缓解；反之就会加剧疼痛的症状，使关节受限更为严重。但如果关节的受限主要是由于周围组织粘连、挛缩等因素造成时，关节松动术的手法就应在关节活动范围受限的末端实施，并采用较大的力度或强度，有时甚至引起患者局部产生牵扯样疼痛感觉。

四、肌肉牵伸及危险管理

应用肌肉牵伸技术时，应先通过评定找出肌肉短缩的原因。如果由于局部的痉挛或疼痛导致肌肉紧张、短缩，可直接通过热敷或其他理疗的方式予以缓解。如果出现肌肉本身纤维的短缩，在借助理疗的方式缓解部分症状之后，就需采用人为的、被动牵伸的手法延长肌纤维的长度。具体实施牵伸手法时，要先区分短缩发生的部位，即发生在肌腹还是肌腱部位。由于肌腹具有较大的弹性，而肌腱是肌肉连接骨的结构，具有较大的抗张力，弹性较差，因此当被动牵伸整块肌肉时，多数牵伸的力作用于肌腹，肌腱的部位很少被牵伸到。所以，当肌肉短缩的原因来自肌腱时，如果采用上述方法进行牵伸，只会造成肌腹被过度地延长，有时甚至使局部纤维产生损伤，加剧了肌肉短缩的程度。因此，在这种状况下，就要采用局部的、针对肌腱的牵伸手法。

五、肌力增强训练及危险管理

在进行肌力增强训练时，治疗师应对将要训练肌肉的肌力状况进行详尽的评定，包括肌容状况、肌力的大小、肌肉的初长度、耐力等。另外，还需考虑患者身体障碍的具体情况，选择适宜的训练方式，在提高肌力的同时不加剧疼痛、骨折未愈合等障碍。在具体实施肌力训练时，应考虑到以下几个危险因素：

（一）阻力施加的方式

阻力施加的方式一般分为徒手或器械。徒手与器械相比，其方式较为安全。因为治疗师或患者自己可根据肌肉的实际状况适时地控制施加阻力的大小与肌肉收缩的速度，当遇到疼痛或其他不适感觉时，可及时调整训练的方式或手段。而在器械训练方式，肌肉在整个活动范围内所抵抗阻力的大小是不同的，即在活动的起始和终末肌肉抵抗的阻力最小，而中间最大。因此，在选用器械方式提高肌力时，治疗师除了要把患者自身肢体的重量作为阻力或辅助力量的一部分加以考虑，还需考虑器械给予的阻力在肌肉活动整个范围内的变化，以防止阻力施加过大而导致肌肉在训练过程中出现过度疲劳或损伤。

（二）训练方式的选择

在进行肌力训练时，肌肉以何种方式进行收缩，才能更安全、更有效地提高肌力，值得治疗师认真考虑。例如：肌肉在以等长收缩的方式进行提高肌力训练时，重复的次数不宜过多，一般在 5～10 次左右，阻力的大小以患者肌肉的收缩能维持 5～10 s 为佳，否则就表示阻力过大。同时，在训练过程中，应注意调整患者呼吸的频率，防止因屏气效应而加重心血管的负担。肌肉在以等张收缩的方式进行训练时，治疗师要注意阻力施加的力臂、大小和在整个活动范围内阻力的变化等，防止阻力过大而造成肌肉过度疲劳。除此之外，治疗师还需考虑训练时患者的体位或肢位等相关因素，如在提高伴有腰痛的患者股四头肌肌力的训练时，就不宜采用仰卧位下直腿抬高抵抗阻力的方式（可加剧患者腰痛的症状）。

六、平衡与协调功能训练及危险管理

在进行平衡与协调动作训练时，要保证患者身心得到放松，加强对患者在训练中的安全管理，适时地提高训练的难度，防止患者跌倒或因失去平衡而造成骨折、肌肉损伤等伤害的发生。例如：在进行平衡训练时，治疗师根据患者的具体情况，先选择一个患者较易控制的体位，进行相应的运动能力与控制等方面的训练，待患者各方面平衡能力有所提高，就可通过减少支持面积、提高身体重心的高度或减少保护的措施等方式，再过渡到下一个较难控制的体位下，进行新一轮的运动能力训练。依此类推，直至患者能维持任何体位下的平衡。另外，对于伴有痉挛的患者，在进行平衡训练时，应首先利用理疗或手法技术对肌肉痉挛予以缓解，消除患者的不安，防止平衡被破坏时由于保护性伸展动作不能及时出现而导致患者摔倒或引起相应肌肉损伤。同时，在训练过程中治疗师还要观察患者有无头晕、恶心或头痛的症状，防止因体位的快速变化而导致头部的供血不足等。

七、日常生活活动能力训练及危险管理

对于物理治疗师而言，日常生活活动能力的训练是关节活动范围、肌力与耐力、平衡与协调功能等方面功能训练的整合。因此，在进行训练时，患者所要面临的风险是多方面的。以步行训练为例，治疗师一方面要判定患者下肢骨是否能承重或能承重多少（如骨折或关节损伤后，在一定时期内下肢不能负重或只能负担部分体重），下肢肌肉是否具有一定的控制肌力与关节的能力，患者能否完成站起动作并能保持一定的平衡，还需考虑步行训练时，训练场地是否拥挤，地面是否平整、防滑，有无障碍物，患者是否需要助行器、矫形器或支具等予以辅助，步行的速度、时间与距离的设定等。治疗师只有充分考虑好患者步行时将要遇到的风险，并加以一一预防，才能保证患者安全地提高步行的能力。

八、神经生理和神经发育技术及危险管理

主要应用于中枢神经系统疾病所导致的运动功能障碍。在急性期内，由于患者全部或部分肢体的活动不能或不受控制，在进行被动活动中，治疗师应加强对瘫痪肢体的保护，防止二次损伤或障碍的发生。在进行诱发正常运动模式出现时，应根据患者运动功能的具体情况，适时地给予必要的辅助。在恢复期内，治疗师除了尽可能地缓解痉挛的程度，提高患者的运动能力，避免患者在训练中摔倒等危险发生之外，还应随时观察患者心率与血压的变化，防止训练量或训练动作难度过大而引起患者心血管系统出现异常。

九、心肺功能康复训练及危险管理

无论在给有心肺功能障碍的患者进行康复训练，还是给其他患者进行康复训练，治疗师都应密切关注患者心肺功能各项指标的变化。一般来说，在进行康复训练前，对于心肺功能有障碍的患者，应先测量其安静时的心率和血压，并预测计算出最大心率。如果在康复训练的过程中，患者心率达到最大心率的85%，或血压比安静时增加了20～40 mmHg，表明此时训练的强度已达到其亚极量的水平，为安全起见，应适时地终止或降低康复训练的强度。同样，如果观察到患者出现呼吸急促或困难、胸闷、心绞痛、极度疲劳、身体摇晃、步态不稳、头晕、耳鸣、恶心、意识不清、面色苍白、表情痛苦、出冷汗等症状时，应考虑到患者的心肺功能出现了障碍。心肺功能严重障碍的患者，在康复训练时，需佩戴专用的监测仪器或设备，以便治疗师随时掌握患者的心肺功能状况，防止意外发生。

（常　华）

第四节　临床常见疾患的危险因素管理

一、脑瘫患者的危险因素及管理

（一）癫痫的管理

1. 癫痫表现　从脑瘫的合并症来看，癫痫发病率较高，高龟所统计150例15岁以下脑瘫儿童中，2岁以下占38.9%，其中大发作占48.7%，局灶性发作占11.3%，这些发作如果不加以控制，不仅妨碍脑瘫患儿康复，严重者还有增加脑损伤的危险。

（1）全身强直-阵挛发作表现：早期出现意识丧失、跌倒，发作分三期。强直期：全身骨骼肌持续收缩，眼球上翻或凝视，咀嚼肌猛闭合，可咬伤舌尖，或有尖叫，呼吸停止，颈部和躯干肌肉强制收缩后反张，上肢内收旋前，下肢先屈后伸，持续10～20秒。阵挛期：强直转成阵挛，有短暂间歇，血压升高，瞳孔扩大，唾液分泌物增多。发作后期：有短阵挛，可引起大小便失禁，呼吸首先恢复，瞳孔、血压、心率渐至正常，肌张力松弛，意识恢复。

（2）失神发作表现：突然发生突然停止的意识丧失，典型的失神是活动突然停止，发呆，呼之不应，手中物体落地，有些患儿可机械重复原有的简单动作，醒后不知发病。部分性发作：发作时意识存在。

（3）单纯性部分运动性发作表现：身体的某一局部发生不自主抽动，见于一侧眼睑、口角，也可涉及一侧面部或肢体，严重发作后留有短暂性肢体瘫痪。

2. 发作期管理措施　训练前询问有无癫痫发作史，在何种情况下易发作，是否服用药物，必要时联系医生，做脑电图检查。在训练中患儿发生强直-阵挛性发作时，可立即掐人中，此方法便捷有效。治疗师可扶助患儿平卧，防止跌伤，解开衣领、腰带，解开纽扣，以利呼吸通畅，抽搐发生时在关节部垫软物，防止擦伤，不要强压患儿肢体，以免引起骨折和脱臼。也可将患儿头部转向一侧，让分泌物流出，在发作后期面部松弛时将口中分泌物及时抠出，避免气道堵塞，同时尽快与临床医生联系处理。发作后注意让患儿在安静的地方休息，避免激烈活动、嘈杂声音等。

（二）皮肤摩擦伤及管理

1. 肌张力高　由于髋关节内收肌紧张会造成双大腿内侧皮肤互相摩擦，此时可以对内收肌做牵张活动。具体方法：患儿仰卧位，下肢放在髋关节稍外展位，治疗师用手掌对患儿的腹股沟内侧下方的大收肌的肌腹进行按压、放松，然后边做放松边做外展活动。在练习行走或跑步时膝关节内侧皮肤易发生擦伤。可以使用弹力绷带，在膝关节上缠绕不要过紧，以能伸进一根手指为宜。

2. 穿戴踝足矫形器或矫形鞋有可能会造成皮肤的摩擦伤　处理方法：①在踝足矫形器或矫形鞋制作完成之后，先给患儿穿戴几分钟，询问有无不适，并观察有无磨红和皮肤破损。②令患儿穿戴踝足矫形器或矫形鞋行走，每隔10分钟左右观察与装具相接触的皮肤状况。若存在压迫或磨红，应及时与假肢制作师联系进行修改。

3. 重度脑瘫患儿长期轮椅生活，由于存在痉挛或手足徐动，身体与轮椅的接触点会发生过度摩擦，造成皮肤红肿、破损，皮肤破损后的反复摩擦非常容易形成溃疡。处理的方法有：①利用海绵垫或硅胶垫扩大身体与轮椅的接触面积。②调整轮椅，尽量使患儿在轮椅上保持良肢位。③在足下加装足部的支撑装置，减轻痉挛。④在易受伤的肘部戴上护肘或包绕弹力绷带。⑤在两腿之间加小软枕以缓解内收肌的紧张。

（三）扭挫伤和骨折及管理

1. 踝关节损伤　踝关节的生理结构决定了外踝部骨性和韧带结构比较薄弱，加之脑瘫患儿容易出现足内翻、尖足的异常姿势，因此，在训练患儿站立行走时易发生踝关节外侧韧带的损伤和骨折。预防：①在痉挛较重时，先进行被动活动，等痉挛缓解后再进行抗重力站立。②站立、行走训练不要在软的垫子上进行，尽量在硬一点的地面上进行，必要时用弹力绷带进行踝关节的背屈固定。③痉挛较重、出现变形时，可以考虑装配矫形器或者进行手术。处理：踝关节扭伤可用冰敷的方法缓解肿胀和疼痛。若肿胀严重时，则应立即制动，并及时与骨科医生联系确认是否发生骨折。发生骨折后对骨折处制动，但应早期对远端关节进行被动活动，通过等长收缩来维持肌围度和肌力。

2. 管理措施　在给年幼的患儿进行被动活动时注意动作要轻柔；对关节僵硬、卧床时间较长的年长患儿，在训练之前应确认是否有骨质疏松，是否存在其他疾病、合并症，以便在训练中加以注意。

（四）训练时防止发生呛咳、窒息

很多脑瘫患儿合并吞咽障碍，在给患儿喂水时要用带缺口或带吸管的杯子，要少量、缓慢地喂水，头部不要过度后仰，保持中立，以免呛咳。

患儿过度哭闹时不要给患儿吃东西，以免引起呛咳呕吐。重度脑瘫患儿由于体位异常，在仰卧位发生的呕吐、误吸容易造成窒息。对于这样的患儿尽量保持仰卧位良肢位，头部和背部垫高与床面成一角度，膝关节下垫一软枕，或侧卧位背部垫一软枕，增大与床面的接触面积，保持放松肢位，降低胸部肌张力，减少窒息的发生。

（五）髋关节脱位预防和管理措施

1. 在脑瘫痉挛型的患儿中，下肢的内收肌张力过高、臀肌无力造成髋关节的自发脱臼是脑瘫的重要并发症之一，发生率为 2.6%～28%。髋关节的稳定和患儿步行能力之间有很强的联系。长期缺乏肌肉、躯体运动和异常负重可导致骨关节异常，关节粘连、脱位，骨折等。

2. 管理措施　①改善外展肌的肌力。②尽量避免髋关节的屈曲、内旋、内收的动作。③增加负重。尽早帮助患儿在外展、外旋的体位站立，加强患侧的负重，在矫形器的配合下行走等，有利于改善骨的异常构造，改善髋关节的脱位状态。

二、脑卒中患者的危险因素及管理

（一）脑出血复发的危险和管理

1. 发生因素　脑卒中早期康复可使患者的功能获得最大限度的恢复，但在患者生命体征尚未平稳时，康复训练不适当的介入可导致患者病情恶化，再次发生脑出血。再次出现脑出血与患者血压升高有关。在急性期有时因降压过急过快，使脑供血急剧不足，由小范围缺血转成大范围的缺血，造成危险。

2. 管理措施　在早期治疗中应采取的防范措施包括：①要选择好开始运动治疗的时间。目前认为，在患者生命体征稳定，神经学症状不再发展，观察 2～3 天后，可开始早期康复。②注意观察患者对治疗的反应，学会识别发病的先兆，应注意动作轻柔和缓，不宜使患者过度用力。③密切监测血压，观察血压波动情况，与主管医生保持密切联系。④嘱咐患者及家属切勿让患者剧烈运动、用力排便、情绪波动、过度劳累等，因为这些都会引起血压增高。

（二）深静脉血栓形成和管理

1. 发生因素　深静脉血栓形成（DVT）是脑卒中患者的常见并发症，也是脑卒中后急性肺栓塞的常见病因，特别是下肢 DVT，增加了脑卒中患者的致残率和致死率。DVT 的发生大多与患者长时间卧床有关。有文献报道 DVT 多发生在卧床的第 4～7 天。DVT 也可能与脑梗死患者入院后立即给予抗凝或溶栓治疗延迟有关。脑卒中后偏瘫患者无症状的下肢 DVT 发生率高达 50%，且易被临床漏诊。已形成血栓或有血栓形成倾向的患者，在进行肢体功能训练时如不加以注意，易使血栓脱落，有出现肺栓塞或再次脑梗死的危险。据文献报道，瘫痪越重，卧床时间越长，远端血流速度下降，静脉血流滞缓，越易造成下肢的深静脉血栓。因此，在采取防范措施的同时尽早进行患肢功能锻炼，对脑卒中患者在康复过程中减少 DVT 的发生具有重要意义。

2. DVT 的主要症状　患肢疼痛、肿胀、无力、皮肤轻度发绀。

3. 管理措施　①进行上、下肢动静脉的多普勒超声检查，以便尽早发现隐患。②生命体征稳定后，给予床边被动活动，良肢位的摆放，抬高下肢，起床后穿弹力袜促进静脉回流。③勤检查患者肢体有无压痛、水肿等情况，并与对侧进行比较。④勤检查患侧肢体远端脉搏搏动有无改变。⑤每 3 日测量偏瘫侧肢体周径有无增大；嘱患者家属帮助按摩腓肠肌，促进静脉血回流。⑥取坐位时，双脚平放在台子上，促进静脉回流。

（三）体位性低血压的危险和管理

1. 发生因素　脑卒中患者由于长期卧床，造成体位血压调节反射机制显著不全。存在体位性低血压的患者，在坐起、站立时，收缩期血压可迅速降低 30 mmHg 左右，极易出现眩晕、恶心甚至昏厥等脑缺血表现。除此之外，当患者从卧位到站立位时，还可出现静脉回流障碍。向心脏的静脉回流量减少，心搏出量减少，导致处于高于心脏水平的脑血流量减少，也会出现脑缺血的一系列症状。体位性低血压以收缩压下降 10～20 mmHg 或心率增加 10～20 次/min 为准，伴有或不全伴有面色苍白、冷汗、脉细速、头晕、眼黑等症状。

2. 管理措施　为了预防患者发生体位性低血压，影响治疗的进程和效果，需要注意以下几点：①在训练前做好患者的心理辅导，消除患者的恐惧心理，并简要地给患者说明注意事项，取得患者的配合。②尽可能避免长期卧床，早期开始床旁训练，从坐位到站立位训练按照循序渐进的原则，逐步增加坐起和站起的角度。③在进行斜床站立训练前，最好先在床上行双下肢的主、被动运动以改善血液循环。④在进行斜床站立时，胸部保护带最好不要系得太紧，以免影响呼吸而导致不适。⑤在站立训练过程中，必须密切观察患者的情况，如意识变化、面色、血压、脉搏的变化，询问的患者自觉症状，如有无头晕、恶心、疲劳感。一旦出现症状，应立即降低站立角度，情况严重者应立即停止训练，把患者置于平卧或头低脚高位。

（四）高血压的发生和管理

高血压是脑血管病的首要危险因素。患者如果能在适宜的运动强度下训练，可达到调节血管收缩平衡，改善血管内皮功能和动脉弹性的目的。

对于高血压患者，在治疗中运动强度应为 40%～70% 最大耗氧量，每周 5 次，每次 30～50 min。安静状态下收缩压 >200 mmHg，舒张压 >110 mmHg 时则应终止训练。治疗中注意避免需要长时间闭气的动作，不宜进行肌肉的等长收缩训练。在治疗前和治疗中注意测量血压。

（五）冠心病的发生和管理

对于患有冠心病的脑卒中患者，适度的运动有利于保持冠脉的通畅，改善冠脉供血。与冠心病运动的危险性有关的 3 个主要因素为：年龄、心脏疾病和运动强度。治疗时如发现下列症状，如上身不适（包括胸、臂、颈或下颌，表现为酸痛、烧灼感、紧缩感或胀痛）、无力、气短、骨关节不适（关节痛或背痛）等，应停止治疗，及时联系医生。

严格掌握运动的适应证并根据患者的身体情况制定运动方案，可减少危险性。运动强度以心率作为依据。一般要求活动后心率不超过 110～115 次/分，或增高不超过静息时心率 10～20 次/分为宜。特别在第二天清晨时，如心率尚未恢复者，即使体征并无加重，仍表明运动强度过大，应减量。所有治疗项目均应避免剧烈、快速的用力，尤其应避免静止性肌紧张和闭气。

（六）跌倒的危险和管理

跌倒是一种突发的、不自主的体位改变，导致摔在低的物体（如地板、地面）上。脑卒中患者在痉挛期会出现异常的运动模式，尤其是在行走的过程中，踝关节出现跖屈内翻，在支撑期不能做到全足着地、摆动期足趾拖地，影响了行走中的身体平衡和稳定，易造成摔倒。

针对痉挛患者，应在训练中有计划地、尽可能地诱发正常的运动模式，通过被动活动、软组织和关节松动术等缓解肢体痉挛，调整身体力线，改善步行能力。若膝反张严重，踝关节痉挛较重，可以采用踝关节矫形器，提高站立和行走中的稳定性，预防摔倒。

此外，治疗师要注意了解患者服药情况，如服用镇静药物的患者，要密切观察其共济失调不良反应的情况；使用降糖药物的患者要及时发现和预防低血糖反应。为预防体位性低血压，应教育患者在准备离床或训练从卧位坐起时，至少在床上坐 1 分钟以上，下地后至少等 30 秒后再行走，防止跌倒。老年患者的站立、步行训练应以安全为主，在容易跌倒的地方设置醒目警示标志或加强保护指导。

三、脊髓损伤患者的危险因素及管理

（一）呼吸障碍及管理

1. 原因　对于脊髓损伤的患者来说，呼吸系统的障碍是造成死亡的最大原因。C 3 以上损伤的患者，由于肋间肌和膈肌瘫痪不能自主呼吸，要用人工呼吸机来辅助呼吸。C 4 以下损伤的患者膈肌功能残存，但由于 T 10 以上的损伤会导致腹肌、肋间肌肌力减弱，因此出现吸气量减少，呼气力量也受到影响。胸髓损伤患者多发肋骨骨折且易合并气胸和血胸，因此呼吸的储备力大大降低。特别是颈髓损伤的患者，在运动疗法训练过程中应注意因呼吸功能障碍引起的头晕、胸闷、憋气等危险因素的发生。

2. 管理措施　C 5 以上损伤患者，肺活量仅是正常人的 1/2，预备呼气量也减少了 1/3，为了维持肺活量在 1000 ~ 1200 mL 以上，需要维持斜方肌肌力和胸廓的扩张能力。C 4 以下损伤患者，为强化膈肌功能应尽早进行腹式呼吸的训练。呼吸体操也是改善呼吸功能的很好选择。对于胸髓损伤的患者，应尽可能地提高其腹肌、肋间肌肌力。

（二）深静脉血栓的危险和管理

1. 原因　颈髓损伤的患者容易出现血压过低。其中，C 4 损伤的患者多见收缩压低于 80 mmHg 的情况，心率也随着交感神经兴奋性降低而减慢。进行气管插管时，通气不足的刺激使迷走神经兴奋，心率降低，甚至心搏暂停。患者在受伤后 3 个月内，由于肌肉收缩障碍，血液在血管内循环变缓，易发生下肢深静脉血栓，甚至造成肺栓塞。

2. 管理措施　针对深静脉血栓，治疗师在训练中应密切观察肢体情况，一旦发现下肢异常肿胀，应立即通知临床医生，并中止下肢的被动运动训练。对于颈髓损伤的患者，在运动疗法过程中，应注意监测血压和心率，当患者收缩压低于 60 mmHg，压差小于 20 mmHg，须停止训练。进行气管插管前要注意给予吸氧治疗。

（三）泌尿系统感染的危险因素和管理

1. 原因　泌尿系统的感染在脊髓损伤者中发病率很高，尤其是四肢瘫的患者。发热、上呼吸道感染、压疮、静脉炎、附睾炎、便秘、尿路结石等，都可能诱发泌尿系的感染，甚至造成慢性肾功能衰竭。

2. 管理措施　对于导尿或通过敲打、按压方法排尿的患者，应提醒患者及其家属留意残余尿量和每日的饮水量，以避免因饮水过少或残余尿量过多造成感染。对于留置导尿的患者，注意观察留置导尿的尿袋中尿液的颜色，出现尿液过黄或过于浑浊、患者有发热和乏力等症状时，应提醒患者尽快进行血液和尿液的检查。若患者带留置尿管进行关节活动度训练时，不要使尿管末端高于插管前端，以免尿液倒流造成感染。

（四）自主神经系统障碍产生的危险及管理措施

1. 体温调节障碍的管理措施　体温调节障碍主要表现在损伤水平以下出汗少或不出

汗，此类情况可以指导患者调节室温、增减衣物加以解决。

2. 体位性低血压的管理措施　出现体位性低血压症状时，应让患者及时卧床，采取头低脚高位。在运动疗法训练过程中，可以使用腹带和下肢绷带缠绕小腿，增加腹压和末梢血管的压力，减轻低血压症状。在训练中突发低血压时，也可以采取躯干前屈来增加腹压，使血压上升。如果患者长期有体位性低血压的症状，在训练时可以加强躯干前屈的训练。

（五）压疮的预防和管理

1. 原因　脊髓损伤患者由于运动感觉障碍，丧失了正常人对刺激的无意识反应能力，长期卧床后皮肤及皮下组织易受压发生坏死。脊髓休克期所有的血管运动神经反射全部消失，肌紧张降低，易发生压疮。在日常生活活动中一旦皮肤损伤，也很容易诱发压疮，因此要注意避免皮肤受损，如热水烫伤、入浴时滑倒、烟头烫伤等。虽然压疮是由于感觉障碍引起，但是全身的营养不良、贫血、局部感染、皮下组织炎症、皮肤损伤，加上关节挛缩、脊柱侧弯、骨盆倾斜等因素加重了压疮的发生。

2. 预防措施　急性期开始预防压疮的发生是很重要的。卧床期：每两个小时体位变换一次，尽量保持30°半侧卧位，避免骶尾部、大转子、足跟等骨突出部受压。训练中不要长时间压迫、摩擦骶尾部。坐位保持期：由于长时间保持坐位，坐骨结节处容易发生压疮，因此15分钟做一次撑起动作很重要，不能做撑起动作的患者取坐位的时间不能超过1小时。髋关节、膝关节、踝关节应尽量保持90°，不要用骨突出部支撑体重。下肢各关节不能保持90°屈曲时，作为姿势保持用具，要注意轮椅坐面的倾斜度，靠背、坐垫、脚踏板的使用。另外，有必要指导患者和家属保持皮肤的清洁和干燥。

（六）挛缩变形的预防和管理

1. 原因　对于颈髓损伤患者来说，急性期时手掌向上或向下放置在床上时，由于手内肌失去了作用，受重力的影响，MP 关节和手掌处于完全伸展状态，指间关节处于屈曲状态，长此以往 MP 关节屈曲、IP 关节伸展将会受限，造成挛缩。

由于颈髓损伤的患者麻痹肌和痉挛肌不平衡，易造成挛缩，如肩胛骨上举、肩关节外旋、肘关节屈曲、膝关节屈曲、脚尖足、脊柱丧失活动性等，儿童脊髓损伤时最易发生脊柱变形。

2. 管理措施　早期进行手指的被动运动可预防手指的挛缩。腕关节在蚓状肌腱的作用下，背屈时 MP 关节和 IP 关节自然屈曲，相反掌屈时自然伸展。因此，为了维持蚓状肌的作用，在卧床时要利用绷带、支具等使腕关节保持背屈位，手握毛巾卷使 MP 和 IP 关节保持屈曲位。在做手的被动关节活动训练时，也应注意不要破坏蚓状肌腱的作用，伸展MP 关节时不要同时伸展 IP 关节，屈曲 MP 关节时也不要同时屈曲 IP 关节。

对颈髓损伤患者挛缩，无论在任何体位，都要充分注意患者的姿势。仰卧位：使肩胛骨前方突出、下降，肩关节轻度外展，肘关节伸展，前臂旋前，腕关节背屈，手指功能位，髋关节伸展、轻度外展，膝关节伸展，踝关节背屈。侧卧位：使位于上方的上下肢伸展位，下方的上下肢屈曲位，颈部和躯干用垫子固定。

（七）异位骨化的发生和管理措施

1. 发生因素　异位骨化是指在瘫痪部位，关节的周围肌腱、韧带、关节囊、肌肉、筋膜等发生骨化。发生率在 15%～85%，好发部位在髋关节、膝关节、肩关节、肘关节、踝关节等大关节，比较常见的如髋关节的髂腰肌和内收肌，坐骨结节，膝关节的内侧阔肌、股四头肌、髌韧带，肘关节的内外髁和肱三头肌的尺骨鹰嘴附近等。异位骨化发生的时期，一般开始于受伤后两个月，比较常见的是在伤后两年内发生。胸腰段脊髓损伤的发生率高于颈髓损伤，完全损伤比不完全性损伤发生率高。

2. 管理措施　异位骨化的发生影响关节活动度并易造成骨折，对患者的日常生活作造成很大影响，因此早期的预防是很重要的。首先，在损伤初期，尽量避免粗暴的被动关节活动，不要给关节和肌肉造成过大的负担。其次，一旦发现关节周围有发热、肿胀等现象，应立即配合医生进行检查，一旦确诊，要停止剧烈的被动运动。

（八）骨质疏松的发生和管理

对恢复期的患者来说，发生骨质疏松的概率较大，在运动疗法训练中，要及时与临床医生沟通，密切观察患者的情况，一旦发现严重的骨质疏松症立即停止训练，接受临床治疗。症状较轻的患者在做训练时，被动运动的手法要缓慢、轻柔，移乘和起坐时也应轻起轻坐，防止发生病理性骨折。

（九）跌倒的危险和管理

四肢瘫及截瘫患者由于体位性低血压，坐位及立位平衡障碍时易发生跌倒。因此在坐位训练、移动动作训练、站立及行走训练时，要密切观察患者的平衡情况，教给患者失去平衡时的自我保护方法，防止发生跌倒，减少跌倒造成的不良影响。

（十）感觉障碍的危险和管理

完全性或不完全性脊髓损伤后，损伤髓节以下的深、浅感觉减弱甚至丧失。温热疗法时首先要确认触、温觉的情况，以防止烫伤。深感觉丧失的患者，应提醒其注意在翻身、移乘、驱动轮椅等日常生活过程中的肢体位置，防止意外的发生。

四、内科系统疾病的危险因素及管理

（一）循环系统疾病患者的危险因素和管理措施

1. 高血压的管理　2006 年《中国慢性病报告》指出我国 18 岁及以上成人高血压患病率已达 18.8%。高血压是脑血管病最主要的独立危险因素，无论是出血性脑卒中，还是缺血性脑卒中，均与收缩压、舒张压和平均动脉压呈线性关系。文献报道，血压超过 21.3/12.0 kPa（160/95 mmHg）的人发生脑血管病的比例是血压正常者的 8 倍。

（1）造成原因：在运动疗法过程中，因运动强度、情绪、睡眠等因素，会使患者的血压有较大的波动，当血压异常升高时可伴有头痛、眩晕、心悸等症状。高血压病人如在运动中出现血压升高，则发生心源性猝死或脑卒中的危险增高。而且老年人、脑血管病患者，在进行运动时，血压的变化比心率变化要显著，因此无论是高血压患者还是伴有高血压病史的其他参加运动疗法的人群，在进行治疗时治疗师都应十分关注患者的血压变化，同时对上述症状给予足够的重视，当治疗中患者血压突然升高时及时处理，避免脑血管病突发或复发。

（2）管理措施：血压的测定受环境、体位、时间、气温、精神等因素影响，并产生较大变化。对于高血压患者或伴有高血压病史的患者，在治疗前、治疗过程中、较大运动量后，应利用血压计监测血压的变化，并根据血压情况判断患者是否可以进行或需要中止运动疗法。患者舒张压在 120 mmHg 以上或收缩压在 200 mmHg 以上时不可以进行物理治疗；在运动中，患者收缩压上升 40 mmHg 以上或舒张压上升 20 mmHg 以上时要中止运动。根据患者血压的变化，调整运动强度或治疗时间等，以避免患者血压的较大波动，增加治疗的安全性。

治疗师还要关注患者服用降压药的情况，了解药物起效时间，选择适当的治疗时间，避免治疗中因体位或运动方式的变化出现低血压反应。

2. 急性心肌梗死的管理

（1）危险因素：心肌梗死患者在进行运动疗法时，可能出现呼吸困难、头晕、心前区疼痛、全身乏力、低血压、低血糖、严重心律失常等。

（2）管理措施：针对上述危险因素对心肌梗死的危险管理有以下几个方面：①监测患者的血压和心率，观察并询问患者有哪些自觉症状。②严格按照患者可以承受的代谢当量值制定运动计划。③了解患者心电图指征。④运动前详细了解患者进食和用药情况，康复运动宜在空腹或进食 2 h 后进行。⑤在患者出现以下异常状况时应及时中止运动疗法：安静时脉搏在 100 次/分以上；治疗过程中脉搏在 135～140 次/分以上，在治疗中或后出现胸闷、呼吸困难，ST 段改变，收缩压下降显著或出现有意义的心律失常。同时在出现中止或暂停运动的指征后，应立即报告临床医生，扶患者平卧休息、吸氧等。

（二）代谢和营养疾病的危险因素和管理措施

1. 1 型糖尿病患者易发生的危险因素　此类患者在接受胰岛素治疗时，常波动于相对性胰岛素不足和胰岛素过多之间。在短效胰岛素注射一小时之内不宜运动，因为运动增加血糖消耗，易发生低血糖。

2. 2 型糖尿病患者运动疗法过程中注意事项　运动疗法的对象以 2 型糖尿病患者为主，也包括脑卒中等伴有糖尿病病史的其他患者。治疗中要充分考虑到患者的药物及饮食的影响，选择合适的运动治疗时间、强度和运动类型，避免患者出现头痛、发汗、心动过速、震颤等低血糖反应。糖尿病患者中等运动负荷的降糖作用一般与餐后运动的时间有关，餐后 90 分钟进行运动降糖作用最好，餐后 60 分钟次之，餐后 30 分钟的降糖作用最差。

糖尿病性骨质疏松多见于中老年人，常并发于糖尿病控制不理想或病程较长的患者，临床常见腰背酸痛、腰膝酸软、足跟痛、耳鸣耳聋等症状。糖尿病患者在运动治疗的过程中，可能主诉上述某些症状，治疗师要给予足够的重视，以防患者因并发骨质疏松而导致骨折等意外。同时若糖尿病患者同时伴有发热，严重感染，酮症，严重心、脑、肾、视网膜并发症时，禁止进行运动。

（三）呼吸系统疾病的危险因素和管理措施

COPD 患者在运动过程中较易出现呼吸困难，甚至呼吸衰竭，所以 COPD 患者及既往有 COPD 的患者在运动治疗过程中，除了需要严格按照患者耐受的代谢当量制定训练计划和监测运动中的血压、心率等变化外，最重要的是评定患者的呼吸困难程度和疲劳程度，根据呼吸困难程度和疲劳程度调整运动计划或中止治疗。

修正的 Borg 量表（modified Borg scale for bresthless, Borg）（表 10 - 4 - 1）和视觉模拟量表评分（visual analog scale, VAS）不仅可以评定运动治疗过程中的呼吸困难程度，

对评定运动负荷试验中的呼吸困难也非常有用。例如应用修正的 Borg 量表，患者感觉在 7~9级，并出现呼吸急促、胸闷、心悸、疲劳等自觉症状，应中止运动。

表 10-4-1　修正的 Borg 量表

刻　度	感　觉
0	完全无
1.5	非常非常轻
1	非常轻
2	轻
3	
4	有点重
5	重
6	
7	非常重
8	
9	
10	非常非常重

（庞　红　李洁辉　朱　琳　叶　森）

思考题

1. 危险管理的定义和意义是什么？

2. 在危险管理中，物理治疗师的作用有哪些？

3. 为了防范脑卒中患者在治疗过程中跌倒应采取什么措施？

4. 为了防范脑卒中患者在治疗过程中出现体位性低血压应采取什么措施？

5. 癫痫的临床表现及应对措施有哪些？

6. 应如何考虑运动处方的制定？

7. 运动疗法中制定运动处方的目的和原则是什么？

8. 脊髓损伤患者出现异位骨化和骨质疏松的原因及进行运动疗法时的注意事项有哪些？

主要参考文献

1. 蔡映云．呼吸重症监护和治疗，第一版．科学技术文献出版社，2006．

2. 常华，张琦．物理疗法学．求真出版社，2010．

3. 崔益亮．手外伤后康复治疗的重要性．中国康复医学杂志，2005，20（10）．

4. 戴红．康复医学，第 2 版．北京大学医学出版社，2009．

5. 董美珍．手外伤术后患者的康复护理及指导．临床医学实践，2006，15（3）．

6. 范振华．骨科康复医学，第 1 版．上海医科大学出版社，1999，10．

7. 方琳，张健．全髋关节置换术后 97 康复训练程序．中国康复理论与实践．1999.5（4）．

8. 高秀来．人体解剖学．北京大学医学出版社，2003．

9. 关骅．临床康复学．华夏出版社，2005．

10. 胡春英，纪树荣．全髋关节置换术后常见症状的康复治疗．中国康复理论与实践，2008，14（11）．

11. 黄东锋．临床康复医学，第一版．汕头大学出版社，2004．

12. 黄日妹等．手外伤患者阶段性个性化健康教育的实施．护理学杂志，2007.22（24）．

13. 纪树荣．运动疗法技术学．华夏出版社，2004．

14. 纪树荣．康复医学．高等教育出版社，2004．

15. 励建安．临床运动疗法学，第一版．华夏出版社，2005．

16. 李建军，张通，桑德春．综合康复学．求真出版社，2009．

17. 缪鸿石．康复医学理论与实践，第一版．上海科学技术出版社，2000．

18. 刘俊玲，张冰．原发性高血压运动处方研究进展．中国运动医学杂志，2005，24（3）．

19. 孟申．肺康复，第一版．人民卫生出版社，2007．

20. 南登昆，缪鸿石．康复医学．人民卫生出版社，1993．

21. 邱贵兴．骨关节炎流行病学和病因学新进展．继续医学教育，2005，19（7）．

22. 苏继承．骨伤科康复技术．人民卫生出版社，2008．

23. 王辰．临床呼吸病学，科学技术文献出版社，2009．

24. 王亦璁．骨与关节损伤．人民卫生出版社，2001．

25. 王亦璁．膝关节外科的基础和临床，第一版．人民卫生出版社，1999．

26. 闻善乐，闻亚非．肘关节损伤．北京科学技术出版社，2005．

27. 吴淑芬等．594 例手外伤患者的流行病学调查．疾病控制杂志，2005，9（1）．

28. 吴秀兰．老年性高血压病的健康教育及心理护理．中华现代护理学杂志，2005，2（16）．

29. 杨家强，谢英彪．肩周炎简便自疗．人民军医出版社，2007.

30. 叶任高，陆在英．内科学．人民卫生出版社，2004.

31. 乐杰．妇产科学，第七版．人民卫生出版社，2008.

32. 于兑生．运动疗法与作业疗法．华夏出版社，2002.

33. 恽晓平．康复疗法评定学．华夏出版社，2005.

34. 张东铭，王玉成．盆底与肛门病学，第一版．贵州科技出版社，2000.

35. 张光斌．骨质疏松与骨质增生防治．金盾出版社，2010.

36. 张红星，黄国付．肩关节周围炎．中国医药科技出版社，2010.

37. 张燕．骨质疏松与相关疾病．中国医药科技出版社，2000.

38. 赵辉三．假肢与矫形器学．华夏出版社，2005.

39. 赵景春，平芬．呼吸危重病诊疗，第一版．河北科学技术出版社，2006.

40. 郑萍，张健．全髋关节置换术后99康复训练程序．中国康复理论与实践．2000.6（3）．

41. 周华东．神经系统疾病康复治疗．军事医学科学出版社，2001.

42. 周士枋，丁伯坦．运动学．华夏出版社，2004.

43. 朱镛连，张皓，何静杰．神经康复学．人民军医出版社，2010.

44. 卓大宏．中国康复医学，第二版．华夏出版社，2003.

45. 庄依亮．现代产科学，第二版．科学出版社，2009.

46. 阿诺德·G·纳尔逊，尤卡·科科宁著，刘润芝译．牵伸解剖指南．北京体育大学出版社，2008，1.

47. 达利尔·E. 巴内斯，彭春江．预防糖尿病运动疗法．人民体育出版社，2007.

48. 迪利萨著，南登昆，郭正成译．康复医学理论与实践．西安世界图书出版公司，2003.

49. Hendrickson，T 著，叶伟胜，万瑜译．骨科疾病的矫形按摩．天津科技翻译出版公司，2004，1.

50. Krusen 编，南登昆译．克氏康复医学（美），Krusen's Handbook of Physical Medicine and Rehabilitation. 湖南科学技术出版社，1990，6.

51. A. Grahan Apley, Louis Solomen. Apley's system of orthopeadics and fractures. 6th ed. Butterworth & Co (Publishers) Ltd, 1982, P272 − 276.

52. Brismée JM, Paige RL, Chyu MC, et al. Group and home − based tai chi in elderly subjects with knee osteoarthritis: a andomized controlled trial. Clin Rehabil, 2007, 21 (2): 99 − 111.

53. Carolyn Kisier, Lynn Allen Colby. Therapeutic Exercise, 708 − 737.

54. Carolyn Kisner, Lynn Allen Colby. Therapeutic Exercise Foundation and Techniques, 4th ed.

55. Dubowitz. V. Muscle Disorders in Childhood. W. B. Saunders Co, London and Philadelphia, 1978.

56. Joel A. Delisa, Bruce M. Gans, Nicholas E. Walsh. Physical medicine and rehabilitation: principles and practice, 4th ed. Lippincott Williams&Wilkins, A Wolters Kluwer Company,

2005.

57. John Crawford Adams. Outline of fracture, 8th ed. English Language Book Society/ Churchill Livingstone, 1982, P204 –214.

58. Kolarz G, et al. Rehabilitation after total hip replacement. Int J Rehabil Res, 1995, 18 (3): 266 –299.

59. Nancy D Ciesla. Chest Physical Therapy for Patients in the Intensive Care Unit physical therapy. Volume 76 Number 6 June 1996: 609 –625.

60. Patricia A. Downie. Cash's Textbook of Neurology for Physiotherapists. 1986.

61. Roberta B, Shepherd Dip. Physiotherapy in Pediatrics. William Heinmann medical books Limited , London.

62. Roddy E, Zhang W, Doherty M, et al. Evidence – based recommendations for the role of exercise in the management of osteoarthritis of the hip or knee – the MOVE consensus. Rheumatology (Oxford), 2005, 44 (1): 67 –73.

63. Susan B. O' Sullivan. National Physical Therapy Examination, 2002.

64. Suzann K. Campbell. Decision Making in Pediatric Neurologic physical therapy. Churchill Livingstone.

65. Suzann K. Campbell. Physical Therapy for children. Elsevier In.

66. Tove eirkem mork, Tovill Vang Amdam. Disabled Children. Engers Boktrykberi.

67. Walton J. N, Mastaglia F. L. The muscular dystrophies. British Medical Bulletin, 1980.

68. 川口幸义. 脑性麻痹的治疗用装具. 日本義肢装具学会誌, 1988.

69. 大井淑雄, 博田節夫. 運動療法. 第3版. 医歯薬出版株式会社, 2002: 557 –564.

70. 服部一郎, 细川照义, 和才嘉昭著, 周天建译. 康复技术全书. 第二版. 北京出版社, 1989, 12.

71. 福井彦. リハビリテーション神経学. 医歯薬出版株式会社, 1989: 162 –169.

72. 吉尾雅春. 運動療法学各論, 第二版. 医学書院株式会社, 2007.

73. 加仓井周一. 装具学, 第2版. 医歯薬出版株式会社, 1990.

74. 今川忠男. 脑性まひ児 の24時間姿勢ケア. 三輪書店, 2006.

75. 近藤晴彦. 下肢装具制作时的注意点. 日本義肢装具学会誌.

76. 居村茂幸. 内部障害系理学療法学. 医歯薬出版株式会社, 2006: 141 –150.

77. 木村隆一, 斎藤宏著. 基礎運動学第四版. 医歯薬出版株式会社.

78. 奈良勲, 鎌倉のり子, シリーズ監修. 標準理学療法学. 作業療法学, 専門基礎分野, 整形外科学. 医学書院, 2004年3月.

79. 千住秀明, 眞渕敏, 宮川哲夫監修. 呼吸理学療法標準手技, 第1版. 医学書院, 2009: 40 –56.

80. 青柳昭雄等. 筋ジストロフィー症のリハビリテーション –理学療法? 作業療法. 厚生省神経疾患研究、筋ジストロフィー症の療護に関する臨床および心理的研究リハビリテーション分科会編, 1987.

81. 山本澄子. 背屈補助短下肢装具 (DACS AFO) 的评定. 日本義肢装具学会

誌，1998.

　　82. 山本祐子，遠藤美香，菅原亜子など. ヒールの高さ妊婦歩行に与える影響. 理学療法科学，2004，19（2）：107‐110.

　　83. 石川齐，武富由雄. 図解理学疗法技术ガイド. 株式会社文光堂，1997.

　　84. 松家豊. 筋ジストロフィー症‐上肢機能の経過とその評価‐. 総合リハ11，245，1983.

　　85. 丸山仁司. 临床运动学. 中国中医药出版社，2002.

　　86. 武田要，勝平純司，藤沢しげ子. 妊婦の経時的姿勢運動変化が腰部に与える影響. 理学療法科学，2007，22（2）：281‐285.

　　87. 細田多穂，柳沢健編集. 理学療法ハンドブック第3巻，疾患別理学療法プログラム，改訂第3版. 協同医書出版社，2006.